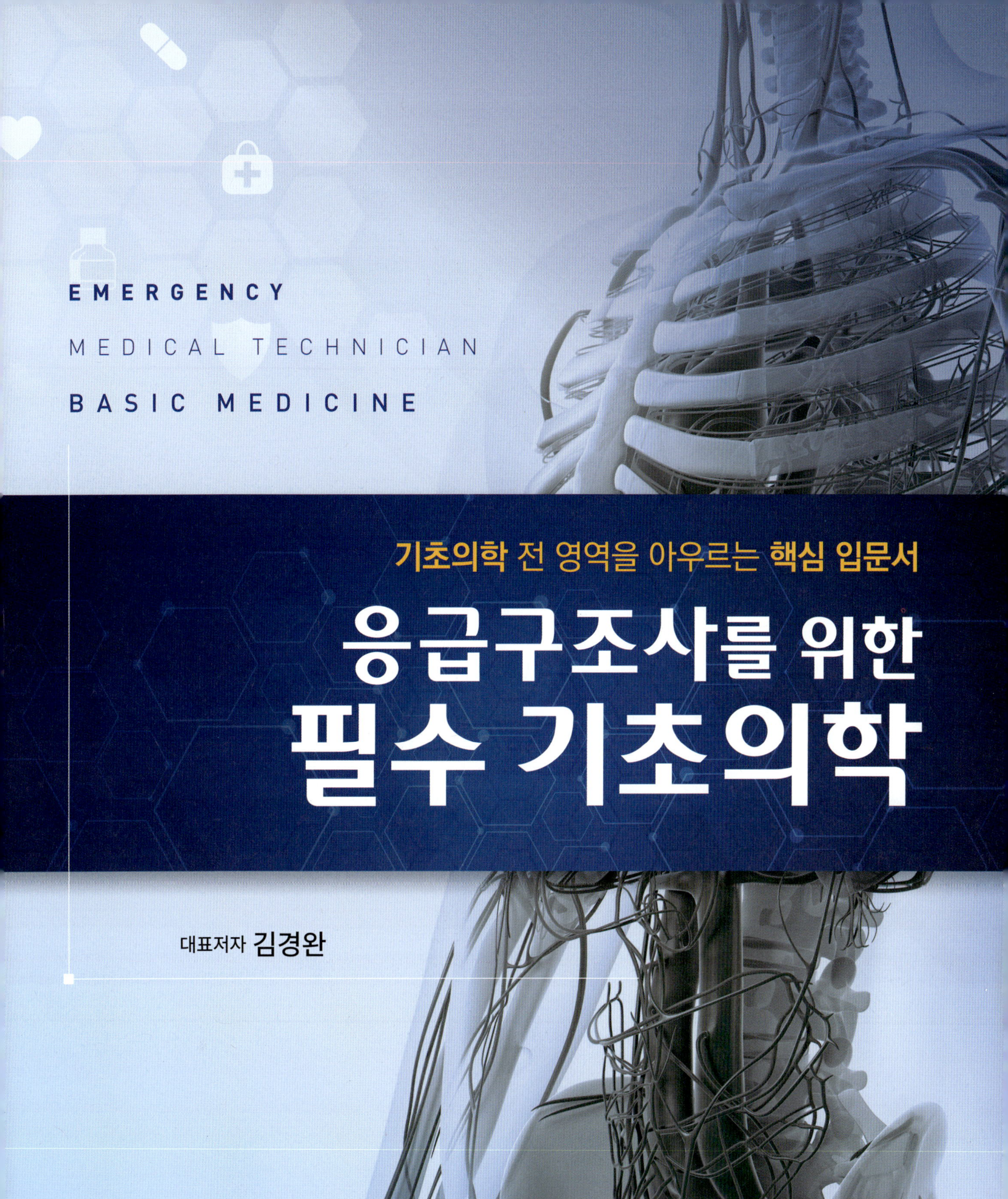

EMERGENCY
MEDICAL TECHNICIAN
BASIC MEDICINE
기초의학 전 영역을 아우르는 핵심 입문서
응급구조사를 위한
필수 기초의학
대표저자 김경완

응급구조사를 위한 필수 기초의학

첫째판 1쇄 인쇄 | 2025년 8월 29일
첫째판 1쇄 발행 | 2025년 9월 10일

지 은 이 김경완
발 행 인 장주연
출 판 기 획 최준호
책 임 편 집 박미애
편집디자인 조원배
표지디자인 김재욱
마 케 팅 박예진
발 행 처 군자출판사(주)
　　　　　등록 제4-139호(1991. 6. 24)
　　　　　본사 (10881) **파주출판단지** 경기도 파주시 회동길 338(서패동 474-1)
　　　　　전화 (031) 943-1888　　　팩스 (031) 955-9545
　　　　　홈페이지 ｜ www.koonja.co.kr

ⓒ 2025년, 응급구조사를 위한 필수 기초의학 / 군자출판사(주)
본서는 저자와의 계약에 의해 군자출판사에서 발행합니다.
본서의 내용 일부 혹은 전부를 무단으로 복제하는 것은 법으로 금지되어 있습니다.

* 파본은 교환하여 드립니다.
* 검인은 저자와의 합의 하에 생략합니다.

ISBN 979-11-7068-342-1
정가 40,000원

기초의학 전 영역을 아우르는 핵심 입문서

응급구조사를 위한
필수 기초의학

머리말

Preface

    기초의학은 인체의 구조와 형태를 연구하는 해부학을 비롯해 기능을 다루는 생리학, 병리학, 약리학 등을 포함한 학문으로 보건의료계 학생들이 임상 전문 의학을 습득하기 위해 반드시 거쳐야 하는 기초이자 필수과목입니다. 2026년 1월에 31일부터 시행되는 응급구조사 양성기관의 지정기준을 시작으로, 이러한 변화 속에서 기초의학의 중요성은 더 커지고 있으며 임상과의 연계성을 이해하는 데 필수적인 역할을 하고 있습니다.

    본 교재는 이러한 시대적 요구에 부응하여 응급구조학과 학생들이 졸업하기 전 반드시 숙지해야 할 핵심 내용을 그림과 함께 정리하였습니다. 특히 기초의학과 임상의 연관성을 강조하여 학습 부담을 줄이고 학생들이 총정리와 복습에 용이하도록 편집하였습니다. 또한 의학 용어는 대한의사협회 제6판 의학용어집을 기준으로 하여 널리 통용되는 신용어를 기준으로 표기하였습니다. 이를 통해 학생들이 임상 현장에서 의료인뿐 아니라 환자 및 일반인과도 원활히 의사소통할 수 있도록 하였습니다. 아울러 그림과 도표를 적절히 삽입하고 설명과 일치되게 구성하여 누구나 부담 없이 강의할 수 있도록 집필진이 심혈을 기울였습니다.

    끝으로, 본 교재가 응급구조학과 학생들에게 기초의학을 종합적으로 정리하는 데 도움이 되기를 바라며 출간을 위해 세심한 노력을 기울여 주신 군자출판사 장주연 사장님과 편집부 여러분께 깊이 감사드립니다.

2025년 8월

김 경 완

저자 (가나다순)

강인혜	대원대학교	김진우	대전보건대학교
권찬양	대전보건대학교	문성모	광주대학교
기은영	안산대학교	박상섭	충청대학교
김경완	청암대학교	박영석	선문대학교
김경용	한국교통대학교	박재성	부산보건대학교
김광석	충북보건과학대학교	배기숙	호원대학교
김근영	춘해보건대학교	서혜진	대구보건대학교
김미숙	춘해보건대학교	손정원	목원대학교
김병용	선린대학교	신상열	원광대학교
김보균	가천대학교	신소연	선문대학교
김성주	동명대학교	이남종	전주기전대학교
김수일	영진전문대학교	이상민	경북도립대학교
김에림	부산보건대학교	이준호	대전대학교
김용석	건양대학교	이창희	남서울대학교
김재익	충북보건대학교	장혜영	호원대학교
김정남	구미대학교	최성수	광주대학교
김준호	대전대학교		

목차

6 소화계통

소화관
1. 입안 ·········· 97
2. 혀 ·········· 97
3. 침샘 ·········· 98
4. 인두 ·········· 99
5. 식도 ·········· 100
6. 위 ·········· 101
7. 소장 ·········· 102
8. 대장 ·········· 102

소화부속기관
1. 간 ·········· 103
2. 담낭 ·········· 106
3. 췌장 ·········· 106
4. 복막 ·········· 106

7 순환계통

1. 혈관계 ·········· 109
2. 심장 ·········· 110
3. 혈관 ·········· 118
4. 혈액순환 ·········· 120
5. 동맥계 ·········· 122
6. 정맥계 ·········· 126
7. 태아순환 ·········· 131
8. 림프계 ·········· 134

8 신경계

1. 신경계의 구성 ·········· 139
2. 중추신경계 ·········· 142
3. 말초신경계 ·········· 148

9 호흡계

1. 호흡기 구성 ·········· 157
2. 코 ·········· 158
3. 인두 ·········· 159
4. 후두 ·········· 159
5. 기관과 기관지 ·········· 160
6. 폐 ·········· 162
7. 세로칸 ·········· 163

10 비뇨계

1. 신장 ·········· 165
2. 요관 ·········· 167
3. 방광 ·········· 167
4. 요도 ·········· 167

11 생식계

1. 남성생식기 ·········· 171
2. 여성생식기 ·········· 174
3. 남녀 생식기의 상동기관 ·········· 176

12 내분비계

1. 내분비 기관 및 호르몬 ·········· 179

13 감각계

1. 피부 ·········· 187
2. 시각 ·········· 191
3. 청각과 평형감각 ·········· 194
4. 후각 ·········· 196
5. 미각 ·········· 197

PART 3

병리학
Pathology

1 병인론

18 근골격계

19 감각기관과 피부

PART 4

약리학
Pharmacology

1 총론

2 자율신경계

3 심혈관계 응급처치에 사용되는 약물

4 호흡기계 응급처치에 사용되는 약물

5 신경계 응급처치에 사용되는 약물

6 내분비계 응급처치에 사용되는 약물

Contents

1 해부학의 서론 및 구조적 단위

1. 해부학의 어원과 정의

　해부학은 생물학의 한 분야로, 인체의 형태와 구조를 연구하는 학문이다. 생물학은 단세포생물, 다세포생물, 식물, 동물, 인체 등을 포함한 생명체 전반을 연구한다. 해부학이라는 용어는 그리스어에서 유래하며, 'ana'는 '떼어낸다' 또는 '분리한다'라는 뜻이고 'tome'은 '자른다'라는 뜻에서 비롯되었다. 따라서 해부학은 인체를 절개하여 구조를 분석하고 이해하는 학문으로 정의된다.

2. 해부학의 여러 분야

가. 육안 해부학(Gross anatomy)

　육안 해부학은 인체를 직접 해부하여 구조물을 눈으로 관찰하는 학문이다. 주로 맨눈으로 식별할 수 있는 인체의 장기, 기관, 계통 등을 다룬다.

나. 현미경 해부학(Microscopic anatomy)

　현미경 해부학은 현미경을 이용하여 인체의 미세 구조를 관찰하는 학문이다. 크게 세포의 구조와 기능을 연구하는 세포학과 세포들이 모여 형성한 조직을 연구하는 조직학으로 구분된다.

다. 발생 해부학(Developmental anatomy)

발생 해부학은 인간의 수정에서부터 출생, 성장, 성숙에 이르는 발달 과정을 연구하는 학문이다. 특히 수정 후부터 태아 발달에 이르는 시기를 집중적으로 다루는 분야를 발생학이라 한다.

라. 비교 해부학(Comparative anatomy)

비교해부학은 인간과 다양한 동물의 해부학적 구조를 비교하여 유사점과 차이점을 연구하는 학문이다. 이는 진화적 관계와 기능적 차이를 이해하는 데 활용된다.

3. 해부학의 용어

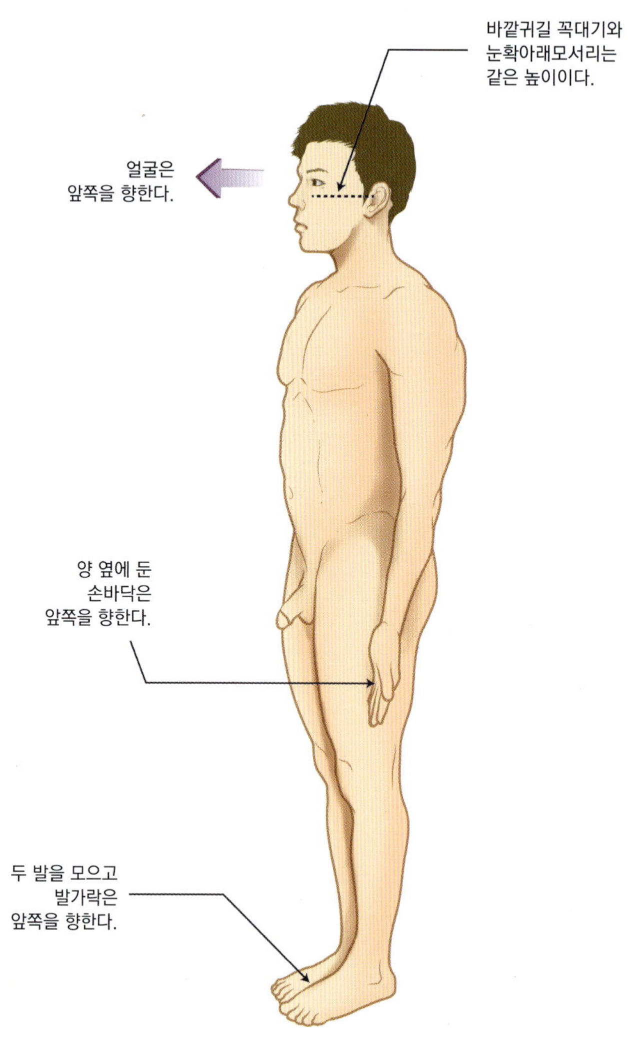

그림 1-1-1   해부학적 자세

가. 해부학적 자세(Anatomical position)

　인체의 구조와 기능을 정확히 연구하고 기술하기 위해서는 통일된 기준이 필요하다. 이를 위해 인체의 방향과 위치를 설명하는 기준점으로 해부학적 자세가 설정된다. 해부학적 자세는 사람이 똑바로 선 상태에서 눈은 정면을 바라보고 팔은 몸통 옆에 자연스럽게 붙이며 손바닥은 앞쪽을 향하게 한다. 다리는 어깨너비로 약간 벌리고 발끝은 정면을 향하도록 한다. 이 자세는 인체의 모든 구조적 설명과 용어 사용에 있어 기본 기준으로 적용된다(그림 1-1-1).

나. 위치, 자세 및 방향에 관한 용어

1) 앞(전, 배 쪽 anterior or ventral): 인체의 앞쪽 또는 배 쪽을 의미한다.
2) 뒤(후, 등 쪽 posterior or dorsal): 인체의 뒤쪽 또는 등 쪽을 의미한다.

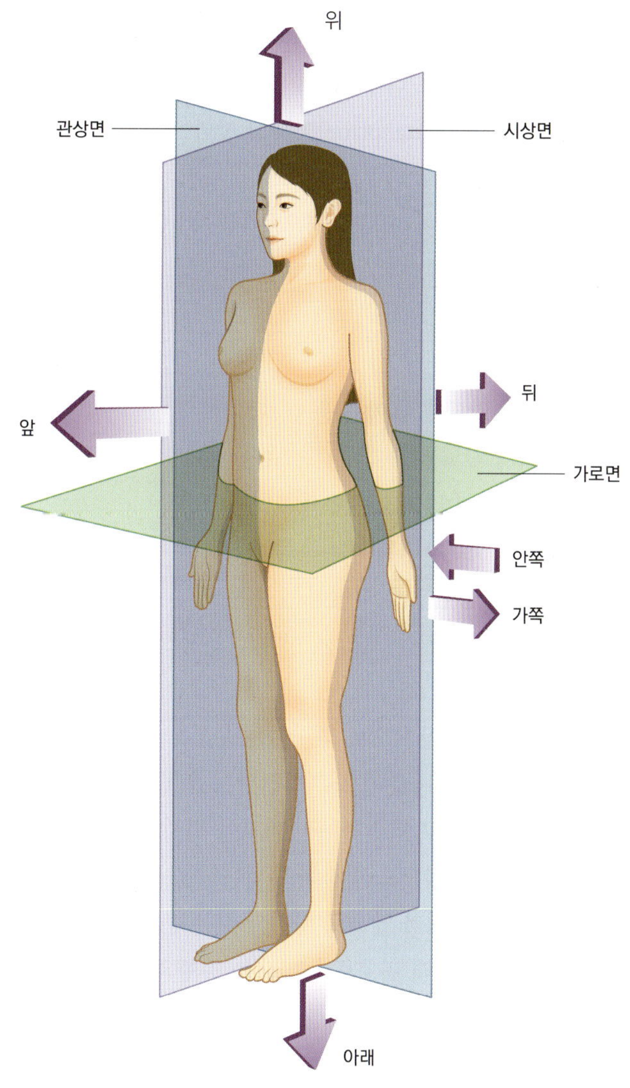

그림 1-1-2　위치, 방향에 대한 그림

3) 머리 쪽(두개 cranial): 머리 방향을 의미한다.

4) 꼬리 쪽(caudal): 꼬리 방향 또는 아래쪽 끝을 의미한다.

5) 위(superior): 상대적인 위치를 나타내며 머리에 가까운 쪽을 의미한다. 예) 심장은 가로막보다 위에 있다.

6) 아래(inferior): 상대적인 위치를 나타내며 발에 가까운 쪽을 의미한다. 예) 장은 가로막보다 아래에 있다.

7) 안쪽(medial): 인체의 정중선 또는 정중면에 가까워지는 방향을 의미한다.

8) 가쪽(lateral): 인체의 정중선 또는 정중면에서 멀어지는 방향을 의미한다.

9) 몸쪽(proximal): 인체의 중심부, 즉 몸통에 가까워지는 방향을 의미한다. 예) 팔꿈치는 손가락보다 몸쪽이다.

10) 먼쪽(distal): 몸쪽과 반대로 인체의 중심에서 멀어지는 방향을 의미한다.

11) 얕은(superficial): 인체 표면에 가까운 위치를 의미한다.

12) 깊은(deep): 인체 표면에서 내부로 깊숙이 위치한 방향을 의미한다(그림 1-1-2).

다. 인체의 단면에 관한 용어

단면(plane)이란 인체를 여러 부분으로 나누기 위해 설정한 가상의 면을 의미한다.

1) 시상면(sagittal plane): 인체를 좌우로 나누는 면이다. 특히 인체의 정중앙을 통과하여 좌우를 정확히 대칭으로 나누는 면을 정중시상면(median sagittal plane)이라고 한다.

2) 관상면(coronal plane): 인체를 앞뒤로 나누는 면으로 전두면이라고도 한다.

3) 가로면(transverse plane): 인체를 위아래로, 수평으로 나누는 면으로 수평면이라고도 한다(그림 1-1-3).

라. 인체의 움직임에 관한 용어

1) 굽힘(flexion): 두 부위 사이의 각도를 줄이는 운동

2) 폄(extension): 두 부위 사이의 각도를 증가시키는 운동

3) 벌림(abduction): 정중시상면에서 멀어지는 운동

4) 모음(adduction): 정중시상면으로 가까워지는 운동

5) 회전(rotation): 신체의 한 축을 중심으로 회전하는 운동

6) 휘돌림(circumduction): 팔다리로 원을 그리는 형태의 운동으로 굽힘, 벌림, 폄, 모음 운동이 연속적으로 일어나는 운동

7) 엎침(pronation): 장축을 중심으로 안쪽으로 회전하는 운동

8) 뒤침(supination): 장축을 중심으로 바깥쪽으로 회전하는 운동

9) 뒤집힘(eversion): 시상면을 중심으로 회전하여 발바닥을 바깥쪽으로 향하게 하는 운동

10) 안쪽들림(inversion): 시상면을 중심으로 회전하여 발바닥을 안쪽으로 향하게 하는 운동

11) 내밂(protraction): 아래턱이나 어깨가 앞으로 향하게 하는 운동

12) 들림(retraction): 돌출된 부위가 원래 위치로 돌아오는 방향의 운동

13) 맞섬(opposition): 엄지와 새끼손가락을 마주 대는 운동

14) 올림(elevation): 신체 일부를 위로 올리는 운동

15) 내림(depression): 신체 일부를 아래로 내리는 운동(그림 1-1-4)

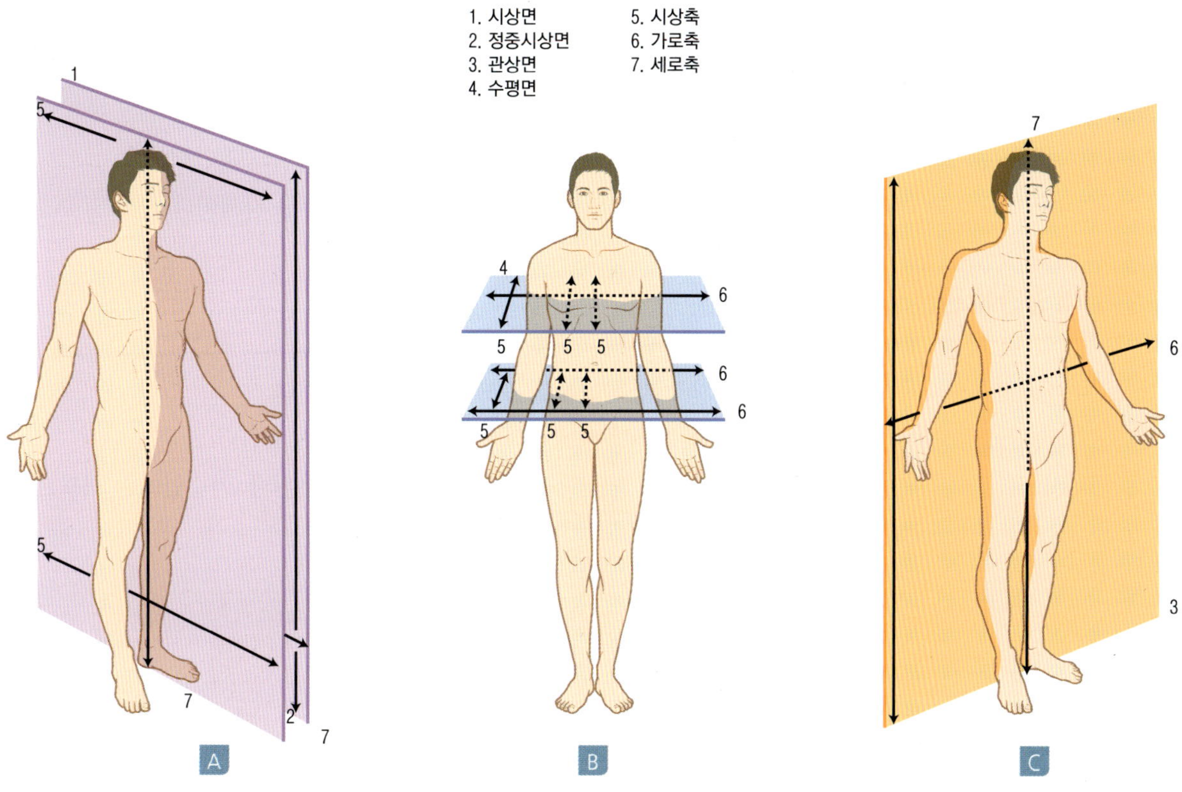

그림 1-1-3(1)　　인체의 평면과 축. **(A)** 시상면, 시상축과 세로축 **(B)** 가로면, 가로축과 시상축 **(C)** 관상면, 세로축과 가로축

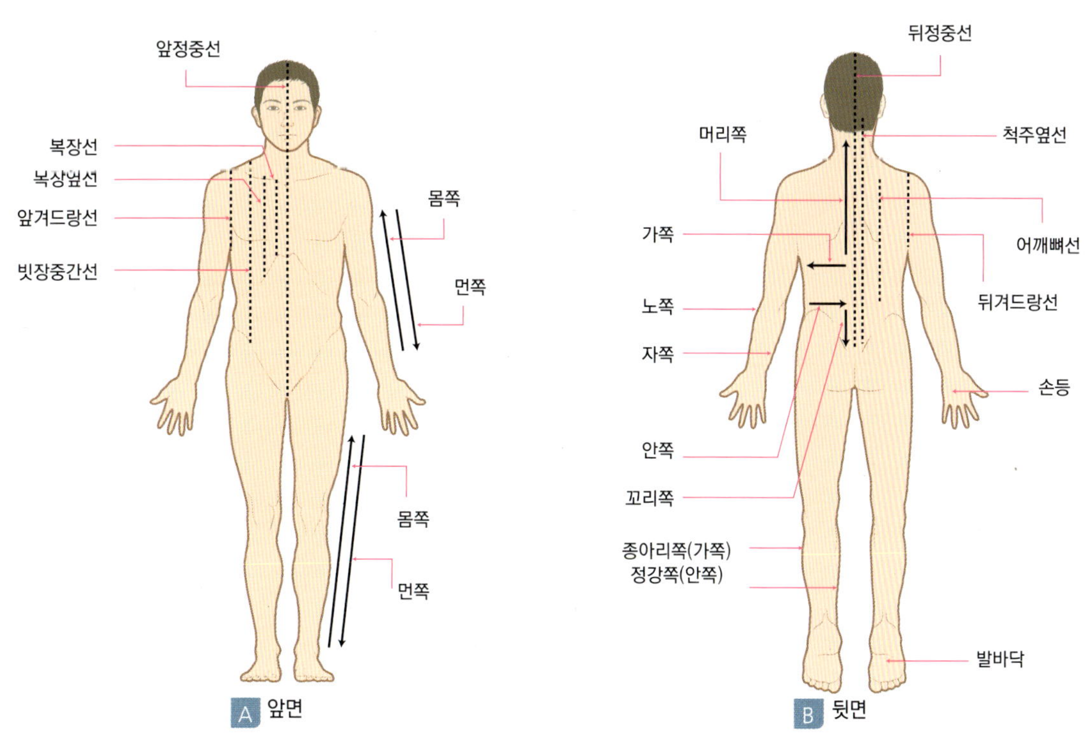

그림 1-1-3(2)　　사람 몸의 방향선과 방향과 위치의 용어

마. 인체의 자세에 관한 용어:

1) 바로누운자세(supine position): 얼굴을 위로 향하고 등을 바닥에 대고 누운 자세이다.
2) 엎드린자세(prone position): 얼굴을 아래로 향하고 배를 바닥에 대고 누운 자세이다.
3) 옆누운자세(lateral decubitus position): 몸통의 한쪽 측면을 바닥에 대고 옆으로 누운 자세이다.

바. 인체 내 공간에 관한 용어:

1) 머리뼈안(cranial cavity): 뇌가 위치하는 공간으로, 머리뼈로 둘러싸여 뇌를 보호한다.
2) 척주관(spinal canal): 척수가 위치하는 공간이며 척추뼈에 의해 둘러싸여 척수를 보호한다.
3) 가슴안(thoracic cavity): 가로막에 의해 위쪽의 가슴안과 아래쪽의 배안으로 구분된다. 가슴안에는 식도, 기관
    (trachea), 기관지(bronchi), 폐(lungs), 가슴샘(thymus), 심장(heart) 등이 위치한다.

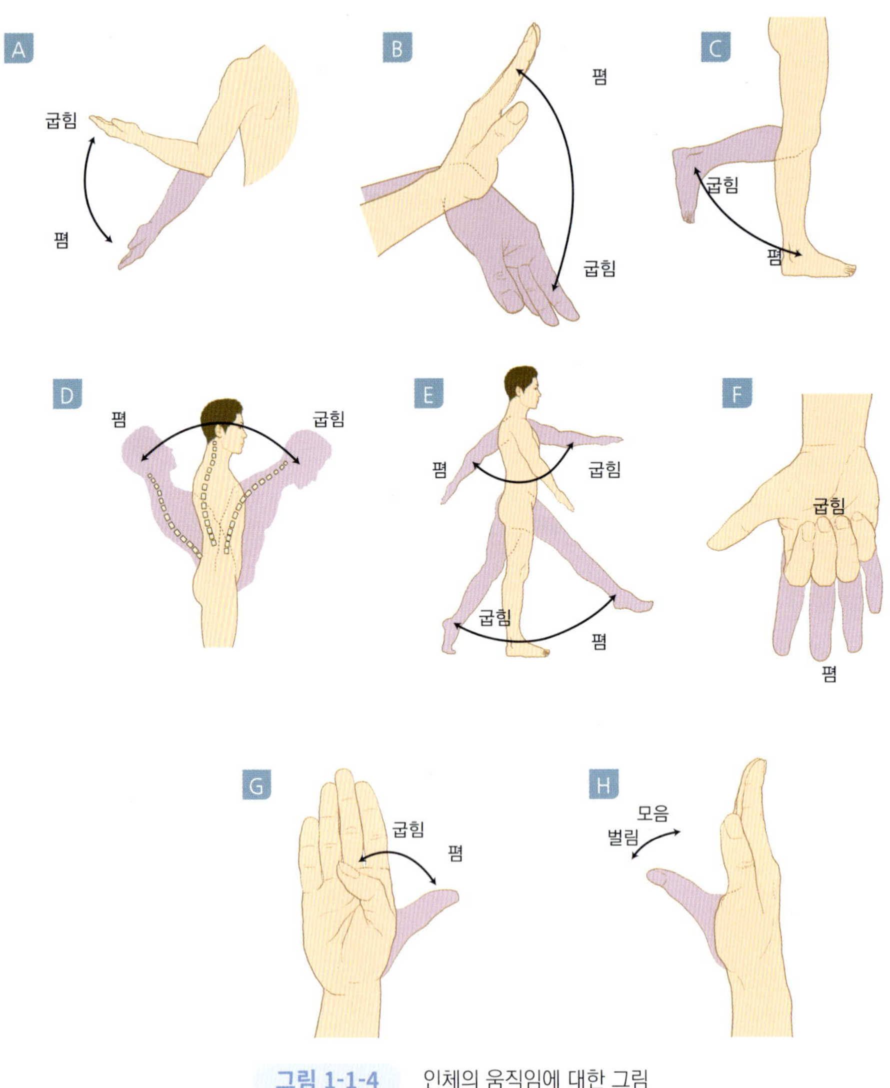

그림 **1-1-4**   인체의 움직임에 대한 그림

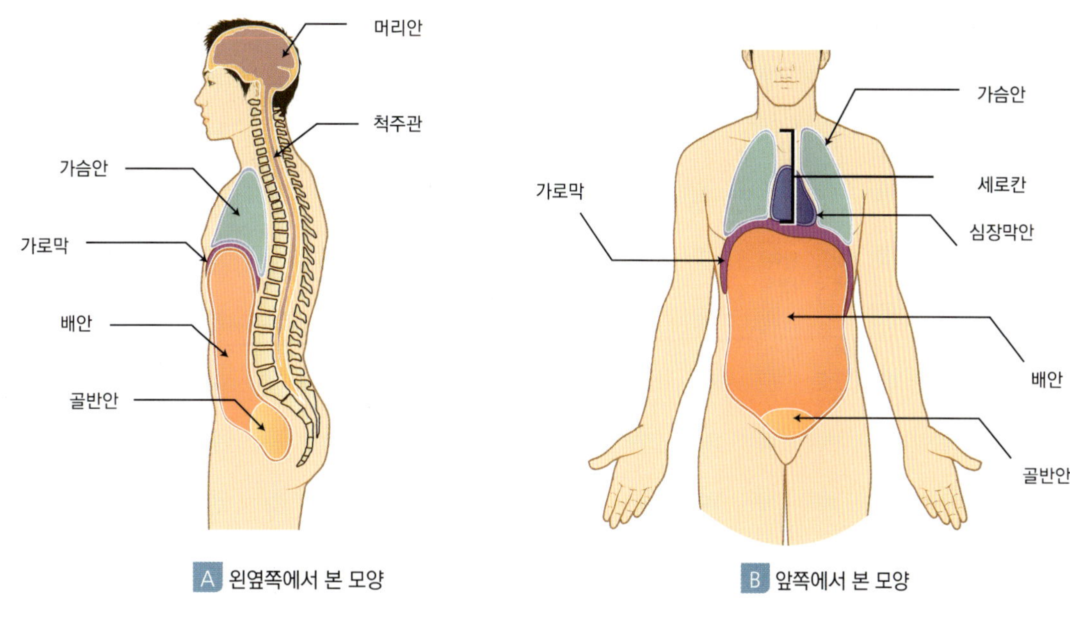

그림 1-1-5 인체내공간에 대한 그림

4) 배안(abdominal cavity): 위(stomach), 간(liver), 담낭(gallbladder), 췌장(pancreas), 비장(spleen), 소장(small intestine), 대장의 일부가 위치한다.
5) 골반안(pelvic cavity): 대장의 일부, 방광, 내부생식기관이 위치한다.
6) 복막뒤공간(retroperitoneal cavity): 실제로 빈 공간이 아닌 연부조직과 근육으로 이루어진 잠재적인 공간이다. 신장(kidneys)과 췌장 일부가 위치한다.
7) 가슴막안(pleural cavity): 벽쪽가슴막과 내장쪽가슴막 사이의 잠재적 공간으로 장액으로 윤활되어 있어 폐의 호흡운동 시 마찰을 줄여준다(그림 1-1-5).

사. 배와 골반 공간에 관한 용어:

1) 명치부위(epigastrium): 복장뼈 바로 아래에 있는 부위로 좌우에는 아래쪽 갈비연골 부위가 위치한다. 상복부의 중심에 해당한다.
2) 배꼽부위(umbilical region): 배꼽을 중심으로 한 부위로 좌우에는 허리부위가 위치한다. 복부 중앙에 해당한다.
3) 아랫배(hypogastrium): 두덩뼈 근처에 있는 부위로 좌우에는 엉덩부위가 위치한다. 하복부 중앙에 해당한다(그림 1-1-6).

아. 좀 더 작은 공간에 관한 용어:

1) 안와공간(orbital cavity): 안구, 눈바깥근육, 시신경, 눈물샘이 위치하는 공간이다. 눈의 보호와 움직임에 관여하는 구조물이 포함된다.

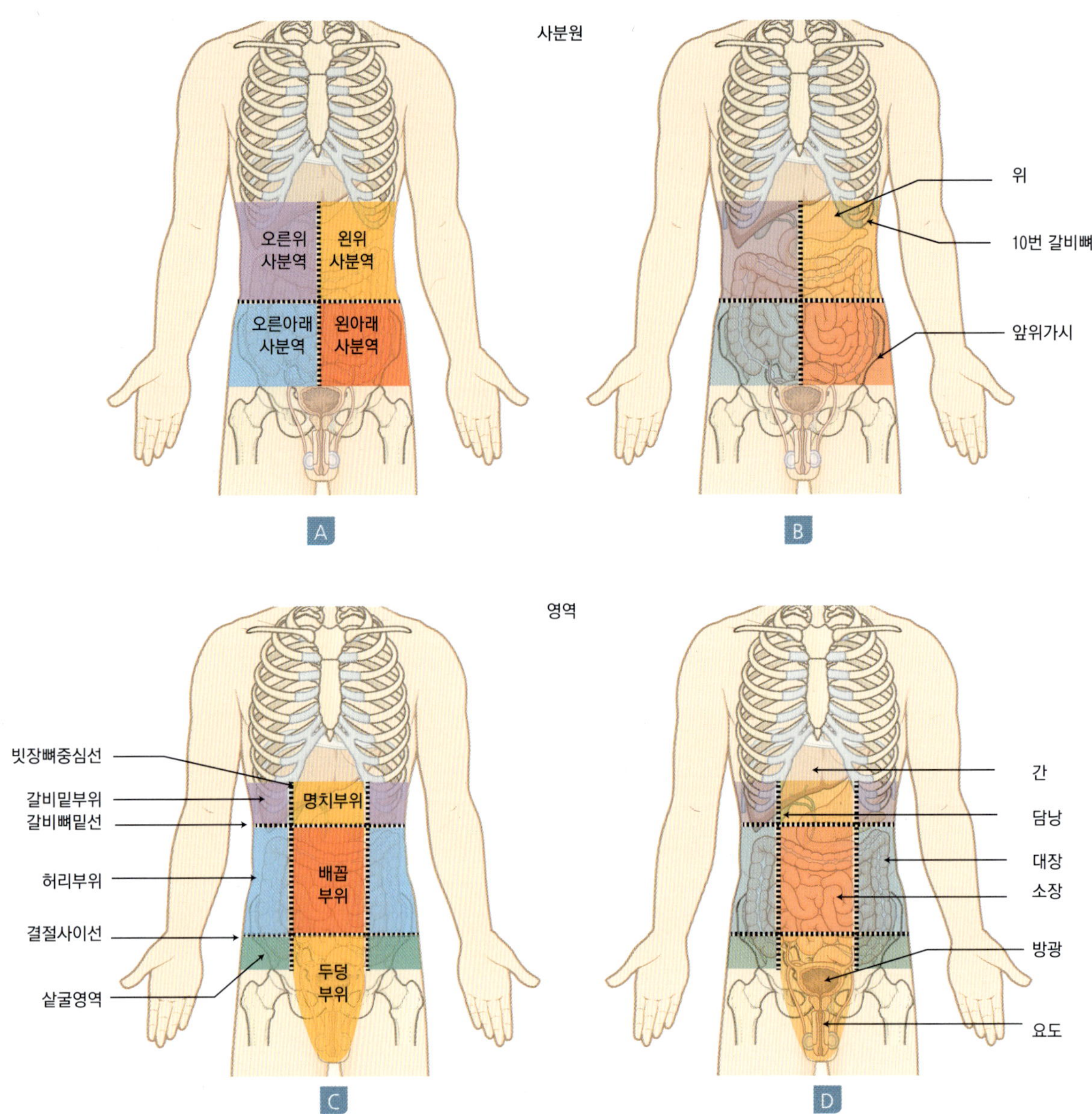

그림 1-1-6　배의 사분역에 대한 그림. **(A)** 사분원영역의 이름 **(B)** 사분원영역에 포함되는 내부 기관 **(C)** 9부위로 나누는 영역의 이름 **(D)** 9 부위로 나누는 영역에 포함되는 내부 기관

2) 코안(nasal cavity): 코와 관련된 다양한 구조물이 위치하는 공간으로 코안 내 점막, 코선반, 후각수용체 등이 포함된다. 공기의 통로이자 후각 기능을 담당한다.

3) 입안(oral cavity): 이(teeth), 혀 등이 위치하는 공간으로 음식물 섭취, 저작, 발음, 미각 등의 기능을 담당한다(그림 1-1-7).

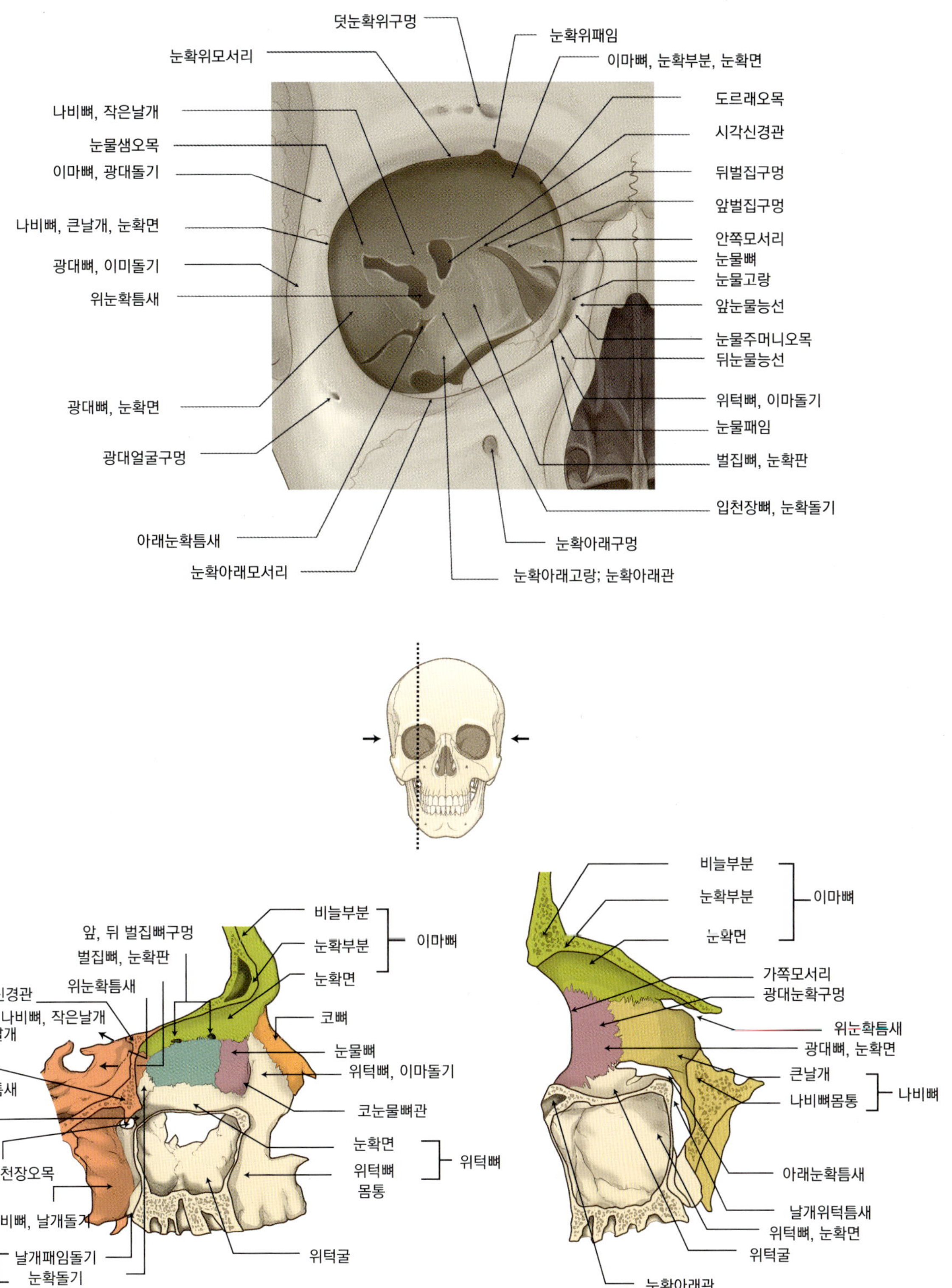

그림 1-1-7   눈확 공간의 그림. 가쪽에서 본 비스듬면: 이러한 구조는 작은구멍 또는 파임으로 나타날 수 있다.

2 세포의 구조와 기능

1. 세포의 정의

세포란 생명체를 구성하는 기본 단위이다. 사람의 몸은 약 100조 개에 달하는 다양한 형태와 기능을 가진 세포들로 이루어진다. 각 세포는 생명 활동을 유지하고 고유의 기능을 수행하기 위해 필수적인 여러 구조물을 포함하고 있다. 이러한 구조물들은 세포 내에서 물질대사, 에너지 생산, 유전 정보 전달 등의 역할을 담당한다(그림 1-2-1).

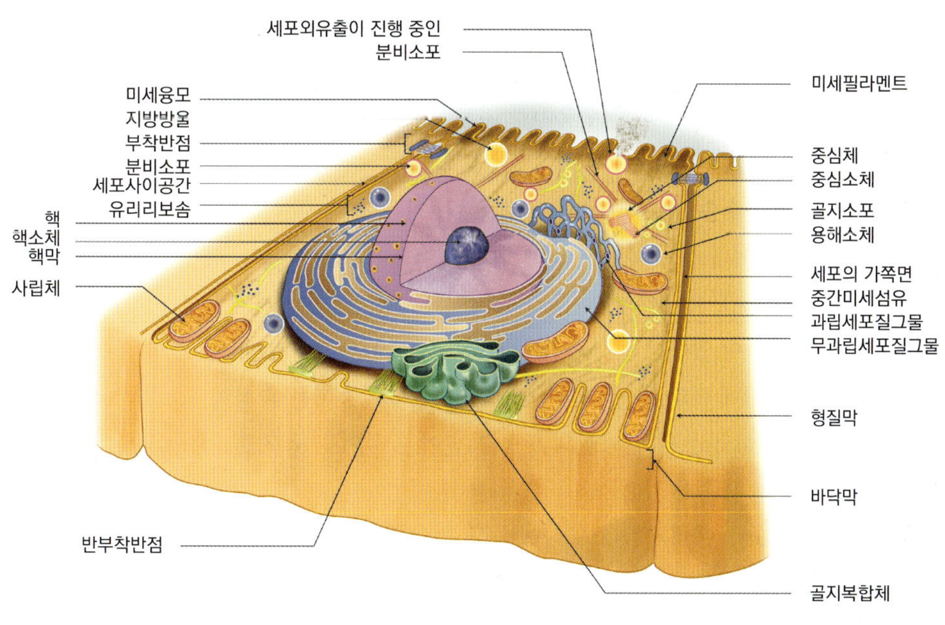

그림 1-2-1 세포의 전체적인 해부학적 구조

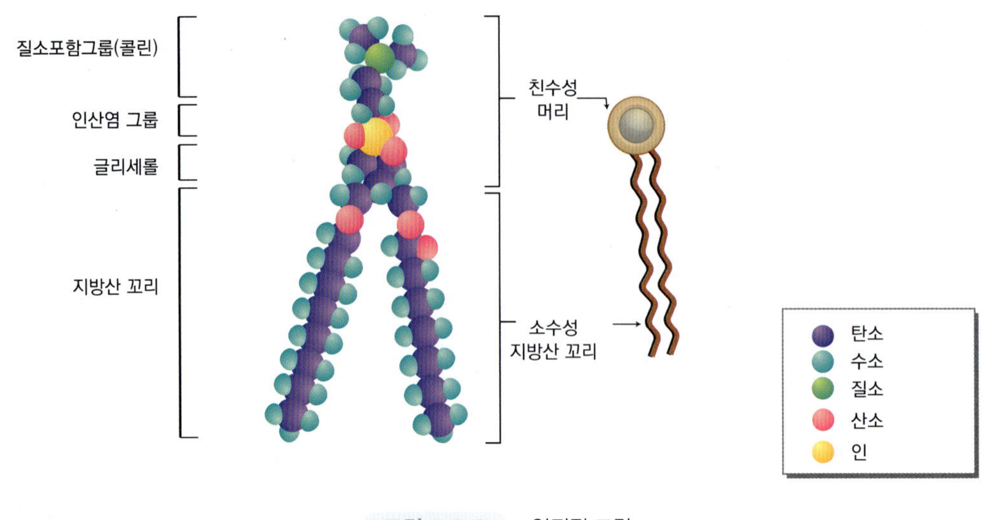

그림 1-2-2　인지질 그림

2. 세포의 현미경적 구조(Microscopic structure)

가. 세포막

　모든 세포는 세포막에 의해 둘러싸여 있으며 세포막은 때때로 형질막이라고도 불린다. 세포막은 세포를 이웃한 세포나 외부 환경과 분리하고 분자나 이온의 출입을 조절하는 역할을 한다. 특정 물질만 통과시켜 선택적으로 물질 이동을 허용하기 때문에 세포막은 선택적 투과성막이라 불린다. 세포막은 인지질로 이루어진 이중층에 단백질이 박혀 있는 구조로 이를 이중인지질층이라 한다. 인지질은 끈이 달린 풍선 모양으로 둥근 풍선 부분은 물을 끌어당기는 친수성, 끈 부분은 물을 밀어내는 소수성 특성을 가진다. 세포막에 존재하는 단백질들은 물질의 이동 통로 역할을 하거나 호르몬 및 화학물질에 대한 수용체로 기능한다(그림 1-2-2).

1) 세포막을 통한 물질 이동(막수송, membrane transport)

　가) 여과(filtration): 압력 차이나 농도 차이에 의해 용질이 이동하는 과정이다.

　나) 단순확산(simple diffusion): 농도 차이에 따라 물질이 세포막을 통해 자연스럽게 이동하는 과정으로, 예시로 폐포에서의 산소 이동이 있다.

　다) 삼투(osmosis): 농도 차이에 따라 물(용매)이 세포막을 통해 이동하는 과정이다.

　라) 촉진확산(facilitated diffusion): 막 단백질의 도움을 받아 물질이 농도 기울기에 따라 이동하는 과정으로, 예시로 소장에서의 영양소 흡수가 있다.

　마) 능동수송(active transport): 에너지를 소모하여 농도 기울기와 반대 방향으로 물질을 이동시키는 과정이다. 대표적으로 나트륨-칼륨 펌프가 있다.

　바) 소포수송(vesicular transport): 세포가 소포를 형성하여 큰 분자나 입자를 이동시키는 과정으로 백혈구의 포식작용이 이에 해당한다.

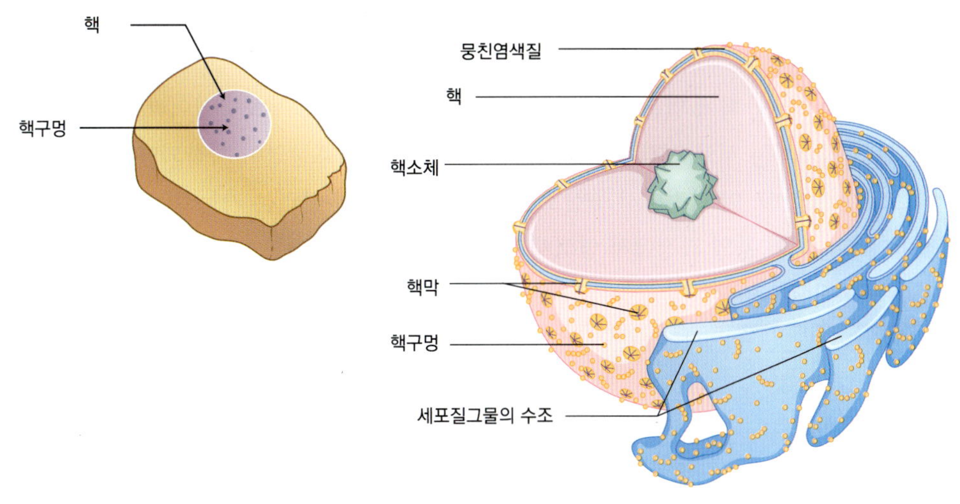

그림 1-2-3   핵의 그림

나. 핵

핵(nucleus)은 적혈구와 혈소판을 제외한 모든 세포에 존재하는 가장 중요한 세포소기관이다. 핵은 세포의 대사활동을 조절하는 리보핵산(RNA) 합성과 세포 분열을 조절하는 데 필요한 데옥시리보핵산(DNA) 합성이라는 두 가지 핵심 기능을 수행한다. 핵은 핵막으로 둘러싸여 있으며 핵 안에는 DNA와 단백질이 결합gks 염색질이 퍼져 있다. 세포가 분열을 준비하면 염색질은 응축되어 짧은 막대 모양의 염색체로 변한다. 인간은 23쌍, 총 46개의 염색체를 가지고 있다.

1) 핵막(nuclear membrane): 핵막은 핵을 둘러싸는 이중막 구조이며 일정 간격으로 핵구멍이 존재한다. 이 구멍을 통해 핵과 세포질 간의 물질 이동이 이루어진다.

2) 핵질(nucleoplasm): 핵질은 핵 내부의 공간을 채우고 있는 맑고 반액체성의 물질로 염색질과 핵소체 주변을 채운다.

3) 핵소체(nucleolus): 핵 내에 하나 또는 그 이상의 핵소체가 존재하며 이곳에서 다양한 종류의 RNA가 합성된다 (그림 1-2-3).

다. 세포질

세포질(cytoplasm)은 핵과 세포막 사이에 있는 끈끈한 반액체성 물질이다. 세포질은 세포의 화학적 조성을 분석했을 때 주로 물(70~90%)로 구성되어 있으며 그 외에 단백질, 지질, 탄수화물, 미네랄 등이 포함되어 있다. 물 이외의 구성 성분 비율은 세포의 종류나 개체에 따라 다르게 나타난다. 세포질은 단백질 합성, 세포호흡 등 세포 내에서 일어나는 다양한 화학적 반응의 환경을 제공한다. 필요한 분자들은 세포막을 통해 외부에서 흡수되며 세포 내에서 에너지 생성, 물질 합성 등의 과정이 원활히 이루어지도록 돕는다. 세포질 내에는 여러 세포소기관과 세포 구조물이 존재하며 이들은 각각 고유의 기능을 수행하여 세포가 정상적으로 기능할 수 있도록 한다.

라. 세포중심과 중심소체

중심소체(centriole)는 핵 근처에 있는 두 개의 원주형 세포소기관으로 세포중심이라 불리는 작은 원형체 안에 포함되어 있다. 두 중심소체는 서로 직각을 이루며 배열되어 있다. 세포분열이 시작되면 중심소체는 서로 분리되어 세포의 양극으로 이동한다. 이 과정에서 중심소체 사이에 방추사라 불리는 가는 실 모양의 구조물이 형성된다. 방추사는 염색체에 부착되어 분열 과정에서 염색체가 두 개의 딸세포로 정확히 나누어지도록 돕는다. 중심소체는 세포분열의 정상적인 진행과 염색체의 균등 분배에 필수적인 역할을 수행한다.

마. 세포질그물

세포질 내에는 관 모양의 가느다란 망상 구조가 퍼져 있으며 이를 세포질그물(ER)이라 한다. 세포질그물은 세포 내 물질의 합성, 저장, 운반에 중요한 역할을 하며, 특히 많은 양의 단백질을 축적하거나 보관하는 장소로 활용된다. 세포질그물은 두 종류로 구분된다.
1) 거친 세포질그물(rough ER): 외막 표면에 리보소체가 점점이 부착되어 있어 거칠게 보인다. 리보소체는 단백질이 합성되는 장소이며 합성된 단백질은 거친 세포질그물을 통해 가공, 저장, 운반된다.
2) 매끈 세포질그물(smooth ER): 리보소체가 부착되어 있지 않아 표면이 매끈하다. 매끈 세포질그물은 콜레스테롤 합성, 지방산 및 지질 대사 그리고 약물이나 독성 물질의 해독 기능을 수행한다.
세포질그물은 세포 내에서 물질의 생산과 대사를 조절하는 중요한 역할을 담당한다(그림 1-2-4).

바. 사립체

사립체(mitochondria)는 세포 내 에너지 생산을 담당하는 핵심 세포소기관이다. 둥근 모양 또는 막대기 모양을 가지며, 세포에 따라 하나에서 수천 개까지 존재할 수 있다. 에너지 소모가 많은 세포일수록 더 많은 수의 사립체

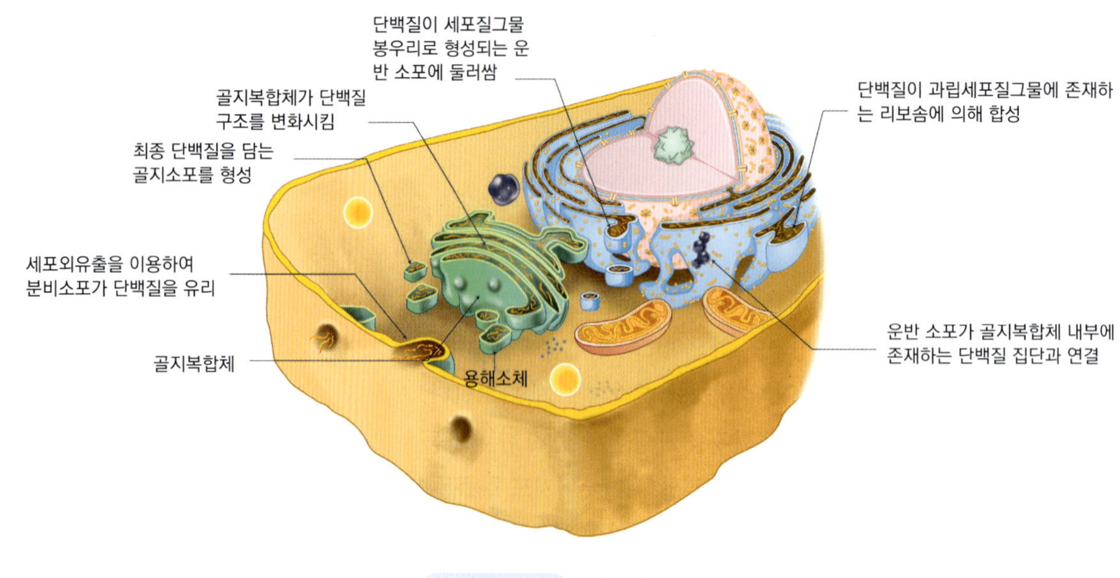

그림 1-2-4　세포질그물 그림

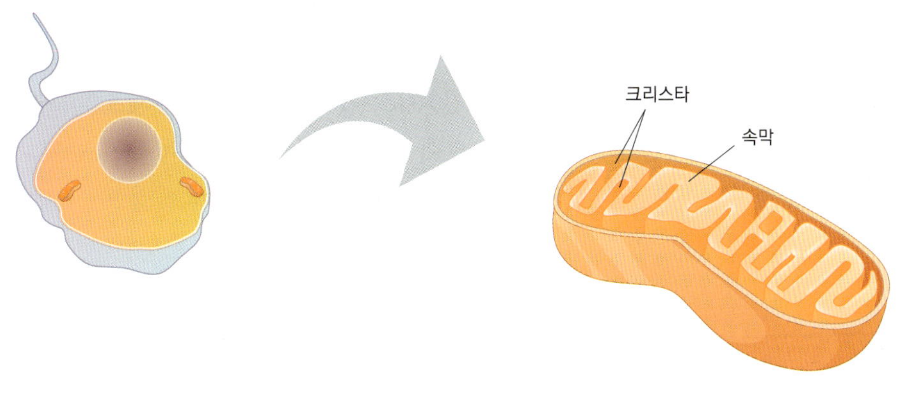

그림 1-2-5 사립체 그림

를 포함하고 있다. 사립체는 세포에 에너지를 공급하기 때문에 흔히 세포의 발전소라 불린다. 사립체는 효소를 포함한 이중막 구조로 이루어져 있다. 외막과 내막으로 구성되며 내막은 주름진 구조인 크리스타를 형성하여 표면적을 넓힌다. 내막에 존재하는 효소들은 탄수화물, 지방, 단백질 등의 영양소를 분해하여 세포 내에서 사용되는 에너지 형태인 ATP를 합성하는 데 관여한다. 모든 생명체의 활동은 ATP가 필요하면 사립체는 이러한 에너지를 지속적으로 공급하는 역할을 수행한다(그림 1-2-5).

사. 골지기관

골지기관은 여러 장의 납작한 막이 층층이 쌓여 있는 구조로 팬케이크를 여러 장 포개 놓은 것과 유사하다. 이 기관은 세포 내에서 단백질과 지질을 가공, 저장 그리고 포장하는 역할을 담당한다. 골지기관은 주로 세포질그물에서 합성된 단백질이나 지질을 받아 탄수화물과 결합하고 이를 변형하여 최종적으로 세포 내 저장하거나 세포 밖으로 분비하는 데 필요한 형태로 완성시킨다. 이렇게 가공된 물질은 소포에 담겨 세포 내 또는 외부로 운반된다. 특히 골지기관은 분비 기능이 활발한 세포, 예를 들어 위샘, 침샘, 췌장샘 등의 세포에 많이 분포하며 이들 기관의 효소나 호르몬 분비에 중요한 역할을 수행한다.

아. 용해소체

용해소체는 세포질 내에 존재하는 타원형 또는 원형의 작은 세포소기관이다. 용해소체는 세포 내 소화기관으로 불리며 가수분해효소를 포함하고 있어 세포 내 불필요하거나 손상된 세포소기관, 이물질, 세균 등을 분해한다. 용해소체는 지질 이중막으로 둘러싸여 있으며 내부는 산성 환경으로 유지되어 효소가 활성화된다. 외부 물질을 세포 내로 끌어들여 소화하거나 세포 자체의 오래된 구성 요소를 제거하는 자가포식 기능을 수행한다. 현재 설명 중 일부가 리보소체의 특징과 혼동되어 있으므로 수정하여 명확히 구분한다. 리보소체는 rRNA와 단백질로 이루어진 조밀한 과립으로 단백질 합성을 담당하는 소기관이다. 리보소체는 대소 두 소단위로 구성되며 단백질 합성 과정에서 두 소단위가 결합하여 기능한다. 따라서 용해소체와 리보소체는 서로 다른 구조와 기능을 가지며 용해소체는 세포 내 소화 및 분해 기능을 담당하고 리보소체는 단백질 합성을 담당한다. 용해소체는 세포 항상성 유지와 노폐물 처리에 필수적이다.

자. 세포 뼈대

세포 뼈대는 세포 내부 골격으로서 미세관, 중간섬유, 잔섬유로 구성된다. 잔섬유는 세포의 모양을 지지하며 미세관은 세포질을 통한 물질 이동을 돕는다. 이러한 세포 뼈대 구조물들은 세포의 형태 유지, 분열, 이동 등 다양한 생명 활동에 필수적인 역할을 수행한다.

차. 섬모와 편모

섬모와 편모는 세포에서 뻗어 나온 원섬유로 이루어지며 박동하거나 진동한다. 일반적으로 머리카락처럼 길고 세포막 바깥으로 돌출되어 있다. 섬모는 세포 표면을 따라 물질을 이동시키며 호흡 기관의 상피 세포가 그 예이다. 이 상피 세포들은 호흡 기관으로부터 인후(목구멍) 쪽으로 점액과 먼짓덩어리를 운반한다. 한편, 편모를 가진 정자와 같이 움직이는 세포는 정자를 난자까지 이동시켜 수정이 일어나도록 한다.

3. 세포분열(Cell division)

세포는 감수분열과 유사분열의 두 가지 방식으로 분열한다. 감수분열은 생식세포(정자와 난자)의 형성에 관여하며 유전물질(염색체) 수를 절반으로 줄이는 과정을 거친다. 반면에 유사분열은 인체를 구성하는 대부분의 세포에서 일어나며 세포의 증식과 조직의 성장·유지에 관여한다.

가. 감수분열

감수분열은 성세포의 세포분열 과정이다. 감수분열을 거치면 여성의 난자와 남성의 정자는 염색체 수가 각각 46개에서 23개로 줄어든다. 수정이 일어나면 이 두 성세포는 접합자라 불리는 단 하나의 세포를 형성한다. 이때 부모에게서 각각 23개의 염색체를 받아 총 46개의 염색체를 갖게 된다.

나. 유사분열

유사분열은 두 단계 과정을 거쳐 이루어진다. 첫 번째 단계는 핵의 분열 과정이고 두 번째 단계는 세포질의 분열 과정이다. 유사분열은 세포핵에 있는 DNA가 두 개의 딸세포로 동일하게 나누어지는 연속적인 과정이다. 이 과정에서 핵물질은 두 개의 새로운 핵으로 동일하게 분배된다. 이후 두 핵 사이에 새로운 막이 형성되면서 세포질도 대략 같은 양으로 나누어진다. 그러나 모든 세포가 같은 속도로 분열하는 것은 아니다. 골수에 있는 조혈세포, 피부세포, 소화기관의 세포들은 계속해서 분열하지만, 근세포는 몇 년마다 분열한다.

다. 동물세포에서의 유사분열 과정

유사분열은 원활하고 지속적인 과정이며 생물학자는 편의상 5단계(사이기, 전기, 중기, 후기, 말기)로 구분한다. 사이기를 제외하면 4단계로 나누기도 한다. 정상인의 체세포 핵에는 46개의 염색체가 있으며 이는 23쌍의 염색체라고도 한다. 이 46이라는 숫자를 염색체의 이배체 수라고 하며 휴지기에서 사람 세포는 46개의 이배체 염색체를 가진다.

1) 사이기(interphase): 사이기에는 동물세포가 세포 항상성을 유지하기 위한 모든 물질대사 활동을 수행한다. 사이기라는 말은 세포가 눈에 보이는 유사분열 과정에 들어가지 않은 상태를 의미한다. 사이기는 핵분열 사이에 일어나며 사이기 초기에 각 핵 염색체가 정확히 2배로 복제된다. 이 복제는 염색체 내에서 DNA 분자가 2배로 늘어나는 과정을 말한다. 유사분열이 시작되면 각 염색체도 복제를 시작하며 복제된 염색체 가닥을 염색분체라고 한다. 2개의 염색분체는 중심절이라는 작은 구조물로 연결되어 있다. 사이기에는 핵 근처에 있는 2개의 중심소체가 잘 보이는데, 이들은 중심체에서 관찰되며 중심소체도 사이기에 다음 세포분열을 대비해 복제한다.

2) 전기(prophase): 전기에는 2쌍의 중심소체가 세포 양극을 향해 분리되기 시작한다. 중심소체들이 이동함에 따라 그들 사이에는 세포질 미세관이 배열된다. 핵 내부에서는 핵막이 분해되기 시작하고 핵소체가 사라진다. 염색체에 있는 DNA는 더 많이 꼬이거나 응축되어 굵고 진하게 염색되는 막대 모양의 염색체가 된다.

3) 중기(metaphase): 중기에는 핵막이 완전히 사라지고 복제된 염색분체 쌍들이 스스로 배열하여 적도판을 형성한다. 각각의 염색분체에는 방추사가 연결되어 중심소체와 맞닿아 짝을 이룬다.

4) 후기(anaphase): 후기에는 염색분체 쌍이 방추사의 길이 축소에 따라 분리되어 중심소체를 향해 이동한다. 이 시기에 복제된 염색체를 이루던 2개의 염색분체가 완전히 분리되어 각각 독립된 염색체가 된다.

5) 말기(telophase): 말기에는 분리된 염색체들이 세포의 양극에 도달한다. 염색체들은 점차 풀리면서 느슨한 염색질

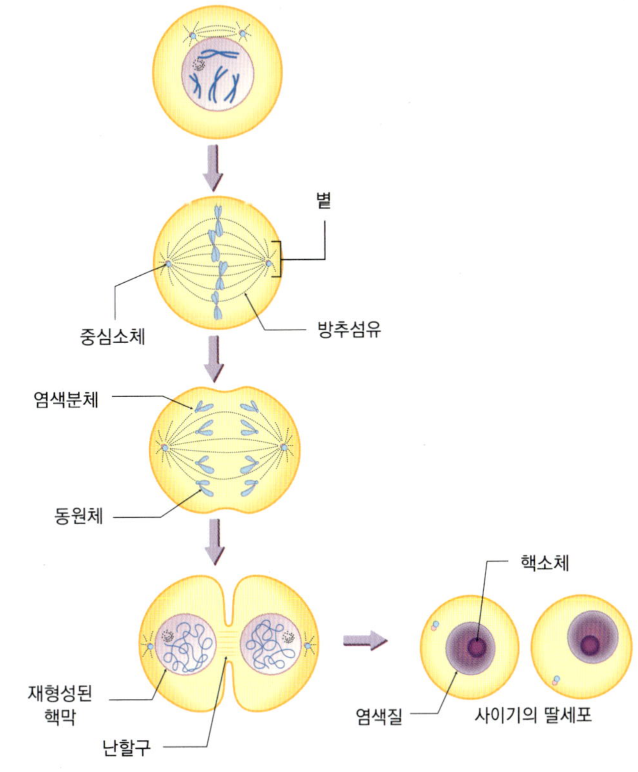

그림 1-2-6 세포주기 그림

형태가 되기 시작하며 새로 형성된 핵막과 핵소체가 나타나면서 핵이 재구성된다. 세포질분열이 완료되면 2개의 딸세포가 만들어진다(그림 1-2-6).

라. 무사분열

무사분열(amitosis)은 염색체나 방추섬유가 형성되지 않은 상태에서 핵과 세포체가 길어진 뒤, 직접 두 개의 딸세포로 분리되는 세포분열이다. 정상적인 사람 세포에서는 일어나지 않는다.

마. 세포사

세포는 세포괴사나 세포자멸사가 일어나 세포사가 발생할 때까지 계속 분열한다. 생물학자는 죽음이 개체나 세포에 이미 정해져 있다고 파악한다. 세포괴사는 예정되지 않은 살아 있는 세포나 조직의 죽음이며 상처·감염·암·경색·독소·염증 등이 주요 원인이다. 세포괴사로 죽는 세포는 다른 세포에 해로운 화학물질을 방출하여 손상을 줄 수 있다. 세포자멸사는 세포가 스스로 시작하고 조절하여 죽음을 결정하는 질서정연한 과정이다. 이 과정은 세포와 분자 활동의 정교한 기전에 의해 조절된다.

4. 조직

같은 종류의 세포 집단, 즉 개체 내에서 분화 방향이 같고 구조와 기능이 비슷한 세포 집단을 조직이라고 한다. 그러나 조직은 단지 고유한 세포 집단만을 포함하지 않고 세포를 결합하거나 세포 사이 틈새를 채우기 위한 세포사이물질 등을 함께 가진다. 인체를 구성하는 조직에는 대표적으로 네 가지 기본조직이 있으며 상피조직, 결합조직, 근(육)조직, 신경조직이 있다.

가. 상피조직

신체의 외표면이나 체강, 맥관의 내표면 그리고 각 기관의 외표면과 내강면을 덮는 막성조직이다. 상피세포가 서로 밀착하여 배열된 조직이며 방어·분비·흡수·감각·생식 등 다양한 기능을 수행한다. 그 형태와 배열 상태에 따라 여러 유형으로 분류한

1) 상피조직 기능에 따른 분류
　가) 일명 표면상피(surface epithelium)라고 하며 신체 표면과 신체 내강의 내면을 덮어 보호 기능을 수행한다.
　나) 감각상피(sensory epithelium):　특수 감각기관에 존재하며 외부 자극을 감지한다. 망막의 원뿔세포·막대세포, 내이의 털세포 등이 이에 속한다.
　다) 종자상피(germinal epithelium): 일명 배상피라고 하며　고환과 난소에서 정자와 난자를 생산하는 세포로 알려졌으나 현재는 일종의 덮개상피로 인정된다.
　라) 호흡상피(respiratory epithelium): 폐포의 내면을 덮고 있으며 호흡 작용을 담당한다.

마) 흡수상피(absorptive epithelium): 소화기관의 내면을 덮고 있으며 영양소를 흡수한다.

바) 분비상피(secretory or glandular epithelium, 샘상피): 분비 작용에 적합하도록 특수화된 세포나 세포 집단을 샘이라고 하며 일반적으로 원주상피세포나 입방상피세포로 구성된다. 이러한 샘에는 침샘·피지샘·소화샘 등과 같이 자체 관을 통해 분비하는 외분비샘과 갑상샘·뇌하수체·부신 등과 같이 독립적인 관이 없이 생산물을 혈액으로 직접 분비하는 내분비샘이 있다.

2) 상피조직 모양과 형태와 배열에 따른 분류

가) 편평상피(squamous epithelium): 두께가 얇고 표면이 넓으며 핵이 원반형인 편평세포로 이루어진다. 배열 상태에 따라 단층편평상피와 중층편평상피로 구분한다.

① 단층편평상피는 한 층으로 배열된 편평상피세포로 이루어지며 주로 가슴막·심장막·복막의 표면, 폐포, 신장의 사구체낭 등에서 볼 수 있다. 특히 가슴막·심장막·복막 표면처럼 체강 벽을 덮는 단층편평세포 층을 중피라고 부른다. 또한 심장·혈관·림프관 등의 내면도 흔히 내피라고 일컫는 전형적인 단층편평상 피로 이루어진다.

② 중층편평상피 표층은 편평상피세포가 배열되어 있으나 심층에는 다양한 세포가 여러 겹으로 배열되어 있다. 마찰이 많은 피부·구강·식도·항문·질 등에서 관찰되며 주로 보호 작용을 수행한다.

나) 입방상피(cuboidal epithelium): 층의 사각형 상피세포가 한 줄로 배열되어 있으며 난소의 표면, 갑상샘상피 와 같은 각종 샘에서 볼 수 있다.

다) 원주상피(columnar epithelium): 세포가 길쭉한 형태를 띠며 주로 흡수 작용이 이루어지는 소화관 등의 점 막에서 관찰된다.

라) 섬모상피(ciliated epithelium): 원주상피가 변형된 형태로 세포 표면에 털처럼 운동성을 지닌 섬모가 존재한 다. 이 섬모가 물질을 이동시키며 호흡기도·난관·정관 등에서 이물질을 제거하거나 난자를 수송한다.

마) 이행상피(transitional epithelium): 중층편평상피와 유사하지만, 상태에 따라 세포 모양이 변한다. 수축과 확장이 빈번한 요로(신우·요관·방광·요도 등)의 내면을 형성하며(그림 1-2-7), 배뇨 과정에 대응하여 세포 형 태가 달라진다.

나. 결합조직

결합조직은 피부밑결합조직, 점막밑결합조직, 장막밑결합조직, 실질기관의 엽 사이나 소엽 간 결합조직, 근막, 건 등을 비롯해 전신에 널리 분포하며 여러 조직이나 기관 사이의 간격을 결합하거나 채운다.

1) 고유결합조직

고유결합조직(connective tissue proper)은 여러 기관의 틈을 메우고 서로 연결하여 내부 장기를 보호하는 조직 이다. 특히 뼈와 함께 신체를 지지하므로 지지조직이라고 한다. 고유결합조직은 무형질과 섬유 그리고 세포 성분 으로 구성되며 세포사이무형질이 세포 성분보다 더 많다는 특징이 있다.

가) 세포사이무형질(intercellular ground substance): 겔 상태의 투명한 액체이며 세포와 모세혈관 사이에서 영 양분과 노폐물을 운반한다. 또한 미생물이나 이물질의 침입을 물리적으로 막는 장벽 역할을 한다.

나) 섬유성분(Fiber component): 결합조직의 섬유는 아교섬유, 탄력섬유, 그물섬유로 구성한다. 이 중 아교섬

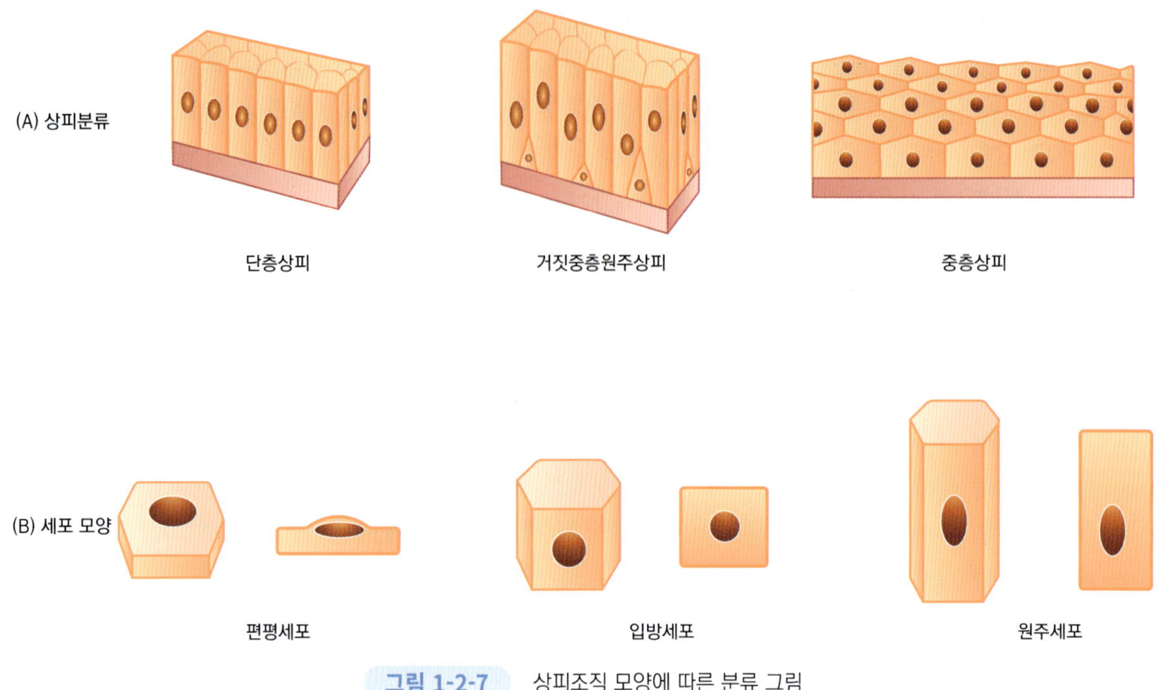

그림 1-2-7　상피조직 모양에 따른 분류 그림

유의 주성분은 아교질(콜라젠)이라는 단백질이며 매우 질긴 특성이 있어 뼈, 건, 인대, 피막 등에 특히 많다. 결합조직에서 가장 많이 분포하는 섬유도 아교섬유이다. 탄력섬유는 본래 길이의 약 1.5배까지 늘어날 수 있을 정도로 탄성이 높으며 주성분은 탄력소(엘라스틴)라는 단백질이다. 색이 노랗게 보이므로 황색섬유라고도 한다. 탄성 특성으로 인해 동맥, 탄력연골, 탄력인대 등에 많이 함유한다. 그물섬유는 복잡하게 얽힌 망상 구조를 이루며 골수, 비장, 림프조직 등에 풍부하다.

다) 세포성분(cell component): 결합조직에는 결합조직 내에 고정적으로 존재하는 고정세포와 미생물 침입 시 조직 내로 이동하는 일부 백혈구처럼 혈액에서 기원하는 자유세포가 있다. 섬유모세포는 결합조직의 섬유 성분을 생산하고 상처나 염증 부위에서 섬유 물질을 생산하여 상처조직을 형성한다. 미분화간엽세포는 주로 혈관 주변에 위치하며 특정 자극을 받으면 다른 결합조직 세포로 분화할 수 있는 잠재력을 가진다. 일명 조직구라고도 불리는 대식세포는 강력한 포식작용으로 신체 방어와 조직의 청소 역할을 한다. 지방세포는 지방을 합성·저장하는 세포로 느슨한 결합조직에 흔히 집단으로 존재한다. 비만세포는 아메바 운동을 하면서 헤파린, 히스타민, 세로토닌 등을 분비한다. 형질세포는 B 림프구가 특수하게 분화된 세포로 항체를 생산하며 만성염증이나 림프조직에서 많이 발견된다. 색소세포는 별 모양의 세포로 세포질 돌기가 많고 흑갈색 색소인 멜라닌을 함유한다.

* 포식작용을 하는 세포들

대식세포, 단핵구, 간에 존재하는 쿠퍼세포(Kupffer cell 또는 간의 별세포), 그물세포, 폐의 먼지세포, 중추신경계의 미세교세포

2) 연골

연골(cartilage)은 연골세포와 연골바탕질로 구성된다. 연골세포는 바탕질층의 연골세포공간에 존재한다. 뼈와 달리 혈관과 림프관 및 신경이 없으므로 연골막에서 바탕질로 확산한 영양분을 이용한다. 연골은 바탕질을 이루는 섬유의 종류에 따라 유리질연골, 섬유연골, 탄력연골의 세 가지로 구분한다.

- 가) 유리질연골(hyaline cartilage): 바탕질에 미세한 아교섬유가 분포하며 코중격, 후두연골, 기관연골, 관절연골, 갈비연골 등에서 볼 수 있다.
- 나) 섬유연골(fibrocartilage): 기질 내에 거친 아교섬유가 다량 존재해 매우 질기며 강한 장력이 요구되는 추간판, 두덩결합, 무릎의 반달연골 등에 분포한다.
- 다) 탄력연골(elastic cartilage): 기질 내에 탄력섬유가 풍부하게 섬유망을 형성해 탄력성이 크며, 귓바퀴, 후두덮개, 이관 등에서 볼 수 있다.

3) 뼈

뼈는 골세포와 뼈바탕질로 구성된다. 뼈세포는 바탕질층의 뼈세포공간 내에 존재하고 연골과 달리 뼈는 뼈막에서 진입하여 가로로 주행하는 영양 혈관의 통로인 폴크만관(Volkmann's canal)을 통해 혈액을 공급받는다. 뼈바탕질은 주로 아교섬유로 구성되며 여기에 석회질이 침착되어 매우 단단한 구조를 이룬다.

4) 액상조직

액상조직은 적혈구, 백혈구, 혈소판 같은 혈구세포가 혈장 내에 분포하며 결합조직의 일종으로 간주한다.

다. 근육조직

근육조직은 수축성이 강한 근육세포로 구성되며 형태학적 차이에 따라 뼈대근육, 심장근, 민무늬근으로 구분된다.

1) 골격근 (skeletal muscle): 여러 개의 핵을 가지며 방추형이 아닌 원통형의 세포로 구성된다. 몸신경의 지배를 받으며 의지대로 움직일 수 있어 수의근이라 한다.
2) 심장근(cardiac muscle): 한 개의 핵을 세포 중앙에 가지며 골격근과 마찬가지로 가로무늬가 있어 가로무늬근육에 속한다. 자율신경의 지배를 받기 때문에 의지대로 조절할 수 없는 불수의근이다. 또한 근육세포 간 선기적 신호 전달을 원활히 하는 사이원반을 세포 연결 부위에 가진다.
3) 민무늬근(smooth muscle): 대부분의 내장에 분포하며 가로무늬가 없는 방추형 근육세포로 구성된다. 자율신경의 지배를 받아 의지대로 조절할 수 없는 불수의근이다(그림 1-2-8).

라. 신경조직

신경조직(nervous tissue)은 자극을 전달하는 기능을 가지며 신경세포와 이를 지지하는 신경교세포로 구성된다.

1) 신경세포(nerve cell, neuron): 세포체와 두 종류의 세포질 돌기로 구성된다. 세포체가 밀집된 부위는 회백질(gray matter), 세포질 돌기가 밀집된 부위는 백질이라 한다. 세포질 돌기는 자극을 받아들이는 가지돌기와 자극을 전달하는 축삭으로 나뉜다. 신경세포 간 자극이 전달되는 연결 부위를 시냅스라 한다.

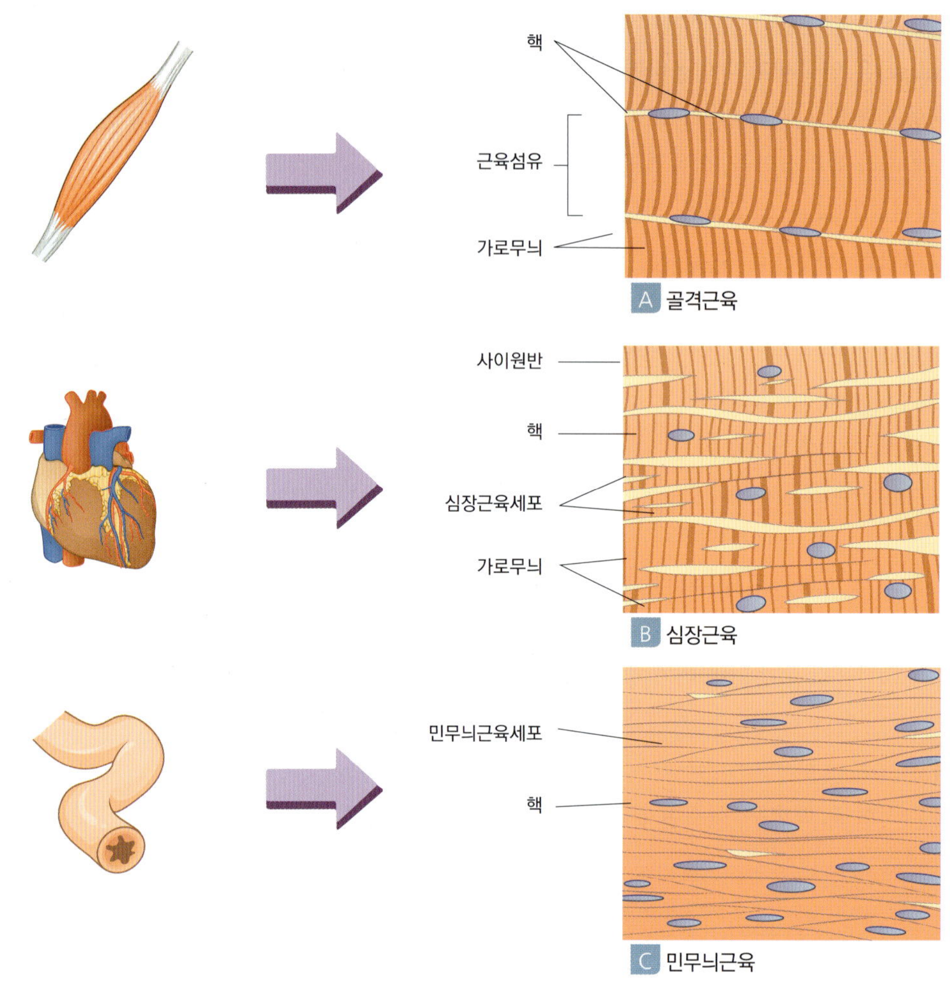

그림 1-2-8　근육조직의 종류

2) 신경교세포(neuroglia): 신경세포를 지지하고 영양을 공급하는 역할을 담당하며 중추신경계의 결합조직 역할을 수행한다(그림 1-2-9).

5. 기관

기관은 특수한 기능이나 활동을 수행하기 위해 여러 조직이 적절히 결합한 구조를 의미한다. 기관은 형태에 따라 고형장기와 속빈장기로 구분된다.

가. 고형장기

간, 비장, 췌장, 신장 등이 고형장기에 속하며 내부가 실질조직으로 채워져 있다.

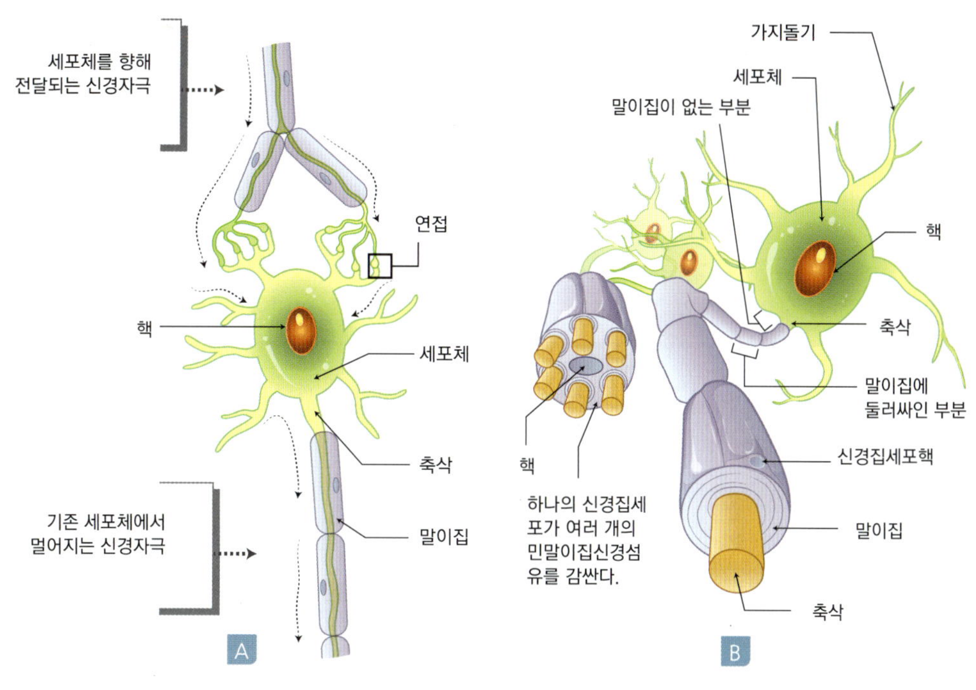

그림 1-2-9　신경세포의 구조

나. 속빈장기

위, 창자, 식도, 기관, 방광, 자궁, 요도 등이 속빈장기에 해당하며 내부가 비어 있는 구조로 내용물이 통과하거나 저장된다. 속빈장기의 벽은 안쪽에서 바깥쪽으로 다음과 같은 네 개의 층으로 구성된다.

1) 점막(mucosa)
2) 점막밑층(submucosa)
3) 근육층(muscular layer)
4) 장막(serosa)

6. 몸의 발생

인체는 난자와 정자의 결합으로 형성된 수정란에서 시작된다. 수정란은 자궁벽의 점막에 착상한 후 세포 분열과 분화를 통해 성장하며 배아기와 태아기를 거쳐 280일 후 분만되어 신생아로 탄생한다.

가. 발생

1) 발생(development): 발생은 정자와 난자가 만나 수정란이 형성된 후 수정란이 반복적으로 분열하며 성장, 발달하는 일련의 과정을 의미한다. 이 과정은 세포 증식과 더불어 신체 및 각 부분이 점차 복잡하게 형성되는 분화

과정을 포함한다. 분화란 특정 세포나 조직이 특수한 기능을 수행할 수 있도록 구조와 기능이 특화되는 현상이며 이를 조직발생 및 기관발생이라고 한다.

2) 발생의 분류: 발생은 크게 출생 전 발생 또는 자궁내 발생과 출생 후 발생으로 구분된다.

나. 성장

성장은 세포 수의 증가, 세포 크기의 증가 또는 비활성 물질의 축적을 의미한다. 성장은 물리적 방법으로 측정이 가능하므로 분화에 비해 객관적으로 평가하기쉽다.

1) 세포 수의 증가는 세포분열에 의해 이루어진다. 세포분열은 태아 발생 시기에 가장 활발하게 진행되며 이후에는 세포 크기의 증가가 주로 일어난다. 각 세포는 고유한 생활주기를 가지며, 예를 들어 신경계 세포는 평생 그대로 존재하나 혈액세포는 일정한 수명을 가지며 적혈구는 약 120일의 수명을 가진다. 기관 또한 생활주기를 가지며 대부분 평생 유지되나 가슴샘은 성장과 함께 점차 축소된다.

2) 정상적인 발생과 성장은 획일적이거나 동일한 속도로 이루어지지 않는다. 전체적으로 성장과 변화가 진행되지만, 기관과 조직에 따라 그 속도와 시기는 다소 차이를 보인다. 일반적으로 발생과 성장은 성숙기, 즉 세포 평균 수명의 약 3분의 1 시점에서 멈추는 것으로 간주한다.

다. 수정과 착상

1) 수정(fertilization)은 난소에 인접한 난관의 팽대부에서 난자와 정자가 결합하는 과정을 말한다. 1회 사정 시 약 3억 개의 정자가 사출되지만, 난관 팽대부까지 도달하는 정자는 약 300~500개에 불과하다. 이들 중 하나의 정자만이 난자의 첫 번째 보호층인 부챗살관을 통과하고 두 번째 장벽인 투명대(zona pellucida)를 지나 마지막으로 난자의 세포막을 통과하여 난자와 정자의 핵이 융합된다. 수정이 이루어진 수정란은 자궁관을 따라 자궁으로 이동하면서 분할을 거듭해 다수의 분할세포를 형성한다. 수정 후 약 3일경에는 8~16개의 분할세포로 구성된 오디배를 형성하며 이를 오디배기라 한다. 이후 오디배 내부에 액체가 유입되어 주머니배강이 형성되면 주머니배 단계에 이른다. 이 단계에서 세포들은 두 집단으로 구분되며 배아원반을 이루어 태아의 몸이 될 속세포덩이와 태반 형성을 담당하는 표층부의 영양막으로 나뉜다.

2) 착상(implantation): 주머니배가 자궁내막에 착상되면 영양막은 바깥층의 세포 경계가 없는 융합영양막과 안쪽의 세포 경계가 명확한 세포영양막으로 분화한다. 이후, 이 구조들은 양막과 융모막을 형성한다. 발생 20일경에는 배아원반과 영양막 사이에 좁은 연결부인 몸줄기가 형성되며 이는 발달하여 배아와 태반을 연결하는 탯줄이 된다(그림 1-2-10).

라. 발생

1) 발생 2주째: 속세포덩어리는 주머니배강 쪽의 단층입방세포로 구성된 내배엽과 반대쪽의 단층원주세포로 구성된 외배엽으로 분화된다. 이 두 층을 합하여 배아원반이라 하며 장차 태아로 발달할 부분이다.

2) 발생 3주째: 배아가 급격히 성장하는 시기로 원시선, 신경관, 척삭이 형성된다. 외배엽으로부터 중배엽이 발생하여 배아원반은 외배엽, 중배엽, 내배엽의 3층 구조를 갖추게 된다. 배아원반의 꼬리 쪽 정중선상 외배엽이 융

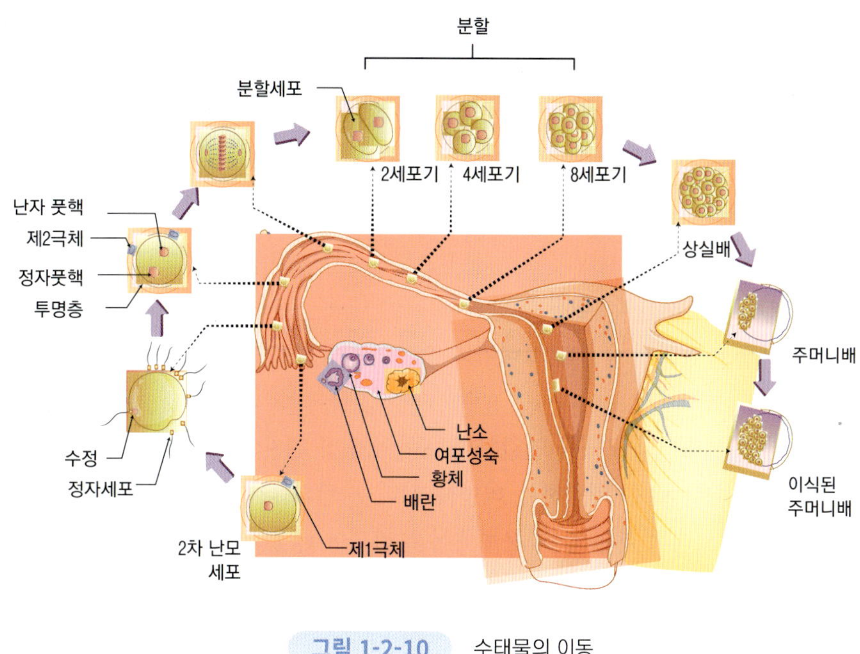

그림 1-2-10 수태물의 이동

기하여 원시선을 형성하며 이는 머리와 꼬리, 전후, 좌우를 구분할 수 있는 기준선 역할을 한다. 원시선 중앙의 오목한 부위를 원시고랑, 머리 쪽 굵은 부위를 원시결절이라 하며 이 부위 양측의 세포들이 관 모양으로 배열되어 중배엽을 이룬다. 원시결절 부위의 세포는 척삭으로 발달하여 후에 척주로 분화하며 척삭 위쪽 외배엽은 신경판을 형성하여 신경계로 발전한다. 내배엽, 중배엽, 외배엽은 복잡한 증식과 분화 과정을 반복하여 인체의 모든 구조를 완성하게 된다.

3) 발생 4주째 이후: 자궁 내에서 발생 중인 생명체는 발생 8주까지 배아, 9주부터 출생까지는 태아로 구분된다. 일반적으로 '배아'라는 용어는 속세포덩어리가 외배엽과 내배엽으로 분화되는 발생 2주 이후 부터 사용된다. 특히 발생 4~8주는 인체의 주요 기관계가 형성되는 시기로 기관발생기라 한다. 이 시기에는 신체 길이가 약 3~4cm에 이르고 얼굴 형성도 대부분 완료되어 태아로서의 특징을 갖추게 된다.

4) 발생 3개월째: 체모가 나타나고 외음부에서 남녀의 구별이 가능해진다. 이 시기의 태아는 키가 약 10cm, 체중은 약 45g 정도에 이른다. 이때부터 태아라 부른다. 4개월째에는 태아의 움직임인 태동이 시작되나 모체가 이를 자각하는 것은 주로 5개월째부터이다. 또한 외부에서 태아의 심음을 청진기로 들을 수 있게 된다.

5) 발생 6개월째 이후: 6개월째에는 전신이 체모로 덮이고 피하지방이 형성되기 시작한다. 7개월째에는 두피에 모발이 자라며 눈꺼풀이 갈라져 눈이 열린다. 8~9개월째에는 체중이 1~2kg까지 증가하며 10개월이 되면 키는 약 50cm, 평균 체중은 약 3.3kg인 신생아가 출산한다. 이 시기에 체중이 500~1,000g 사이로 출생하면 이를 미숙아라 한다.

마. 태아막과 태반

1) 태아막(fetal membrane): 수정란 일부는 태아 발육을 지원하는 구조물인 태아막으로 분화된다. 태아막은 양막, 난황주머니, 요막, 융모막으로 구성된다.

2) 양막(amnion): 태아를 둘러싸고 있는 첫 번째 막으로 양막공간을 형성하며 그 안에 양수가 차 있다. 양수는 태아를 외부 충격으로부터 보호하고 일정한 온도를 유지하며 태아의 자유로운 움직임을 돕는다.

3) 난황주머니(yolk sac): 태아의 두 번째 막으로, 초기에는 조혈 기능을 담당한다. 세 번째 막인 요막은 배꼽동맥과 배꼽정맥으로 발달하여 탯줄 내에 있다. 네 번째 막인 융모막은 영양막으로부터 유래하며 앞선 세 개의 막과 태아를 둘러싸고 자궁내막에 부착하여 태반을 형성한다.

4) 태반(placenta): 태반은 모체와 태아 사이의 모든 물질교환이 이루어지는 기관으로 모체의 자궁내막과 태아의 융모막으로 구성된다. 태반은 임신 4개월경 완성된다. 태반 내에서는 각 융모 사이에 형성된 불규칙한 틈새인 융모사이공간에서 모체의 동맥혈이 유출되고 태아의 정맥혈은 융모표면을 통해 모체 혈액과 물질교환을 한 뒤 태아체로 되돌아간다.

5) 태반의 구조와 기능: 태반은 태아와 모체를 연결하며 태아의 생명 유지와 발육에 필요한 영양분과 산소를 공급하고 태아의 노폐물과 이산화탄소를 배출하는 역할을 한다. 사람의 태반은 보통 지름 15~18cm, 중심부 두께 2~3cm, 무게 500~600g 정도이며 분만 후 자궁벽에서 분리되어 배출되는데 이를 후산태반이라 한다. 분만과 동시에 탯줄을 통한 태아의 기능이 모두 소실되므로 신생아에게는 호흡기, 순환기, 배설기 등의 기능적, 형태학적 변화가 급격히 일어난다(그림 1-2-11).

바. 태아의 월령 추정

태아의 월령 또는 발육 상태를 추정하기 위해 임신 월수에 따른 태아의 신장과 체중을 기준으로 삼는다. 일반적

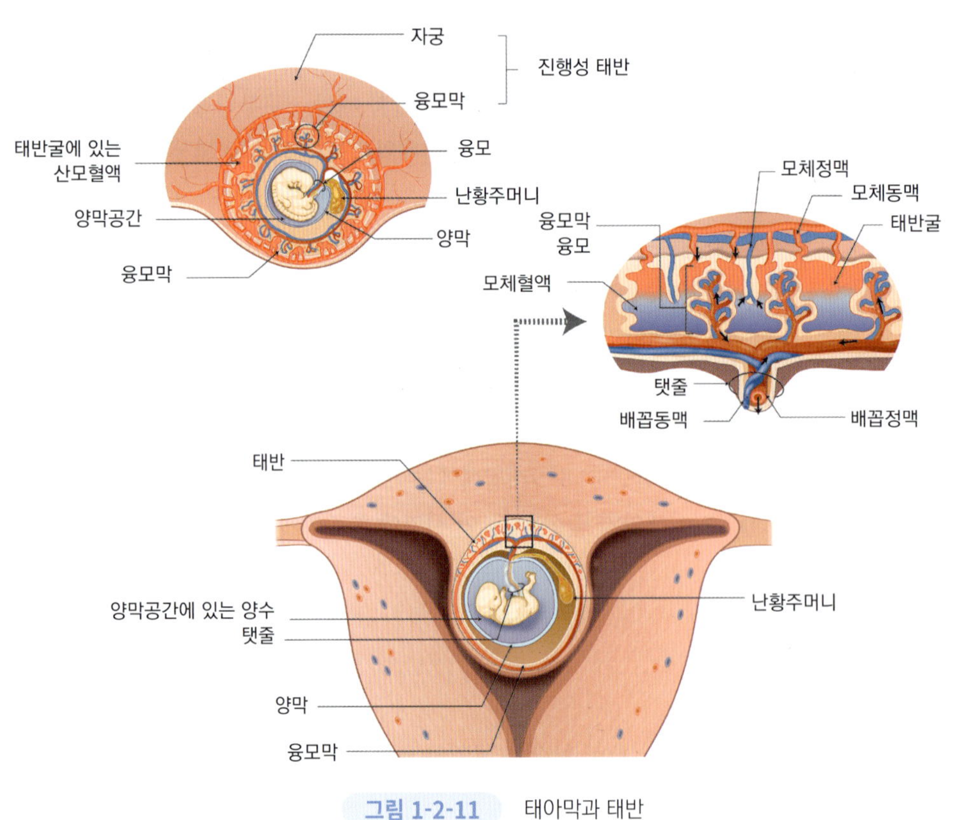

그림 1-2-11　태아막과 태반

으로 신장은 Hasse법을 적용하여 계산한다. 임신 전반기(1~5개월)에는 임신 월수의 제곱으로 임신 후반기(6~10개월)에는 임신 월수에 5를 곱하여 신장을 추정한다. 체중은 사가기법을 사용하며 임신 전반기에는 임신 월수의 세제곱에 2를 곱하고 임신 후반기에는 임신 월수의 세제곱에 3을 곱하여 계산한다.

사. 임신기간

임신에서 분만까지의 기간은 약 280일(40주)이며 4주를 1개월로 계산하여 10개월로 본다. 임신 7개월(28주) 이전에 출산하는 경우를 유산, 7개월부터 38주 사이에 출산하는 경우를 조산이라 한다. 일반적으로 사용하는 280일의 임신기간은 마지막 월경의 첫째 날부터 계산한 것으로 이를 월경나이라 하고 실제 수정이 이루어진 날을 기준으로 계산하는 수정 나이는 약 266일이다.

아. 성장

인체의 성장은 세포 수의 증가, 세포 크기의 증가 또는 비활성 물질의 축적을 의미한다. 세포 수의 증가는 주로 세포분열을 통해 이루어지며 이는 대부분 태아 발생기 동안 활발히 진행된다. 이후에는 주로 세포 크기의 증대가 성장의 주요 원인이 된다.

1) 인체의 성장 과정: 인체의 성장 과정은 여러 단계로 구분된다. 소아기는 2~6세까지 젖니가 나오는 시기로 유치기라 하며 7세에서 10세까지는 유치가 영구치로 대치되는 영구치기라 한다. 사춘기는 이차 성징이 뚜렷하게 나타나는 시기로 이후 3~4년간의 청소년기에는 성적 성숙뿐만 아니라 신체적, 정신적, 정서적으로도 성숙하게 된다.

2) 퇴행 변화: 성인기 초반인 25세 전후로 뼈와 각 기관의 성장이 완성된다. 이후 나이가 들면서 퇴행 변화가 진행되며 성호르몬 생산이 감소하거나 중지되는 시기인 폐경기에 이른다. 여성의 경우 대개 45~50세경, 남성은 약 60세경부터 폐경기가 시작된다. 신생아 시기의 평균 체중은 약 3.3kg이며 성인이 되면 약 20배로 증가한다. 출생 시 50cm였던 키는 성인이 되면 약 3.3배로 증가한다. 피부 표면적은 출생 시 약 2,200cm^{2}로 생후 1년 만에 약 2배, 성인이 되면 약 7배로 증가한다.

3) 성장의 형태: 성인의 신체를 구성하는 각 기관은 출생 이후 다양한 변화를 겪으며 기관계통별로 성장 양상은 유사하지만 기관별로 다음과 같은 독특한 다섯 가지 성장곡선을 나타낸다.

    가) 일반형: 출생 후부터 소아기, 사춘기까지 급속히 성장하며 사춘기 후반이나 성인에 이르러서는 성장 속도가 완만해진다. 골격, 근육, 소화기, 호흡기, 비뇨기, 심장, 비장 등이 일반형 성장곡선을 따른다.

    나) 생식기형: 사춘기 전까지는 완만한 성장을 보이다가, 사춘기에 들어서 급격히 성장하는 유형으로 자궁을 제외한 대부분의 생식기가 이에 속한다.

    다) 자궁형: 출생 시에는 비교적 큰 크기로 시작하지만, 이후 일시적으로 무게가 감소하였다가 사춘기쯤에 다시 출생 시의 무게로 회복되는 유형이다. 자궁과 부신 등이 이에 속한다.

    라) 신경형: 신생아기에서 취학 전 아동기까지 빠르게 성장하는 유형으로 대뇌를 포함한 모든 신경계가 여기에 속한다.

    마) 림프형: 신생아기와 소아기에 급격히 성장한 후 사춘기 이후 위축 및 퇴화하는 유형으로 가슴샘과 편도가 이에 속한다.

PART 1

4) 남녀의 차이: 남녀 간 차이의 근본적인 요소는 내부 및 외부 생식기의 구조로 이를 일차 성징이라 한다. 생식기 이외에 나타나는 신체적 차이는 이차 성징이라 하며 사춘기 이후 뚜렷하게 나타난다.

3

뼈대계통

1. 서론

뼈대라는 용어는 그리스어 'Skeletos'에서 유래하였으며 이는 단순히 고정된 구조물이 아닌 각종 자극에 적절히 반응하고 성장 및 재생이 이루어지는 살아 있는 조직이다. 인체를 구성하는 뼈는 총 206개로, 서로 연결되어 하나의 계통인 뼈대계통을 형성한다. 뼈대계통은 인체의 지지 구조를 제공하며 관절을 통해 골격근 수축에 의한 운동을 가능하게 하고 체강을 형성하여 생명 유지에 필수적인 장기들을 보호하는 역할을 수행한다. 또한 뼈 내부의 골수는 조혈을 담당하며 뼈의 골바탕질은 칼슘과 인 등의 무기물 저장소로 기능한다.

2. 뼈의 분류

뼈는 다음과 같이 위치나 모양, 기능에 따라 분류할 수 있다.

가. 뼈의 위치에 따른 분류

1) 몸통뼈대: 몸통을 구성하며 각종 장기를 수용하고 보호할 수 있는 공간을 형성함과 동시에 신체를 지지하는 역할을 수행한다. 체간 골격이라고도 하며 머리뼈, 척주, 복장뼈, 갈비뼈 등이 이에 속한다.
2) 팔다리뼈대: 몸통뼈대와 연결되는 뼈인 팔과 다리의 뼈들을 말한다. 위팔뼈, 넓적다리뼈 등이 여기에 속한다.

나. 뼈의 모양에 따른 분류

1) 긴뼈(long bone): 주로 팔다리에 위치하는 뼈로, 내부에 골수(bone marrow)가 존재하는 공간이 있어 관상골 (tubular bone)이라고도 한다. 대체로 원주형이며 양끝이 팽대되어 있다. 중앙 부위는 뼈몸통(diaphysis), 양끝 은 뼈끝(epiphysis)으로 구분된다. 넓적다리뼈(femur), 위팔뼈(humerus), 노뼈(radius), 자뼈(ulna), 종아리뼈 (fibula), 정강뼈(tibia) 등이 이에 속한다.

2) 짧은뼈(short bone): 길이와 너비가 비슷한 형태의 뼈로, 주로 작은 움직임과 지지 기능을 수행한다. 발목뼈, 손 목뼈 등이 여기에 속한다.

3) 납작뼈(flat bone): 내면과 외면이 치밀뼈로 이루어져 있고, 그사이에 해면뼈가 발달해 있는 납작한 형태의 뼈이 다. 해면뼈 내에는 적색골수가 존재한다. 특히 머리덮개뼈(skull cap)는 안쪽과 바깥쪽에 단단한 치밀뼈가 위치 하며 이를 각각 내판(inner table)과 외판이라 하고 그사이의 해면뼈를 판사이층이라 한다. 머리뼈(skull)의 일 부, 어깨뼈(scapula), 갈비뼈(rib), 복장뼈(sternum) 등이 이에 속한다.

4) 불규칙뼈(irregular bone): 형태가 일정하지 않고 복잡한 구조를 가진 뼈로 다양한 기능을 수행한다. 척추뼈(ver- tebra), 볼기뼈(hip bone) 등이 여기에 속한다(그림 1-3-1).

다. 뼈의 기능에 따른 분류

1) 공기뼈(pneumatic bone): 뼈 속에 공기가 들어 있는 공동을 가진 뼈로, 무게를 줄이고 공명 기능을 돕는다. 인체

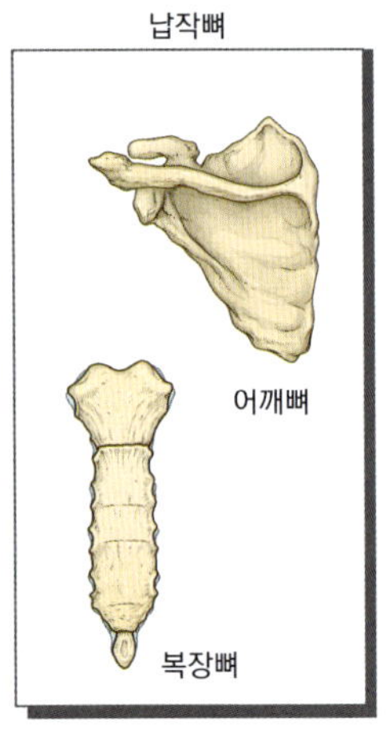

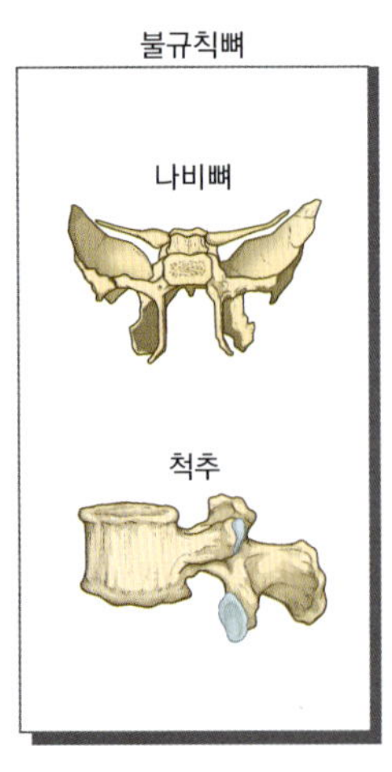

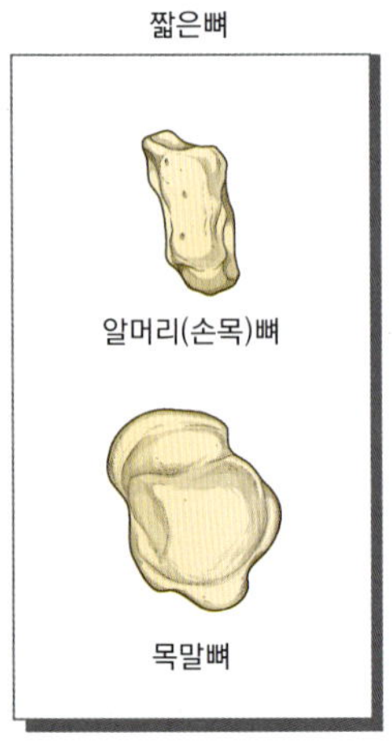

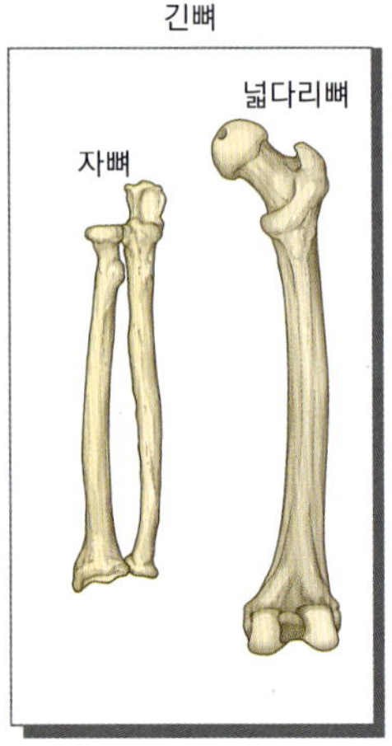

그림 1-3-1　뼈의 모양에 따른 분류

에서는 머리뼈 일부가 이에 해당하며 전두골(frontal bone), 위턱뼈(maxilla), 벌집뼈(ethmoidal bone), 나비뼈(sphenoid bone), 측두골(temporal bone) 등이 포함된다.

2) 종자뼈(sesamoid bone): 식물의 씨앗과 유사한 형태를 가지고 있어 종자골이라고도 하며 힘줄이나 관절주머니 속에 위치하는 작은 뼈이다. 인체에서는 주로 손과 발에 존재하며 가장 대표적인 것은 무릎뼈(patella)이다. 그 수와 위치는 개인에 따라 차이가 있다.

3. 뼈의 조직학적 구조

가. 뼈의 구성성분

뼈조직은 결합조직의 일종으로 세포 성분과 세포 사이를 채우고 있는 석회화된 세포사이질인 뼈바탕질로 구성된다. 세포 성분에는 골모세포, 파골세포, 골세포가 포함된다.

골모세포(osteoblast)는 뼈 형성에 관여하는 세포로, 뼈막이나 뼛속 등 대사활동이 활발한 부위에 많이 분포한다. 골세포(osteocyte)는 골모세포가 자신이 분비한 기질 속에 매몰되어 형성된 세포로, 뼈층판 사이의 작은 공간인 골세포방에 있다. 이들은 길고 많은 돌기를 통해 뼈소관을 따라 인접한 골세포와 연결되며 하버스관이나 볼크만관과도 연결되어 조직액과 접촉한다. 파골세포(osteoclast)는 다핵성의 큰 세포로, 효소를 분비하여 뼈조직을 파괴하고 골수공간, 혈관, 신경의 통로를 형성하는 역할을 한다. 뼈바탕질은 유기성분과 무기성분으로 이루어져 있다. 유기성분은 주로 아교섬유로 구성되어 뼈의 탄력성을 제공하고 무기성분은 칼슘과 인 등으로 이루어져 뼈의 경도를 부여한다. 이러한 구조 덕분에 뼈는 단단하면서도 일정한 유연성을 유지한다.

나. 뼈의 구조

1) 뼈조직의 부위 구분: 긴뼈는 가운데 부분을 뼈몸통이라 하고 양쪽 끝부분을 뼈끝이라 한다. 뼈몸통과 뼈끝은 바깥쪽에 치밀뼈, 내부에는 해면뼈가 존재한다. 뼈몸통과 뼈끝 사이에는 뼈의 길이 성장을 담당하는 뼈끝판이 위치한다. 긴뼈의 뼈끝은 관절 부위로, 유리연골로 구성된 관절연골이 덮고 있어 관절에서 마찰을 줄인다. 또한 뼈끝 일부와 뼈몸통 전체 표면은 질긴 결합조직인 뼈막으로 덮여 있으며 이는 혈관과 신경의 통로 역할을 하고 뼈의 성장과 재생에 관여한다(그림 1-3-2).

2) 뼈조직의 구조: 가장 외층에는 결합 조직성 막인 뼈바깥막이 위치한다. 그 바로 아래에는 치밀뼈로 구성된 외둘레층판, 하버스계, 내둘레층판이 차례로 배열된다. 하버스계는 중심에 하버스관을 가지며 혈관과 신경이 지나가는 통로를 제공한다. 그 안쪽에는 해면뼈가 뼈잔기둥 형태로 존재하고 해면뼈와 골수공간을 경계 짓는 얇은 결합조직층인 뼈속막이 위치한다. 가장 안쪽에는 골수공간이 있으며 그 속에는 적색골수 또는 황색골수가 존재하여 조혈과 지방 저장 기능을 수행한다.

   가) 골막(periosteum): 뼈의 보호, 성장 및 재생에 관여하는 질긴 결합 조직성 이중막으로 관절의 연골면을 제외한 뼈의 모든 표면을 덮고 있다. 외층은 혈관과 신경이 풍부하게 분포하며, 근육이 부착하는 장소로 기능한다. 내층은 아교섬유 다발인 샤피섬유가 뼛속으로 뻗어 있어 골막이 뼈에서 쉽게 분리되지 않도록 견고히 부착시킨다.

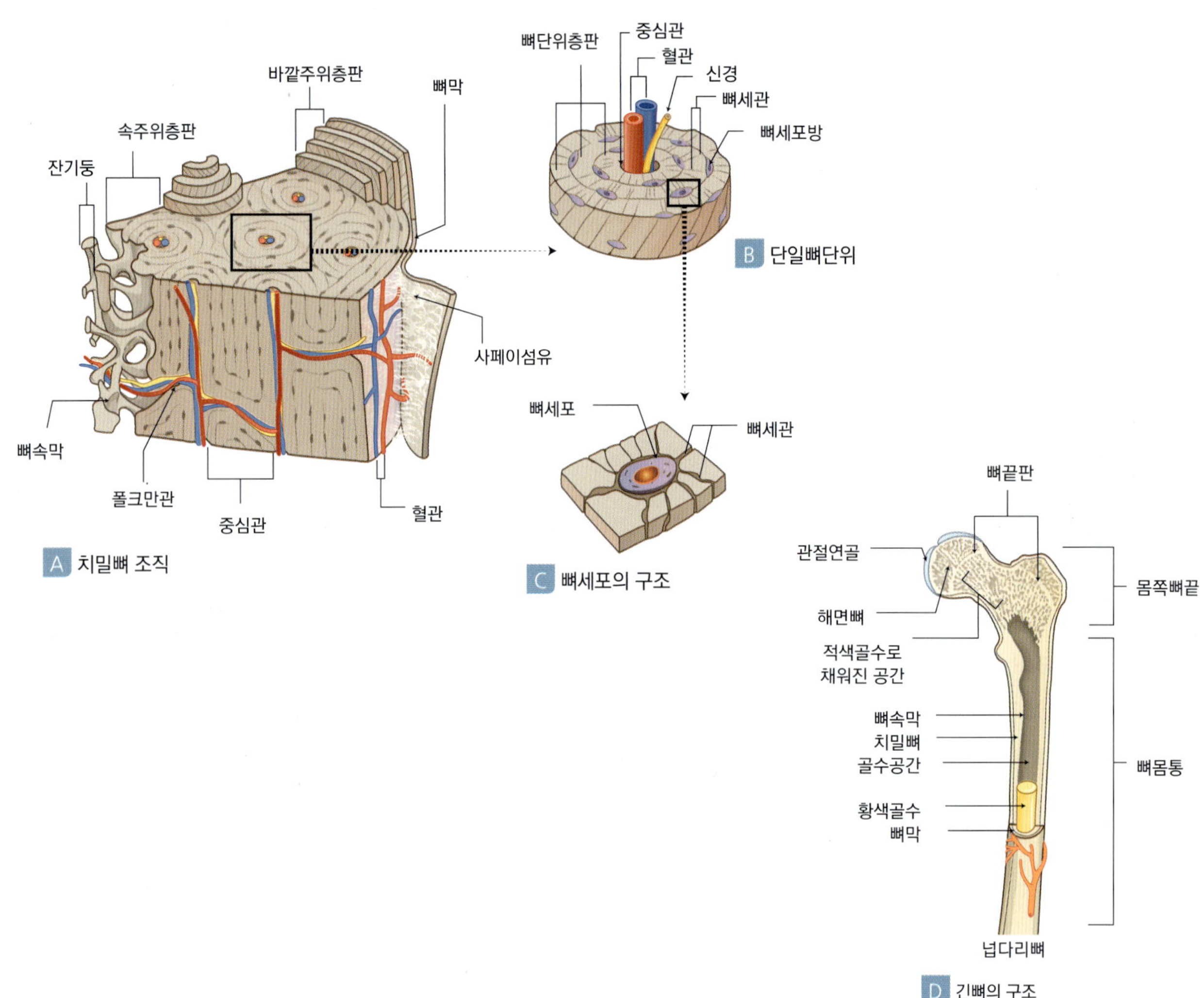

그림 1-3-2   뼈의 구조

나) 내·외둘레층판(inner·outer circumferential lamella): 치밀뼈의 가장 안쪽과 바깥쪽에서 해면뼈와 골막 사이를 평행하게 둘러싸고 있는 층판 구조이다. 뼈의 강도와 형태 유지에 이바지한다.

다) 하버스계(Haversian system): 치밀뼈의 기본 단위로 뼈단위라고도 한다. 중심에는 혈관과 신경이 통과하는 하버스관이 위치하며 이를 중심으로 동심원상으로 배열된 하버스층판으로 구성되어 있다. 하버스계 사이에는 사이질층판이 존재한다. 하버스관은 가로 방향으로 혈관이 통과하는 볼크만관과 연결되어 뼈에 산소와 영양분을 공급한다.

라) 뼈잔기둥: 해면질을 이루는 구조로 뼈에 가해지는 외력을 효과적으로 분산시키기 위해 일정한 방향성과 배열을 가진다. 뼈의 강도와 경량화를 동시에 만족시키는 역학적 구조이다.

마) 골수(bone marrow): 세망조직으로 구성되어 있으며 혈액세포를 생성하는 조혈 기능을 담당한다. 신생아와 소아에서는 조혈작용이 활발하여 적색골수가 대부분을 차지한다. 나이가 증가함에 따라 지방세포로 대치되어 황색골수로 변하며 성인에서는 주로 머리뼈, 복장뼈, 엉덩뼈, 갈비뼈 등에 적색골수가 남아 있다.

4. 뼈의 성장

가. 뼈의 기원 및 형성 과정

뼈조직은 중배엽의 중간엽에서 기원한다. 중간엽 세포는 연골모세포로 분화하여 연골바탕질을 형성하고 이를 바탕으로 연골내골화를 통해 대부분의 뼈가 형성된다. 이 과정은 유리연골로 시작하여 점차 골화가 진행되어 뼈로 전환된다. 한편, 머리뼈와 같은 납작뼈는 연골을 거치지 않고 직접 뼈가 형성되며 이를 막내골화라고 한다. 이 과정에서는 중간엽 세포가 곧바로 골모세포로 분화하여 뼈조직을 생성한다. 두 가지 골화 과정은 발생의 경로에서 차이가 있지만, 뼈가 형성되는 원리는 동일하다. 연골내골화는 연골을 거쳐 뼈로 전환되지만, 막내골화는 연골을 거치지 않고 중간엽에서 직접 뼈가 형성된다는 점이 다르다.

나. 연골내골화

1) 연골내골화(endochondral ossification): 뼈가 발생하는 과정에서 유리연골 구조가 먼저 형성된 후 이 연골이 퇴행하여 뼈로 대치되는 방식이다. 이 과정을 통해 형성된 뼈를 연골뼈라고 한다. 대부분의 팔다리뼈와 척추뼈 등이 이 방식으로 발달하고 연골내골화는 뼈의 길이 성장과 골절 치유 과정에서도 중요한 역할을 한다.

2) 골화중심(ossification center)의 발생: 뼈와 유사한 구조를 가진 유리연골이 먼저 형성된 후 이를 둘러싸고 있는 연골막은 막내골화와 유사한 과정을 통해 골모세포를 생성하여 뼈고리를 만든다. 뼈고리가 형성되면서 내부 연골세포는 영양 공급이 차단되어 퇴화하고 이 부위에서는 석회화가 진행된다. 이후 석회화된 부위에 골모세포가 침투하여 뼈바탕질을 합성하기 시작하는데 이를 일차골화중심이라 한다. 일차골화중심에서 시작된 골화는 양쪽 뼈끝 방향으로 진행되며, 일정 시간이 지나면 양쪽 뼈끝에 각각 이차골화중심이 형성되어 뼈끝에서도 방사상으로 골화가 이루어진다.

3) 뼈끝판(epiphyseal plate)의 형성: 골화가 진행되는 과정에서 뼈끝에는 얇은 층의 관절연골이 남고 뼈끝과 뼈몸통의 경계에는 뼈의 성장판인 뼈끝판 또는 뼈끝연골이 남는다. 뼈끝판의 연골세포가 지속적으로 분열 및 증식함으로써 뼈의 길이 성장이 이루어진다. 약 25세 전후로 골화가 완성되면 뼈끝판은 점차 얇아지고 결국 뼈세포로 대치되어 뼈끝선이라는 흔적만 남지만, 관절연골은 연골막이 없어 뼈고리를 형성하지 못하므로 뼈의 성장에는 관여하지 않는다(그림 1-3-3).

다. 막내골화

1) 막내골화(Intramembranous ossification): 섬유성 결합조직막 내에 존재하는 중간엽 세포가 골모세포로 분화되며 시작된다. 골모세포는 유기성 뼈바탕질인 유골조직을 분비하고 이후 무기질이 침착되어 뼈의 석회화가 진행된다. 석회화가 완료되면 골모세포는 자신이 분비한 기질 속에 매몰되어 긴 세포질 돌기를 가진 골세포로 변화한다.

2) 골화중심(ossification center)의 발생: 막내골화는 특정 부위에서 골화가 먼저 시작되며 이를 골화중심이라 한다. 이곳에서 형성된 작은 조각뼈는 점차 발달하여 뼈잔기둥으로 성장한다. 뼈잔기둥은 방사상으로 배열되며 서로 엉켜 국소 혈관을 감싸게 되는데, 이 시기의 뼈를 격자뼈라고 한다. 이후 뼈잔기둥은 점차 두꺼워지고 정

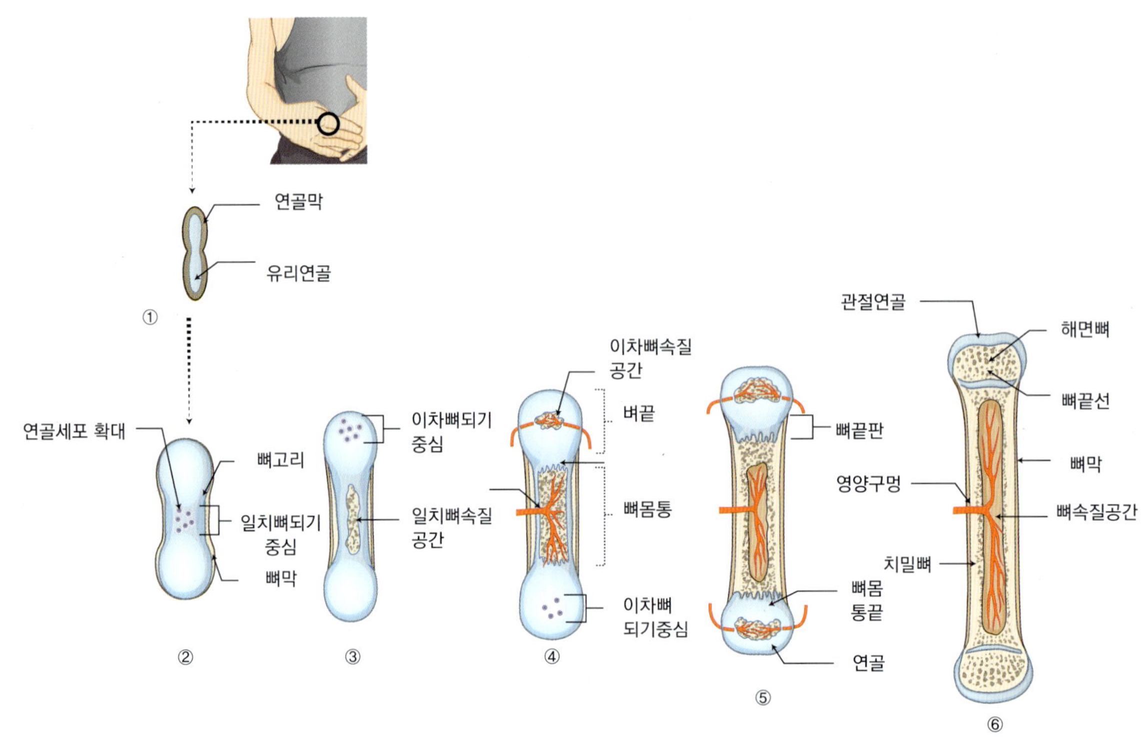

그림 1-3-3　연골내골화 과정

돈되어 판상 구조를 이루며 안쪽은 해면뼈로 남는다. 해면뼈 사이에 존재하던 혈관은 적색골수로 남아 판사이층을 형성하게 된다.

3) 막내골화의 예: 막내골화는 주로 전두골, 두정골, 후두골, 측두골, 위턱뼈, 아래턱뼈와 같은 납작뼈에서 관찰된다. 또한, 빗장뼈도 막내골화 과정을 통해 형성된다. 이 과정으로 생성된 뼈를 막뼈라고 하며 힘줄 속에서 형성되는 종자뼈 역시 특수화된 막내골화 과정을 통해 만들어진다.

라. 뼈의 성장에 관련된 요인과 그 영향

뼈의 성장에 유전, 호르몬 그리고 영양분이나 체중과 운동으로 인한 적당한 자극이 가장 중요한 요소로 작용한다. 그 예로 신장에서 분비되는 칼시트라이올, 뇌하수체에서 분비되는 성장호르몬, 갑상샘에서 분비되는 티록신과 칼시토닌, 부갑상샘에서 분비되는 부갑상샘호르몬, 난소에서 분비되는 에스트로젠, 고환에서 분비되는 안드로젠 등의 각종 호르몬과 비타민 A, C, D 및 칼슘과 인 같은 무기질 등이 있다. 비타민 A는 골 흡수에 관여하고 비타민 C는 아교질 합성을 촉진하여 뼈 발생에 관여하며 비타민 D는 소장에서 칼슘 흡수를 조절한다. 부갑상샘호르몬이나 칼시토닌은 혈중의 칼슘 농도를 조절한다. 한편, 뼈의 부피 증가는 골막의 비후와 관계가 있고 뼈의 길이는 뼈끝판의 분열과 증식에서 기인한다.

몸통뼈대(Axial skeleton)

1. 머리뼈

머리뼈(skull)는 총 14종 22개의 뼈로 구성되며, 이들은 복잡하게 결합하여 머리뼈를 형성한다. 이들 뼈의 연결은 유일한 가동관절인 턱관절(temporomandibular joint)을 제외하고 모두 봉합이라는 섬유관절로 단단히 연결되어 있다. 목뿔뼈(hyoid bone)는 다른 뼈와 직접 연결되지 않고 근육과 인대로 지지가 되어 혀뿌리 부위에 있다. 머리뼈는 두 부분으로 나뉜다. 뇌를 보호하고 머리뼈안(cranial cavity)을 형성하는 6종 8개의 뼈를 뇌머리뼈라고 하고, 눈, 코, 입 등 얼굴의 기초를 이루는 8종 14개의 뼈를 얼굴머리뼈라고 한다.

가. 머리뼈의 구조

1) 앞면: 머리뼈 앞면의 중앙에 있는 눈썹 사이의 부위를 미간이라 한다. 미간 좌우 아래에는 동공이 위치하는 안와(orbit)가 있으며 정중선 중앙에는 코안 입구인 뼈콧구멍이 열려 있다. 위턱은 위턱뼈가 형성하고 아래턱은 아래턱뼈가 형성한다. 이들 뼈는 각각의 이틀돌기를 가지고 있어 위와 아래의 치아를 수용한다. 아래턱뼈몸통과 아래턱뼈가지가 만나는 부위의 각을 아래턱뼈각(mandibular angle)이라 하며 아래턱뼈몸통 중앙에 돌출된 부분은 턱끝융기라 한다(그림 1-3-4).

2) 가쪽면: 가쪽면에서는 광대뼈(zygomatic bone)의 측두돌기와 측두골의 광대돌기가 만나 광대활을 형성한다. 광대활 위쪽에는 전두골, 두정골, 측두골, 나비뼈가 서로 관절하여 H자 형태의 관자놀이점을 이룬다. 이 관자놀이점은 머리뼈에서 가장 약한 부위로 알려져 있다. 턱관절 상부에는 외이도가 열려 있으며 외이도 앞쪽의 관자뼈에는 아래턱뼈의 관절돌기와 접하는 턱관절오목이 위치하여 측두하악관절을 형성한다. 외이도 뒤쪽에는 꼭지돌기가 돌출되어 있으며, 꼭지돌기 내면에는 공기를 포함한 벌집 구조인 꼭지벌집이 발달한다. 또한, 꼭지돌기와 외이도 사이에는 붓돌기가 위치하며 이는 혀와 인두의 근육 및 인대가 부착하는 부위가 된다.

3) 윗면: 머리뼈 윗면에서는 양측 두정골의 결합 부위인 시상봉합, 앞쪽의 전두골 두정골의 결합 부위인 관상봉합 그리고 뒤쪽 전두골과 후두골의 결합 부위인 시옷봉합을 확인할 수 있다. 시상봉합과 관상봉합이 만나는 접합점을 정수리점이라 하며 이는 머리뼈 발달과정에서 중요한 표지점이다. 또한 두정골공이 존재하며 이곳은 이끌정맥이 존재하며 이곳은 이끌정맥(emissary vein)이 통과하는 통로 역할을 한다(그림 1-3-5).

4) 뒷면: 후두골 중앙부에 있는 뚜렷한 융기를 외후두융기(external occipital protuberance)라 한다. 외후두융기에서 좌우로 이어지는 선을 위목덜미선(superior nuchal line)이라 하며 그 아래쪽에는 평행하게 이어지는 아래목덜미선(inferior nuchal line)이 존재한다. 이 부위는 목과 등 근육의 부착 부위로 기능한다.

5) 아랫면: 아랫면에는 입천장을 구성하는 단단입천장이 있으며 이는 입안과 코안을 구분하는 구조이다. 단단입천장 뒤쪽에는 코안과 인두를 연결하는 한 쌍의 뒤콧구멍이 열려 있다. 머리뼈 아랫면 중앙부에는 척수가 통과하는 큰구멍이 위치하며 그 양쪽에 있는 후두과는 제1목뼈와 관절하여 머리와 목의 움직임을 가능하게 한다. 또한, 꼭지돌기와 외이도 사이에는 목정맥구멍과 목동맥관이 위치하여 각각 속목정맥, 속목동맥 그리고 뇌신경이 통과하는 통로 역할을 한다.

6) 속면의 앞머리뼈오목: 대뇌의 전두엽이 위치하는 부분으로 눈과 코의 지붕을 형성한다. 이 부위의 벽은 매우 얇

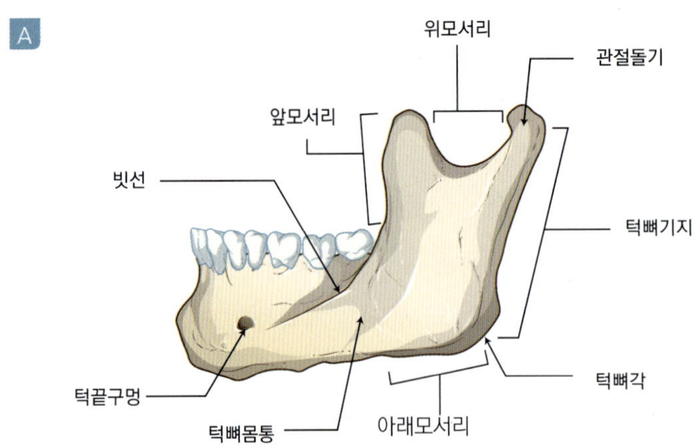

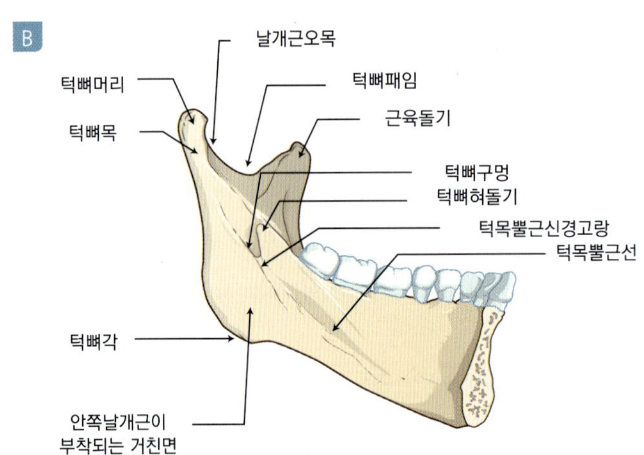

그림 1-3-4　아래턱뼈. **(A)** 왼쪽뼈의 가쪽에서 본 모습 **(B)** 왼쪽을 안쪽에서 본 모습

아 외부 충격에 민감하다. 벌집뼈의 체판에는 후각신경섬유가 통과하는 작은 구멍들이 뚫려 있다. 체판 중앙에는 대뇌낫이 부착하는 볏돌기가 돌출되어 있다.

7) 속면의 중간머리뼈오목: 정중앙에 나비 모양의 나비뼈(sphenoid bone)가 위치한다. 양쪽 옆으로는 동정맥구, 특히 중간수막동맥과 중간수막정맥이 지나가는 홈이 뚜렷하게 나타난다. 중심부에는 생명 유지에 필수적인 뇌하수체가 위치하는 뇌하수체오목이 있으며 이는 나비뼈의 안장 부위인 터키안장에 속한다. 앞쪽 양측에는 시신경(optic nerve)이 통과하는 시신경관이 있고 그 외측에는 눈으로 향하는 혈관과 신경이 통과하는 상안와열이 존재한다.

8) 속면의 뒤머리뼈오목: 대뇌의 후두엽과 소뇌, 다리뇌(pons), 숨뇌(medulla oblongata)가 위치하는 부분이다. 중앙에는 척수가 통과하는 큰구멍이 있으며 그 전외측에는 내이도와 목정맥구멍이 위치한다. 후방에는 속외후두융기와 가로정맥굴고랑이 관찰된다.

나. 머리뼈의 세부 구조

1) 안와(orbit): 안와는 피라미드 모양으로 머리뼈안에 위치하며 안구와 안구 근육, 눈물샘, 혈관, 신경이 포함되어

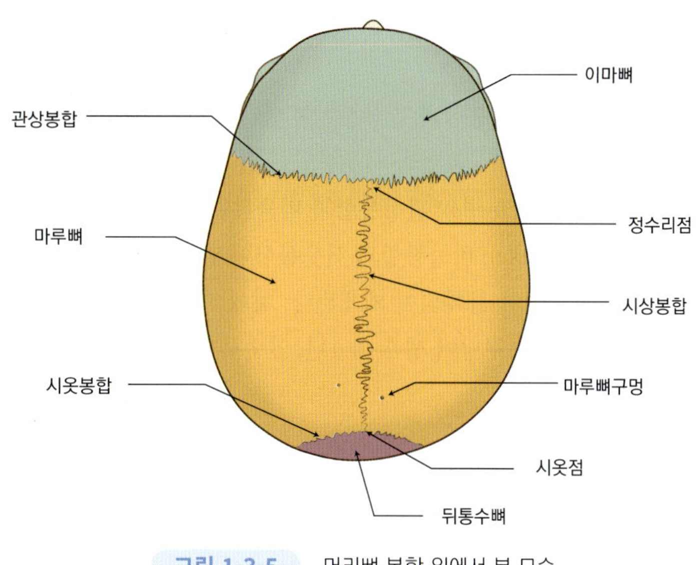

그림 1-3-5 머리뼈 봉합 위에서 본 모습

있다. 안와에는 시신경과 눈동맥이 통과하는 시신경관 그리고 눈돌림신경, 도르래신경, 갓돌림신경, 눈정맥 등이 통과하는 상안와열과 하안와열이 있다.

2) 코안과 부비동

가) 코안(nasal cavity): 코안은 벌집뼈의 체판이 위쪽 벽을 이루고 아래쪽 벽은 위턱뼈와 입천장뼈가 형성하는 단단입천장이 구성한다. 가쪽 벽은 벌집뼈의 가쪽덩이, 입천장뼈 그리고 코선반으로 이루어져 있다. 앞쪽은 뼈콧구멍, 뒤쪽은 1쌍의 뒤콧구멍으로 열려 있으며 코중격에 의해 좌우로 나뉜다.

나) 코중격(nasal septum): 코중격은 연골과 뼈로 이루어져 있으며 대부분 좌측으로 약간 굽어 있는 경우가 많다. 이를 코중격만곡이라 한다. 코안의 측벽에는 위, 중간, 아래코선반이라는 세 쌍의 조개껍질 모양 돌기가 존재하며 각각의 코선반 아래에는 위, 중간, 아래코길이 형성되어 있다.

다) 코곁굴(paranasal sinus): 코안을 둘러싸고 있는 머리뼈 내부에 있는 공기주머니로 코안과 연결되어 있다. 주요 코곁굴에는 전두동, 벌집굴, 나비굴, 위턱굴이 있으며 대부분 위코길 또는 중간코길로 열려 있다. 이들 코곁굴의 내면은 점막으로 덮여 있으며 염증으로 인해 고름이 발생하면 부비동염이라 하며 특히 위턱굴에서 가장 흔하게 발생한다.

3) 봉합과 숫구멍

가) 봉합: 머리뼈에서 아래턱뼈와 목뿔뼈를 제외한 모든 뼈는 섬유성 결합조직막에 의해 봉합으로 단단히 연결되어 있으며 움직임이 불가능하다. 이 외에도 머리뼈 사이에는 숫구멍이라 불리는 결합 조직성 공간이 존재하는데 이는 출산 시 태아의 머리가 산도의 크기와 형태에 맞게 변형되어 원활히 분만될 수 있도록 돕는다.

나) 봉합(suture)의 종류: 주요 봉합으로는 전두골 중앙을 분리하는 전두봉합(frontal suture)이 있으며, 그 외에도 좌우 두정골 사이의 시상봉합(sagittal suture), 전두골과 두정골 사이의 관상봉합(coronal suture), 두정골과 측두골 사이의 비늘봉합(squamous suture), 두정골과 후두골 사이의 시옷봉합(lambdoid suture)이 있다. 이들 봉합은 머리뼈들이 서로 견고하게 연결되는 역할을 한다.

다) 숫구멍(fontanelle): 신생아기의 머리는 골화가 완전히 이루어지지 않았기 때문에 머리뼈의 납작뼈 주변부

에는 결합 조직성 연결부가 남아 있으며 이를 숫구멍이라 한다. 신생아의 숫구멍은 총 6곳으로 주요 숫구멍은 다음과 같다.

- 앞숫구멍(frontal fontanelle): 시상봉합과 관상봉합이 만나는 부위로 성인의 정수리에 해당한다.
- 뒤숫구멍(posterior fontanelle): 시상봉합과 시옷봉합이 만나는 부위에 있다.
- 앞가쪽숫구멍(anterolateral fontanelle): 관상봉합과 비늘봉합이 만나는 부위에 있다.
- 뒤가쪽숫구멍(mastoid fontanelle): 비늘봉합과 시옷봉합이 만나는 부위에 있다.
- 각 숫구멍은 시간이 지나며 점차 골화되어 폐쇄된다. 폐쇄 시기는 뒤숫구멍이 생후 약 2개월, 앞가쪽숫구멍이 생후 약 6개월, 뒤가쪽숫구멍이 생후 약 1년, 앞숫구멍이 생후 12~8개월경으로 앞숫구멍이 가장 늦게 닫힌다.

2. 척주

척주는 머리뼈와 골반을 연결하는 몸의 중심축을 이루며 총 26개의 척추뼈로 구성되고 성인의 척주는 위치에 따라 5개 부위로 구분된다(그림 1-3-6).

가. 척주의 구성

척주(vertebral column)는 몸통을 지지하는 26개의 척추뼈(vertebra)로 구성된다. 신생아의 경우 32~34개의 척

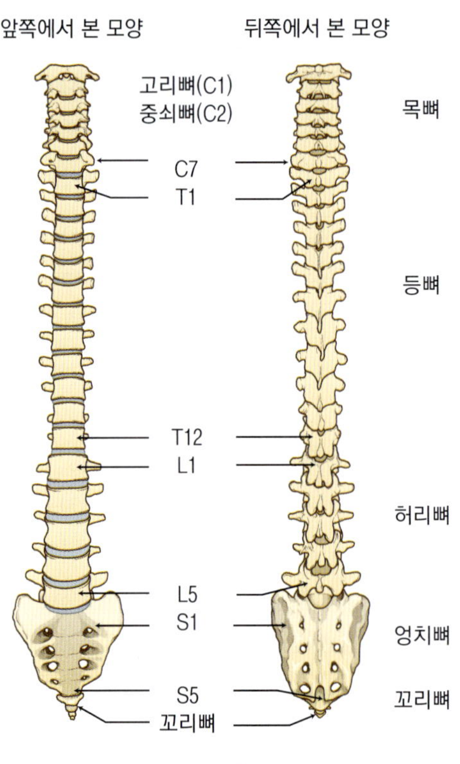

그림 1-3-6　척주

추뼈가 존재하지만, 성장과 함께 일부 뼈가 유합되어 성인에서는 26개가 된다. 척추뼈 사이에는 충격 흡수를 위해 23개의 섬유연골성 추간판(intervertebral disc)이 존재하며 이는 운동 시 발생하는 충격을 완화하는 역할을 한다. 척주의 중앙에는 척주관(vertebral canal)이 형성되어 있으며 그 속에 중추신경인 척수(spinal cord)가 수용된다. 또한, 양측 척추뼈의 상하 경계에는 총 29쌍의 추간공(intervertebral foramen)이 열려 있어 각 척수신경(spinal nerve)이 이 통로를 통해 출입한다. 척추뼈는 움직일 수 있는 부위와 그렇지 않은 부위로 나뉜다. 독립적으로 움직일 수 있는 부위는 목뼈(cervical vertebra) 7개, 등뼈(thoracic vertebra) 12개, 허리뼈(lumbar vertebra) 5개로 구성된다. 움직임이 불가능한 부위는 유합된 엉치뼈(sacrum) 1개와 꼬리뼈(coccyx) 1개로 구성되며 이로써 척주는 총 26개의 척추뼈로 이루어진다.

나. 척주굽이

성인의 척주를 옆에서 보면 네 곳에서 굽어진 형태를 확인할 수 있다. 뒤쪽으로 굽어 있는 등굽이(thoracic curvature)와 엉치굽이(sacral curvature)는 출생 시 이미 형성되어 있는 선천성 만곡으로 이를 일차굽이(primary curvature)라 한다. 반면, 앞쪽으로 굽어 있는 목굽이(cervical curvature)와 허리굽이(lumbar curvature)는 생후에 형성되므로 이차굽이(secondary curvature)라 한다. 척주굽이(vertebral curvature)는 걷기, 뛰기 등 일상적인 동작에서 신체의 탄력성과 균형을 유지하도록 적절히 형성되어 있다. 그러나 질병, 영양결핍, 과도한 노동 등의 원인으로 척주굽이의 정상적인 형태에 이상이 발생할 수 있다(그림 1-3-7).

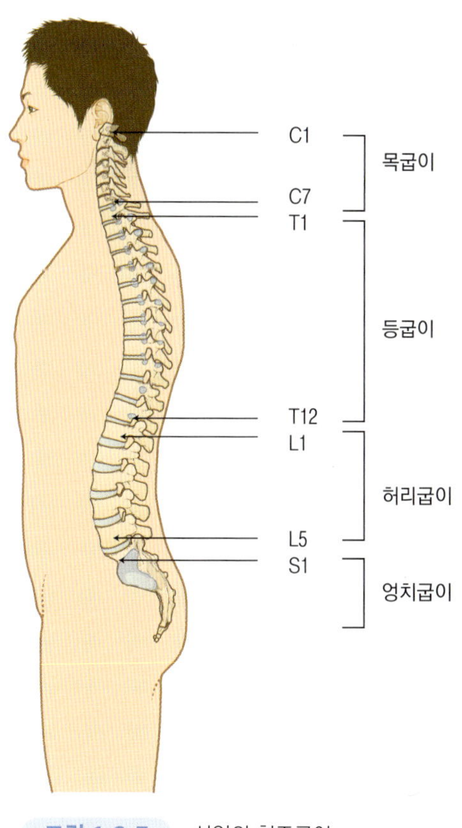

그림 1-3-7 성인의 척주굽이

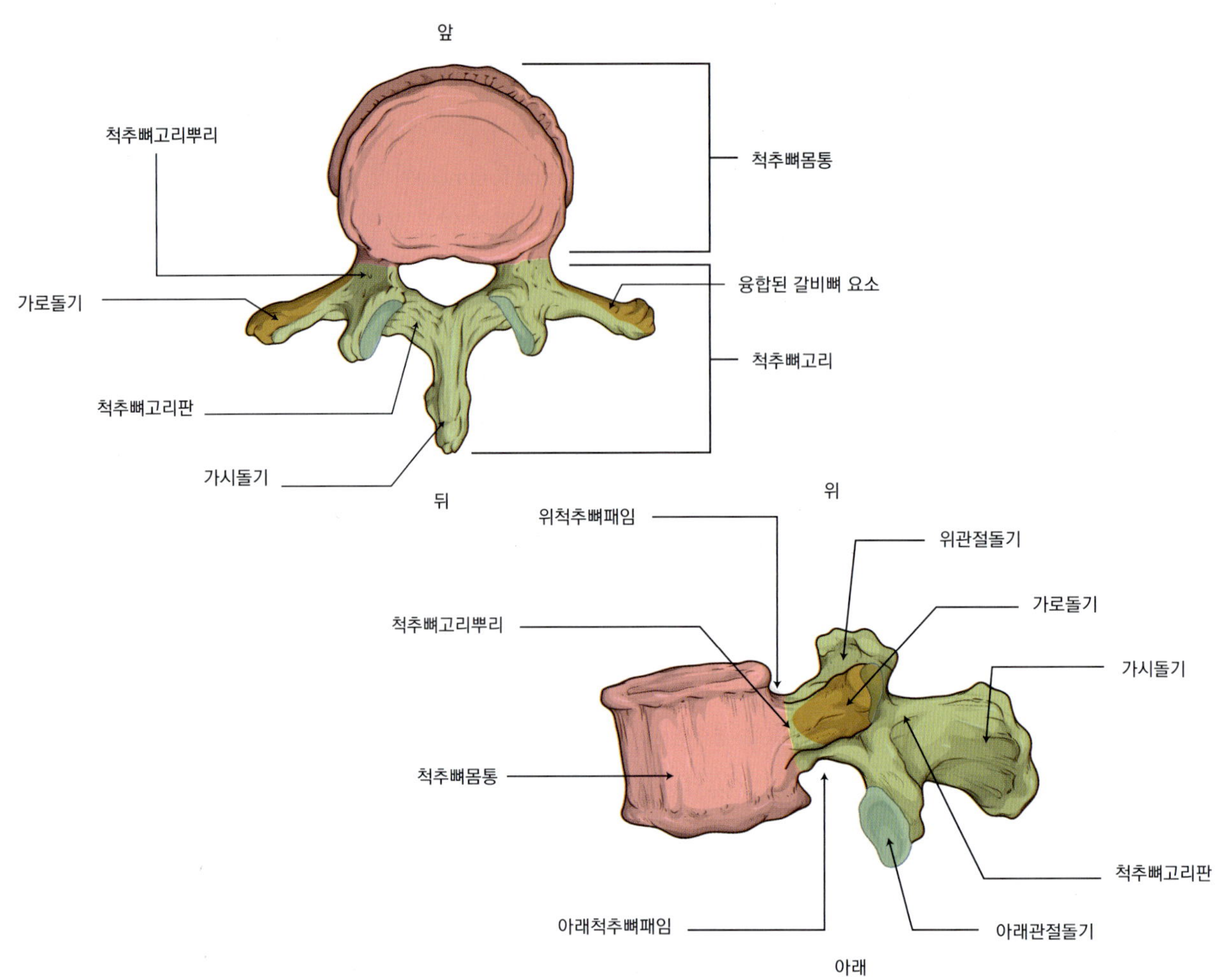

그림 1-3-8   척추의 일반구조

다. 척추의 일반적 구조

1) 척추(vertebra)의 기본 구조: 제1, 2목뼈, 엉치뼈, 꼬리뼈를 제외한 대부분의 척추는 앞쪽의 척추몸통과 뒤쪽의 척추고리로 구성된다. 척추몸통과 척추고리 사이에는 척추구멍이 위치하며 이 구멍이 연속되어 척주관을 형성하고 그 안에 척수가 수용된다.

2) 척추고리(vertebral arch): 척추몸통의 양쪽 뒤에서 시작되어 고리 모양을 이루는 구조로 척추고리뿌리와 척추고리판으로 구성된다. 척추고리에는 뒤쪽으로 돌출한 가시돌기(spinous process), 좌우로 돌출한 1쌍의 가로돌기(transverse process), 상하로 돌출한 위관절돌기와 아래관절돌기가 각각 1쌍씩 존재한다. 가시돌기와 가로돌기는 등쪽 근육의 부착점으로 기능하며 위·아래관절돌기에는 인접 척추뼈와 관절을 이루기 위한 관절면이 있다.

3) 척추몸통(vertebral body): 체중을 지지하는 역할을 수행하며 아래로 갈수록 크고 두꺼워진다. 척추몸통 사이에는 섬유연골성 구조물인 척추사이원반(intervertebral disc)이 삽입되어 척주에 가해지는 충격을 흡수한다. 연속된 척추들의 척추구멍은 척주관을 형성하며 이곳에 척수가 수용된다(그림 1-3-8).

라. 각 척추의 특징

1) 목뼈(cervical vertebra): 총 7개로 구성되며 다른 척추뼈와 구별되는 몇 가지 특징을 가진다. 모든 목뼈의 가로돌기에는 가로구멍이 있어, 이를 통해 뇌로 향하는 척추동맥(vertebral artery)과 척추정맥이 통과한다. C1(제1목뼈)과 C7(제7목뼈)을 제외한 대부분의 목뼈는 가시돌기 끝이 두 갈래로 분지되어 있는 것이 특징이다. 또한, 척추몸통의 윗면 좌우에는 갈고리돌기가 발달해 있어 상위 목뼈의 몸통과 함께 구상관절을 형성한다.

   가) 제1목뼈(고리뼈, atlas): 척추몸통과 가시돌기가 없는 고리 모양의 구조로 머리뼈를 지지하는 역할을 한다. 고리뼈는 양측의 가쪽덩이와 이들을 연결하는 앞고리, 뒤고리로 구성된다. 위·아래관절돌기에는 각각 관절면이 있으며 위관절면은 후두골의 후두과와 관절하여 환추후두관절을 형성, 머리를 끄덕이는 운동을 가능하게 한다. 또한, 앞고리 안쪽에는 이돌기오목이 있어 제2목뼈의 이돌기와 관절하여 정중고리중쇠관절을 형성한다.

   나) 제2목뼈(중쇠뼈, axis): 위쪽에 있는 이돌기가 고리뼈의 척추구멍 내로 돌출되어 있으며 이는 머리뼈와 고리

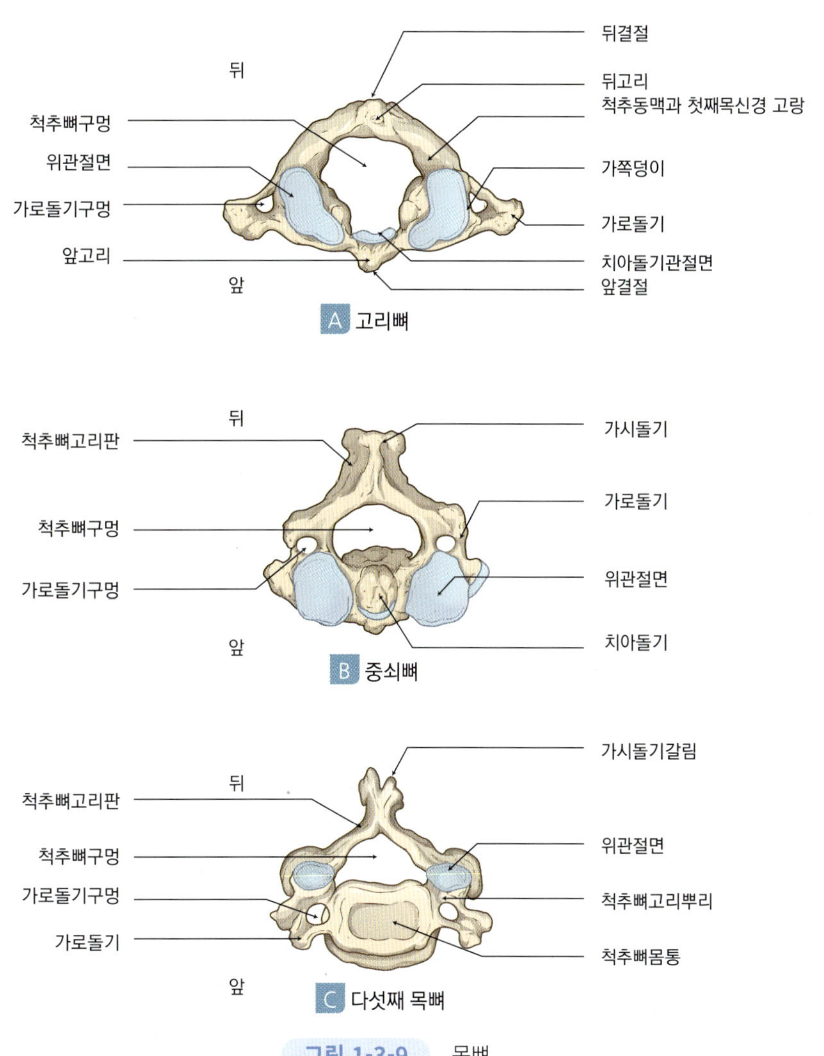

그림 1-3-9 목뼈

뼈의 회전 운동의 축으로 작용한다.

다) 제7목뼈(돌출척추): 다른 목뼈에 비해 가시돌기가 길고 돌출되어 있어 목뒤에서 쉽게 촉지할 수 있다. 임상적으로는 목뼈의 위치를 파악하는 기준점으로 활용되며 방사선 검사에서도 중요한 표지점으로 이용된다 (그림 1-3-9).

2) 등뼈(thoracic vertebra): 등뼈는 척추의 일반적인 구조를 가장 전형적으로 갖춘 형태로 총 12개로 구성된다. 각 등뼈의 척추몸통 양쪽 가쪽면에는 갈비뼈의 갈비뼈머리와 관절을 이루는 위갈비오목과 아래갈비오목이 존재한다. 척추구멍은 비교적 원형에 가깝고 가시돌기는 길고 아래쪽으로 경사져 있다. 또한, 가로돌기 앞면에는 갈비뼈의 결절과 관절하는 가로돌기갈비오목이 있다.

3) 허리뼈(lumbar vertebra): 허리뼈는 총 5개로 구성되며 다른 척추에 비해 몸통과 돌기가 크고 튼튼하다. 허리뼈에는 가로돌기구멍이나 갈비오목이 존재하지 않아 목뼈와 등뼈와 쉽게 구별된다. 가로돌기는 변형되어 뒤쪽에 꼭지돌기와 덧돌기를 형성한다. 가시돌기는 끝이 뭉툭하고 짧으며 비교적 편평하고 수평으로 돌출되어 있다.

4) 엉치뼈(sacrum): 엉치뼈는 원래 5개의 분리된 척추뼈로 구성되어 있으나 성장 과정에서 융합되어 하나의 뼈가 된다. 엉치뼈는 골반의 뒷벽을 형성하며 역삼각형 모양을 가진다. 엉치뼈의 윗부분은 제5허리뼈와 접하는 부위

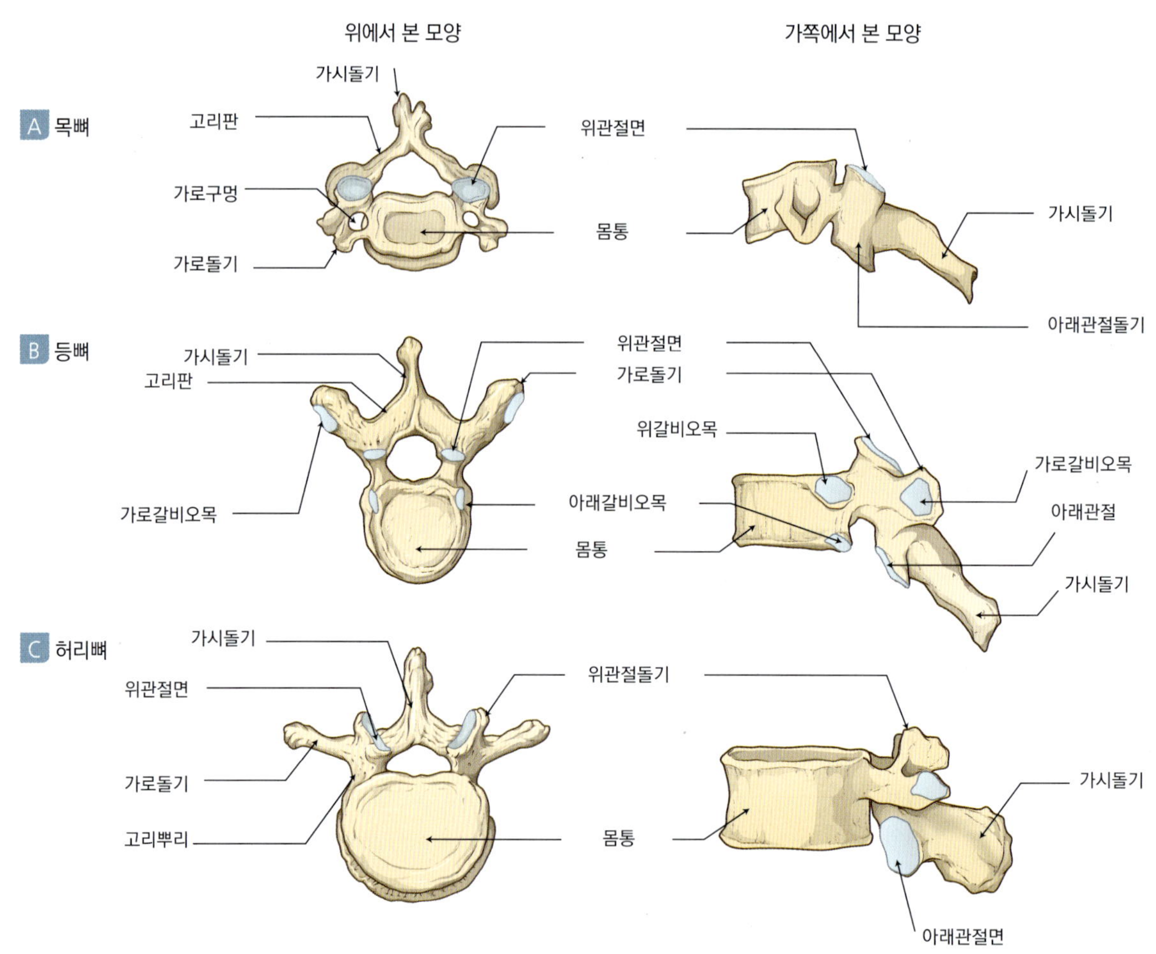

그림 1-3-10　목, 등, 허리뼈의 구조 비교. 좌측은 위에서 본 모양, 우측은 좌측 가쪽에서 본 모양

로 이를 엉치뼈바닥이라 한다. 아랫부분은 꼬리뼈와 관절하는 엉치뼈끝이라 한다. 또한, 제1엉치뼈 몸통의 앞 가운데 돌출된 부위를 엉치뼈곶이라 하며 이는 골반의 계측 시 중요한 기준점으로 사용된다.

5) 꼬리뼈(coccyx): 꼬리뼈는 삼각형 모양을 가지며 3~5개의 작은 꼬리뼈가 성장 과정에서 융합되어 성인에서는 하나의 뼈로 형성된다. 꼬리뼈는 척주의 가장 아래에 위치하며 인대와 근육의 부착점으로 기능한다(그림 1-3-10).

3. 가슴우리

가. 가슴우리 구조

가슴우리(thoracic cage)는 가슴벽을 이루는 12개의 등뼈, 앞·가쪽벽을 구성하는 12쌍의 갈비뼈(ribs) 그리고 앞벽을 형성하는 1개의 복장뼈(sternum)로 구성된다. 전체적으로 위쪽이 좁고 아래로 갈수록 넓어지는 깔때기 모양을 한다. 가슴우리 내부의 가슴안(thoracic cavity)에는 심장, 폐, 식도, 기관 등 중요한 장기가 수용되어 보호된다. 가슴우리의 위쪽 가슴우리 입구는 첫째 등뼈, 첫째 갈비뼈, 복장뼈자루로 구성된다. 아래쪽 가슴우리 출구는 열두 번째 등뼈, 열두 번째 갈비뼈, 복장뼈의 칼돌기로 이루어지며 가슴우리 입구보다 크고 불규칙한 형태를 가진다. 가슴안은 가로막(diaphragm)에 의해 배안(abdominal cavity)과 명확히 구분된다(그림 1-3-11).

나. 갈비뼈

1) 갈비뼈는 가슴우리의 가쪽벽을 이루는 12쌍의 납작뼈로 후면의 등뼈와 전면의 복장뼈를 연결하여 가슴우리를 형성한다. 갈비뼈의 등뼈 쪽 끝을 갈비뼈머리, 중앙 부분을 갈비뼈몸통 그리고 갈비뼈머리에서 몸통으로 이어

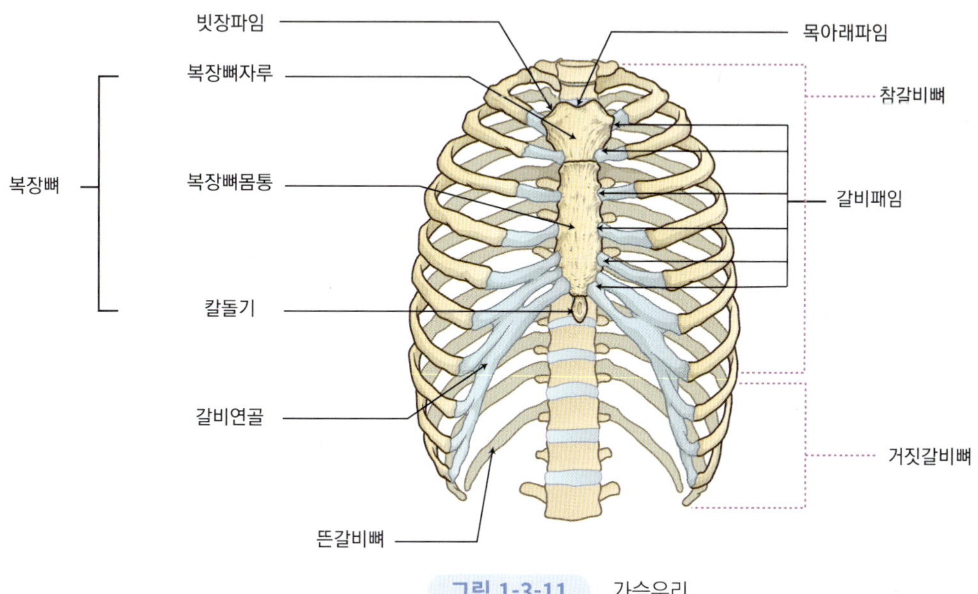

그림 1-3-11　가슴우리

지는 좁은 부위를 갈비뼈목이라 한다.

2) 갈비뼈몸통의 아래모서리에는 갈비사이동맥, 갈비사이정맥, 갈비사이신경이 지나가는 통로인 갈비뼈고랑이 형성되어 있다. 또한, 갈비뼈결절 앞쪽에서는 갈비뼈가 굽어지며 갈비뼈각을 이루는데, 이는 등 뒤에서 양쪽으로 돌출된 형태로 관찰된다. 갈비뼈몸통의 끝은 유리연골인 갈비연골로 복장뼈와 연결되어 가슴우리의 탄성과 유연성을 제공한다.

3) 위아래 갈비뼈 사이의 공간을 갈비사이공간이라 하며, 이곳에는 호흡운동에 중요한 역할을 하는 3층의 갈비사이근이 부착한다. 11쌍의 갈비사이공간 중 제5~6갈비사이공간이 가장 넓어 임상적으로 가슴막천자를 시행하는 주요 부위로 사용된다.

다. 복장뼈

1) 복장뼈(sternum)는 납작뼈로 상부의 복장뼈자루, 중간의 복장뼈몸통, 하부의 뾰족한 칼돌기로 구성된다. 복장뼈의 외측면에는 7쌍의 갈비파임이 존재하여 제1~7갈비연골(costal cartilage)이 부착된다.

2) 복장뼈몸통: 복장뼈몸통은 하부에서 칼돌기와 연결되는 칼몸통결합(xiphisternal joint)이 있다. 몸통의 외측에는 제3~7갈비연골이 부착하는 갈비파임이 있다. 복장뼈몸통 내부에는 적색골수가 존재하여 평생 조혈작용이 유지된다. 따라서 골수를 채취하거나 골내로 수액을 투여해야 할 경우 주로 제3~4갈비파임 사이를 복장뼈천자나 골내로 수액을 투여하는 부위로 이용한다.

3) 복장뼈몸통(mesosternum): 아래에 칼돌기와 연결되는 칼몸통결합이 있고 몸통의 외측에 제3~7갈비연골이 부착하는 갈비파임이 있다. 복장뼈몸통 내부는 평생 조혈작용이 유지되기 때문에 골수를 채취해야 할 경우 주로 제3~4갈비파임 사이를 복장뼈천자의 시술 부위나 골내 수액 투여 부위로 이용된다.

4) 칼돌기(xiphoid process): 청년기의 연골에서 골화되어 뼈로 전환된다. 칼돌기에는 가로막(diaphragm), 배곧은근 등이 부착하여 복부와 가슴의 경계 및 근육의 부착점 역할을 한다(그림 1-3-12).

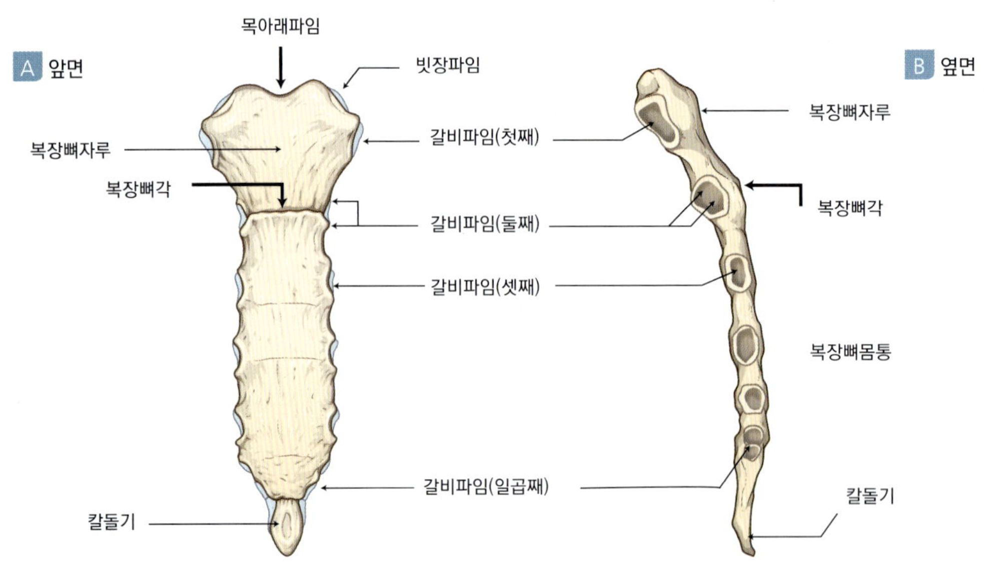

그림 1-3-12　복장뼈

4. 팔뼈

가. 팔뼈의 구성

팔의 골격은 양쪽을 합하여 총 64개의 뼈로 구성된다. 팔을 몸통에 연결하는 구조물인 빗장뼈와 어깨뼈를 팔이음뼈라고 한다. 팔이음뼈는 상지의 움직임과 안정성을 동시에 제공하는 역할을 한다. 팔뼈는 위팔뼈(humerus), 노뼈(radius), 자뼈(ulna), 손목뼈(carpal bones), 손허리뼈(metacarpal bones), 손가락뼈(phalanges)로 구성된다. 이러한 뼈들은 관절을 통해 유기적으로 연결되어 팔의 다양한 운동과 기능을 가능하게 한다.

나. 팔뼈의 구조

1) 빗장뼈(clavicle): 길이 약 13~15cm의 S자 모양을 가진 뼈로, 복장뼈와 어깨뼈를 연결하여 팔이 몸통에 부착되도록 하는 역할을 한다. 빗장뼈의 안쪽 끝을 복장끝이라 하며 이는 복장뼈의 복장뼈자루와 관절하여 복장빗장관절을 형성한다. 바깥쪽 끝은 봉우리끝이라 하며 어깨뼈의 어깨뼈봉우리와 관절하여 봉우리빗장관절을 이룬다. 빗장뼈는 팔의 움직임을 원활하게 하고 팔에서 전달되는 충격을 몸통으로 분산시키는 역할을 수행한다(그림 1-3-13).

2) 어깨뼈

가) 어깨뼈(scapula)는 제2~7갈비뼈 사이에 위치하는 삼각형 모양의 납작뼈로 가슴우리의 후면에 있다.
어깨뼈는 앞쪽의 갈비뼈면과 뒤쪽의 등쪽면으로 구성된다. 또한, 세 개의 모서리(위모서리, 안쪽모서리, 가쪽모서리)와 세 개의 각(위각, 아래각, 가쪽각)을 가진다. 위모서리는 짧고 날카롭고 안쪽모서리는 척주와 거의 평행하게 위치하며 가쪽모서리는 겨드랑이 부위에 인접해 있다.

나) 어깨뼈의 모서리와 각: 위모서리와 안쪽모서리가 만나는 부위는 위각을 형성한다. 위모서리와 가쪽모서리

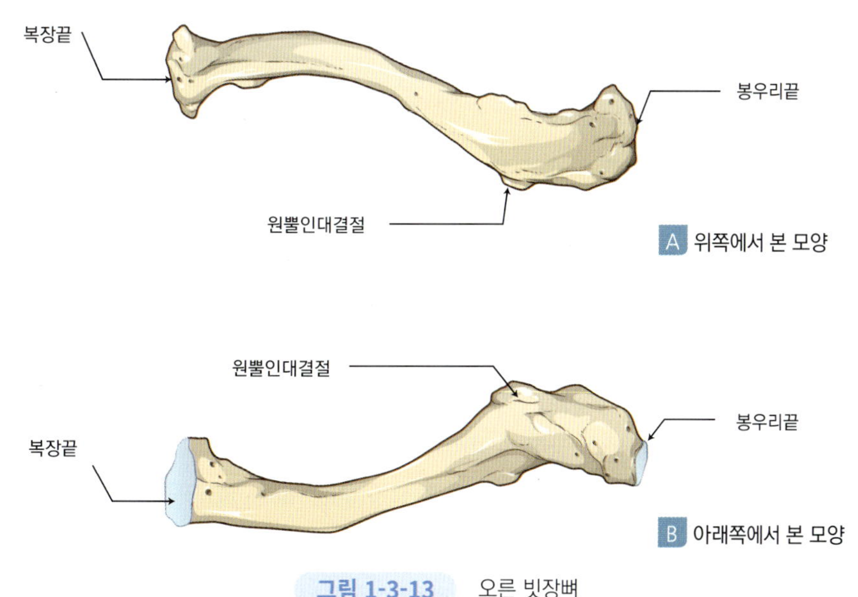

그림 1-3-13   오른 빗장뼈

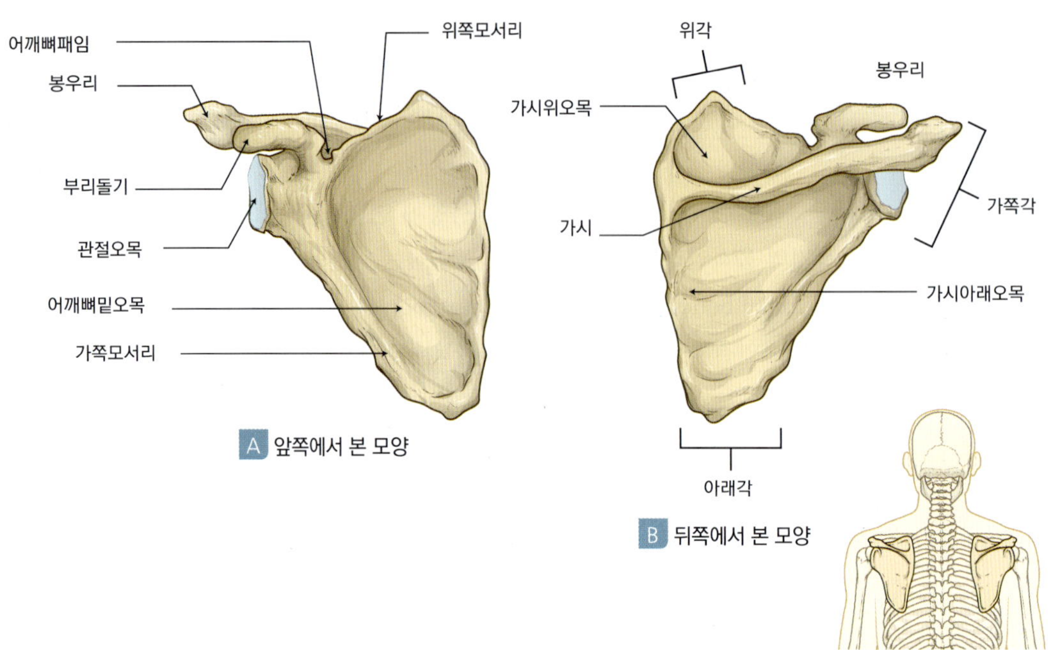

그림 1-3-14　　어깨뼈. 어깨뼈에서 다른 뼈와 연결하는 두 부위를 만져본다.

가 만나는 부위는 가쪽각을 형성한다. 가쪽모서리와 안쪽모서리가 만나는 부위는 아래각을 이룬다. 위모서리에는 혈관과 신경이 통과하는 어깨뼈파임이 있으며 상부에는 새의 부리와 같은 형태로 돌출된 부리돌기가 있어 인대와 근육이 부착된다. 가쪽각에는 타원형의 접시오목이 존재하며 이 부위에는 오목테두리가 추가로 결합해 관절면을 깊게 하고 안정성을 높인다. 접시오목은 위팔뼈머리와 결합하여 어깨관절(shoulder joint)을 형성한다(그림 1-3-14).

3) 위팔뼈

가) 위끝: 위팔뼈(humerus)의 위끝은 반구 형태의 위팔뼈머리로 구성되며 어깨뼈의 접시오목과 관절하여 어깨관절을 형성한다. 위팔뼈머리 아래쪽의 좁아진 부위를 해부목이라 하며 그 바깥쪽에는 대결절, 앞쪽에는 소결절이 돌출되어 있어 어깨근육이 부착하는 부위가 된다. 두 결절 아래의 좁은 부위는 외과목이라 하며 골절이 자주 발생하는 부위이다.

나) 위팔뼈몸통: 위팔뼈몸통의 중앙부 위·바깥쪽에는 어깨세모근이 부착하는 세모근거친면이 위치한다. 몸통 뒤쪽으로는 노신경(radial nerve)이 주행하는 노신경고랑이 있어 위팔뼈몸통에 골절이 발생할 경우 노신경 손상의 위험이 크다.

다) 아래끝: 위팔뼈 아래끝은 아래팔뼈와 함께 팔꿈치관절(elbow joint)을 구성하는 부위이다. 바깥쪽에는 노뼈(radius)의 머리와 관절하는 반구형의 위팔뼈작은머리가 있으며 안쪽에는 도르래가 있어 자뼈(ulna)의 도르래파임과 관절한다. 아래끝의 상단에는 안쪽과 바깥쪽으로 안쪽위관절융기와 가쪽위관절융기가 돌출되어 있다. 안쪽위관절융기에는 아래팔의 굴곡근, 가쪽위관절융기에는 폄근이 기시한다. 특히, 안쪽위관절융기 뒤쪽에는 자신경고랑이 있어 이 부위를 자극하면 자신경(ulnar nerve)이 자극되어 새끼손가락과 손의 안쪽에 저린 감각이 발생한다. 또한, 아래끝 뒤쪽에는 자뼈의 팔꿈치머리와 맞닿는 팔꿈치머리오목이 있어 팔꿈치를 폈을 때 자뼈와 접촉한다(그림 1-3-15).

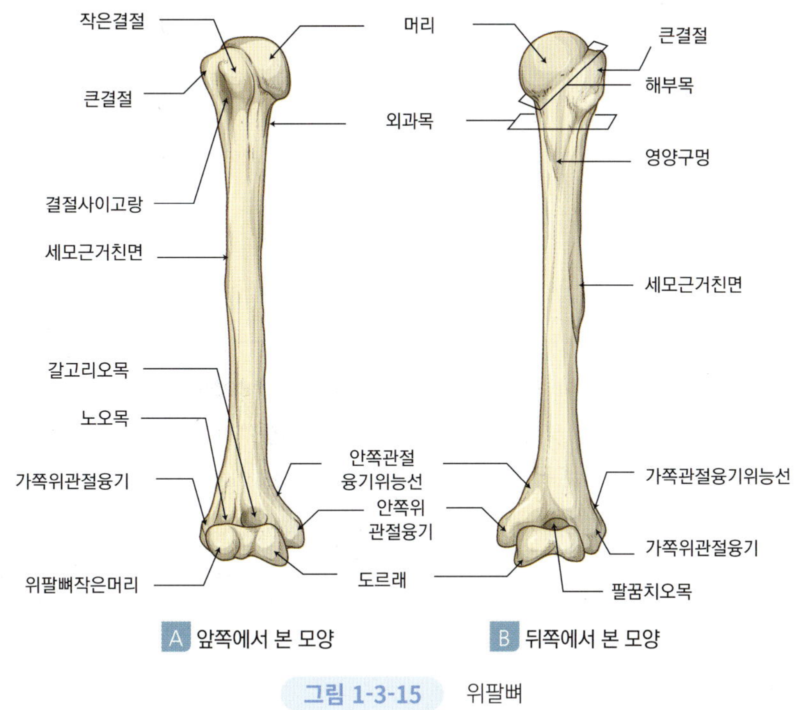

그림 1-3-15   위팔뼈

4) 자뼈

가) 자뼈(ulna)는 아래팔의 안쪽에 위치하는 긴뼈로, 위끝, 몸통, 아래끝으로 구분된다. 위끝이 아래끝보다 크고 강하며 팔꿈치관절을 형성하는 주요 구조이다.

나) 위끝: 위팔뼈와 관절하는 부분으로, 앞·위쪽에는 갈고리 모양으로 돌출된 갈고리돌기, 뒤·위쪽에는 팔꿈치에서 쉽게 만져지는 팔꿈치머리가 위치한다. 이 두 돌출부 사이에는 C자형의 도르래패임이 형성되어 있으며 이는 위팔뼈의 도르래와 관절하여 팔꿈치관절의 굽힘과 폄 운동을 가능하게 한다. 또한, 갈고리돌기 아래쪽에는 노뼈머리와 관절하는 노패임이 위치한다.

다) 자뼈몸통: 자뼈몸통은 3면(앞면, 안쪽면, 뒤면)과 3개의 모서리(앞모서리, 안쪽모서리, 뼈사이모서리)로 구성된다. 특히, 노뼈쪽 바깥쪽에는 뼈사이막이 부착하는 뼈사이모서리가 있어 노뼈와 단단히 연결되어 아래팔의 안정성을 유지한다.

라) 아래끝: 자뼈의 아래끝에는 손목 인대들이 부착하는 붓돌기가 돌출되어 있다. 붓돌기 바깥쪽에는 노뼈의 아래끝과 관절하는 자뼈머리가 위치하여 손목관절 일부를 이룬다.

5) 노뼈

가) 노뼈(radius)는 아래팔의 바깥쪽에 위치하는 뼈로, 자뼈와 동일하게 위끝, 몸통, 아래끝으로 구분된다.

나) 위끝: 위끝에는 둥근 모양의 노뼈머리가 있으며 자뼈의 노패임과 관절하여 아래팔의 회전운동에 관여한다. 노뼈머리의 윗면에는 관절오목이 존재하며 위팔뼈의 작은머리와 관절하여 팔꿈치관절을 형성한다. 노뼈머리 아래쪽의 좁아진 부분은 노뼈목이라 하며 그 아래 안쪽에는 위팔두갈래근이 부착하는 노뼈거친면이 위치한다. 이 부위의 안쪽에서 위팔동맥의 맥박이 느껴진다. 노뼈의 안쪽면에는 뼈사이모서리가 있어 자뼈와 뼈사이막으로 연결된다.

다) 아래끝: 노뼈 아래끝에는 손목 인대들이 부착하는 붓돌기가 돌출되어 있으며 안쪽면에는 자뼈머리와 관절

하는 U자형의 자패임이 위치한다. 이를 통해 자뼈와 노뼈가 견고하게 연결되어 손목관절의 안정성을 유지한다(그림 1-3-16).

6) 손목뼈

가) 손목뼈(carpal bones)는 손목을 구성하는 8개의 짧은뼈로 각각 4개씩 몸쪽손목뼈와 먼쪽손목뼈로 구분된다.

나) 몸쪽손목뼈: 엄지손가락 쪽에서부터 안쪽으로 손배뼈, 반달뼈, 세모뼈, 콩알뼈의 순서로 배열된다. 이 중 손배뼈와 반달뼈는 노뼈 아래끝과 접하여 손목관절(wrist joint)을 형성하며 손목의 안정성과 운동에 중요한 역할을 한다.

다) 먼쪽손목뼈: 엄지손가락 쪽에서부터 큰마름뼈, 작은마름뼈, 알머리뼈, 갈고리뼈의 순서로 배열되어 있다. 먼쪽손목뼈는 손허리뼈와 관절을 이루며 각각의 연관은 다음과 같다. 큰마름뼈는 제1손허리뼈와, 작은마름뼈는 제2손허리뼈와, 알머리뼈는 제3손허리뼈와, 갈고리뼈는 제4, 5손허리뼈와 관절한다.

라) 손목뼈의 전체 구조는 손등 쪽이 약간 볼록한 활 모양을 이루고 있다. 특히, 큰마름뼈의 결절과 갈고리뼈의

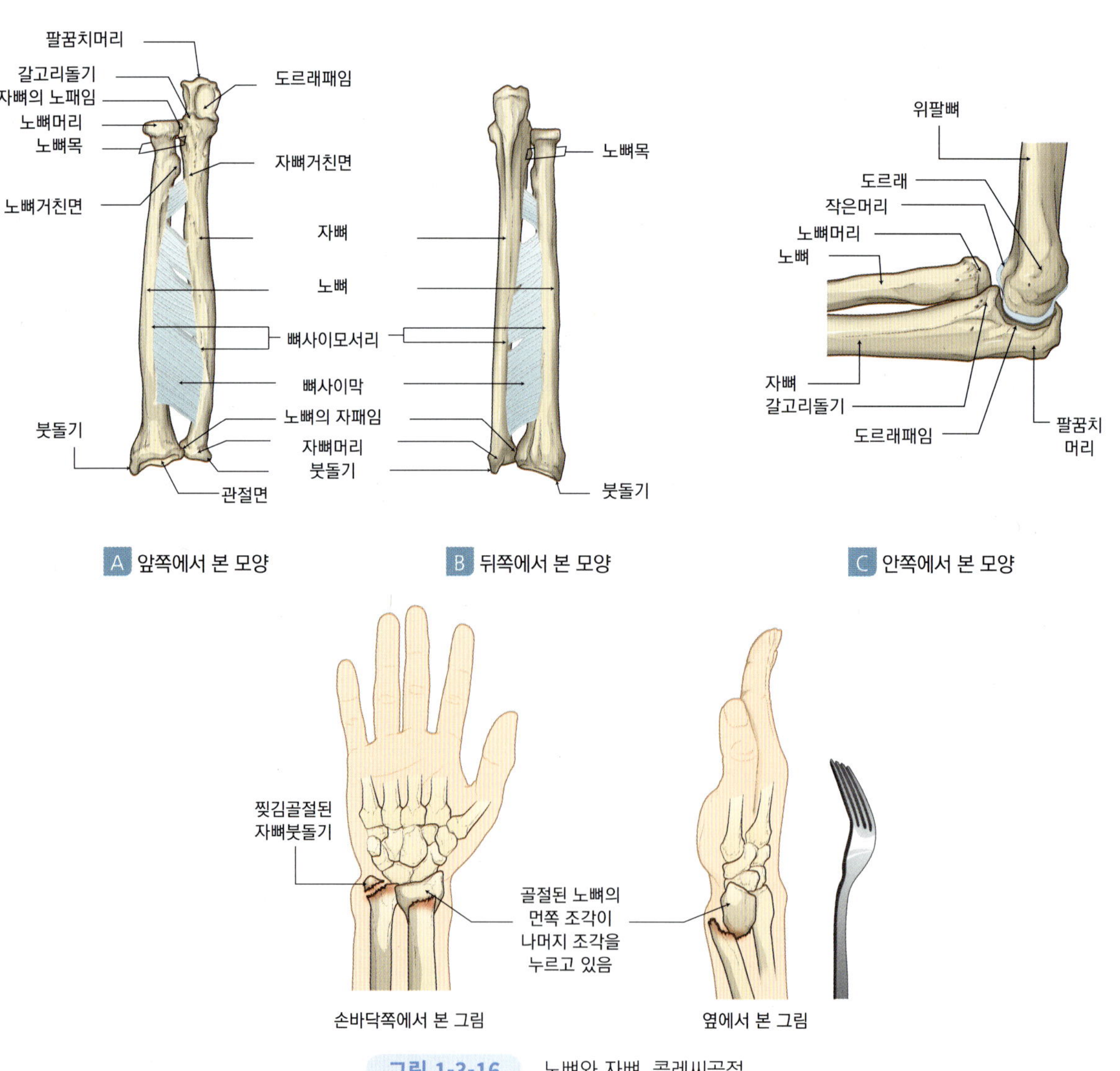

<table>
<tr><td>A 앞쪽에서 본 모양</td><td>B 뒤쪽에서 본 모양</td><td>C 안쪽에서 본 모양</td></tr>
</table>

손바닥쪽에서 본 그림   옆에서 본 그림

그림 1-3-16 노뼈와 자뼈, 콜레씨골절

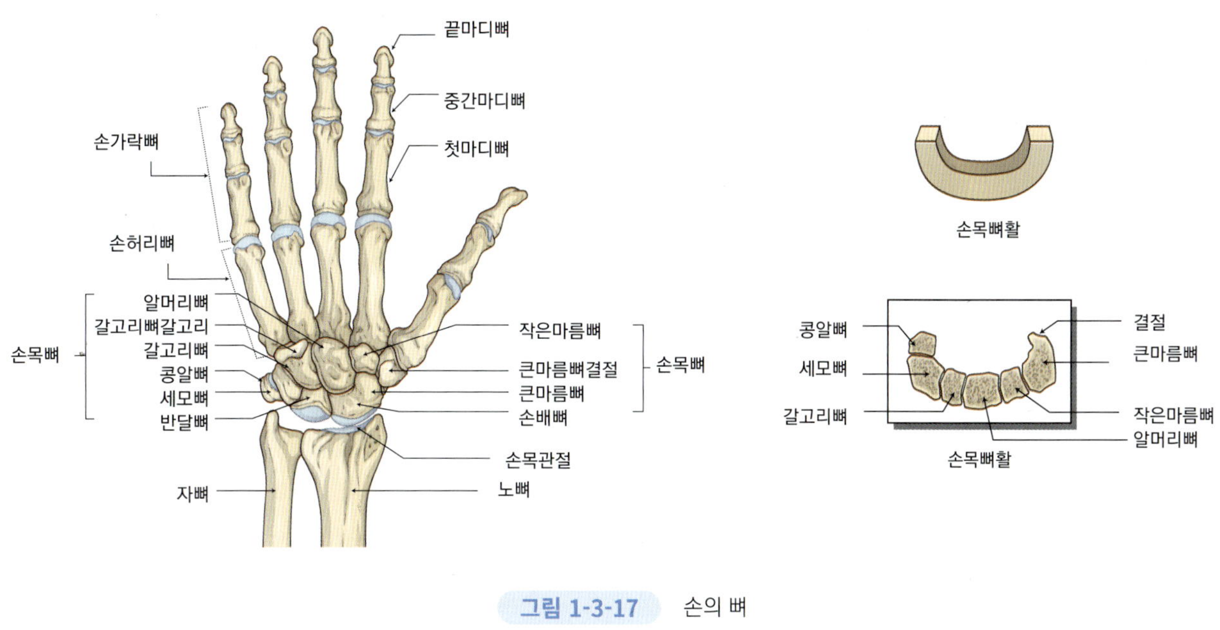

그림 1-3-17 손의 뼈

갈고리가 손바닥 쪽으로 돌출되어 있다. 이 두 돌출부 사이를 인대들이 연결하여 손목굴을 형성하며 이 손목굴은 손으로 가는 힘줄, 신경, 혈관들의 통로가 된다. 손목굴에 변형이나 압박이 발생하면 해당 부위를 지나는 정중신경(median nerve)이 눌려 손목터널증후군(carpal tunnel syndrome)이 나타날 수 있다.

7) 손허리뼈

가) 손허리뼈(metacarpal bone)는 손바닥을 구성하는 5개의 긴뼈이다. 각각 제1손허리뼈부터 제5손허리뼈까지 번호가 매겨지며 엄지손가락 쪽에서 새끼손가락 쪽으로 배열된다.

나) 손허리뼈의 구조는 바닥, 몸통, 머리로 구분된다. 손허리뼈바닥은 먼쪽손목뼈와 관절하여 손목과 연결된다. 삼각기둥 모양의 손허리뼈몸통은 손바닥의 구조를 형성하며 손허리뼈머리는 손가락뼈와 관절하여 손허리손가락관절을 이룬다. 이 관절은 손가락의 굽힘과 폄, 벌림과 모음 등의 운동을 가능하게 한다.

8) 손가락뼈(Phalanx)

가) 손가락뼈: 손가락을 이루는 뼈로, 각 손가락은 세 마디의 뼈로 구성된다. 첫마디뼈, 중간마디뼈, 끝마디뼈로 구분된다. 단, 엄지손가락은 중간마디뼈가 없이 첫마디뼈와 끝마디뼈의 두 개의 뼈로 이루어진다.

나) 손가락뼈의 구조는 손허리뼈(metacarpal bones)와 유사하게 바닥, 몸통, 머리로 나뉜다. 특히 끝마디뼈의 먼쪽 끝에는 손톱을 받치는 역할을 하는 편평하고 반월 모양의 돌출부인 끝마디뼈거친면이 형성되어 있다(그림 1-3-17).

5. 다리뼈

가. 다리뼈의 구성

다리의 골격은 총 62개의 뼈로 구성된다. 다리를 몸통에 연결하는 왼쪽과 오른쪽 볼기뼈를 다리이음뼈라 하며 넓적다리뼈, 무릎뼈, 정강뼈, 종아리뼈, 발목뼈, 발허리뼈, 발가락뼈를 통틀어 다리뼈라 한다.

나. 낱개 다리뼈의 구조

1) 볼기뼈(hip bone)는 척주와 다리를 연결하고 골반의 전면과 바깥쪽을 구성한다. 볼기뼈는 엉덩뼈, 궁둥뼈, 두 덩뼈로 이루어지며 사춘기까지는 이 세 개의 뼈가 Y자형 연골에 의해 결합해 있다가 성인이 되면 골화되어 하나의 볼기뼈가 된다. 좌우 각각의 볼기뼈는 골반을 형성한다. 볼기뼈의 바깥면에는 깊게 파인 절구가 위치하여 넓적다리뼈머리와 함께 엉덩관절(hip joint)을 이룬다. 절구 아래쪽에는 두덩뼈와 궁둥뼈가 이루는 폐쇄구멍이 존재한다.

    가) 엉덩뼈

       ① 엉덩뼈(llium)의 윗부분은 엉덩뼈날개, 아랫부분은 엉덩뼈몸통이라 하며 절구의 위쪽 2/5를 구성한다.

       ② 엉덩뼈날개(iliac wing)의 내면에는 엉덩허리근이 기시하는 매끄럽고 오목한 엉덩뼈오목이 있다. 엉덩뼈오목의 뒤쪽에는 천장관절과 결합하는 귀 모양의 귓바퀴면이 위치한다. 엉덩뼈날개의 윗면은 엉덩뼈능선(iliac crest)이라 하며 앞뒤로 위앞엉덩뼈가시(ASIS), 아래앞엉덩뼈가시(AIIS), 위뒤엉덩뼈가시(PSIS), 아래뒤엉덩뼈가시(PIIS)가 존재한다. 이러한 엉덩뼈가시에는 다양한 힘줄과 인대가 부착된다.

       ③ 엉덩뼈의 뒤쪽 볼기면에는 앞볼기근선, 뒤볼기근선, 아래볼기근선이 있어 볼기근 등의 근육이 기시하는 부위를 제공한다.

    나) 궁둥뼈

       ① 궁둥뼈(ischium)는 볼기뼈의 뒤쪽과 아래쪽을 형성하는 단단한 뼈로 궁둥뼈몸통과 궁둥뼈가지로 구분된다.

       ② 궁둥뼈몸통은 절구의 뒤쪽 2/5를 구성하며 뒤쪽에는 엉치가시인대가 부착하는 궁둥뼈가시가 돌출되어 있다. 궁둥뼈가시를 기준으로 위쪽에는 궁둥신경(sciatic nerve)이 통과하는 큰궁둥구멍, 아래쪽에는 작은궁둥구멍이 존재한다. 또한 궁둥뼈의 아래쪽에는 앉았을 때 체중을 지탱하는 궁둥뼈결절이 있다.

       ③ 궁둥뼈가지(inferior ramus of ischium)는 두덩뼈가지와 결합하여 폐쇄구멍을 형성한다.

    다) 두덩뼈

       ① 두덩뼈(pubis)는 볼기뼈의 전면을 형성하는 V자형 뼈로, 두덩뼈몸통과 두덩뼈가지로 구분된다.

       ② 두덩뼈몸통은 절구의 앞쪽 1/5을 이루며 엉덩뼈와 만나는 부위에 다소 돌출된 엉덩두덩융기를 형성한다.

       ③ 두덩뼈가지는 위가지와 아래가지로 구분된다. 위가지에는 두덩뼈결절이 위치하여 고샅인대(inguinal ligament)가 부착한다. 아래가지는 궁둥뼈가지와 결합하여 폐쇄구멍을 형성한다. 좌우 두덩뼈는 두덩결합면을 통해 결합하며 이 부위는 위가지와 아래가지가 이행하는 부분에 있다.

2) 골반

    가) 골반(pelvic)의 구조: 골반은 왼쪽과 오른쪽의 볼기뼈(hip bone), 뒤쪽의 엉치뼈(sacrum), 꼬리뼈(coccyx)가 형성하는 커다란 그릇 모양의 골격이다. 골반은 내부 장기를 보호하며 몸통을 지지하여 양쪽 다리와 함께 체중을 지탱한다. 골반의 앞쪽에서는 양쪽 두덩뼈가 두덩결합(pubic symphysis)을 이루고 뒤쪽에서는 엉덩뼈와 엉치뼈가 엉치엉덩관절을 형성한다.

나) 골반의 분류: 골반은 분계선, 즉 엉치뼈곶-활꼴선-두덩결합 윗면을 연결하는 선을 기준으로 구분된다. 이 선을 기준으로 아래쪽은 작은 골반, 위쪽은 큰 골반으로 나뉜다. 일반적으로 골반이라 할 때는 작은 골반을 의미하며 작은 골반 내부 공간을 골반안(pelvic cavity)이라 한다. 큰 골반은 엉덩뼈날개로 구성된 배안의 아랫부분으로 내장을 지지하는 역할을 하며 거짓골반이라 한다. 반면 작은 골반은 골반안을 형성하여 구불결장, 직장, 방광, 자궁 등 비뇨생식기를 보호하므로 참골반이라 한다.

* **골반측정(pelvimetry)**: 골반측정은 골반의 형태와 크기를 평가하기 위해 시행되며 특히 산부인과에서 중요한 역할을 한다. 골반입구에서는 앞뒤 지름, 가로 지름, 빗 지름의 세 가지 지름이 중요하고 골반출구에서는 앞뒤지름과 가로지름의 두 가지 지름이 중시된다. 앞뒤 지름은 골반입구에서 엉치뼈곶과 두덩결합 윗면 사이를 잇는 선으로 산과학적 지름이라 한다. 가로지름은 분계선의 좌우를 연결하는 선이며 빗 지름은 엉치엉덩관절과 반대쪽 엉덩두덩융기를 잇는 선을 의미한다. 한국 여성의 평균 앞뒤지름은 약 11cm이며, 9cm 이하이면 협착골반으로 분류되어 자연분만 시 장애가 발생할 가능성이 높다. 이 경우 산과적 처치가

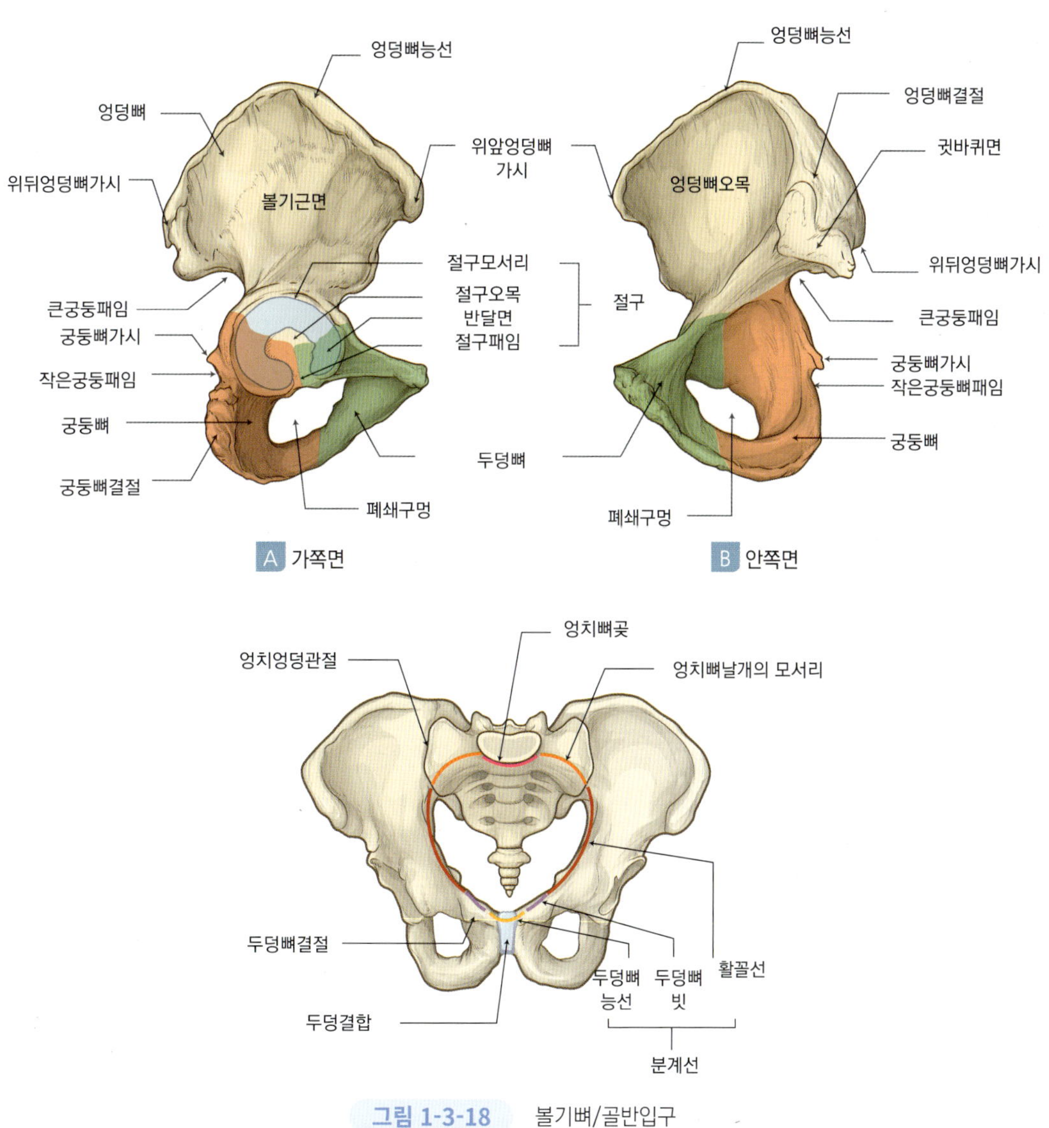

그림 1-3-18   볼기뼈/골반입구

필요하다. 또한 골반기울기는 골반입구의 앞뒤지름과 수평선이 이루는 각도로, 정상적으로 선 자세에서 약 60~65°를 이룬다(그림 1-3-18).

3) 넓적다리뼈

가) 넓적다리뼈(femur): 넓적다리뼈는 인체에서 가장 크고 긴뼈로, 위끝, 몸통, 아래끝으로 구분된다.

나) 위끝: 넓적다리뼈머리는 볼기뼈의 절구와 결합하여 엉덩관절을 형성한다. 넓적다리뼈머리 중앙에는 넓적다리뼈오목이 위치하며 이 부위에 볼기뼈와 넓적다리뼈를 연결하는 넓적다리뼈머리인대가 부착된다. 넓적다리뼈머리 아래쪽의 잘록한 부위를 넓적다리뼈목(femoral neck)이라 하며 골절이 흔히 발생하는 부위이다.

다) 넓적다리뼈몸통: 넓적다리뼈몸통은 체중을 효과적으로 지탱하고 균형을 유지하기 위해 아래로 갈수록 안쪽으로 기울어져 있다. 이를 경체각이라 하며 정상적으로 약 125° 정도이다. 이 각이 정상보다 크면 가쪽휜엉덩관절, 작으면 안쪽휜엉덩관절이라 한다. 여성의 경우 골반이 넓어 이러한 안쪽 기울임이 더 두드러지게 나타난다.

라) 아래끝: 넓적다리뼈의 아래끝은 안쪽관절융기와 가쪽관절융기를 이루어 정강뼈와 관절한다. 이들 융기의 위쪽에는 안쪽위관절융기와 가쪽위관절융기가 돌출되어 있으며 근육과 인대가 부착한다. 아래끝 앞면에는 무릎뼈가 결합하는 무릎면이 위치하고 뒤쪽에는 깊게 파인 관절융기사이오목이 있어 정강뼈의 관절융기와 함께 관절을 안정화하는 십자인대(cruciate ligament)가 부착된다(그림 1-3-19).

4) 무릎뼈(Patella)

가) 무릎뼈(patella): 무릎뼈는 넓적다리네갈래근(quadriceps femoris muscle)의 힘줄 속에 형성된 인체 최대의 종자뼈로 넓적다리뼈 무릎면에 있다. 무릎뼈는 힘줄과 뼈 사이의 마찰을 줄이며 근육 힘줄의 축 방향을 변환시켜 운동 효율을 높인다.

나) 무릎뼈의 위쪽은 넓고 평평하여 무릎뼈바닥이라 하며 아래쪽 뾰족한 부분은 무릎뼈끝이라 한다. 무릎뼈끝에는 무릎뼈인대가 부착되어 정강뼈와 연결된다.

5)정강뼈

가) 정강뼈(tibia): 정강뼈는 종아리의 안쪽을 구성하는 긴뼈로, 위끝, 몸통, 아래끝으로 구분된다.

나) 위끝: 정강뼈 위끝에는 안쪽관절융기와 가쪽관절융기가 위치하며 각 융기에는 인대가 부착된다. 두 융기의 윗면은 넓고 평평한 관절면을 형성하여 넓적다리뼈의 아래끝과 무릎관절을 이룬다. 또한, 두 관절융기 사이에는 융기사이융기가 돌출되어 있으며 이 부위에서 십자인대가 기시한다.

다) 정강뼈몸통: 정강뼈몸통 앞쪽 위에는 넓적다리네갈래근의 인대가 부착하는 거친 정강뼈거친면이 돌출되어 있다.

라) 아래끝: 정강뼈 아래끝의 안쪽에는 안쪽복사(medial malleolus)가 돌출되어 있으며 이는 발목관절의 안쪽 지지 구조를 형성한다. 바깥쪽에는 종아리뼈(fibula)의 아래끝과 관절하는 종아리파임이 있다. 아래끝 아랫면에는 목말뼈의 도르래와 관절을 이루는 오목한 아래관절면이 존재한다.

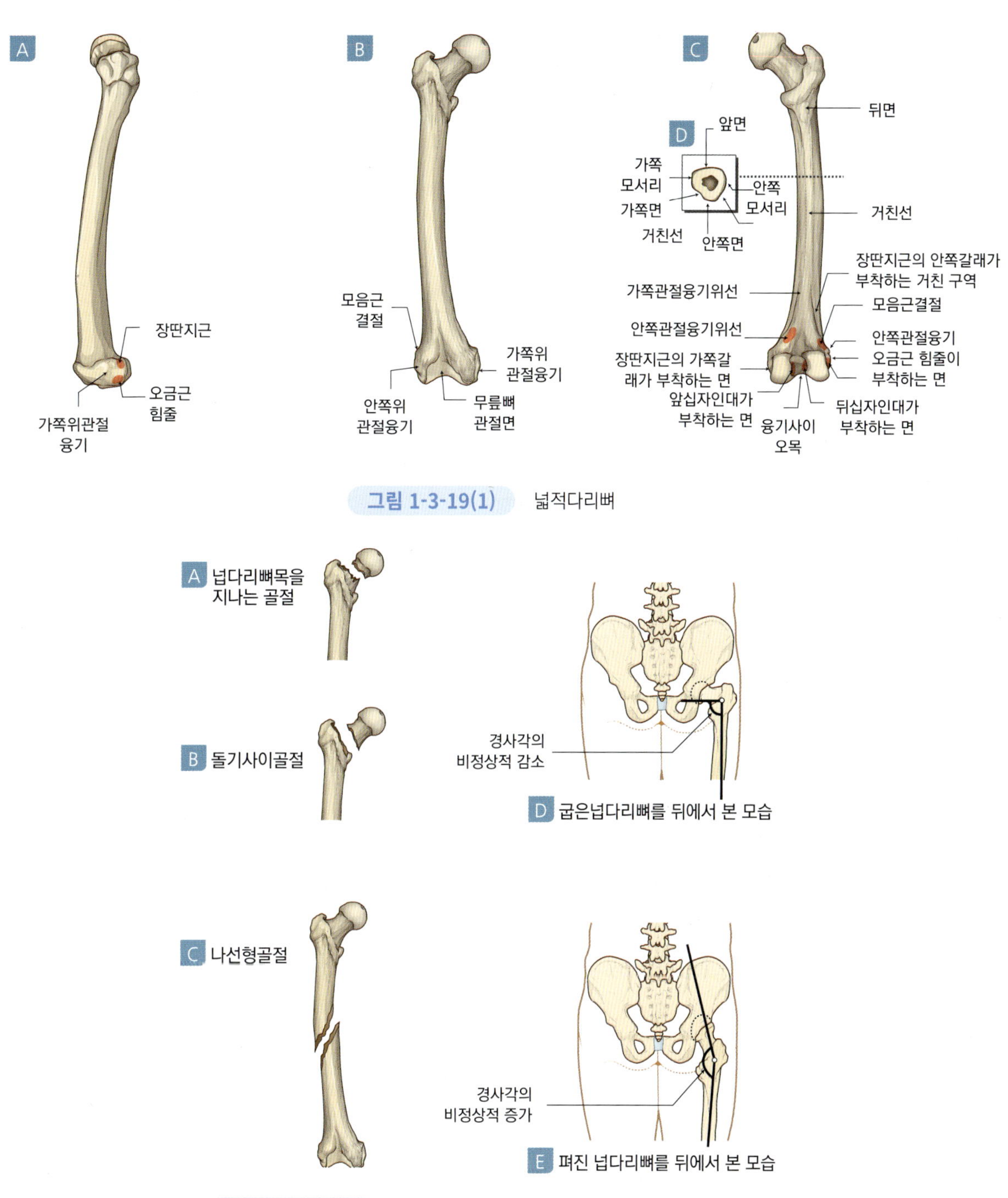

그림 1-3-19(1)　넓적다리뼈

그림 1-3-19(2)　넓적다리골절과 안쪽휜엉덩관절, 가쪽휜엉덩관절

6) 종아리뼈(fibula)

가) 종아리뼈: 종아리뼈는 종아리의 바깥쪽을 구성하는 뼈로, 위끝, 몸통, 아래끝으로 구분된다.

나) 위끝: 종아리뼈머리는 정강뼈의 종아리뼈머리관절면과 관절을 이루며 이 부위는 무릎관절의 안정성을 보조하는 역할을 한다.

다) 종아리뼈몸통: 종아리뼈몸통은 매우 가늘고 사각기둥 모양으로 4개의 뚜렷한 모서리를 가진다. 체중 부하

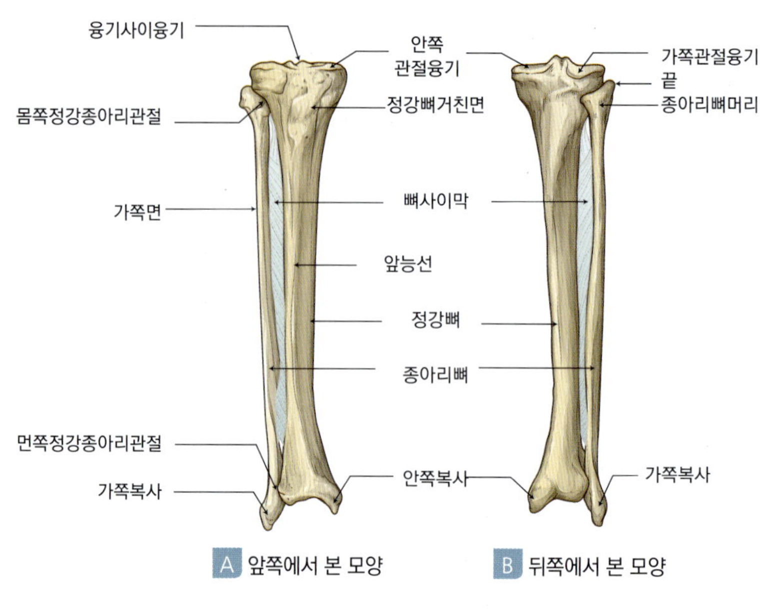

그림 1-3-20　정강뼈와 종아리뼈

에는 직접적으로 관여하지 않지만, 근육과 인대의 부착점으로 기능한다.

라) 아래끝: 종아리뼈 아래끝의 바깥쪽에는 가쪽복사가 돌출되어 있으며 발목관절의 바깥쪽 지지 구조를 형성한다. 안쪽면에는 관절면이 있어 정강뼈 아래끝과 함께 목말뼈(talus)의 도르래와 관절을 이룬다(그림 1-3-20).

7) 발목뼈(Tarsal bone)

가) 발목뼈는 발목을 구성하는 뼈로, 손목과 달리 총 7개의 뼈로 이루어져 있다. 이들은 몸쪽발목뼈 3개와 먼쪽발목뼈 4개로 구분된다.

나) 몸쪽발목뼈는 목말뼈(talus), 발꿈치뼈(calcaneus), 발배뼈(navicular bone)로 구성된다. 목말뼈는 발꿈치뼈 위에 위치하여 정강뼈와 관절을 형성하며 체중을 발뒤꿈치로 전달하는 역할을 한다. 목말뼈 윗면의 목말뼈 도르래(trochlea of talus)는 정강뼈와 종아리뼈의 아래끝과 맞물려 발목관절을 형성한다. 발꿈치뼈는 발목 뼈 중 가장 크고 인체에서 가장 강한 아킬레스힘줄(Achilles tendon)이 부착되어 서 있거나 걸을 때 체중 전달의 중심이 된다. 발꿈치뼈의 뒤끝은 발꿈치뼈융기가 돌출되어 발뒤꿈치를 형성하므로 흔히 발뒤꿈치뼈라고도 한다. 발배뼈는 뒤쪽으로 목말뼈머리와 앞쪽으로 3개의 쐐기뼈와 접한다.

다) 먼쪽발목뼈는 안쪽쐐기뼈, 중간쐐기뼈, 가쪽쐐기뼈, 입방뼈로 구성된다. 안쪽쐐기뼈, 중간쐐기뼈, 가쪽쐐기뼈는 각각 제1, 제2, 제3 발허리뼈와 앞쪽에서 관절하며 뒤쪽에서는 발배뼈와 관절한다. 입방뼈는 제4, 제5 발허리뼈와 앞쪽에서 관절하고 뒤쪽으로는 발꿈치뼈와 관절하여 발의 바깥쪽 아치를 구성한다.

8) 발허리뼈

가) 발허리뼈(metatarsal bone)는 발바닥과 발등을 형성하는 5개의 뼈로 구성되며 각각 바닥, 몸통, 머리 부분으로 구분된다. 제1, 제2, 제3 발허리뼈는 각각 안쪽쐐기뼈, 중간쐐기뼈, 가쪽쐐기뼈와 관절하고 제4, 제5 발허리뼈는 입방뼈와 관절한다. 이 중 제1발허리뼈는 가장 굵고 짧으며 체중 유지와 발의 안정성에 중요한 역

할을 한다.

나) 발허리뼈바닥(base of metatarsal)은 먼쪽발목뼈와 관절하고 발허리뼈몸통은 발바닥을 향해 약간 오목하게 굽어 있어 아치 구조를 이룬다. 발허리뼈머리는 발가락뼈와 관절하여 발가락 움직임을 가능하게 한다.

9) 발가락뼈(Phalanges)

가) 발가락뼈는 발가락을 구성하는 뼈로 엄지발가락(제1발가락)에는 2개, 나머지 발가락(제2~5발가락)에는 각각 3개씩 존재한다.

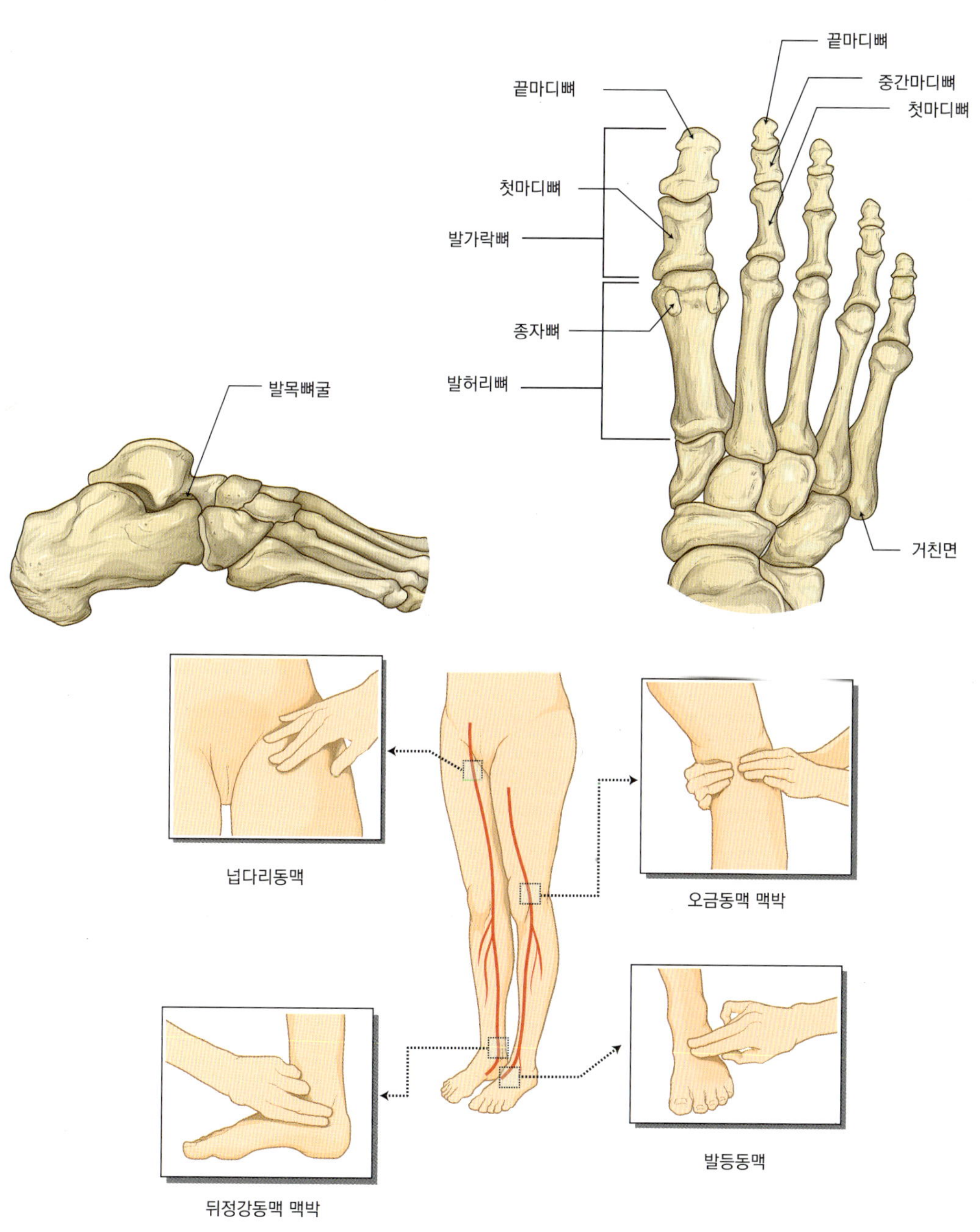

그림 1-3-21   발허리와 발가락뼈/맥박지점. 다리에서 맥박을 촉진할 수 있는 곳

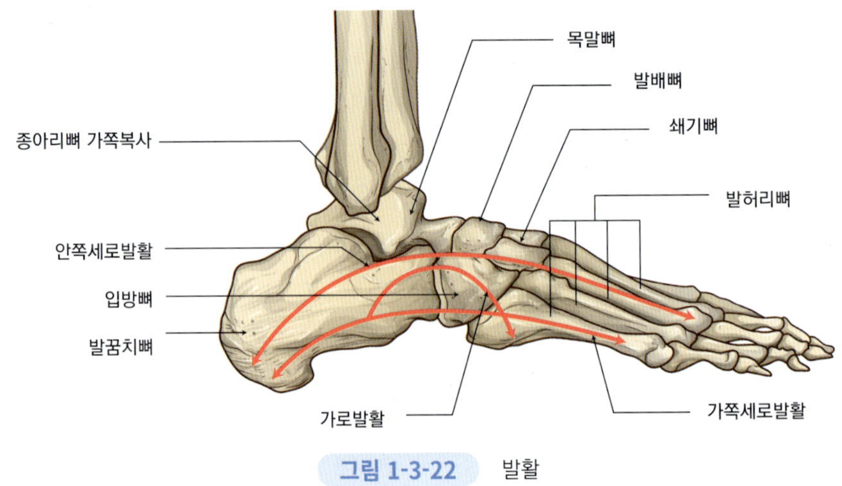

그림 1-3-22　발활

나) 발가락뼈는 첫마디뼈, 중간마디뼈, 끝마디뼈로 구분된다. 엄지발가락은 중간마디뼈가 없고 첫마디뼈와 끝마디뼈만 존재한다. 끝마디뼈의 끝부분에는 끝마디거친면이 있어 발톱이 부착된다(그림 1-3-21).

10) 발활

가) 인간은 직립보행을 하면서 전신의 체중을 효과적으로 지탱할 수 있는 구조적 특징을 갖추게 되었다. 이에 따라 발의 뼈는 체중을 지탱하고 보행 시 충격을 흡수하기 위해 세로 방향과 가로 방향으로 일정한 굴곡을 유지한다. 이 구조를 발활이라 하며, 2개의 세로발활과 1개의 가로발활로 구성된다.

나) 세로발활은 두 가지로 구분된다. 가쪽세로발활은 발꿈치뼈, 입방뼈, 제4, 제5 발허리뼈를 연결하여 형성된다. 안쪽세로발활은 목말뼈, 발배뼈, 3개의 쐐기뼈, 제1, 제2 발허리뼈를 연결하여 이루어진다. 가로발활은 먼쪽발목뼈를 기초로 하여 발의 앞뒤 방향을 가로지르는 굴곡을 형성한다. 발활이 소실되어 활 모양이 없는 상태를 평발이라 하며 장시간 서 있거나 걷는 경우 통증을 유발할 수 있다. 평발은 선천적으로 나타날 수 있으며 잘못된 보행 습관이나 근육, 인대의 약화로 인해 후천적으로도 발생할 수 있다(그림 1-3-22).

4 관절계통

1. 관절과 관련된 구조

　관절은 두 뼈가 연결되는 지점이다. 관절은 움직임의 정도에 따라 가동관절(diarthrosis), 반관절(amphiarthrosis), 부동관절(synarthrosis)의 세 가지로 분류된다. 또한, 관절을 구성하는 연결 재료에 따라 섬유관절(fibrous joint), 연골관절(cartilaginous joint), 윤활관절(synovial joint)로 나뉜다. 우리 몸의 대부분 관절은 가동관절에 해당한다. 가동관절은 관절연골, 관절주머니, 관절안의 세 가지 주요 구조로 이루어진다. 가동관절에서는 두 개의 움직이는 뼈가 만나는 관절면이 관절연골로 덮여 있어 서로 직접 접촉하지 않는다. 관절연골은 부드럽고 매끈하여 관절 운동 시 충격을 흡수하고 마찰을 줄인다. 관절을 둘러싸고 있는 섬유성 결합조직을 관절주머니라 하며, 매우 튼튼하다. 관절주머니의 바깥층은 섬유막이고 주머니 내부는 윤활강이라 하며 윤활막으로 둘러싸여 있다. 윤활막은 윤활액을 분비하여 관설운동 시 마찰을 김소시긴다. 또한, 관절 주변의 근육, 힘줄, 인대 사이에는 윤활주머니가 존재한다. 윤활주머니는 윤활액을 분비하여 힘줄과 뼈 사이의 마찰을 방지한다. 윤활주머니가 손상되거나 염증이 발생하면 주머니염으로 진행된다. 임상적으로 진단을 위해 주사기로 윤활주머니에서 윤활액을 추출하여 검사하기도 한다.

2. 관절의 종류

가. 섬유관절

　섬유관절은 뼈들이 섬유성 결합조직에 의해 연결되어 있으며 관절안이 없는 관절이다. 대부분 부동관절이며 일부에서는 약간의 움직임만 가능하다. 섬유관절에는 봉합, 인대결합, 못박이관절의 세 가지가 포함된다.

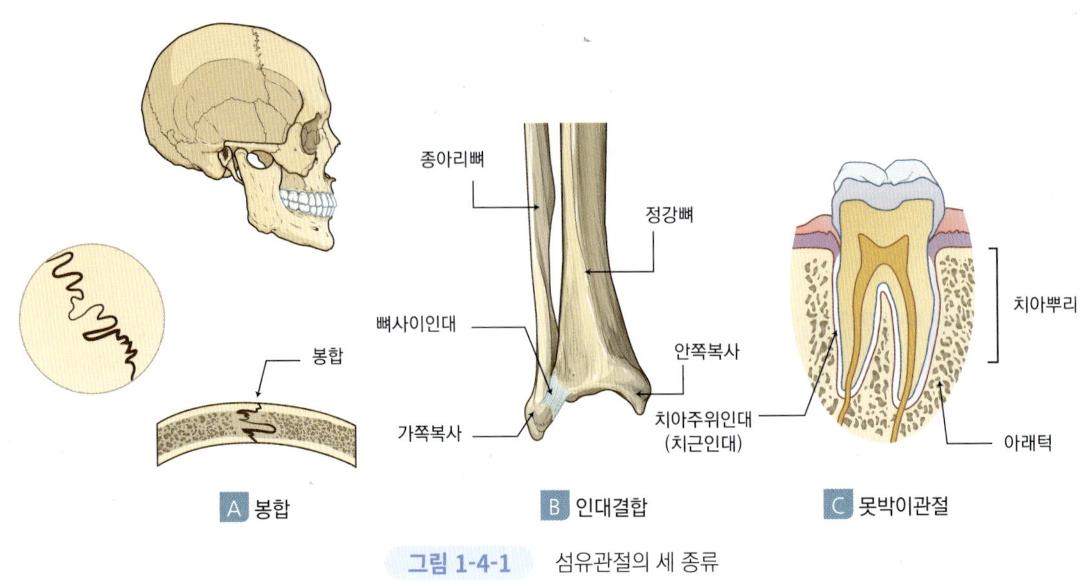

그림 1-4-1 섬유관절의 세 종류

1) 봉합은 얇은 층의 치밀결합조직인 봉합인대에 의해 뼈들이 연결되는 관절로, 주로 머리뼈에서 나타난다. 성인 기에는 대부분 골화되어 움직임이 없으며 대표적인 부동관절이다.

2) 인대결합은 뼈 사이가 아교섬유나 섬유조직 다발로 연결되는 섬유성 관절로 비교적 길이가 긴 섬유조직으로 구성된다. 정강뼈와 종아리뼈 사이의 정강종아리관절이나 노뼈와 자뼈 사이의 노자관절이 이에 속하며 약간의 움직임이 가능한 반관절이다.

3) 못박이관절은 이와 턱뼈 사이를 연결하는 섬유성 관절로 이가 이틀돌기(alveolar process)에 박혀 있는 형태를 이룬다. 이 관절은 움직임이 없는 부동관절이다(그림 1-4-1).

나. 연골관절

연골관절은 뼈와 뼈 사이가 연골조직으로 연결된 관절로 뒤틀림이나 압박 시 제한된 움직임이 가능하다. 연골관절은 크게 연골결합과 섬유연골결합으로 구분된다.

1) 연골결합은 양쪽 뼈가 유리질연골에 의해 연결되는 관절이다. 주로 성장과 골화 과정에서 일시적으로 존재하며 시간이 지나면 골화되어 뼈로 대치된다. 대표적으로 신생아의 머리뼈 봉합부, 엉덩뼈와 궁둥뼈 사이, 뼈끝과 뼈몸통 사이의 뼈끝판, 복장뼈와 첫 번째 갈비뼈의 결합이 이에 속한다. 대부분 부동관절 또는 매우 제한된 운동을 한다.

2) 섬유연골결합은 섬유연골판에 의해 뼈들이 연결된 관절로 약간의 움직임이 가능하며 충격 흡수 역할을 한다. 대표적인 예로 두덩뼈결합과 척추뼈몸통 사이의 추간판을 통한 척추뼈관절이 있다. 이러한 관절은 압력과 비틀림에 대한 저항성이 강하며 유연성과 안정성을 동시에 제공한다(그림 1-4-2).

다. 윤활관절

자유롭게 움직일 수 있는 윤활관절은 윤활액을 포함한 관절주머니로 싸여 있다. 윤활관절은 관절의 형태와 운

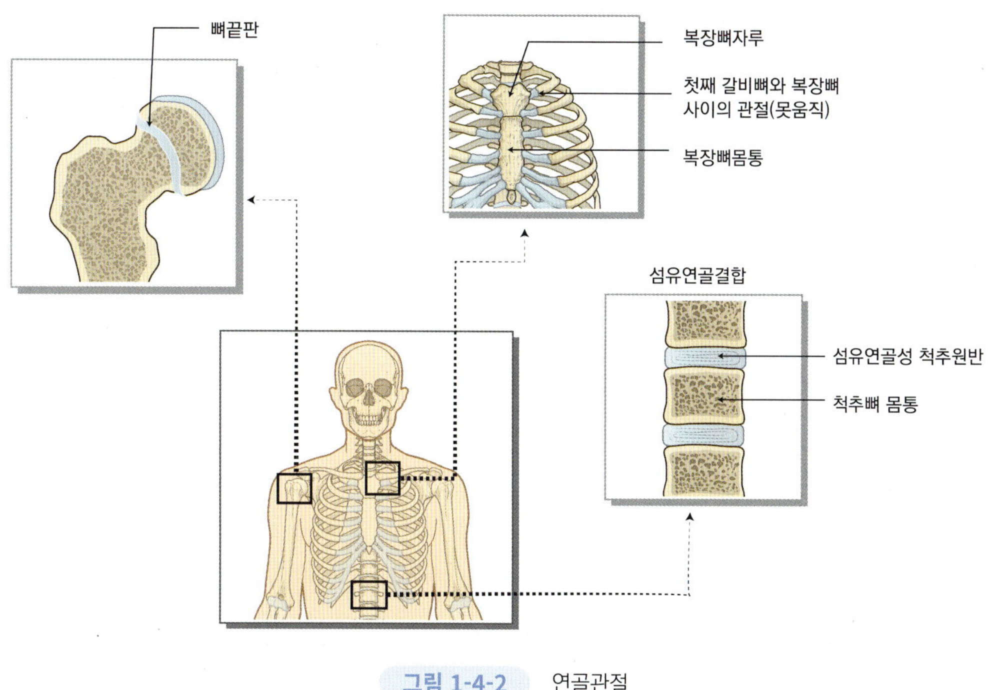

그림 1-4-2   연골관절

동 범위에 따라 다양한 종류로 분류된다. 대표적으로 평면관절, 경첩관절, 중쇠관절, 타원관절, 안장관절, 절구관절이 있다.

1) 윤활관절의 구조: 윤활관절은 기본적으로 관절주머니, 관절공간, 양쪽 뼈끝을 덮고 있는 관절연골 그리고 윤활액을 분비하는 윤활막으로 구성된다. 관절주머니는 관절을 외부로부터 보호하고 관절을 안정화하며 내부 윤활막은 윤활액을 생성하여 관절운동 시 마찰을 줄이고 영양을 공급한다. 또한, 일부 윤활관절에는 관절 바깥쪽에 있는 윤활주머니(bursa)가 존재하여 힘줄과 뼈 사이의 마찰을 방지한다. 이로써 윤활관절은 자유롭고 원활한 움직임을 가능하게 한다(그림 1-4-3).

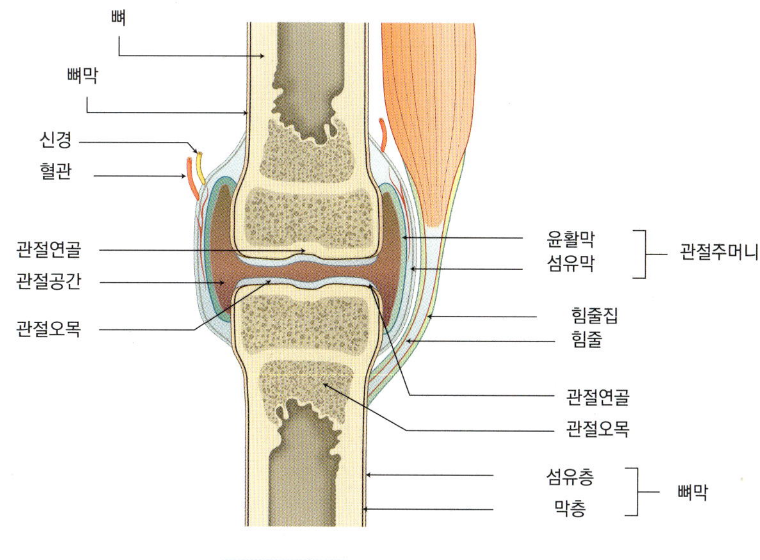

그림 1-4-3   윤활관절의 구조

2) 윤활관절 운동: 윤활관절의 운동은 관절을 가로질러 양쪽 뼈에 부착된 골격근의 수축으로 발생한다. 이 과정에서 뼈는 지렛대 역할을 하며 근육은 힘을 제공하고 관절은 받침점으로 작용한다. 골격근의 수축에 따라 관절을 구성하는 뼈의 위치가 변하면서 관절각이 증가하거나 감소한다. 관절운동의 기본 유형은 다음과 같다.

- 굽힘(flexion): 앞뒤 평면에서 관절각을 감소시키는 운동이다. 예를 들어 팔꿈치를 굽히거나 무릎을 접는 동작이 이에 해당한다.
- 폄(extension): 굽힘과 반대로 관절각을 증가시키는 운동으로 팔이나 다리를 곧게 펴는 동작이 포함된다.
- 외전(abduction): 신체 일부가 신체의 중심축으로부터 멀어지도록 이동하는 운동이다. 예를 들어 팔이나 다리를 옆으로 들어 올리는 동작이 외전에 해당한다.
- 내전(adduction): 외전과 반대로 신체 일부가 신체의 중심축 쪽으로 가까워지도록 이동하는 운동이다.

이 외에도 회전, 회선, 원 회전 등의 다양한 관절운동이 윤활관절에서 가능하다.

3) 윤활관절 분류

가) 평면관절은 관절면이 편평하거나 한쪽이 약간 오목하고 다른 쪽이 약간 볼록하여 단순히 왼쪽과 오른쪽, 앞뒤로 미끄러지는 운동만 가능한 관절이다. 가장 간단한 형태의 관절운동을 제공하며 회전이나 굽힘 등의 움직임은 거의 없다. 대표적인 예로 손목뼈사이관절, 발목뼈사이관절, 척추관절돌기사이관절, 엉치엉덩관절이 있다.

나) 경첩관절(hinge joint, ginglymus)은 볼록한 관절머리와 이에 알맞은 오목한 관절오목 사이에서 형성되며

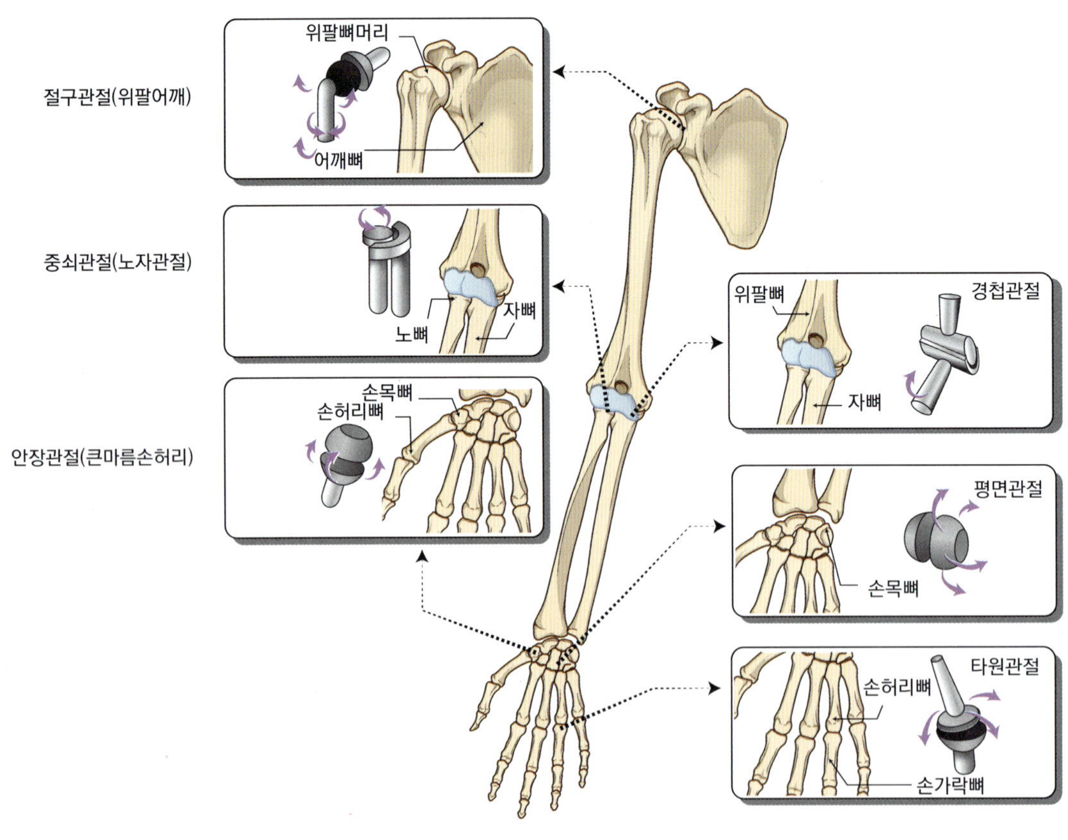

그림 1-4-4　윤활관절의 유형

펴고 굽히는 운동만 가능한 1축성 관절이다. 대표적으로 팔꿈치관절(elbow joint), 무릎관절(knee joint), 손가락 관절 등이 있다.

다) 중쇠관절(pivot joint)은 원통형 또는 원판형 관절머리가 파임의 관절오목 내에서 차바퀴처럼 회전하는 1축성 관절이다. 대표적인 예로 정중고리중쇠관절이 있으며 주로 회전 운동이 가능하다.

라) 타원관절(ellipsoidal joint)은 관절머리가 타원형으로 되어 있으며 장축과 단축의 두 방향으로 움직이는 2축성 관절이다. 굽힘과 폄, 외전과 내전 운동이 가능하다. 예로 턱관절, 손허리손가락관절, 고리뒤통수관절이 있다.

마) 안장관절(saddle joint)은 관절면이 말안장 모양으로 되어 있어 서로 직각 방향으로 움직이는 2축성 관절이다. 굽힘, 폄, 외전, 내전 등 다양한 방향의 운동이 가능하며 대표적으로 엄지손가락의 손목손허리관절이 이에 해당한다.

바) 절구관절(cotyloid joint)은 관절머리가 구형이고 관절오목이 오목하고 깊어 운동성이 가장 큰 다축성 관절이다. 모든 방향으로의 운동과 회전을 할 수 있다. 대표적으로 어깨관절과 엉덩관절이 이에 속한다(그림 1-4-4).

라. 골다공증

노화에 따라 골격계통은 점진적인 변화를 겪는다. 일반적으로 40세 전후부터 뼈의 무게와 밀도가 감소하기 시작한다. 특히 여성은 남성보다 골다공증(osteoporosis)에 더 취약하며 폐경 이후 10년 이내에 골다공증의 발현 빈도가 높아진다. 골다공증은 긴뼈와 납작뼈의 속질에서 뼈가 재흡수되는 과정으로 발생한다. 뼈의 내부는 점차 약해지고 바깥층은 상대적으로 두꺼워지지만, 전체적인 뼈의 강도는 감소한다. 추간판은 위축되어 두께가 얇아지며, 원반사이 공간이 좁아져 키가 감소하게 된다. 척추 길이가 짧아지면서 신체의 평형 중심이 변화되고 이에 따라 자세에도 영향을 미친다. 70세 전후에는 관절 연골과 인대에도 퇴행성 변화가 뚜렷해진다. 연골은 수분 함량이 감소해 관절면이 마찰하기 쉬워지고 결국 연골이 닳아 관절의 운동성이 줄어든다. 인대와 힘줄, 윤활막은 점차 약해지고 찢어지기 쉬워져 관절이 뻣뻣해지며 통증을 유발한다. 이에 따라 관절의 운동범위가 제한되고 움직임이 불편해진다. 관절의 경직성과 유연성 저하는 낙상 위험을 증가시키며 이에 대한 두려움은 심리적 무력감으로 이어질 수 있다.

마. 관절의 운동

관절은 여러 방향으로 움직일 수 있다. 굽힘(flexion)은 두 뼈 사이의 각도를 줄여 서로 가까워지게 한다. 폄은 두 뼈 사이의 각도를 증가시켜 관절을 편다. 벌림은 정중선에서 팔다리가 멀어지게 한다. 모음은 정중선으로 팔다리가 가까워지게 한다. 휘돌림은 굽힘, 폄, 벌림, 모음 동작이 연속적으로 일어나면서 원을 그리듯 움직이는 것이다. 돌림은 뼈가 하나의 축을 중심으로 회전하는 운동이다. 대표적인 예로 머리를 좌우로 돌릴 때 발생하는 움직임이 있다. 엎침은 아래팔을 돌려 손바닥이 아래 또는 뒤로 향하게 한다. 뒤침은 손바닥이 앞 또는 위로 향하게 한다.

3. 뼈와 관절의 질환

가. 골절

뼈에서 가장 흔한 외상성 손상은 골절이고 골절이 발생하면 주변 조직이 손상되고 출혈이 발생하여 부종이 나타난다.

1) 골절의 종류

가) 생나무골절(greenstick fracture): 가장 단순한 형태의 골절로 뼈가 완전히 부러지지 않고 한쪽의 뼈겉질만 부러져 한쪽으로 굽어진다. 이는 어린 나뭇가지를 꺾을 때 섬유가 세로로 길게 찢어지는 모습과 유사하다. 소아에게 흔히 발생하며 이는 소아의 뼈가 유연한 연골로 구성되어 있기 때문이다.

나) 폐쇄골절(closed fracture): 골절된 뼈의 끝이 피부를 뚫고 나오지 않는 형태의 골절이다.

다) 개방골절(open fracture): 골절된 뼈의 끝이 피부를 관통하여 외부로 노출된 골절이다. 감염 위험이 높고 주변 조직 손상이 심각하게 동반된다.

라) 분쇄골절(comminuted fracture): 뼈가 여러 조각으로 부서진 골절로 다수의 뼛조각이 주변 조직에 박히며 치료와 회복이 복잡하다.

2) 골절의 치료는 다음의 세 가지 방법으로 시행한다.

가) 폐쇄정복(closed reduction): 피부를 절개하지 않고 외부에서 골절된 뼈의 양쪽 끝을 최대한 정상 위치로 맞춘 후 석고나 부목을 이용해 고정한다.

나) 개방정복(open reduction): 피부를 절개하여 수술적으로 뼈를 정복한 후 철사, 금속판, 나사 등의 내고정물을 이용해 고정하고 석고나 붕대로 추가 고정한다.

다) 견인(traction): 주로 긴뼈의 골절에 적용하며 뼈의 양 끝을 일정하게 당겨 뼈가 어긋나지 않도록 맞춘 상태에서 고정한다.

나. 기타 뼈와 관절의 손상

1) 탈구(dislocation)는 관절면이 정상 위치에서 벗어난 상태를 말한다. 관절 주위의 인대가 찢어지거나 늘어나며 뼈가 제자리에 돌아가기 위해서는 손상된 인대를 고정하고 충분한 휴식을 취해야 한다.

2) 삠(sprain)은 갑작스러운 방향 전환 등의 운동으로 관절을 지탱하는 인대가 손상된 경우이다. 탈구로 진행되지는 않지만, 뼈에 부착된 인대가 늘어나거나 약해진다. 손상 부위에 부종과 급성 통증이 동반되며 비스테로이드 소염제(NSAIDs), 고정, 휴식 등으로 치료한다.

3) 탈출추간판(herniated disc)은 척추뼈 사이의 추간판이 찢어지거나 압력을 받아 돌출되면서 인접한 척수신경을 압박하는 상태이다. 주로 허리뼈-엉치뼈 부위에서 발생하며 소염제, 침상 안정, 견인, 수술 등을 통해 치료한다.

4) 목뼈 채찍손상(whiplash injury)은 자동차 사고 등에서 차량의 급격한 속도 변화나 방향 전환으로 머리가 앞뒤로 심하게 젖혀지면서 발생하는 목뼈의 손상이다. 이로 인해 목뼈, 인대, 힘줄, 근육에 과도한 힘이 가해져 손상이 발생하고 치료 방법은 손상의 정도에 따라 결정한다.

5) 엄지발가락 가쪽 휨은 엄지발가락이 바깥쪽으로 휘어지는 변형으로 이는 꽉 끼는 신발이나 굽이 높은 신발 착
용으로 인해 발생할 수 있다.

다. 뼈에 발생한 내과 질환

1) 류마티스관절염은 결합조직과 관절을 침범하는 만성 자가면역질환이다. 결합조직에 급성 염증반응이 발생하
며 관절주머니가 비후되고 관절이 융합되는 것이 특징이다. 관절은 심하게 부어오르며 통증을 동반한다. 통증
은 근육경련을 유발하여 관절 변형으로 이어진다. 이 질환은 남성보다 여성에게 약 3배 더 많이 발생하나, 그
원인은 명확히 밝혀지지 않았다.
2) 골관절염(osteoarthritis)은 관절의 퇴행성 질환이다. 주로 노화에 따라 발생하며 관절연골이 점진적으로 퇴화
하고 뼈돌기가 형성되며 관절이 비대해진다. 특히 활동 후 통증과 부종이 나타난다. 통증 경감과 운동 능력 향
상을 위한 치료법은 존재하지만, 완치할 수 있는 치료법은 없다. 비스테로이드성 소염제가 통증과 부기를 완화
하는 데 사용된다. 또한 연골의 구성 성분인 글루코사민과 콘드로이틴 설페이트가 통증을 경감시키는 효과가
있다.
3) 통풍(gout)은 다양한 관절에서 발생할 수 있으나 주로 엄지발가락 관절의 급성 염증을 특징으로 한다. 관절의
통증과 부종은 관절주머니 내에 침착된 요산 결정에 대한 면역반응으로 발생한다. 요산은 퓨린이라는 물질의
대사 과정에서 생성된다. 치료는 소염제를 사용하여 염증과 통증을 완화한다.
4) 구루병(rickets)은 비타민 D 결핍으로 인해 발생하는 소아 질환이다. 최근 모유 수유의 증가와 자외선 차단제 사
용 증가로 인해 발생 빈도가 높아지고 있다. 모유에는 비타민 D가 충분히 포함되어 있지 않으며 자외선 차단제
는 피부에서 비타민 D 합성을 방해한다. 비타민 D 결핍은 칼슘의 흡수와 침착을 방해하여 뼈가 부드러워지고
결과적으로 새가슴 등의 골격 변형이 발생한다. 이 질환은 칼슘과 비타민 D 보충 그리고 적절한 일광 노출을
통해 예방할 수 있다.

4. 낱개 관절의 구조

가. 머리뼈의 관절

1) 봉합(Suture): 머리뼈의 대부분은 봉합 또는 골유합증으로 연결되어 있다. 봉합은 섬유성 결합조직으로 구성된
고정성 관절로 성장과 발달 과정에서 머리뼈가 단단히 결합하도록 한다.
2) 턱관절(Temporomandibular joint): 턱관절은 경첩관절과 평면관절이 결합한 형태의 유일한 관절이다. 아래턱
뼈의 관절돌기와 측두골의 턱관절오목 사이에 형성되는 윤활관절이며 관절 내에는 관절원반이 존재해 관절강
을 위아래 두 부분으로 구분한다. 위쪽 관절강은 평면관절로서 미끄러지는 운동을 가능하게 하고 아래쪽 관절
강은 경첩관절 형태로 입을 여닫는 운동을 담당한다(그림 1-4-5).

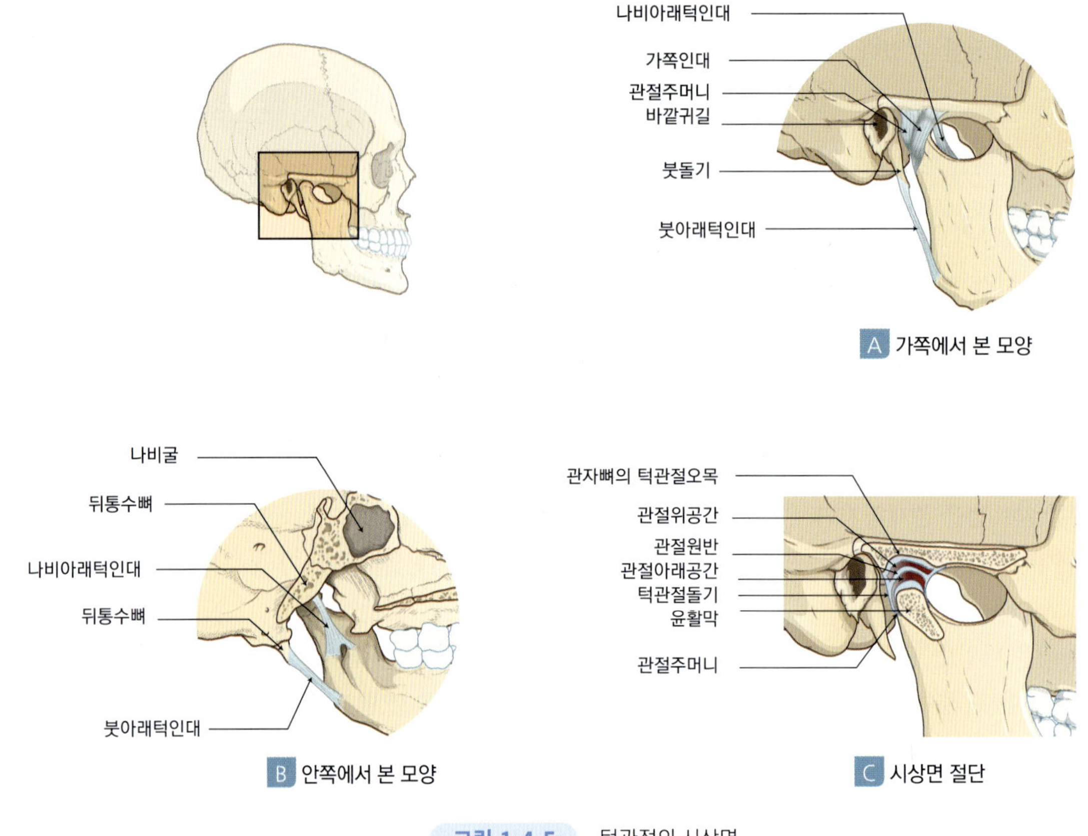

그림 1-4-5 턱관절의 시상면

나. 척주의 관절과 보강인대

1) 척추몸통 사이에는 섬유연골로 구성된 추간판이 존재하며 이는 연골관절의 일종으로, 상대적으로 운동성이 적다. 척추몸통 뒤쪽에 있는 위·아래관절돌기 사이에는 윤활관절이 형성되어 척추의 움직임을 가능하게 한다. 척추 전체에 걸쳐 32~35개의 위·아래관절돌기가 평면관절을 이루고 있으며 가슴 부위에서는 갈비뼈와의 연결로 인해 운동이 제한된다. 반면, 목과 허리 부위에서는 비교적 활발한 운동이 가능하다.

2) 환추후두관절은 뒤통수뼈의 후두과와 제1목뼈인 고리뼈의 위관절면 사이에 형성된 융기관절이다. 이 관절은 주로 머리의 앞뒤 굽힘과 펴기 운동을 담당한다.

3) 고리중쇠관절은 대표적인 중쇠관절로, 제1목뼈인 고리뼈와 제2목뼈인 중쇠뼈(axis) 사이에 형성된다. 이 관절은 머리의 회전 운동을 가능하게 하며 총 3개의 관절로 구성된다. 고리뼈의 앞고리와 중쇠뼈의 이돌기 사이에 정중고리중쇠관절이 위치하며 고리뼈의 아래관절면과 중쇠뼈의 위관절돌기 사이에는 양쪽에 각각 가쪽고리중쇠관절이 형성되어 있다(그림 1-4-6).

4) 고리중쇠관절의 보강 인대는 관절의 안정성을 유지하고 과도한 움직임을 제한한다. 과도한 굽힘과 폄을 제한하는 인대로는 앞고리중쇠인대와 황색인대가 있다. 고리뼈의 양쪽 바깥쪽 사이를 연결하는 고리뼈가로인대가 존재하며 이돌기 끝에서 뒤통수뼈 큰구멍의 안쪽 모서리를 잇는 이끝인대가 있다. 또한, 이돌기에서 좌우 뒤통수뼈의 안쪽 모서리를 연결하는 날개인대, 뒤통수뼈의 비스듬틀과 중쇠뼈의 뒷면을 연결하는 덮개막이 포함된다. 중쇠뼈에서 큰구멍 앞모서리로 이어지며 고리가로인대와 교차하는 세로다발도 존재한다. 이 세로다발과

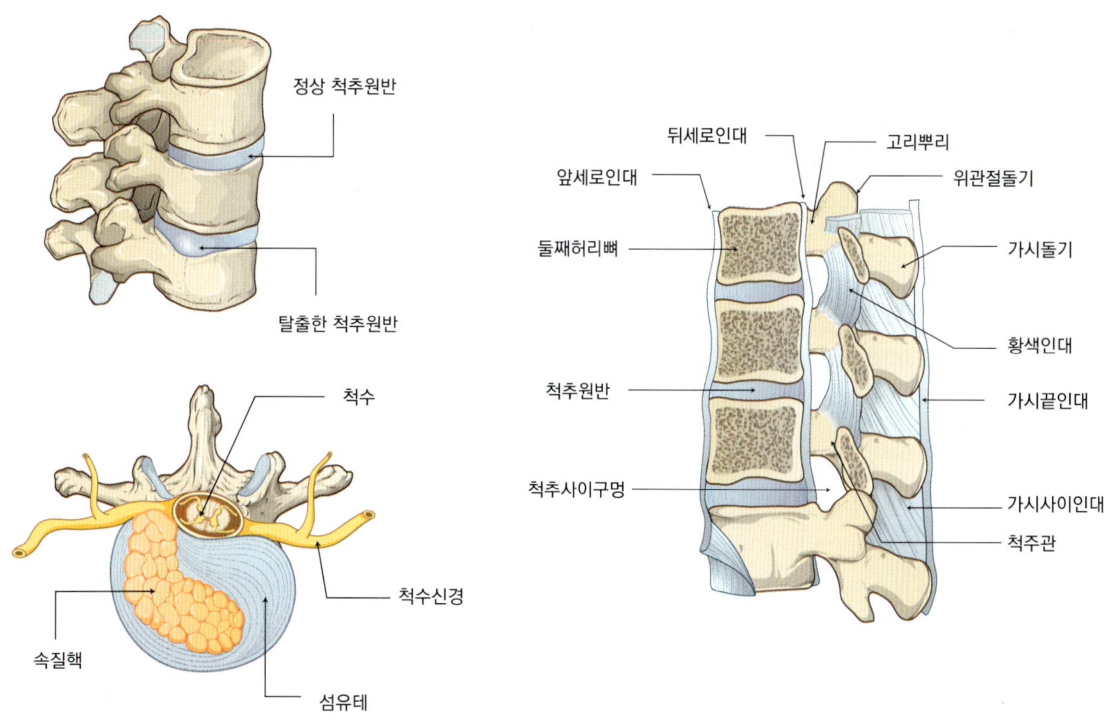

그림 1-4-6　척추원반 탈출

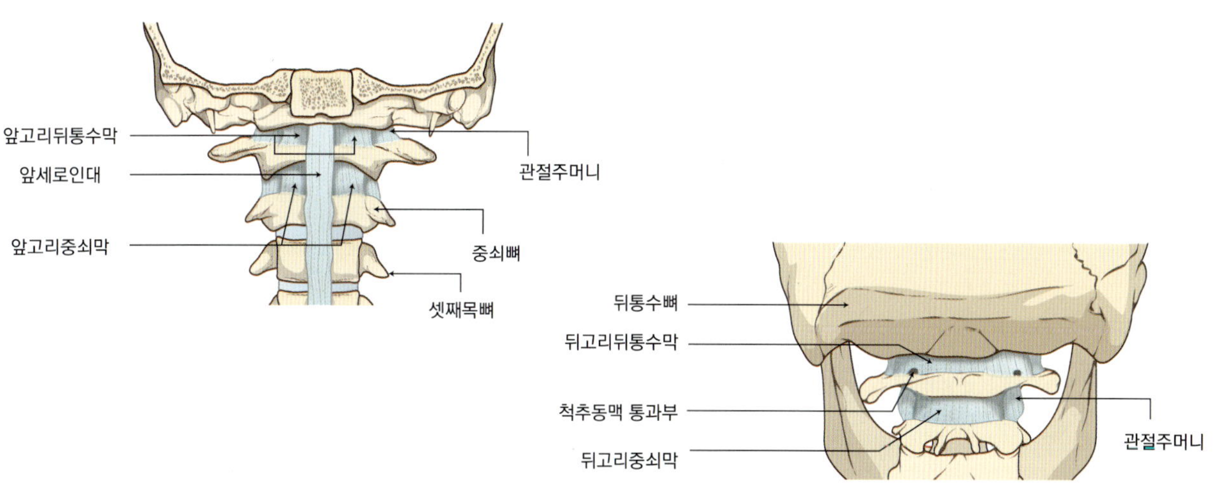

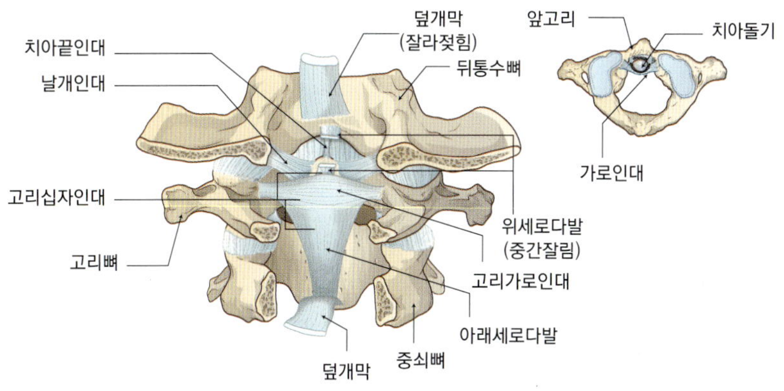

그림 1-4-7　고리중쇠관절

고리가로인대를 합쳐 고리뼈십자인대라고 한다(그림 1-4-7).

5) 고리중쇠관절을 제외한 척추사이관절과 보강 인대

가) 추간판: 척추는 위쪽과 아래쪽 척추체 사이에 있는 23개의 추간판으로 구성된다. 추간판은 둘레의 섬유고리와 중심부의 속질핵으로 이루어진다. 추간판은 중쇠관절 및 엉치뼈와 꼬리뼈의 결합 부위를 제외한 모든 척추 사이에 존재한다. 특히, 운동 범위가 큰 목뼈와 허리뼈 부위에서는 추간판이 두껍고 등뼈 부위에서는 운동이 제한적이므로 비교적 얇게 형성된다.

나) 척주의 보강 인대

① 앞세로인대(anterior longitudinal ligament): 척추 전체에 걸쳐 존재하는 띠 모양의 긴 인대로 척추몸통 전면을 따라 아래위로 연결되어 척주의 굽힘을 제한한다.

② 뒤세로인대(posterior longitudinal ligament): 척주관 내에서 척추몸통 후면을 따라 위아래로 이어지는 인대이며 추간판 탈출증과 관련하여 중요한 구조이다.

③ 황색인대(ligamentum flavum): 탄력 섬유가 풍부하여 황색을 띠며 척수 경막의 바로 위를 덮고 있어 척주관을 감싸고 안정성을 제공한다.

④ 가시사이인대(interspinous ligament): 얇은 인대로 인접한 가시돌기 사이를 연결하여 척주의 과도한 굽힘을 제한한다.

⑤ 가시끝인대(supraspinous ligament): 목덜미인대의 아래쪽 연장으로 인접한 가시돌기의 끝을 따라 연결되는 얇은 인대이다.

⑥ 가로사이인대(intertransverse ligament): 각 척추의 가로돌기 사이를 연결하는 인대로 측굴(옆으로 굽힘) 운동을 제한한다.

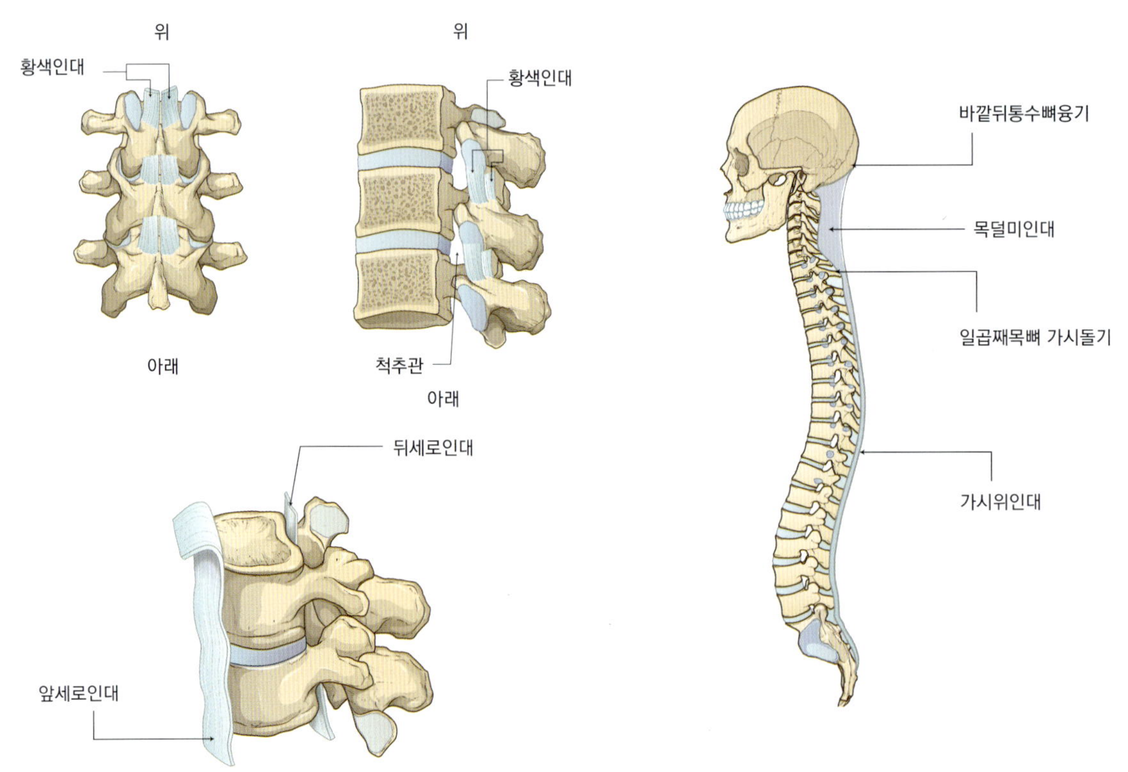

그림 1-4-8 척추인대

⑦ 목덜미인대(nuchal ligament): 후두골의 바깥뒤통수융기에서 제7목뼈의 가시돌기까지 이어지는 강한 인대로 탄력성이 높으며 목의 좌우 근육을 구분하는 기준이 된다(그림 1-4-8).

다. 갈비척추관절

갈비척추관절은 갈비뼈와 등뼈 사이에 형성되는 관절로 갈비뼈머리관절과 갈비가로돌기관절로 구분된다.

1) 갈비뼈머리관절: 관절연골로 덮인 평면관절로 등뼈의 갈비오목과 갈비뼈머리가 맞물려 형성된다. 대부분의 갈비뼈머리는 위아래 두 개의 등뼈에 걸쳐 관절을 이루며 제1갈비뼈, 제11갈비뼈, 제12갈비뼈는 각각 하나의 흉추와만 관절을 형성한다.

2) 갈비가로돌기관절: 역시 평면관절로 등뼈의 가로돌기에 있는 가로갈비오목과 갈비뼈의 갈비뼈결절 사이에 형성된다.

3) 복장갈비관절: 상위 7쌍의 갈비연골과 복장뼈의 갈비파임 사이에 형성된다. 이 관절은 부채꼴복장갈비인대에 의해 보강된다(그림 1-4-9).

라. 팔의 관절

1) 복장빗장관절: 복장뼈의 빗장파임과 빗장뼈의 복장끝이 이루는 안장관절이다. 관절 내에는 관절원반이 존재하여 안정성을 높이며 운동 범위는 넓지 않지만, 다방향의 자유 운동이 가능하다. 이 관절은 몸통과 팔을 연결하는 유일한 관절로 기능한다.

2) 봉우리빗장관절: 어깨뼈의 봉우리와 빗장뼈의 봉우리끝이 형성하는 평면관절이다. 관절 내에는 관절원반이 있

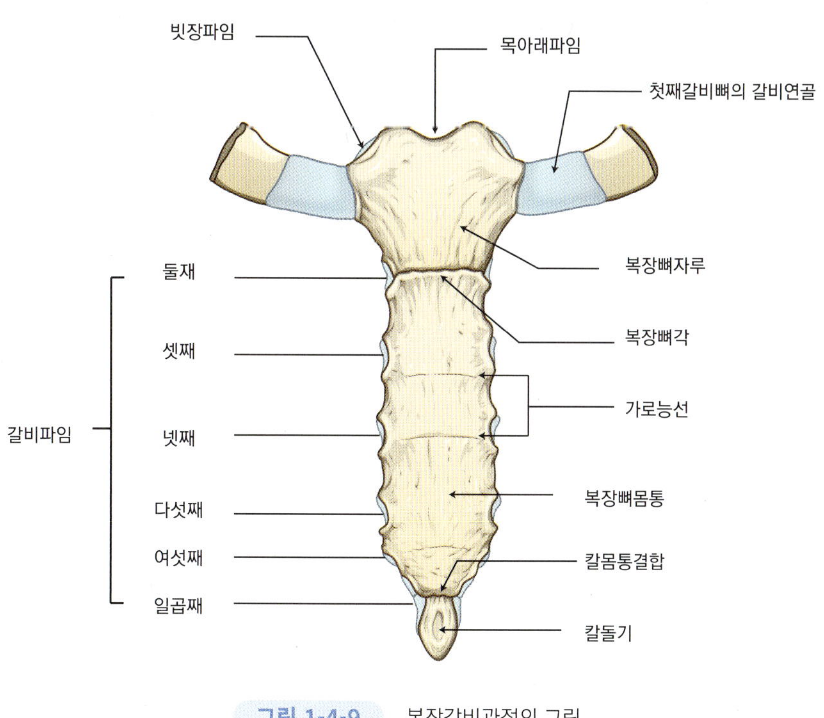

그림 1-4-9 복장갈비관절의 그림

으며 관절주머니는 느슨하게 형성되어 있다. 봉우리빗장관절을 보강하는 인대는 다음과 같다. 봉우리와 빗장뼈를 직접 연결하는 봉우리빗장인대, 부리돌기에서 빗장뼈와 봉우리를 고정하는 마름인대와 원뿔인대가 있다. 마름인대와 원뿔인대를 합하여 부리빗장인대라고 하며 이는 빗장뼈 골절의 안정성 여부를 판단하는 중요한 해부학적 기준이 된다.

3) 어깨관절(shoulder joint): 어깨관절은 어깨뼈의 관절오목과 위팔뼈머리가 이루는 절구관절이다. 인체에서 운동범위가 가장 넓은 관절이며 다양한 방향으로 자유로운 움직임이 가능하다. 그러나 어깨뼈의 관절오목이 얕고 위팔뼈머리에 비해 작으므로 탈구가 발생하기 쉬운 구조이다. 이를 보강하기 위해 관절오목 둘레에는 섬유연골성 구조인 접시테두리가 존재한다. 그런데도 어깨관절은 특히 뒤, 아래, 앞쪽으로 탈구가 자주 발생한다(그림 1-4-10).

4) 팔꿈치관절(elbow joint): 팔꿈치관절은 위팔뼈, 노뼈, 자뼈의 세 뼈로 구성된 복합관절로, 기능적으로 경첩관절 역할을 수행한다. 세 부분으로 구분되며 위팔노관절, 위팔자관절(humeroulnar joint), 몸쪽노자관절이 포함된다.

5) 노자관절(radioulnar joint): 노자관절은 위치에 따라 몸쪽, 중간, 먼쪽 노자관절로 구분된다. 노뼈와 자뼈 사이에는 뼈사이막이 연결되어 있으며 이를 통해 두 뼈가 안정적으로 고정된다. 중간노자연결은 인대결합 형태로 두 뼈를 연결한다.

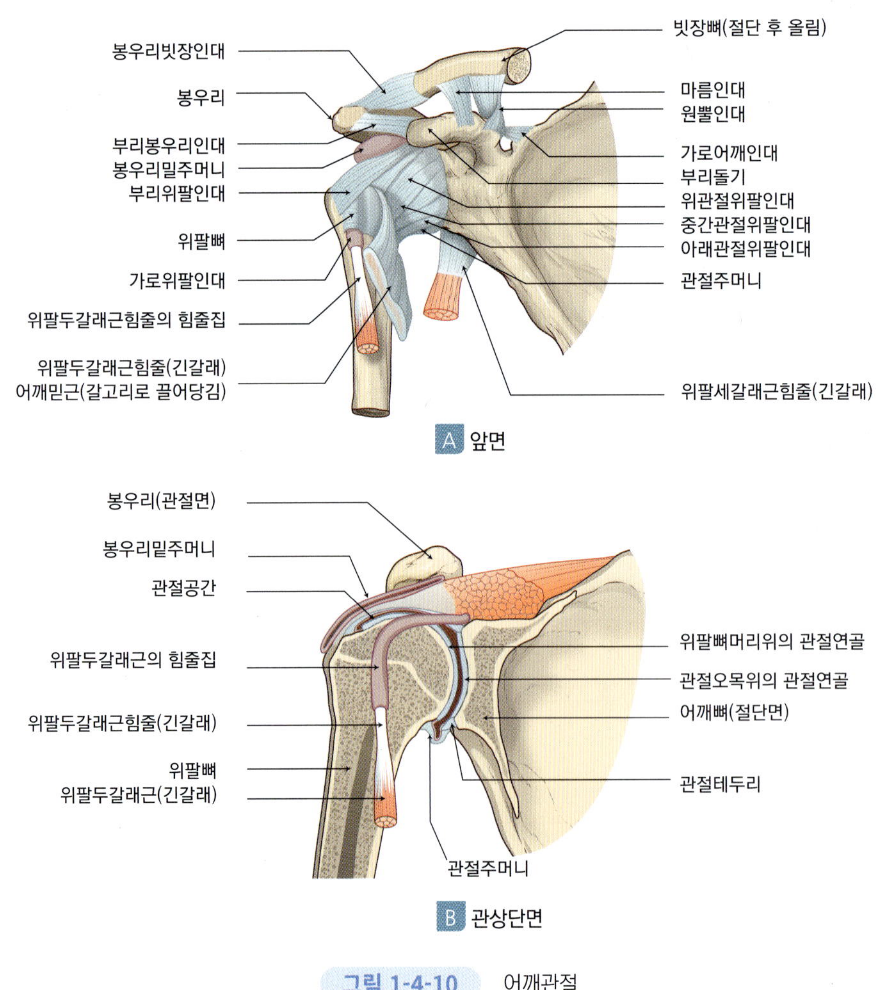

그림 1-4-10   어깨관절

6) 요수근관절(radiocarpal joint): 손목관절(wrist joint)은 노뼈 아래끝과 관절원반을 통한 자뼈 아래끝의 관절면이 손목뼈의 몸쪽 열에 있는 손배뼈, 반달뼈, 세모뼈와 이루는 타원관절이다.

7) 손목뼈사이관절: 손목뼈사이관절은 8개의 손목뼈 사이에 형성되는 평면관절(planar joint)로 관절공간은 대부분 서로 통하며 일체적으로 움직인다.

8) 손목손허리관절: 손목손허리관절은 네 개의 먼쪽 손목뼈와 다섯 개의 손허리뼈바닥 사이에 형성된다. 이 중 큰마름뼈와 첫째손허리뼈가 이루는 엄지손가락의 손목손허리관절은 안장관절로 다양한 방향의 운동이 가능하다. 나머지 손허리뼈와 손목뼈 사이의 관절은 평면관절로 안정성이 크고 움직임이 제한적이다.

9) 손허리뼈사이관절: 손허리뼈사이관절은 제2-5손허리뼈 사이에 형성되는 반관절로 미세한 움직임과 함께 손의 안정성을 유지한다.

10) 손허리손가락관절: 손허리손가락관절은 다섯 개의 손허리뼈머리와 다섯 개의 첫마디뼈 바닥 사이에 형성되는 구형관절로, 손가락의 굽힘, 폄, 벌림, 모음 운동이 가능하다.

11) 손가락뼈사이관절: 손가락뼈사이관절은 손가락뼈인 첫마디뼈, 중간마디뼈, 끝마디뼈 사이에 위치하며 경첩관절로 구성되어 굽힘과 폄 운동을 담당한다. 첫마디뼈와 중간마디뼈 사이의 관절을 몸쪽 손가락뼈사이관절, 중간마디뼈와 끝마디뼈 사이의 관절을 먼쪽 손가락뼈사이관절이라고 한다(그림 1-4-11).

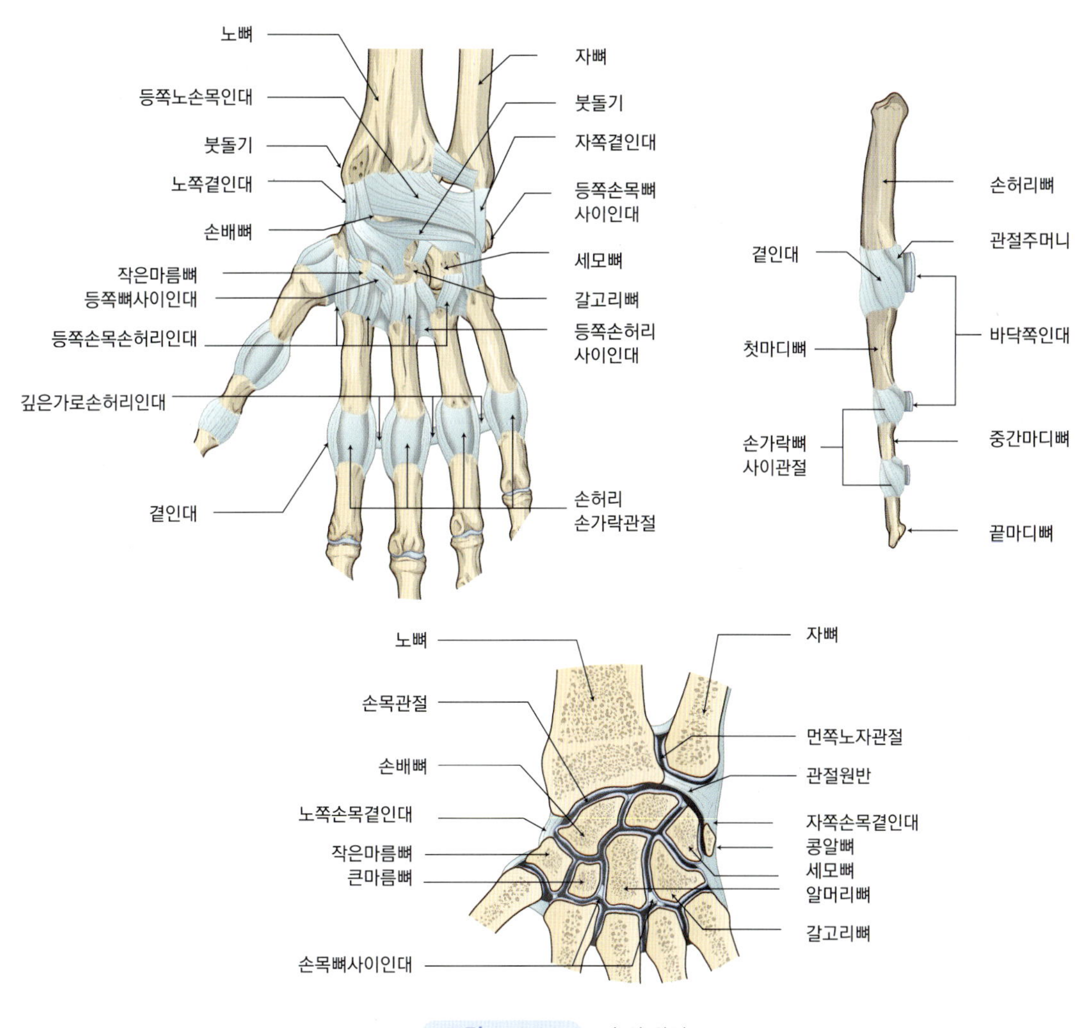

그림 1-4-11 손의 관절

마. 다리의 관절

1) 엉치엉덩관절: 엉치엉덩관절은 엉치뼈의 귓바퀴면과 엉덩뼈의 귓바퀴면이 맞닿아 형성되며 골반의 뒤쪽 벽을 이룬다. 이 관절은 평면관절로서 운동성은 극히 제한되어 있으며 주로 체중 전달과 안정성을 담당한다. 엉치엉덩관절을 보강하는 인대는 다음과 같다. 앞엉치엉덩이인대는 엉치뼈의 앞면과 엉덩뼈를 연결하며 뒤엉치엉덩이인대는 엉치뼈의 뒷면과 엉덩뼈의 뒷면을 연결하여 관절의 안정성을 유지한다. 또한, 엉치뼈의 가쪽모서리에서 궁둥뼈결절로 이어지는 엉치결절인대와 엉치가시인대가 존재하여 이들 인대에 의해 위궁둥구멍과 작은궁둥구멍이 형성된다. 이 구멍들을 통해 위볼기신경(superior gluteal nerve), 아래볼기신경(inferior gluteal nerve), 궁둥신경(sciatic nerve), 음부신경 및 속음부동맥과 정맥이 지나간다. 엉치엉덩관절이 골절이나 손상으로 어긋날 때 이들 신경과 혈관이 손상될 위험이 크다.

2) 두덩결합(pubic symphysis): 두덩결합은 양쪽 두덩뼈가 섬유연골성 구조인 두덩사이원반으로 결합하여 형성된다. 이는 섬유연골결합으로 운동성은 극히 제한되며 골반의 안정성을 유지하는 역할을 한다(그림 1-4-12).

3) 엉덩관절 (hip joint): 엉덩관절은 볼기뼈의 절구와 넓적다리뼈머리로 이루어진 절구관절이다. 절구의 테두리는 섬유연골인 절구테두리로 보강되어 관절의 안정성을 높인다. 관절주머니는 비교적 두껍고 튼튼하여 안정성이 우수하지만, 어깨관절에 비해 운동범위는 제한된다. 보강 인대에는 절구가로인대가 포함되며 이는 절구 아랫부분의 양측 파임을 가로로 연결한다. 넓적다리뼈머리인대는 관절주머니 안에서 넓적다리뼈머리와 절구를 연결하여 관절의 안정성을 강화한다. 엉덩넓적다리인대는 아래앞엉덩뼈가시에서 시작하여 넓적다리뼈로 이어지는 Y자형 인대로 엉덩관절의 과도한 폄 운동을 방지하는 역할을 한다. 이 외에도 궁둥뼈와 넓적다리뼈를 잇는 궁둥넓적다리인대, 두덩뼈에서 넓적다리뼈를 연결하는 두덩넓적다리인대가 관절을 보강한다(그림 1-4-13).

4) 무릎관절(knee joint): 무릎관절은 넓적다리뼈 아래의 안쪽·가쪽 관절융기와 정강뼈 위쪽의 안쪽·가쪽 관절융기 사이에서 형성되는 경첩관절이다. 또한 앞면에서 무릎뼈와 관절을 이루며 총 3개의 뼈가 관절에 관여하는 복합관절이다.

   가) 무릎관절의 구성: 무릎관절은 하나의 관절주머니 속에 3개의 관절이 포함된다. 관절주머니 내부에는 섬유연골로 구성된 반달연골이 존재한다. 안쪽반달은 C자형이며 가쪽반달은 거의 O자형으로 각각 정강뼈의 안쪽 및 바깥쪽 관절융기에 부착되어 관절면을 보호하고 충격을 분산시키는 역할을 한다.

   나) 윤활주머니: 관절주머니 내부에는 윤활주름이 존재하여 지방조직을 포함하고 충격 흡수 및 관절 보호 기능을 수행한다. 무릎뼈위주머니는 넓적다리네갈래근과 넓적다리뼈 사이에 위치하여 근육과 뼈 사이의 마찰을 줄인다. 이 외에도 피부와 무릎뼈 사이에 위치하는 무릎앞피부밑주머니, 피부와 종아리뼈거친면 사이에 위치하는 무릎아래피부밑주머니 등이 있다.

   다) 십자인대: 무릎관절에는 앞십자인대(ACL)와 뒤십자인대(PCL)가 존재한다. 앞십자인대는 정강뼈 관절융기사이융기의 앞쪽에서 시작하여 넓적다리뼈 가쪽관절융기의 안쪽면에 부착되며 무릎의 과도한 앞쪽 이동을 방지한다. 뒤십자인대는 관절융기사이융기의 뒤쪽에서 시작하여 넓적다리뼈 안쪽관절융기의 바깥면에 부착되며 무릎의 과도한 뒤쪽 이동을 억제한다. 앞십자인대가 파열되면 정강뼈가 앞쪽으로 전위되고 뒤십자인대가 파열되면 정강뼈가 뒤쪽으로 전위된다. 무릎 양옆을 보강하는 인대에는 넓적다리뼈 안쪽위관절융기와 정강뼈 안쪽관절융기를 연결하는 안쪽곁인대(MCL)와 넓적다리뼈 가쪽위관절융기와 종아리뼈머리를 연결하는 가쪽곁인대(LCL)가 있다. 특히 안쪽곁인대는 무릎에 측면에서 가해지는 외력에 의해 손상되어 찢어지는 경우가 흔하다(그림 1-4-14).

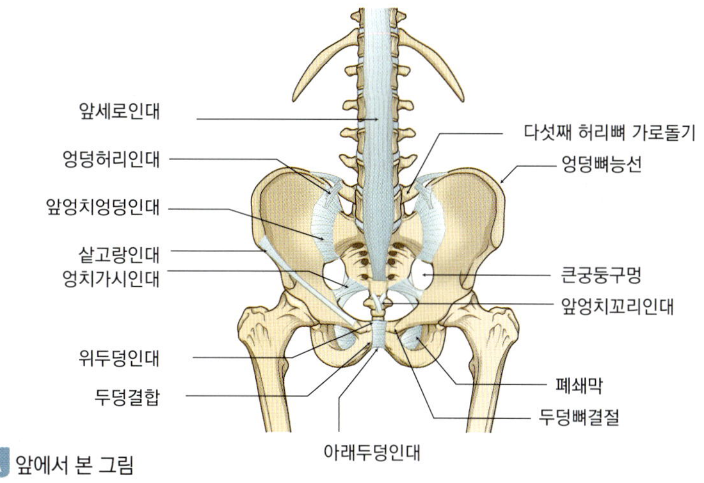

A 앞에서 본 그림

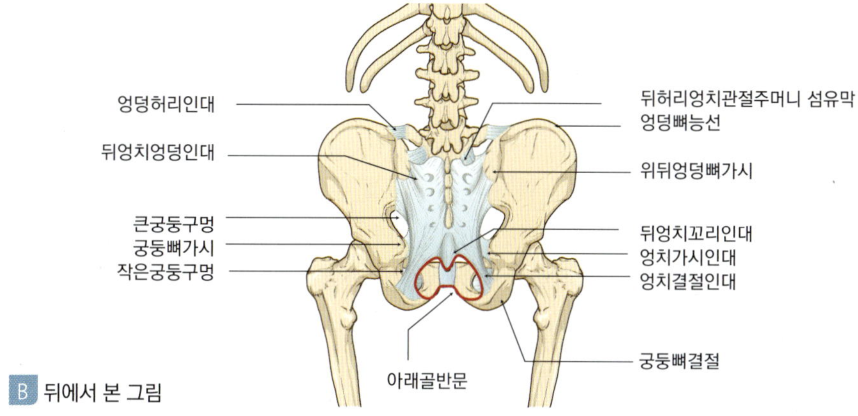

B 뒤에서 본 그림

그림 1-4-12   엉치엉덩관절과 두덩결합

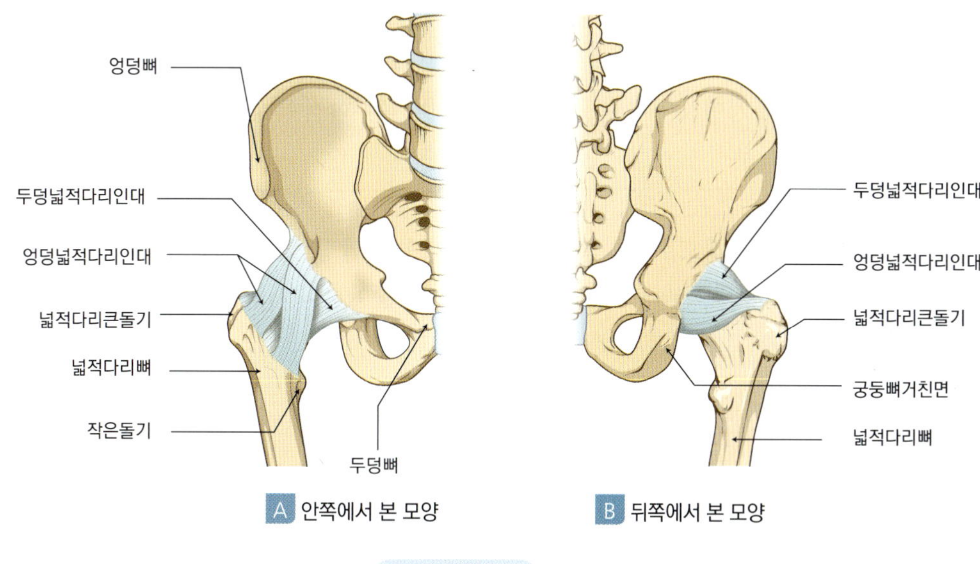

A 안쪽에서 본 모양   B 뒤쪽에서 본 모양

그림 1-4-13   엉덩관절

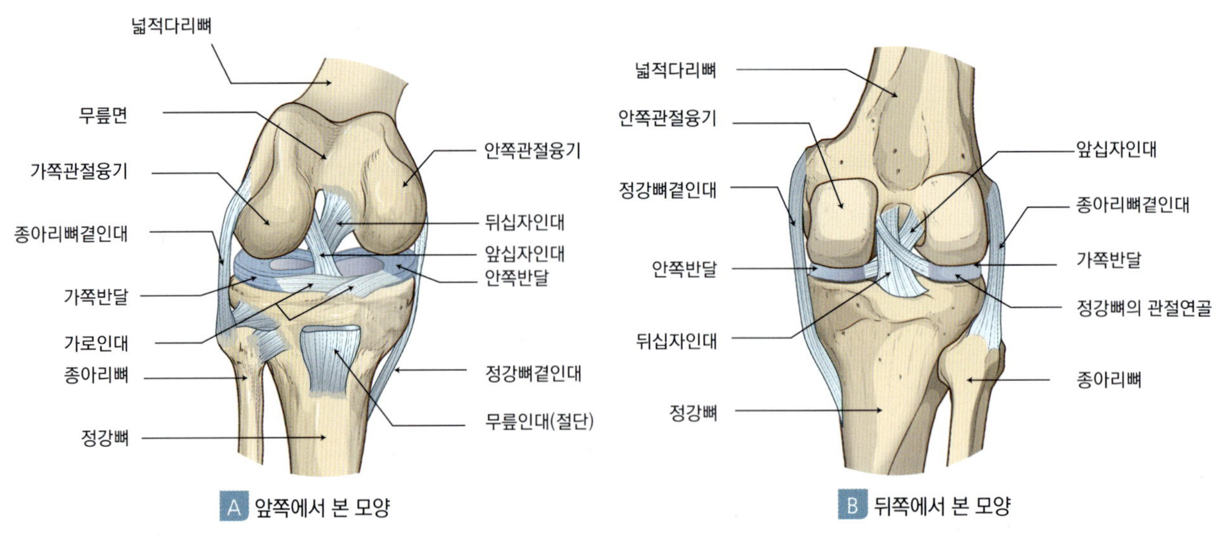

그림 1-4-14　무릎인대의 그림

5) 정강종아리관절

가) 정강종아리관절: 정강뼈와 종아리뼈는 위, 몸통, 아래 세 부위에서 관절을 형성한다. 위쪽에서는 정강뼈 가쪽관절융기와 종아리뼈머리 사이에 평면관절이 형성되며 이를 좁은 의미의 정강종아리관절이라고 한다. 몸통 부위에서는 두 뼈가 질긴 뼈사이막으로 연결되어 있으며 아래쪽에서는 정강뼈와 종아리뼈의 아래끝 사이에 섬유성 관절이 형성된다.

나) 보강인대: 위쪽 관절에서는 앞종아리뼈머리인대와 뒤종아리뼈머리인대가 정강뼈 가쪽관절융기와 종아리뼈머리를 연결하여 관절을 안정화한다. 몸통 부위의 뼈사이막은 두 뼈를 단단히 연결할 뿐만 아니라 근육사이막과 함께 다리의 앞·뒤 구획을 형성한다. 이러한 구조적 특성으로 인해 구획 내 압력이 상승할 때 구획증후군(compartment syndrome)이 발생하기 쉽다.

6) 발목관절

가) 발목관절: 발목관절은 정강뼈와 종아리뼈의 아래끝 관절면과 목말뼈의 도르래 사이에서 형성되는 경첩관절이다. 이 관절은 체중을 지탱하는 데 중요한 역할을 하며, 해부학적 특성상 탈구(dislocation)와 삠(sprain)이 자주 발생한다.

나) 보강인대: 발목관절의 안쪽에는 세모인대가 위치한다. 세모인대는 정강뼈 안쪽복사뼈에서 시작하여 발배뼈, 발꿈치뼈, 목말뼈에 방사상으로 부착되며 발목관절의 안쪽 안정성을 유지한다. 바깥쪽에는 발꿈치종아리인대, 앞목말종아리인대, 뒤목말종아리인대가 존재한다. 종아리뼈가 정강뼈보다 길어 발목관절의 가쪽이 상대적으로 불안정하므로 대부분의 발목 삠은 가쪽 인대에서 발생한다.

7) 발목사이관절

가) 발목사이관절: 발목사이관절은 7개의 발목뼈 사이에 형성되는 관절을 의미한다. 이 관절은 연결되는 뼈에 따라 목말밑관절, 목말발꿈치발배관절, 발꿈치입방관절, 쐐기발배관절, 쐐기입방관절 등으로 구분된다.

나) 보강 인대: 갈린인대는 발꿈치뼈 등쪽에서 시작하여 두 갈래로 나뉘어 발배뼈와 입방뼈에 부착된다. 발바

닥 쪽에는 긴뒷발바닥인대가 존재하며 이는 발꿈치뼈 아래에서 시작되어 입방뼈와 발허리뼈에 연결된다. 또한, 스프링인대(정확히는 발꿈치뼈발배뼈인대)는 발바닥 쪽에서 목말발꿈치발배관절을 지지하며 탄력성이 높아 발의 안쪽 종아치(발활)를 유지하는 역할을 한다. 스프링인대의 기능 이상으로 인대가 늘어나면 평발이 발생할 수 있다.

8) 발목발허리관절

가) 발목발허리관절: 발목발허리관절은 먼쪽발목뼈와 각 발허리뼈의 바닥 사이에서 형성되는 관절이다.

나) 발목발허리관절 중 첫째 쐐기뼈와 첫째 발허리뼈 사이에서 형성되는 첫째 발목발허리관절은 독립된 관절주머니를 가진다. 반면, 나머지 발목발허리관절은 하나의 공동 관절주머니로 싸여 있으며 관절의 운동 범위는 제한적이다.

9) 발허리뼈사이관절: 발허리뼈사이관절은 각 발허리뼈의 바닥이 이웃하는 발허리뼈와 이루는 관절이다. 이 관절은 제한된 움직임을 가지며 해부학적으로 반관절에 해당한다.

10) 발허리발가락관절: 발허리발가락관절은 5개의 발허리뼈머리와 5개의 발가락뼈 바닥 사이에서 형성되는 관절이다. 이 관절은 굽힘, 폄, 벌림, 모음 등의 움직임을 가능하게 한다.

11) 발가락뼈사이관절: 발가락뼈사이관절은 각 발가락의 첫마디뼈, 중간마디뼈, 끝마디뼈 사이에 형성되는 경첩

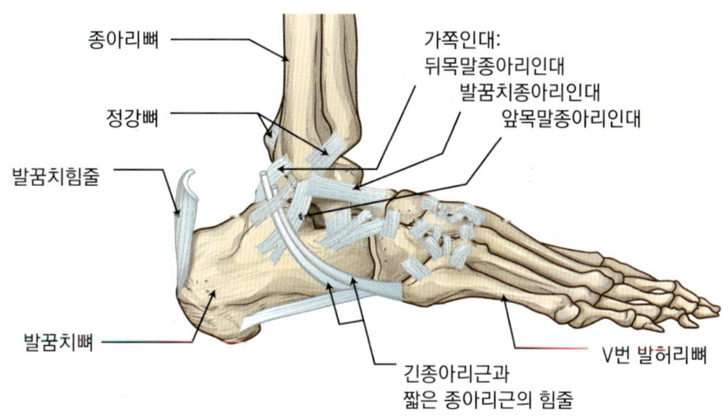

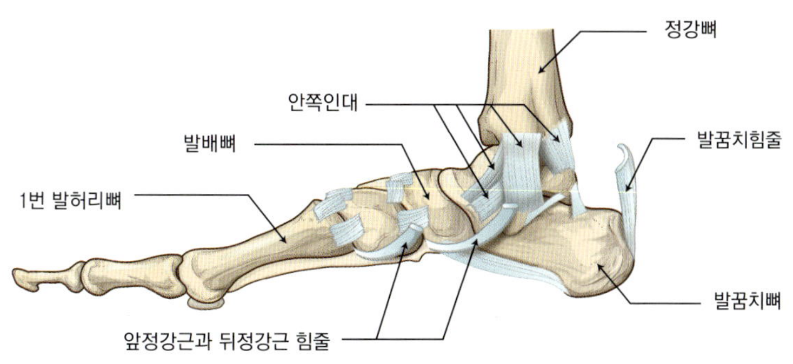

그림 1-4-15 발목관절

관절이다. 엄지발가락의 경우 중간마디뼈가 없어 하나의 발가락뼈사이관절만 존재한다. 이 관절은 굽힘과 폄 운동만 허용된다(그림 1-4-15).

5
근육계통

1. 근육의 개요

근육은 수축력을 이용하여 움직임을 발생시키는 인체의 필수적인 구조이다. 인체에는 약 650개 이상의 근육이 존재하며 이는 체중의 약 40-45%를 차지한다. 이러한 근육들은 몸 전체의 움직임을 담당한다. 근육은 걷기, 달리기 등 의지적으로 조절되는 움직임뿐만 아니라 심장박동과 같은 불수의적 움직임도 가능하게 한다. 또한 근육은 인체의 모양과 형태를 유지하는 데 이바지하며 에너지를 소비하여 열을 생산함으로써 체온 유지에도 중요한 역할을 한다.

2. 근육의 종류

가. 뼈대근육

뼈대근육은 힘줄과 근막을 통해 뼈에 부착되며 운동신경의 지배를 받아 의지대로 움직일 수 있는 맘대로근육이다. 조직학적으로는 근섬유 내에 규칙적인 가로무늬가 나타나는 가로무늬근육이다. 뼈대근육은 주로 신체의 움직임을 담당하며 관절을 중심으로 수축과 이완을 반복하여 다양한 운동을 가능하게 한다.

나. 심장근육

심장근육(cardiac muscle)은 심장벽을 구성하는 근육으로, 조직학적으로는 뼈대근육과 유사하게 가로무늬를 가지지만 의지와 관계없이 움직이는 제대로근육(involuntary muscle)이다. 심장근육 세포들은 사이원반을 통해 서로 연결되어 있으며 이 구조는 전기적 흥분의 전달을 원활하게 하여 한 부위에서 발생한 활동전압이 심장 전체로 빠르게 퍼질 수 있도록 한다. 이러한 특성으로 심장은 자율적으로 규칙적인 수축을 유지한다.

표 1-5-1. 근육의 분류 및 특징

분포	무늬	운동조절	신경지배	세포핵의 수
뼈 및 관절	가로무늬	맘대로	운동신경	다수
심장	가로무늬	제대로	자율신경	1–2개
속빈장기 혈관	민무늬	제대로	자율신경	1개

다. 내장근

내장근(visceral muscle)은 위, 창자, 자궁, 방광, 요관, 혈관 등 속이 빈 장기의 벽을 구성하는 근육이다. 대부분의 속빈장기 벽을 이루는 내장근은 두 층으로 구성된다. 바깥층은 장축 방향으로 길게 배열된 세로근(longitudinal muscle)이며 내층은 장축에 직각으로 배열된 원형근(circular muscle)이다. 내장근은 제대로근(involuntary muscle)으로 자율신경계의 지배를 받아 의지와 관계없이 수축과 이완을 반복하여 장기의 내용물을 이동시키거나 배출하는 기능을 수행한다.

3. 근육의 용어

- 이는 곳(origin): 근육의 움직임이 적고 상대적으로 고정된 부착 부위이다.
- 닿는 곳(insertion): 근육의 움직임이 많고 상대적으로 이동하는 부착 부위이다.
- 힘살(belly): 근육 수축이 일어나는 주된 중간 부위로 근육의 가장 부피가 크고 활동성이 높은 부분이다.
- 근육내막(endomysium): 각각의 근육섬유를 싸고 있는 결합조직의 막이다.
- 근육다발막(perimysium): 여러 개의 근육섬유를 한데 모아 싸는 막이다.
- 근육외막(epimysium): 여러 개의 근육다발을 한꺼번에 싸는 두꺼운 막이다.
- 근막(fascia): 개별 근육의 표면 또는 근육군 전체를 싸는 결합조직의 막으로 근육을 지지하고 보호하는 역할을 한다.
- 힘줄(tendon): 근육의 이는 곳이나 닿는 곳에서 근육을 뼈의 골막에 단단히 고정하는 결합조직이다.
- 널힘줄(aponeurosis): 넓고 평평한 띠 모양을 이루는 힘줄의 한 형태로 넓은 면적에 걸쳐 근육의 힘을 전달한다.
- 주작용근(prime mover): 특정 움직임을 주도적으로 일으키는 근육이다.
- 보조근(assistant mover): 주작용근의 움직임을 보조하거나 보완하는 근육이다.
- 협동근(synergist): 주작용근과 함께 동시에 수축하여 보다 정확하고 안정적인 운동이 일어나도록 돕는 근육이다.
- 대항근(antagonist): 주작용근과 반대 방향으로 작용하여 움직임의 균형과 조절을 담당하는 근육이다.
- 등장력수축(isotonic contraction): 근육의 긴장도는 일정하게 유지되면서 근육의 길이가 짧아져 실제 움직임

이 발생하는 수축이다.

- 등척수축(isometric contraction): 근육의 긴장도는 증가하지만, 근육의 길이가 변하지 않아 관절의 움직임이 없는 수축이다.

4. 골격근육의 구조

가. 골격근육의 육안적인 형태

1) 방추근(fusiform muscle): 힘살이 굵고 양 끝에 힘줄이 있는 전형적인 근육이다.
2) 깃근육(bipennate muscle): 새 깃털 모양으로 중심힘줄을 기준으로 양쪽에 근섬유가 대칭적으로 배열된 근육이다.
3) 두갈래근(biceps): 두 개의 이는 곳(origin)을 가진 근육이다.
4) 세갈래근(triceps): 세 개의 이는 곳을 가진 근육이다.
5) 네갈래근(quadriceps): 네 개의 이는 곳을 가진 근육이다.
6) 톱니근(serrated muscle): 근육의 부착 부위가 톱니 모양으로 배열된 근육이다.
7) 두힘살근(digastric muscle): 두 개의 힘살(belly)을 가진 근육이다.
8) 세모근(deltoid muscle): 삼각형 모양의 근육이다.
9) 네모근(quadrate muscle): 사각형 모양을 가진 근육이다.
10) 마름근(rhomboid muscle): 마름모꼴 형태의 근육이다.
11) 둘레근(circular muscle): 원형으로 배열되어 구멍을 둘러싸고 조이는 역할을 하는 근육이다(그림 1-5-1).

나. 뼈대근육의 현미경적 형태

1) 근육원섬유마디: 근육원섬유의 수축을 담당하는 기본 단위로 Z선과 Z선 사이에 있다. 수축 시 근육의 길이 변화가 이 구조에서 일어난다.

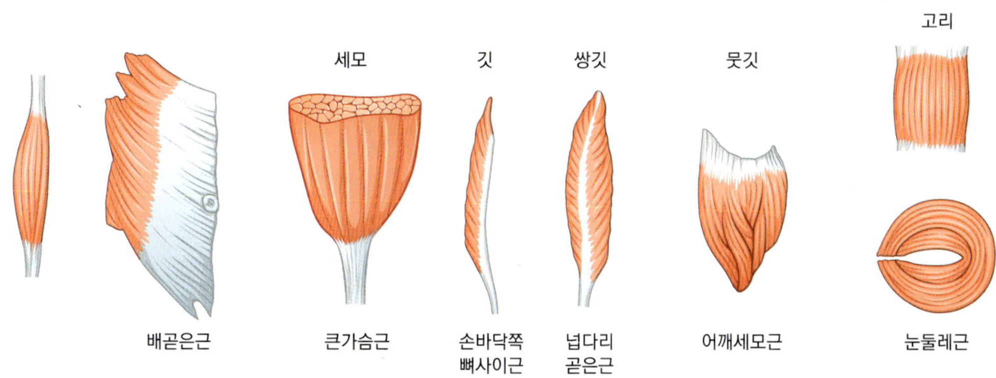

그림 1-5-1 근육다발의 방향에 따른 근육의 분류. 근육다발은 각 삽화에서 가시적인 입자로 되어 있다.

2) 세동이(triad): 가로세관과 그 양쪽에 있는 두 개의 종말수조로 구성된다.

  - 가로세관: 근형질막이 관 모양으로 함몰되어 근육섬유 내부로 들어간 구조로 활동전위가 근육세포 내부로 전달되는 통로 역할을 한다.

  - 종말수조: 근육세포질그물이 근육원섬유에 평행하게 주행하다가 가로세관의 양쪽에서 팽대된 부위로 칼슘 저장과 방출을 담당한다.

3) 근잔섬유(myofilament): 근육의 수축을 일으키는 액틴과 미오신으로 구성된 섬유이다.

  - 마이오신잔섬유: 굵은 필라멘트로 미오신 단백질로 구성된다.

  - 액틴잔섬유: 가는 필라멘트로 액틴, 트로포닌, 트로포미오신으로 이루어진다.

4) 밝은띠: 근절에서 밝게 보이는 부분으로 액틴잔섬유만 존재하는 영역이다.

  Z선: I띠 중앙에 있는 어두운 선으로 인접한 근육원섬유마디를 구분하는 경계이다.

5) 어두운띠: 근절에서 어둡게 보이는 부분으로 액틴과 미오신잔섬유가 겹쳐 있는 영역이다.

  - H띠: A띠 중앙부의 밝은 부분으로 액틴잔섬유가 없는 구간이다.

  - M선: H띠 중앙에 위치하는 막 모양의 어두운 선으로 미오신잔섬유가 서로 연결되어 형성된다(그림 1-5-2).

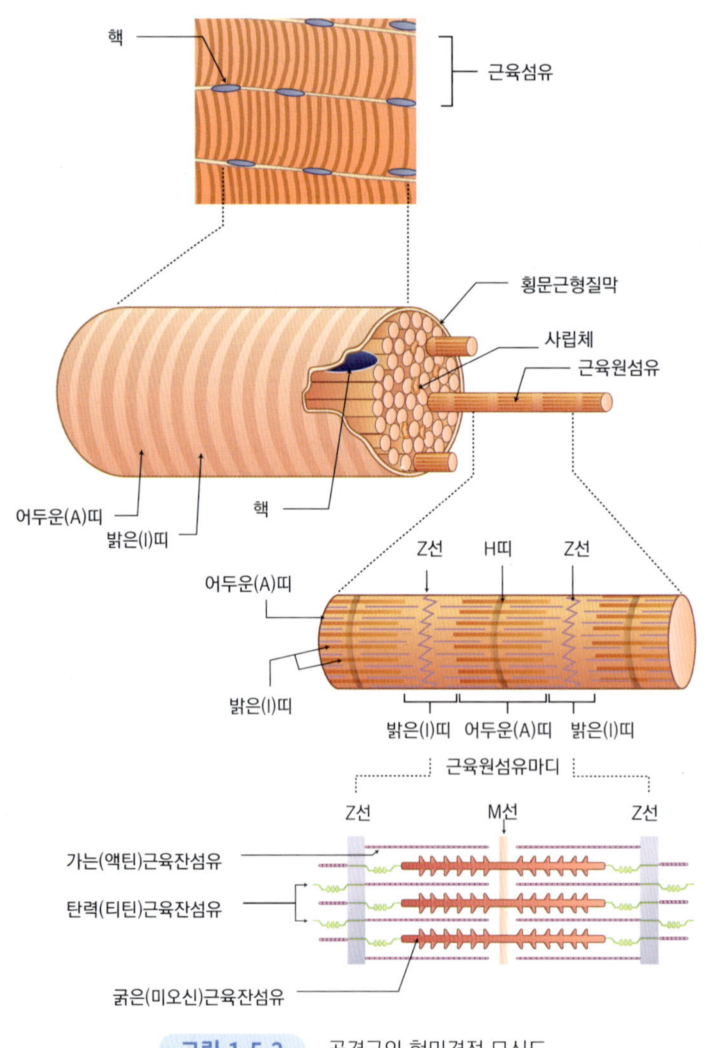

그림 1-5-2   골격근의 현미경적 모식도

다. 뼈대근육의 신경지배

뼈대근육은 다른 근육과 달리 운동단위 단위로 수축하며 운동신경과 감각신경의 지배를 받는다. 여기서 운동단위란 하나의 운동신경이 지배하는 여러 개의 근섬유를 의미한다. 한 개의 운동신경섬유가 지배하는 근섬유의 수를 신경지배비라 한다. 신경지배비는 근육의 기능에 따라 다르게 나타난다. 손과 같이 섬세하고 빠른 움직임이 필요한 근육에서는 신경지배비가 낮으며 몸통과 자세 유지에 관여하는 근육에서는 신경지배비가 높다.

5. 근육의 질환

가. 근피로

근피로(muscle fatigue)는 무산소성 에너지 대사의 부산물인 젖산이 근육 내에 축적되어 발생한다. 젖산은 근육에서 생성되어 혈류로 방출된다. 그러나 과도한 운동이 지속되면 젖산의 혈중 농도가 증가하고 근육 내에도 젖산이 축적되어 근수축을 방해하여 이로 인해 근피로가 발생하며 심한 경우 근연축(muscle spasm)으로 이어진다.

나. 근위축

근위축(muscular atrophy)은 근육섬유 수의 감소와 각 근육섬유 크기의 감소 그리고 최종적으로 근육조직이 섬유성 조직으로 대체되는 과정을 의미한다. 근섬유의 감소에 따라 근수축력이 감소하고 지구력이 저하된다. 근위축의 가장 흔한 원인은 노화이며 이 외에도 신경 자극의 감소, 근육 자체의 유전적 질환, 대사성 질환 등이 원인으로 작용한다.

다. 근긴장도

근긴장도(muscle tone)는 근육이 기능하기 위해 평상시 약간 수축한 상태로 유지되어, 자극 시 즉시 수축할 수 있는 준비가 되어 있는 상태를 의미한다. 근긴장도는 중추신경계의 지속적인 자극으로 조설되며 석설한 영양 섭취와 규칙적인 운동을 통해 유지되고 강화된다.

라. 근과도긴장

근과도긴장(muscle strain)는 근육이 과도하게 신전 되거나 부분적으로 또는 완전히 찢어진 상태를 의미한다. 지나치게 무거운 물건을 들거나 잘못된 자세와 방법으로 물체를 들어 올릴 때 근육에 과부하가 가해져 발생한다. 근과도긴장은 갑작스러운 움직임, 반복적인 사용, 외부 충격 등으로도 유발되며 통증, 부기, 기능 제한 등의 증상이 동반된다.

마. 섬유근통

섬유근통은 특정 부위에 3개월 이상 지속되는 만성적인 근육통과 압통을 특징으로 하는 질환이다. 명확한 원인은 밝혀지지 않았으며 중추신경계의 통증 조절 이상, 신경전달물질의 불균형, 스트레스, 수면 장애 등이 주요 원인으로 제시된다. 병태생리학적으로는 근세포막의 비후보다는 통증 민감도의 증가와 중추신경계의 과민 반응이 주된 기전으로 보고된다.

바. 기운목

기운목은 주로 등세모근과 목빗근의 과도한 긴장 또는 경련으로 인해 목이 한쪽으로 기울거나 돌아가는 상태를 의미한다. 이는 선천성, 후천성, 외상성, 신경학적 원인 등 다양한 원인에 의해 발생할 수 있다. 치료는 원인에 따라 달라지며 일반적으로 긴장된 근육을 이완시키기 위한 물리치료와 스트레칭이 권장된다. 또한, 필요시 보툴리눔 독신(보톡스) 주사를 통해 근육의 긴장을 완화하거나 증상이 심할 경우 수술적 치료가 고려될 수 있다.

사. 근디스트로피

근디스트로피는 유전적인 원인으로 근세포가 점차 약해지고 퇴화하는 질환이다. 이로 인해 근육이 점차 약화하며 말기에는 호흡근, 특히 가로막 근육의 근위축이 발생하여 호흡곤란을 초래할 수 있다. 근디스트로피의 종류에 따라 증상의 진행 속도와 영향을 받는 근육이 달라지며 치료는 증상의 완화와 진행 속도를 늦추는 데 초점을 맞춘다.

아. 중증근무력증

중증근무력증(myasthenia gravis)은 근육과 신경의 접합 부위에서 아세틸콜린 수용체가 파괴되는 자가면역질환이다. 이 만성질환은 주간 활동 중에 증상이 약화하며 휴식을 취하면 증상이 완화되는 특징이 있다. 주요 증상은 주로 눈, 얼굴, 인두, 호흡에 관련된 근육의 약화로 특히 눈꺼풀 처짐과 복시, 발음 및 삼키는 데 어려움을 겪을 수 있다.

6. 근육의 각론

가. 머리의 근육

머리의 근육은 표정에 관여하는 얼굴근육, 음식을 씹는 씹기근육, 눈을 움직이는 눈 주위 근육, 혀를 움직이는 혀근육 등이 있다. 이러한 근육들은 각각 중요한 기능을 수행하며 대표적인 근육은 다음과 같다:

1) 얼굴근육: 표정을 짓는 데 중요한 역할을 하며 예를 들어 미소 짓거나 찡그리는 움직임을 담당한다(표 1-5-2)(그림 1-5-3).

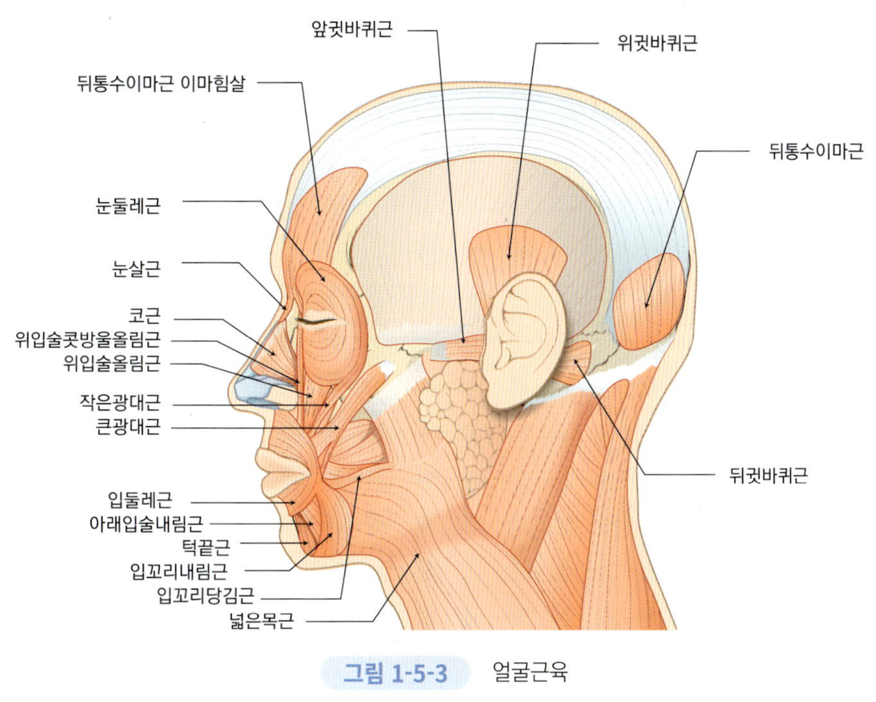

그림 1-5-3 얼굴근육

표 1-5-2. 얼굴근육

근육명	이는 곳	닿는 곳	신경지배	주작용
후두전두근(Occipitofrontal)	머리덮개널힘줄	이마의 피부	얼굴신경	이마에 주름을 잡는다, 눈썹을 올린다
측두두정근(Temporoparietalis)	후두골	머리덮개널힘줄	얼굴신경	머리덮개널힘줄의 긴장을 유지한다
눈둘레근(Orbicularis oculi)	전두골, 위턱뼈	안와의 피부	얼굴신경	눈을 감는다
입둘레근(Orbicularis oris)	입술의 피부	입주위 피부	얼굴신경	입을 닫거나 내민다

2) 씹기근육: 음식을 씹는 데 필요한 근육으로, 주요 근육에는 깨물근(masseter muscle)과 측두근이 있다(표 1-5-3).

3) 눈 주위 근육: 눈의 움직임을 담당하는 근육으로 눈을 감거나 눈을 움직일 수 있게 한다. 예를 들어, 눈둘레근은 눈을 감는 역할을 한다(표 1-5-4)(그림 1-5-4).

4) 혀근육: 혀를 움직여 음식물을 처리하고 말하는 데 중요한 역할을 한다. 대표적인 근육은 혀밑근과 턱끝혀근이다.

나. 목의 근육

목의 근육은 목의 앞쪽에서 목뿔뼈나 방패연골을 움직이는 목뿔위근육, 목뿔아래근육과 목을 굽히거나 회전시키는 얕은목근, 목을 굽히거나 가쪽굽힘을 조절하는 깊은목근, 목의 뒤쪽에서 등으로 연결되어 목의 폄을 일으키는 뒤목근 등이 있다.

표 1-5-3. 씹기근육

근육명	이는 곳	닿는 곳	신경지배	주작용
측두근(Temporalis)	측두와	아래턱뼈	아래턱신경	아래턱뼈를 위, 뒤로 당긴다
깨물근(Masseter)	광대활	아래턱뼈	아래턱신경	아래턱뼈를 위, 앞으로 당긴다

표 1-5-4. 눈주위근육

근육명	이는 곳	닿는 곳	신경지배	주작용
위곧은근(Superior rectus)	시각신경관 주위의 힘줄고리	공막의 위 · 앞쪽 부분	눈돌림신경	안구를 위로 당기거나 모음 또는 안쪽돌림
아래곧은근(Inferior rectus)	시각신경관 주위의 힘줄고리	공막의 아래 · 앞쪽 부분	눈돌림신경	안구를 밑으로 당기거나 모음 또는 가쪽돌림
안쪽곧은근(Medial rectus)	시각신경관 주위의 힘줄고리	공막의 앞 · 안쪽 부분	눈돌림신경	안구모음
아래빗근(Inferior oblique)	코눈물관 가쪽	위 · 가쪽곧은근 사이의 공막	눈돌림신경	안구를 위로 당기거나 벌림 또는 가쪽돌림
가쪽곧은근(Lateral rectus)	시각신경관 주위온 힘줄고리	공막 가쪽부분	갓돌림신경	안구벌림

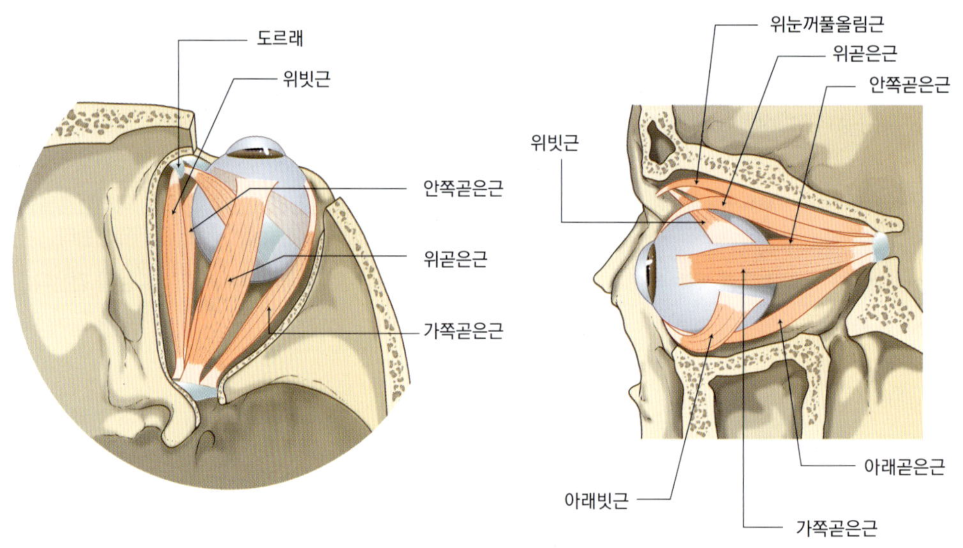

그림 1-5-4　　안구의 근육

1) 얕은목근: 이 근육들은 주로 목을 굽히거나 회전시키는 데 관여한다. 예를 들어, 목을 좌우로 돌리거나 숙일 때 사용되는 근육들이다(표 1-5-5).
2) 깊은목근: 깊은목근은 목의 움직임을 더 정교하게 조절하며 목의 가쪽 굽힘과 같은 복잡한 움직임을 담당한다. 이 근육들은 더욱 깊은 층에 위치하여 안정적이고 세밀한 기능을 한다(표 1-5-6)(그림 1-5-5).

표 1-5-5. 얕은 목근

근육명	이는 곳	닿는 곳	신경지배	주작용
넓은목근 (Platysma)	목과 가슴 근막	아래턱뼈	얼굴신경	목피부의 긴장
목빗근 (Sternocleidomastoid)	복장뼈 앞면 빗장뼈 안쪽 1/3	측두골 꼭지돌기	더부신경 C2–C3	양쪽 작용: 목 굽힘 한쪽 작용: 반대쪽 얼굴회전

표 1-5-6. 깊은목근

근육명	이는 곳	닿는 곳	신경지배	주작용
목긴근 (Longus colli)	목뼈 몸통	아래 목뼈 몸통이나 가로돌기	목신경(C2~C6)	양쪽 작용: 목 굽힘 한쪽 작용: 같은 쪽으로 가쪽굽힘
앞목갈비근 (Anterior scalene)	3~6 목뼈 가로돌기	첫째 갈비뼈	목신경(C3~C6)	첫째갈비뼈 올림
중간목갈비근 (Middle scalene)	모든 목뼈 가로돌기	첫째 갈비뼈	목신경(C2~C7)	첫째갈비뼈 올림
뒤목갈비근 (Posterior scalene)	5 · 7 목뼈 가로돌기	둘째 갈비뼈	목신경(C4~C6)	둘째갈비뼈 올림

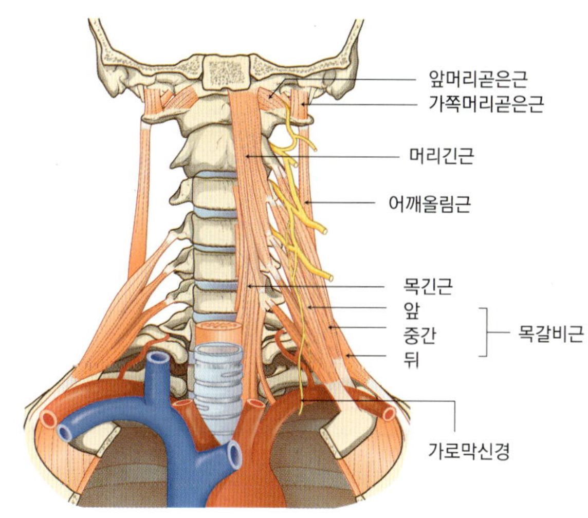

그림 1-5-5   목근육. 목신경얼기에 의하여 지배되는 척추앞근육과 척추가쪽근육

다. 가슴근육

가슴근육은 얕은 곳에 있어 주로 팔의 움직임을 조절하는 얕은가슴근과 가슴우리의 크기를 조절하여 호흡을 관장하는 깊은가슴근이 있다.

1) 얕은가슴근: 얕은가슴근은 팔의 움직임을 지원하는 근육으로 팔을 들어 올리거나 가슴을 펼 때 관여한다(표 1-5-7).

표 1-5-7. 얕은가슴근

근육명	이는 곳	닿는 곳	신경지배	주작용
큰가슴근(Pectoralis major)	빗장뼈 안쪽 복장뼈 앞면	위팔뼈	안·가쪽가슴신경	위팔의 굽힘, 모음
작은가슴근(Pectoralis)	3~5	어깨뼈 부리돌기	안쪽가슴신경	어깨뼈를 앞·아래로
앞톱니근(Serratus)	1~8	어깨뼈	긴가슴신경	어깨뼈를 가슴우리에

표 1-5-8. 깊은가슴근

근육명	이는 곳	닿는 곳	신경지배	주작용
바깥갈비사이근(External intercostalis)	갈비뼈 아래	바로 아래 갈비뼈 위 모서리	갈비사이신경	갈비뼈 올림, 가슴 크기 증가
속갈비사이근(Internal intercostalis)	갈비뼈 아래	바로 위 갈비뼈 위 모서리	갈비사이신경	갈비뼈 내림, 가슴 크기 감소
맨속갈비사이근(Innermost intercostalis)	갈비뼈 아래	바로 위 갈비뼈 위 모서리	갈비사이신경	갈비뼈 내림, 가슴 크기 감소

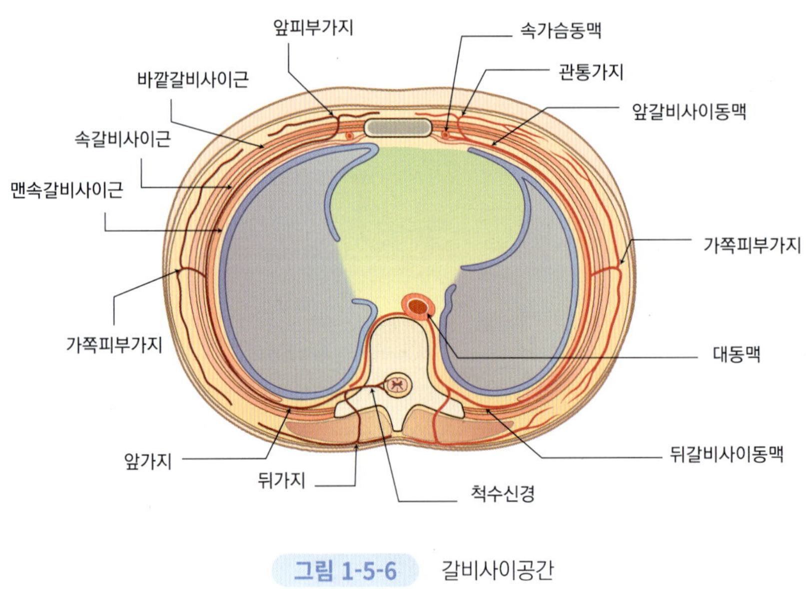

그림 1-5-6　갈비사이공간

2) 깊은가슴근: 깊은가슴근은 가슴의 확장과 수축을 통해 호흡에 필수적인 역할을 하며 가슴우리의 크기를 조절한다(표 1-5-8)(그림 1-5-6).

라. 등의 근육

등의 근육은 몸의 뒤쪽에서 시작하여 엉치뼈나 꼬리뼈까지 길게 세로로 주행하는 근육으로 팔의 운동과 관련이 있는 얕은 등 근육과 척추를 펴는 깊은 등 근육으로 나눌 수 있다.

1) 얕은 등 근육: 얕은 등 근육은 팔과 어깨 운동을 담당하며 등과 어깨를 움직이는 데 관여한다(표 1-5-9).
2) 깊은 등 근육: 깊은 등 근육은 척추를 세우고 안정화하는 중요한 역할을 하며 척추의 폄과 회전을 일으킨다. 이 근육들은 척추의 올바른 자세를 유지하고 몸을 지탱하는 데 필수적이다(표 1-5-10)(그림 1-5-7).

깊은등근은 척주세움근(erector spinae)이라고도 하며 등 뒤쪽에서 머리 쪽에서 꼬리 쪽으로 세 줄로 주행한다. 이 근육에는 가쪽에 있는 엉덩갈비근, 중간의 가장긴근, 안쪽의 가시근 등이 있다. 깊은등근은 주로 척주의 폄과 돌림 운동을 일으키며 척추를 세우고 안정화하는 중요한 역할을 한다.

표 1-5-9. 얕은 등근육

근육명	이는 곳	닿는 곳	신경지배	주작용
등세모근 (Trapezius)	후두골의 목덜미인대 등뼈 가시돌기	빗장뼈 가쪽 1/3 어깨뼈 가시 어깨뼈 봉우리	더부신경 3~4 목신경	어깨뼈의 올림, 모음, 내림
어깨올림근 (Levator scapula)	1~4 목뼈의 가로돌기	어깨뼈 위각	등쪽어깨신경 (C4~C5)	어깨뼈 올림
큰마름근 (Rhomboid major)	2~5 등뼈의 가시돌기	어깨뼈 안쪽모서리 아래쪽	등쪽어깨신경 (C4~C5)	어깨뼈의 올림과 모음
작은마름근 (Rhomboid minor)	목덜미인대 C7~T1 가시돌기	어깨뼈 안쪽모서리 위쪽	등쪽어깨신경 (C4~C5)	어깨뼈의 올림과 모음

표 1-5-10. 깊은 등근육

근육명	이는 곳	닿는 곳	신경지배	주작용
엉덩갈비근 (Iliocostalis)	엉덩뼈능선 갈비뼈각	위쪽의 갈비뼈각	척수신경 뒤가지	양쪽 작용: 척주의 폄 한쪽 작용: 척주의 가쪽굽힘
가장긴근 (Longissimus)	허리뼈, 등뼈의 가로돌기	위쪽의 가로돌기	척수신경 뒤가지	양쪽 작용: 척주의 폄 한쪽 작용: 척주의 가쪽굽힘
가시근 (Spinalis)	허리뼈, 등뼈의 가시돌기	위쪽의 가로돌기	척수신경 뒤가지	양쪽 작용: 척주의 폄 한쪽 작용: 척주의 가쪽굽힘

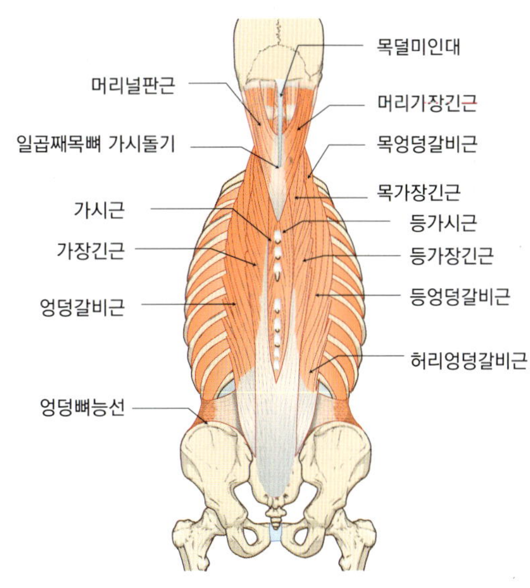

그림 1-5-7   등근육. 등근육의 깊은무리-척주세움근

마. 배의 근육

　배의 근육은 가슴과 배를 나누는 가로막과 척추세움근에 대항하는 앞쪽과 가쪽 근육으로 구성된다(표 1-5-11)(그림 1-5-8).

표 1-5-11. 배의 근육

근육명	이는 곳	닿는 곳	신경지배	주작용
가로막(Diaphragm)	가슴아래문 모서리	중심널힘줄	가로막신경(C3~C5 앞가지)	가슴우리 팽창
배곧은근(Rectus abdominis)	두덩뼈능선 두덩결절	5~7 갈비연골, 칼돌기	7~12 갈비사이 신경	척주의 굽힘
배바깥빗근(Extenal abdominal oblique)	5~12 갈비뼈 가쪽	엉덩뼈 능선의 앞쪽 1/2	7~12 갈비사이 신경	척주의 굽힘과 돌림
배속빗근(Internal abdominal oblique)	엉덩뼈능선, 등허리근막	8~12 갈비뼈의 아래 모서리	7~12 갈비사이 신경	척주의 굽힘과 돌림

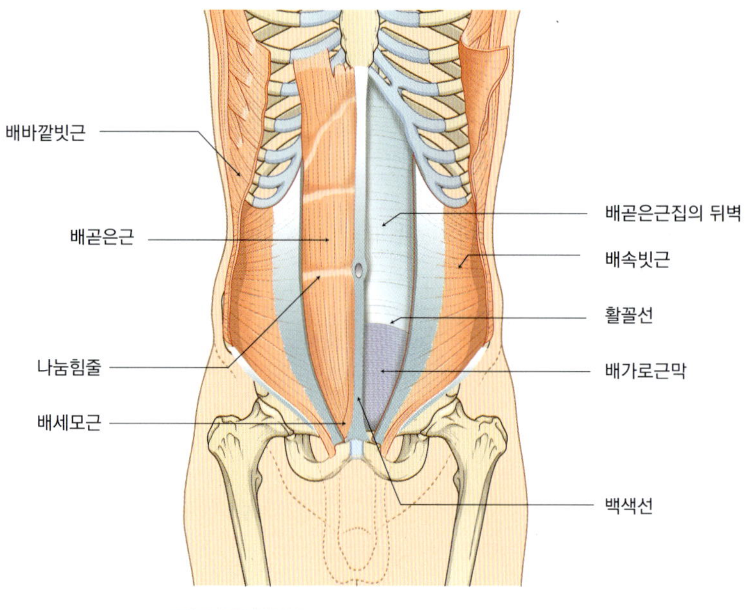

그림 1-5-8　　배근육. 배곧은근과 배세모근

바. 골반가로막과 회음의 근육

　회음(perineum)은 음부와 항문 사이를 말하며 남성과 여성 간에 차이가 있다. 남성에서의 회음은 음낭과 항문 사이를 의미하지만, 여성에서는 질천장의 후면과 항문 사이를 뜻한다. 골반가로막은 배골반 안의 내장을 지탱하고 있다. 회음은 골반의 출구를 의미하며 앞쪽의 비뇨생식가로막에는 요도와 질이 개구하고 뒤쪽의 항문 삼각에는 항문이 개구하고 있다.

사. 어깨의 근육

어깨 부위를 덮고 있으며 위팔의 움직임을 관장하는 근육들이다(표 1-5-12)(그림 1-5-9).

표 1-5-12. 어깨의 근육

근육명	이는 곳	닿는 곳	신경지배	주작용
어깨세모근 (Deltoid)	빗장뼈의 가쪽1/3 어깨뼈 봉우리	위팔뼈의 세모근 거친면	겨드랑신경 C5~C6	위팔의 벌림
가시위근 (Supraspinatus)	어깨뼈의 가시위오목	위팔뼈의 큰결절 위쪽	어깨위신경 C5~C6	위팔의 초기 벌림
가시아래근 (Infraspinatus)	어깨뼈의 가시아래오목	위팔뼈의 큰결절 중간	어깨위신경 C5~C6	위팔의 가쪽돌림
작은원근 (Teres minor)	어깨뼈의 가쪽모서리	위팔뼈의 큰결절 아래	겨드랑신경 C5~C6	위팔의 가쪽돌림

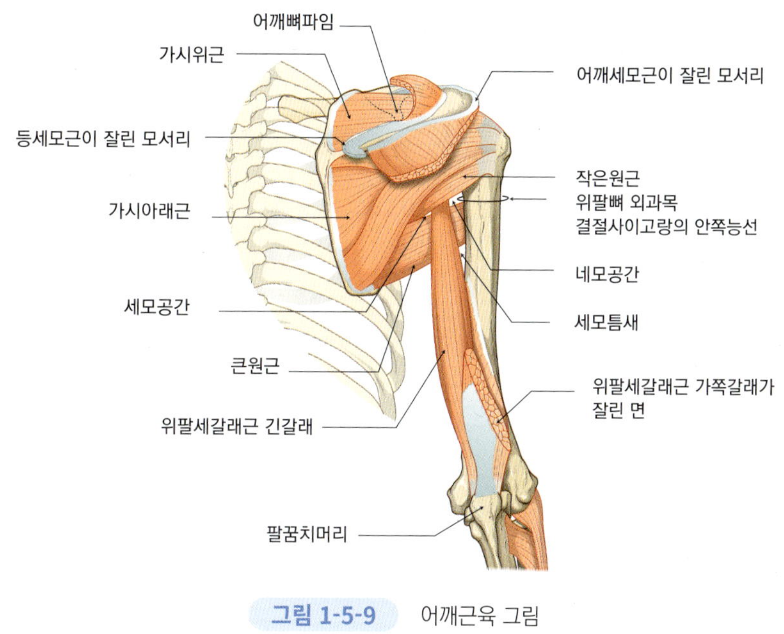

그림 1-5-9 어깨근육 그림

아. 위팔의 근육

위팔의 근육은 팔꿈치 관절의 운동에 관여하는 근육들이다(표 1-5-13)(그림 1-5-10).

표 1-5-13. 위팔의 근육

근육명	이는 곳	닿는 곳	신경지배	주작용
위팔두갈래근(Biceps brachii)	긴갈래: 어깨뼈 관절오목위결절 짧은갈래: 어깨뼈 부리돌기 꼭지	노뼈거친면	근육피부신경 C5~C6	아래팔의 굽힘 아래팔의 뒤침
위팔근(Brachialis)	위팔뼈 앞면	자뼈의 갈고리돌기 자뼈 거친면	근육피부신경 C5~C6	아래팔의 굽힘
위팔세갈래근(Triceps brachii)	긴갈래: 어깨뼈 관절오목아래결절 가쪽갈래, 안쪽갈래: 위팔뼈 뒷면	자뼈의 팔꿈치머리	노신경 C6~C8	아래팔의 폄

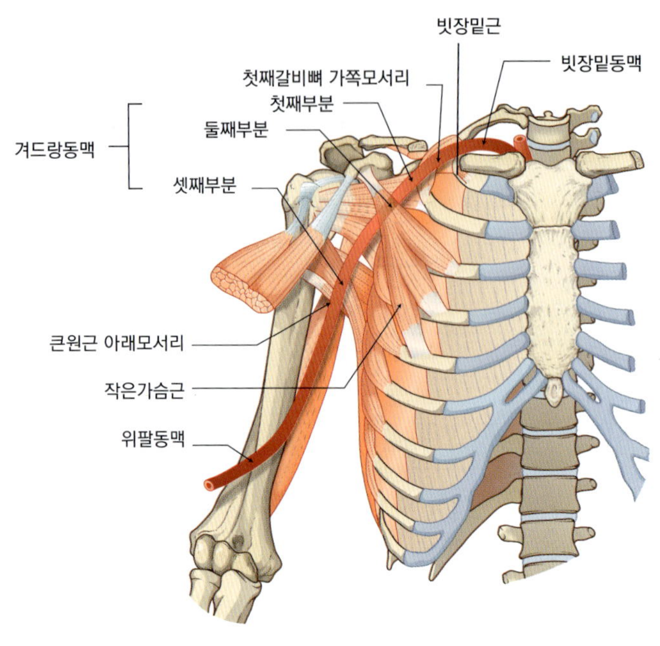

그림 1-5-10　위팔의 근육과 겨드랑동맥

자. 아래팔의 근육

　　아래팔의 근육은 손목의 굽힘과 엎침을 관장하는 앞안쪽 근육과 손목의 폄을 관장하는 뒤가쪽 근육으로 나눌 수 있다.

1) 앞안쪽 근육은 손목의 굽힘과 엎침을 주로 담당하는 근육들로 아래팔의 앞쪽에 있다(표 1-5-14).
2) 뒤가쪽 근육은 손목의 폄과 뒤침을 주로 담당하는 근육들로 아래팔의 뒤쪽에 있다(표 1-5-15)(그림 1-5-11).

표 1-5-14. 앞안쪽근육

근육명	이는 곳	닿는 곳	신경지배	주작용
원엎침근(pronator teres)	위팔뼈의 안쪽위관절융기	노뼈 가쪽 중앙부	정중신경 C6~C7	아래팔의 엎침 아래팔의 굽힘
긴손바닥근(palmaris longus)	위팔뼈의 안쪽위관절융기	손바닥널힘줄	정중신경 C7~C8	손목의 굽힘
얕은손가락굽힘근 (flexor digitorum superficialis)	위팔뼈의 안쪽위관절융기	2~5번 손가락 중간 마디뼈 바닥	정중신경 C8~T1	2~5번 손가락 몸쪽 손가락뼈 사이관절 굽힘

표 1-5-15. 뒤가쪽근육

근육명	이는 곳	닿는 곳	신경지배	주작용
손가락폄근 (extensor digitorum)	위팔뼈의 가쪽위관절융기	2~4번 중간마디뼈 등쪽	뒤뼈사이신경 C7~C8	2~4번 손가락의 폄 손목의 폄
손뒤침근 (supinator)	위팔뼈의 가쪽위관절융기	노뼈의 가 · 위쪽	뒤뼈사이신경 C6~C7	아래팔의 뒤침
긴엄지벌림근 (abductor pollicis longus)	자뼈의 뒷면 뼈사이막	첫째손허리뼈 바닥	뒤뼈사이신경 C7~C8	엄지 벌림
짧은엄지폄근 (extensor pollicis brevis)	노뼈의 뒷면 뼈사이막	엄지첫마디뼈 바닥 등쪽	뒤뼈사이신경 C7~C8	엄지 첫마디뼈 폄
긴엄지폄근 (extensor pollicis longus)	자뼈의 뒷면 뼈사이막	엄지끝마디뼈 바닥 등쪽	뒤뼈사이신경 C7~C8	엄지 끝마디뼈 폄

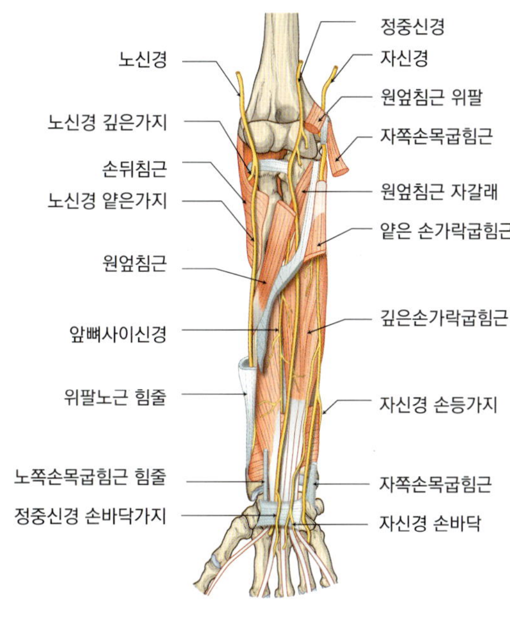

그림 1-5-11 아래팔 앞칸의 근육과 신경

차. 손의 고유 근육

손의 고유 근육은 손가락의 섬세한 운동을 담당하는 근육들로 크게 엄지두덩근육, 새끼두덩근육 그리고 중간 근육으로 구분된다. 엄지두덩근육은 엄지손가락의 움직임을 담당하는 근육들이 위치하며 주로 엄지의 굴곡, 폄, 벌림, 모음 등의 세밀한 운동을 조절하고 새끼두덩근육은 새끼손가락의 움직임을 담당하는 근육들이 위치하며 새끼손가락의 굴곡, 폄, 벌림 등의 운동을 수행한다. 중간 근육은 손바닥 깊숙한 부분에 위치하며 손가락의 세밀한 움직임을 조절하는 근육들이다. 이들 근육은 손가락의 섬세한 움직임을 가능하게 하여 세밀한 작업을 수행할 때 중요한 역할을 한다(표 1-5-16)(그림 1-5-12).

표 1-5-16. 손의 근육

근육명	이는 곳	닿는 곳	신경지배	주작용
엄지맞섬근 (Opponens pollicis)	굽힘근지지띠	첫째손허리뼈 가쪽	정중신경 C8~T1	엄지 안쪽돌림
엄지모음근 (Adductor pollicis)	마름뼈 2~3 손허리뼈	엄지 첫마디뼈 바닥	자신경 C8~T1	엄지의 모음 엄지의 맞섬
벌레근(4개) (Lumbricals)	깊은손가락굽힘 근 힘줄	손가락폄근의 힘줄	정중신경 자신경	2~5번 손가락 첫마디뼈 굽힘, 중간 · 끝마디뼈 폄

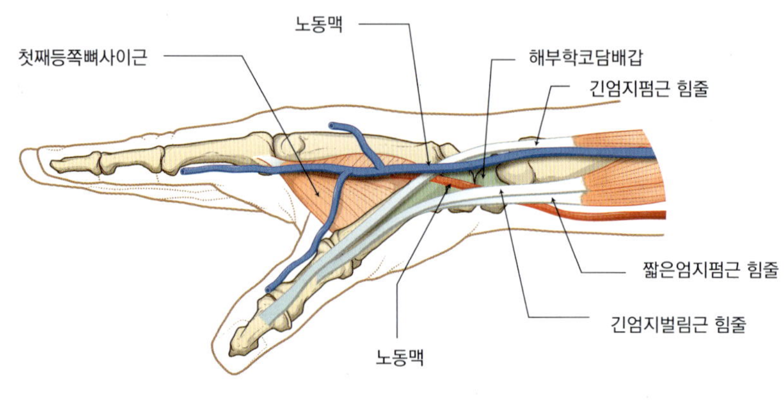

그림 **1-5-12**   해부학코담배갑

카. 골반의 근육

1) 골반 안쪽 근육

골반 안쪽근육은 척추의 몸통과 가로돌기에서 시작하여 엉덩관절의 강력한 굽힘근으로 작용하는 근육들이다. 이들 근육은 공통된 힘줄을 이루어 넓적다리뼈의 위쪽에 부착된다. 주요 근육으로는 엉덩허리근이 있으며 이 근육은 엉덩관절의 굽힘 운동에 중요한 역할을 한다(표 1–5–17).

표 1-5-17. 골반 안쪽 근육

근육명	이는 곳	닿는 곳	신경지배	주작용
큰허리근(Psoas major)	허리뼈의 몸통, 가로돌기	넓적다리뼈 가시돌기	넓적다리신경 L2, L3	넓적다리 굽힘
엉덩근(Iliacus)	엉덩뼈오목 엉덩뼈능선	넓적다리뼈 가시돌기	넓적다리신경 L2, L3	넓적다리 굽힘

2) 골반 가쪽 근육

골반 가쪽 근육은 볼기를 구성하는 근육들로 몸의 균형을 유지하고 넓적다리의 운동을 조절한다. 이 근육들은 주로 넓적다리의 벌림, 회전, 안정성에 중요한 역할을 한다(표 1-5-18)(그림 1-5-13).

표 1-5-18. 골반 가쪽 근육

근육명	이는 곳	닿는 곳	신경지배	주작용
큰볼기근 (gluteus maximus)	엉덩뼈능선 뒤쪽 뒤볼기근선	넓적다리뼈의 볼기근거친면	아래볼기신경 L5~S2	넓적다리의 폄
중간볼기근 (gluteus medius)	엉덩뼈능선 가쪽 뒤볼기근선	넓적다리뼈 큰돌기	위볼기신경 L4~S1	넓적다리의 벌림
궁둥구멍근 (piriformis)	엉치뼈 앞면 엉치결절인대	넓적다리뼈 큰돌기	L5~S2	넓적다리의 가쪽돌림

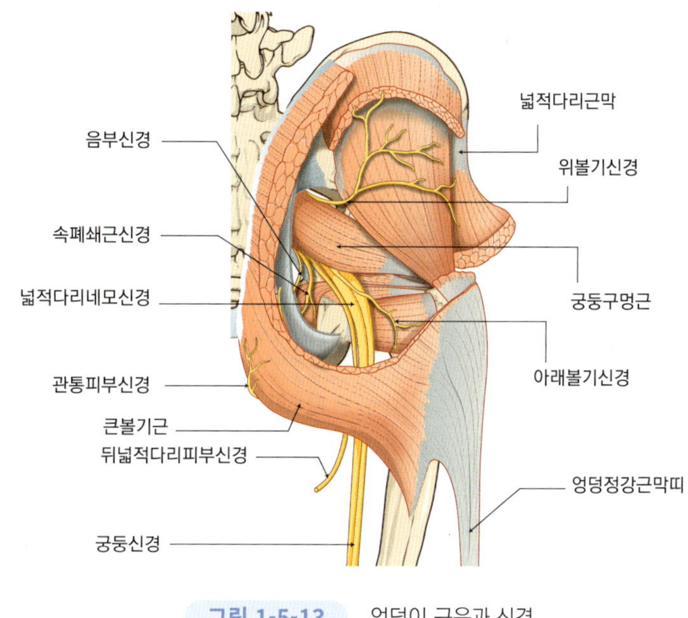

그림 1-5-13　엉덩이 근육과 신경

타. 넓적다리 근육

넓적다리 근육은 크게 세 부분으로 나누어지며 각각은 종아리와 넓적다리의 다양한 운동을 담당한다.

1) 넓적다리 앞쪽 근육

넓적다리 앞쪽 근육은 주로 종아리를 펴는 작용을 한다. 이 부위의 주요 근육은 넓적다리네갈래근(quadriceps femoris)으로 무릎을 폄과 동시에 넓적다리의 일부 굴곡에 관여한다(표 1-5-19).

표 1-5-19. 넓적다리 앞쪽 근육

근육명	이는 곳	닿는 곳	신경지배	주작용
넓적다리곧은근 (Rectus femoris)	아래앞엉덩뼈가시	무릎뼈바닥	넓적다리신경 L2~L4	넓적다리 굽힘 종아리의 폄
안쪽넓은근 (Vastus medialis)	넓적다리뼈돌기 사이선 아래	무릎뼈바닥	넓적다리신경 L2~L4	종아리의 폄
중간넓은근 (Vastus intermedius)	넓다리뼈 몸통 위 · 앞면	무릎뼈바닥	넓적다리신경 L2~L4	종아리의 폄

2) 넓적다리 뒤쪽 근육

넓적다리 뒤쪽 근육은 넓적다리를 피고 종아리를 굽히는 작용을 한다. 이 부위의 주요 근육은 넓적다리뒤근육으로 넓적다리의 굴곡과 종아리의 굽힘에 중요한 역할을 한다(표 1-5-20).

표 1-5-20. 넓적다리 뒤쪽 근육

근육명	이는 곳	닿는 곳	신경지배	주작용
넓적다리두갈래근 (Biceps femoris)	긴갈래: 궁둥뼈거친면 짧은 갈래: 넓적다리뼈 거친선	종아리뼈머리 정강뼈 가쪽 관절융기	궁둥신경 L5~S2	넓적다리 폄 종아리의 굽힘
반힘줄근 (Semitendinosus)	궁둥뼈거친면	정강뼈 위 · 안쪽면	궁둥신경 L2~L4	넓적다리 폄 종아리의 굽힘
반막근 (Emimembranosus)	궁둥뼈거친면	정강뼈 안쪽 관절융기	궁둥신경 L2~L4	넓적다리 폄 종아리의 굽힘

표 1-5-21. 넓적다리 안쪽 근육

근육명	이는 곳	닿는 곳	신경지배	주작용
긴모음근(Adductor longus)	두덩결합 앞면	넓적다리뼈 거친선	폐쇄신경 L2~L4	넓적다리 모음, 굽힘
짧은모음근(Adductor brevis)	두덩뼈아래가지 가쪽면	넓적다리뼈 거친선	폐쇄신경 L2~L4	넓적다리 모음, 굽힘
큰모음근(Adductor magnus)	궁둥뼈가지 두덩뼈가지	넓적다리뼈 거친선	폐쇄신경 궁둥신경	넓적다리 모음, 굽힘

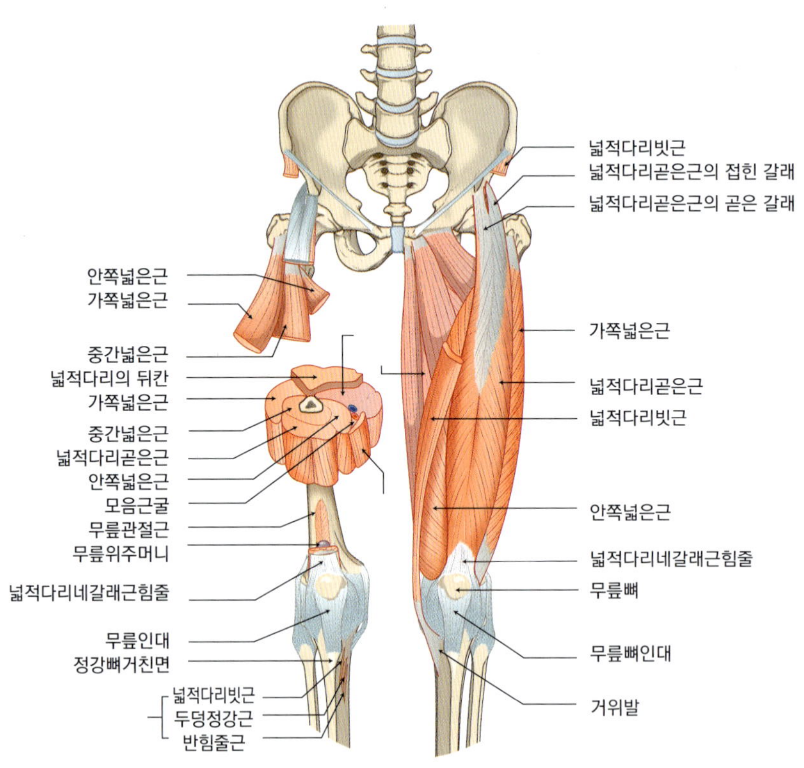

그림 1-5-14   넓적다리 근육

3) 넓적다리 안쪽 근육

넓적다리 안쪽근육은 넓적다리의 모음을 관장하며 다리를 모을 때 중요한 역할을 한다. 주요 근육으로는 모음근이 있으며 넓적다리의 안쪽을 따라 위치한다(표 1-5-21)(그림 1-5-14).

파. 종아리의 근육

종아리의 근육은 정강뼈와 종아리뼈를 연결하는 뼈사이막과 종아리뼈에서 기원하는 앞·뒤 결합조직 사이막에 의해 앞, 뒤, 가쪽 부분의 세 개의 영역으로 나뉜다.

1) 종아리 앞 근육

종아리 앞근육은 발의 등쪽굽힘을 관장하는 근육들로 발목과 발의 움직임을 제어한다. 이 근육은 발의 상향 움직임을 담당하며 앞정강근, 긴엄지발가락폄근, 긴발가락폄근 등이 포함된다(표 1-5-22).

표 1-5-22. 종아리 앞 근육

근육명	이는 곳	닿는 곳	신경지배	주작용
앞정강근 (Tibialis anterior)	정강뼈의 가쪽관절융기 뼈사이막	안쪽쐐기뼈 첫째 발허리뼈	깊은종아리신경 L4~L5	발등굽힘 발의 안쪽번짐
긴발가락폄근 (Extensor digitorum longus)	정강뼈의 가쪽관절융기 뼈사이막 종아리 윗면	2~5번 발허리뼈 끝마디뼈 등쪽면	깊은종아리신경 L5~S1	2~5번 발가락 폄
긴엄지폄근 (Extensor hallucisis longus)	종아리뼈의 중간부 뼈사이막	엄지끝마디뼈 바닥	깊은종아리신경 L5~S1	엄지의 폄

2) 종아리 가쪽 근육

종아리 가쪽 근육은 발의 발바닥쪽굽힘을 관장하는 근육들로 발복을 아래로 향하게 하는 움직임을 담당한다. 이들 근육은 주로 발목과 발의 아래쪽을 조절하며 장딴지근과 가자미근이 대표적인 근육으로 포함된다. 이들 근육은 함께 발목을 굽히는 주요 역할을 한다(표 1-5-23).

표 1-5-23. 종아리 가쪽 근육

근육명	이는 곳	닿는 곳	신경지배	주작용
긴종아리근 (Peroneus longus)	정강뼈의 가쪽관절융기 종아리뼈머리	안쪽쐐기뼈 첫째발허리뼈바닥	얕은종아리신경 L5~S1	발의 발바닥굽힘 가쪽번짐
짧은종아리근 (Peroneus brevis)	종아리뼈 아래가쪽	다섯째발허리뼈 바닥	얕은종아리신경 L5~S1	가쪽번짐

3) 종아리 뒤 근육

종아리 뒤 근육은 종아리와 발의 발바닥쪽굽힘을 관장하는 근육들로 발목을 아래로 향하게 하고 발의 안정성을 유지하는 데 중요한 역할을 한다. 주요 근육으로는 장딴지근, 가자미근 그리고 뒤정강근 등이 있다. 이들 근육은 발바닥쪽굽힘을 통해 발목을 강화하고 걷거나 달릴 때 발의 추진력을 제공한다(표 1-5-24)(그림 1-5-15).

표 1-5-24. 종아리뒤근육

근육명	이는 곳	닿는 곳	신경지배	주작용
장딴지근(Gastrocnemius)	안쪽갈래: 넓적다리뼈 안쪽위관절융기 가쪽갈래: 넓적다리뼈 가쪽위관절융기	발꿈치힘줄	정강신경 S1~S2	종아리의 굽힘 발의 발바닥쪽굽힘
가자미근(Soleus)	종아리뼈뒷면 정강뼈 중간	발꿈치힘줄	정강신경 S1~S2	발의 발바닥쪽굽힘
장딴지빗근(Plantaris)	넓적다리뼈 가쪽위관절융기	발꿈치뼈 뒤쪽	정강신경 S1~S2	발의 발바닥쪽굽힘
오금근(Popliteus)	넓적다리뼈 가쪽위관절융기	정강뼈 위쪽	정강신경 L4~S1	종아리의 굽힘 넓적다리 안쪽돌림

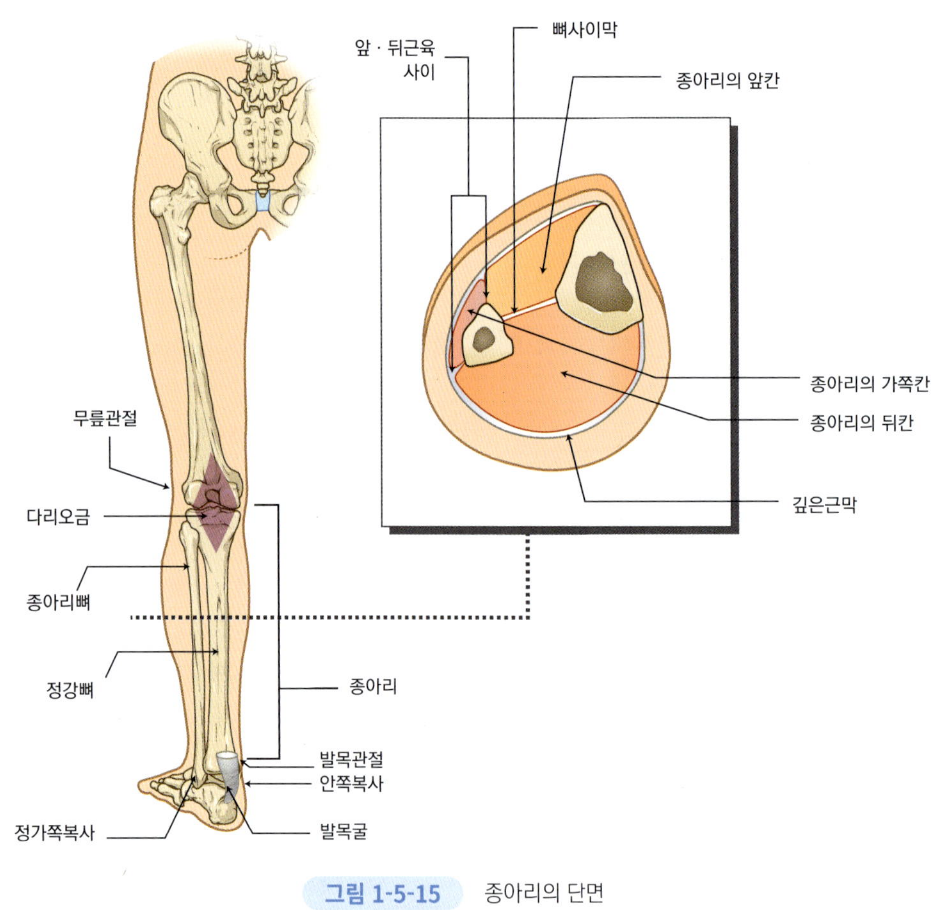

그림 1-5-15　종아리의 단면

하. 발의 근육

발의 근육은 발등쪽에 발가락폄근이 있으며, 발바닥은 근육이 4층으로 배열되어 있다.

6 소화계통

소화계통은 소화관과 소화부속기관으로 나눌 수 있다.

소화관

1. 입안

입안(oral cavity)은 소화관의 첫 관문으로 입술에서 목구멍까지를 말한다. 입안은 위아래 이(dental)에 의해 앞쪽은 입안뜰, 뒤쪽은 고유입안으로 구분되며 이 둘은 세3 근어금니 후방에서 서로 교통한다. 이 부위를 이용하면 입을 다물고 있을 때나 턱관절 경직 시에도 인공적으로 튜브를 삽입하여 환자에게 영양을 공급할 수 있다. 입안 후방은 목구멍을 경계로 인두와 연결되며 목구멍 상방은 물렁입천장이라 하고 후방 중앙에는 목젖이 달려 있다. 그 뒤에 혀뿌리가 위치한다. 목젖으로부터 양측 하방에 아치 모양의 주름인 입천장혀활과 입천장인두활이 있다. 그 주름 사이에 목구멍편도가 들어 있다. 입천장의 전방 2/3는 뼈로 된 딱딱한 단단입천장, 후방 1/3은 근육성의 물렁입천장으로 구분된다(그림 1-6-1).

2. 혀

혀는 입안 바닥에 있는 골격근의 집단으로 음식물을 씹고 맛을 느끼며 발음 등에 관여하는 기관이다. 혀의 표면은 점막으로 덮여 있으며 표면에는 거칠고 수많은 점막이 돌출되어 있는데 이를 혀유두라고 한다.

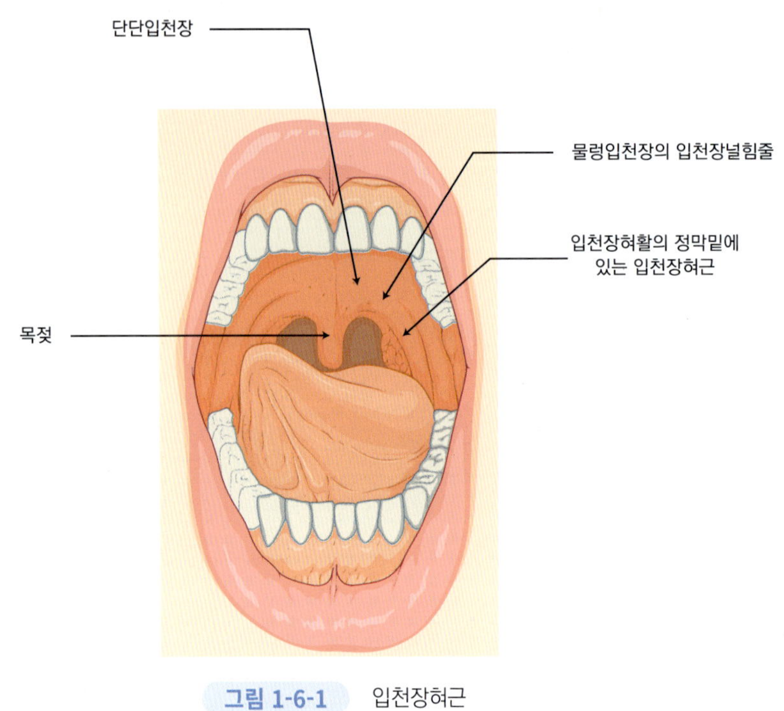

그림 1-6-1   입천장혀근

가. 혀유두의 종류

1) 실모양유두(filiform papilla): 혀 등 쪽에 가장 많이 있는 유두지만 맛봉오리가 없으며 가늘고 길고 혀 전체에 골고루 분포되어 있다.
2) 버섯유두(fungiform papilla): 버섯 모양이고 실모양유두 사이에 단독으로 산재해 있다.
3) 성곽유두(vallate papilla): 분계 고랑의 앞에 있는 8~12개의 가장 큰 유두로 깊은 홈으로 둘러싸여 있다.
4) 잎새유두(foliate papilla): 혀의 바깥 면 후부에 산재하며 성인에서는 퇴화하여 흔적으로 나타난다.

나. 혀의 신경분포

혀에는 뇌신경인 삼차신경(trigeminal nerve), 얼굴신경(facial nerve), 혀인두신경(glossopharyngeal nerve), 미주신경(vagus nerve) 및 혀밑신경(hypoglossal nerve)이 분포한다. 이 중 혀밑신경은 혀의 운동에 관여하고   나머지는 감각에 관여한다. 특히, 얼굴신경은 혀의 전방 2/3의 미각을 담당하고 혀인두신경은 나머지 후방 1/3의 미각을 담당한다.

3. 침샘

침샘은 귀밑샘, 턱밑샘 및 혀밑샘이라는 3쌍의 중요한 큰 침샘과 입술, 혀, 입천장 등에 흩어져 있는 작은 침샘으로 구성된다(그림 1-6-2).

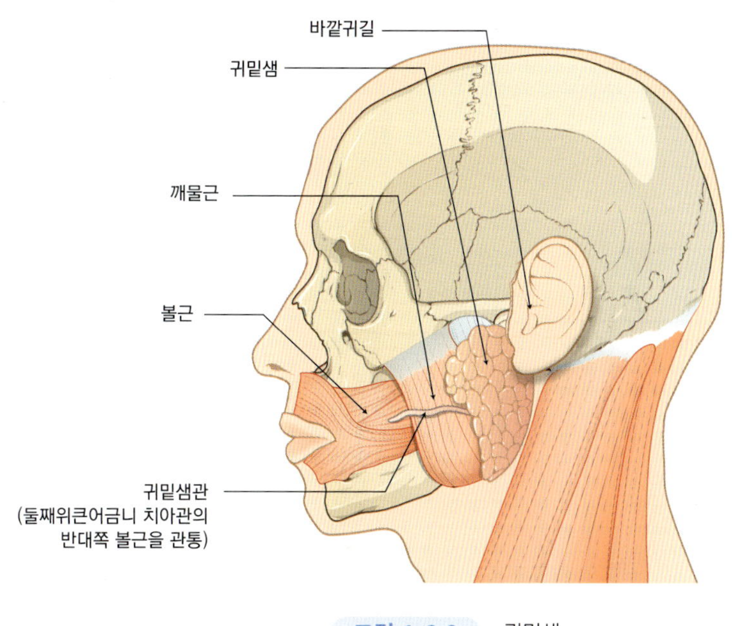

그림 1-6-2   귀밑샘

4. 인두

인두(pharynx)는 머리뼈의 바닥 높이에서 여섯째 목뼈 높이에 이르는 약 12~13cm의 근육으로 이루어진 관 모양의 기관이다. 인두의 기능은 음식물을 삼키는 운동과 더불어 기도로써 이용된다. 인두는 다음과 같이 세 부분으로 나뉜다.

가. 코인두

코인두(nasopharynx)는 뒤콧구멍을 통해 앞쪽의 코안과 교통하고 이관은 양측 벽에 위치하여 중이와 교통한다. 림프양 조직인 인두편도가 뒤 벽에 있으며 이것이 병적으로 비대한 것을 샘증이라고 한다. 코인두는 공기의 통로로만 이용된다.

나. 입인두

입인두(oropharynx)는 입안과 교통하며 아래쪽은 목뿔뼈 높이까지의 부위로 공기와 음식물의 공동 통로이다.

다. 후두인두

후두인두(laryngopharynx)는 목뿔뼈에서 반지연골까지의 높이로, 식도로 이어져 음식물이 지나가는 통로로 이용된다(그림 1-6-3).

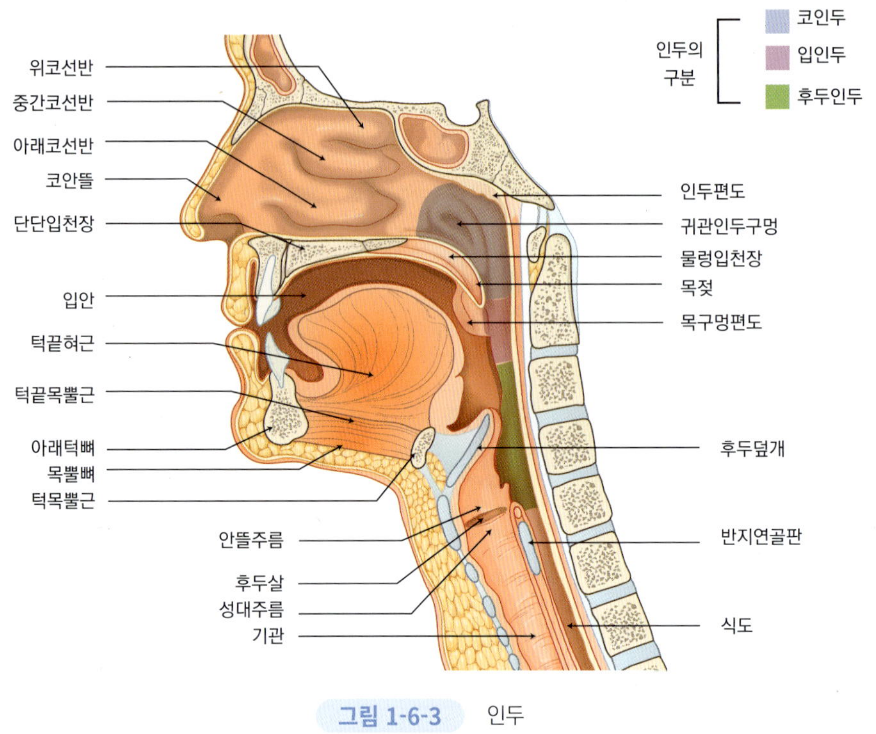

그림 1-6-3　인두

5. 식도

식도(esophagus)는 후두인두에서 이어져 척추 앞쪽을 지나는 길이 약 25cm의 근육성 관이다. 식도 벽의 점막은 중층편평상피로 덮여 있으며 점막하층에는 점액을 분비하는 식도샘이 존재한다. 식도의 근육은 상부는 자율근인 골격근으로 구성되어 있고 하부는 평활근인 민무늬근으로 구성된다.

가. 식도 벽의 정맥

식도 벽의 정맥은 문맥순환과 온몸정맥 순환의 우회로로서 임상적으로 중요하다. 또한 식도의 전후벽에는 미주신경이 분포하여 달리고 있다.

나. 식도 생리적 잘록부분(협착부)

식도(esophagus)는 위의 분문부로 내려가면서 3곳에서 매우 좁아지는 협착부가 있다. 제1협착부는 반지연골 뒤, 제6목뼈 높이에 위치하며 제2협착부는 기관분기부 높이의 후방, 제4~5등뼈 부위에 있다. 제3협착부는 가로막을 관통하는 제11등뼈 높이에 있다.

*소화관의 일반적인 구조

식도에서 항문까지 이어지는 속빈 장기인 소화관의 벽 구조는 제일 바깥층이 장막으로 싸여 있고 가운데 근육층은 안쪽이 원형근, 바깥쪽이 세로근으로 구성된다. 가장 안쪽은 점막으로 이루어진 상피조직이며 점막층과 근육
층 사이에는 점막밑층이 위치한다. 점막하층에는 대부분 샘, 신경, 혈관 및 림프소절 등이 분포되어 있다.

6. 위

위(stomach)는 식도에 이어지는 주머니 모양의 근육성 기관으로 대부분 배안의 상방에서 정중선보다 약간 왼
쪽으로 치우쳐 있으며 가로막의 아래에 있다. 소화관 중에서 가장 팽창된 부분으로 성인에서 용량은 약 1.5L이
다. 위는 유입된 음식물을 일시적으로 저장하고 이를 미즙으로 만들어 소장으로 보내는 한편, 소량의 염분, 당분,
수분 및 알코올 등을 흡수하는 작용을 한다. 위는 J자 모양으로 다양한 형태로 변화하며 가로막의 식도구멍을 관
통하는 들문에는 들문조임근이 십이지장으로 이어지는 날문에는 날문조임근이 있어 음식물의 배출을 조절하고
역류를 방지한다. 오른쪽 윗면의 만곡을 작은굽이라 하고 왼쪽 하연의 만곡을 큰굽이라 한다. 이들에는 복막의
주름인 작은그물망과 큰그물망이 각각 부착되어 있다. 위벽은 일반적인 소화관의 벽과 마찬가지로 안쪽부터 점
막층, 점막밑층, 근육층, 장막으로 구성된다. 점막밑층은 점막의 아래층을 이루며 아교질섬유, 그물섬유 및 탄력
섬유로 이루어진 결합조직층이다. 근육층은 바깥세로근육, 중간 돌림근육, 배속빗근으로 구성되며 돌림근육의
일부가 두꺼워져 날문조임근을 형성한다. 장막(serous membrane)은 복막의 연속으로 위의 전 표면을 싸고 있다
(그림 1-6-4).

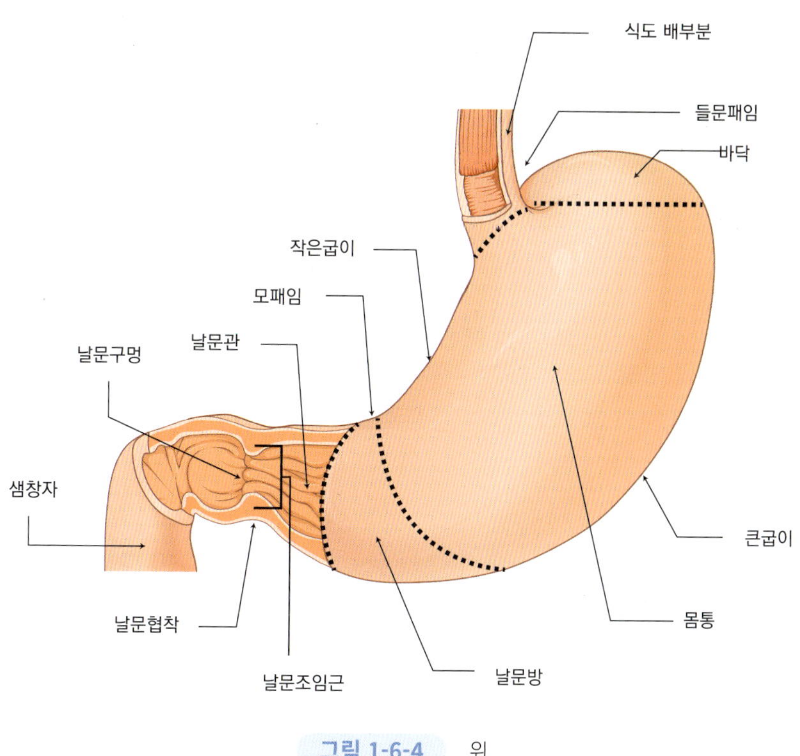

그림 1-6-4   위

7. 소장

　　소장(small intestine)은 위의 날문에서 시작하여 맹장으로 연결되는 길이 6~7m의 원주형 긴 관이다. 소장은 위액, 장액, 간에서 생산된 담즙, 췌장에서 분비된 췌장액을 받아 음식물을 소화하고 영양분을 흡수하는 역할을 한다. 소장은 십이지장, 공장, 회장의 세 부분으로 구성된다.

가. 십이지장

　　십이지장(duodenum)은 C자 모양으로 굽어 있으며 길이는 손가락 12개의 폭(약 25cm)과 같다. 대부분이 복막뒤공간에 고정되어 있어 운동성이 적다. 위의 날문으로부터 약 10cm 지점인 하단부에는 총담관과 췌관이 합쳐져 개구하는 큰십이지장유두가 있다. 이곳에는 간췌장조임근이 있어 소화액의 분비를 조절한다.

나. 공장

　　소장(jejunum)은 소장의 약 2/5를 차지하며 주로 좌상복부에 있다. 길이는 약 2.5m로 장간막에 싸여 있으며 뚜렷한 경계 없이 회장으로 이어진다.

다. 회장

　　회장(ileum)은 공장에 연결되어 우하복부에 위치하며, 길이는 약 3.5m로 장간막에 싸여 있다. 회장은 오른쪽 엉덩뼈오목 부위에서 대장인 맹장과 이어지며 이곳에는 회맹판막이 있어 대장의 내용물이 역류하는 것을 막는다.

8. 대장

　　대장(large intestine)은 소장과 연속되는 소화관으로 일부 수분을 흡수하여 대변을 형성하는 원주형 관이다. 길이는 약 1.5~1.7m이며 오른쪽 엉덩뼈오목 높이인 맹장에서 시작되어 배안을 한 바퀴 돌아 골반 안으로 들어가 항문에 이어진다. 대장은 맹장, 중간의 결장 그리고 항문에 이어지는 직장으로 구분된다.

가. 맹장

　　맹장(cecum)은 대장의 시작 부위로 아래에는 충수(vermiform appendix)가 부착되어 있으며 맹장간막에 의해 뒷벽에 고정되어 있다. 2개의 판막으로 구성된 회맹판막이 있어 대장의 내용물이 역류하는 것을 막는다(그림 1-6-5).

나. 결장

　　결장(colon)은 대장의 대부분을 이루는 부위로 길이는 약 1.4m이다. 결장은 상행결장, 횡행결장, 하행결장, 구

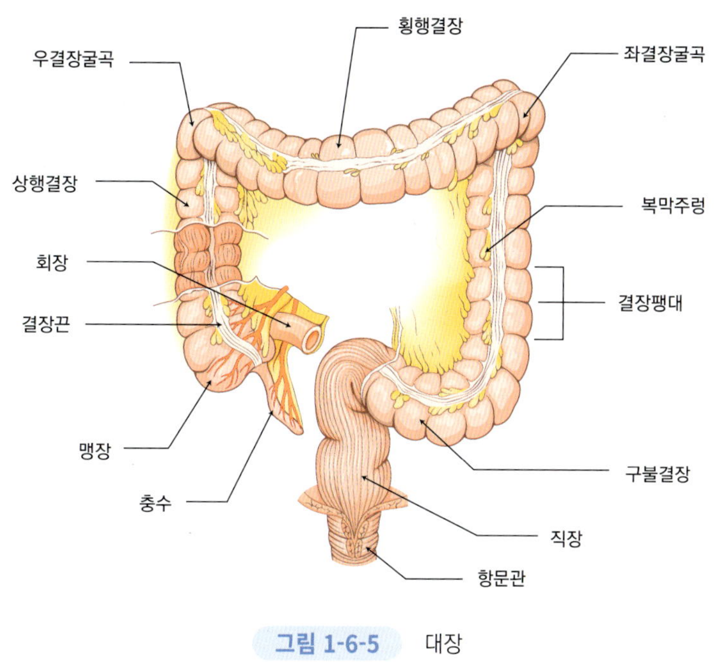

그림 1-6-5 대장

불결장의 4부분으로 구분된다.

다. 직장과 항문

직장(rectum)은 구불결장에서 시작하여 항문에 이르는 부위로 길이는 약 20cm이다. 직장은 남성의 경우 방광과 전립선 뒤에, 여성의 경우 자궁과 질 뒤에 있다. 직장의 점막상피세포는 상부에서는 단층원주상피로 구성되며 항문 근처부터는 중층편평상피로 바뀌고 항문에 이르러서는 피부로 이행한다. 항문 바로 위 직장에는 윤상 융기인 치대가 있으며 이곳의 민무늬근이 두꺼워져 속항문조임근을 형성하고 바깥쪽에는 뼈대근육이 바깥항문조임근을 형성한다.

소화부속기관

1. 간

간(liver)은 약 1.5kg인 실질 장기로 인체에서 가장 큰 샘으로 간은 우상복부의 가로막 아래에 있다. 간은 풍부한 혈액을 가지고 있어 부드럽고 암적갈색을 띤다. 간의 기능은 해독 작용, 혈장 단백질 합성, 요산 형성, 지용성 비타민의 저장, 담즙 생산 등 매우 다양하며 또한 손상을 입었을 때 재생력이 매우 강한 장기이다.

가. 간의 외형

1) 외형: 간의 윗면인 가로막면은 가로막에 접해 있고 아랫면인 내장쪽면은 배안의 여러 장기와 접촉한다. 아랫면의 오목한 부위에는 간동맥과 문맥, 신경이 들어가고 간관과 림프관이 나오는 간문(porta hepatis)이 있다.

2) 구분: 대부분이 복막에 싸여 있으나 가로막면 뒤쪽과 내장쪽면의 간문이 있는 곳은 복막이 없다. 특히 가로막면 뒤쪽의 복막이 없는 삼각형의 부위를 무장막구역이라고 한다. 이 부위를 통하여 간정맥은 아래대정맥으로 들어간다. 간은 전·후로 걸쳐 있는 낫인대라는 복막의 주름에 의해 왼엽과 오른엽으로 구별되며 오른엽 아랫면에는 조그마한 네모엽과 꼬리엽이 붙어 있어 총 4개의 엽으로 구분된다. 오른엽과 네모엽 사이에는 담낭(gall-bladder)이 부착되어 있다.

3) 간과 복막의 주름: 간은 복막의 주름인 낫인대, 관상인대, 삼각인대와 태아순환 혈관이 변형된 간원인대라는 인대성 구조물에 의해 복벽에 고정되어 있다. 낫인대는 간을 왼엽과 오른엽으로 구분하며　가로막과 앞 배벽에 부착시키는 복막의 주름이다. 관상인대는 간의 후면과 가로막을 연결하는 복막의 주름으로 이는 낫인대가 간의 상면으로 이행된 상태이다. 세모인대는 관상인대의 양측에서 가로막을 잇는 복막의 주름으로 왼세모인대와

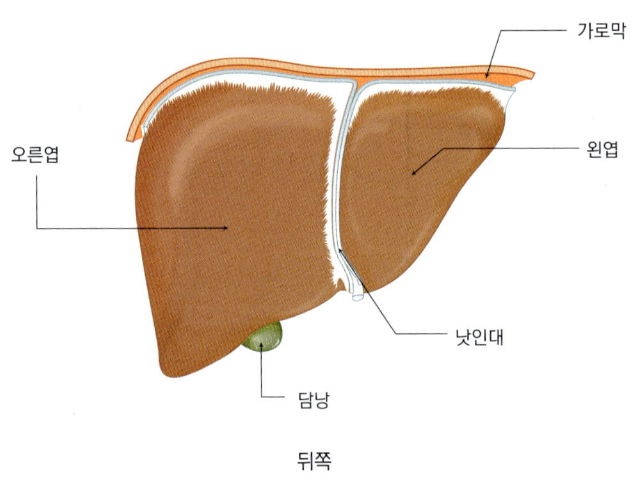

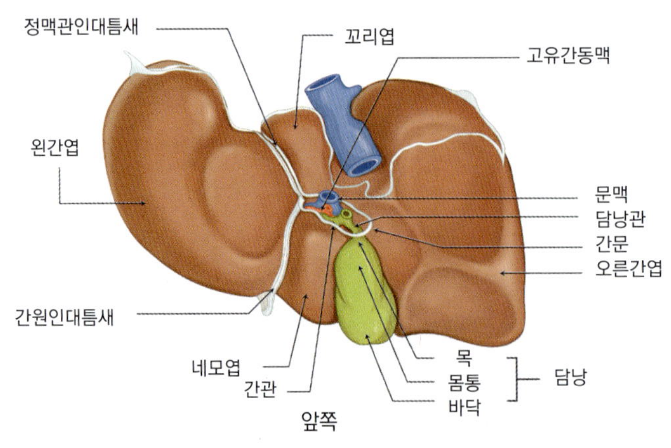

그림 1-6-6　간의 해부학적 구조 그림

오른세모인대가 있다. 간원인대는 흔히 간원삭이라고 불리며 낫인대의 자유연이 두꺼워진 상태이다. 이는 태아순환의 흔적인 배꼽정맥이 폐쇄되어 섬유 끈으로 변한 것으로 배꼽에서 간문에 이르고 간문에서 역시 태아순환의 흔적인 정맥관인대에 이어진다(그림 1-6-6).

나. 간의 미세구조

1) 구조: 간실질은 무수한 간소엽으로 구분된다. 간소엽은 간의 기능적 단위로 육각형 모양의 짧은 기둥이며 그 중심부에는 중심정맥이 관통한다. 각 모서리에는 간세동으로 간동맥, 문맥, 담관이 들어 있다.

2) 담즙의 통로: 간세포는 중심정맥에서 주변부로, 방사상으로 배열되어 소엽을 채운다. 세포와 세포 사이에 있는 담모세관은 주변부로 진행하여 소엽사이담관에 연결된다. 최종적으로 2개의 줄기로 이루어진 간관이 되어 간문으로 향한다. 양쪽의 간관은 간문에서 Y자형으로 문합하여 하나의 총간관을 형성한다. 간문에서 좀 떨어진 곳의 총간관에서 담낭관이 나와 담낭으로 향한다. 담낭관 결합부 이하의 총간관을 총담관이라 하며 이는 췌장에서 나오는 췌관과 함께 십이지장으로 향한다.

3) 간의 혈관벽: 간세포 사이에는 고유간동맥과 문맥이 합쳐져 형성된 넓은 굴모세혈관이 있다. 문맥을 통해 운송된 각종 영양물을 간세포가 이용하도록 하며 반대로 간에서 생산된 물질을 혈액으로 내보내는 일을 쉽게 해준다. 이 혈관벽의 내피세포 사이에는 여러 돌기를 가진 별 모양의 쿠퍼세포가 존재하는데 이는 혈액 속의 이물질을 탐식하는 간에 존재하는 일종의 대식세포이다.

4) 간에 분포하는 혈관: 간 조직에 산소와 영양분을 제공하는 영양 혈관인 가느다란 고유간동맥과 소화관에서 흡수한 영양물질을, 간세포를 통해 해독 및 정화하기 위해 들어오는 기능 혈관인 굵은 간문맥이 있다.

   가) 고유간동맥: 간세포의 영양 혈관으로 간문에서 좌간동맥과 우간동맥으로 갈라져 왼엽과 오른엽으로 들어가며 엽사이동맥과 소엽사이동맥이 되어 마지막으로 간소엽 내의 굴모세혈관에 주입된다.

   나) 간문맥(portal vein): 소화관에서 흡수한 영양물질이 함유된 혈액을 간으로 운반하여 혈액을 정화하거나 당

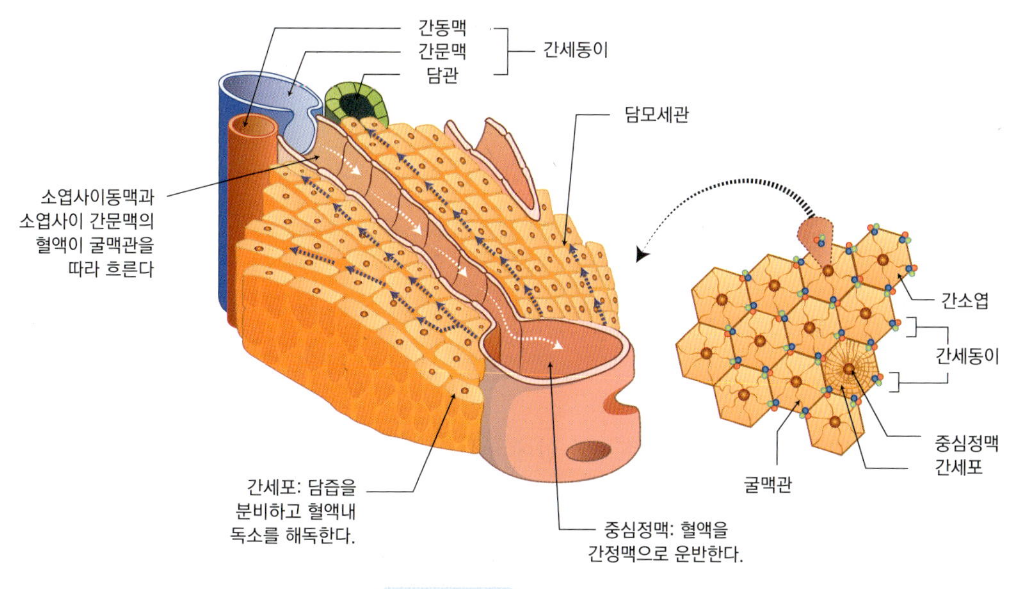

그림 1-6-7   간의 미세구조

원을 생성 또는 처리하기 위한 기능 혈관이다. 고유간동맥과 함께 주행하여 엽사이정맥을 거쳐 소엽사이정맥으로 분지되며 소엽사이동맥과 합류하여 굴모세혈관을 형성한다.

다) 중심정맥(central vein): 간의 정맥혈을 회수하는 첫 단계로 소엽밑정맥을 거쳐 간정맥이 되어 이어서 아래대정맥으로 유입된다(그림 1-6-7).

2. 담낭

담낭(gallbladder)은 담즙의 농축과 저장을 주 기능으로 하는 용적 약 35mL 정도의 서양배 모양의 푸른색을 띠는 근육성 주머니이다. 담낭이 막힌 쪽의 볼록한 부분을 담낭바닥, 가운데 부분을 담낭몸통이라 하며 담낭관에 이어지는 좁은 부분을 담낭목이라고 한다.

3. 췌장

췌장(pancreas)은 제1~2허리뼈 높이에 있는 편평한 실질 장기로 내분비 및 외분비 기능을 겸비한 복막뒤장기이다. 십이지장에 둘러싸여 있는 우측 단의 팽대부는 머리라고 하며 비장에 닿아 있는 부분은 꼬리, 중간부는 몸통이라고 한다.

가. 외분비샘

외분비샘(exocrine gland)은 분비세포가 배열되어 꽈리라고 불리는 작은 관이나 주머니 모양을 이루는 복합관상포상샘이다. 외분비샘은 소화효소를 분비한다.

나. 내분비샘

내분비샘(endocrine gland)은 상피세포 집단인 랑게르한스섬으로 약 20%를 차지하는 글루카곤을 분비하는 알파세포, 75%를 차지하며 인슐린을 분비하는 베타세포 그리고 5%를 차지하며 성장호르몬억제인자를 분비하는 델타세포로 구분된다(그림 1-6-8).

4. 복막

복막(peritoneum)은 배안 및 골반안의 안쪽 벽과 안에 있는 장기를 싸고 있는 얇고 투명한 장막으로 인체에서 가장 큰 장막이다. 배벽을 덮는 것은 벽복막, 장기를 싸고 있는 것은 내장복막이라고 한다. 양쪽 복막 사이에 형성되는 좁고 불규칙한 공간인 복막강(peritoneal cavity)에는 소량의 복막액이 들어 있어 양쪽 면의 마찰을 감소시켜 준다. 복막안은 남성에서는 외부와 완전히 차단되나 여성에서는 난관의 복강구, 난관, 자궁 안, 질, 질구의 순으로

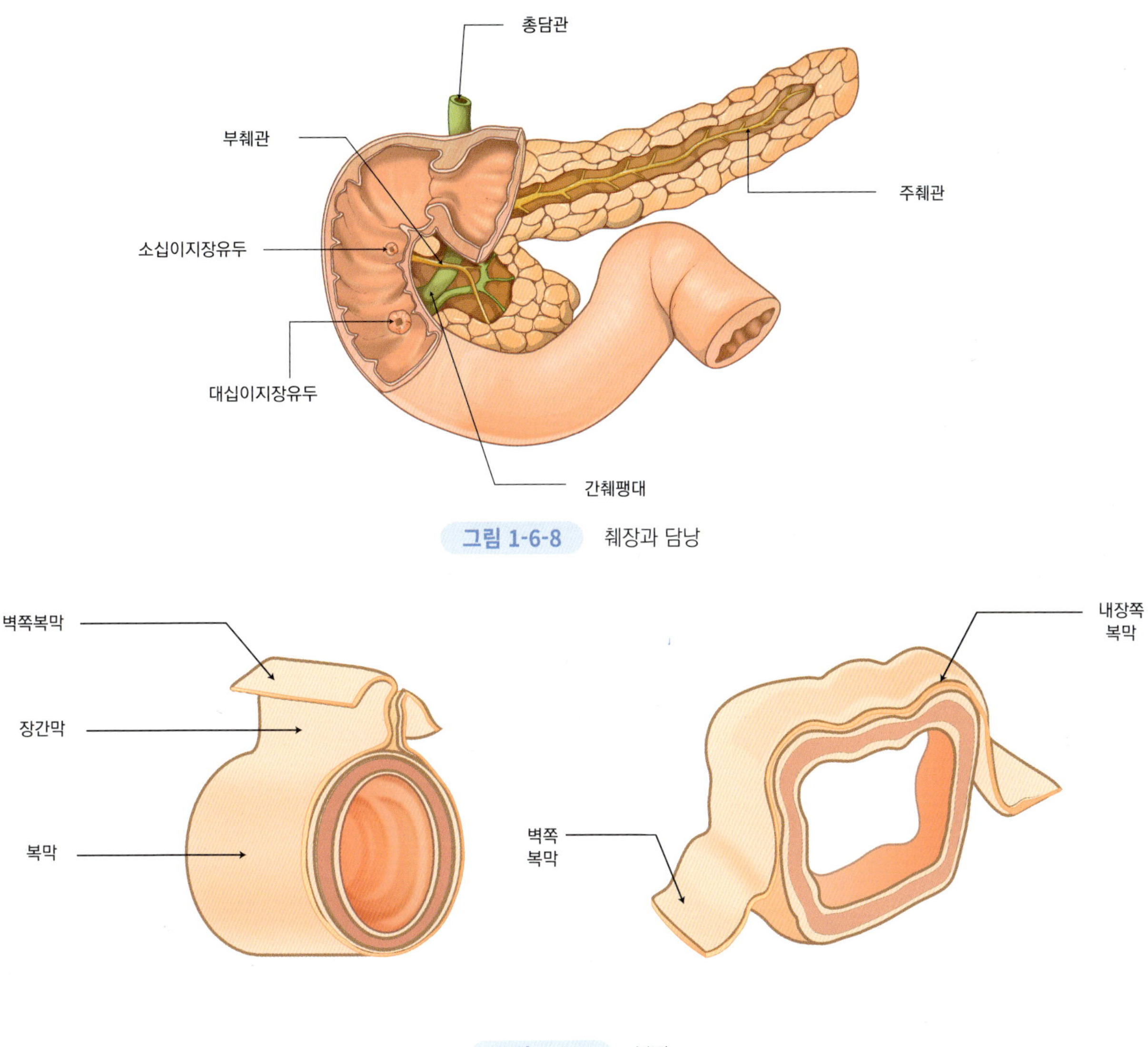

그림 1-6-8   췌장과 담낭

그림 1-6-9   복막

외부와 연결된다. 복막은 붙는 장기에 따라 그물망, 장간막, 인대 등으로 불린다. 위와 횡행결장 사이에 치마처럼 늘어진 4겹의 주름을 큰 그물막이라고 하며 위와 간 사이에 형성된 2겹의 주름을 작은 그물막이라고 한다. 복막안의 인대는 한 장기에서 다른 장기를 연결하는 복막의 주름이다. 한편, 장간막은 복막안 여러 장기를 복벽에 고정하고 있다(그림 1-6-9).

- 복강
  - 직장방광오목(rectovesical pouch): 남자에서 직장과 방광 사이에 있다.
  - 직장자궁오목(rectouterine pouch): 여성에서 직장과 자궁 사이에 있다.
  - 방광자궁오목(vesicouterine pouch): 여성에서 방광과 자궁 사이에 있다.
- 복막내장기: 복부 내장 중에서 위, 공장, 회장, 충수, 횡행결장, 구불결장, 비장, 난소 및 난관 등은 거의 모든 표면이 복막으로 싸여 있어 이들을 복막내기관이라고 한다.

- 반복막내장기: 상행결장, 하행결장, 직장, 간, 자궁 및 방광 등은 표면 일부가 복막이 없이 결합조직으로 복벽에 연결되어 있기 때문에 반복막내장기라고 한다.
- 복막뒤기관: 췌관, 신장, 요관, 부신, 십이지장, 배동맥, 아래대정맥 및 가슴관 등은 복막 뒤쪽의 결합조직 속에 묻혀 있어 이를 복막뒤기관이라고 한다. 따라서 이러한 복막뒤기관은 복강 안에서 관찰하기 어렵다.

7 순환계통

인체 내부의 모든 장기와 조직은 지속적으로 물질대사를 하여 영양분과 산소를 신체의 조직에 공급하고 각 조직에서 발생한 노폐물과 이산화탄소를 몸 밖으로 배출한다. 이때 수많은 관(duct)이 필요하다. 이러한 관 속에서 액체 성분의 운반을 담당하는 기관을 순환계통이라 하며 여기에는 혈액이 흐르는 혈관계와 림프액이 흐르는 림프계가 있다.

1. 혈관계

가. 혈액

폐쇄된 순환계 내를 이동하는 혈액은 인체의 여러 세포와 조직 사이의 물질을 운반하는 액체의 조직이다. 남성의 혈액량은 체중 1kg당 80mL이다.

혈액의 구성: 혈액은 액체 성분인 혈장(55%)과 세포 성분인 혈구(45%)로 구성되며 pH는 7.35~7.45이며 비중은 1.056~1.066이다.

1) 혈장(blood plasma): 혈액에서 혈구 세포를 제외한 부분으로 이 중 90% 이상이 물로 구성되어 있으며 혈청과 섬유소로 구성되어 있다.

2) 혈구(blood cell): 적혈구(RBC), 백혈구(WBC), 혈소판이 있다. 혈액에서 적혈구 세포가 차지하는 용적을 적혈구용적률이라고 하며 정상 범위는 45%이다(45% 이상일 경우 혈구과다증, 이하일 경우 빈혈).

가) 적혈구: 적혈구는 핵이 없으며 원반형으로 중심부는 약간 함몰되어 있고 혈색소(Hb를) 함유하고 있다. 수명은 약 120일 정도로 골수에서 형성되어 간과 비장에서 파괴된다. 성인 남성의 평균은 450만~600만 개/mm³, 성인 여성의 평균은 480만 개/mm³이다(그림 1-7-1).

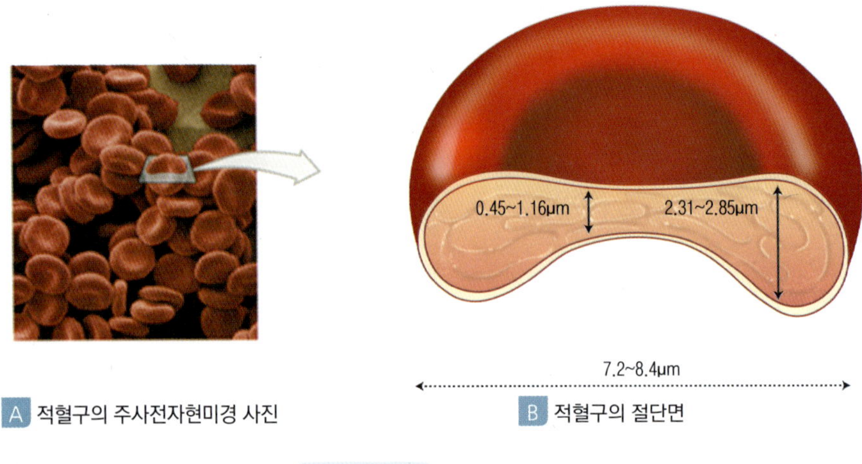

그림 1-7-1　적혈구의 절단면

나) 백혈구: 백혈구는 적혈구보다 크기가 크며 특수 과립을 가지고 있는 과립성 백혈구(호중구, 호산구, 호염기구)와 과립이 없는 무과립성 백혈구(단핵구, 림프구)로 나누어진다. 과립성 백혈구와 단핵구는 골수에서 생성되며 림프구는 대부분의 림프조직인 림프샘, 췌장, 편도, 가슴샘에서 생성된다. 백혈구의 수명은 수 시간에서 수개월까지 매우 다양하며 말초 혈액 당 4,500~9,000개/mm³를 보유하고 있다. 개인차가 있으나 소아는 성인보다 백혈구 수가 많고, 특히 성인에서는 호중구가 많고 소아에서는 림프구가 많다.

다) 혈소판: 혈소판은 거대핵세포에서 유래하며 핵이 없는 다양한 모양을 가지고 있다. 혈액이 체외로 유출될 때 제일 먼저 파괴되어 혈액 응고에 관여하며 말초 혈액에서 20만~50만 개/mm³를 보유한다.

3) 조혈(Hemopoiesis)

가) 출생 전: 간, 비장, 골수, 가슴샘 등 여러 조직에서 이루어진다.

나) 출생 후: 20세까지는 골수에서 생산되다가 20세 이후에는 뼛속의 적색골수에서 생산된다(표 1-7-1)(그림 1-7-2).

> ＊ 적색골수: 출생 시 모든 뼈에 적색골수가 있으나, 나이가 들면서 긴뼈의 적색골수가 지방으로 대체되어 황색골수(yellow bone marrow)가 되고 이로 인해 조혈이 중지된다. 그러나 나이가 들어도 적색골수는 납작뼈(복장뼈, 머리뼈, 갈비뼈)와 엉덩뼈의 뼈끝에 남아 있어 조혈에 관여한다.

2. 심장(Heart)

가. 모양과 위치

심장은 가슴 안의 공간인 세로칸에 위치하는 근육성 펌프 기관이다. 심장은 양쪽 폐 사이, 복장뼈와 갈비뼈연골

표 1-7-1. 혈액 내 혈구의 성분

혈구	수량($\mu\ell$당)	특성	기능	특징
적혈구(Red Blood Cell)	5.2백만 개 (약 4.4~6.0 백만 개)	양면이 오목한 원반형태로 핵, 사립체, 리보솜이 없음: 헤모글로빈 분자가 있어서 붉게 보임	폐에서 조직으로 산소를 운반하고 이산화탄소를 조직해서 폐로 운반함.	120일 생존 가능: 아미노산과 철분을 재활용; 골수에서 생성됨
백혈구(White Blood Cell) 과립(백혈)구(Granulocyte) 호중성(Neutrophils)	7,000개(약 6,000~9,000개) 4,150개(약 1,800~7,300개) 백혈구의 백분율: 57%	둥근모양세포: 핵은 구슬이 연결된 모양, 세포질은 크고 희미한 포함물을 가짐	포식작용: 병원체나 조직 조각을 삼킴	활성에 따라 수 분에서 수일 동안 생존; 골수에서 생성됨. 골수에서 생성됨
호산성(Eosinophils)	165개(약 0~700개) 백혈구의 백분율: 2.4%	둥근모양세포: 핵은 두 개의 입을 가짐; 세포질은 산성염색액에 밝은 오렌지색이나 붉은색으로 염색되는 큰 과립을 가짐	항체에 표식된 것들을 공격: 감염체와 싸움; 염증 억제	

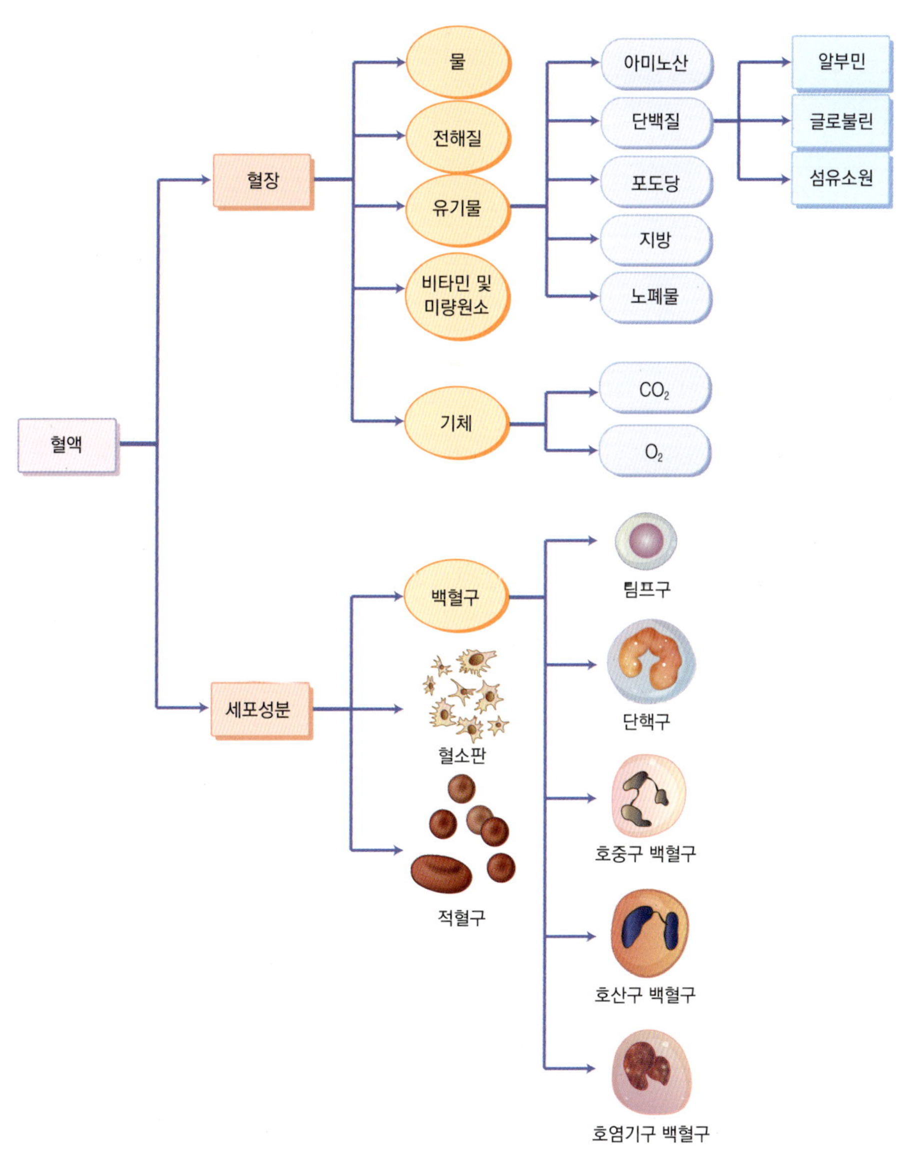

그림 1-7-2 혈액의 구성

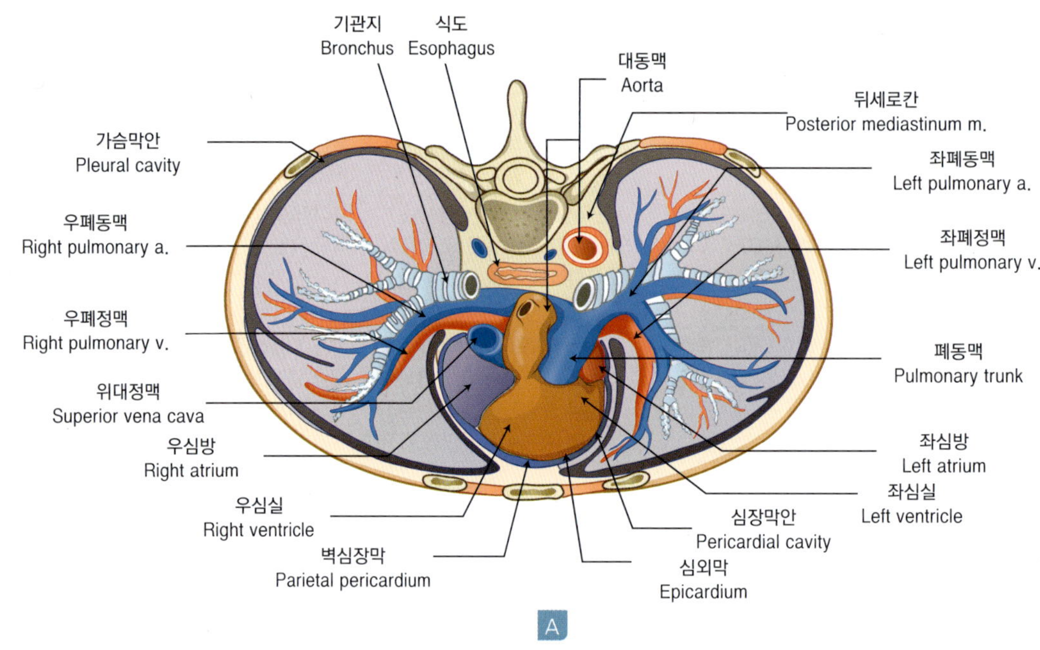

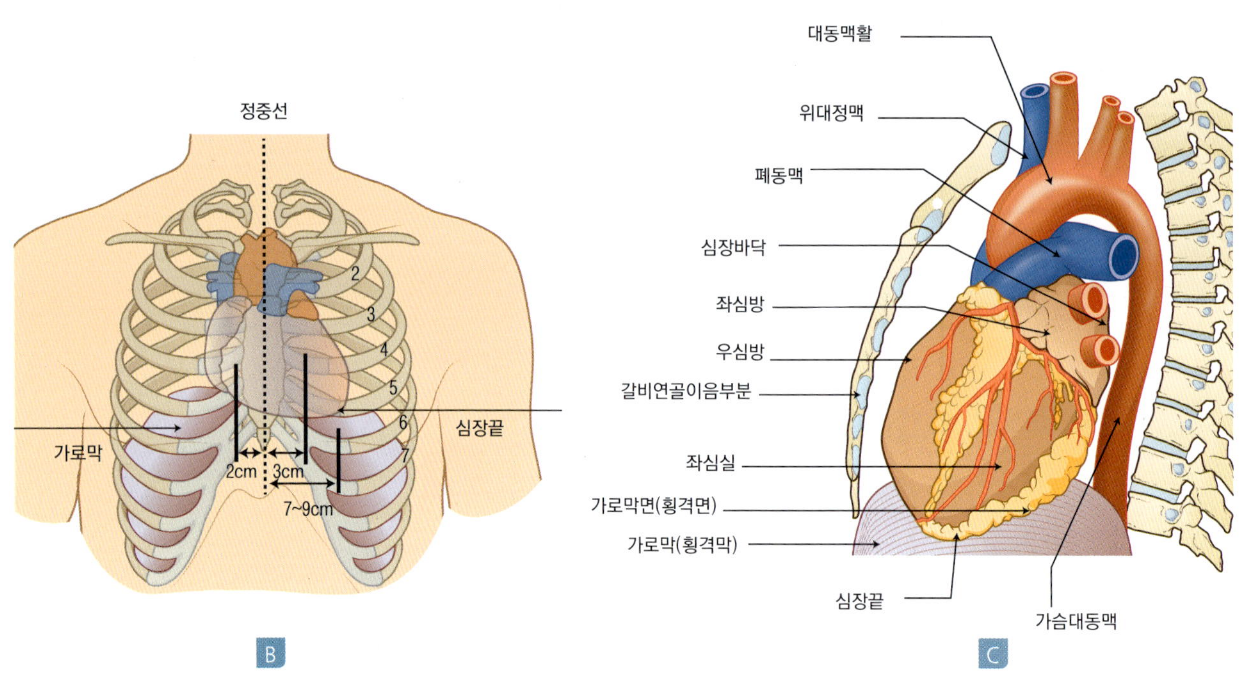

그림 1-7-3   심장의 모양과 위치

뒤, 식도와 가슴대동맥 앞, 가로막 위에 위치하며 심장의 1/3은 복장뼈 중앙선에서 오른쪽에, 2/3는 왼쪽에 있다. 심장의 크기는 길이 14cm, 폭 10cm, 두께 8cm, 무게는 약 250~300g 정도로 주먹만 한 크기이며 심방과 심실중격으로 왼쪽과 오른쪽으로 나누어진다. 심장바닥은 심장 위쪽의 넓은 부분을 뜻하며 심장 꼭대기(apex)는 아래쪽의 뾰족한 부분을 뜻하고, 이는 5번째 갈비사이공간에 있다. 심장의 위쪽 1/3 부위에는 가로로 달리는 고리 모양의 관

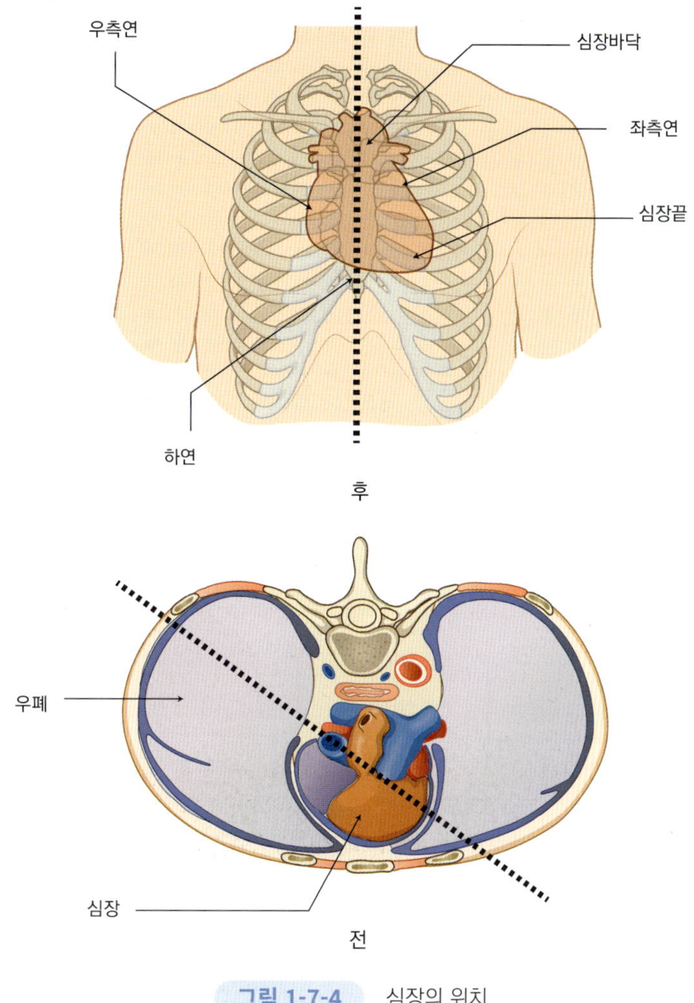

그림 1-7-4   심장의 위치

상고랑이 있어 외형적으로 심방과 심실을 나누는 경계를 이루며 관상동맥(coronary artery)이 지나가는 곳이다(그림 1-7-3, 4).

나. 심장막

심장은 두 겹의 심장막(pericardium)에 싸여 있으며 이 두 심장막은 내장심장막과 심외막, 벽심장막으로 구성된다. 내장심장막은 장막성 심장막이며 벽심장막은 섬유성 심장막으로 심장을 둘러싸고 보호한다. 이 두 심장막 사이를 심장막안이라고 하며 이 공간에는 약 15mL 정도의 심장막액이 존재한다. 이 심장막액은 심장이 마찰 없이 원활하게 움직이도록 돕는다.

다. 심장의 벽

심장은 심내막, 근육층, 심외막의 3층으로 이루어져 있다(그림 1-7-5).

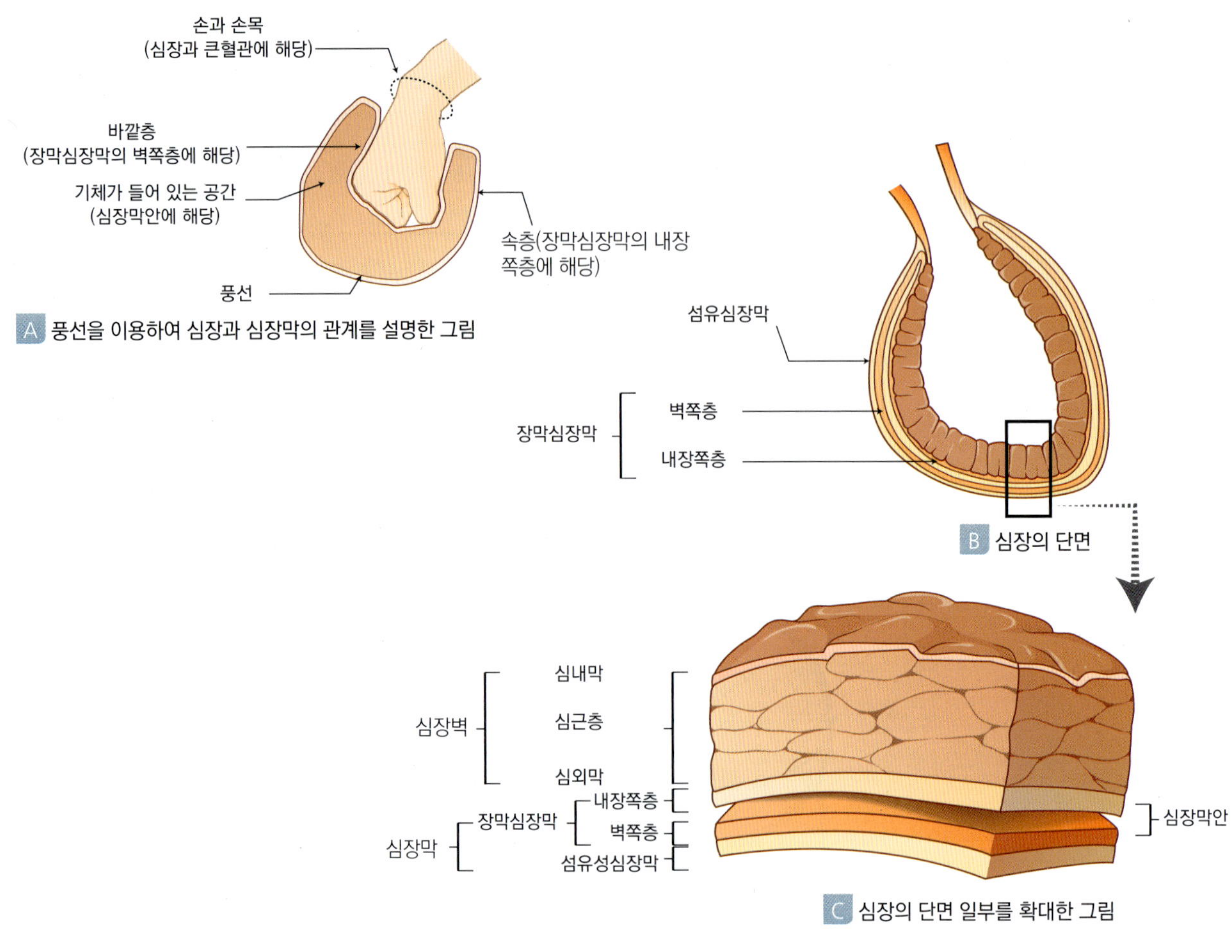

그림 1-7-5　심장벽과 심장막

1) 심내막(Endocardium): 가장 안쪽에 있는 단층편평상피의 내피로 구성되어 있다.

2) 심근층(Myocardium): 심장의 벽 가운데 가장 두꺼운 층이며 민무늬근육으로 이루어져 있다. 심방은 2겹의 근육으로 구성되고 심실은 3겹(바깥빗근육층, 중간돌림근육층, 속빗근육층)으로 되어 있다. 심실은 심방보다 두껍고 특히 좌심실의 벽이 우심실의 벽보다 약 3배 두껍다.

3) 심외막(Epicardium): 내장쪽 심장막이라고 하며 심장의 바깥층을 형성하는 장막이다. 심방 바닥 근처에서 벽쪽 심장막으로 연결되어 있으며 관상동맥 부위와 폐, 주위 장기로부터 발생하는 염증을 방지하는 기능도 있다.

라. 심장의 구조

1) 심장의 방: 두 개의 심방(atrium)과 두 개의 심실(ventricle)로 구분되어 있다. 심방은 심방중격(interatrial septum)에 의해 좌심방과 우심방으로 구분되고 심실은 심실중격에 의해 좌심실과 우심실로 나누어 네 개의 공간으로 구성된다. 좌심방과 우심방 앞벽에는 심방귀가 있으며 심방과 심실사이에는 방실판막으로 구분되어 혈액이 역류하는 것을 방지한다.

　가) 우심방(Right atrium): 신체의 모든 정맥을 받아들이는 곳으로 심방 안쪽면에 태아 심장의 중요한 구조인

타원구멍이 폐쇄된 타원오목이 관찰된다. 심방의 위벽에 상반신의 정맥혈액이 들어오는 위대정맥(superior vena cava)이 열리고 아래벽에 하반신의 정맥혈액이 들어오는 아래대정맥(inferior vena cava), 심장을 순환한 정맥혈액이 회수되는 관상정맥동이 있다. 위대정맥과 우심방의 경계에서 우심방의 측면을 둘러싸듯이 가늘고 길게 하나로 이어지는 두꺼운 벽이 있고 여기에 심장의 전기자극을 시작하는 굴심방결절이 존재한다.

> * 타원구멍: 타원구멍은 태아의 심방 사이막에 뚫려 있는 구멍으로 아래대정맥에서 태아의 우심방으로 들어간 혈액을 직접 좌심방으로 보내는 역할을 한다. 출생 시 타원구멍은 폐쇄되어 흔적만 남게 되며 만약 폐쇄되지 않으면(심방중격결손) 혈액이 정상적으로 순환하지 않아 산소가 부족해져 얼굴이 푸른색을 띠는 청색아(blue baby)가 될 수 있다.

나) 우심실(Right ventricle): 우심방에서 들어온 혈액을 폐동맥(pulmonary artery)으로 내보내는 역할을 한다. 이 혈액은 폐에서 산소를 공급받기 위해 이동하게 된다.

다) 좌심방(Left atrium): 심방의 왼쪽에 위치하며 4개의 폐정맥(pulmonary vein)을 통해 운반된 동맥혈을 수용해 좌심실로 보낸다. 이 혈액은 폐에서 산소를 공급받은 혈액으로, 좌심실로 전달되어 전신으로 공급된다.

라) 좌심실(Left ventricle): 좌심방을 통해 들어온 동맥혈을, 대동맥을 통해 전신으로 보내는 역할을 한다. 혈액

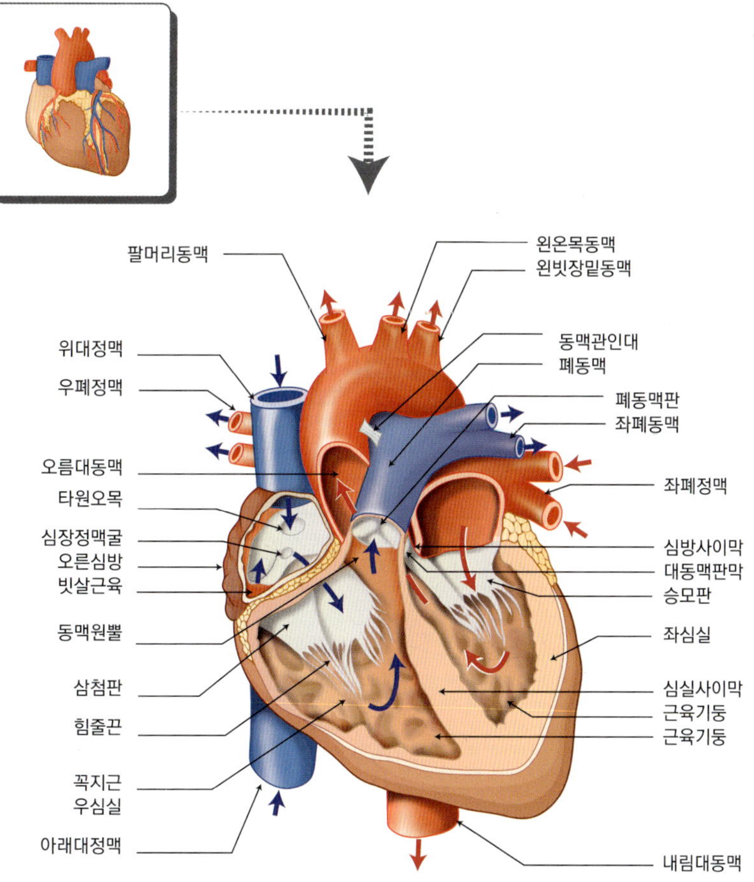

그림 1-7-6 심장의 단면 해부

좌심장동맥
동굴심방결절가지
우관상동맥심방가지
우관상동맥
우심실앞관상정맥
작은관상정맥
우관상동맥우모서리가지
심실사이중격가지
좌관상정맥휘돌이가지
큰심장(앞심실사이)정맥
좌관상동맥 앞심실사이가지
(왼앞내림가지)
〈복장갈비면〉

좌심방빗정맥
큰관상정맥
좌관상동맥휘돌이가지
관상정맥동굴
우심실뒤가지
우심실뒤정맥
중간관상(뒤심실사이)정맥
심실사이중격가지
동굴심방결절가지(위대정맥가지)
동굴심방결절
작은관상정맥
우관상동맥
우관상동맥 뒤심실사이가지
(뒤내림동맥)
우모서리가지
〈가로막면〉

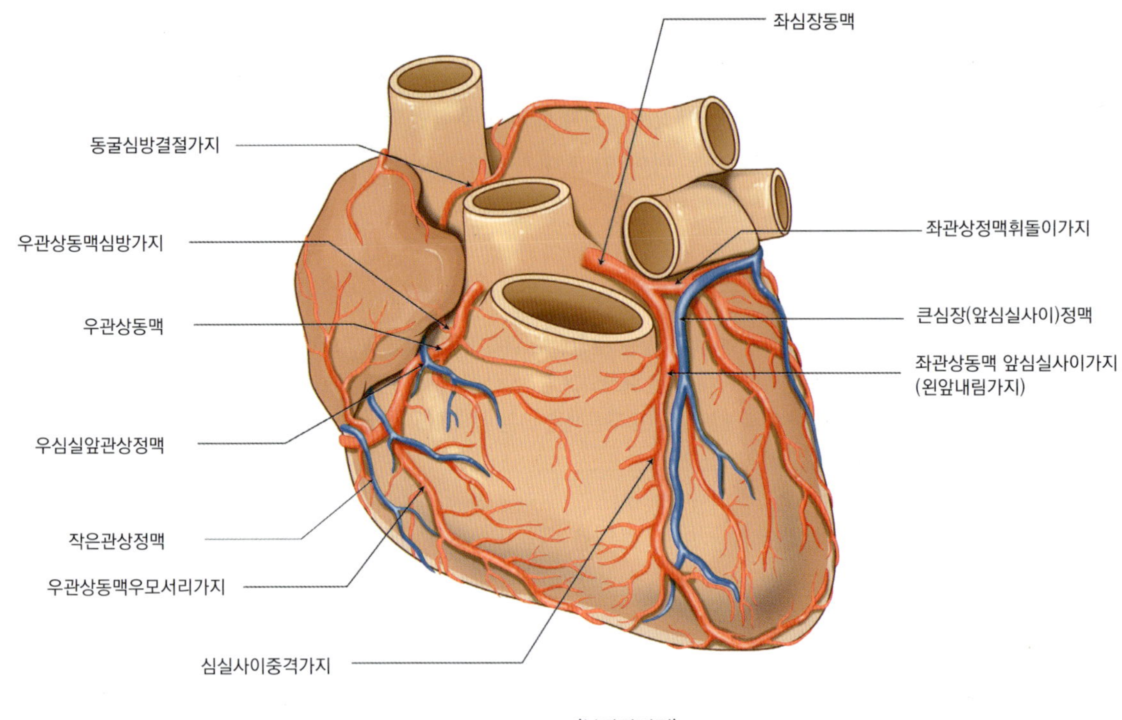

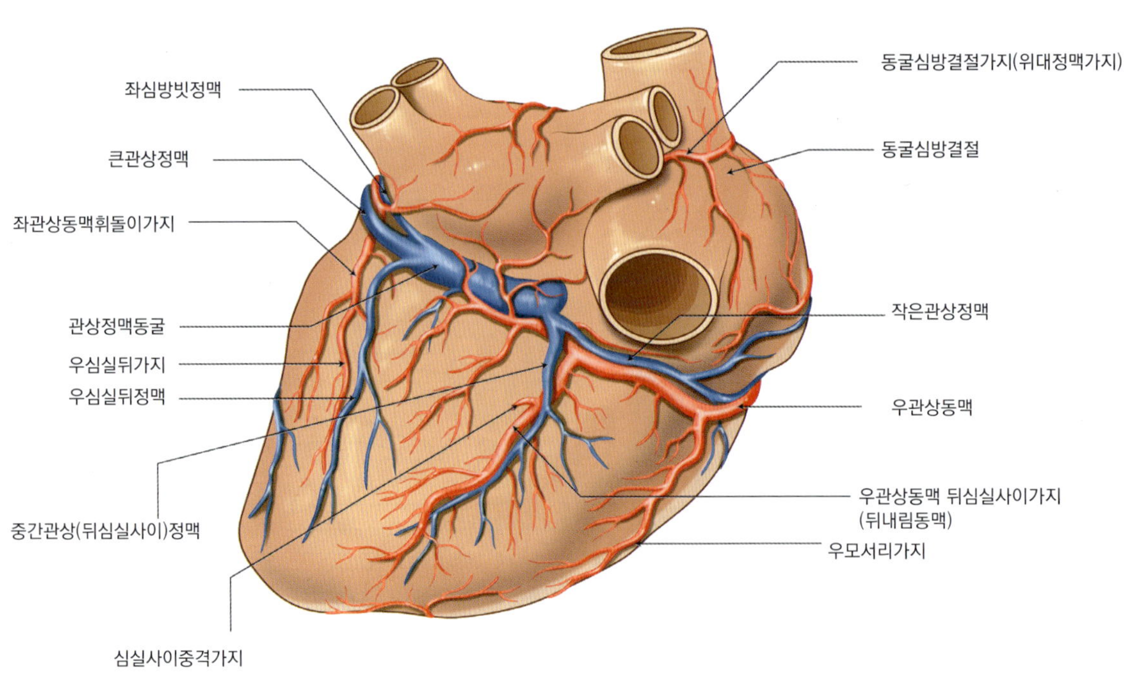

그림 1-7-7(1) 관상동맥

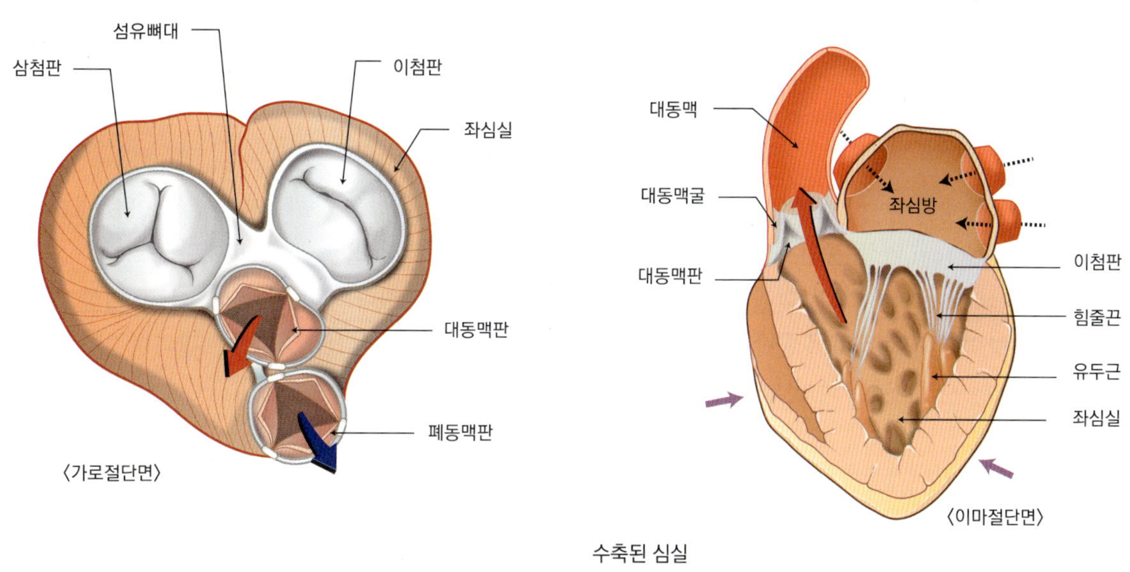

그림 1-7-7(2)　심장의 판막

을 온몸 구석구석까지 보내야 하므로 좌심실 벽의 심근 두께는 우심실의 3배 이상이다(그림 1-7-6, 7).

2) 심장판막(Heart valve): 혈액이 항상 일정한 방향으로 흐르게 하여 혈액의 역류를 방지하기 위한 장치로, 4개의 판막이 있다.

　가) 방실판막(Atrioventricular valve): 좌심방, 우심방과 심실 사이의 판막으로, 좌방실판과 우방실판이 있다. 각 판막은 심장벽의 속면에 돌출된 여러 개의 꼭지근(좌심실 2개, 우심실 3개) 끝에 있는 힘줄끝에 연결되어 있어 첨판이 심방 쪽으로 뒤집어지는 것을 방지한다.

　나) 반달판막(Semilunar valve): 심실과 동맥 사이의 판막으로 좌심실과 대동맥 사이에 있는 대동맥판막(aortic valve)과 우심실과 폐동맥 사이에 있는 폐동맥판막이 있다.

3) 심장 순환(Cardiac circulation)

　가) 심장의 동맥: 좌관상동맥, 우관상동맥은 대동맥의 시작 부위에서 시작하여 심장을 감싸고 있다.

　　① 좌관상동맥(Left coronary artery): 대동맥에서 시작하여 두 개의 가지인 앞심실사이가지와 휘돌이가지로 나누어져 좌심방과 우심실의 뒷부분에 분포한다.

　　② 우관상동맥(Right coronary artery): 대동맥 오른쪽에서 시작하여 뒤심실사이가지로 나누어져 좌심실과 우심실에 분포한다.

---

* 협심증(Angina pectoris): 심장근육에 분포된 동맥혈관이 좁아져 심장근육으로 흐르는 혈액의 양이 감소하여 심장근육의 산소 공급이 부족하게 되어 발생한다. 이는 왼쪽 팔 아랫부분과 가슴에 심한 통증을 유발한다.
* 심근경색증(Myocardial infarction): 관상동맥의 완전 폐쇄로 발생하며 즉각적인 처치가 이루어지지 않으면 사망에 이를 수 있다.

　나) 심장의 정맥: 심근에는 정맥혈관은 큰심장정맥, 중간심장정맥, 작은심장정맥, 앞심장정맥이 있다.

3. 혈관

가. 혈관의 종류(혈류의 방향에 의한 구분)

1) 동맥(Artery): 심장에서 나오는 혈관으로 대체로 깊숙하게 분포되어 외상으로부터 보호를 받는다. 대동맥(탄력성 동맥)은 지름 1cm 이상, 중간동맥(근육성 동맥)은 0.5~1cm, 세동맥은 20㎛~0.5mm이다.
2) 정맥(Vein): 심장으로 들어오는 혈관이며 총 혈액의 70%를 보유하고 있다. 대정맥은 지름 1cm 이상, 중간정맥은 2mm 이상의 정맥을 뜻하며 판막이 있어 혈액이 역류하는 것을 방지한다(대정맥에는 판막이 없으며 혈액이 중력 반대 방향으로 흐르는 다리 부위의 정맥에 많이 분포한다).

---

* ＊ 폐동맥(Pulmonary artery): 심장에서 폐로 나가는 혈관으로 혈액의 성질은 이산화탄소가 많이 함유된 정맥혈이다.
* ＊ 폐정맥(Pulmonary vein): 폐에서 좌심방으로 들어가는 혈액으로 폐에서 가스교환을 하여 산소가 많이 함유된 동맥혈이다.
* ＊ 배꼽동맥(Umbilical artery): 태아의 정맥혈을 태아에서 태반으로 보내는 두 개의 혈관으로 정맥혈이다.
* ＊ 배꼽정맥(Umbilical vein): 산소와 영양분이 풍부한 혈액을 태반에서 태아의 몸으로 운반하는 1개의 동맥혈이다.

---

3) 모세혈관(Capillary): 세동맥과 세정맥을 연결하는 가장 작은 혈관으로 굵기는 7~10㎛ 정도로 적혈구 12개가 나란히 흐를 수 있는 정도의 단일 단층편평 상피로 되어 있다.

나. 혈관벽의 구조

혈관 속막, 혈관 중간막, 혈관 바깥막의 3층으로 구성된다.

1) 혈관 속막(Tunica intima): 혈관 속면을 싸고 있는 단층편평상피로 이루어져 있다.

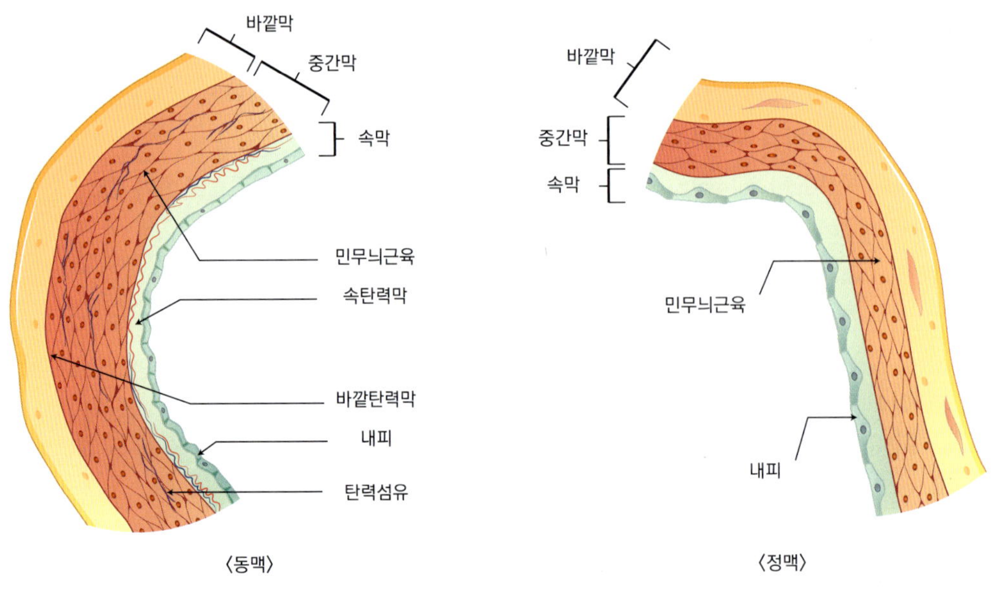

그림 1-7-8　전형적인 동맥과 정맥의 조직학적 비교

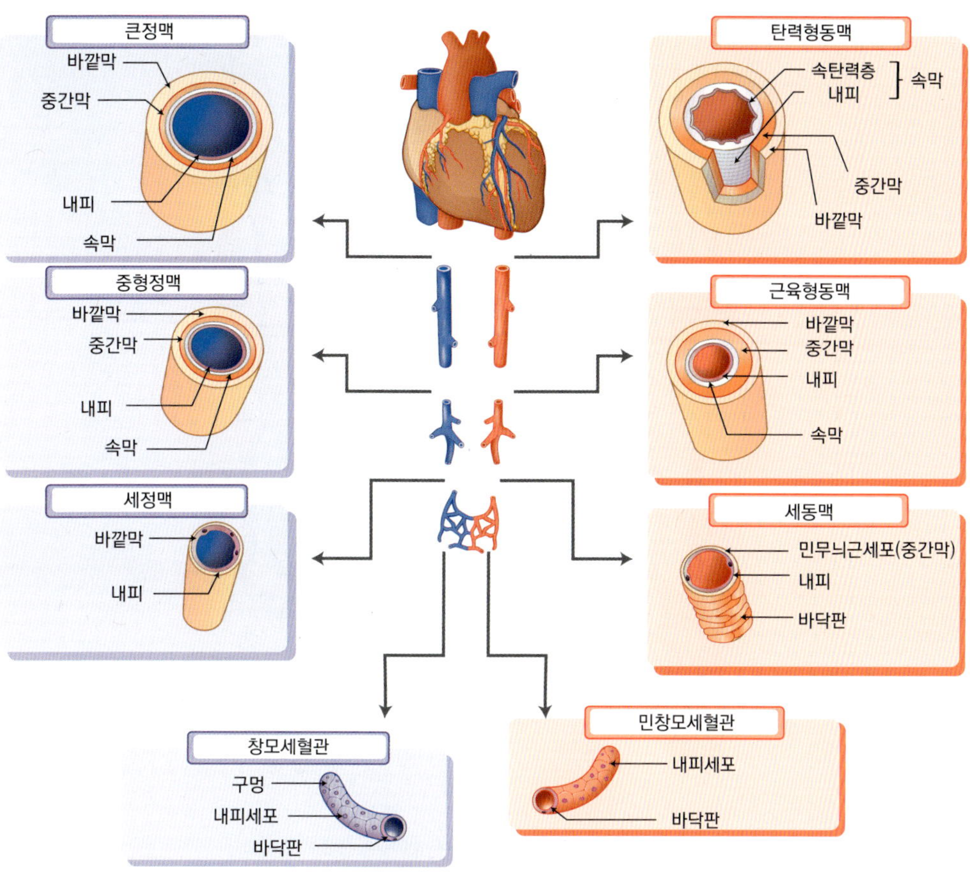

그림 1-7-9 혈관의 조직학적 구조

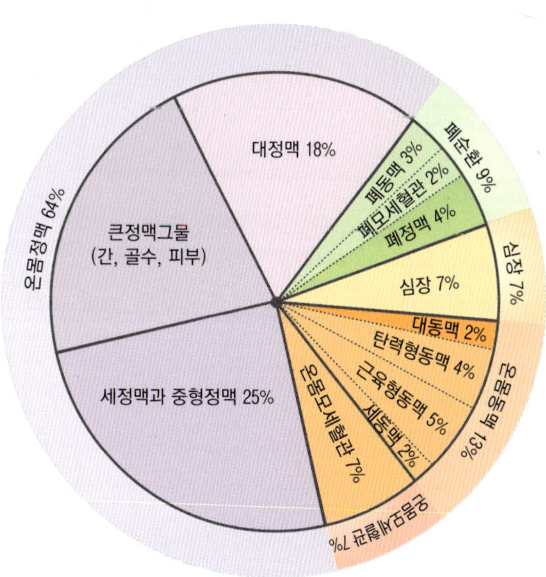

그림 1-7-10 심장혈관계통에서의 혈액분포

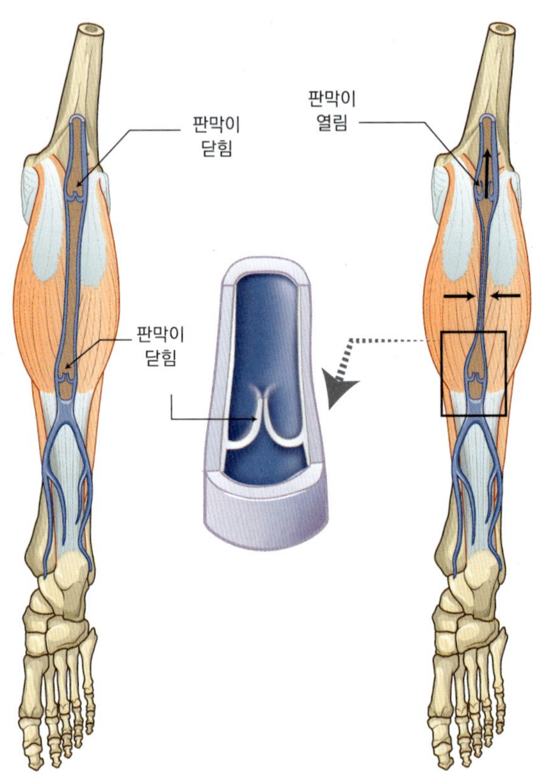

그림 1-7-11 정맥계 판막의 기능

2) 혈관 중간막(Tunica media): 민무늬근육과 탄력 섬유로 이루어졌고, 동맥은 정맥보다 중간막이 두껍고 탄력적이며 특히 굵은 동맥은 더 잘 발달해 있다.

3) 혈관 바깥막(Tunica externa): 가장 바깥층의 성긴 결합 조직층으로 이루어져 있다(그림 1-7-8~11).

4. 혈액순환

혈액이 혈관 속을 흐르는 동안 혈액 성분과 조직 사이에 이루어지는 물질 교환 과정은 모세혈관의 내피세포를 통해 이루어진다.

가. 온몸순환(Systemic circulation)

좌심실 → 대동맥판 → 대동맥 → 동맥 → 세동맥 → 모세혈관 → 전신 → 세정맥 → 정맥 → 대정맥 → 우심방

나. 폐순환(Pulmonary circulation)

우심실 → 폐동맥판 → 폐동맥 → 폐 → 폐정맥 → 좌심방

다. 문맥순환(Portal circulation)

온몸순환(systemic circulation) 중 비장, 췌장, 위, 소장 및 대장에서 유입되는 정맥혈은 바로 아래대정맥으로 들

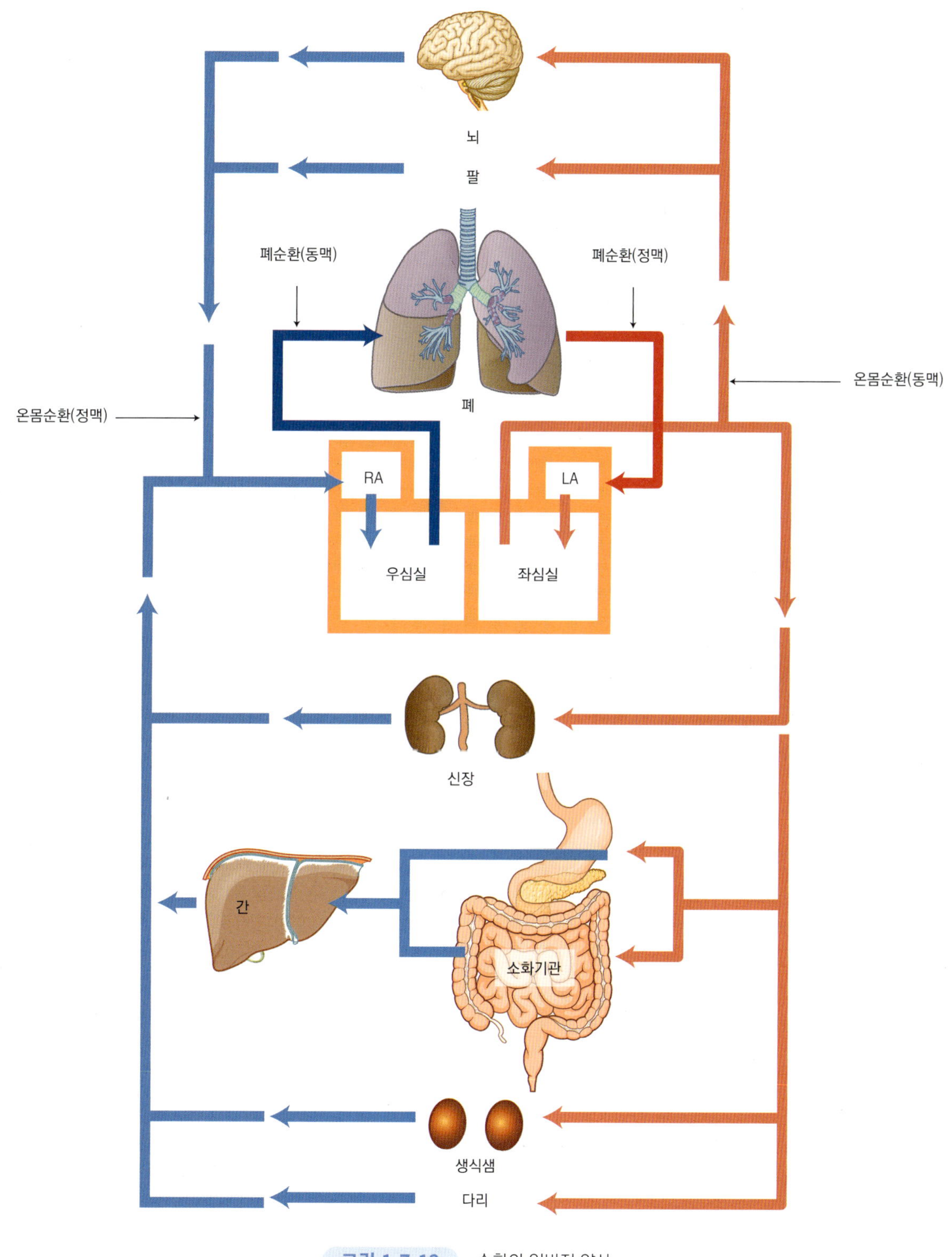

그림 1-7-12 순환의 일반적 양상

어가지 않고 간문맥(portal vein)을 통해 간에 이르러 간의 모세혈관인 굴모양혈관을 지나 간세포에 영양분을 교환하고 저장한 후 간정맥(hepatic vein)을 거쳐 아래대정맥으로 순환하는 정맥 순환 경로이다(그림 1-7-12).

5. 동맥계

가. 대동맥

대동맥은 신체에서 가장 크고 긴 온몸순환의 시작점으로, 좌심실에서 넷째 허리뼈 높이까지 위치하며 오름대동맥, 대동맥활, 내림대동맥으로 구별된다. 내림대동맥은 위치에 따라 가슴대동맥과 배동맥으로 나눈다.

1) 오름대동맥: 좌심실에서 기시하여 대동맥활로 이어지는 혈관으로 오름대동맥에서 첫 번째로 분지되는 혈관은 좌관상동맥과 우관상동맥이다.

2) 대동맥활: 오른쪽 둘째 복장갈비관절 높이에서 우페동맥 및 좌기관지를 넘어 구부러진 혈관으로, 우측부터 차례로 팔머리동맥, 좌온목동맥, 좌빗장밑동맥의 3개의 큰 혈관이 나온다. 팔머리동맥은 대동맥활에서 가장 먼저 분지되며, 길이는 4~5cm 정도이고 탄력성 동맥으로 우온목동맥과 우빗장밑동맥을 분지한다.

나. 머리와 목의 동맥

온목동맥(Common carotid artery): 왼쪽과 오른쪽 1쌍으로 구성되며 목과 머리에 혈액을 공급하는 혈관이다. 갑상연골 높이에서 바깥목동맥과 속목동맥으로 나누어진다.

1) 바깥목동맥: 뇌와 눈을 제외한 머리 피부와 얼굴, 목 전체에 분포하여 8개의 가지를 낸다. 위갑상샘동맥, 혀동맥, 얼굴동맥, 후두동맥, 뒤귓바퀴동맥, 오름인두동맥, 표재측두동맥, 위턱동맥

2) 속목동맥: 머리뼈안으로 들어가 나비뼈에서 눈과 눈물샘에 분포하는 눈동맥으로 분지되며 뇌바닥에서 앞대뇌동맥과 중(간)대뇌동맥으로 갈라진다(그림 1-7-13, 14).

> * 대뇌동맥고리(Cerebral arterial circle, circle of Willis): 대뇌의 혈류량을 일정하게 유지하기 위해 속목동맥의 가지인 앞대뇌동맥과 중대뇌동맥 그리고 척추동맥이 합쳐져 나오는 뇌바닥동맥에서 나온 뒤내동맥이 앞교통동맥과 뒤교통동맥으로 연결되어 나비뼈의 안장주변을 동그랗게 싸고 있는 순환로이다. ☞ 뇌의 동맥혈 공급 혈관은 속목동맥과 척추동맥이다.
> * 중(간)대뇌동맥(middle cerebral artery)은 넓은 영역의 뇌 조직에 혈액을 공급하며 색전성 뇌경색이 주로 유발되는 혈관이다.

다. 팔의 동맥

1) 빗장밑동맥(Subclavian artery): 우빗장밑동맥은 팔머리동맥에서 분지하고 좌빗장밑동맥은 대동맥활에서 분지한다. 빗장밑동맥은 빗장뼈와 첫 번째 갈비뼈 사이를 주행하여 겨드랑동맥으로 이어지고 위팔동맥으로 계속 이어진다. 빗장밑동맥의 가지 중 척추동맥은 여섯째 목뼈부터 첫 번째 목뼈의 가로돌기구멍을 통과하여 후두

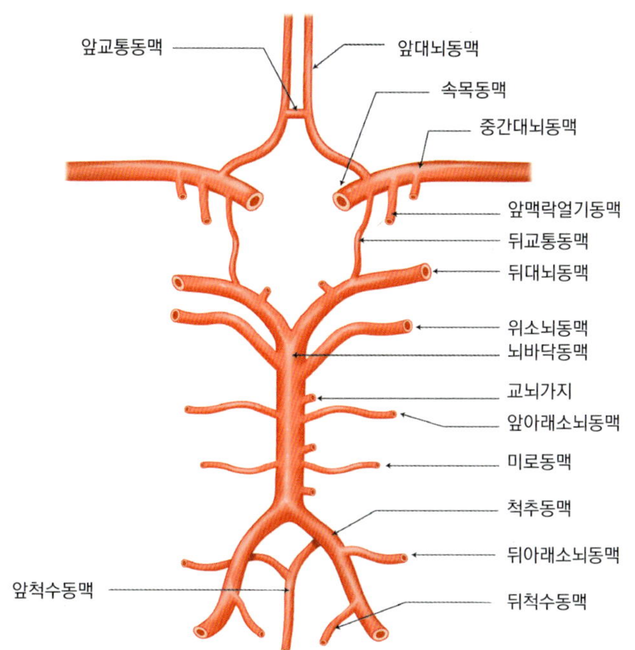

그림 1-7-13 대뇌동맥고리의 구성

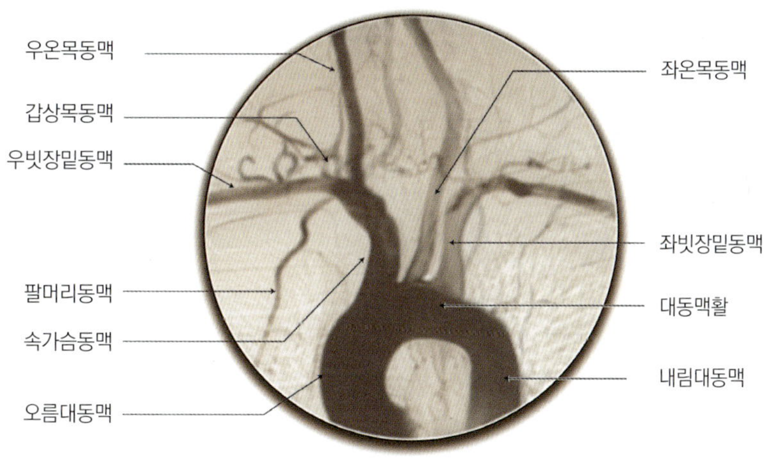

그림 1-7-14 대동맥활의 혈관조영사진

골의 큰구멍으로 들어가 뇌바닥에서 좌우의 척추동맥이 합류하여 1개의 뇌바닥동맥을 형성한다. 뇌바닥동맥은 대뇌의 후두엽과 측두엽으로 분포하는 양쪽의 뒤대뇌동맥으로 갈라지며 분지가 끝난다.

2) 겨드랑동맥(Axillary artery): 빗장밑동맥의 연속으로 겨드랑 부위에 위치하며 가슴과 어깨뼈 부위에 분포한다.

3) 위팔동맥(Brachial artery): 겨드랑동맥에서 연속되어 팔오금 아래에서 안쪽의 자동맥과 가쪽의 노동맥으로 갈라진다. 성인에서 혈압을 측정하는 동맥이며 영아 심폐소생술 시 맥박을 촉지하는 동맥이다.

4) 노동맥(Radial artery): 위팔동맥의 끝에서 아래팔의 바깥쪽인 노뼈 쪽을 따라 내려와 손바닥 중간 부위에서 깊은손바닥동맥활을 형성하며 성인에서 주로 맥박을 촉지하는 지점이다.

5) 자동맥(Ulnar artery): 위팔동맥이 끝나는 팔꿈치관절 부위에서 시작하여 자뼈를 따라 내려온 후 손바닥의 중간 부위에서 얕은손바닥동맥활을 형성한다.

> * 빗장밑동맥 → 겨드랑동맥 → 위팔동맥 → ┌ 노동맥 → 깊은 손바닥 동맥활
> 　　　　　　　　　　　　　　　　　　　└ 자동맥 → 얕은 손바닥 동맥활

라. 몸통의 동맥

　가슴대동맥으로부터 나온 가지로 구성되며 가슴안에 있는 장기인 기관지, 식도, 갈비사이근 및 가로막에 분포하는 가지를 형성한다.

1) 가슴대동맥(Thoracic aorta): 넷째 등뼈부터 열두 번째 등뼈의 가로막 대동맥구멍까지를 뜻하며 가로막을 통과한 후 배동맥이 된다. 가슴대동맥은 가슴벽쪽과 장기가 있는 내장 쪽의 2부분으로 가지를 낸다.

　　가) 벽쪽가지(Parietal branch): 뒤갈비사이동맥, 갈비밑동맥, 위가로막동맥

　　나) 내장가지(Visceral branch): 심장막동맥, 기관지동맥, 식도동맥, 세로칸동맥

2) 배동맥(Abdominal aorta): 가로막 대동맥구멍에서 시작하여 제4허리뼈까지 분포된다. 벽쪽(배벽)가지와 내장가지의 2부분으로 나누어진다.

　　가) 벽쪽가지(Parietal branch): 아래가로막동맥, 허리동맥

　　나) 내장가지(Visceral branch): 복강동맥, 상장간막동맥, 부신동맥, 신장동맥, 생식샘동맥(남: 고환동맥, 여: 난소동맥), 하장간막동맥, 정중엉치동맥

> * 복강동맥(Celiac artery): 3개의 가지(좌위동맥, 비장동맥, 총간동맥)를 분지하여 위, 십이지장, 췌장, 비장, 간, 담낭 등에 분포한다.

3) 골반의 동맥

　　가) 온엉덩동맥(Common iliac artery): 넷째 허리뼈 높이에서 시작되어 바깥엉덩동맥과 속엉덩동맥으로 갈라진다.

　　　① 바깥엉덩동맥(External iliac artery): 온엉덩동맥이 골반의 가장자리를 따라 내려와 두덩결합과 엉덩뼈의 위앞엉덩뼈가시 중간 지점에서 고샅인대를 지나 넓적다리동맥으로 된다.

　　　② 속엉덩동맥(Internal iliac artery): 엉치엉덩관절 앞쪽에서 골반 안으로 들어간 후 골반 안의 근육과 장기, 볼기의 근육과 바깥생식기에 분포한다.

마. 다리의 동맥

1) 넓적다리동맥(Femoral artery): 바깥엉덩동맥이 연속으로 넓적다리의 안쪽을 주행하여 분지된 동맥이다.

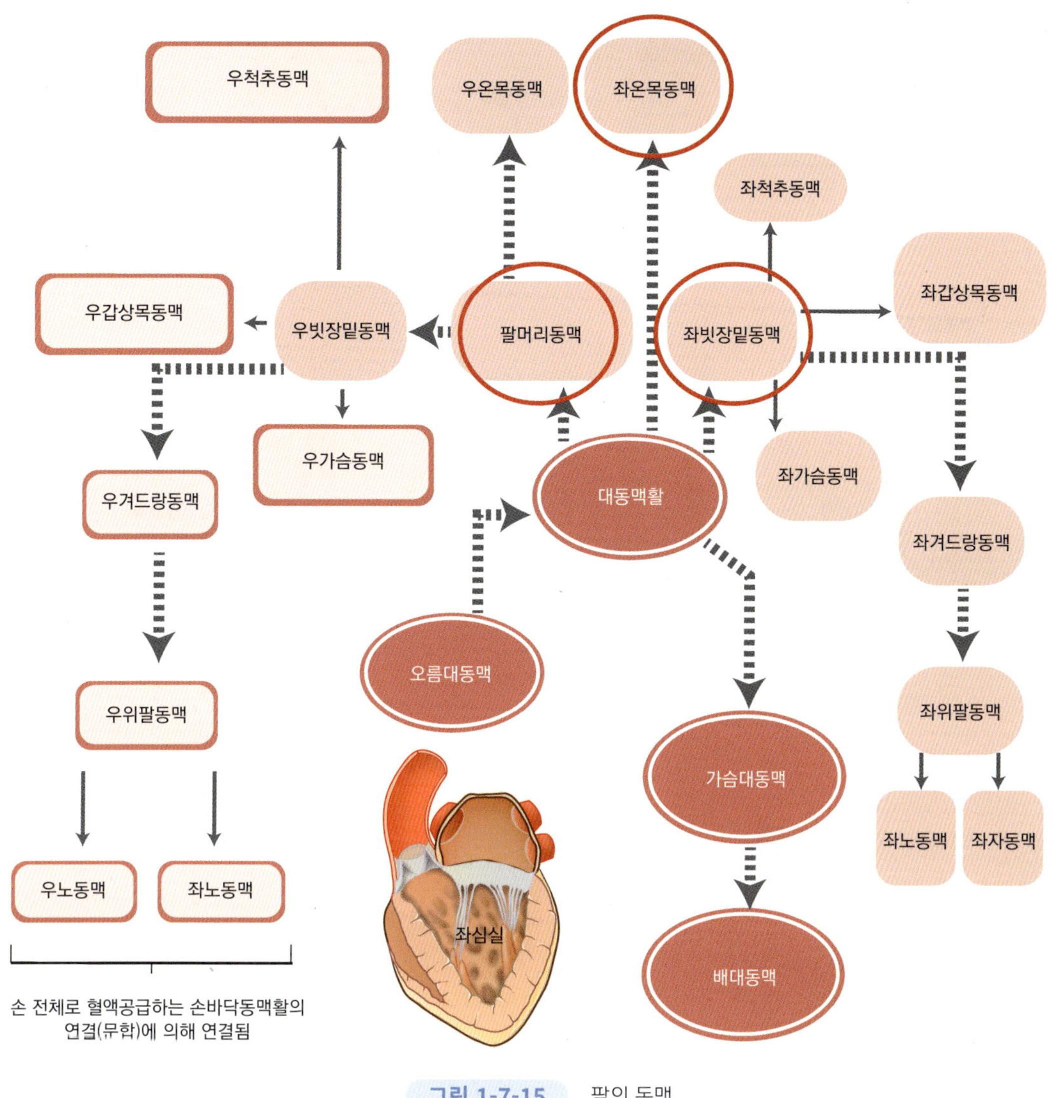

그림 1-7-15 팔의 동맥

2) 오금동맥(Popliteal artery): 넓적다리동맥의 연속으로 오금의 가운데로 주행한다.

3) 앞정강동맥(Anterior tibial artery): 오금동맥의 연속으로 정강뼈와 종아리뼈 사이로 내려가 발등동맥이 된다.

4) 뒤정강동맥(Posterior tibial artery): 종아리 근육의 밑으로 내려가서 종아리동맥과 발바닥동맥이 되어 발꿈치, 발, 발가락에 분포한다.

---

* 바깥엉덩동맥 → 넓적다리동맥 → 오금동맥 → ┌ 앞정강동맥 → 발등동맥
                                          └ 뒤정강동맥 → 발바닥동맥

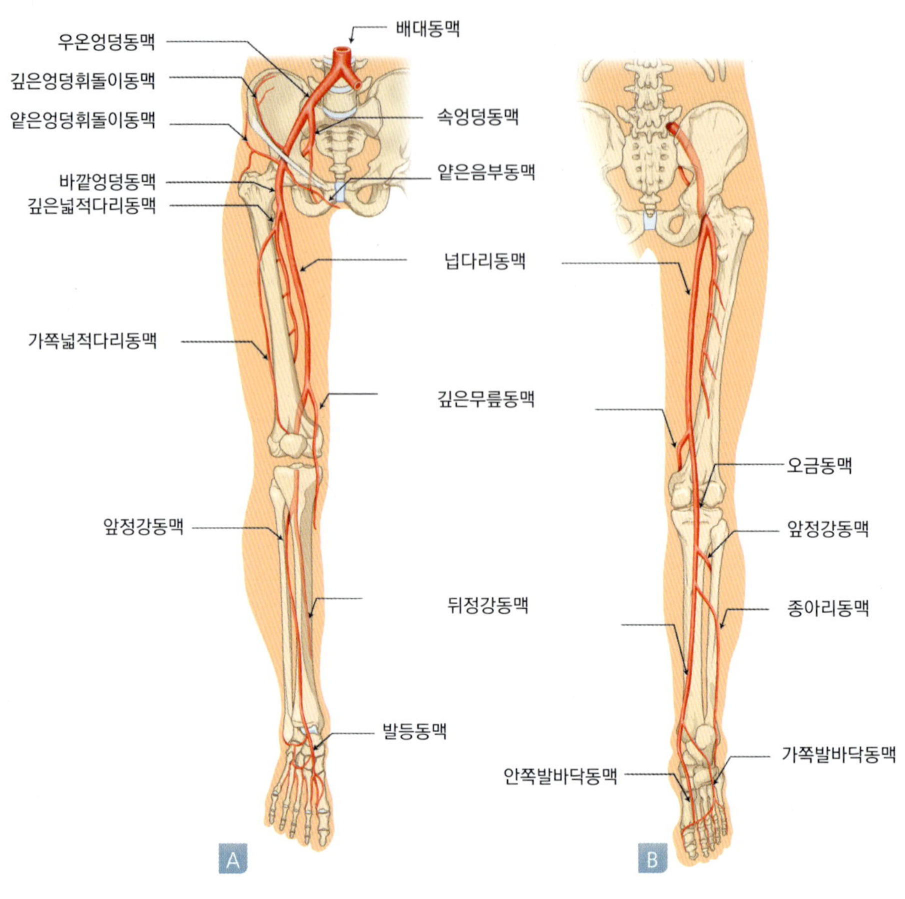

그림 1-7-16　다리동맥 **(A)** 앞면 **(B)** 뒷면

6. 정맥계

　정맥계는 얕은 정맥과 깊은 정맥으로 나눌 수 있으며 얕은 정맥은 피부밑 근막에 분포하며 여러 깊은 정맥으로 연결되어 있고 깊은정맥은 동맥과 함께 주행하고 있으며 동맥과 같은 이름을 갖고 있다.

가. 머리와 목의 정맥

　머리와 뇌의 혈액은 주로 속목정맥 및 속목정맥의 가지로 척추정맥과 바깥목정맥으로 유입된다.

나. 경막정맥굴

　경막정맥굴은 2겹의 뇌경막 사이에 있는 뇌의 특수정맥으로 뇌의 정맥혈을 모아 속목정맥을 통해 심장으로 보내는 역할을 한다. 정맥굴합류, 위시상정맥굴, 아래시상정맥굴, 곧은정맥굴, 가로정맥굴, 구불정맥굴, 해면정맥굴, 위바위정맥굴, 아래바위정맥굴 등이 있다(그림 1-7-18).

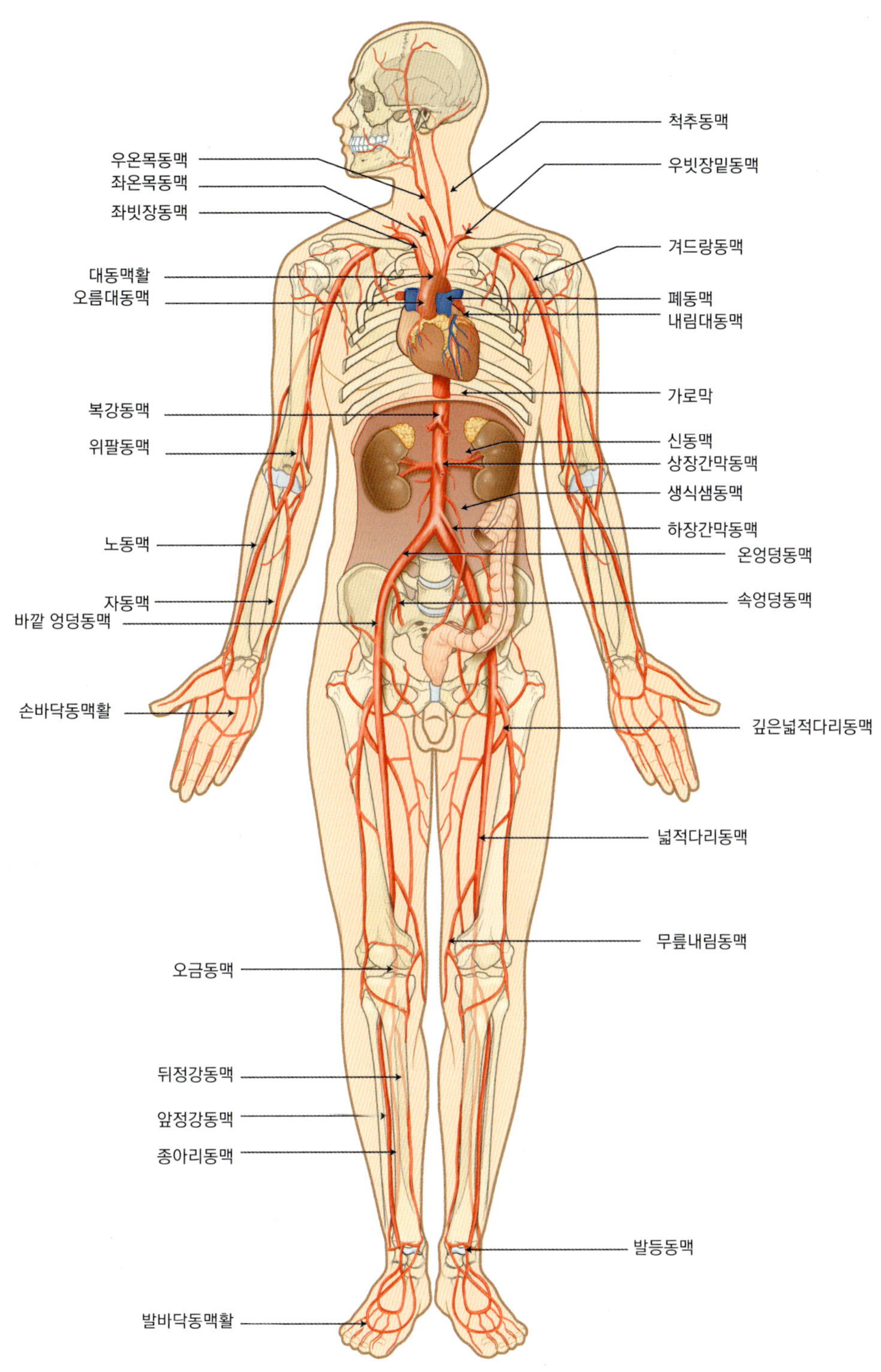

그림 1-7-17 전신동맥계

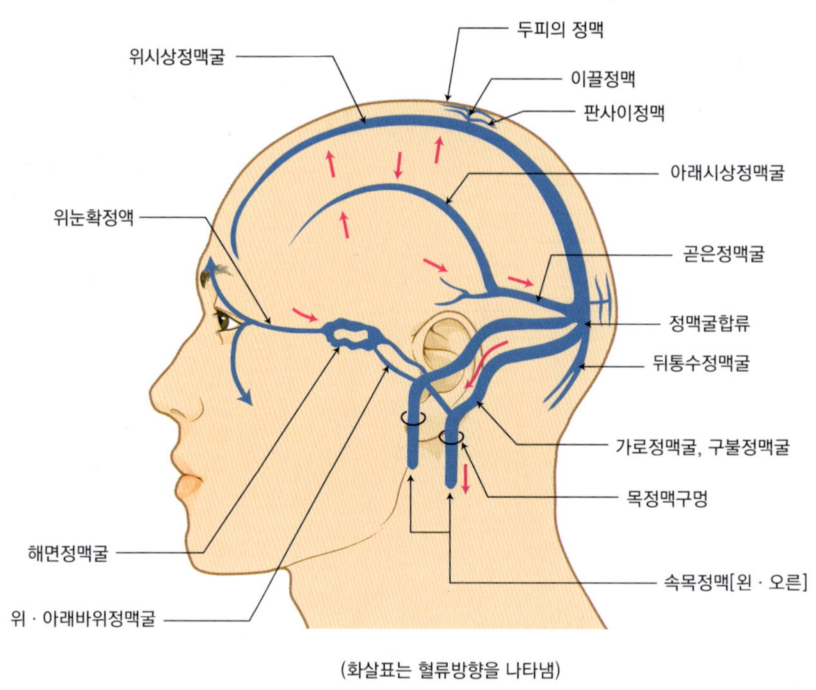

그림 1-7-18   경막정맥굴 방향

> * 위시상정맥굴(Superior sagittal sinus): 대뇌낫의 윗모서리에 위치하며 뇌척수액을 흡수하는 거미막과립이 있다.

다. 팔의 정맥

1) 깊은정맥: 동행하는 동맥과 같은 이름을 갖고 있다.

> * 깊은 손바닥정맥활 → 노정맥 ┐ → 위팔정맥 → 겨드랑정맥 → 빗장밑정맥 →
> 얕은 손바닥정맥활 → 자정맥 ┘   속목정맥 → 팔머리정맥

2) 얕은정맥: 노쪽피부정맥, 자쪽피부정맥, 중간팔오금정맥이 있다.

라. 홀정맥 계통(Azygos system)

위대정맥과 아래대정맥을 연결하는 역할을 하여 아래대정맥이 폐쇄될 때 다리 부위에서 심장으로 오는 혈류를 변경하여 흐르게 하여 생명을 구하는 데 매우 중요하다.

1) 홀정맥(Azygos vein): 배안의 오른쪽 오름허리정맥이 가로막을 관통하여 위로 올라가 이루어진 정맥이다.

2) 반홀정맥(Hemiazygos vein): 좌오름허리정맥이 가로막을 지나 위로 올라가는 정맥으로 제9등뼈까지 올라가 오

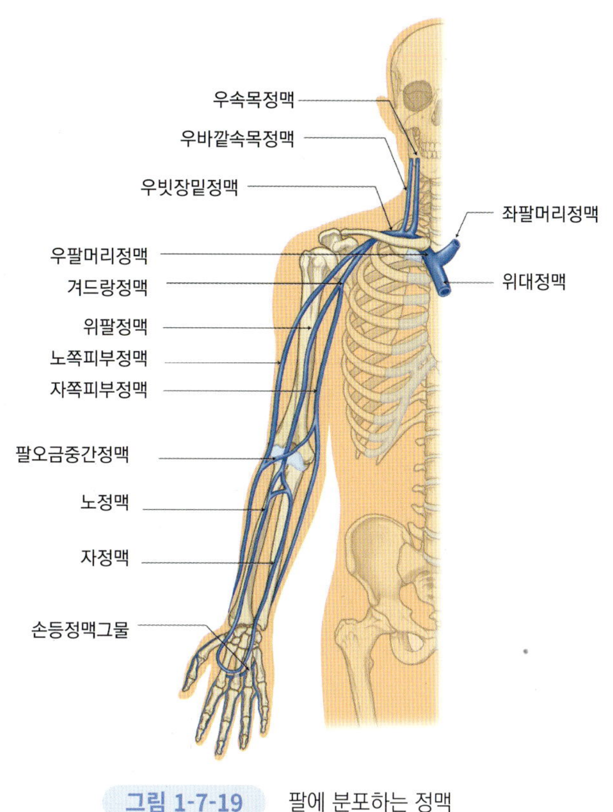

그림 1-7-19   팔에 분포하는 정맥

른쪽의 홑정맥과 합쳐지며 이때 제8등뼈 위에서 형성된 정맥을 덧반홑정맥이라 하며 반홑정맥 또는 홑정맥에 유입된다.

마. 배 부위와 골반의 정맥

배 부위와 골반의 정맥은 아래대정맥으로 유입되는 혈관으로 골반 부위에서 속엉덩정맥으로 가는 정맥은 생식계, 비뇨계, 소화계의 장기로부터 혈액을 운반한다. 정중엉치정맥, 좌·우온엉덩정맥, 아래가로막정맥, 생식샘정맥(남: 고환정맥, 여: 난소정맥), 신정맥, 부신정맥, 간정맥, 허리정맥 등이 있다.

바. 간문맥

간문맥(hepatic portal vein)은 위, 장, 비장, 췌장, 담낭의 모세혈관으로부터 오는 정맥혈(좌·우위정맥, 상장간막정맥, 지라정맥, 하장간막정맥)을 회수하여 간으로 운반하는 길이 약 7cm의 단일 정맥이다. 간 안에 있는 모세혈관인 굴모양혈관을 지나 간정맥으로 이동한 후 아래대정맥으로 유입되고 소화관에서 흡수한 영양분을 운반하여 간에 저장하기 위한 경로이며 가장 영양분이 풍부한 혈관으로 모세혈관을 두 번 거치는 특수한 계통이다.

* 간문맥의 곁순환: 간경변이나 간종양 등의 질환으로 문맥순환이 장애를 받을 경우 소화기계를 거친 혈액은 다른 경로로 아래대정맥이나 위대정맥으로 유입된다. 이때 간문맥압이 상승할 경우 식도, 위, 직장의 정맥류를 일으켜 출혈의 위험성이 있다.

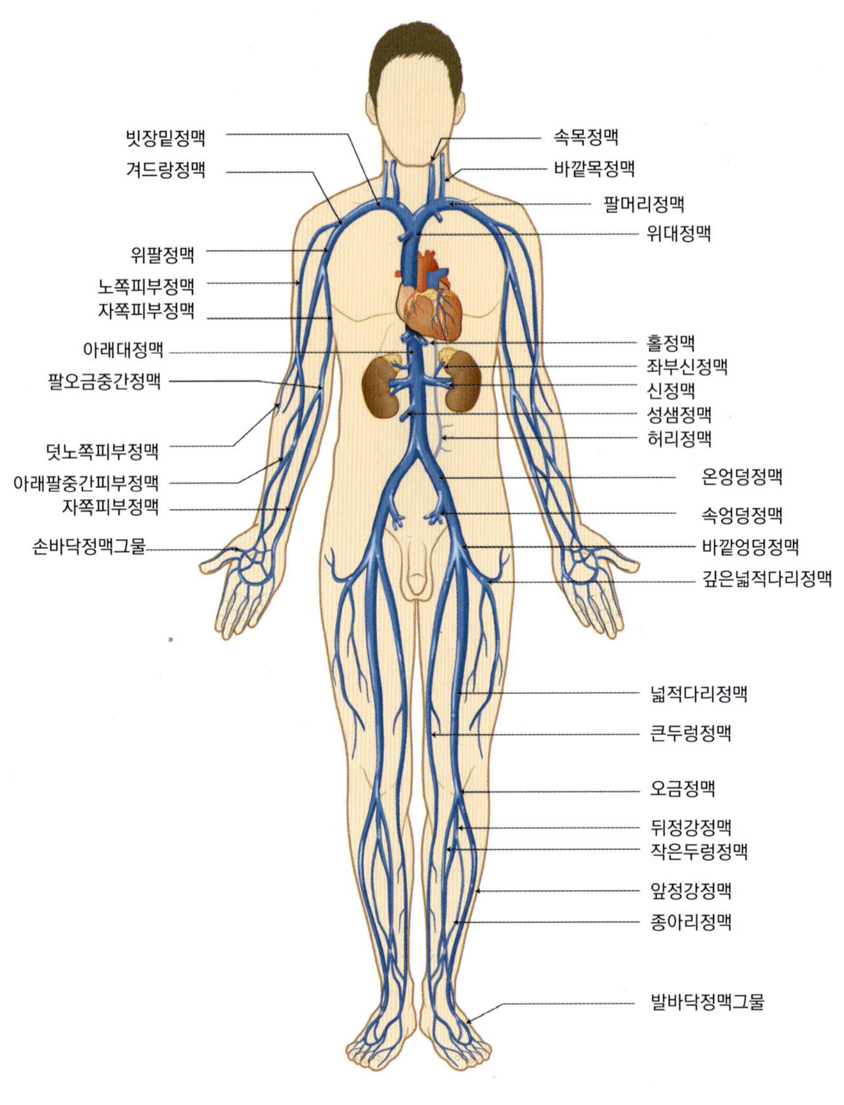

그림 1-7-20 전신의 주요 정맥

사. 다리의 정맥

깊은 정맥과 얕은 정맥에는 혈액의 역류를 막기 위한 판막이 많이 발달해 있다.

1) 깊은 정맥: 동행하는 동맥과 같은 이름을 갖고 있다.

> * 발바닥 정맥활 → 뒤정강정맥 ┐→ 오금정맥 → 넓적다리정맥 → 바깥엉덩정맥 →
> 발등정맥 그물 → 앞정강정맥 ┘ 온엉덩정맥 → 아래대정맥

2) 얕은 정맥: 발, 종아리, 넓적 다리의 얕은정맥은 피부밑에서 그물을 형성한 후 발등정맥활에서 시작하는 큰·작은 두렁정맥의 두 혈관으로 혈액이 유입된다(큰두렁정맥: 인체에서 가장 긴 정맥, 발의 안쪽에서 시작해서 발목

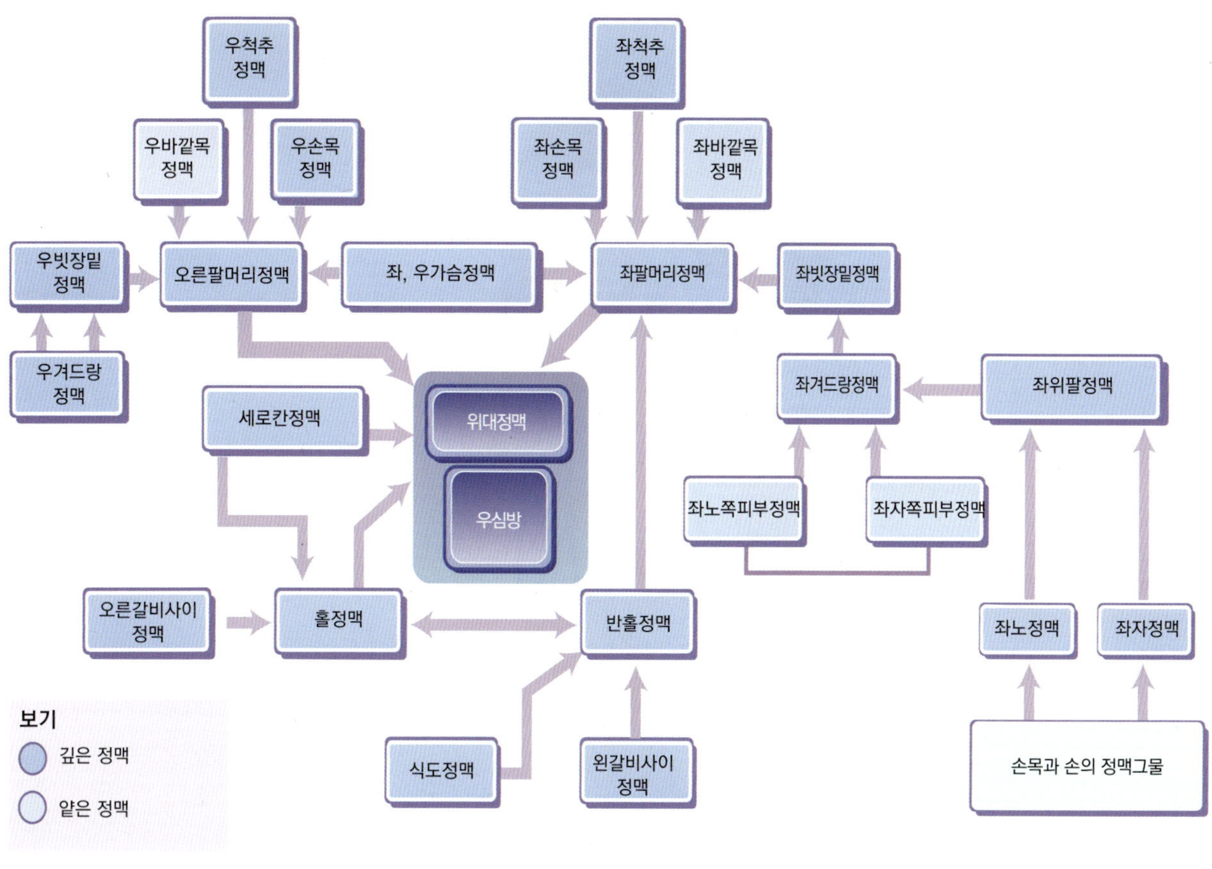

그림 1-7-21   위대정맥의 지류

의 안쪽복사 앞을 지나 고샅인대까지 올라가 넓적다리정맥과 합쳐진다).

7. 태아순환

태아는 모체의 자궁 내에서 성장하는 동안 모체의 혈액을 통하여 산소 및 영양분을 공급받고, 탄산가스나 노폐물을 모체로 되돌려 보내는데 이때 모체의 혈액과 태아의 혈액이 교환되는 장소를 태반이라고 한다. 태아순환에 관여하는 것은 배꼽정맥, 배꼽동맥, 정맥관, 타원구멍, 동맥관이 있다.

가. 배꼽정맥

산소와 영양분이 풍부한 혈액은 태반에서 태아의 몸으로 운반한다.

나. 정맥관

태아의 간 아랫면에서 갈라진 배꼽정맥의 한 가지와 아래대정맥 사이를 연결하는 관으로 태반에서 운반된 산

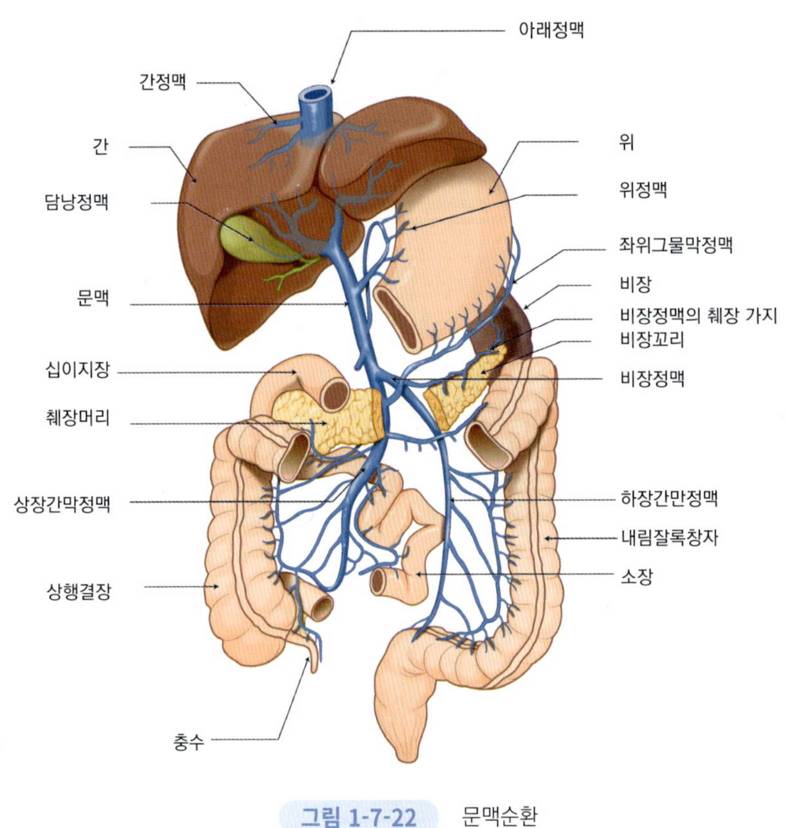

그림 1-7-22　문맥순환

소가 풍부한 혈액과 태아의 하체에서 오는 산소가 적게 포함된 혈액이 섞여 아래대정맥을 통해 오른심방으로 들어간다.

다. 타원구멍

태아 심장의 심방사이막에 있는 구멍으로 아래대정맥에서 태아의 우심방으로 들어간 혈액을 직접 좌심방으로 보내는 역할을 한다.

라. 동맥관

태아의 폐동맥과 대동맥활을 연결해 준다. 이곳을 통한 혈액은 대부분 태아의 하반신으로 들어간다.

마. 배꼽동맥

태아의 정맥혈을 태반으로 보내는 두 개의 혈관이다.

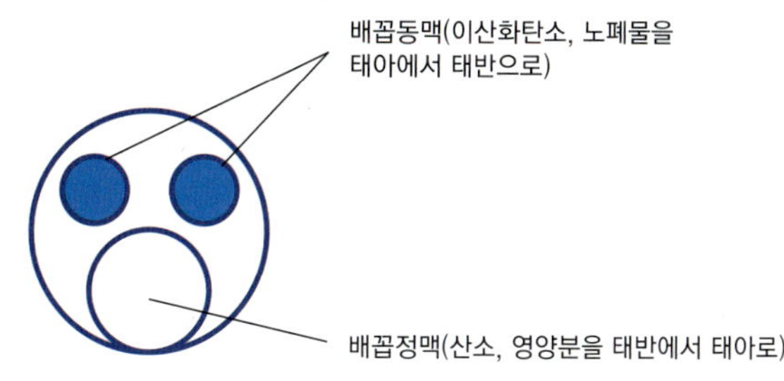

〈태아의 배꼽의 단면 그림〉

바. 출생 전, 후의 태아순환 경로의 변화

출생과 동시에 폐와 소화기 활동이 시작되고 탯줄이 절단되므로 태아순환의 구조물이 폐쇄되어 흔적만 남게 된다.

태아순환		출생 후 변화
타원구멍	→	타원오목
동맥관	→	동맥관인대
배꼽정맥	→	간원인대
배꼽동맥	→	배꼽동맥인대
정맥관	→	정맥관인대

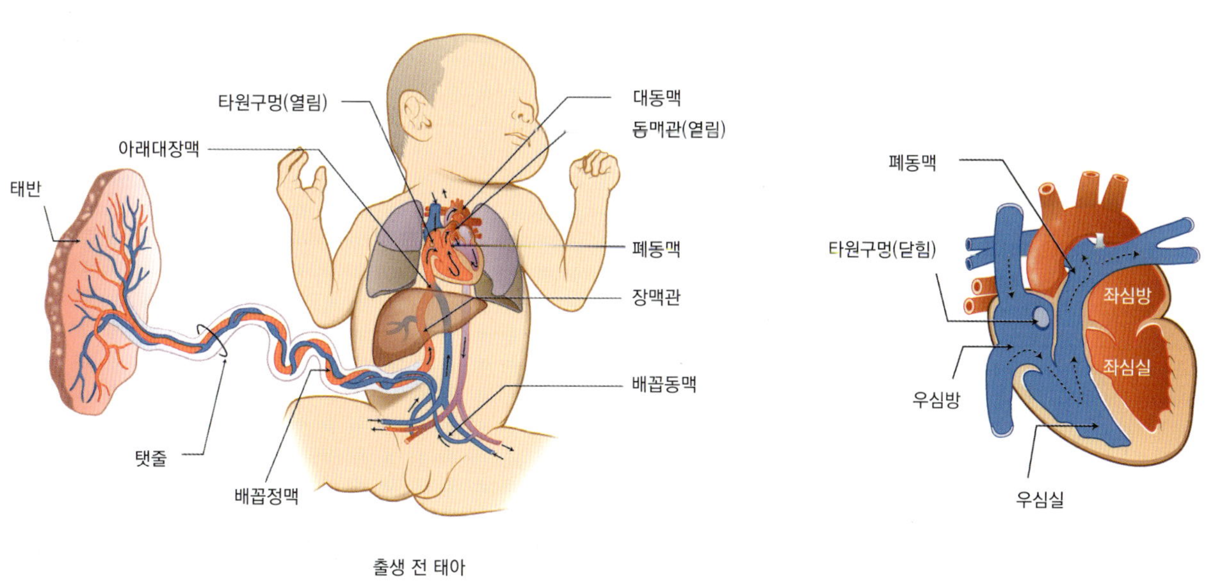

그림 1-7-23 출생 전 태아의 혈액순환

8. 림프계

림프계는 혈액 성분이 모세혈관을 통해 조직으로 빠져나온 조직액이 세포 사이의 공간으로 유출된 후 다시 림프로 유입되어 만들어진 액체로 외부의 항원 자극에 대해 면역반응을 일으켜 생체를 방어하는 기능을 한다. 림프는 조직액이 여과되어 투명하고 엷은 액체로 혈장과 비슷한 성분을 가지며 백혈구, 효소, 항체를 포함한다. 림프가 순환계통으로 유입되는 통로를 림프계라고 하며 여기에는 집합관, 림프절, 편도, 비장, 가슴샘 등이 포함된다.

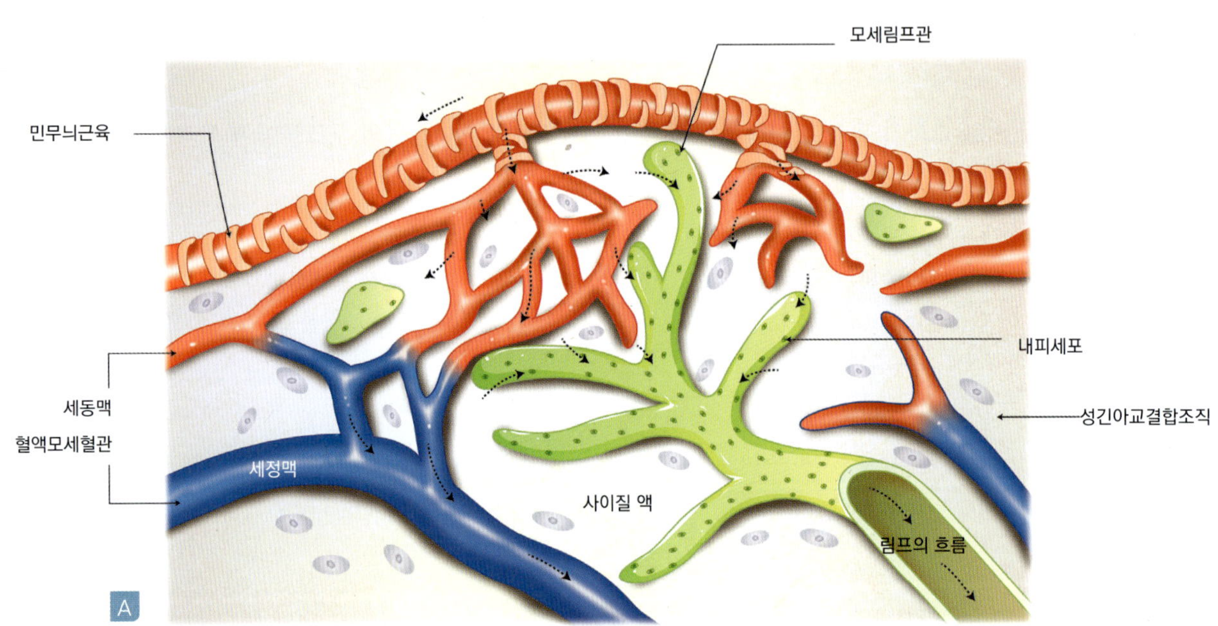

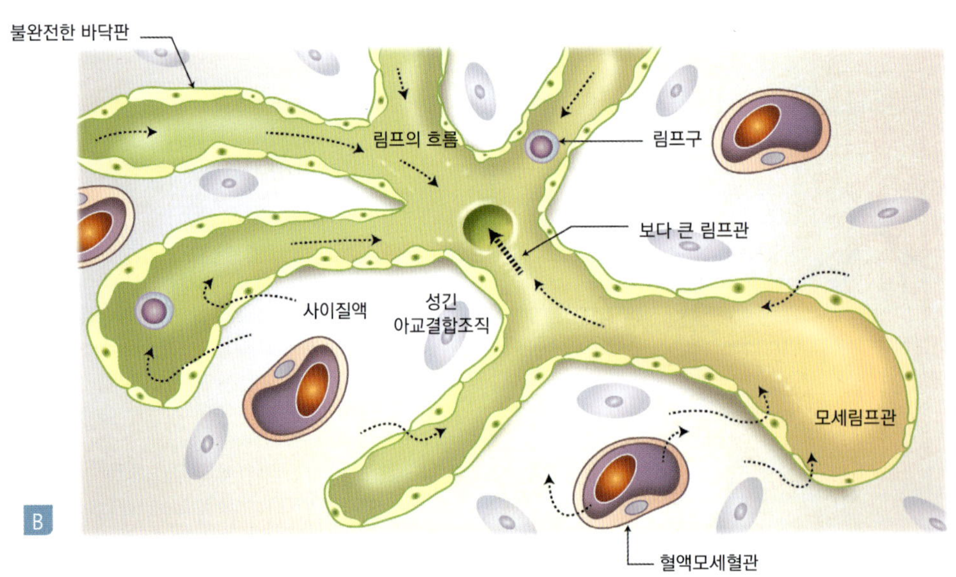

그림 1-7-24 모세림프관

가. 림프관

1) 모세림프관(Lymphatic vessel): 단층편평상피 세포로 이루어진 매우 얇은 벽을 가진 미세한 관으로 끝이 막혀 있고 많은 구멍을 갖고 있다. 세포 사이 공간에 분포하여 세포 사이의 조직액을 모세림프관으로 유입시킨다. 이 모세림프관으로 들어온 액체를 림프(lymph)라고 한다(그림 1-7-24).

2) 집합관(Collecting vessel): 모세림프관들이 모여 형성된 관으로 판막(valve)이 있어 림프의 역류를 방지한다. 분포 위치에 따라 얕은 림프관과 깊은 림프관으로 구분된다.

3) 림프관(Lymphatic duct): 정맥벽과 유사한 구조로 되어 있으며 림프관을 통해 림프절이라는 특수한 장기로 들어간다. 림프관에는 가슴림프관이 시작되는 부위인 가슴림프관팽대에서 가슴림프관과 오른림프관으로 갈라져 신체의 림프액을 순환시킨다(그림 1-7-25).

　가) 가슴림프관: 인체에서 가장 큰 림프관으로 배 부위, 골반 부위, 다리, 왼쪽 팔, 목, 머리에서 오는 림프액을 순환시켜 왼속목정맥과 왼빗장밑정맥으로 보낸다.

　나) 오른림프관: 오른쪽 머리와 목, 오른팔, 가슴에서 유입되는 림프를 순환시켜 오른속목정맥과 오른빗장밑정맥으로 보낸다.

나. 림프절

림프절에는 림프구와 대식세포가 많이 있으며 림프의 경로에 따라 자리 잡고 있다. 림프절은 크기와 모양이 다

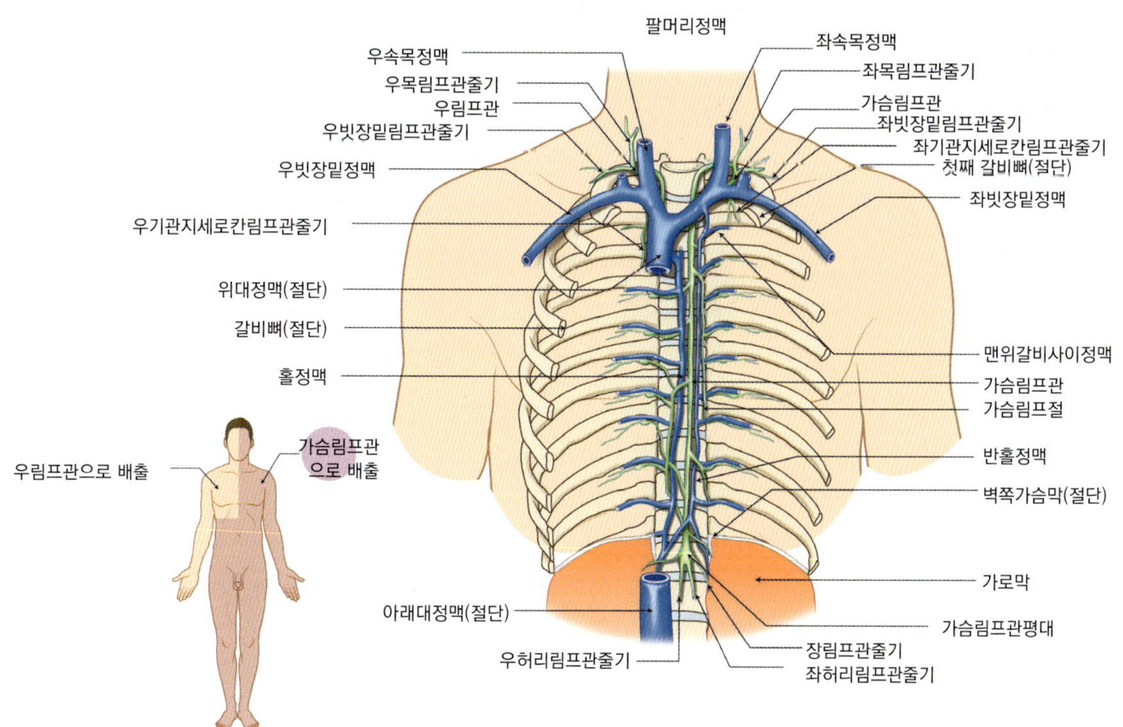

그림 1-7-25　림프관과 림프배출

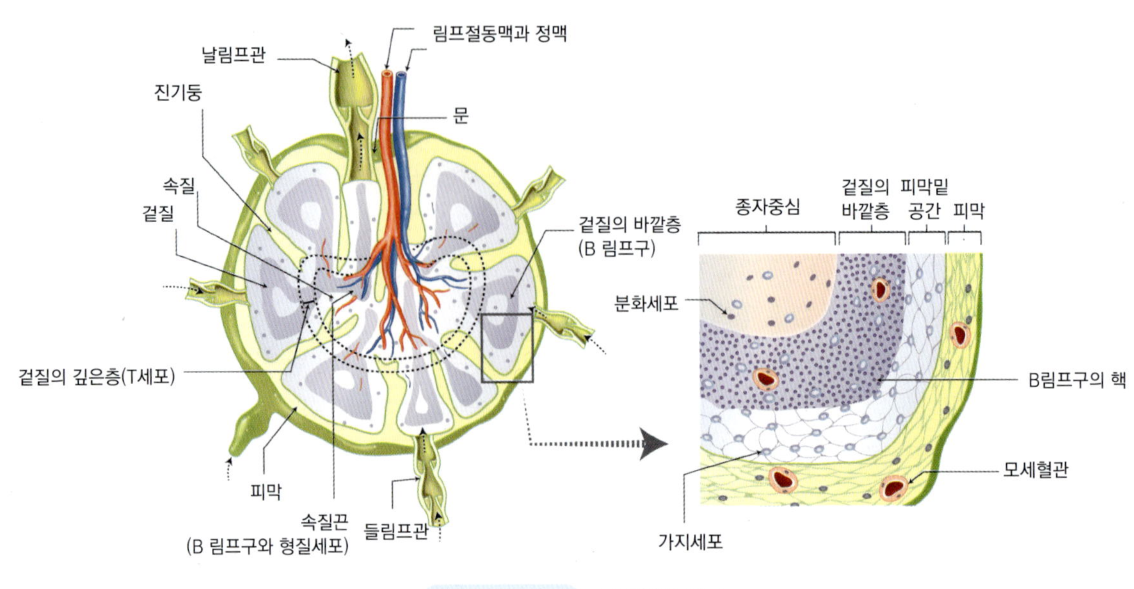

그림 1-7-26　림프절의 구조

양하나 대체로 강낭콩 모양을 하고 있으며 길이는 2.5cm 이하이다. 특히 몸통, 겨드랑이, 고샅 부위, 목의 양옆, 가슴대동맥 및 배대동맥의 주요 분지에 분포한다. 림프절의 구조로 1개의 림프절에는 림프액을 받아들이는 여러 개의 들림프관과 림프액을 내보내는 한 개의 날림프관이 있으며 림프절의 표면은 강인한 결합조직인 피막으로 싸여 있다. 피막의 피질에는 림프구들의 집단인 림프소절이 많이 분포하며 중심부의 수질에는 여러 구획으로 나누어져 있는 그물조직인 수질끈이 있다(그림 1-7-26).

다. 림프모양기관(Lymphoid organ)

림프절 외에 비장, 가슴샘, 편도 등은 림프계의 관이나 림프와는 직접적인 관계는 없지만 인체의 면역계통에 필수적인 기관이다.

1) 비장(Spleen): 인체에서 가장 큰 림프모양 기관으로 배안의 왼윗쪽 부위에 있으며 가로막의 아래, 위의 뒤 왼쪽에 있는 가로막에 접해 있는 타원형의 기관으로 길이는 10~15cm, 폭은 6~8cm이다. 비장은 혈액을 저장하고 수명이 다한 적혈구를 파괴하는 장소이며 항체를 생산하여 면역반응에 관여한다(그림 1-7-27).

2) 가슴샘(Thymus): 복장뼈 뒤쪽의 앞세로칸에 있는 기관으로 림프구와 항체 생산에 관여한다. 출생 후부터 사춘기까지 커지다가 사춘기 이후부터 점차 퇴화하여 지방조직으로 변화되며 가슴샘소체는 가슴샘 수질의 각질화된 표피세포를 뜻한다(그림 1-7-28).

3) 편도(Tonsil): 막에 쌓인 림프절로 소화기와 호흡기가 시작되는 부위에 주로 분포하며 목구멍편도, 인두편도, 혀편도로 구성된다. 편도는 인두 주위의 조직액을 여과하여 림프구를 생성하고 미생물의 침입을 방어하기 위해 항체를 생성한다(그림 1-7-29).

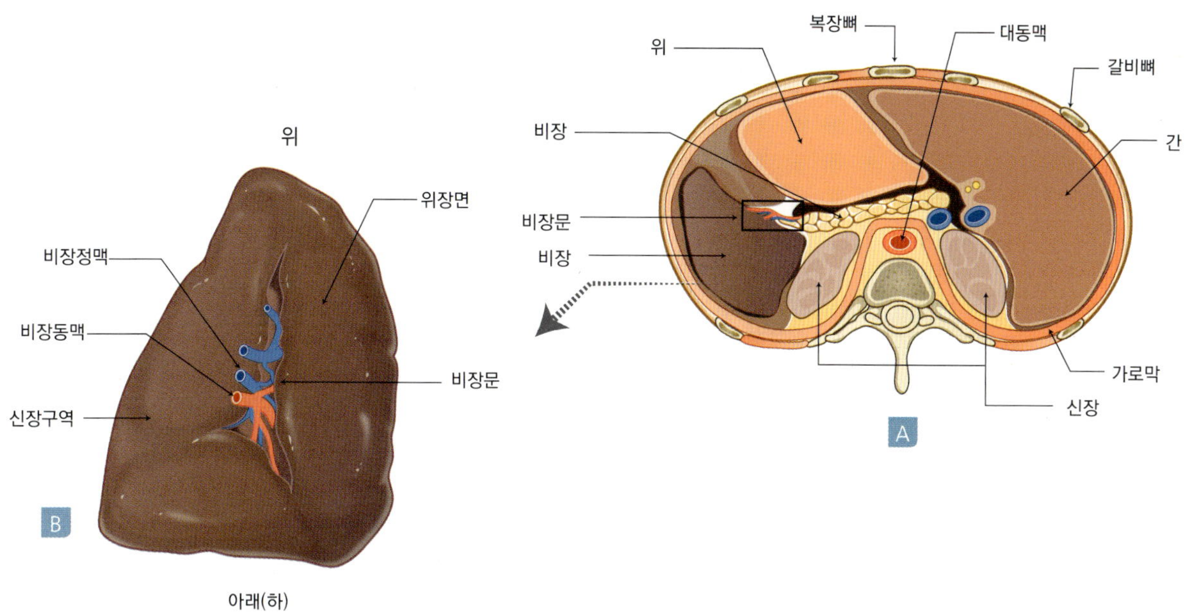

그림 1-7-27 비장

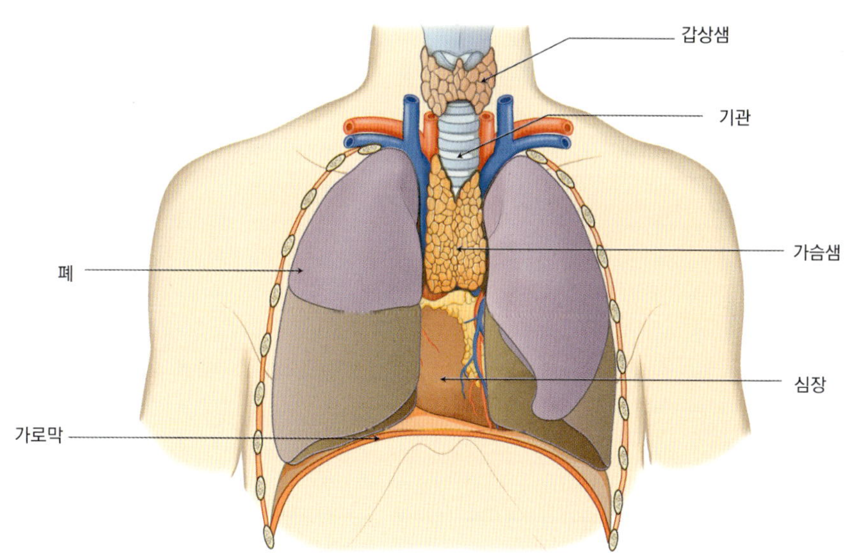

그림 1-7-28 가슴샘

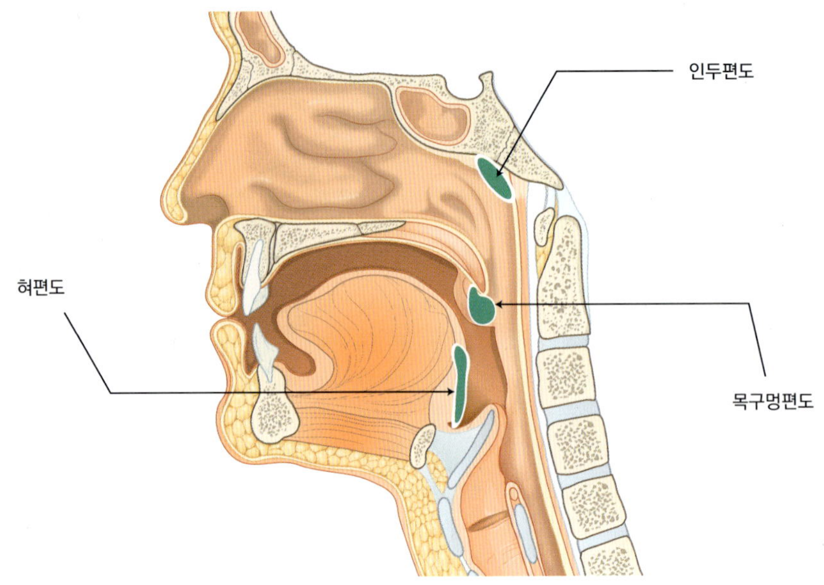

그림 1-7-29   인두편도와 목구멍편도

8
신경계

신경계(nervous system)는 몸에 들어오는 감각 정보를 받아들여 이를 중추에 전달하고 중추에서는 이를 통합 및 분석하여 신체의 다른 부분으로 정보를 전달한다. 이를 통해 변화에 따른 신체 내 환경을 조절하여 우리 몸의 항상성을 유지하는 역할을 한다.

1. 신경계의 구성

신경계는 중추신경계(CNS)와 말초신경계(PNS)로 나뉜다(표 1-8-1). 중추신경계는 단단한 머리뼈와 척수에 싸여 있는 뇌와 척수로 이루어져 있으며 말초신경계는 중추신경계 밖에 있는 모든 신경 구조로, 12쌍의 뇌신경, 31쌍의 척수신경과 자율신경계로 구성된다. 자율신경계는 교감신경과 부교감신경으로 나뉜다.

표 1-8-1. 중추신경계와 말초신경계

중추신경계	뇌(Brain)	대뇌(Cerebrum) 사이뇌(Diencephalon) 중간뇌(Midbrain) 다리뇌(Pons) 숨뇌(Medulla oblongata) 소뇌(Cerebellum)
	척수(Spinal cord)	
말초신경계	몸신경계(Somatic nervous system)	뇌신경(Cranial nerve) 척수신경(Spinal nerve)
	자율신경계(Automatic nervous system)	교감신경(Sympathetic nerve) 부교감신경(Parasympathetic nerve)

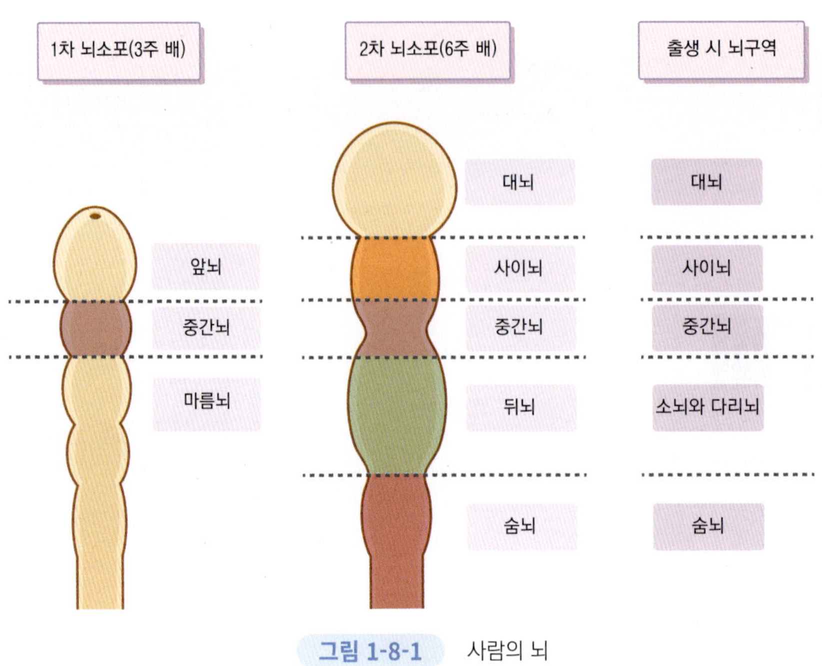

그림 1-8-1　사람의 뇌

가. 신경계 배아 발달

발생학적으로 신경계는 외배엽에서 분화된다. 3주경, 뇌가 될 부분은 앞뇌, 중간뇌, 후뇌로 형성되고 발생 6주경, 앞뇌는 끝뇌와 사이뇌로, 중간뇌는 그대로 커지고 후뇌는 다음뇌와 숨뇌로 분화하여 발달한다(그림 1-8-1).

나. 신경조직의 구성

신경조직을 구성하는 2가지 세포

1) 신경세포(Neuron): 신경계를 구성하는 형태적, 기능적 최소 단위로 자극을 받아 흥분 및 전도한다. 신경세포는 모양과 크기에 관계없이 세포체, 가지돌기, 축삭의 세 부분으로 이루어져 있으며 니슬소체, 신경섬유마디, 말이집, 신경집세포 등의 구조가 있다.

　가) 세포체(Cell body): 돌기를 제외한 원형질과 핵으로 구성되며 소기관으로서 니슬소체는 단백질 합성 및 신경세포의 영양과 재생에 관여한다.

　나) 가지돌기(Dendrite): 신경세포 돌기로, 세포체로부터 흥분 충동을 밖에서 안으로 받아들이는 역할을 한다.

　다) 축삭(Axon): 신경섬유를 형성하는 단일 돌기로, 세포체로부터 흥분 충동을 전달하는 역할을 한다. 대부분 신경세포의 축삭은 슈반세포로 이루어진 말이집으로 둘러싸여 있으며 말이집이 있는 말이집 섬유에서는 일정한 간격을 두고 마디가 끊어지는 곳이 있다. 이를 랑비에결절이라고 한다. 말이집이 없는 신경섬유는 민말이집섬유라고 한다.

* 슈반세포: 말초신경계에서 축삭을 싸고 있는 특수세포층으로 축삭의 영양 공급과 신경재생에 중요한 역할을 한다.

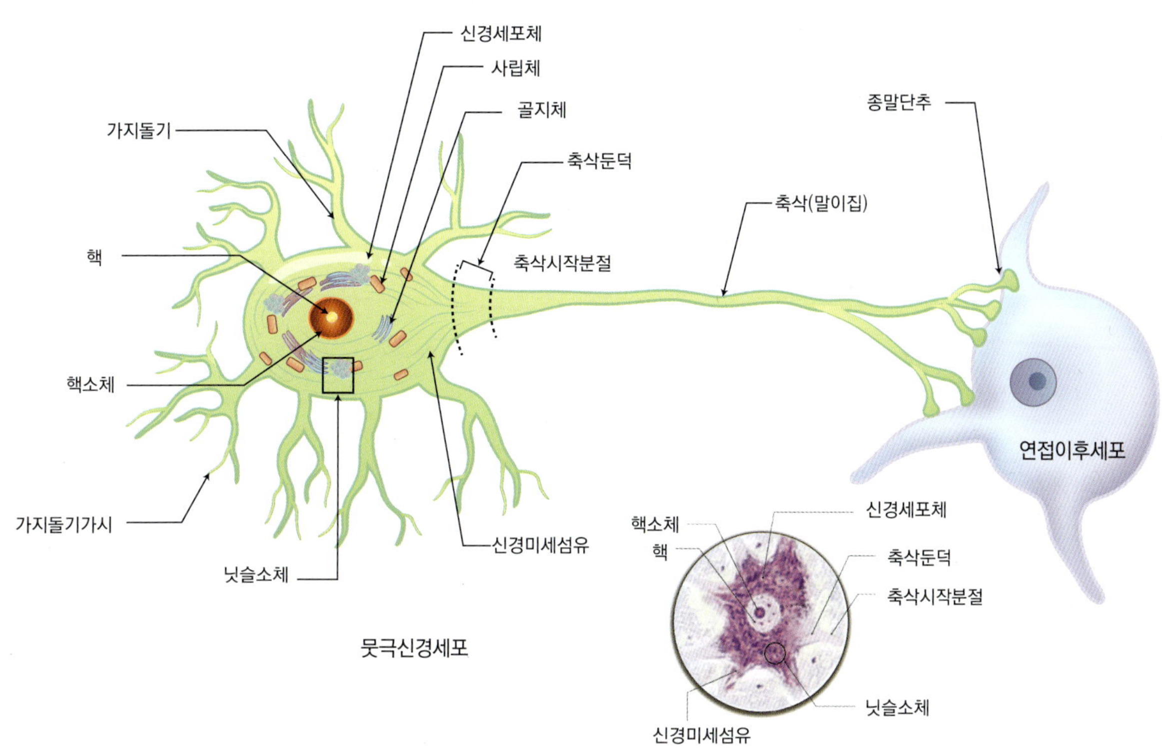

그림 1-8-2   신경세포(운동신경세포)

라) 시냅스(Synapse): 한 신경세포의 연접마디가 다른 신경세포의 가지돌기, 세포체 또는 축삭에 접속할 때 그 연결되는 곳을 의미한다. 흥분 전달 시 연접부에서는 연접마디에서 분비된 신경전달물질(acetylcholine)이 분비된다.

마) 신경교세포(neuroglia cell): 중추신경계에서는 신경세포와 신경섬유 사이에 흩어져 존재하며 말초신경계에서는 슈반세포와 위성세포가 있다. 신경교세포는 신경세포와 달리 분열이 가능하며 신경세포의 버팀 역할뿐만 아니라 혈관을 통해 신경세포에 영양을 공급하고 노폐물을 제거한다. 중추신경계에서는 포식 작용의 역할도 한다.

---

* 중추신경계 신경교세포: 별아교세포, 희소돌기아교세포, 미세교세포, 뇌실막세포
* 말초신경계 신경교세포: 슈반세포, 위성세포

---

① 별아교세포(Astrocyte): 신경세포 주위를 둘러싸고 있는 별 모양의 세포로 인접 혈관에 접촉하고 있어 혈관으로부터 신경세포로 대사물질을 운반하며 중추신경계의 구조를 이루는 역할을 한다.

② 희소돌기아교세포(Oligodendrocyte): 소수의 돌기를 가지고 있으며 말이집 형성에 관여하고 말초신경계의 슈반세포와 같은 역할을 한다.

③ 미세교세포(Microglia): 중배엽 기원으로 세포체가 작으며 뇌 조직 속에서 포식 작용을 하여 이물질을 운반하고 파괴하며 병적 대사물질을 청소하는 역할을 한다.

④ 뇌실막세포(Ependymal cell): 입방 내지 원주상피로 섬모를 갖기도 하며 뇌의 뇌실계와 척수의 중심관

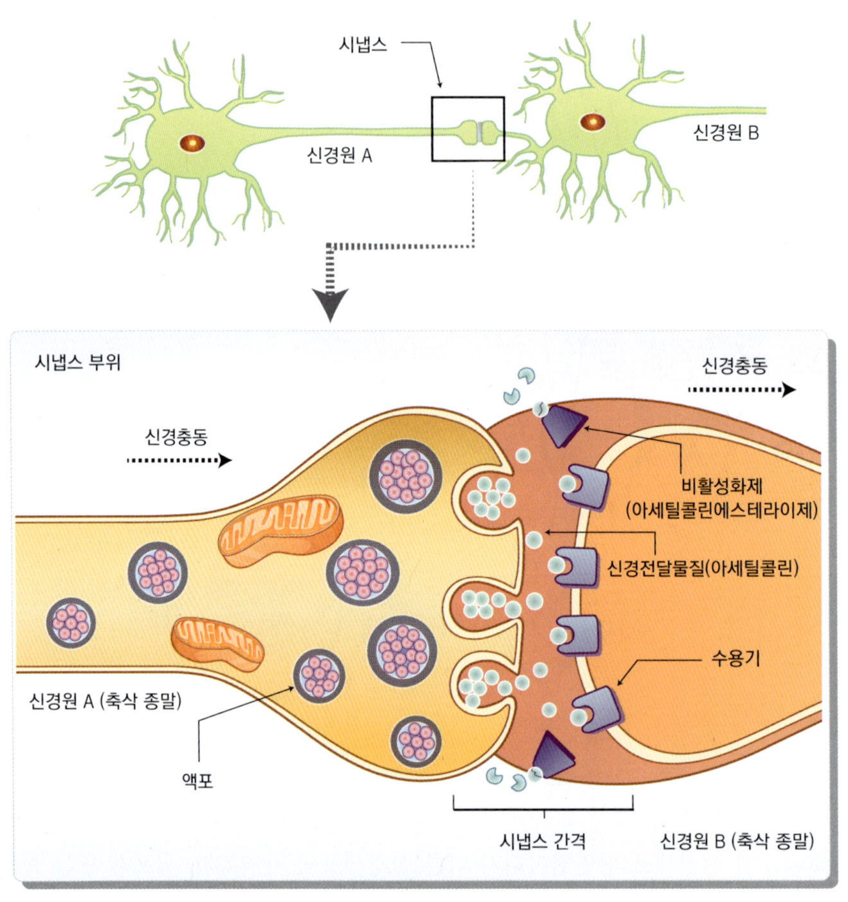

그림 1-8-3　시냅스

　　내면을 싸고 맥락얼기의 상피를 덮고 있어 뇌척수액의 분비 및 순환에 관여한다.

　⑤　슈반세포(Schwann cell): 말초신경계에서 신경섬유의 말이집 형성 및 유지를 담당하며 절연 작용을 한다.

　⑥　위성세포(Satellite cell): 말초신경계에서 신경세포체의 주위를 둘러싸서 보호하는 세포이다.

2. 중추신경계

　　중추신경계(central nervous system, CNS)는 뇌(brain)와 척수(spinal cord)로 구성되어 있으며 뇌와 척수는 뒤통수뼈의 큰구멍을 통해 서로 연결되어 있다. 뇌와 척수는 3겹의 피막인 뇌척수막(meninges)으로 싸여 보호되며 뇌의 안쪽인 뇌실과 척수의 중심관에는 뇌척수액(cerebrospinal fluid)으로 채워져 있다.

가. 뇌

　　머리뼈안에 들어 있으며 일반적으로 대뇌, 사이뇌, 중간뇌, 다리뇌, 숨뇌, 소뇌로 구성된다. 신생아의 경우 무게는 약 400g, 성인의 경우 무게는 1,100~1,700g 정도이다.

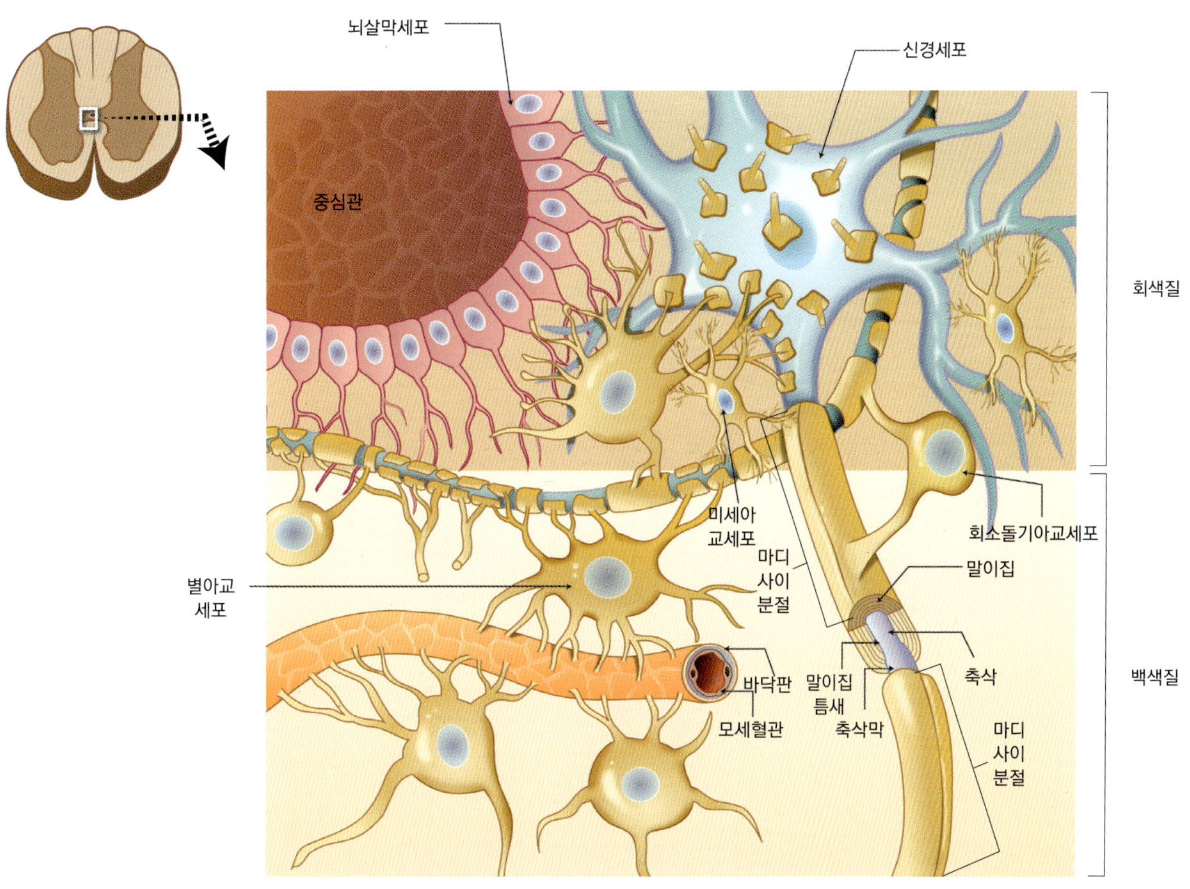

그림 1-8-4 중추신경계(CNS)의 신경조직

1) 대뇌(cerebrum): 사이뇌, 끝뇌, 중간뇌로 이루어져 있으며 왼쪽과 오른쪽 대뇌반구로 나뉜다. 사이뇌는 대뇌 반구 사이에 있다. 대뇌의 표면인 대뇌피질은 얕게 함몰된 고랑과 더 깊은 고랑인 틈새, 고랑과 고랑 사이에 솟은 부분인 뇌이랑으로 나누어진다. 뇌틈새와 뇌고랑은 각 반구를 엽으로 나누는 경계선이 된다. 머리뼈에 따라 전두엽, 두정엽, 측두엽, 후두엽으로 나뉜다.

가) 대뇌피질의 기능적 영역

① 운동영역(Motor area): 반구의 중앙을 거의 수직으로 내려가며 전두엽과 두정엽의 경계선이 되는 중심고랑을 기준으로 중심고랑 앞부분과 중심앞이랑 아래 부위의 전두엽에서 신체의 운동기능을 담당하며 전신의 뼈대골격을 지배한다.

---

* 추체로 운동영역(Pyramidal motor area): 중심앞이랑의 일차운동영역에서 수의운동이 시작되는 정보가 내려가며 섬세한 운동이 요구되는 몸의 먼쪽 부분의 근육 운동을 조절한다.

* 추체외로 운동영역(Extrapyramidal motor area): 중심앞이랑의 운동앞영역에서 시작되며 뼈대근육의 반사, 무의식적인 운동과 긴장에 관여하는 운동이 시작된다.

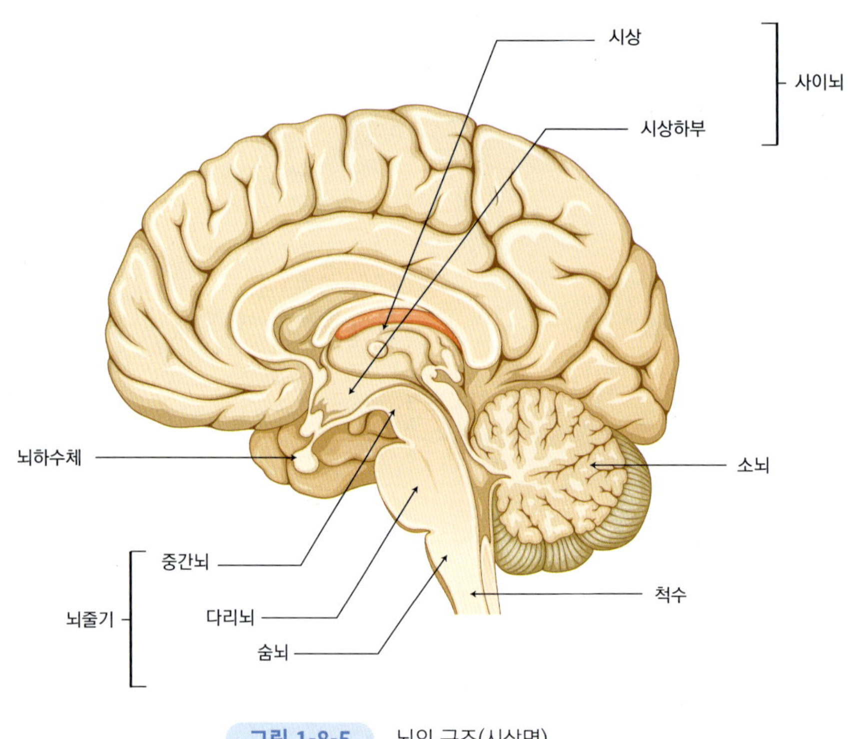

그림 1-8-5　뇌의 구조(시상면)

② 감각영역(Sensory area): 중심고랑의 뒤쪽인 중심뒤이랑에서 몸의 감각 정보를 받는 부분이다. 일반감각(압각, 통각, 온각, 촉각, 냉각)과 특수감각(후각, 미각, 시각, 청각, 평형감각)의 정보가 들어온다.

③ 청각영역(Auditory area): 측두엽의 상부에 있다.

④ 시각영역(Vsual area): 후두엽에 있다.

⑤ 운동성 언어영역(Motor speech area): 전두엽의 브로카영역(Broca's area)에서 관여하며 발성이 시작된다. 이 영역은 우성대뇌반구(주로 사용하는 쪽의 손을 지배하는 반구)에 있다. 이 부분이 손상되면 언어는 이해할 수 있으나 발음할 수 없는 운동언어상실증이 유발된다.

⑥ 감각성 언어영역(Sensory speech area): 측두엽 뒤쪽과 전두엽 일부에 있는 베르니케영역(Wernicke's area)에서 관여한다. 이 부분이 손상되면 언어의 발음은 가능하나 뜻을 이해할 수 없는 감각 언어장애가 유발된다.

나) 대뇌수질(Cerebral medulla): 대뇌반구의 바깥쪽인 피질은 얇은 회색질 층으로 되어 있으며 그 안쪽은 백색질로 이루어진 수질과 세포체의 덩어리인 대뇌핵이 있다. 대뇌수질은 피질 밑에 있는 말이집 섬유로 구성된 축삭으로 3개의 신경섬유로 구별된다. 대뇌반구의 백색질 내에는 회색질 덩어리인 바닥핵이 위치한다.

① 신경섬유

- 투사섬유(Projection fiber): 대뇌피질과 척수 또는 뇌줄기에 있는 다른 부위 사이를 연결하는 섬유이다.

- 맞교차섬유(Commissural fiber): 왼쪽과 오른쪽 대뇌반구의 피질 사이를 연결하는 섬유로 대뇌세포 틈새 밑에 섬유띠를 이루는 뇌들보가 위치한다.

- 연합섬유(association fiber): 같은 쪽 대뇌반구의 피질 사이를 연결하는 섬유이다.

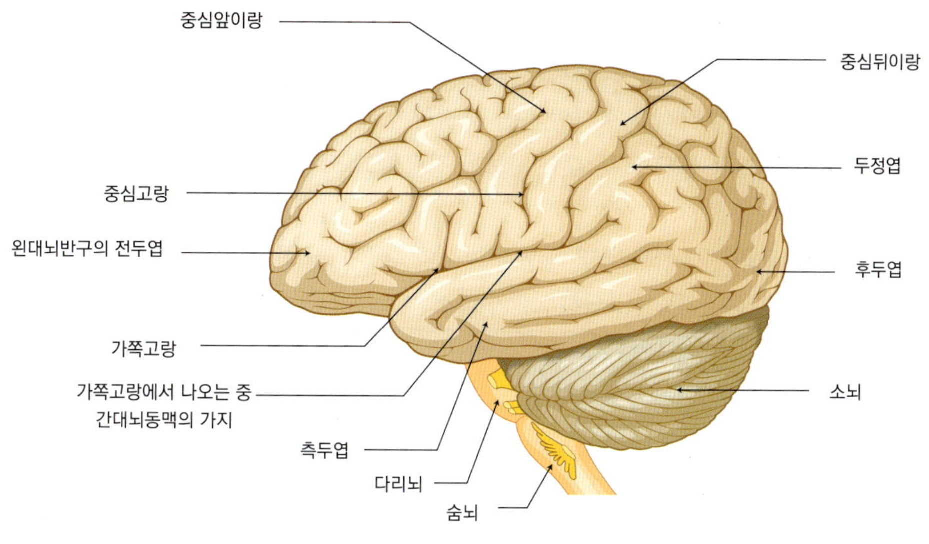

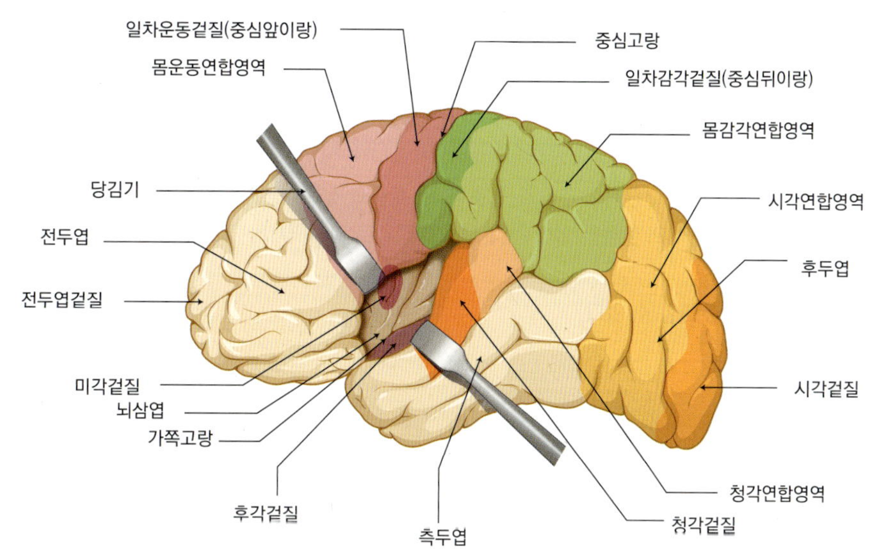

그림 1-8-6   대뇌피질의 기능적 영역

② 바닥핵(Basal ganglia)
  - 각 대뇌반구의 내부에 있는 회백질의 섬으로 대뇌피질과 척수를 잇는 운동 및 지각로의 중간 정류장
    이다. 추체외로(extrapyramidal)의 중요한 중추로 근육 활동을 촉진하고 억제함으로써 수의 운동이
    원활히 이루어지도록 한다.
  - 구성: 안쪽군(꼬리핵), 가쪽군(렌즈핵, 조가비핵, 창백핵), 꼬리핵과 조가비핵, 창백핵을 합쳐서 줄무
    늬체라고 하며 뼈대근육의 운동과 긴장을 무의식적으로 조절한다.
2) 사이뇌(Diencephalon): 두 대뇌반구가 합쳐지는 중간 부위로 셋째뇌실과 좌측, 우측의 두 시상에 의해 구성된
  다. 시상, 시상하부, 시상상부가 주요 부위이며 사이뇌를 싸고 있는 둘레계통이 있다.

가) 사이뇌

① 시상(Thalamus): 사이뇌의 일부로 셋째뇌실의 가쪽벽에 있는 달걀 모양의 회백질 덩어리이다. 통증, 분노, 공포, 사랑, 미움 등 원시적인 정서 반응을 조절하며 대뇌피질과 광범위하게 연결되어 있다. 후각을 제외한 피부감각, 미각 등의 모든 감각 정보를 전달하고 소뇌와 줄무늬체의 흥분을 대뇌에 전달한다.

② 시상하부(Hypothalamus): 자율신경계 및 내분비 기능의 최고 조절 중추로 수분 평형, 식욕, 혈압 조절, 체온, 수면 및 성적 충동 중추가 있다. 뇌하수체와 밀접한 관계가 있어 왕성한 호르몬 합성과 분비에 관여한다.

③ 시상상부(Epithalamus): 셋째뇌실의 아래벽을 이루고 있으며 솔방울샘(성기능과 생체리듬에 관여하는 멜라토닌 분비), 시상섬유(후각에 관여하는 섬유로 구성), 뒤맞교차 등으로 구성된다.

나) 둘레계통(limbic system): 본능 행동(성욕, 섭식, 충만감)과 정서(쾌감, 불쾌감, 놀람), 자율신경계의 조절 등과 관련된 활동에 관여하는 기관이다.

3) 뇌줄기(Brain stem): 척수와 뇌를 연결하는 모든 감각 및 운동 신경섬유가 지나가는 곳으로 중간뇌, 다리뇌, 숨뇌로 구성된다. 뇌줄기는 숨뇌, 다리뇌, 중간뇌의 뒤판에 존재하는 신경세포의 집합체이다.

＊ 그물체(Reticular formation): 뼈대근육의 긴장과 평형 유지, 호흡과 심장박동 및 혈압 조절 중추, 기침, 재채기, 삼킴, 구토 등의 반사 중추가 있다. 그물체의 활성은 외부 감각 자극의 전달로 이루어지며 그물체의 활성화로 대뇌피질을 활성화할 수 있다.

＊ 그물체 손상 시 의식장애를 초래할 수 있다.

---

4) 중간뇌(Mesencephalon)

① 앞뇌와 뒤뇌(다리뇌, 소뇌)를 연결하는 뇌줄기의 윗부분으로 대뇌 아래면 중앙에 있다.

② 몸의 자세와 균형을 유지한다.

③ 안구 운동, 원근 조절, 홍채의 조절 및 조리개 역할, 동공반사에 관여한다.

④ 뇌신경 기시부: 눈돌림신경(3뇌신경), 도르래신경(4뇌신경)의 시작점이다.

5) 다리뇌(Pons)

① 중간뇌와 숨뇌 사이에 있는 크게 튀어나온 부위로 여러 방향에서 드나드는 신경섬유가 교차하는 곳이다.

② 뇌신경 기시부: 삼차신경(5뇌신경), 갓돌림신경(6뇌신경), 얼굴신경(7뇌신경), 속귀신경(8뇌신경)의 시작점이다.

6) 숨뇌(medulla oblongata)

① 다리뇌와 척수를 연결하는 뇌줄기의 가장 아래 부위로, 생명 유지에 중요한 자율신경 기능 및 운동반사(호흡, 심장, 혈관 운동, 삼킴, 구토 중추)에 관여한다.

② 추체(pyramid)가 있어 뼈대근육의 운동을 지배하는 운동신경로인 추체로가 뻗어 있다.

③ 숨뇌의 반사 중추는 그물체 신경세포의 집합체이다.

④ 뇌신경 기시부: 혀인두신경(9번 뇌신경), 미주신경(10번 뇌신경), 더부신경(11번 뇌신경), 혀밑신경(12번 뇌신경)의 시작 부위이다.

7) 소뇌(Cerebellum)

① 다리뇌와 숨뇌 뒤에 위치하고, 타원형으로 중앙부에 소뇌벌레와 가쪽으로 팽창된 2개의 소뇌반구로 이루어진 무게 120~130g의 뇌이다.

② 치아핵: 소뇌반구의 소뇌핵으로 뼈대근육의 조정과 몸의 평형 유지에 관여한다.

8) 뇌실(Cerebral ventricle): 대뇌반구 속에는 가쪽뇌실, 셋째뇌실, 넷째뇌실의 공간이 4군데 있으며 이들 공간은 뇌척수액으로 차 있다. 두 개의 가쪽뇌실은 뇌실사이구멍으로 셋째뇌실과 연결되고 셋째뇌실은 뇌수도관에 의해 넷째뇌실과 연결된다. 각 뇌실에는 뇌실막 세포의 일부인 맥락얼기가 있어 뇌척수액을 생산한다.

9) 뇌수막(Meninges): 뇌를 싸고 있는 3겹의 막으로 바깥층은 경막, 중간층은 거미막, 안쪽의 연막으로 구성된다.

① 경막(Dura mater): 많은 아교섬유다발로 이루어진 강인한 막으로 경막정맥굴은 특수한 혈관으로 뇌에서 오는 혈액을 속목정맥으로 유입시킨다. 대뇌낫은 왼쪽과 오른쪽 대뇌반구를 분리하는 경막 사이막이다.

② 거미막(Arachnoid): 혈관이 없는 얇은 중간층 막으로 거미막밑공간은 뇌척수액으로 채워져 있으며 뇌에 영양을 공급하는 굵은 혈관이 위치한다.

③ 연막(Pia mater): 뇌 표면의 고랑과 이랑을 따라가면서 밀착되어 있고 얇으나 혈관이 풍부한 막이다.

10) 뇌척수액(CSF): 뇌실과 척수의 중심, 그리고 뇌와 척수 주위의 거미막밑공간에 채워져 있는 투명한 액체로 뇌를 외부 충격으로부터 보호한다.

① 생성과 재흡수: 가쪽뇌실, 셋째뇌실과 넷째뇌실의 맥락얼기에서 분당 0.35mL씩 하루에 500mL 이상 생성되며 정맥굴로 흡수되어 뇌척수액의 총량은 평균 140mL이다.

② 순환경로: 가쪽뇌실 맥락얼기(생성) → 셋째뇌실의 맥락얼기(생성) → 뇌수도관 → 넷째뇌실 맥락얼기(생성) → 거미막밑공간 → 위시상정맥굴(흡수)

---

* 허리천자(Lumbar puncture): 뇌척수액의 검사를 위해 허리뼈 3번째와 4번째 사이의 거미막밑공간에 주삿바늘을 넣어 뇌척수액을 뽑음

나. 척수

1) 구조

가) 척수는 원뿔 모양의 신경조직으로 길이 약 43~45cm, 지름 1~1.3cm, 무게 약 30g 정도로 후두골의 큰 구멍에서 시작하여 위로는 숨뇌와 직접 연결되고 둘째 허리뼈 근처에서 끝난다.

나) 척수의 굵기는 전체가 일정하지 않으며 목 부분과 허리 부분에서 굵어져 각각 목팽대와 허리팽대를 형성한다.

다) 척수 중앙부는 H자 모양의 회백질 부위와 둘레의 백질 부로 이루어져 있다.

라) 회백질 부위의 앞부분을 앞뿔이라 하며 운동신경세포가 분포되어 있고 뒤쪽 부분을 뒤뿔이라 하여 감각신경세포가 분포되어 있으며 가쪽뿔은 앞뿔과 뒤뿔 사이의 자율신경세포가 분포되어 있다.

마) 척수의 중심관은 뇌실로 이어지는 관이며 뇌척수액으로 채워져 있다.

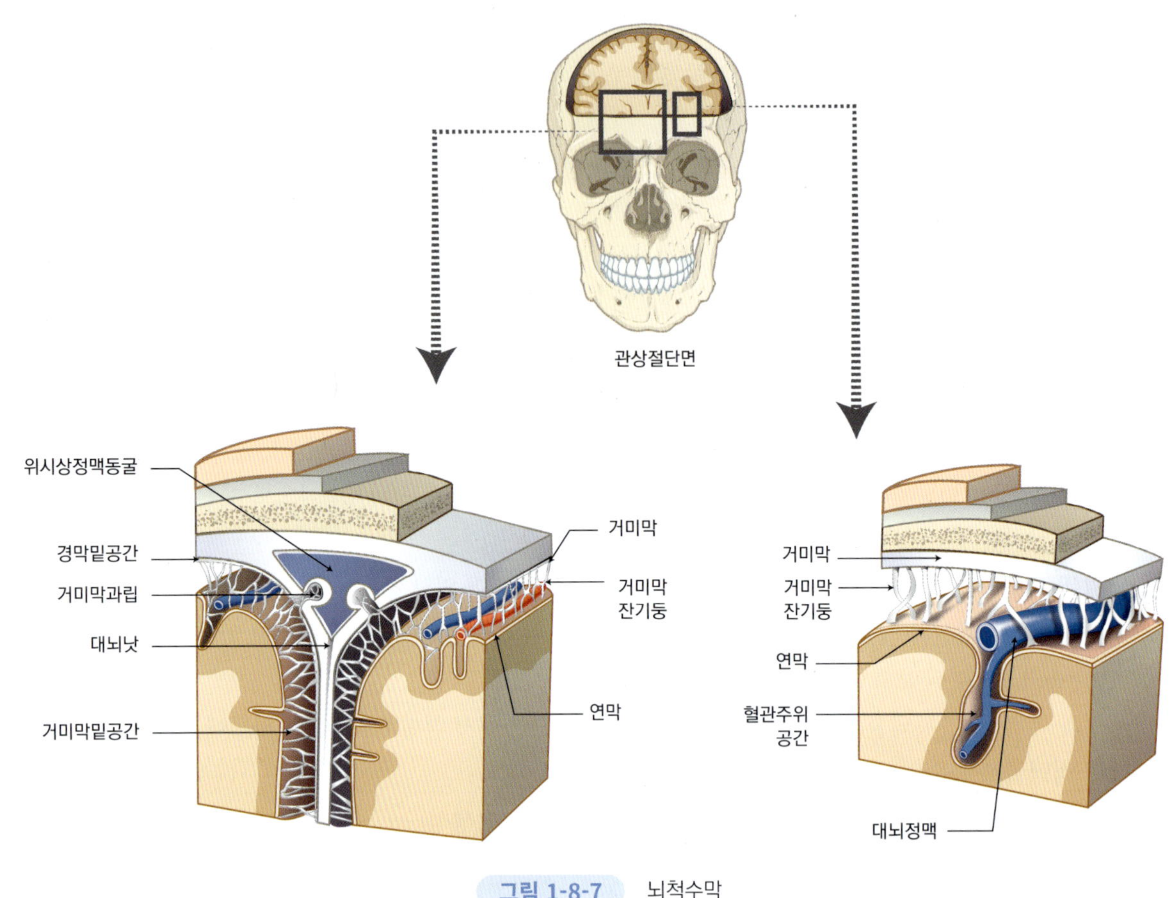

그림 1-8-7　뇌척수막

3. 말초신경계(Peripheral nervous system)

중추신경계와 신체 말초를 연결하는 신경로로 뇌신경, 척수신경, 자율신경으로 나뉜다

가. 뇌신경

- 12쌍으로 구성되어 신체의 상부에서 나오는 순서에 따라 로마 숫자로 표기한다.
- 기능상 운동성, 감각성, 혼합성(운동성과 감각성 모두 갖고 있을 경우)으로 구분한다.
- 운동신경: 제3, 4, 6, 11, 12 뇌신경
- 감각신경: 제1, 2, 8 뇌신경
- 혼합신경: 제5, 7, 9, 10 뇌신경
- 부교감신경성: 제3, 7, 9, 10 뇌신경

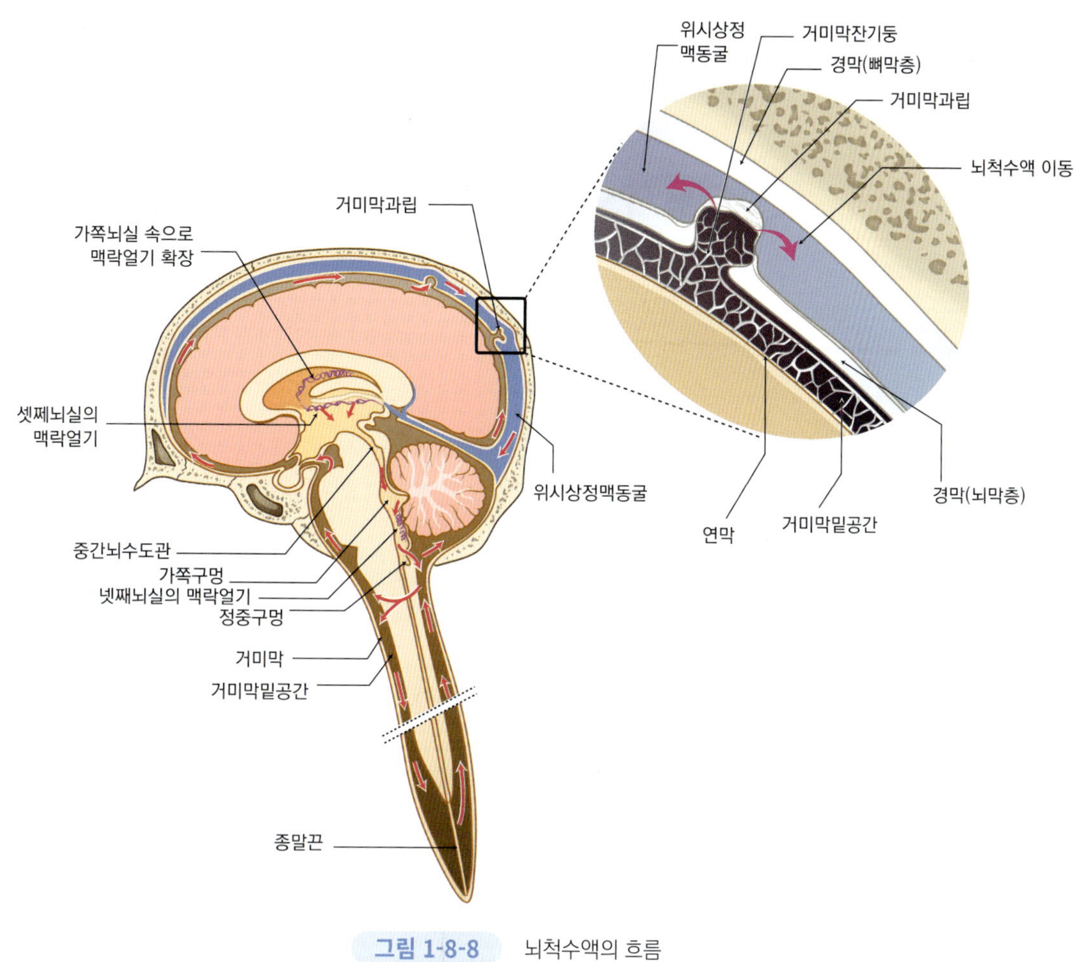

그림 1-8-8 뇌척수액의 흐름

---

* CN: Cranial nerve(뇌신경)

---

1) 후각신경(Olfactory nerve, CN Ⅰ): 후각에 관여하는 신경으로 코점막의 후각세포는 벌집뼈의 체판 구멍을 지나 후각망울에서 끝나 후각로를 따라 대뇌 측두엽의 후각중추에 정지한다.

2) 시(각)신경(Optic nerve, CN Ⅱ): 안구 망막의 시각 정보를 시신경교차 부위를 지나 시각로로 전달하여 대뇌 후 두엽의 시각중추에 정지한다.

3) 눈돌림신경(Oculomotor nerve, CN Ⅲ): 눈근육(상직근, 아래곧은근, 안쪽곧은근, 아래빗근)과 위눈꺼풀올림근 에 분포하는 신경으로 안구 속의 섬모체근과 동공조임근 조절에 관여한다.

4) 도르래신경(Trochlear nerve, CN Ⅳ): 뇌신경 중 가장 작은 신경으로 눈근육(위빗근)에 분포한다

5) 삼차신경(Trigeminal nerve, CN Ⅴ): 눈신경, 위턱신경, 아래턱신경으로 나누어진다.

　가) 눈신경 가지: 안구, 결막, 전전두엽, 코점막에 분포하는 감각신경이다.

　나) 위턱신경 가지: 아래눈꺼풀, 윗니, 뺨, 입천장, 윗입술, 위턱뼈굴에 분포하는 감각신경이다.

　다) 아래턱신경 가지: 삼차신경 중 가장 크고 아래턱 부위부터 측두골에 이르는 부위의 감각 지배 및 씹기근을

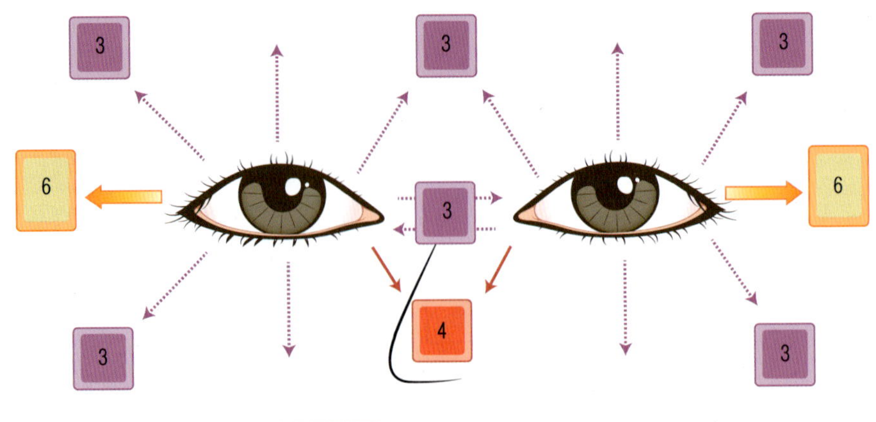

그림 **1-8-9** 눈의 운동과 관련된 뇌신경

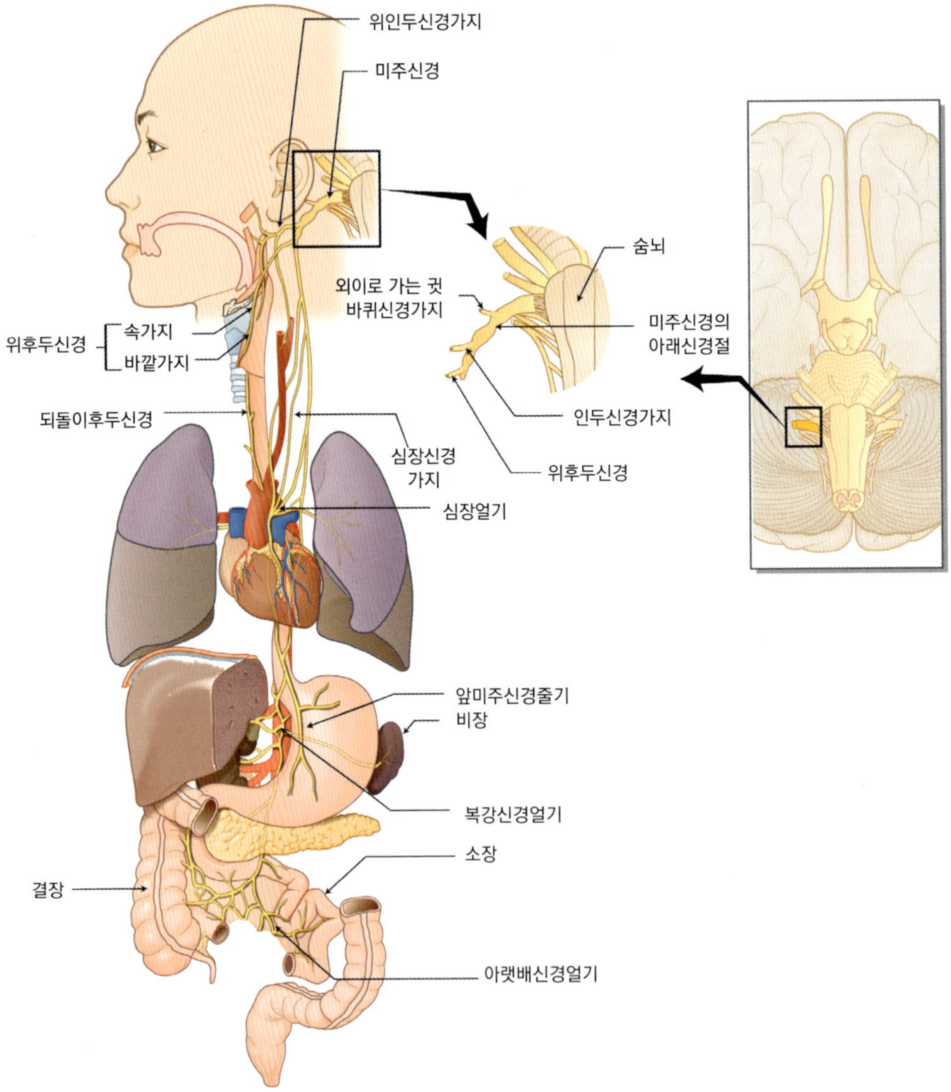

그림 **1-8-10** 미주신경

지배하는 운동신경이다.

6) 갓돌림신경(abducens nerve, CN Ⅵ) 눈근육(가쪽곧은근)에 분포하여 안구를 외전시킨다.

7) 얼굴신경(Facial nerve, CN Ⅶ)

　가) 운동신경: 표정근육을 지배한다.

　나) 특수감각신경: 혀의 앞쪽 2/3의 감각을 감지하는 고실끈신경으로 아래턱신경의 혀신경과 연결되어 있다.

　다) 부교감신경: 혀밑샘, 턱밑샘, 눈물샘 등에 분포한다.

8) 속귀신경(Vestibulocochlear nerve, CN Ⅷ)

　안뜰신경 부분과 달팽이신경 부분으로 나뉜다.

　가) 안뜰신경(Vestibular nerve): 몸의 평형감각(내이의 타원주머니, 둥근주머니, 반고리관에서 오는 감각신경섬유)을 담당한다.

　나) 달팽이신경(Cochlear nerve): 청각(내이에 있는 달팽이의 나선기관에서 오는 감각신경섬유)을 담당하며 관자엽의 청각영역으로 전달된다.

9) 혀인두신경(Glossopharyngeal nerve, CN Ⅸ): 삼킴 작용과 혀 뒤 1/3의 미각 기능과 관련이 있으며 혈압 반사를 조절한다.

표 1-8-2. 12 뇌신경

뇌신경	가지	분포	일차기능
후각신경(I)		후각상피	특수감각
시각신경(II)		눈의 망막	특수감각
눈돌림신경(III)		눈의 아래곧은근, 안쪽곧은근, 위곧은근, 아래빗근, 위눈 꺼풀올림근, 눈의 속근	운동
도르래신경(IV)		눈의 위빗근	운동
삼차신경(V)	눈신경 위턱신경 아래턱신경	눈, 코안, 이마의 피부, 위눈꺼풀, 눈썹, 코(부분) 아래눈꺼풀, 윗입술, 잇몸, 치아, 볼, 코(일부분), 입천장, 인두(일부분) 감각신경-잇몸, 치아, 입술, 입천장(일부분), 혀(일부분); 운동신경-씹기근육	감각 감각 혼합
갓돌림신경(VI)		눈의 가쪽곧은근	운동
얼굴신경(VII)		감각신경-혀의 앞쪽 2/3 부분의 미각수용기; 운동신경-얼굴표정근 부교감신경-눈물샘, 턱밑샘, 혀밑샘	혼합
속귀신경(VIII)	달팽이신경 안뜰신경	달팽이(청각수용체) 안뜰(운동과 평형수용체)	특수감각 특수감각
혀인두신경(IX)		감각신경-혀의 뒤쪽 1/3 부분의 미각수용기 인두와 입천장(부분), 목동맥토리(혈압, pH, 호흡기체의 수준을 검색) 운동신경-인두근 부교감신경-귀밑샘	혼합
미주신경(X)		감각신경-인두, 외이와 외이도, 가로막, 가슴우리와 배골반안의 내장기관 운동신경-입천장과 인두근 부교감신경-가슴우리와 배골반안	혼합
더부신경(XI)	뇌신경(속가지) 척수신경(바깥가지)	입천장, 인두, 후두(미주신경 가지와 함께)의 뼈대근육 목빗근과 등세모근	운동 운동
혀밑신경(XII)		혀근육	운동

10) 미주신경(Vagus nerve, CN Ⅹ)

  가) 가슴, 배의 내장에 분포하며, 대부분은 부교감 신경섬유로 구성된다.

  나) 운동신경섬유: 후두근, 물렁입천장, 인두의 근육을 지배한다.

  다) 감각신경섬유: 후두, 식도, 기관지, 심장, 배의 내장, 점막의 감각을 감지한다.

  라) 부교감신경섬유: 가슴과 배에 있는 장기의 민무늬근과 샘에 분포한다.

11) 더부신경(Accessory nerve, CNXI): 삼킴, 발성 및 머리와 목(등세모근, 목빗근)의 운동에 관여한다.

12) 혀밑신경(Hypoglossal nerve, CNXII): 혀의 운동에 관여한다.

나. 척수신경

- 척수신경(spinal nerve)은 두 개의 신경뿌리인 앞뿌리와 뒤뿌리로 구성되어 있다.
- 앞뿌리는 척수로부터 운동신경섬유를 내보내고 뒤뿌리는 척수로 감각신경섬유를 들여보낸다.
- 척수신경은 운동신경섬유와 감각신경섬유를 갖고 있는 혼합신경이다.
- 척수신경의 분포: 척수 양쪽을 출입하는 31쌍의 말초신경으로 목신경 8쌍(cervical nerve, C1-C8), 가슴신경 12쌍(thoracic nerve, T1-T12), 허리신경 5쌍(lumbar nerve, L1-L5), 엉치신경 5쌍(sacral nerve, S1-S5), 꼬리신경 1쌍(coccygeal nerve, Co)으로 구성된다.

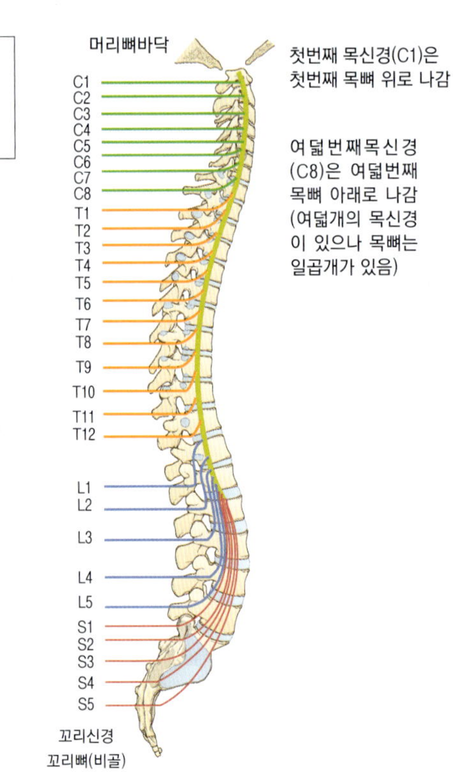

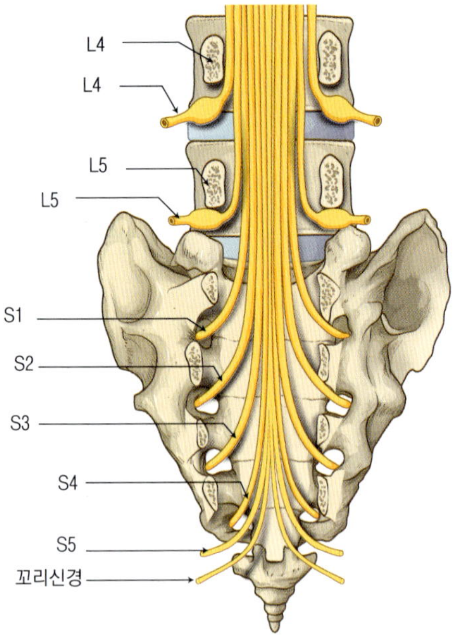

네번째와 다섯번째 허리뼈척추사이원반의 안쪽 돌출은 드물게 넷째허리 신경에도 영향을 미치지만 보통 다섯째 허리신경과 때때로 첫째에서 넷째엉치신경에 영향을 준다.

그림 1-8-11   척수신경

- 8쌍의 목신경은 머리, 목, 어깨와 팔의 기능에 관여하고 12쌍의 가슴신경은 복부 근육을 통제하며 호흡, 기침과 관련된 근육의 기능에 관여한다.
- 피부분절(Dermatome): 척수신경의 분포는 규칙적이며 피부에 분포하는 감각신경은 신체의 각 부위에 명확한 지배 영역을 나타낸다. 이러한 영역을 피부분절이라고 한다.
- 척수신경 중 목신경, 허리신경, 엉치신경의 앞가지들은 신경얼기라는 복잡한 신경그물을 형성하여 분포하지만, 가슴신경은 척수신경얼기를 형성하지 않는다. (12쌍의 가슴신경의 뒤가지는 가슴의 뒤벽과 배벽의 피부에 분포하고 앞가지는 갈비뼈 사이에 분지하므로 갈비사이신경이라고 한다.)

1) 목신경얼기(Cervical nerve plexus)
   가) 척수신경의 첫째 목신경에서 넷째 목신경(C1~C4)의 앞가지로 구성되어 턱, 귀 뒤, 목, 앞가슴의 피부를 지배한다.
   나) 가로막신경: 목신경얼기의 가장 중요한 신경으로 C3~C5에 분포하여 가로막을 지배한다.

> * 신경얼기를 이루지 않는 곳-가슴신경

2) 팔신경얼기(Brachial nerve plexus)
   가) 척수신경의 다섯째 목신경에서 첫째 가슴신경(C5~T1)의 앞가지로 구성되어 어깨와 팔 전체를 지배한다.
   나) 겨드랑신경, 정중신경, 노신경, 자신경이 있다.
   다) 손상이 나타나는 특정 모양: 원숭이손(정중신경의 손상), 독수리손(자신경의 손상), 손목처짐(노신경의 손상)
3) 허리신경얼기(Lumbar nerve plexus)
   가) 척수신경의 첫째 허리신경에서 넷째 허리신경(L1~L4)의 앞가지로 구성되어 넓적다리의 앞 및 안쪽, 아랫배 부분과 골반의 피부와 근육에 분포한다.
   나) 넓적다리신경, 폐쇄신경, 잉딩아랫배신경, 엉덩샅굴신경, 음부넓적다리신경, 가쪽넓적다리신경이 있다.
4) 엉치신경얼기(Sacral nerve plexus)
   가) 척수신경의 넷째 허리신경에서 넷째 엉치신경L4-S4)까지의 앞가지로 구성되어 엉덩부분, 고샅부분, 바깥음부, 넓적다리 뒷부분 및 발의 근육과 피부를 지배한다.
   나) 궁둥신경(Sciatic nerve, L4-S3): 인체에서 가장 크고 긴 신경으로 넓적다리의 폄근 및 종아리 굽힘근에 대한 운동과 넓적다리 뒷부분 피부에 대한 감각을 지배한다.
   다) 온종아리신경, 정강신경, 음부신경, 위볼기신경, 아래볼기신경, 뒤넓적다리피부신경 등이 있다.

다. 자율신경(Autonomic nervous system)

자율신경계는 심장을 비롯한 신체의 모든 민무늬근육과 분비샘 등 수의근이 아닌 근육군들의 신경지배와 관련된 신경계로 중추 및 말초신경계에 모두 분포한다. 자율신경계는 크게 교감신경계와 부교감신경계로 나눌 수 있다.
1) 교감신경계(Sympathetic Nervous System): 교감신경계는 신경절 이전섬유가 척수의 가슴과 허리 부분에서 시작되는 자율신경이다. 이 신경계는 신체의 비상사태에 대처하는 기능을 담당하며 심박수를 증가시키고 피부와

장기의 모세혈관을 수축시켜 혈류를 조절하며 뼈대근육의 모세혈관을 이완시켜 혈압을 상승시킨다. 이 과정은 신체가 긴장하거나 위태로운 상황에 부닥쳤을 때 또는 갑작스러운 운동, 공포, 분노 상태에서 주로 활성화된다. 교감신경계는 투쟁-도피 반응(fight or flight response)을 촉진하는 주요 신경계이다.

가) 특징

① 신경절(Ganglia): 교감신경계의 신경절은 장기에서 멀리 분포하며 척수의 가슴 및 허리 부분 근처에서 위치한다.

② 신경절전섬유(Pre-ganglionic Fiber): 교감신경계의 신경절전섬유는 짧고 신경절후섬유는 상대적으로 길다.

③ 신경전달물질(Neurotransmitters): 교감신경계에서 신경절전섬유 말단은 아세틸콜린을 분비하고 신경절후섬유 말단은 주로 노르에피네프린을 분비한다.

2) 부교감신경계는 신경절전섬유가 뇌줄기와 척수의 엉치부분에서 시작되는 자율신경이다. 이 신경계는 신체의 에너지를 보존하고 저장하는 역할을 하며 심박수를 느리게 하고 동공을 축소하며 소화관의 꿈틀운동과 샘활동

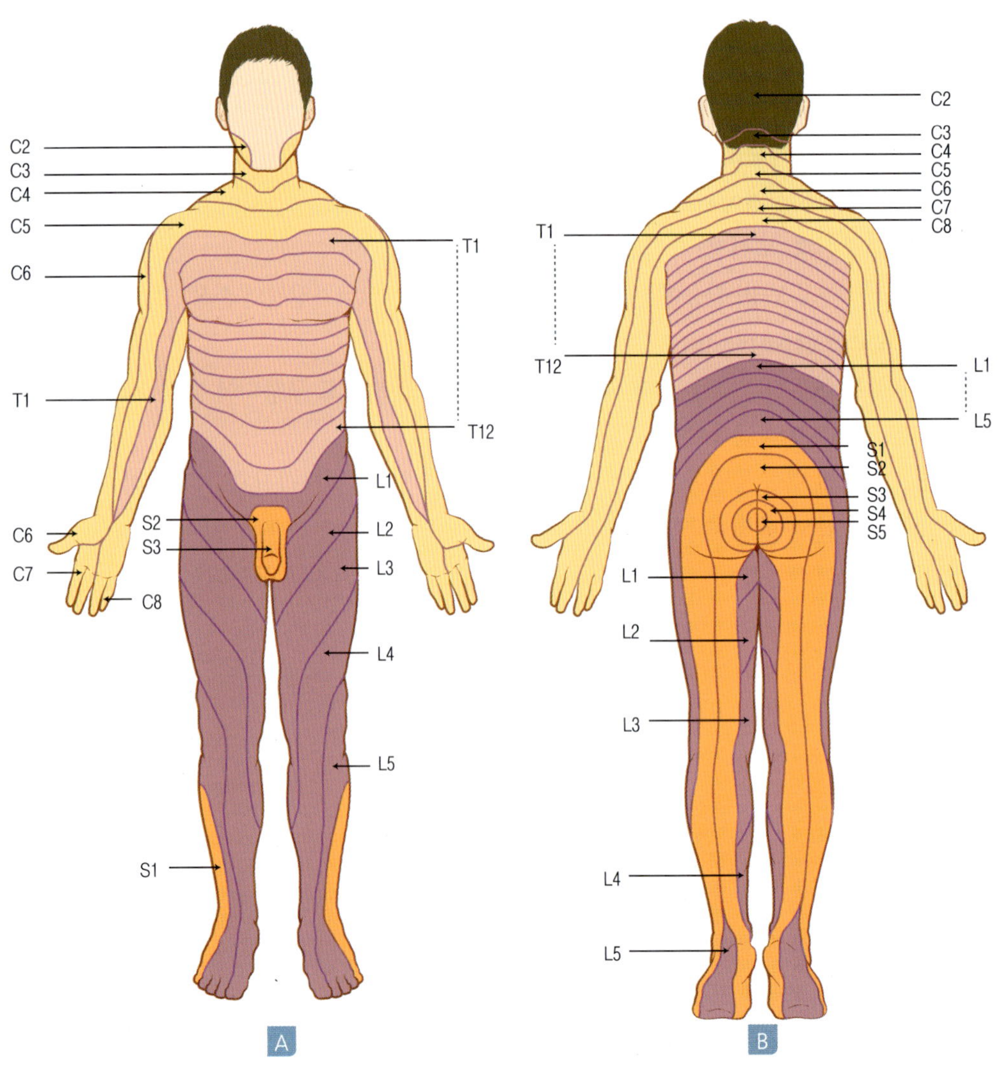

그림 1-8-12 척수신경의 피부분절

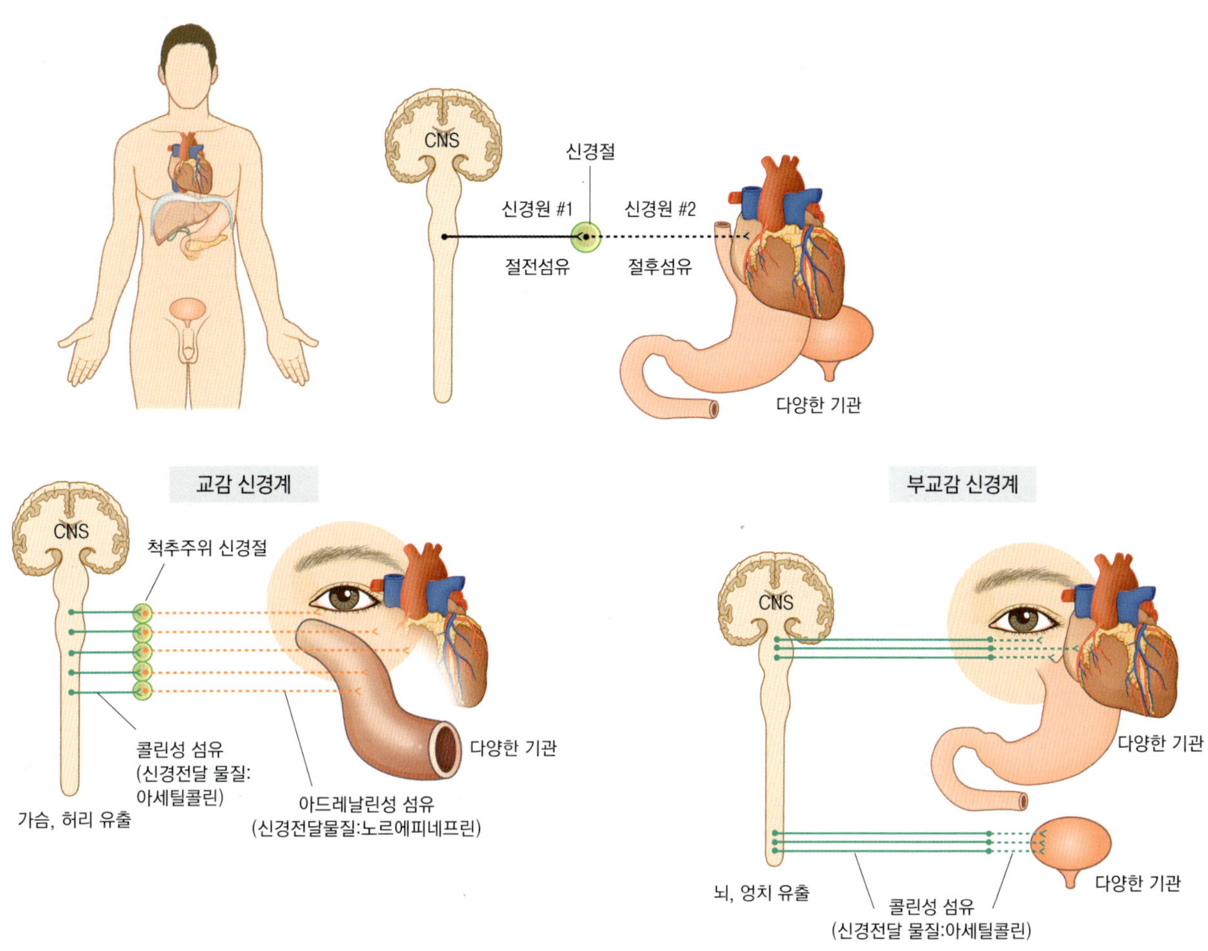

그림 **1-8-13**   교감신경과 부교감신경계의 구분

을 증가시킨다. 또한, 조임근을 이완시키고 방광벽을 수축시켜 영양과 번식과 관련된 기능을 담당한다.

가) 특징

① 신경절(Ganglia): 부교감신경계의 신경절은 주로 장기 근처에 위치하며 신경절전섬유는 길고 신경절후 섬유는 짧다.

② 신경전달물질(Neurotransmitters): 부교감신경계에서 신경절전섬유와 신경절후섬유 말단 모두 아세틸 콜린을 분비한다.

9 호흡계

살아있는 세포들은 영양물질에서 에너지를 얻기 위해 대사 과정에서 끊임없이 산소를 요구하고 부산물로 이산화탄소를 발생시킨다. 이러한 산소를 공급하고 이산화탄소를 제거하는 일은 순환계와 호흡계가 서로 협력하여 조절한다. 호흡이란 신체가 산소를 섭취하고 이산화탄소를 배출하는 과정을 의미한다.

1. 호흡기 구성

가. 구조적

상기도(Upper Respiratory): 코, 코안, 코곁굴, 인두
하기도(Lower Respiratory): 후두, 기관, 기관지, 폐

나. 기능적

1) 전도 부위(Conduction part): 코안, 인두, 후두, 기관, 기관지, 세기관지, 종말세기관지
   - 기능: 공기의 통로 역할, 공기 여과 및 가온과 가습 기능
2) 호흡부위(Respiratory part): 호흡세기관지, 폐포관, 폐포낭, 폐포
   - 기능: 공기와 혈액 사이의 실질적인 가스교환이 일어나는 곳으로 연골이 없다.

2. 코(Nose)

가. 바깥코(External nose)

얼굴 중앙에 돌출한 삼각기둥 모양의 융기로 콧부리, 콧등, 코끝, 좌·우측의 콧방울로 구분된다. 바깥코의 기능은 부분적으로 여과된 공기를 코안으로 보내는 것이다.

나. 코안(Nasal cavity)

코 뒤쪽의 비어 있는 공간으로 안쪽벽에는 코중격에 의해 좌측과 우측으로 나눠진다. 가쪽벽에는 위·중간·아래 코선반이 있으며 이들 각각 아래에 위·중간·아래콧길이 있다. 코선반은 흡입 공기가 코안을 통과할 수 있는 면적을 증가시켜 코안의 점막은 거짓중층섬모원주상피로 섬모가 발달해 있다. 코안은 발성 시 공명 작용, 점액분비, 흡입 공기의 여과, 가온, 가습을 하는 기능이 있다.

다. 부비동

부비동은 코안을 둘러싸고 있는 위턱뼈, 전두골, 벌집뼈, 나비뼈 속에 공기가 차 있는 공간으로 이 공간들은
1) 전두동(Frontal sinus): 전두골에 위치하며 한 쌍으로, 중간콧길로 열려 있다.

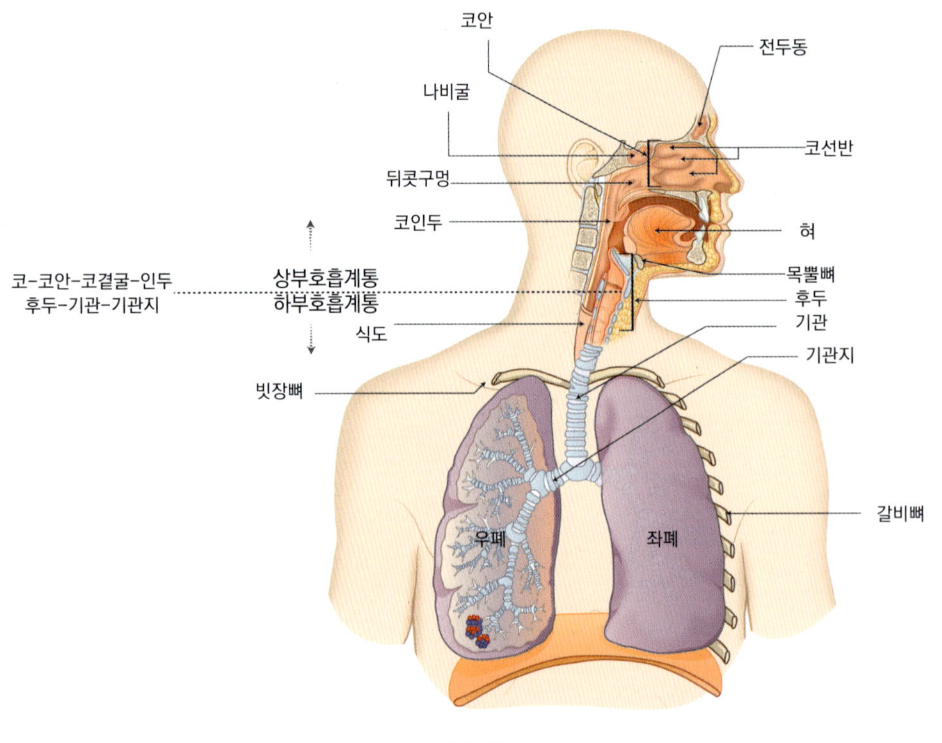

그림 1-9-1　호흡계의 구조

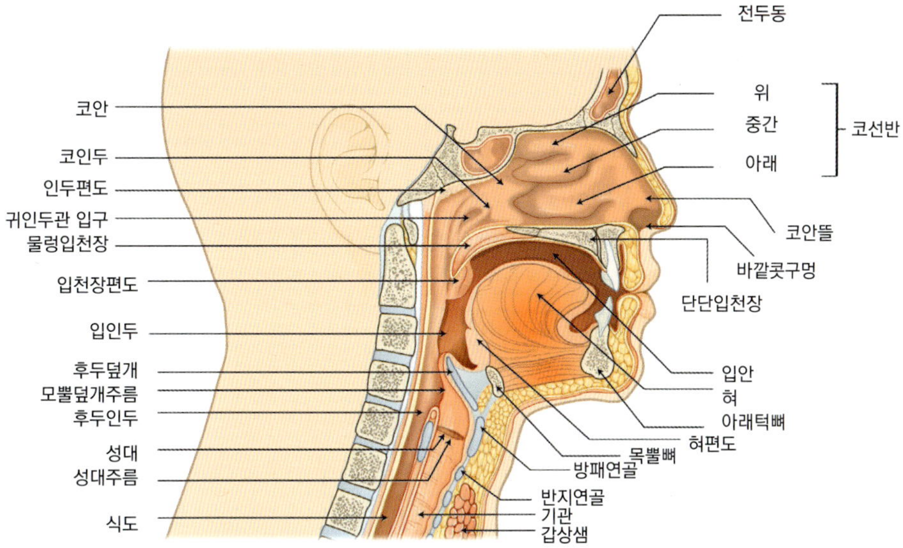

그림 1-9-2 머리와 목에서의 호흡계 구조

2) 벌집굴(Ethmoid sinus): 눈과 코안 사이의 벌집뼈에 위치하며 위콧길과 중간콧길로 열려 있다.

3) 나비굴(Sphenoid sinus): 나비뼈의 몸통 안에 위치하고 위콧길로 열려 있다.

4) 위턱굴(Maxillary sinus): 가장 큰 코곁굴이며 중간콧길로 열려 있다.

3. 인두

인두(pharynx)는 머리뼈 바닥 아래에서 식도 앞까지 제6목뼈 높이에 이르는 12cm 길이의 근육성 관으로 음식물과 공기의 공동 통로이다.

1) 코인두(Nasopharynx): 인두의 위쪽 부분으로 코안 뒤에 있으며 머리뼈 바닥에서 물렁입천장 높이까지 이어지고 입인두로 이어진다. 가쪽벽에 이관이 열려 있어 상부 호흡기 감염이 중이염을 유발할 수 있다.

2) 입인두(Oropharynx): 인두의 중간 부분으로 호흡기와 소화기 모두에 작용하며 입안 뒤에 위치하여 물렁입천장에서 목뿔뼈 위치까지 이어지고 후두인두로 이어진다.

3) 후두인두(Laryngopharynx): 인두의 아랫부분으로 호흡기와 소화기로 작용하며 목뿔뼈 높이에서 후두덮개(epiglottis)까지 이어지는 부위이다.

4. 후두

후두는 후두인두와 기관을 연결하는 길이가 약 4cm인 관으로 공기가 드나드는 통로이며 이물질이 기관으로 들어가는 것을 막아준다.

가. 후두연골: 6종 9개

1) 갑상연골(Thyroid cartilage)
   가) 후두연골 중 가장 크며 방패 모양의 구조이다.
   나) 오른쪽과 왼쪽 판이 앞쪽 정중선에서 만나 목에서 튀어나와 후두융기를 이룬다.
   다) 남성은 테스토스테론의 영향으로 방패연골이 여성보다 더 크고 후두융기가 뚜렷하다.
2) 반지연골(Cricoid cartilage)
   가) 갑상연골 아래쪽에 있는 반지 모양의 연골이다.
3) 후두덮개연골(Epiglottic cartilage)
   가) 후두 입구를 개폐하는 탄력연골로 밥주걱(테니스 라켓) 모양의 연골이다.
   나) 삼킴 작용을 할 때 후두 입구를 막아 음식물이 후두로 들어가는 것을 방지한다.
4) 잔뿔연골(Corniculate cartilage)
   가) 작은 고깔 모양의 1쌍의 연골로 모뿔연골 끝에 붙어 있다.
5) 쐐기연골(Cuneiform cartilage)
   가) 작은 연골성 막대로 후두덮개와 모뿔연골 사이의 주름 안에 있다.
6) 모뿔연골(Arytenoid cartilage)
   가) 한 쌍의 삼각형 모양의 작은 연골로 반지연골 위쪽과 오른쪽에 얹혀 있다.
   나) 성대의 위치와 긴장도를 조절하여 발성에 직접 관여한다.

나. 후두점막

대부분은 거짓중층섬모원주상피로 이루어져 있다.
성대의 경우 중층편평상피로 되어 있다.

5. 기관과 기관지

가. 기관

기관(trachea)은 식도 앞에 있는 탄력성 관으로 반지연골 아랫면에서 기관갈림까지 길이는 약 10~12cm, 지름은 2~2.5cm인 원통형 모양의 공기 통로이다. 기관은 15~20개의 기관연골로 구성되며 각 연골은 C자 모양을 하고 있고 연골 사이는 결합조직으로 연결되어 있다. 기관벽은 점막, 점막밑층, 바깥막의 3층으로 되어 있으며 기관점막은 거짓중층섬모원주상피와 점액을 분비하는 술잔세포들이 존재하고 있으며 자율신경계의 지배를 받는다.

> * 기관절개(Tracheostomy): 반지연골 아랫면에서 1cm 되는 제2~3기관 연골 사이를 절개

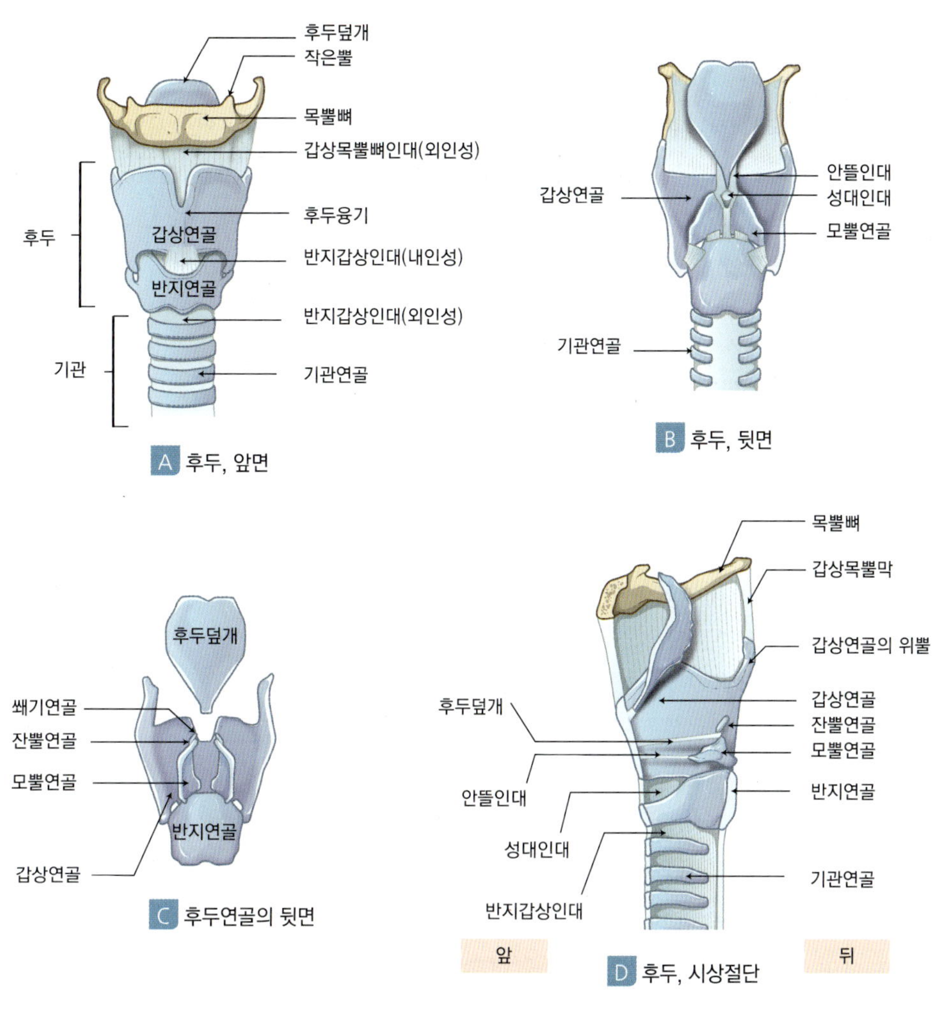

그림 1-9-3 후두의 해부

나. 기관지

기관지는 다섯 번째 등뼈 높이에 있는 기관분기에서 왼쪽과 오른쪽으로 갈라져 폐에 이르는 공기의 통로이다. 오른쪽 주기관지는 왼쪽보다 짧고 굵으며 수직에 가까운 구조로 되어 있다. 오른쪽 기관지가 상대적으로 더 직선적이고 수직에 가까운 경로를 가지기 때문에 이물질이 기도로 들어갈 경우 오른쪽 기관지로 쉽게 들어가게 된다.

＊ 기관지의 분포: 일차기관지-이차기관지(엽기관지: 좌폐 2엽, 우폐 3엽)- 삼차기관지(구역기관지: 우폐 10구역, 좌폐 9구역)-세기관지-종말세기관지-호흡세기관지-폐포관-폐포낭-폐포

6. 폐

　폐(lung)는 가볍고 스폰지 같은 구조를 가진 반원뿔 모양의 기관으로 세기관지에서 폐포까지의 부분을 포함한다. 폐의 꼭대기는 빗장뼈보다 약 2.5cm 위에 위치하며 아래끝은 폐 바닥으로 가로막 위에 놓여 있다.

1) 우폐(Right lung): 3개의 엽(위엽, 중간엽, 아래엽)으로 구성되어 10개 폐 구역으로 나뉘고 용적은 1,200cc이다.
2) 좌폐(Left lung): 2개의 엽(위엽, 아래엽)으로 구성되어 9개 폐 구역으로 나뉘고 용적은 1,000cc이다.

가. 폐포

1) 폐포(pulmonary alveolus)는 약 3억 개가 있으며 표면적은 70~80m^{2}로 테니스장 면적의 절반에 해당한다.
2) 종류: Ⅰ형 폐포세포는 단층편평상피로 구성되어 있으며 가스교환을 담당한다. 이 세포는 산소와 이산화탄소의 교환이 일어나는 주요 장소인 폐포벽을 형성한다. Ⅱ형 폐포세포는 표면활성제를 분비하여 폐포의 확장을 돕는다. 표면활성제는 폐포 내부의 표면 장력을 감소시켜 폐포가 쉽게 확장될 수 있도록 도와주며 폐가 정상적으로 기능하도록 유지하는 중요한 역할을 한다.

나. 가슴막

1) 가슴막(pleura)은 폐를 감싸고 있는 얇고 투명한 두 겹의 막으로 구성되어 있다. 첫 번째 겹은 폐의 표면에 부착되어 있는내장가슴막이며 두 번째 겹은 가슴 벽과 가로막에 부착되는 벽가슴막이다.
2) 두 겹의 가슴막 사이에는 가슴막안(pleural cavity)이라고 불리는 공간이 존재한다. 이 공간에는 소량의 가슴막삼출액이 존재하며 이 액체는 폐의 호흡 운동 중 마찰을 줄여주는 윤활제 역할을 한다. 가슴막삼출액은 폐가 가슴벽에 비해 움직일 때 발생할 수 있는 마찰을 최소화하여 호흡을 원활하게 만든다.

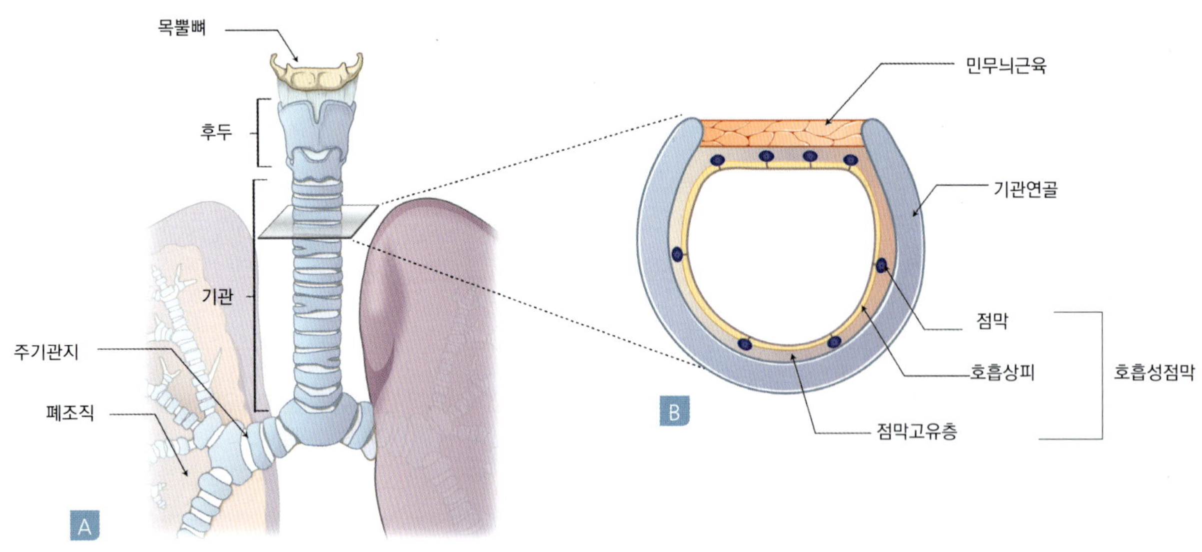

그림 1-9-4　기관 (A) 기관 (B) 기관의 가로 단면

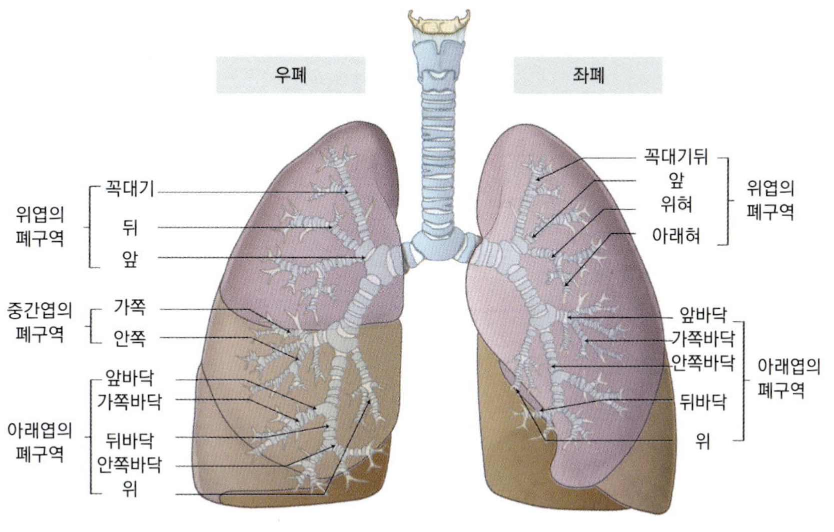

그림 1-9-5 기관지나무와 폐의 구역

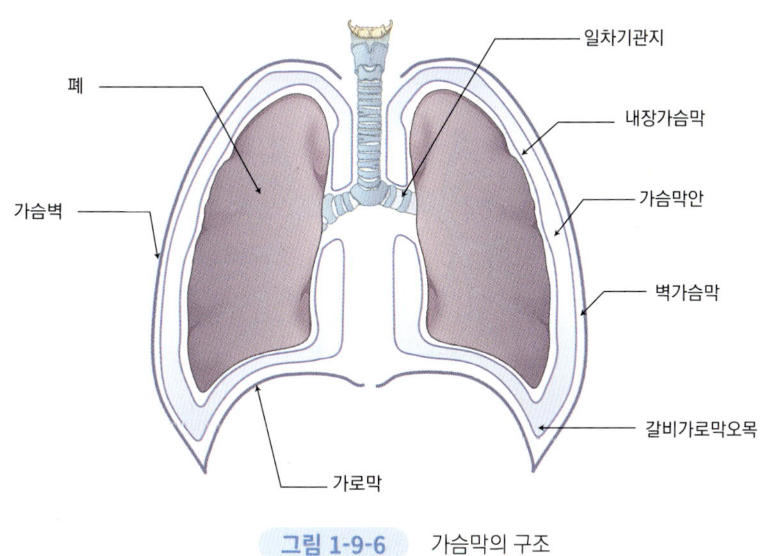

그림 1-9-6 가슴막의 구조

7. 세로칸(Mediastinum)

- 양측의 가슴막 사이에 있는 가슴안의 중앙 부분이다.
- 앞쪽은 복장뼈, 뒤쪽은 등뼈, 양측은 왼쪽과 오른쪽 폐, 아래는 가로막으로 둘러싸인 공간이다.
- 위치한 장기: 심장, 기관, 식도, 대동맥, 위대정맥, 신경, 림프절, 가슴림프관, 가슴샘

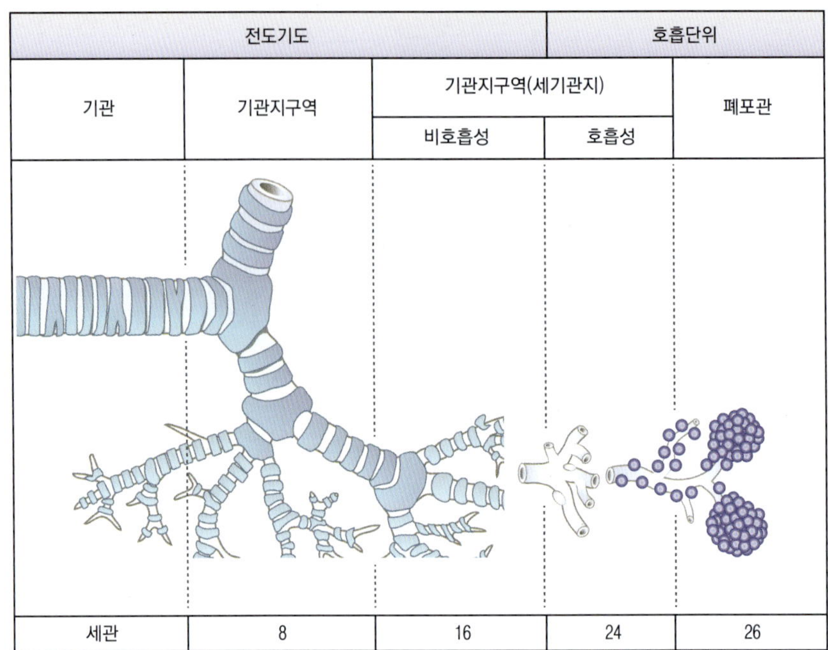

전도기도				호흡단위
기관	기관지구역	기관지구역(세기관지)		폐포관
		비호흡성	호흡성	
세관	8	16	24	26

그림 1-9-7　하기도의 구조

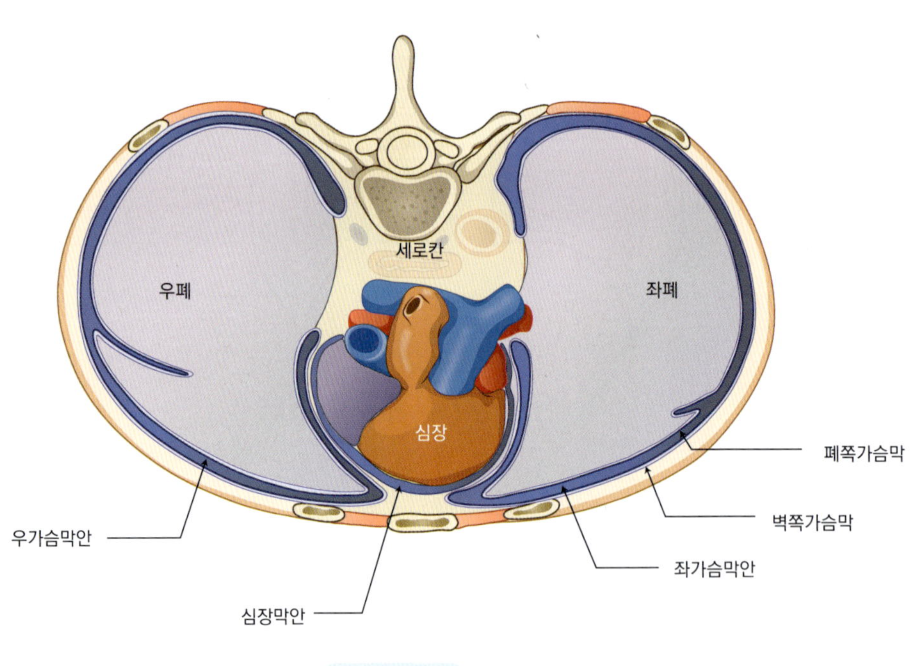

그림 1-9-8　세로칸

10
비뇨계

비뇨계는 혈액에서 소변 성분을 걸러내어 배설하는 역할을 하는 기관들로 구성되어 있으며 다음과 같은 주요 기관들이 포함된다:

- 신장(kidneys)은 왼쪽과 오른쪽에 한 쌍씩 자리 잡고 있으며 소변을 생성하는 주요 기관이며 혈액을 걸러내어 노폐물과 과잉 수분을 소변으로 배출하는 기능을 한다.
- 요관(ureters)은 각 신장에서 생성된 소변을 방광까지 운반하는 역할을 한다.
- 방광(urinary bladder)은 소변을 저장하는 기관으로 일정량의 소변을 보관하며 배뇨 시 소변을 배출할 준비를 한다.
- 요도(urethra)는 소변을 몸 밖으로 배출하는 통로로 방광에서 소변을 외부로 배출하는 역할을 한다.

이 시스템은 신체 내의 수분과 전해질 균형을 유지히고 혈액에서 노폐물을 걸러내어 체외로 배출하는 중요한 기능을 수행한다.

1. 신장

가. 위치와 구조

신장(kidney)은 암적색의 강낭콩 모양을 가지고 있으며 복막 뒤에 있는 장기이다. 신장은 11번째 등뼈(T11)에서 셋째 허리뼈(L3)까지 위치하며 무게는 약 100~150g, 길이는 10~12cm, 너비는 5~6cm, 두께는 3cm 정도이다. 신장은 두 개의 복막 뒤 장기(후복막 장기)로 각 신장은 신체의 좌우에 하나씩 존재한다.

나. 신장 주위 지지조직

신장은 세 겹의 지지 조직에 의해 보호되고 지지가 된다.

1) 신장피막(Renal capsule, 가장 안쪽): 신장을 직접 싸고 있는 섬유성 막으로 신장의 외부로부터 감염이나 물리적 손상을 방어하는 역할을 하고 신장을 보호하는 첫 번째 방어막이다.
2) 신장지방피막(Perinephric fat capsule, 중간층): 신장을 뒤복벽에 고정하고 충격을 완화하는 역할을 한다. 이 지방층은 신장을 주변에서 보호하는 완충 역할을 하며 신장이 체내에서 안정적으로 위치하도록 돕는다.
3) 신장근막(Renal fascia, 바깥층): 신장을 주변 구조물에 고정하는 질긴 섬유 결합조직이다. 신장근막은 신장과 주변 조직을 고정해 신장이 제자리에 안정적으로 유지되도록 돕는다.

다. 신장 내부 구조

1) 피질(Cortex): 신장의 가장 바깥층에 위치하며 혈관이 많이 분포된 부분이다. 피질은 신장단위, 즉 사구체와 사구체주머니로 구성되어 있다. 또한, 신세관이 이 부분에 위치하여 혈액을 필터링하고 소변을 생성하는 과정의 첫 번째 단계가 이루어진다.
2) 수질(Medulla): 신장의 안쪽층에 위치하며 헨레고리와 집합관으로 구성된다. 헨레고리는 수분과 염분을 재흡수하는 중요한 역할을 하며 집합관은 여러 신세관에서 나오는 소변을 모아서 신우로 보내는 역할을 한다. 수질은 소변 농축에 중요한 역할을 한다.
3) 신우(Pyelic): 신장의 가장 중심 부분에 있는 신우는 집합관에서 모인 소변을 받는 부분이다. 신우는 소변을 요관(ureter)으로 전달하는 역할을 하며 소변이 신장에서 배출되는 마지막 단계에 해당한다.

라. 혈관과 신경

신장은 휴식 상태에서 1분당 심박출량의 약 1/4, 즉 약 1,200mL의 혈액을, 신장동맥을 통해 공급받는다. 신장동맥은 대동맥에서 갈라져 나와 신장에 산소와 영양분을 공급하며 혈액을 필터링하는 중요한 역할을 한다. 신장신경얼기는 신장을 둘러싸고 있는 교감신경의 지배를 받는다. 교감신경은 신장의 혈류 조절, 신장의 여과 및 배설 과정에서 중요한 역할을 한다. 교감신경의 자극은 신장의 혈류를 감소시키거나 혈압을 높이는 효과를 유발할 수 있다.

마. 신장단위(Nephron)

신장단위는 각각 신장의 구조적, 기능적 단위로 한쪽 신장에는 약 100만 개에서 300만 개의 신장단위가 분포한다. 신장단위는 콩팥소체와 세관으로 구성된다. 콩팥소체는 혈액을 여과하는 역할을 하며 세관은 여과된 물질을 처리하고 재흡수하는 과정에 관여한다. 세관은 토리쪽곱슬세관, 헨레고리, 먼쪽곱슬세관으로 나뉜다. 이러한 구조들은 신장이 혈액을 정수하고 체내의 수분과 전해질 균형을 유지하는 데 중요한 역할을 한다.

2. 요관

　요관(ureter)은 신장에서 생성된 소변을 방광까지 운반하는 가늘고 긴 관이다. 요관은 둘째 허리뼈 높이에서 시작하여 복막 뒤쪽을 지나 아래쪽으로 향하고 방광 바닥까지 도달하여 방광의 뒷벽으로 열린다. 요관의 길이는 약 25cm 정도이다.

- 점막: 요관의 내부는 이행상피로 구성되어 있다. 이행상피는 요관이 늘어나거나 수축할 때 유연하게 변형되며 소변의 흐름에 적합한 특성을 유지한다.

---

* 신장결석(renal calculi)은 소변에 포함된 칼슘, 마그네슘, 요산염 등이 결정화되어 신우에서 결석을 형성하는 질환이다. 결석이 5mm 이하면 요관을 통과할 수 있지만, 크기가 큰 결석은 요관을 막아 소변 배출을 차단하고 심한 통증을 유발할 수 있다. 이러면 초음파쇄석술을 이용하여 결석을 잘게 부수어 소변으로 배출될 수 있도록 치료한다.

---

3. 방광

- 방광(urinary bladder)은 소변을 일시적으로 저장하는 복막뒤장기로 소변이 일정량 쌓이면 배출을 위해 신호를 보낸다.
- 점막은 이행상피로 구성되어 있으며 이는 방광의 팽창과 수축을 가능하게 한다.
- 위치:
    - 남성의 경우 방광은 직장 바로 앞에 있다.
    - 여성의 경우 방광은 자궁과 질의 앞에 있다.
- 방광에 소변이 150~300cc 정도 차면 요의를 느끼기 시작하며 이는 소변을 배출할 필요성을 나타낸다.

4. 요도

- 남성: 요도 길이는 약 20cm로 소변과 정액을 배출하는 역할을 한다.
- 여성: 요도 길이는 약 3~4cm로 남성보다 짧으므로 요로감염의 위험성이 더 크다.
- 요도의 구조
    - 외요도조임근(external urethral sphincter): 맘대로근육으로, 의식적으로 조절할 수 있어 소변을 배출할 때 이를 조절한다.
    - 속요도조임근(internal urethral sphincter): 민무늬근육으로, 무의식적으로 작용하여 요도를 닫거나 열어 소변 배출을 조절한다.

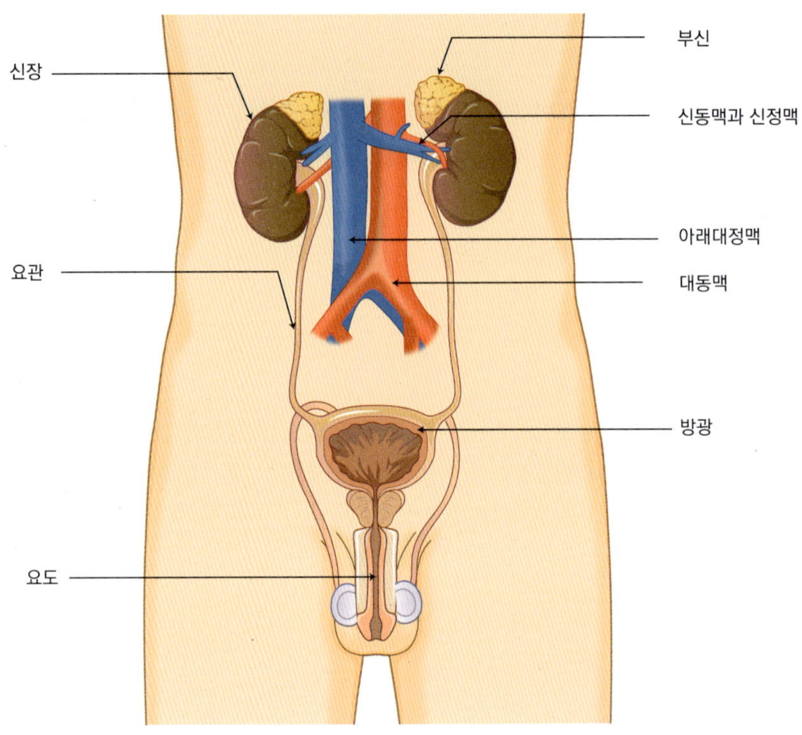

그림 1-10-1 비뇨계의 개요

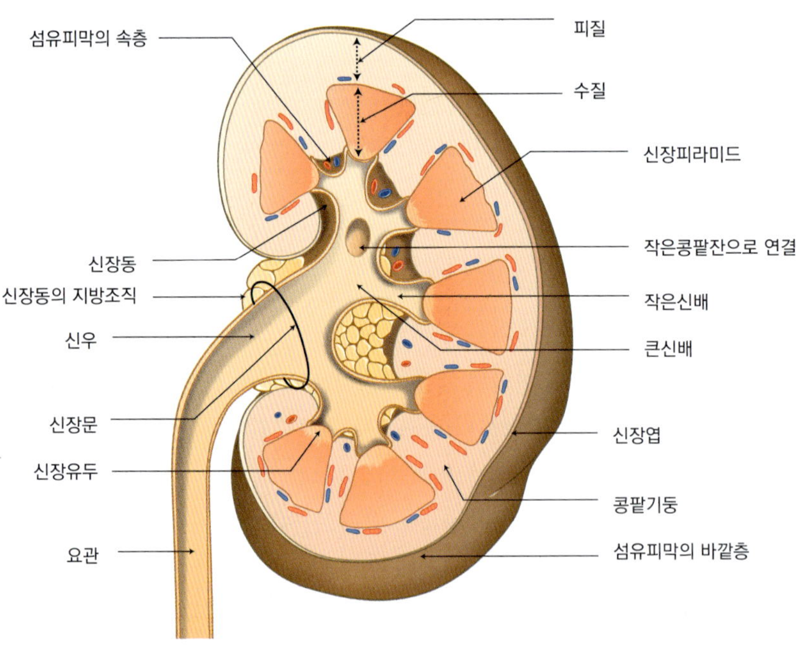

그림 1-10-2 신장의 해부학적 구조

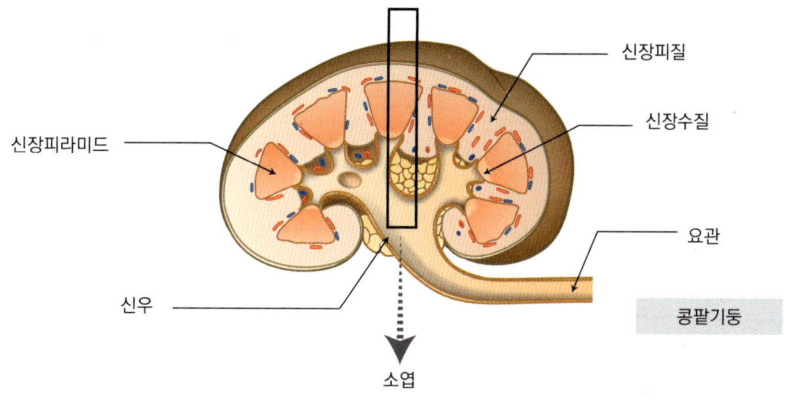

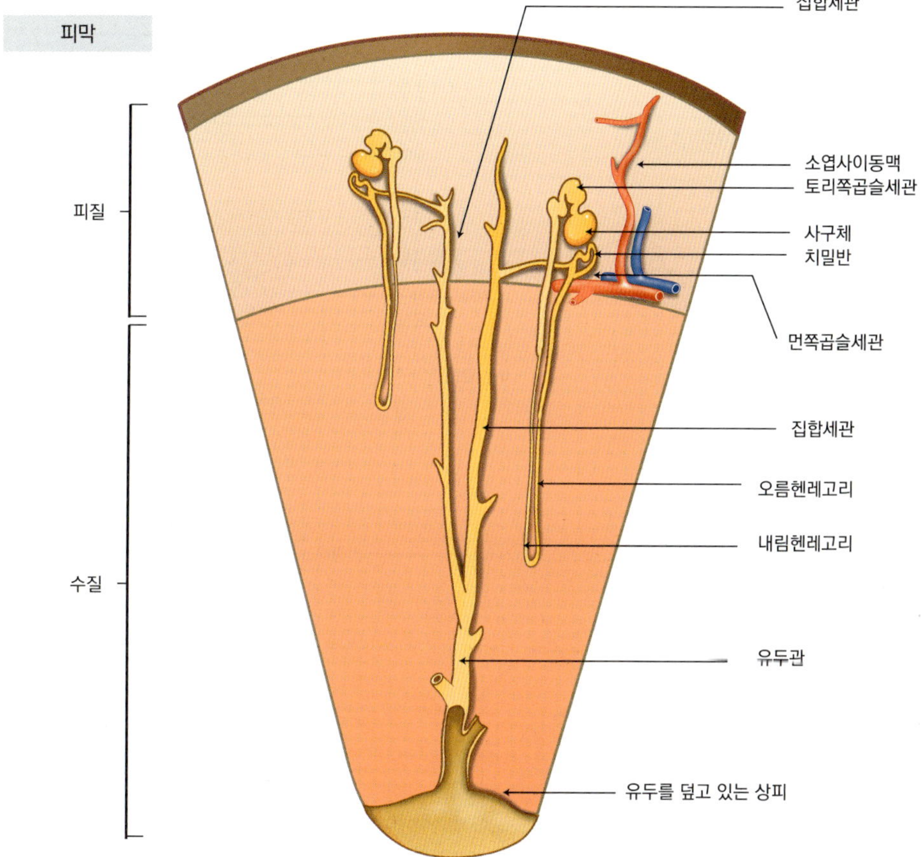

그림 1-10-3 신장 속의 미세구조

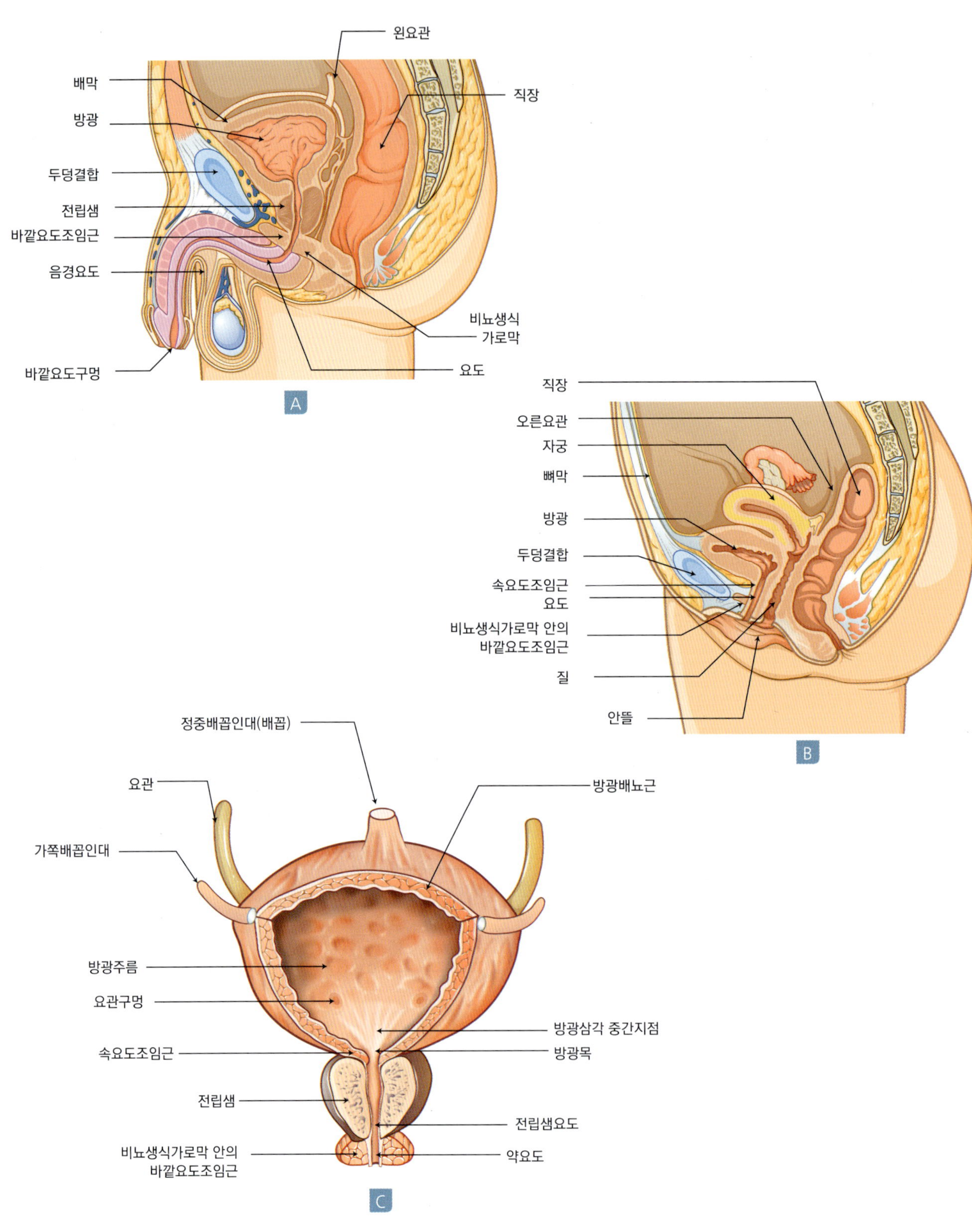

그림 1-10-4　소변의 수송과 저장을 담당하는 기관들

11 생식계

생식계(genital system)는 종족 번식을 위한 기관으로 남성과 여성이 각기 다른 성세포와 성호르몬을 분비하는 기관이다.

1. 남성생식기

가. 고환

1) 위치 및 크기: 고환은 음낭 속에 위치하며 약 12g 정도의 무게를 가지고 있으며 타원형의 납작한 실질기관이다.
2) 내부구조: 고환 내부는 다수의 정세관으로 구성되어 있으며 성세판 사이에는 사이질 세포(interstitial cells)가 분포하고 있다.
   가) 정세관(Seminiferous tubules): 정자의 생성 및 성숙이 이루어지는 주요 부위로 정자가 생성되는 장소이다.
   나) 구성세포: ① 정자형성(발생)세포: 정자를 생산하는 세포로 정자의 형성 과정이 이루어진다. ② 세르톨리세포: 정자 형성세포에 영양을 공급하고 이들을 지지하는 역할을 한다.
   다) 라이디히세포(Leydig cells): 정세관 사이의 사이질에 위치하며 남성호르몬인 테스토스테론을 분비한다. 테스토스테론은 남성의 이차성징 발달 및 생식 기능에 중요한 역할을 한다.

*정자의 발생 과정은 다음과 같다:
1) 정조세포(원시생식세포): 원시 생식세포는 고환에서 정자의 발생을 위해 분화가 시작되는 기초 세포이다.
2) 제1정모세포(2n): 정조세포는 제1정모세포로 분화하며 이 세포는 2n의 염색체 수를 가지고 있어 감수분열을 거쳐 제2정모세포로 분리된다.

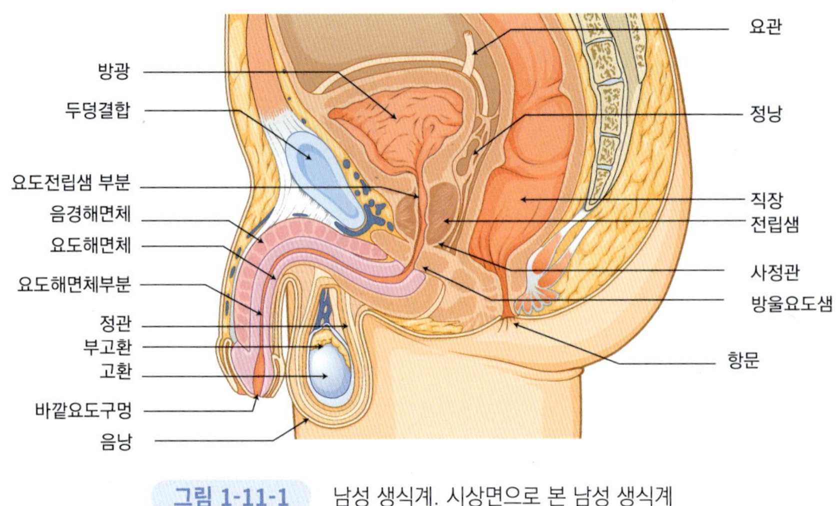

그림 1-11-1   남성 생식계. 시상면으로 본 남성 생식계

3) 제2정모세포(n): 제1정모세포는 감수분열을 거쳐 제2정모세포가 되며 이 세포는 n의 염색체 수를 가지며 감수 분열 II을 거친다.

4) 정자세포(n): 제2정모세포는 정자세포로 변하며 이 세포는 정자의 형태로 성숙할 준비를 한다.

5) 정자(n): 최종적으로 정자세포는 정자로 성숙하게 되며 n개의 염색체를 가지는 성숙한 정자가 형성된다. 정자 는 수정에 참여할 준비가 되어 있다.

나. 부고환

1) 위치: 부고환은 고환의 뒤쪽 윗부분에 위치하며 길이는 약 5m, 지름은 약 0.5mm 정도의 긴 관이다.

2) 기능: 부고환은 고환과 정관을 연결하는 역할을 하며 다음과 같은 기능을 한다:

정자의 성숙: 고환에서 생성된 미성숙 정자가 부고환을 지나면서 성숙한다.

정액의 분비: 부고환은 정자의 성숙을 돕는 분비물을 생성한다.

정자의 저장: 일시적으로 정자를 저장하며 이곳에서 정자가 성숙하고 이동 준비를 한다.

다. 정관

1) 위치: 정관은 부고환의 연속으로 시작되며 지름 2mm, 길이 약 40~50cm 정도의 긴 관이다. 고샅을 지나 골반 으로 들어가며 방광의 뒷면에서 팽대부를 형성한 후 정낭과 연결된다. 이후 정관은 전립선으로 들어가 사정관 으로 바뀐다.

2) 기능: 정관은 정자의 이동 통로로서 고환에서 생성된 정자가 부고환을 거쳐 사정 시 전립선으로 운반되는 경로 를 제공한다. 또한, 정관은 남성의 영구적인 불임 시술인 정관 결찰술의 주요 시술 부위이다. 이 시술을 통해 정 관을 차단하거나 절단하여 정자가 배출되지 않도록 한다.

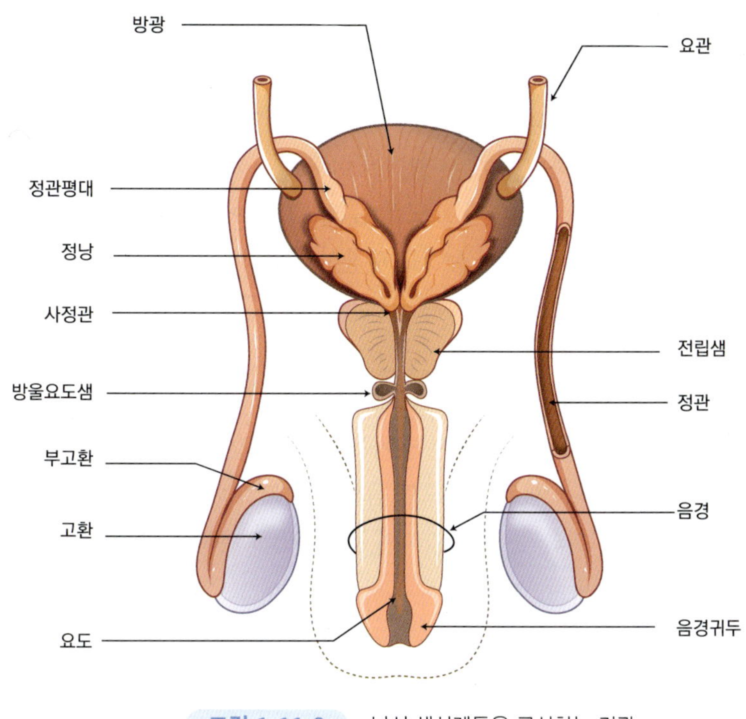

그림 1-11-2 남성 생식계통을 구성하는 기관

라. 정낭

1) 위치: 정낭은 방광의 뒷면에 있는 정관팽대부 양옆에 있는 한 쌍의 주머니 모양의 기관이다.
2) 기능: 정낭은 고환에서 생산된 정자를 일시적으로 저장하고 정액을 구성하는 분비물을 배출한다. 정낭에서 분비되는 액체는 정자의 영양을 공급하고 정액의 대부분을 차지하여 정자의 이동과 생존을 돕는다.

마. 전립샘

1) 위치: 전립샘은 방광의 바닥에 있는 실질 기관으로 중앙부를 요도가 관통하며 양쪽에서 사정관(ejaculatory ducts)이 요도로 열려 있다.
2) 기능: 전립샘은 알칼리성 분비물을 배출하여 사정에 앞서 요도를 윤활하게 한다. 또한, 이 분비물은 산성인 소변의 유해 작용으로부터 정자를 보호하는 역할을 한다. 전립샘의 분비물은 정액의 일부를 구성하며 정자가 보다 생존 가능하도록 돕는다.

바. 망울요도샘

1) 위치: 망울요도샘은 골반 바닥을 형성하는 근육 속에 파묻혀 있는 1쌍의 둥근 부속샘이다. 이 샘은 요도의 근처에 위치하며 요도와 연결되어 있다.
2) 기능: 망울요도샘은 매우 점도가 높은 무색의 점액성 분비물을 배출한다. 이 분비물은 사정에 앞서 요도를 윤활하게 하여 소변의 잔여물이 요도에 남아 있으면 발생할 수 있는 불편함을 줄이고 정자가 통과하기 쉬운 환경을 제공한다.

사. 음경

- 구조: 음경은 2개의 음경해면체와 1개의 요도해면체로 구성되어 있다.
  - 음경해면체: 음경의 상측에 위치하며 발기 시 혈액이 이곳에 축적되어 음경이 팽창하게 된다.
  - 요도해면체: 음경의 하측을 따라 위치하며 요도를 둘러싸고 있어 소변과 정액의 배출 경로를 제공한다. 요도해면체는 발기 시 요도를 보호하면서 음경을 팽창시키는 역할을 한다.

아. 음낭

　위치와 구조: 음낭은 고환, 부고환 그리고 정관 일부를 싸는 주머니 모양의 구조이다. 음낭은 외부에 위치하여 고환 온도를 조절하는 중요한 역할을 한다. 체온이 높으면 음낭의 피부가 이완되어 고환을 멀리 떨어뜨려 냉각을 돕고 체온이 낮으면 음낭이 수축하여 고환을 몸에 더 가까이 위치시키고 온도를 보존한다. 이는 정자 생성에 알맞은 온도를 유지하기 위한 생리적 기전이다.

2. 여성생식기

가. 난소

1) 위치: 난소는 골반 양쪽에 1쌍이 있으며 길이는 약 2.54cm, 폭은 12cm, 두께는 0.5~1cm 정도의 실질 기관이다.
2) 기능: 난소는 난자의 생산과 성숙과 호르몬 분비라는 중요한 기능을 한다.
   가) 난소주기는 여러 단계로 나누어지며 난포의 성숙부터 시작하여 성숙난포, 적색체, 황색체, 백색체로 이어지고 각 단계는 배란과 관련된 호르몬의 변화에 따라 진행된다.
   나) 배란은 난포가 난소 표면에서 파열되어 성숙한 난자가 배 속으로 나가는 과정으로 이때 배출된 난자는 나팔관을 통해 자궁으로 이동하며 수정 가능하다.

※ 난자 발생
1) 태생기 원시난포: 태생기 동안 양쪽 난소에 약 40만 개 이상의 원시난포가 형성된다. 이 원시난포는 잠재적으로 난자가 될 수 있는 미성숙한 난포들이다.
2) 1차 난모세포(n): 원시난포는 1차 난모세포로 발전한다. 이 세포는 2n의 염색체를 가지고 있으며 감수분열을 통해 성숙한 난자로 발달하기 위해 준비를 한다.
3) 제1감수분열: 제1감수분열이 시작되며 1차 난모세포는 2개의 세포로 나뉜다. 이 중 하나는 1차 난모세포(n)가 되고 다른 하나는 1개의 극체(n)로 분리된다. 극체는 매우 작은 세포로 대부분의 세포질과 자원을 1차 난모세포에 넘긴다.
4) 제2감수분열: 제2감수분열이 일어나면서 1개의 극체(n)와 1개의 난자(n)가 형성된다. 난자는 최종적으로 성숙된 여성 생식세포로 수정이 가능하고 극체는 보통 세포 분열의 결과로 발생한 비활성 세포로 난자에 비해 매우 작은 크기이다.

나. 자궁관

1) 위치: 자궁관은 난소와 자궁 사이를 연결하는 길이 약 10cm의 1쌍의 관이다. 자궁관은 난자의 이동 경로로서 중요한 역할을 한다.
2) 구조: 자궁관은 다음과 세 부분으로 나뉜다:
- 잘록 부위(Isthmus): 자궁에 가까운 좁은 부분
- 팽대 부위(Ampulla): 난자가 수정되는 주된 장소로 자궁관의 가장 넓은 부분이다.
- 깔때기 부위(Fimbriae): 난소 근처에 있는 깔때기 모양의 구조로 섬모를 가진 섬모상피로 덮여 있어 난자가 난소에서 자궁관으로 이동하는 데 도움을 준다.

자궁관 속 공간의 점막은 섬모상피로 구성되어 있어 섬모의 움직임으로 난자가 자궁으로 이동할 수 있도록 돕는다. 이 구조는 난자의 이동 통로 역할을 하며 난자가 자궁으로 안전하게 이동할 수 있도록 한다.

다. 자궁

1) 위치와 구조: 자궁은 방광과 직장 사이에 위치하며, 일반적으로 앞굽이 상태를 유지하고 있다. 자궁은 크게 자궁바닥, 자궁 몸통, 자궁목으로 구분된다.
   가)자궁바닥은 자궁의 윗부분으로 난자와 수정란이 착상하는 공간이다.
   나)자궁 몸통은 자궁의 주요 부분으로 수정란이 자궁에 착상하고 자라는 공간이다.
   다)자궁목은 자궁의 아래쪽 부분으로 질과 연결되며 월경혈이 배출되고 분만 시 아기가 태어나는 통로 역할을 한다.
2) 자궁벽의 구조: 자궁벽은 자궁내막, 자궁근육층, 자궁바깥막의 3층으로 구성된다.
   가)자궁내막(Endometrium): 자궁내막은 섬모상피로 구성되어 있으며 난소 주기와 배란에 따라 주기적으로 변화한다. 자궁내막의 기능층은 월경 주기에 따라 박리되고 출혈되며 월경 후 기저층에서 재생된다.
   나)자궁근육층(Myometrium): 자궁근육층은 속세로근육, 중간돌림근육, 바깥세로근육으로 구성되어 있다. 이 근육층은 자궁 수축을 돕고 분만 시 아기를 밀어내는 역할을 한다.
   다)자궁바깥막(Perimetrium): 자궁의 외부를 덮고 있는 얇은 막으로 자궁을 보호하고 자궁과 주변 구조물과 연결된다. 자궁바깥막은 자궁 넓은 인대와 연결되어 자궁을 안정적으로 지지한다.

라. 질

1) 구조: 질(vagina)은 앞뒤로 편평한 길이 약 7cm 정도의 관 모양을 가진 민무늬근육성 기관이다. 질은 내부가 부드럽고 유연하며 성관계 시 삽입되는 부분이며 분만 시 아기가 통과하는 경로이다. 질 벽은 주름이 있어 늘어날 수 있으며 내부는 섬유질로 이루어져 있어 탄력성이 있다. 질은 외부와 자궁경부와 연결되어 있으며 질 내벽은 다양한 기능을 수행하는 점막, 근육층, 바깥층으로 구성된다.

3. 남녀 생식기의 상동기관

표 1-11-1. 남성과 여성 생식기 상동기관

여성(Female)	남성(Male)
대음순(Labium majus)	요도해면체(Corpus spongiosum penis)
소음순(Labium minus)	음낭(Scrotum)
음핵(Clitoris)	음경(Penis)
질(Vagina), 자궁(Uterus)	전립샘소실(Prostatic utricle)
바톨린샘(Bartholin gland)	망울요도샘(Bulbourethral gland)
가트너관(Duct of Gartner)	사정관(Ejaculatory duct)

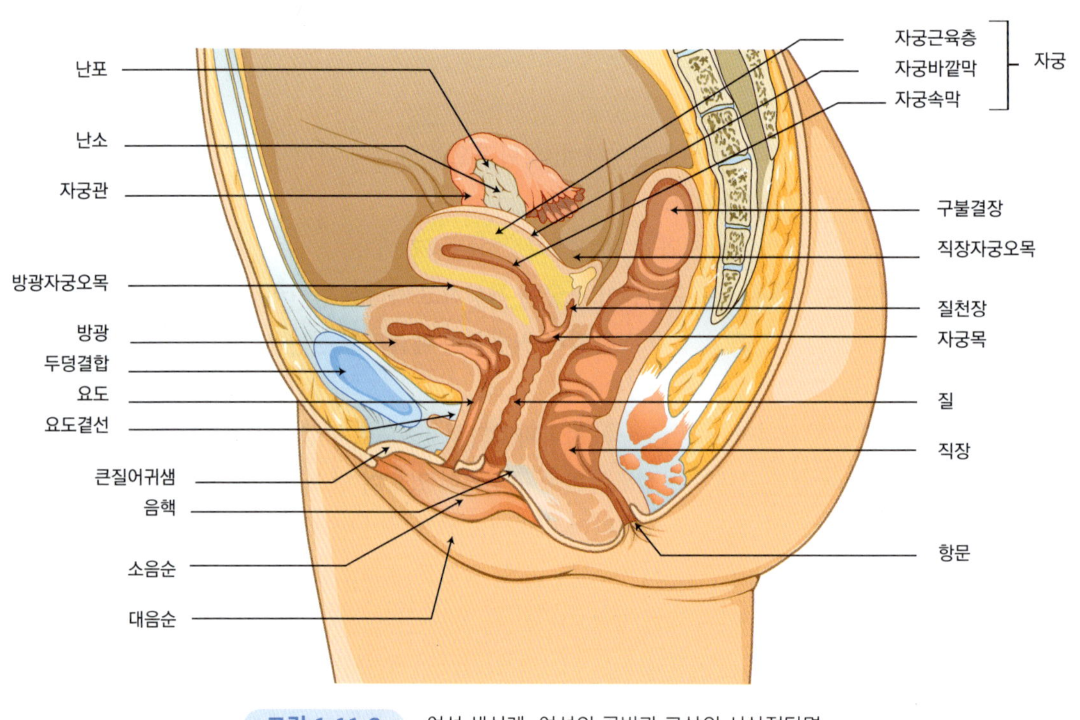

그림 1-11-3 여성 생식계. 여성의 골반과 고샅의 시상절단면

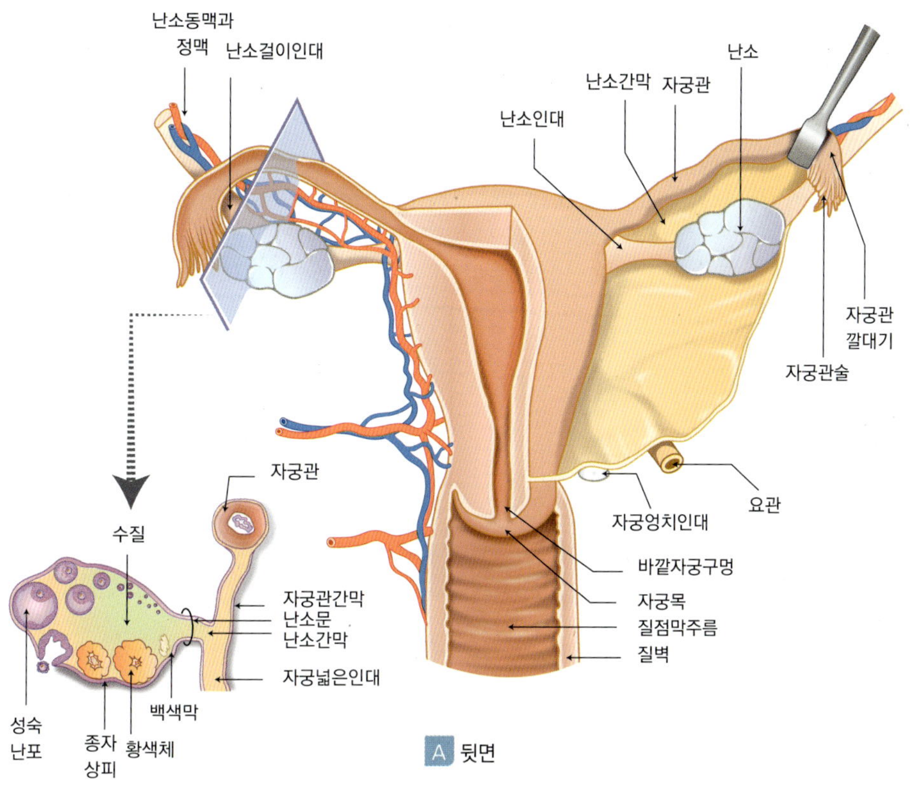

그림 1-11-4 난소, 자궁관, 자궁

12 내분비계

내분비계는 내분비샘에서 분비되는 호르몬을 통해 신체의 생리적 기능을 조절하는 시스템이다. 내분비샘은 화학적 전달 물질인 호르몬을 생성하여 혈액순환을 통해 전신으로 운반한다. 호르몬은 분비물 관이 없으며 특정한 표적세포에 도달하여 생리작용을 일으킨다. 호르몬은 표적세포에 자극적 또는 억제적인 신호를 전달하여 신체의 다양한 기능을 조절하고 예를 들어 성장, 대사, 면역 반응, 생식과 같은 중요한 생리적 과정에 영향을 미친다.

1. 내분비 기관 및 호르몬

가. 뇌하수체

1) 위치: 뇌하수체는 뇌의 시간교차 뒷면, 나비뼈의 안장(터서리)의 공간에 있는 타원형의 작은 기관이다. 지름 약 1cm, 무게 약 0.5g 정도이며 시상하부(hypothalamus)와 직접 연결되어 있다.
2) 구성: 뇌하수체는 앞엽, 뒤엽, 중간엽으로 구성된다. 중간엽은 일부에서는 뇌하수체 앞엽에 포함하기도 한다.
   가) 뇌하수체 앞엽(샘뇌하수체)에서 분비되는 호르몬:
   ① 성장호르몬(GH): 신체 성장과 세포 재생을 촉진하는 호르몬
   ② 난포자극호르몬(FSH): 여성의 난포 성숙과 남성의 정자 생성을 자극하는 호르몬
   ③ 황체형성호르몬(LH): 여성의 배란과 황체 형성을 자극하고 남성에서는 정자의 생산을 촉진
   ④ 부신겉질자극호르몬(ACTH): 부신겉질에서 코르티솔을 분비하게 자극
   ⑤ 젖분비호르몬(PRL): 젖의 생산을 촉진하며 주로 임신과 출산 후에 활동이 증가
   ⑥ 갑상샘자극호르몬(TSH): 갑상샘을 자극하여 갑상샘호르몬을 분비

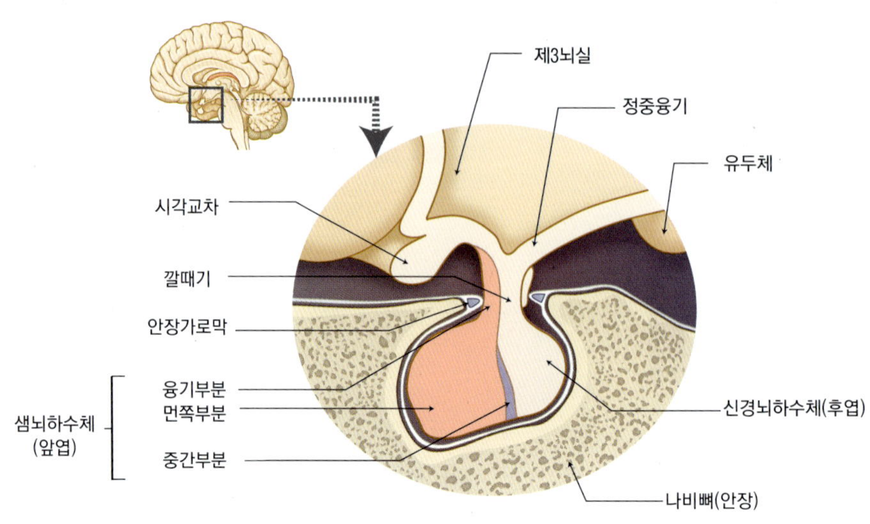

그림 1-12-1　뇌하수체

나) 뇌하수체 중간엽에서 분비되는 호르몬

멜라닌세포자극호르몬(MSH): 피부의 멜라닌 세포를 자극하여 피부 색소인 멜라닌을 생성하도록 촉진하는 호르몬

다) 뇌하수체 뒤엽(신경뇌하수체)에서 분비되는 호르몬

① 옥시토신(Oxytocin): 자궁 수축을 유도하여 분만을 촉진하며 모유 분비를 촉진하는 호르몬이다. 또한, 사회적 상호작용과 애착 형성에 중요한 역할

② 항이뇨호르몬(ADH): 신장에서 물의 재흡수를 촉진하여 체내 수분 균형을 조절하며 혈압을 유지하는 역할

나. 갑상샘

1) 위치: 갑상샘은 목의 앞쪽에 위치하며 갑상연골 부위와 기관을 앞에서 싸고 있는 약 20~30g의 적갈색 기관이다.

2) 구조: 갑상샘은 잘록 부위와 왼·오른쪽 2개의 엽으로 구성되어 있다. 각 엽은 미세구조로, 단층입방상피로 둘러싸인 주머니 모양의 소포로 이루어져 있다. 소포 내강은 반유동성인 교질로 차 있다.

3) 갑상샘 호르몬:　소포세포에서는 티록신(T4)과　삼요오드티로닌(T3)을 분비한다. 이 호르몬들은 인체의 기초대사율을 조절하는 주요 역할을 하며 순환 중 이들 호르몬의 95%는 티록신(T4)이다. 소포곁세포에서는 칼시토닌을 분비하여 혈중 칼슘 농도와 인산염 농도를 낮게 유지한다. 이를 통해 칼슘 대사에 중요한 역할을 한다.

다. 부갑상샘

1) 위치 및 구조: 부갑상샘은 갑상샘의 가쪽 엽 뒤쪽에 위치하며 위와 아래에 각각 하나씩 있어 총 4개의 부갑상샘

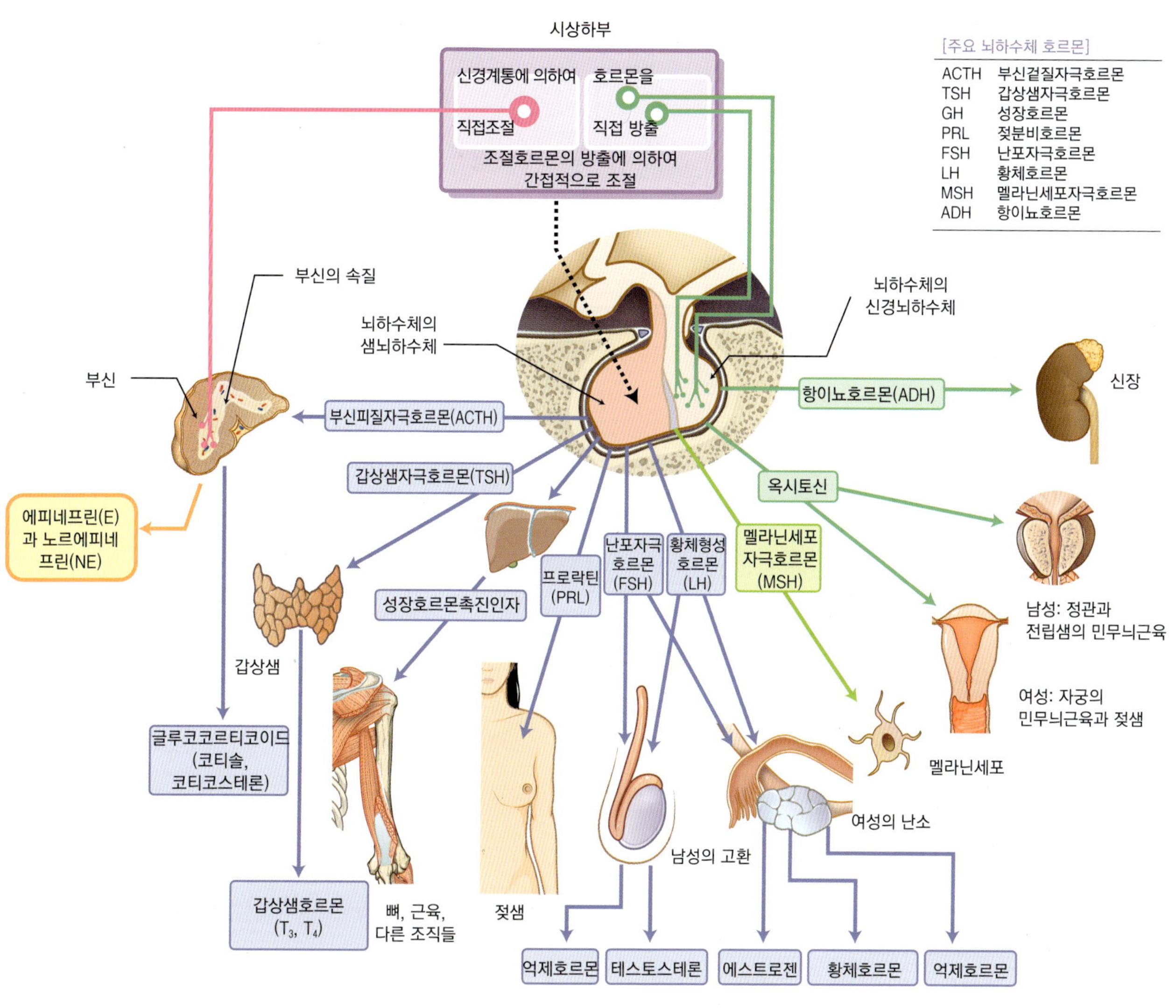

그림 1-12-2 뇌하수체와 시상하부의 호르몬 분비 및 표적 기관

이 배열된다. 각 부갑상샘의 지름은 약 8mm, 무게는 0.2~0.5g 정도로 크며 실질로 이루어져 있고 얇은 결합조직 피막에 싸여 있다.

2) 부갑상샘 호르몬: 부갑상샘은 부갑상샘호르몬(PTH)을 분비한다. 이 호르몬은 혈액 중의 칼슘 농도를 상승시키는 역할을 하며 주로 뼈, 신장, 장에서 칼슘의 흡수와 재흡수, 방출을 조절하여 혈중 칼슘 농도를 일정하게 유지하는 데 중요한 역할을 한다.

라. 부신

1) 위치 및 구조: 부신은 왼쪽과 오른쪽 신장 위에 각각 위치한 1쌍의 기관이다. 각 부신의 길이는 3~5cm, 두께는 1cm, 무게는 5~10g 정도이며 피라미드 형태를 하고 있다. 오른쪽 부신은 왼쪽 부신보다 낮게 위치한다.

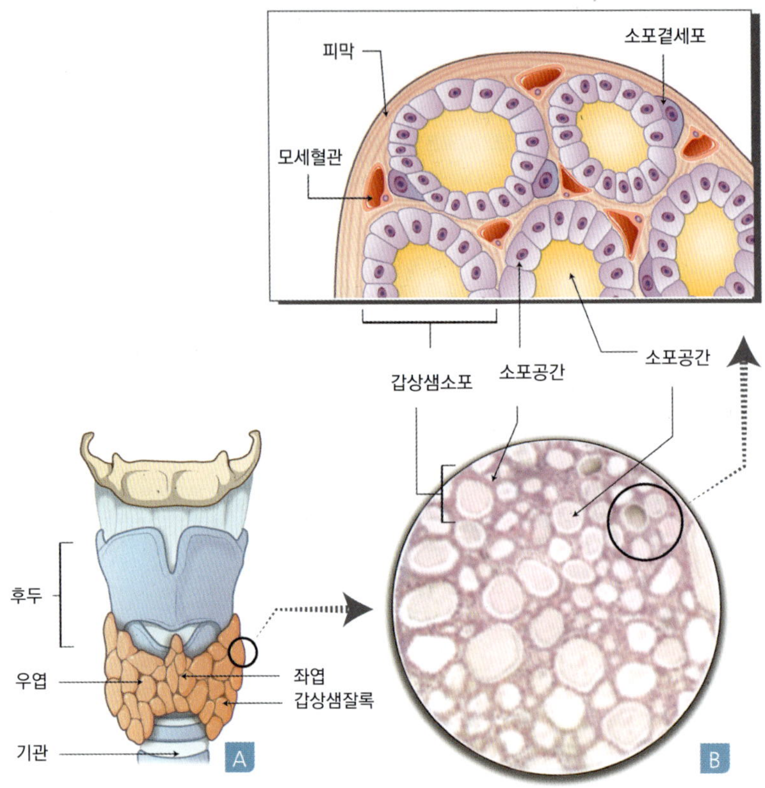

그림 1-12-3   갑상샘. **(A)** 앞면 **(B)** 현미경적 구조

2) 부신피질(Adrenal cortex)

　가) 사구체층(Zona glomerulosa): 부신피질의 가장 바깥층으로 무기질부신피질호르몬을 분비한다. 이 호르몬은 주로 알도스테론을 포함하며 체내 전해질 및 수분 균형을 유지하는 데 중요한 역할을 한다. 주로 나트륨, 칼륨, 수분의 재흡수와 배출을 조절한다.

　나) 다발구역(Zona fasciculata): 부신피질의 중간층으로 당질부신피질호르몬을 분비한다. 주요 호르몬은 코르티솔(cortisol)이며 이는 탄수화물, 단백질, 지질의 대사를 조절하고, 스트레스에 대한 반응을 돕는다. 또한 면역 반응 억제, 염증 반응 조절 등의 역할도 한다.

　다) 그물층(Zona reticularis): 부신피질의 내부층으로, 주로 성호르몬을 분비한다. 이 호르몬들은 성적 특성 및 생식 기능을 조절하는 데 관여한다.

3) 부신수질(Adrenal medulla)

　가) 특징: 부신수질의 주된 세포는 크롬친화성 세포로 이 세포는 크롬 성분에 노출되었을 때 세포 내 분비과립이 갈색으로 변하는 특징을 가진다. 이 세포들은 신경 호르몬을 분비하는 역할을 한다.

　나) 호르몬: 부신수질은 카테콜아민을 분비한다. 이들 호르몬은 에피네프린이 75%, 노르에피네프린이 25% 정도를 차지한다. 카테콜아민은 스트레스 반응에 중요한 역할을 하며 심박수 증가, 혈압 상승, 호흡 촉진 등의 생리적 변화를 일으킨다.

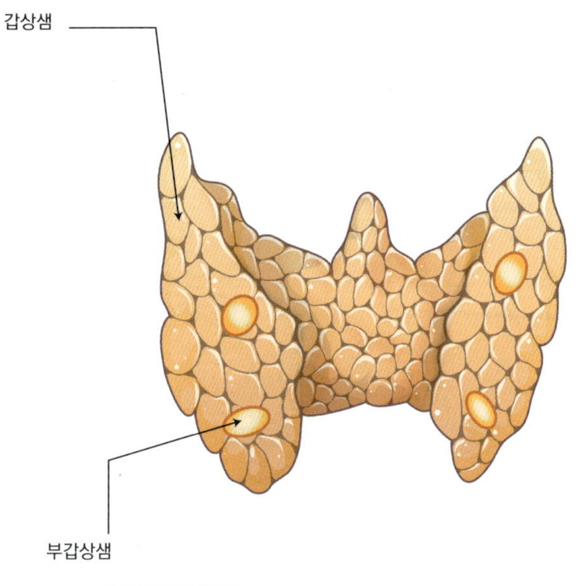

그림 1-12-4 갑상샘 뒤면에 위치하는 부갑상샘

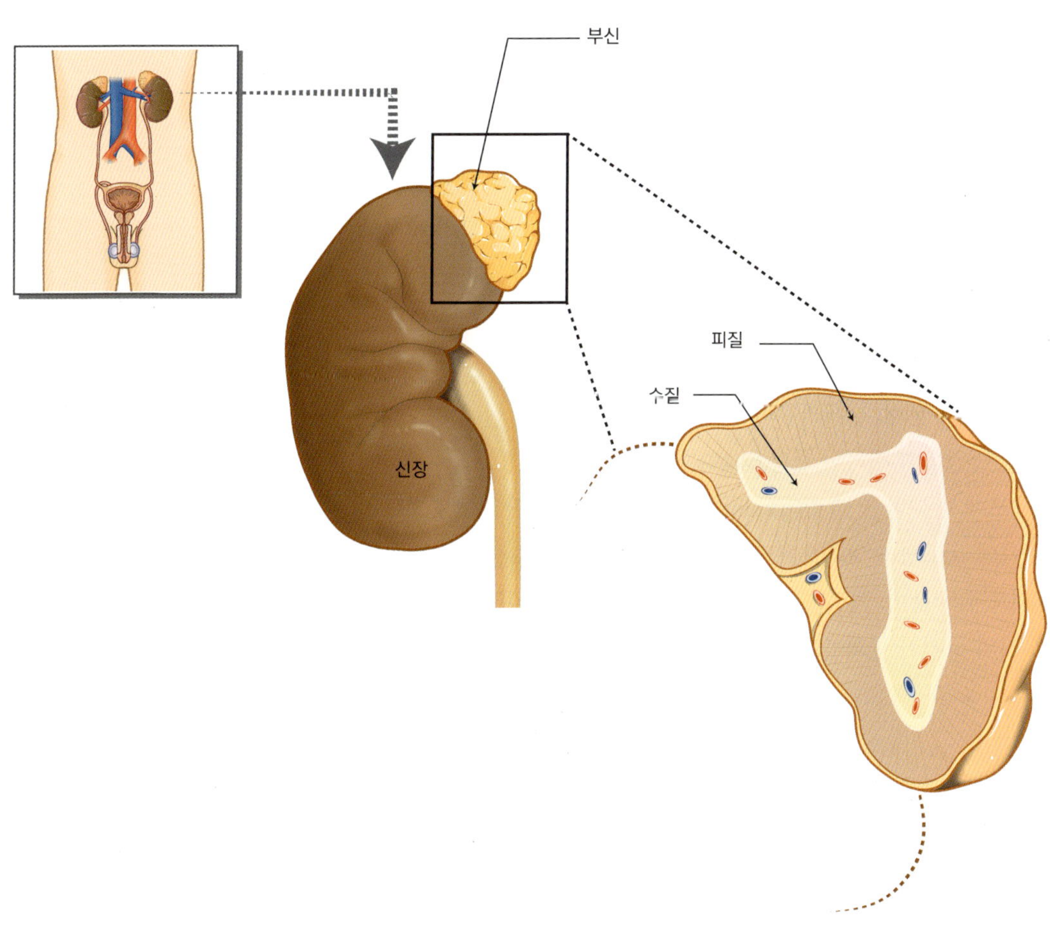

그림 1-12-5 부신

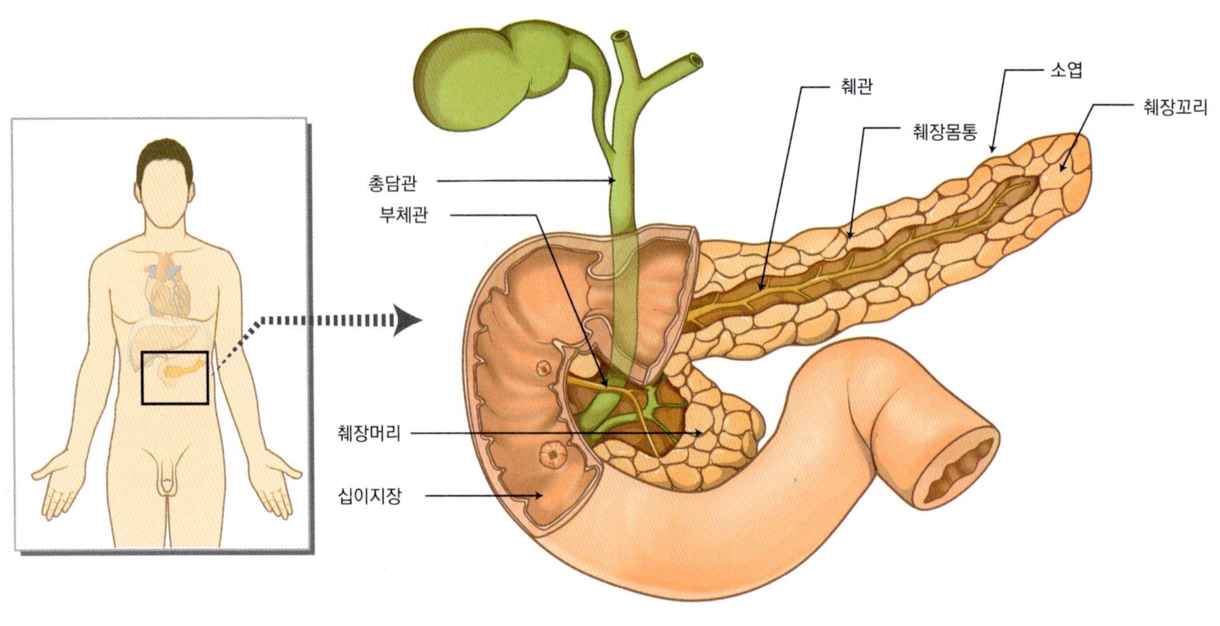

그림 1-12-6　췌장의 내분비 영역 이자를 앞에서 본 모습

마. 췌장

1) 구조: 췌장(pancreas)은 복부의 뒤쪽에 있는 기관으로 췌장꼬리 부분에는 췌장소도가 많이 분포해 있다. 이곳에서 내분비 기능이 이루어진다. 췌장소도는 α세포, β세포, δ세포로 구성되어 있으며 각각 다른 호르몬을 분비한다. 췌장소도는 전체 췌장의 약 2% 정도를 차지한다.
2) 호르몬:
   가) α세포에서 분비: 글루카곤을 분비한다. 글루카곤은 혈중 포도당 수치를 상승시키는 호르몬으로 간에서 저장된 당원을 분해하여 혈당을 높이는 역할을 한다.
   나) β세포에서 분비: 인슐린(insulin)을 분비한다. 인슐린은 혈중 포도당 수치를 낮추는 호르몬으로 주로 간이나 근육에 포도당을 당원으로 저장하게 하여 혈당을 조절한다.
   다) δ세포에서 분비: 성장호르몬억제인자을 분비한다. 이 호르몬은 글루카곤과 인슐린의 분비를 억제하여 혈당 수치의 급격한 변화를 방지하고 균형을 유지하는 데 도움을 준다.

바. 고환

남성호르몬 분비: 고환의 사이질세포는 테스토스테론을 분비한다. 테스토스테론은 남성의 2차성징 발달(예: 음성 변화, 근육 발달, 체모 성장)과 정자 생성에 중요한 역할을 하며 성적 기능과 관련된 여러 생리적 과정들을 조절한다.

사. 난소

난소(ovary)는 여성 호르몬인 에스트로젠과 프로게스테론을 분비한다.

1) 에스트로젠: 난포자극호르몬(FSH)에 의해 난포가 성숙하며 성숙한 난포의 속막에서 에스트로젠이 분비된다. 에스트로젠은 여성의 이차성징(예: 가슴 발달, 생리주기 조절), 자궁 내막의 증식, 배란 과정에 중요한 역할을 한다.

2) 프로게스테론: 황체형성호르몬(LH)에 의해 황체가 형성되며 이 황체에서 프로게스테론이 분비된다. 프로게스테론은 임신 유지와 자궁 내막의 준비에 중요한 역할을 하며 임신이 되지 않으면 월경이 일어나게 된다.

아. 태반

태반(placenta)은 사람융모생식샘자극호르몬(hCG)을 분비한다. hCG는 임신 초기에 중요한 역할을 하며 황체를 자극하여 프로게스테론 분비를 유지한다. 이를 통해 자궁 내막이 임신을 유지할 수 있도록 도와준다. 또한, hCG는 임신 테스트에서 사용되는 호르몬으로 소변이나 혈액에서 이 호르몬이 검출되면 임신이 확인된다.

자. 솔방울샘

1) 위치: 솔방울샘(pineal body)은 사이뇌 바닥에 위치하며 제3뇌실의 뒤쪽 위에 있는 길이 약 0.6cm 정도의 작은 기관이다.

2) 분비 호르몬: 솔방울샘은 멜라토닌을 분비한다. 멜라토닌은 항상성 유지 기능을 돕고, 생식샘 자극 효과를 가지며 광선(빛)의 영향을 받는다. 멜라토닌은 야간에 주로 분비되며 수면-각성 주기(생체 리듬)를 조절하는 중요한 역할을 한다. 또한, 생체 시계를 조절하여 신체의 수면 패턴을 조절하는 데 이바지한다.

차. 가슴샘

1) 위치: 가슴샘(thymus)은 세로칸의 앞부분에 위치하며 편평하고 연분홍색을 띠는 두 개의 엽으로 구성된다. 가슴샘은 사춘기에 가장 큰 크기를 가지며 성인에서는 점차 퇴화하여 지방조직으로 변한다.

2) 분비 호르몬: 가슴샘은 타이모신을 분비한다. 타이모신은 T cell의 발달을 촉진하며 면역 시스템의 중요한 역할을 한다. T cell은 면역 반응에서 중요한 역할을 하며 체내의 병원체를 인식하고 공격하는 데 필요하다.

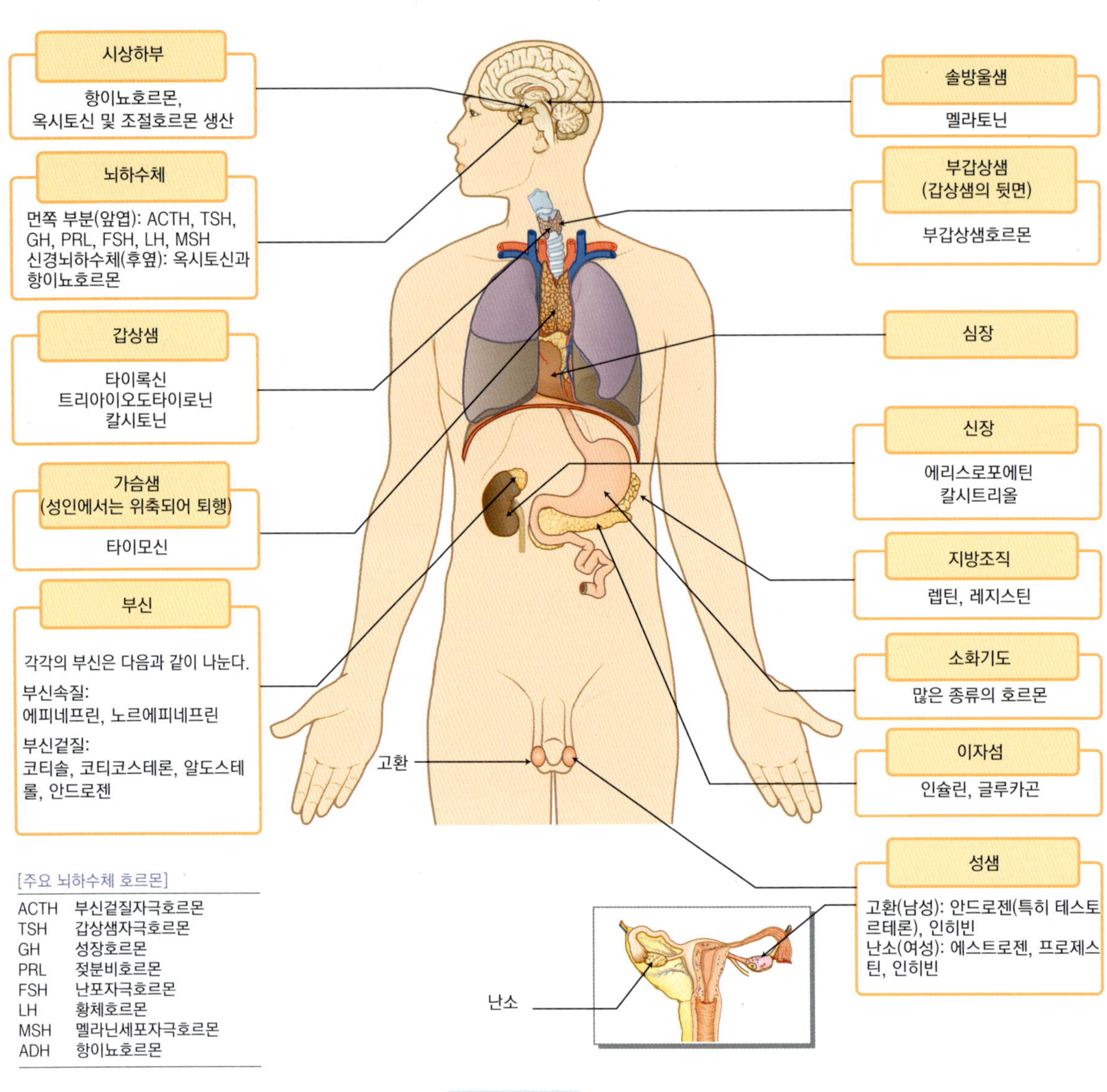

[주요 뇌하수체 호르몬]

ACTH	부신겉질자극호르몬
TSH	갑상샘자극호르몬
GH	성장호르몬
PRL	젖분비호르몬
FSH	난포자극호르몬
LH	황체호르몬
MSH	멜라닌세포자극호르몬
ADH	항이뇨호르몬

그림 1-12-7   내분비계

13 감각계

감각계는 외부로부터 전달되는 자극을 수용하고 이를 신경 신호로 변환하여 뇌로 전달하는 기관들로 구성된다. 감각계는 다양한 자극을 수용하는 역할을 하며 특히 시각, 청각, 평형감각, 미각, 후각은 특수감각으로 분류된다.

- 시각: 눈을 통해 빛 자극을 수용하여 시각적 정보를 처리한다.
- 청각: 귀를 통해 소리 자극을 수용하여 소리의 주파수와 강도 등을 인식한다.
- 평형감각: 내이의 전정기관을 통해 체내 균형과 공간 감각을 조절한다.
- 미각: 혀의 미각 수용체를 통해 맛 자극을 인식한다.
- 후각: 코의 후각 세포를 통해 공기 중의 화학물질을 감지하여 냄새를 인식한다.

1. 피부

피부는 촉각, 압력감각, 통각, 냉각, 온각 등의 감수체를 포함하는 기관으로 외부 자극을 수용하고 신체를 보호하는 중요한 역할을 한다. 표면적은 약 $1.7m^2$이며 두께는 평균 1~4mm 정도지만, 부위에 따라 두께가 다양하다. 예를 들어, 손바닥이나 발바닥은 두껍고 눈꺼풀과 같은 부위는 얇다. 피부는 크게 표피와 진피로 나눠지며 표피는 주로 상피세포로 구성되고 진피는 결합조직으로 이루어져 있다. 그 아래에는 피부밑 조직이 존재하며 이 조직은 지방이 풍부하여 신체를 보호하고 에너지를 저장하는 역할을 한다.

가. 표피

구조: 표피(epidermis)는 중층편평상피로 구성되어 있으며 바깥층부터 각질층, 투명층, 과립층, 가시층, 바닥층

으로 나뉜다. 각 층은 피부의 보호 기능과 다양한 역할을 담당한다.

- 각질층(Stratum corneum): 표피의 가장 바깥층으로 죽은 피부 세포들이 각질화되어 형성된다. 이 층은 피부를 외부 자극과 미생물로부터 보호한다.
- 투명층(Stratum lucidum): 각질층 바로 아래에 위치하며 투명하고 평평한 세포들로 이루어진 얇은 층이다. 주로 손바닥과 발바닥에 존재한다.
- 과립층(Stratum granulosum): 세포 내에서 각질을 생성하고 피부의 수분을 유지하는 역할을 한다.
- 가시층(Stratum spinosum): 세포들이 서로 연결되어 가시처럼 보이는데 이 층에서 피부의 강도와 탄력을 지원하는 역할을 한다.
- 바닥층(Stratum basale): 가장 깊은 층으로 피부 세포가 계속해서 생성되는 곳이다. 이 층에서는 멜라닌색소가 포함되어 있어 피부색을 결정하는 중요한 요소가 된다. 또한, 이 층은 피부의 재생 능력에 중요한 역할을 한다.

가시층과 바닥층을 합쳐 종자층이라고도 부르며 피부 세포의 생성과 재생이 일어나는 중요한 층이다.

나. 진피

구조: 진피는 탄력섬유와 아교질섬유로 구성되어 있으며 이들 섬유는 피부의 강도와 탄력을 유지한다. 또한, 진피에는 혈관과 신경이 분포하여 피부의 영양 공급과 감각 전달을 담당한다. 진피는 유두층과 그물층으로 나뉜다.

- 유두층(Papillary layer): 유두층은 피부 표면에 있는 유두를 형성하며 이 유두는 손발 바닥의 지문처럼 일정한 배열로 특수한 무늬를 만든다. 유두층은 진피와 표피를 연결하고 혈관을 통해 표피에 산소와 영양분을 공급한다.
- 그물층(Reticular layer): 그물층은 진피의 깊은 부분에 위치하며 피부의 강도와 탄력을 결정짓는 콜라겐과 탄력섬유가 풍부하다. 이 층에는 분할선이 형성되어 있으며 피부 표면에 따라 주름이 달라진다. 분할선은 피부의 주름 형성에 영향을 미치며 외상이나 수술 시 이 선을 따라 절개를 하면 회복이 더 빨라지고 흉터가 적게 남는다.

다. 피부밑조직

피부밑조직은 피부의 일부분에 속하지 않지만, 진피와 연결된 지방조직과 결합조직으로 구성된다. 이 조직은 피부와 근육, 뼈를 연결하는 역할을 하며 체온 조절, 충격 흡수, 에너지 저장 등의 중요한 기능을 수행한다. 또한, 피부밑조직은 혈관과 신경이 분포되어 있어 피부에 영양을 공급하고 감각을 전달하는 역할도 한다. 피부밑조직은 지방이 풍부하여 신체를 보호하고 외부의 충격으로부터 내부 장기를 보호하는 완충 역할을 한다.

라. 피부감각의 종류와 수용기

피부감각은 다양한 자극을 감지하고 신경을 통해 뇌로 전달하여 우리가 환경을 인식하고 반응할 수 있도록 돕는다. 대부분의 피부감각 수용기는 진피와 피부밑조직에 있다. 주요 피부감각 수용기와 그 기능은 다음과 같다:

1) 자율신경종말(Free nerve endings): 통각 수용기로 피부와 기타 조직에서 통증 자극을 감지하고 자극이 손상되

거나 과도할 때 통각을 느끼게 된다.

2) 마이스너소체(Meissner's corpuscles): 촉각 수용기로 피부의 부드러운 촉감이나 가벼운 접촉을 감지하고 손끝, 입술 등 민감한 부위에서 주로 발견된다.

3) 루피니소체(Ruffini's corpuscles): 온각 수용기로 피부의 온도 변화를 감지하며 특히 따뜻함을 느낄 수 있도록 돕는다.

4) 파치니소체(Pacinian corpuscles): 압각 수용기로 피부에 가해지는 압력과 진동을 감지하고 깊은 압력을 인식하는 데 중요한 역할을 한다.

5) 크라우제끝망울(Krause end bulbs): 냉각 수용기로 피부의 차가운 온도를 감지하고 찬 자극을 인식하여 체온 조절에 이바지한다.

마. 피부의 부속기관

1) 털(Hair): 입술, 손발 바닥, 귀두, 소음순, 젖꼭지를 제외한 대부분의 피부에 분포한다. 피부가 관 모양으로 함입되어 만들어지며, 속층은 표피, 바깥층은 진피의 연속선인 모낭에서 형성된다. 털세움근(민무늬근육, 교감신경의 지배)과 지방을 분비하는 기름샘이 위치한다.

2) 손발톱(Nail) 성장: 손발톱바탕질(nail matrix)은 손발톱의 성장 및 재생을 주관하는 곳이다.

3) 기름샘(Sebaceous gland): 모낭으로 열리는 주머니 모양의 샘으로 피지를 분비하여 피부의 건조를 방지하고 손발바닥을 제외한 온몸에 분포한다.

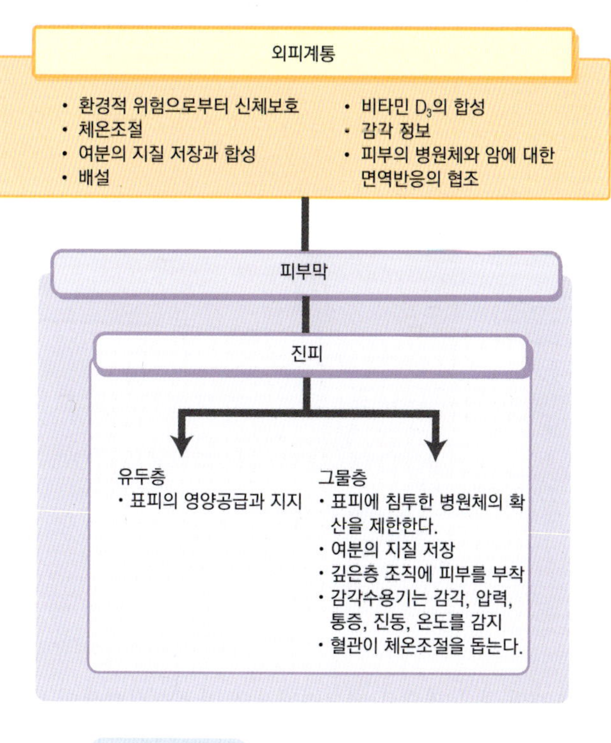

그림 1-13-1　외피계의 구조와 기능

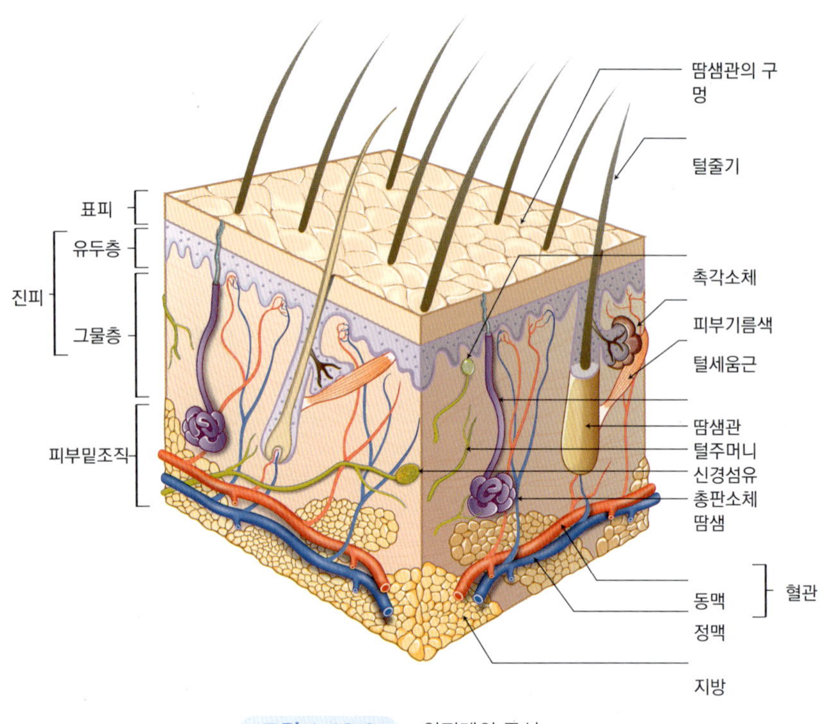

그림 1-13-2   외피계의 구성

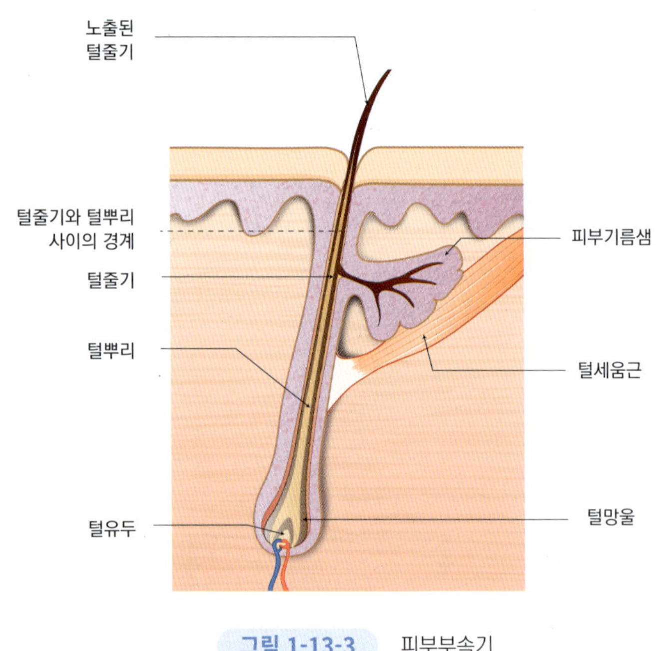

그림 1-13-3   피부부속기

4) 땀샘(Sweat gland)

　　가) 땀을 분비하는 나선 모양의 작은 샘으로 에크린땀샘과 아포크린땀샘이 있다.

　　나) 에크린땀샘(Eccrine sweat gland): 손발 바닥, 이마 등 신체에 널리 분포된 땀샘이다.

다) 아포크린땀샘(Apocrine sweat gland): 겨드랑, 젖꼭지, 바깥 귓구멍, 음부, 항문 주위 등에서 걸쭉한 분비물을 배출하는 땀샘이다. 겨드랑이의 고약한 냄새의 원인이 되기도 한다.

- 젖샘(Mammary gland): 피부밑 조직 안에 있는 변형된 땀샘이다.

2. 시각(Visual sense)

가. 눈의 구조

섬유막층, 혈관막층, 신경막층의 3개 층으로 구성된다.

1) 섬유막층(안구의 가장 바깥층을 이루는 피막): 치밀결합조직 섬유로 강하고 탄력이 있다. 안구의 형태를 유지하면서 내용물을 보호하고 있으며 앞부분은 각막, 뒷부분은 공막으로 이루어진다.

　가) 각막(Cornea): 안구 앞 1/6을 차지하며, 중층편평상피(표면), 입방상피(뒷면)으로 구성된다.

　나) 공막(Sclera): 안구 뒤 5/6를 차지한다.

2) 혈관막층(안구중간막, 포도막): 맥락막, 섬모체, 홍채의 3 부분으로 구별된다.

　가) 맥락막(Choroid): 혈액 및 색소세포가 많으며 바깥에서 들어온 광선을 차단하는 역할을 한다.

　나) 섬모체(Ciliary body): 혈관이 풍부한 결합조직으로 섬모체근(수정체의 두께를 조절)과 섬모체돌기(ciliary process, 손가락 모양의 돌기로 안구 방수를 분비)가 나온다.

　다) 홍채(Iris): 홍채 중심부를 동공이라고 하며 홍채는 빛이 동공을 통해 들어가는 양을 조절한다. 또한, 멜라닌 색소의 함량에 따라 개인과 종족의 눈 색깔이 달라지며 2개의 민무늬근육으로 구성된다.

　　① 동공조임근(Sphincter pupillae muscle): 동공 수축을 유도한다.

　　② 동공확대근(Dilator pupillae muscle): 동공 확대를 유도한다.

　　　- 가까운 거리 응시: 섬모체근이 수축하면 수정체 근육이 모이고, 섬모체 돌기가 느슨해지며 수정체가 두꺼워진다.

　　　- 먼 거리 응시: 섬모체근이 이완하면 수정체에서 멀어지고, 섬모체띠가 바깥쪽으로 당겨지며 수정체가 얇아진다.

3) 신경층: 안구의 가장 속층으로 망막 부위이다.

　가) 망막(Retina): 신경세포인 빛수용체(막대세포, 원뿔세포)가 존재하며 망막 중심부 근처의 작은 노란 점을 황반(macula lutea)이라 한다. 이 안의 움푹 팬 곳을 중심오목이라고 하며 중심오목은 물체를 가장 선명하게 볼 수 있는 초점이 맞춰진 곳이다. 시신경유두는 망막과 시신경의 연결 부위로 빛수용기가 없어서 망막의 맹점이다.

　　① 막대세포(Rod cell): 어두운 빛에 대한 수용체로 밤에 잘 작용하며 한쪽 망막에 약 1억 2천만 개가 존재하고, 로돕신(rhodopsin)을 함유한다. 중심오목(황반)에는 막대세포가 없다.

　　② 원뿔세포(Cone cell): 밝은 빛에 대한 수용체로 낮에 잘 작용하며 한쪽 망막에 약 700만 개가 존재하고 요돕신을 함유한다. 청색, 녹색, 적색의 3가지 종류가 있다.

4) 수정체(Lens): 지름 약 9mm의 투명하고 볼록렌즈 모양의 구조물로 동공을 통해 들어오는 빛을 모아 망막에 초점을 맞추는 기능을 한다.

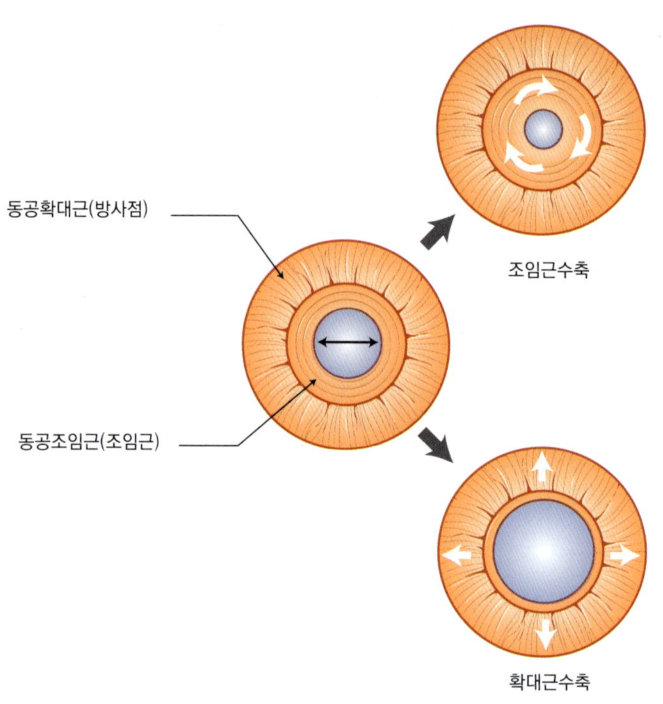

그림 1-13-4　동공조임근과 동공확대근

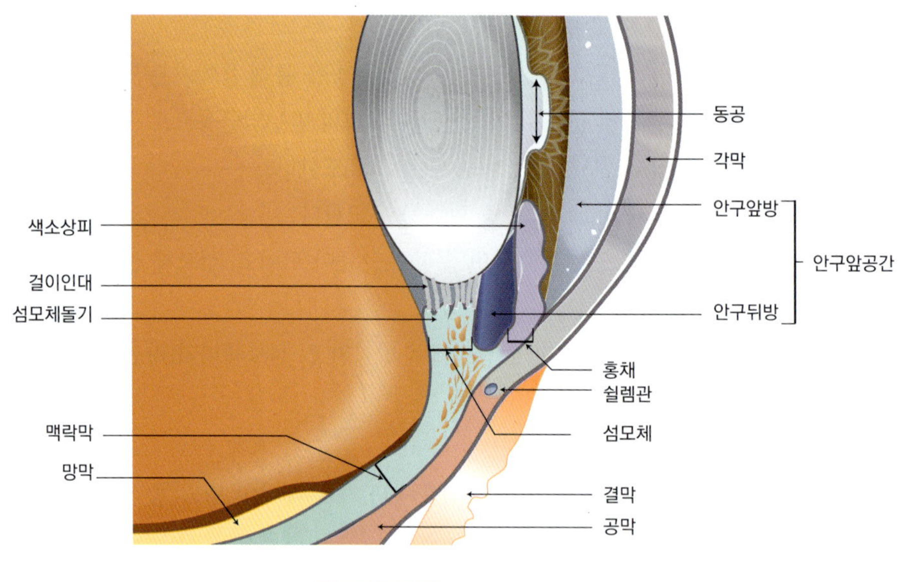

그림 1-13-5　방수의 순환

5) 안구 속의 공간

　　가) 앞방(Anterior chamber): 안구의 앞공간으로 각막 뒤, 수정체 및 홍채 앞에 있다.

　　나) 뒤방(Posterior chamber): 홍채와 수정체 걸이인대 사이에 있다.

* 방수(투명한 약 알칼리성의 액체로 안구방을 채우고 있음): 섬모체돌기에서 생산→뒤방→앞방→공막정맥굴(scleral ve-
  nous sinus)로 흡수
* 녹내장(glaucoma): 안구 방수의 순환장애로 안압 상승 시 발생

6) 눈의 부속기관

　가) 눈꺼풀(Eyelid): 눈의 앞면을 덮는 피부의 주름으로 위눈꺼풀과 아래눈꺼풀이 있으며 위눈꺼풀과 아래눈꺼
　　풀 사이를 눈꺼풀틈새라 한다. 눈꺼풀은 눈을 감게 하여 안구를 보호하고 각막의 표면을 깨끗하게 하며 눈
　　으로 들어오는 광선을 차단하는 기능을 한다.

　　※ 눈꺼풀판(Tarsal plate): 눈꺼풀판샘이라는 큰 기름샘이 세로로 배열되어 있으며 이곳의 염증을 다래끼

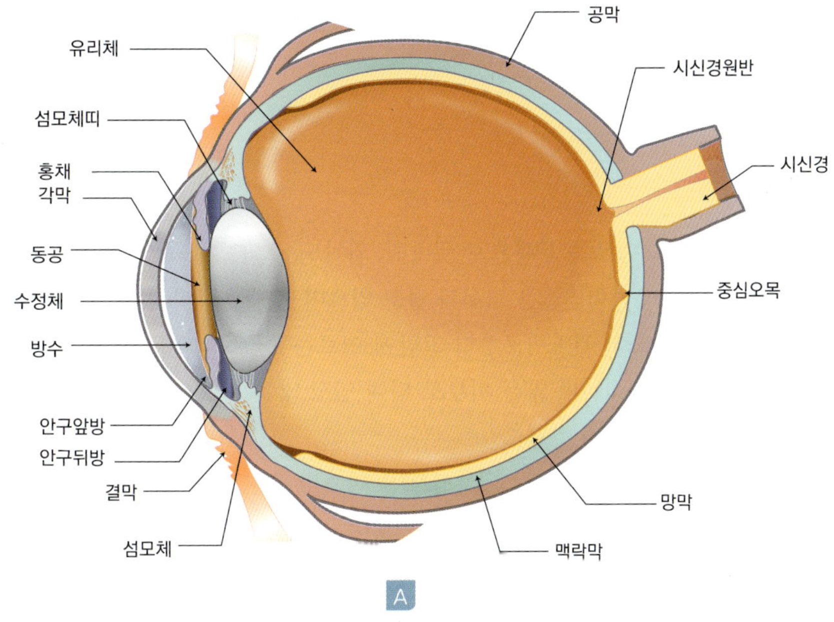

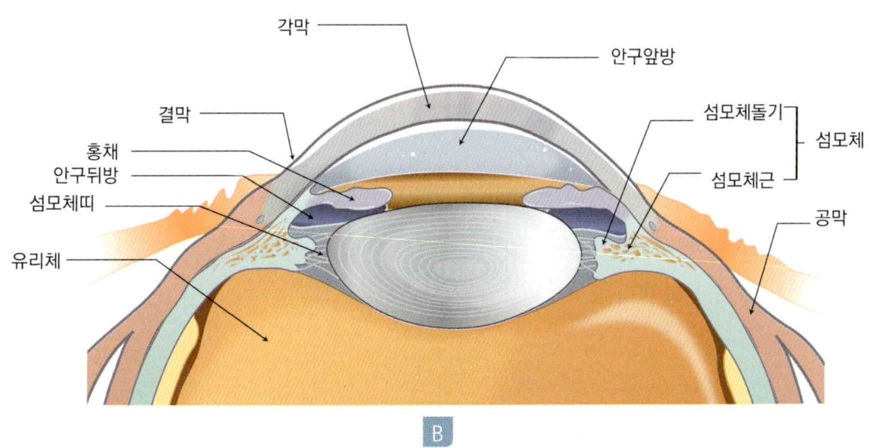

그림 1-13-6　(A) 안구의 단면 (B) 안구앞방부분

　　　　(sty)라고 한다

　　나) 결막(Conjunctiva): 각막을 제외한 눈의 앞면과 눈꺼풀의 뒷면을 덮고 있는 얇고 투명한 막으로 혈관이 풍부하다.

　　다) 안구근육(Ocular muscle): 6개의 안구를 움직이는 뼈대근육이다.

　　　　① 3번 뇌신경(눈돌림신경)의 지배: 상직근, 아래곧은근, 아래빗근, 안쪽곧은근

　　　　② 4번 뇌신경(도르래신경)의 지배: 위빗근

　　　　③ 6번 뇌신경(갓돌림신경)의 지배: 가쪽곧은근

3. 청각과 평형감각

　귀는 소리를 감지하는 청각수용체와 머리의 위치 및 기울기를 알아내는 평형감각수용체를 갖고 있는 기관이다. 귀는 외이, 중이, 내이로 구분된다.

가. 외이

　외이(external ear)는 눈으로 볼 수 있는 부분으로 귓바퀴, 외이도, 고막으로 구성된다.

1) 귓바퀴(Auricle): 깔때기 모양의 탄력연골을 피부가 덮고 있으며 음파를 모아서 외이도에서 고막으로 전달한다.

2) 외이도(External auditory meatus): 귓바퀴로부터 고막에 이르는 S자 모양의 관으로 음파의 통로 역할을 한다. 성인의 경우 길이가 약 3.0~3.5cm이며 얇은 피부로 덮여 있고 많은 귀지샘이 있어 액체가 분비되어 외이도를 미끄럽게 하고 보호하는 역할을 한다.

3) 고막(Tympanic membrane): 외이도와 중이 사이의 얇은 막으로 음파의 진동 역할을 하며 지름 9~10mm, 두께 약 0.1mm의 타원형으로 핑크빛 회색을 띠며 외이도의 수평면에 대해 바깥쪽으로 약 55도의 경사를 이룬다.

나. 중이

　중이(middle ear)는 측두골 깊숙이 있는 점막으로 덮여 있으며 공기로 차 있는 곳으로 이관과 이소골로 구성되어 있으며 이관을 통해 코인두 공간과 연결된다.

1) 이관(Auditory tube): 중이로부터 인두까지 연결되는 길이 약 4cm의 납작한 관으로 고실 내의 압력과 외부의 압력을 조절하여 고막 양쪽의 압력을 동일하게 유지한다.

2) 이소골(Auditory ossicle): 망치뼈, 모루뼈, 등자뼈로 구성되며 등자뼈는 신체에서 가장 작은 뼈로 내이와 중이 사이에 있는 안뜰창의 막에 붙어 있다. 이소골은 고막으로부터 음파의 진동을 받아 내이로 전달하며 이 진동은 내이에서 림프액의 파동으로 바뀐다.

다. 내이

　내이(inner ear)는 측두골의 깊숙한 곳에 있으며 림프액으로 차 있는 반고리뼈관계통과 달팽이관계통이 있다.

내이는 평형과 청각 기능을 담당하는 중요한 기관으로 미로라는 구조로 되어 있다. 미로는 내부의 막미로와 이를 둘러싸고 있는 뼈미로로 구별되며 막미로는 뼈미로와 막미로 사이에 있는 바깥림프 공간에 떠 있다.

1) 안뜰기관(Vestibular organ): 안뜰기관은 회전 감각을 담당하는 반고리관과 위치 및 운동감각 수용체인 타원주머니와 둥근주머니로 구성되어 있다. 이들 기관은 제8뇌신경의 안뜰가지 신경을 통해 정보를 뇌로 전달하며 체내 균형을 유지하는 데 중요한 역할을 한다.

2) 청각기관(Auditory system): 달팽이관은 소리의 높이와 강도를 감지하는 역할을 하며 이 정보는 제8뇌신경의 달팽이 신경을 통해 뇌로 전달된다. 달팽이관 내의 미세한 구조들은 소리를 인식하고 그 신호를 뇌에 전달하는 역할을 한다.

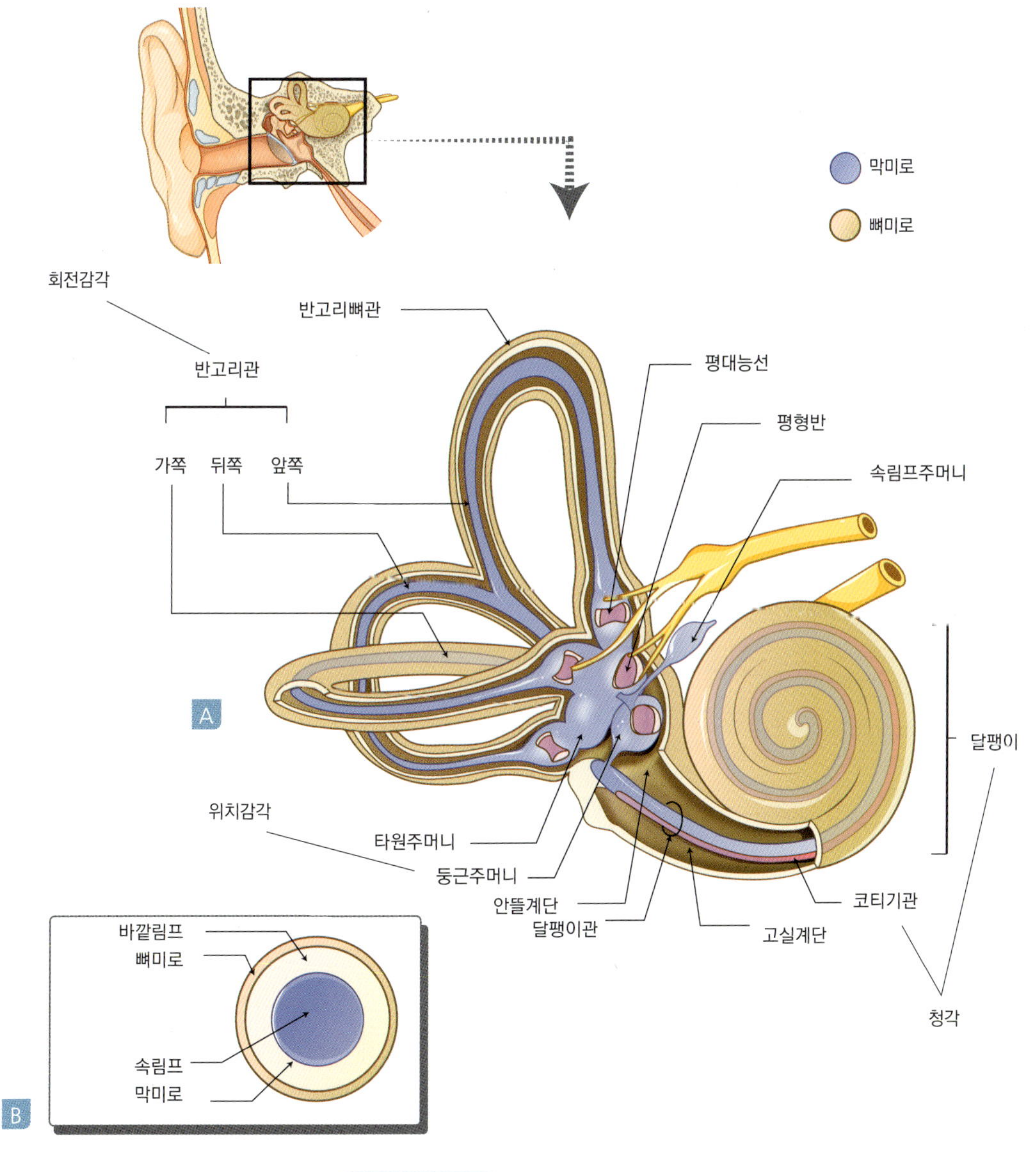

그림 1-13-7 반고리뼈관과 반고리관

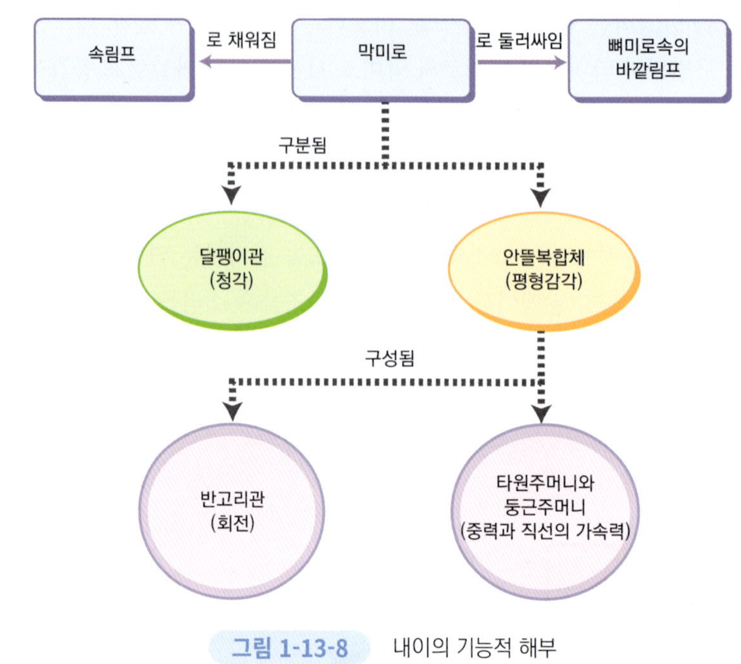

그림 1-13-8   내이의 기능적 해부

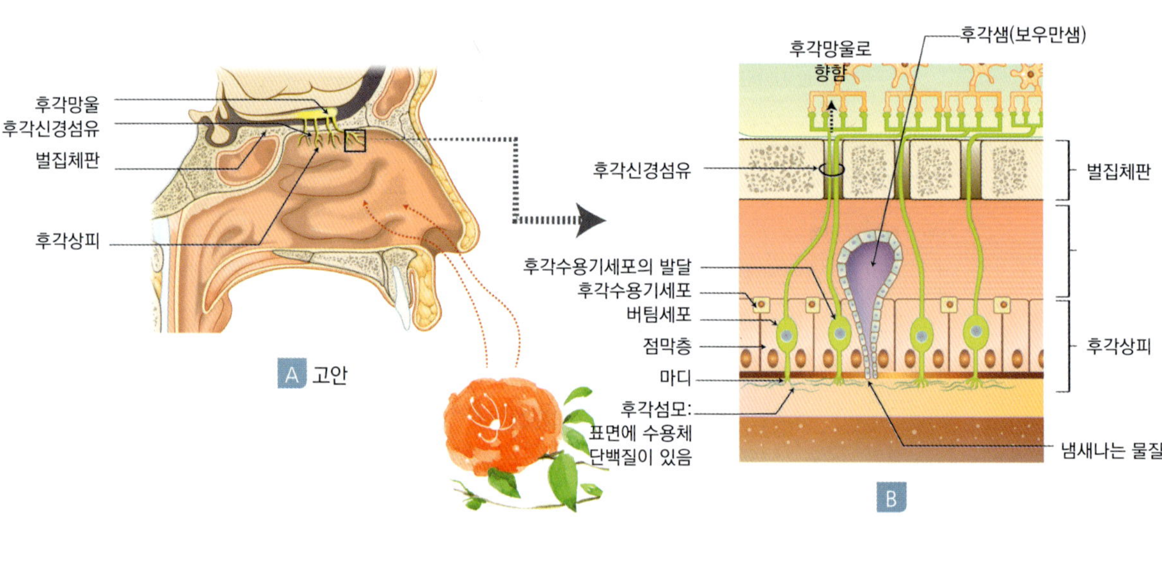

그림 1-13-9   후각기관

4. 후각

후각(olfactory sense)은 화학적 성질을 감지하는 감각으로 빨리 피로해지는 감각기관 중 하나이다. 후각은 코안의 후각세포에서 후각 물질의 자극을 받아 감지된다. 후각세포에서 받은 자극은 후각신경(제1뇌신경)을 통해 뇌의 측두엽에 있는 일차후각영역으로 전달된다. 코의 후각상피에는 약 1,000만~2,000만 개의 후각 수용기 세포가 존재하여 다양한 냄새를 감지할 수 있다. 후각은 다른 감각에 비해 매우 민감하지만, 일정 시간 동안 지속된 자극에 대해 빠르게 적응(피로)되는 특성이 있다.

5. 미각(Taste sense)

가. 수용기 및 신경지배

1) 수용기: 미각은 입안 점막의 일부에 분포하는 맛봉오리 속에 있는 맛세포에서 자극을 수용한다. 맛봉오리는 성곽유두, 잎새유두, 버섯유두와 같은 다양한 유두에 자리 잡고 있으며 각 유두는 서로 다른 맛을 감지하는 역할을 한다.
2) 신경지배: 혀의 앞 2/3에 있는 맛봉오리는 얼굴신경의 가지인 고실끈신경에 의해 지배된다. 혀의 뒤 1/3에 있는 맛봉오리는 혀인두신경에 의해 지배된다. 이 신경들은 맛 자극을 받아들이고 뇌로 전달하여 우리가 다양한 맛을 인식할 수 있도록 한다.

나. 미각 물질

미각은 다양한 맛을 감지하는데, 각 맛은 혀의 특정 부위에서 주로 감지된다.
- 단맛: 혀끝에서 주로 감지된다. 주로 당류와 같은 물질에서 단맛을 느낄 수 있다.
- 신맛: 혀의 가장자리에서 주로 감지된다. 신맛은 주로 산성 물질에서 발생한다.

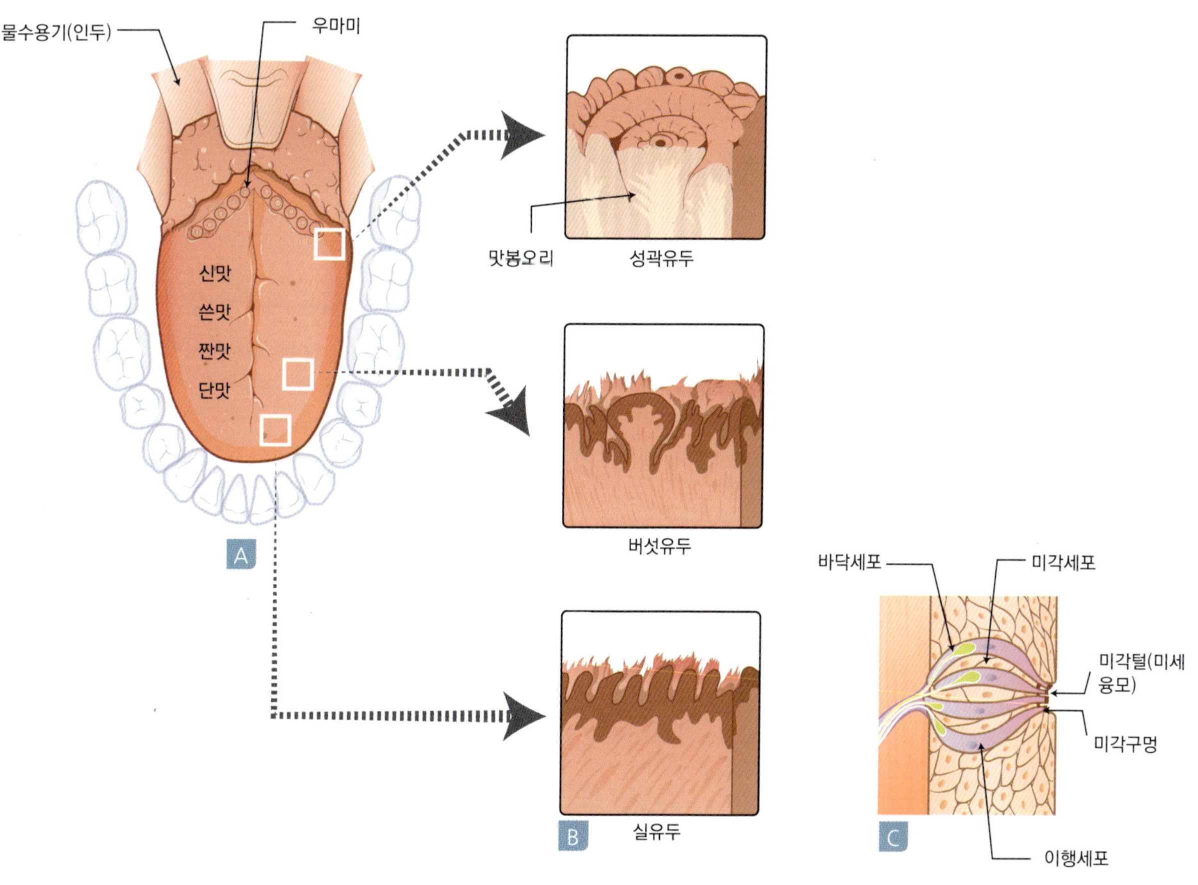

그림 1-13-10 미각수용

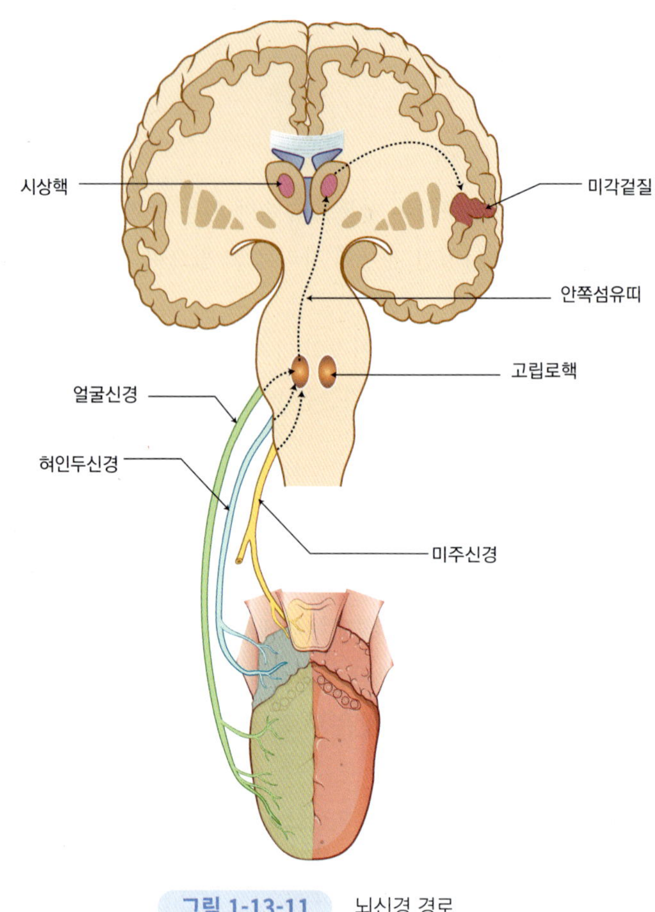

그림 1-13-11 뇌신경 경로

- 쓴맛: 혀의 뿌리 부위에서 주로 감지된다. 쓴맛은 독성 물질을 구별하는 데 중요한 역할을 한다.
- 짠맛: 혀끝에서 주로 감지된다. 짠맛은 주로 염분이 있는 물질에서 발생한다.

이러한 맛들은 각기 다른 화학적 성질을 가진 물질들이 혀의 다양한 부위에 있는 미각 수용기에 의해 감지되어 뇌로 전달된다.

ESSENTIAL BASIC MEDICINE
FOR EMERGENCY MEDICAL TECHNICIAN

1

세포와 조직

1. 세포의 구조와 기능

세포는 생명체를 구성하는 구조적, 기능적인 기본 단위이다. 모든 생명체의 생명 현상과 기능을 이해하기 위해서는 세포에서 일어나는 다양한 현상에 대한 기본적인 이해가 필수적이다. 이러한 이해를 바탕으로, 인체가 건강한 상태에서 어떻게 질병이 발생하는지를 파악할 수 있어야 한다.

가. 세포의 구성

인체를 구성하는 약 100조 개의 세포는 살아있는 구조체로 핵과 세포질로 이루어져 있다. 핵은 핵막으로 둘러싸여 있으며 세포질은 세포막에 의해 외부와 구분된다. 핵 안에는 핵소체와 염색질이 존재하고 세포질에는 물, 단백질, 전해질, 포도당 등이 녹아 있는 세포액과 다양한 세포 내 소기관이 포함되어 있다(그림 2-1-1).

나. 세포막

세포를 외부 환경과 구분해 주는 세포막은 세포의 기능을 유지하는 데 매우 중요한 역할을 한다. 세포막의 기능을 유지하기 위해서는 외부와의 물질 이동(예: 영양분 흡수, 노폐물 배출, 자극에 대한 반응 등)이 선택적으로 이루어져야 한다.

1) 세포막의 구성

세포막의 구성은 1972년 Nicolson과 Singer가 제안한 유동 모자이크 모델로 설명된다. 이 모델은 유동성이 있는 이중층의 인지질 사이에 단백질이 모자이크처럼 박혀 있는 구조를 의미한다. 세포막은 형질막이라고도 하며 주

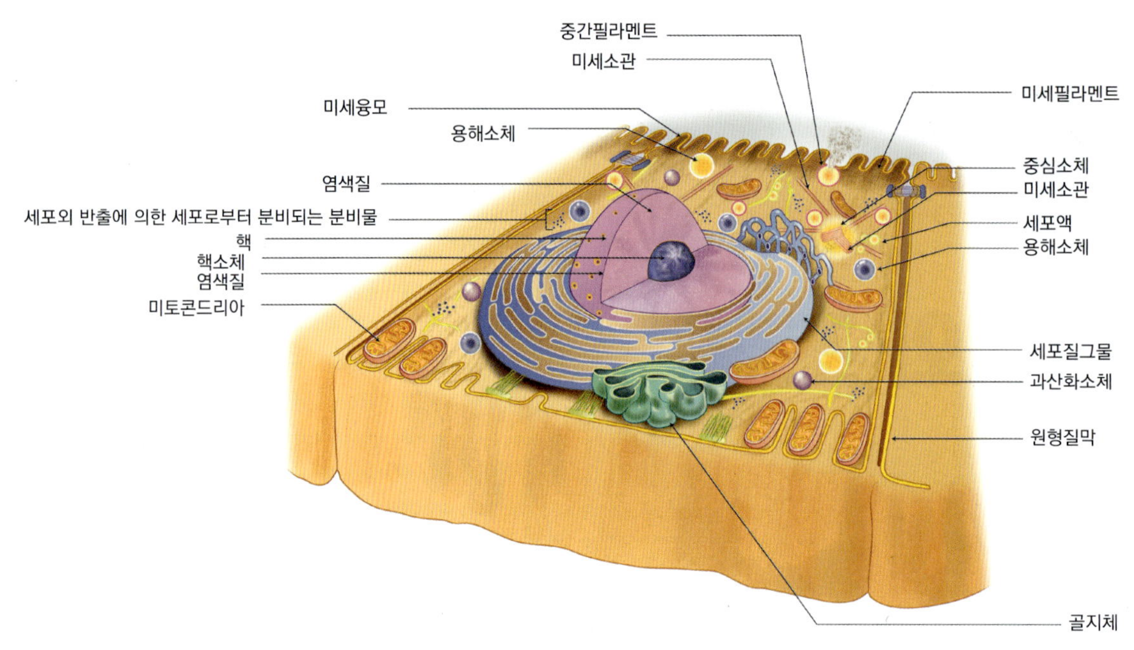

그림 2-1-1　세포의 일반적 구조

로 지질과 단백질로 이루어져 있고 그 외에 탄수화물이 부착되어 있다.

　지질은 대부분 인지질과 콜레스테롤로 구성된다. 인지질은 전체 지질의 약 60~70%를 차지하며, 세포막의 기본 구조를 형성한다. 인지질의 머리 부분은 친수성이고 꼬리 부분은 소수성으로 머리 부분은 세포 안쪽과 바깥쪽을 향해 배열되고 꼬리 부분은 서로 마주 보며 배열된다(그림 2-1-2). 세포막의 단백질은 크게 두 가지로 나뉜다. 내재성 단백질은 이온 채널과 같은 역할을 하며 세포막을 관통하고 표재성 단백질은 세포막 표면에 위치해 외부 물질을 인지하거나 결합하는 기능을 한다. 이 단백질들은 세포를 다른 세포에 부착시키고 특정 물질과 결합하는 수용체로 작용하며 이온 통로를 형성하기도 한다. 또한, 당과 결합한 당단백질은 면역 기능에서 중요한 역할을 하며 비자기 세포나 물질을 인식하는 기능을 수행한다.

2) 세포막을 통한 물질의 운반

　생명을 유지하는 데 필요한 생명 현상은 인체의 기능적 최소 단위인 세포에서부터 시작된다. 세포가 정상적으로 기능하기 위해서는 세포막을 통한 물질 이동이 필수적이다. 즉, 세포는 필요한 물, 영양소, 전해질, 산소 등을 받아들이고, 세포 내에서 생성된 효소, 호르몬, 노폐물 등의 분자들을 배출해야 한다. 세포막을 통한 물질 운반은 크게 수동 운반과 능동 운반으로 구분된다.

　가) 수동운반(Passive transport)

　　수동 운반은 세포막을 통해 에너지를 소모하지 않고, 화학적·물리적 경사도에 따라 물질이 이동하는 현상이다. 주요 방식에는 확산, 삼투, 여과, 촉진 확산 등이 포함된다.

　　① 확산(Diffusion): 확산은 농도 차이에 의해, 고농도에서 저농도 방향으로 물질이 이동해 농도가 같아질 때까지 이루어지는 현상이다. 예를 들어, 폐포 내의 산소 농도는 폐 모세혈관 내의 산소 농도보다 높기 때문에 산소가 폐포에서 폐 모세혈관으로 이동한다. 또, 동맥형 모세혈관 내의 산소 농도는 세포 내의

산소 농도보다 높으므로 산소는 모세혈관에서 세포 내로 이동한다. 확산은 양쪽의 농도차가 클수록, 세포막은 얇고 넓을수록, 주위 온도가 높을수록, 분자의 크기가 작을수록, 지용성일수록 잘 일어난다. 전해질의 경우 하전수(ionic charge)가 적을수록 투과성이 크며 하전수가 동일할 때는 수화된 정도가 적을수록 투과성이 커진다.

② 삼투(Osmosis): 삼투는 세포 안과 밖의 농도 차이를 맞추기 위해 저농도 쪽에서 고농도 쪽으로 용매(주로 물)가 이동하는 현상이다. 분자가 큰 물질은 세포막을 통과할 수 없으므로 물과 같이 세포막을 쉽게 통과할 수 있는 물질들이 이동하게 된다. 그러나 용매가 이동한다고 해서 농도가 완전히 같아질 때까지 이동하는 것은 아니다. 용매가 이동하면서 부피가 증가하고 그 부위에 압력이 생기게 되는데, 이를 삼투압(osmotic pressure)이라고 한다. 인체 체액의 삼투질 농도는 약 300mOsm/kg 정도이다. 예를 들어, 신장의 내림 헨레고리에서는 세뇨관 내의 삼투 농도가 낮고 주변 조직의 삼투 농도가 높으므로 세뇨관 내의 물이 주변 조직으로 이동하여 혈관으로 재흡수된다.

③ 여과(Filtration): 여과는 커피 여과지를 깔때기에 끼우고 커피 가루를 넣은 후 물을 부으면 여과지의 구멍보다 작은 물질들만 통과하는 현상으로 비유할 수 있다. 이처럼 여과가 일어나기 위해서는 물을 끌어당기거나 밀어내는 힘이 필요하다. 여과는 주로 모세혈관과 주변 세포 사이의 사이질에서 일어난다. 모세혈관을 구성하는 내피세포의 세포막 사이에는 작은 틈새가 존재하는데, 이를 통해 물과 크기가 작은 용질들이 빠져나가려고 한다. 이때, 물질을 밀어내는 힘은 혈액의 정수압, 끌어당기는 힘은 혈관 내 삼투압이 작용한다. 대표적인 예로, 신장의 사구체에서 이러한 여과 현상이 일어난다. 사구체를 구성하는 내피세포에는 발달한 틈새가 있어 혈액의 정수압에 의해 물과 전해질 등 작은 물질들이 이 틈새를 통해 사구체주머니 쪽으로 여과된다.

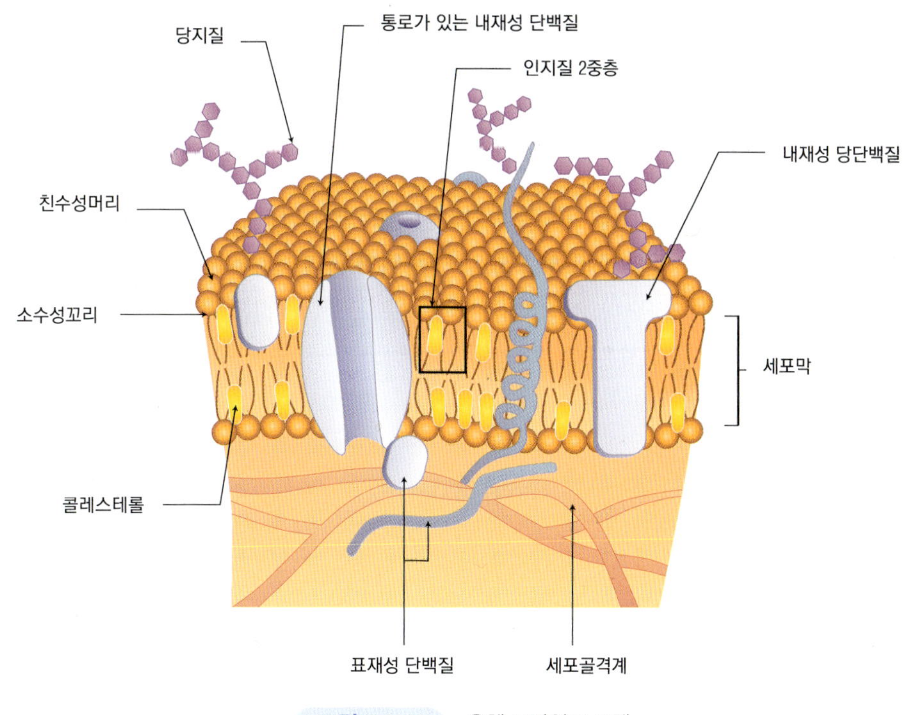

그림 2-1-2 유체 모자이크 모델

④ 촉진확산(Facilitated diffusion): 촉진 확산은 분자 크기가 커서 직접적으로 세포막을 통과하지 못하는 물질이 세포막에 존재하는 운반단백질을 통해 고농도에서 저농도 방향으로 이동하는 현상이다. 예를 들어, 포도당이나 아미노산은 농도 차에 의해 혈관 내에서 내피세포와 혈관 외부를 거쳐 운반단백질을 통해 세포 안으로 이동한다. 이 과정에서는 에너지가 소모되지 않지만, 운반체 단백질의 내부 구조가 변하면서 물질을 이동시킨다. 촉진확산은 단순 확산보다 물질의 이동 속도가 빠르지만, 세포막에 존재하는 운반단백질의 수에 따라 이동 속도가 제한될 수 있다.

나) 능동운반(Active transport)

능동운반은 농도, 압력, 전기적 경사에 역행하여 물질이 이동하는 과정으로 에너지가 필요하며 살아 있는 세포에서만 일어날 수 있다. 세포 대사에서 생성된 에너지의 약 40% 정도가 능동 운반에 사용된다. 대표적인 예로, 세포막의 Na^+-K^+ 펌프가 있다. 이 펌프는 활동 전압 후 세포 내로 들어온 Na^+를 세포 밖으로 내보내고 세포 밖의 K^+를 세포 안으로 들여보내는데, 이는 농도 경사를 거스르는 과정이므로 에너지를 소비한다. 능동운반은 세포막에 존재하는 특수한 운반 단백질에 의해 수행되며 특정 물질만을 선택적으로 운반하는 특이성을 가진다. 또한, 유사한 분자들 사이에는 경쟁억제가 일어날 수 있으며 운반체의 수가 운반하려는 물질보다 적을 때 포화 현상이 발생해 일정량 이상은 더 이상 운반되지 않는다.

다) 대량 운반(Bulk transport)

단백질이나 지질과 같이 크기가 큰 분자나 입자 덩어리는 대량 운반을 통해 세포막을 통과할 수 있다. 이 과정에서도 에너지가 필요하며 크게 세포 내로 물질을 들여오는 과정인 세포내섭취와 세포 외부로 물질을 내보내는 세포외배출로 구분된다.

다. 핵

1) 핵의 구성

인체를 구성하는 대부분의 세포는 하나의 핵을 가지고 있지만, 성장 과정에서 핵이 탈락하는 세포(예: 적혈구, 혈소판)도 있고, 여러 개의 핵을 가진 다핵 세포(예: 뼈대근육세포)도 존재한다. 핵은 이중막 구조의 핵막으로 둘러싸여 있으며 핵막에는 핵구멍이 있어 핵과 세포질 사이의 물질 이동을 가능하게 한다. 핵 안에는 핵소체가 있으며 이는 리보솜의 구성 성분인 rRNA(ribosomal RNA)를 합성하는 역할을 한다. 핵 내에서 가장 중요한 기능을 담당하는 것은 염색질로 이는 DNA와 단백질(주로 히스톤)로 구성되어 있다. 세포가 분열을 준비할 때 염색질은 응축되어 염색체(chromosome) 형태로 나타난다. 사람의 염색체는 총 23쌍(46개)으로 22쌍의 상동 염색체와 1쌍의 성염색체로 구성되어 있다. 성염색체는 여성은 XX, 남성은 XY이다.

2) 핵산과 단백질 발현

DNA (deoxyribonucleic acid)는 하나의 염기, 5탄당, 인산으로 구성된 뉴클레오타이드가 결합한 중합체이다. 이 뉴클레오타이드 2가닥은 염기 부분끼리 상보적으로 수소 결합(A=T, C≡G)을 형성하여 이중 나선 구조를 이룬다(그림 2-1-3).

RNA(ribonucleic acid)는 DNA와 유사하지만, 5탄당이 ribose이고 염기는 Thymine 대신 Uracil을 가지며 단일 가닥 구조를 이룬다. RNA의 종류에는 Rrna (ribosomal RNA), tRNA (transfer RNA), mRNA (messenger RNA)가 있다.

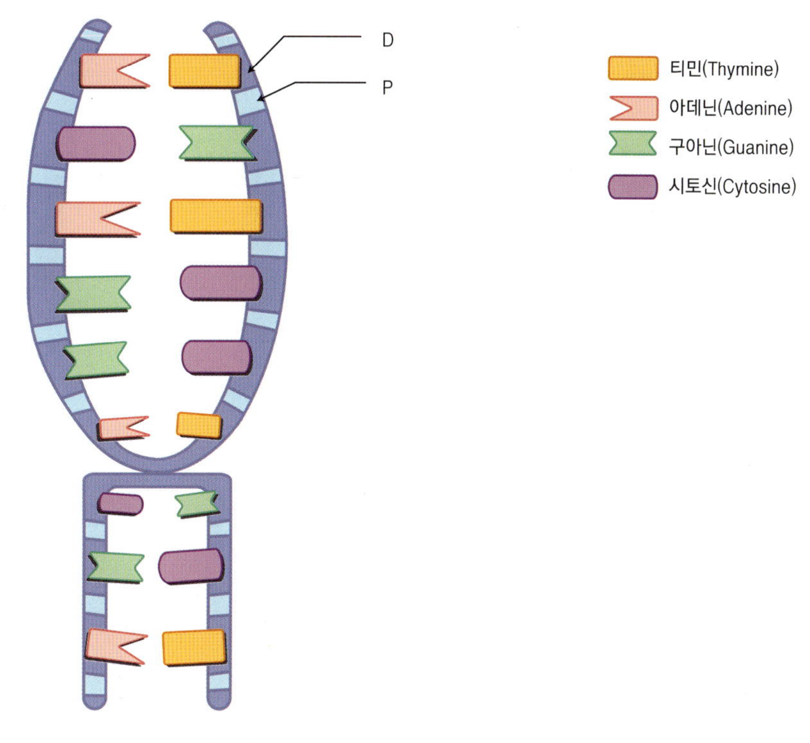

그림 2-1-3　DNA의 구조와 염기쌍 결합

　　세포 내에서 특정 단백질을 합성하기 위해서는 DNA에 저장된 유전 정보가 필요하다. 이때 DNA의 유전 정보가 담긴 가닥을 주형으로 하여 전사 과정을 통해 mRNA가 합성된다. 생성된 mRNA는 세포질로 이동해 3개의 뉴클레오타이드 단위가 하나의 아미노산에 해당하는 정보를 전달한다. 이 과정을 번역 또는 유전자 부호 해독이라고 한다. tRNA는 세포질에서 아미노산을 운반하여 리보솜으로 전달하고 리보솜에서는 아미노산들이 펩타이드 결합을 통해 연결되어 특정 단백질이 합성된다. 또한, 유사분열 시 모세포는 DNA에 포함된 유전 정보를 동일하게 딸세포에 전달하기 위해 DNA 복제 과정을 먼저 거친 후 분열한다.

라. 세포질소 기관

1) 리보솜(Ribosome)

　　리보솜은 RNA와 단백질로 구성된 작은 구형의 소기관으로 세포 내에서 단백질을 합성하는 공장 역할을 한다. 리보솜은 핵소체에서 만들어져 핵 구멍을 통해 세포질로 이동한다. 단백질 합성이 활발한 세포일수록 핵소체가 크고 리보솜의 수도 많다. 리보솜에서 합성된 단백질은 세포 내의 구조적 요소(세포골격)로 사용되거나 효소와 같은 기능성 단백질로 이용된다. 리보솜은 세포질 내에서 자유롭게 떠 있는 형태로 존재하거나 거친면 소포체의 표면에 부착되어 존재하기도 한다.

2) 세포질그물(Endoplasmic reticulum)

　　세포질그물은 세포 내에서 물질의 합성과 운반에 중요한 역할을 하는 소기관으로 과립세포질그물(거친면 소포체)과 무과립세포질그물(매끈면 소포체)로 구분된다. 과립세포질그물은 세포질 그물막에 리보솜이 부착되어 있으

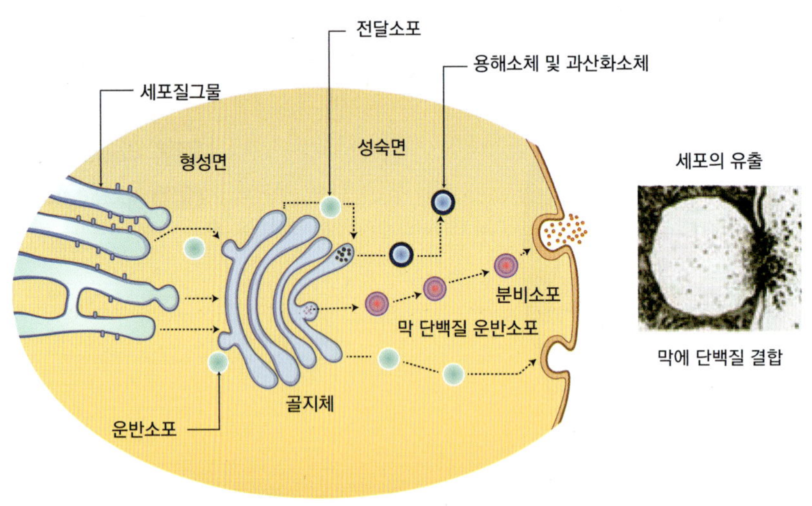

그림 2-1-4   리보솜과 과립세포질그물과 골치체의 관계

며 주로 핵 주변에 있다. 리보솜에서 합성된 단백질을 받아 소포의 형태로 가공하여 골지기관을 통해 세포 밖으로 분비하는 역할을 한다. 따라서 과립세포질그물은 샘세포(분비세포)에서 많이 발달해 있지만, 무과립세포질그물은 리보솜이 부착되어 있지 않으며 지질 및 스테로이드 호르몬의 합성, Ca^{2+} 저장 및 조절, 해독작용 등에 관여한다. 특히 간세포나 스테로이드 호르몬을 합성하는 부신피질세포, 생식샘 세포 등에서 많이 발달해 있다.

3) 골지기관(Golgi apparatus)

골지기관은 세포질그물의 바깥쪽에 자리 잡고 있으며 소포체와 서로 기능적으로 연결되어 있다. 세포질그물에서 떨어져 나온 작은 단백질 소포는 골지기관과 융합하게 되고 이곳에서 단백질은 포장, 저장, 농축 과정을 거친다. 이후 이동 소포의 형태로 가공되어 최종적으로 분비과립이 되어 세포 외부로 분비된다(그림 2-1-4).

4) 미토콘드리아(Mitochondria)

미토콘드리아는 외막과 내막의 이중 인지질층으로 구성되어 있으며 내막은 많은 주름을 형성하고 있어 표면적을 넓히고 여기에 다양한 산화효소가 부착되어 있다. 내막 내부의 바탕질에도 여러 효소가 용해되어 있다. 이 효소들은 영양소를 산화시켜 물(H_2O)과 이산화탄소(CO_2)를 생성하며 이 과정에서 고에너지 화합물인 ATP(adenosine triphosphate)를 합성한다. 이러한 기능 때문에 미토콘드리아는 흔히 세포의 에너지 생산 공장이라고 불린다. 미토콘드리아가 없으면 세포는 영양소로부터 필요한 에너지를 충분히 얻을 수 없어 정상적인 기능을 수행할 수 없다(그림 2-1-5).

5) 용해소체(Lysosome)

용해소체는 소포형태로 골지기관에서 떨어져 나와 형성된다. 내부에는 다양한 가수분해효소가 포함되어 있으며 이 효소들을 통해 여러 유기물질을 분해한다. 예를 들어, 단백질은 아미노산으로 당원은 포도당으로 지질은 지방산과 글리세롤로 분해된다. 또한, 용해소체는 외부에서 섭취한 음식 조각이나 포식작용을 통해 세포 내로 들어온 이물질 그리고 세포 내에서 손상된 구조물(오래된 세포소기관 등)을 분해하는 역할도 수행한다.

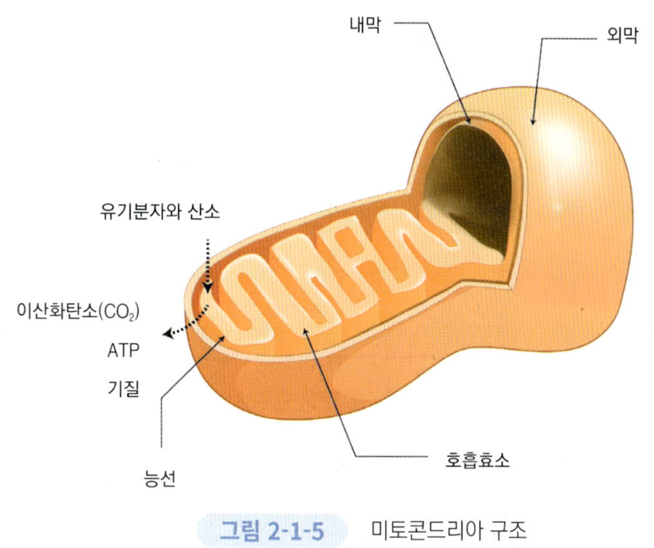

그림 2-1-5 미토콘드리아 구조

6) 과산화소체(Peroxisome)

과산화소체는 용해소체와 유사한 소포 형태의 소기관이지만, 구성 성분과 기능에서 차이가 있다. 과산화소체 내에는 과산화수소분해효소를 비롯한 다양한 산화효소가 포함되어 있어 세포 내 대사 과정에서 생성된 과산화수소(H_2O_2)와 같은 유해한 활성산소를 분해하여 무해한 물(H_2O)과 산소(O_2)로 전환한다. 특히 과산화소체는 지방산의 β-산화 과정과 알코올 해독에도 관여하며 간세포에 많이 존재한다.

7) 세포뼈대(Cytoskeleton)

세포뼈대는 세포질 내에 존재하는 섬유성 단백질로 세포의 형태를 유지하고 다양한 세포소기관의 위치를 고정하는 데 중요한 역할을 한다. 또한 세포 내에서 물질을 이동시키거나 세포의 운동에 관여하기도 한다. 세포골격은 크게 미세관, 중간세사, 미세사로 구성된다. 특히 근육세포에서는 미오신과 액틴이라는 세포골격 단백질이 세포의 수축과 이완을 담당한다. 또한, 신경세포의 긴 돌기(축삭, 가지돌기) 역시 세포골격 구조에 의해 형성되고 유지된다.

8) 중심소체(Centriole)

중심소체는 세포 분열 전에 복제되어 두 개로 나뉜 후 각각 세포의 양극으로 이동한다. 세포 분열 과정에서 방추사를 형성하여 분열한 염색체가 올바르게 양극으로 이동할 수 있도록 안내하는 역할을 한다.

2. 조직(Tissue)

가. 상피조직

상피조직(epithelial tissue)은 인체의 체표면, 속빈 장기의 내막 또는 외막 그리고 체강의 내면을 덮고 있는 세포층이다. 상피조직을 구성하는 세포는 상피세포 또는 내피세포라고 불리며 형태에 따라 편평상피, 입방상피, 원주상피로 구분된다. 또한, 세포가 바닥막 위에 한 층으로 배열되어 있는지(단층상피), 여러 층으로 배열되어 있는지(중층상피)에 따라 구분된다. 일반적으로 상피가 단층이고 얇을수록 확산 및 흡수 기능에 유리하며 중층으로 두꺼울수록 보호 기능을 수행한다. 예를 들면, 폐포는 가스 교환이 원활히 일어나도록 단층편평상피, 표피는 외부로부터 보호하기 위해 중층편평상피, 위와 소장 내면은 흡수 기능을 위해 단층원주상피, 갑상샘, 신장 세뇨관은 주로 단층입방상피, 방광, 요관 내면은 기관의 수축과 이완에 따라 형태가 변하는 이행상피로 구성되어 있고 기관, 코안 점막 상피는 높낮이가 다른 원주형 세포들이 기저막에 일렬로 배열되어 있지만, 외관상 중층처럼 보여 거짓중층상피라고 한다.

또한, 세포 내에서 물질을 합성해 세포 외로 분비하는 샘상피는 외분비샘과 내분비샘으로 나뉜다. 예를 들면, 외분비샘은 도관(duct)을 통해 눈물, 땀, 기름, 침, 위액, 췌장액 등 분비물을 외부로 배출하고 내분비샘은 도관 없이 호르몬 등을 혈관이나 사이질로 직접 분비하여 표적 기관에 작용. 대표적으로 뇌하수체, 갑상샘, 부신피질 등이 있다.

나. 근육조직

근육조직은 수축과 이완을 통해 신체의 운동을 담당한다. 운동의 종류에는 자율신경계의 지배를 받는 불수의적 운동과 몸신경계에 의해 지배되는 수의적 운동이 있다. 즉, 신경 지배 방식에 따라 불수의근(제대로근)과 수의근(맘대로근)으로 구분된다. 형태학적으로는 근육세포 내에서 수축과 이완을 직접 조절하는 필라멘트인 미오신과 액틴의 배열 형태에 따라 가로무늬근과 민무늬근으로 나뉜다. 위치에 따라서는 골격근, 심장근, 내장근(민무늬근)으로 분류할 수 있다. 골격근과 심장근은 가로무늬근 구조로 되어 있어 많은 근섬유가 동시에 수축하여 강한 힘을 발휘할 수 있다. 내장근은 민무늬근 구조로 상대적으로 천천히 지속해서 수축한다.

골격근은 수의적으로 조절할 수 있는 수의근으로 몸신경계의 지배를 받지만, 심장근과 내장근은 자율적으로 조절되는 불수의근으로 자율신경계의 지배를 받는다.

다. 신경조직

신경조직(nervous tissue)은 신체 내에서 정보의 전달을 담당하는 신경세포와 신경세포를 지지하고 보호하는 신경교세포로 구성되어 있다. 신경세포는 세포질이 길게 뻗어 나와 돌기(가지돌기와 축삭)를 형성하여 먼 거리까지 전기적 신호를 전달할 수 있다. 가지돌기는 자극을 받아들이는 돌기로 다른 신경세포나 감각 수용기에서 정보를 받아들인다. 축삭은 정보를 다른 세포로 전달하는 긴 돌기이며 신경세포체는 세포의 핵과 대부분의 세포소기관이 위치하는 부위로 신경세포의 대사 활동을 담당한다.

신경교세포는 신경세포를 지지하고 영양 공급, 절연, 면역 기능 등을 수행한다. 위치에 따라 중추신경계(CNS)에는 희소돌기아교세포(축삭에 수초를 형성하여 신호 전달 속도를 증가시킴), 별아교세포(혈관과 신경세포 사이에서 물질 교환을 조절하고 혈액-뇌 장벽 유지에 기여), 미세아교세포(중추신경계의 면역 방어를 담당하는 대식세포 역할), 뇌실막세포(뇌실과 척수관을 둘러싸고 있으며 뇌척수액(CSF)의 생성과 순환에 관여)가 있다. 말초신경계(PNS)에는 슈반세포(말초신경의 축삭을 둘러싸 수초를 형성하고 축삭 재생)와 위성세포(말초 신경절 내에서 신경세포체를 둘러싸며 대사적 지지와 보호 기능)가 있다.

라. 결합조직

　결합조직(connective tissue)은 신체 내에서 상피조직, 근육조직, 신경조직 등 다른 조직들 사이의 공간을 채우며, 조직과 기관을 지지하고 보호하는 역할을 한다. 또한, 기관에 영양분을 공급하고 노폐물이나 이물질을 처리하며 면역 방어 기능(항체 생산 등)도 수행한다. 결합조직을 구성하는 주요 세포는 결합조직의 주된 세포로 콜라겐 섬유, 탄력 섬유, 그물섬유 등을 합성하는 섬유아세포, 그물섬유를 생산하며 림프기관에 주로 존재하는 그물세포, 대식 작용을 통해 이물질을 제거하는 조직구, 면역 방어를 담당하는 백혈구, 항체(면역글로불린)를 생산하는 형질세포, 히스타민, 헤파린 등의 물질을 분비하여 염증 반응에 관여하는 비만세포 등이 있다.

　결합조직은 좁은 의미의 결합조직으로 조직과 기관 사이의 틈을 메우거나 서로 연결하는 기능하는 고유 결합조직과 연골, 뼈, 혈액, 림프와 같이 구조와 기능이 특수화된 특수 결합조직으로 분류할 수 있다.

2

신경세포와 흥분전달

인체의 항상성을 유지할 수 있는 두 가지 주요 체계(내분비계와 신경계) 중 빠르고 즉각적인 반응을 담당하는 것은 신경계이다. 신경계는 우리 몸 안팎에서 일어나는 다양한 자극과 감각을 받아들이고 이를 종합·분석한 후 적절한 반응을 운동(또는 샘 분비) 형태로 전달하는 과정에 관여한다. 이때 신경세포가 자극과 반응을 전달하게 된다.

신경계는 반사 및 통합적 분석을 담당하는 중추신경계(central nervous system, CNS)와 감각 및 운동 자극의 전달을 담당하는 말초신경계(peripheral nervous system, PNS)로 구성된다. 중추신경계는 뇌와 척수로 이루어져 있으며 말초신경계는 뇌에서 기시하는 12쌍의 뇌신경과 척수에서 기시하는 31쌍의 척수신경으로 구성된다.

말초신경계는 말초의 수용기로부터 중추로 감각 정보를 전달하는 감각신경과 중추에서 발생한 자극을 말초의 효과기로 전달하는 운동신경으로 구분된다. 운동신경은 근육이나 샘에 분포하여 근육의 수축 및 샘 분비를 조절하는데, 뼈대근육을 조절하는 것은 몸신경계(somatic nervous system)이고 심장근육, 민무늬근육 그리고 샘 분비를 조절하는 것은 자율신경계(autonomic nervous system)이다. 자율신경계는 다시 교감신경계(sympathetic nervous system)와 부교감신경계(parasympathetic nervous system)로 구분된다.

1. 신경세포

신경세포(neuron)는 신경계의 기능적 기본 단위로 흥분과 전도 기능을 담당한다. 즉, 물리적 또는 화학적 자극에 반응하여 흥분성을 나타내고 발생한 신호를 다른 세포로 전달하는 전도성을 가진다. 신경세포의 크기와 형태는 위치와 기능에 따라 다양하며 중추신경계와 말초신경계에 따라 형태적 특징이 다를 수 있다.

신경세포는 세포체, 축삭, 가지돌기로 구성되어 있다. 세포체는 핵(nucleus)이 위치한 부위로 신경세포의 대사활동이 일어나는 중심부이다. 세포체 주변에는 여러 개의 돌기가 있으며 이 중에서 축삭둔덕을 통해 이어지는 돌

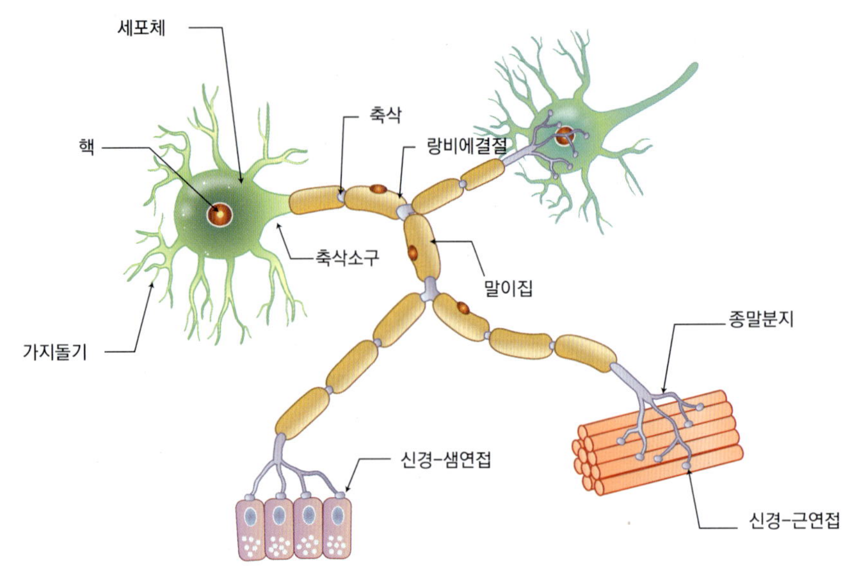

그림 2-2-1   신경세포

기가 축삭으로 신경 자극을 전달하는 역할을 한다. 가지돌기는 다른 세포로부터 정보(자극)를 받아들이는 역할을 하며 보통 여러 개로 이루어져 있다. 축삭의 종말은 다른 신경세포의 가지돌기, 세포체, 또는 근육세포와 접속하지만, 세포막끼리 직접 연결되어 있지 않고 연접틈새를 두고 접촉한다. 이 구조를 시냅스라고 한다. 신경 자극이 축삭을 따라 전달되어 축삭 종말에 도달하면 시냅스 소포 안의 신경전달물질이 시냅스 틈으로 방출되고 이것이 다음 신경세포의 세포막이나 근육세포의 수용체에 결합하여 흥분을 전달하게 된다.

가지돌기와 축삭은 육안으로 구분하기 어렵지만, 일반적으로 축삭은 길게 형성되는 반면 가지돌기는 짧고 여러 개로 발달해 있다. 여러 개의 축삭이 모여 다발을 이루며 이를 신경섬유라고 부른다. 특히 일부 신경섬유는 척수에서 말초까지 연결되어 있어 그 길이가 1m 이상에 달하는 경우도 있다.

축삭이 말이집으로 둘러싸여 있는 신경섬유를 말이집신경섬유라고 한다. 말초신경계에서는 모든 축삭이 슈반세포에 의해 말이집으로 감싸져 있지만, 중추신경계에서는 희소돌기아교세포가 여러 축삭에 걸쳐 말이집을 형성하지만, 모든 축삭을 둘러싸는 것은 아니다. 말이집이 없는 신경섬유는 무수신경섬유 또는 민말이집신경섬유라고 부른다. 또한, 말이집신경섬유라 하더라도 축삭 전체가 말이집으로 완전히 감싸져 있는 것은 아니며 일정 간격으로 말이집이 없는 부분이 존재한다. 이 부분을 랑비에결절이라고 한다. 말이집신경섬유에서는 활동전압이 랑비에결절에서 결절로 뛰어넘으며 전달되는 방식, 즉 도약전도가 일어난다. 이에 따라 무수신경섬유에 비해 전도 속도가 훨씬 빠르다.

신경세포는 형태에 따라 다극신경세포, 양극 신경세포, 단극신경세포로 분류할 수 있다. 대부분의 신경세포는 다극신경세포에 해당하며 여러 개의 가상돌기와 하나의 축삭으로 구성되어 있으며 운동신경세포나 중추신경계의 사이신경세포 등이 대표적이다. 양극 신경세포는 세포체의 양쪽 끝에 각각 하나의 가지돌기와 하나의 축삭을 가진 형태로, 주로 특수 감각기관에서 발견된다. 예를 들어, 망막의 신경세포, 후각상피의 후각신경세포, 달팽이관과 전정기관의 신경세포 등이 이에 해당한다. 단극신경세포는 발생 초기 단계에서 관찰되며 성체에서는 대부분 존재하지 않는다. 그러나 말초의 감각신경에서는 거짓홀극신경세포가 발견된다. 이들은 구조적으로는 단극처럼 보이지만, 실제로 하나의 돌기가 세포체에서 나온 후 T자 형태로 나뉘어 감각 정보를 전달하는 기능을 한다. 대표적으로 척수신경절에 있는 감각신경세포가 이에 해당한다.

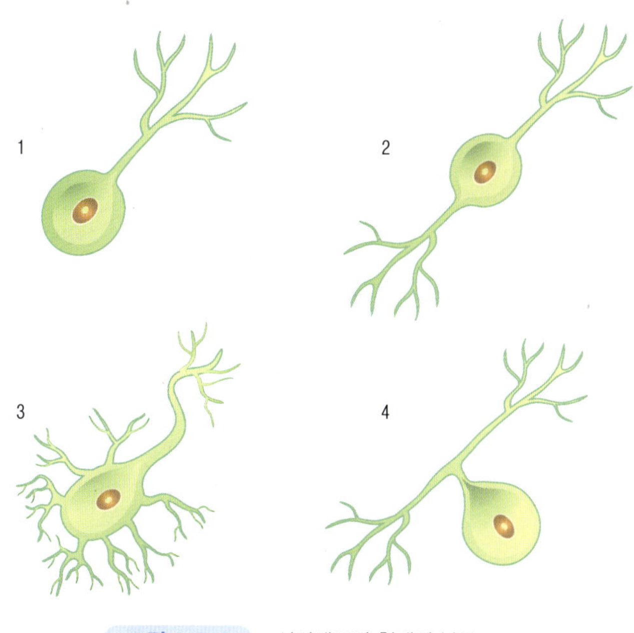

그림 2-2-2 신경세포의 형태적 분류

2. 신경(아)교세포(Glial cell)

신경조직에는 신경세포 외에도 신경세포를 보호하고 지지하는 역할을 하는 신경교세포가 존재한다. 신경교세포의 수는 신경세포보다 몇 배 더 많으며 중추신경계와 말초신경계에 각각 존재하는 종류가 다르다.

중추신경계(CNS)의 신경교세포 별아교세포(astrocyte), 희소돌기아교세포, 미세아교세포, 뇌실막세포가 있다. 별아교세포는 모세혈관벽과 접촉하여 혈액-뇌장벽(blood-brain barrier, BBB)의 유지에 관여하며 신경세포로 영양 물질을 운반하고 신경세포의 지지 역할을 한다. 또한, 뇌 발달 시 신경세포의 이동과 배치를 안내하는 역할도 수행한다. 희소돌기아교세포는 중추신경계의 말이집을 형성하는 세포로 하나의 희소돌기아교세포가 여러 축삭에 말이집을 형성할 수 있다. 미세아교세포는 면역세포 역할을 하며 퇴화한 신경세포의 잔해나 이물질을 포식하여 제거한다. 뇌실막세포는 뇌실과 척수관의 내벽을 덮고 있으며 뇌척수액의 생산 및 순환에 관여한다. 말초신경계(PNS)의 신경교세포 위성세포와 슈반세포가 있다. 위성세포는 신경절 내에서 신경세포체 주위를 둘러싸 영양 공급과 보호 역할을 하고 슈반세포는 말초신경의 축삭을 둘러싸 말이집을 형성하고 신경섬유의 재생을 돕는 역할을 한다.

3. 신경세포의 흥분 전달

가. 안정막전위

안정 상태의 세포는 세포 안과 세포 밖의 이온 농도 차이에 의해 전압 차이를 가지며 이를 안정막전위(resting membrane potential)라고 한다. 이때 세포 내는 세포 외에 비해 음전하(negative charge)를 띠고 있으며 세포 종류에 따라 그 전위 차이는 다르지만, 신경세포의 경우 약 -70mV에서 -90mV 정도로 측정된다. 이와 같이 세포 내가

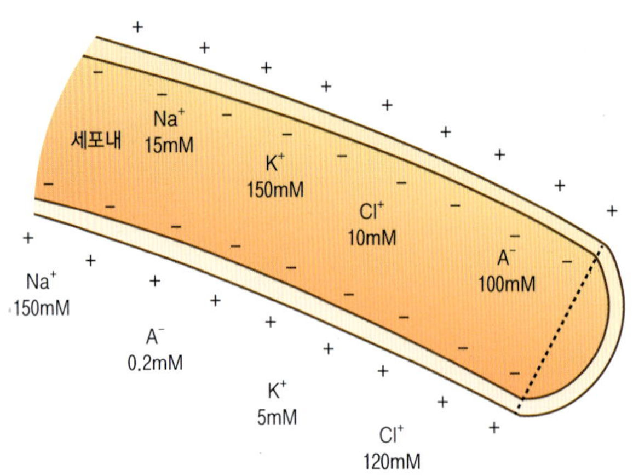

그림 2-2-3　신경세포의 안정막 전위

음전하, 세포 외가 양전하를 띠고 있는 상태를 분극 상태라고 한다. 세포 내에 K⁺ 농도가 세포 외보다 약 30배 이상 높으며 Na⁺ 농도는 세포 외가 세포 내보다 약 10배 이상 높다. 또한, 음전하를 띠는 단백질이 세포 내에 다량 존재한다. 세포 외 Na⁺ 농도가 높고 Cl⁻ 등 음이온도 포함되어 있다. 세포 내가 음전하를 유지하는 이유는 음전하를 띠는 단백질이 세포 안에 많이 존재하며 세포막을 통해 빠져나갈 수 있는 K⁺ 이온은 세포막을 통해 쉽게 확산할 수 있지만, 세포 내 음전하가 K⁺의 외부로의 확산을 어느 정도 막아 전위 균형을 이룬다. 세포막은 Na⁺보다 K⁺에 대해 투과성이 더 크다. 즉, K⁺ 이온이 세포막을 통해 더 자유롭게 이동할 수 있다. 그러나 Na⁺-K⁺ 펌프(Na⁺/K⁺ ATPase)가 작용하여 Na⁺를 세포 밖으로 내보내고 K⁺를 세포 안으로 끌어들여 이온 농도 차이를 유지한다. 이 펌프는 안정막전위 유지에 중요한 역할을 한다.

나. 활동전위

신경 정보는 물리적 또는 화학적 자극으로 발생하는 흥분이 가해질 때 활동전위를 통해 신경섬유를 따라 전달된다. 활동전위는 세포막 전위의 급격한 변화로 신경세포막을 따라 빠르게 전파된다. 신경세포에 역치 이상의 자극이 주어지면 세포막에 있는 Na⁺ 통로가 열리면서 Na⁺의 투과성이 급격히 증가한다. 이로 인해 세포 외부에 많던 Na⁺ 이온이 세포 내부로 빠르게 유입된다. Na⁺ 이온의 유입으로 인해 음전하(-)를 띠던 세포 내 전위가 점점 양전하(+)로 변하고 기존의 -70mV ~ -90mV였던 안정막전위는 +30mV 정도까지 상승한다. 이 과정에서 분극 상태가 무너지고 세포막 전위가 양전하로 변화하는데, 이를 탈분극이라고 한다. Na⁺ 통로가 닫히고 곧이어 K⁺ 통로가 열리면 세포 내에 고농도로 존재하던 K⁺ 이온이 세포 밖으로 확산한다. 양이온인 K⁺가 빠져나감에 따라 세포 내 전위는 다시 음전하로 돌아가며 원래의 안정막전위로 회복된다. 이 과정을 재분극이라고 한다.

다. 신경세포 흥분의 특징

1) 역치 자극

역치(threshold)란 신경세포를 탈분극시켜 활동전위를 유발할 수 있는 최소한의 자극 세기를 말한다. 역치 이상의 자극이 주어져야만 신경세포가 흥분하여 활동전위를 발생시킬 수 있다. 역치 자극의 크기는 세포막의 상태, 자극의 지속 시간, 세포막의 저항 등에 따라 달라질 수 있다. 또한, 역치 이상의 자극이더라도 충분히 빠른 속도와 일정 시간 이상 유지되어야 활동전위가 발생한다.

2) 실무율(All-or-none law)

신경세포에 가해지는 자극이 역치 이상일 경우 자극의 강도와 관계없이 항상 동일한 크기의 활동전위가 발생하지만, 자극이 역치 이하일 경우에는 활동전위가 전혀 발생하지 않는다. 이러한 현상을 실무율이라고 한다. 즉, 흥분은 발생하거나 발생하지 않거나 둘 중 하나이며 부분적으로 발생하는 경우는 없다.

3) 불응기(Refractory period)

신경세포가 활동전위를 발생시키고 있는 동안 추가로 자극이 주어져도 일시적으로 흥분하지 않는 시기를 불응기라 한다. 불응기는 매우 짧은 시간 지속되며 절대불응기와 상대불응기로 나뉜다.

절대불응기는 활동전위가 진행되는 동안 다른 자극이 아무리 강해도 새로운 활동전위가 절대 발생하지 않는 시기이다. 상대불응기는 활동전위의 말기에 해당하며 이 시기에는 평소보다 더 강한 자극을 가해야 활동전위가 발생할 수 있다(그림 2-2-4).

4) 전도 원칙

신경섬유의 한 지점을 자극하면 흥분은 그 지점에서 시작하여 양방향으로 전도된다. 이때 신경말단(축삭 종말) 쪽으로 전달되는 전도를 정방향 전도라고 하고, 반대로 신경세포체 방향으로 전달되는 전도를 역방향 전도라고 한다. 역방향 전도는 신경세포체에 도달한 후 소실되지만, 정방향 전도는 축삭 종말까지 전달되어 시냅스를 통해 다음 세포로 자극을 전달하게 된다. 흥분 전도는 인접한 다른 신경섬유로 옮겨가지 않으며 한 신경섬유 내에서만 일어난다. 또한, 신경섬유의 지름이 일정한 경우 흥분 전도의 속도는 전도 과정 동안 변하지 않는다. 일반적으로 신경섬유의 지름이 굵을수록 전도 속도가 빠르다. 특히, 말이집신경섬유의 경우 말이집이 절연체 역할을 하여 전류

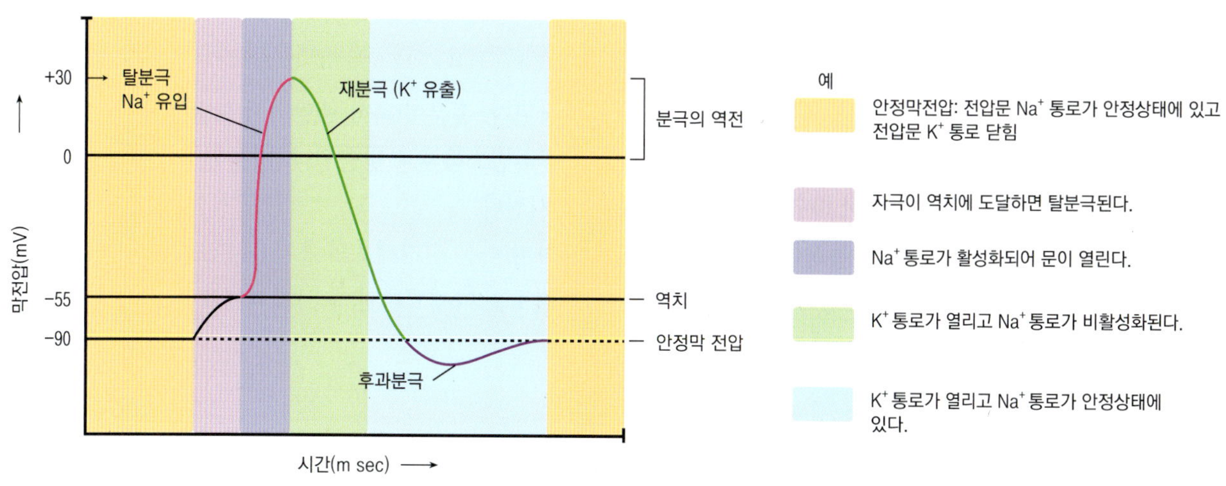

그림 2-2-4 신경세포에서의 활동전압(흥분)

는 랑비에 결절에서 다음 랑비에 결절로 건너뛰며 흐르게 된다. 이를 도약전도라고 한다. 이 방식은 축삭 막을 따라 연속적으로 탈분극이 일어나는 민말이집신경섬유보다 전도 속도가 훨씬 빠르다.

4. 시냅스

시냅스(synapse)는 신경세포의 축삭으로부터 다른 세포(신경세포, 근육세포, 또는 샘세포)에 자극이 전달되는 부위로 세포와 세포 사이에 존재하는 좁은 틈을 의미한다. 시냅스는 신경세포 간뿐만 아니라 신경세포와 근육세포 사이, 신경세포와 샘세포 사이에도 형성될 수 있다. 시냅스에서는 자극을 전달하는 쪽의 신경세포를 시냅스전 섬유, 자극을 받는 쪽의 세포를 시냅스후 섬유라고 부른다. 두 세포 사이의 공간은 시냅스틈새라 한다. 특히 신경세포와 근육세포 사이에 형성된 시냅스는 신경 근육 접합부라고 불리며 이는 운동신경세포와 뼈대근 섬유 간의 자극 전달을 담당한다.

가. 시냅스에서의 흥분전도

시냅스에서는 화학적 신호전달을 통해 흥분이 다음 세포로 전달된다. 시냅스전 섬유에서 발생한 흥분이 축삭 말단까지 도달하면 이 부위에서 Ca^{2+}의 투과성이 증가하여 세포 외부의 Ca^{2+}가 세포 내로 유입된다. 유입된 Ca^{2+}는 신경전달물질이 들어 있는 시냅스 소포에 작용하여 소포가 세포막과 융합하게 하고 그 내용물이 시냅스틈새으로 방출된다. 방출된 신경전달물질은 시냅스후 섬유의 세포막에 존재하는 수용체와 결합하여 해당 세포막의 이온통로를 개방하게 된다. Na^+ 통로가 열릴 때 Na^+ 이온이 세포 내로 유입되어 막전위가 탈분극되고 새로운 활동전위가 유발되어 흥분성 전도가 일어난다. 반면, K^+ 통로가 열릴 때 K^+ 이온이 세포 밖으로 빠져나가면서 세포 내 전위가 더 음전하로 변화(과분극)되고, 이는 흥분이 억제되는 억제성 전도를 일으킨다. 이러한 결과는 신경전달물질의 종류와 수용체 특성에 따라 달라지며 흥분성 전달이 일어나면 흥분성시냅스후전위(EPSP), 억제성 전달이 일어나면 억제성 시냅스 후전위(IPSP)가 생성된다.

나. 신경전달물질

신경세포체에서 합성되어 축삭 종말 내의 시냅스 소포에 저장된다. 흥분이 축삭 종말까지 도달하면 Ca^{2+}의 유입에 의해 시냅스 소포가 세포막과 융합하면서 신경전달물질이 시냅스틈새로 방출된다. 방출된 신경전달물질은 시냅스후 세포의 수용체에 결합하여 다음 세포의 흥분성을 변화시킨다.

신경전달물질의 종류와 수용체 특성에 따라 흥분성 작용을 하여 다음 신경세포의 흥분을 유도할 수도 있고 억제성 작용하여 흥분을 억제할 수도 있다. 대표적인 신경전달물질로는 아세틸콜린, 노르에피네프린, 도파민, 세로토닌, GABA(감마-아미노부티르산), 글루탐산 등이 있다.

1) 아세틸콜린(Acetylcholine, ACh)

아세틸콜린은 가장 널리 알려진 신경전달물질 중 하나로 몸신경의 말단, 자율신경계의 신경절전섬유, 부교감신경계의 신경절후섬유 말단, 교감신경계에서 땀샘과 뼈대근 내 혈관을 지배하는 신경 말단, 중추신경계의 일부

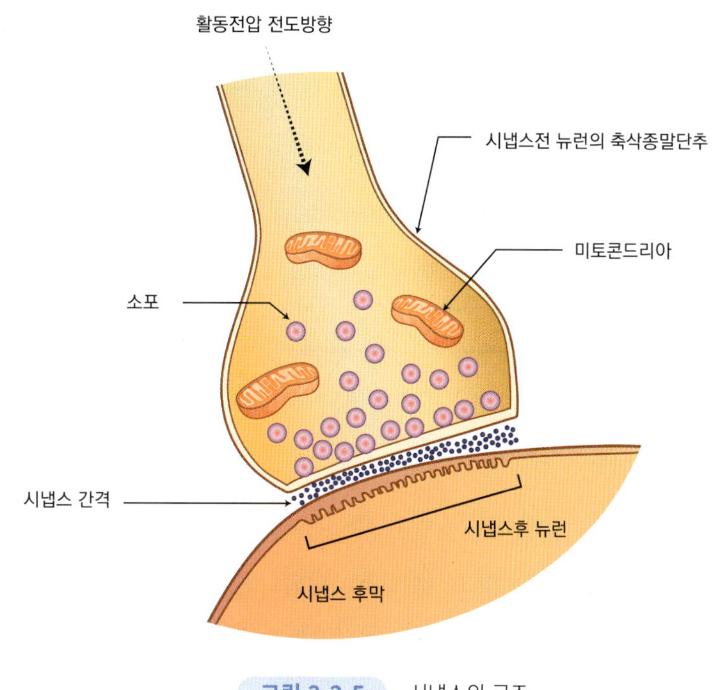

그림 2-2-5 시냅스의 구조

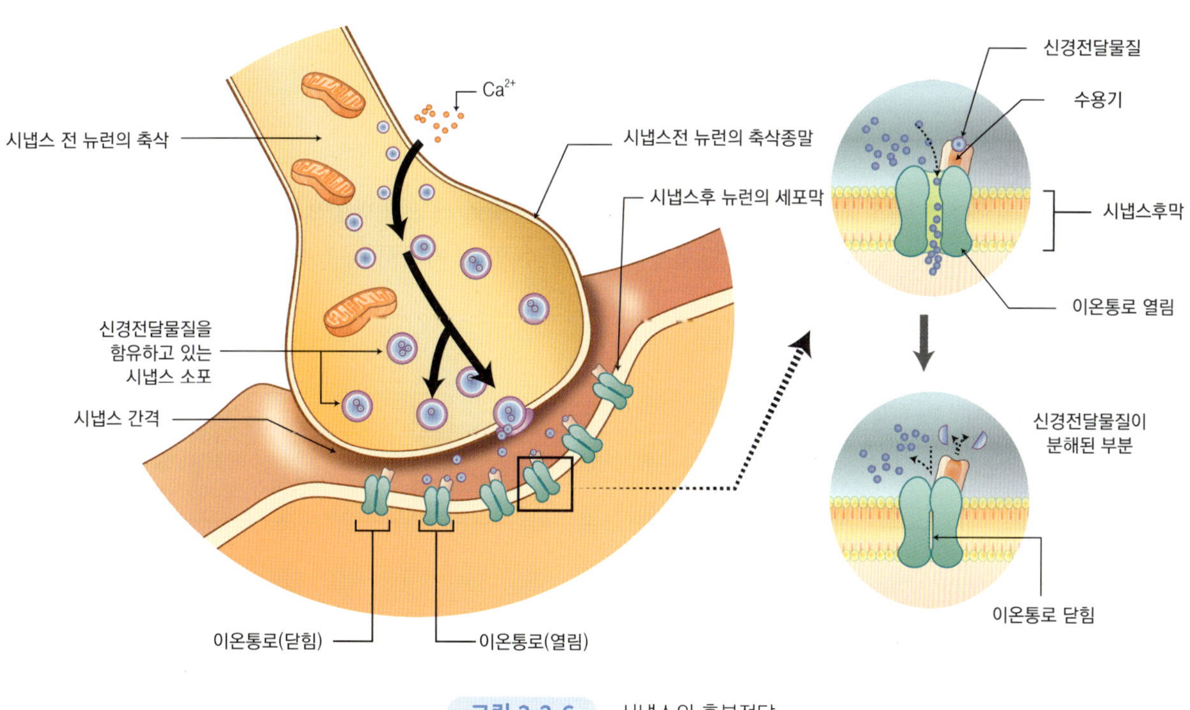

그림 2-2-6 시냅스의 흥분전달

영역에서 분비된다. 축삭종말에서 방출된 아세틸콜린은 시냅스후신경세포 또는 근육세포, 샘세포의 세포막 수용체와 결합하여 대개 활동전위를 유발하는 흥분성 신호를 전달한다.

시냅스틈새에는 콜린에스터분해효소가 존재하여 분비된 아세틸콜린을 빠르게 콜린과 아세트산염으로 분해한다. 이 과정은 아세틸콜린의 작용을 신속히 종료시킨다. 분해된 콜린과 아세트산염은 다시 사냅스전섬유의 종말단
추로 재흡수되어 아세틸콜린 재합성에 사용된다.

2) 아민화합물

아민화합물에는 도파민, 에피네프린, 노르에피네프린, 세로토닌, 히스타민 등이 있다. 이 중에서 도파민, 에피
네프린, 노르에피네프린은 공통으로 카테콜아민이라 불리며 이는 교감신경 흥분 작용을 나타내는 유사 화합물 그
룹이다. 주로 흥분성 신경전달물질로 작용하며 중추신경계(CNS) 내에서 분비되는 것이 일반적이다. 특히, 노르에
피네프린은 중추신경계뿐만 아니라 교감신경계의 신경절후섬유 말단에서도 분비되어 말초에서 교감신경계의 주
요 신경전달물질로 기능한다.

3) 아미노산 물질

아미노산 계열의 신경전달물질은 주로 중추신경계(CNS)에서 중요한 역할을 하며 대부분 흥분성 또는 억제성
전달물질로 작용한다. 대표적인 아미노산 신경전달물질에는 대뇌피질, 뇌줄기, 척수 등의 연접에서 주요 흥분성
신경전달물질로 작용하는 글루탐산염과 주로 척수와 뇌줄기에서 작용하는 억제성 신경전달물질로 운동 조절과
반사 억제에 관여하는 글리신과 중추신경계 전반에서 가장 주요한 억제성 신경전달물질인 감마아미노뷰티르산
(GABA)이 있다. 이러한 물질은 신경세포의 흥분성을 조절하여 신경계의 안정화, 불안 억제, 근육 긴장 완화 등에
관여한다.

다. 시냅스의 특징

1) 한 방향으로 전도

신경섬유 자체에서는 흥분이 양방향으로 전도될 수 있지만, 실제로 세포체 방향으로 전도되는 흥분은 소멸되
고 축삭말단 쪽으로 전도되는 흥분만이 신경전달물질을 방출할 수 있다. 따라서 시냅스에서는 흥분이 전달되는 방

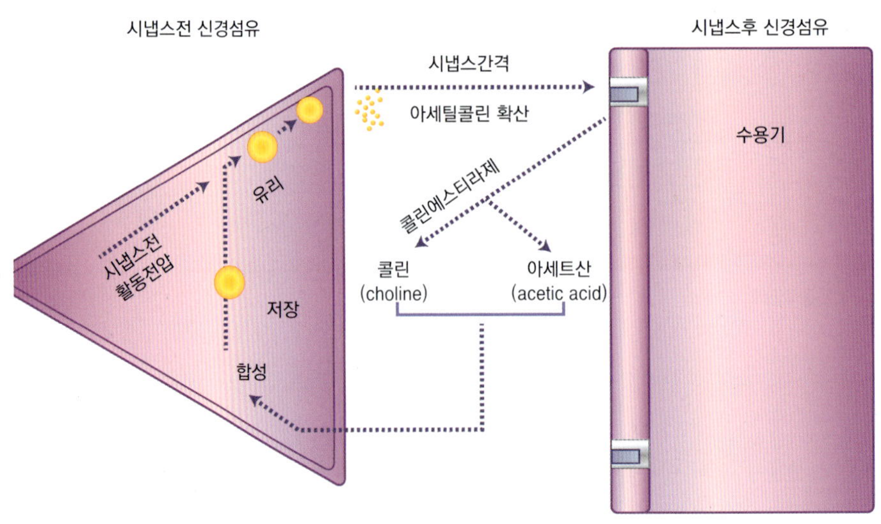

그림 2-2-7　신경근육 시냅스에서 아세틸콜린의 대사주기

향이 일정하게 유지된다. 즉, 시냅스전 섬유에서 시냅스후 섬유로만 흥분이 전달되며 반대로 시냅스후 섬유에서 시냅스전 섬유로는 흥분이 전달되지 않는다. 이에 따라 말초에서 중추로 자극을 전달하는 들신경은 중추에서 말초로 자극을 전달하는 날신경으로 역전도 되지 않는다. 따라서 감각과 운동을 담당하는 신경이 각각 구분되어 존재하게 된다.

2) 시냅스지연

흥분이 시냅스를 통과할 때 약간의 시간이 소요되는데, 이를 시냅스 지연이라고 한다. 시냅스 지연은 흥분이 시냅스전 신경섬유의 축삭 말단에 도달한 순간부터 시냅스후신경섬유에서 새로운 흥분이 발생하기까지 걸리는 시간을 의미한다. 이 과정은 주로 신경전달물질의 방출, 확산, 그리고 수용체와의 결합 등 복잡한 화학적 반응 때문에 발생하며 온도가 낮을수록 이러한 과정이 느려져 시냅스 지연 시간이 현저히 길어진다.

3) 자극의 가중

시냅스에서는 역치 이하의 약한 자극이라 하더라도 여러 자극이 중첩되면 시냅스후 섬유의 흥분을 유발할 수 있다. 이러한 현상을 가중이라고 한다. 이는 하나의 종말단추에서 분비되는 신경전달물질의 양이 적어 흥분을 일으키기에 충분하지 않더라도 여러 종말단추에서 동시에 또는 짧은 시간 간격으로 반복적으로 신경전달물질이 분비될 때 이들의 효과가 누적되어 시냅스후 섬유의 세포막이 흥분하게 되는 것이다. 가중에는 공간적 가중과 시간적 가중이 있으며 각각 여러 장소에서 동시에 발생하는 자극의 중첩 또는 한 부위에서 빠르게 반복되는 자극의 중첩을 의미한다.

4) 전달 차단

신경 전달은 크게 신경섬유를 따라 흥분이 이동하는 전기적 전도와 시냅스에서 신경전달물질을 통해 이루어지는 화학적 전도로 나눌 수 있다. 전달 차단은 주로 신경섬유의 전기적 전도보다는 시냅스에서의 화학적 전도가 방해받을 때 발생한다. 이를 전달 차단(conduction block)이라고 하며 약물, 산소 부족, 마취제, 독성 물질 등 여러 원인에 의해 나타날 수 있다.

3

근육과 운동

인체는 환경에 적응하고 생명을 유지하기 위해 끊임없이 움직여야 한다. 이러한 움직임은 근육의 수축과 이완을 통해 이루어진다. 심장은 항상 뛰고 있으며 위장관 역시 지속적으로 움직이고 혈관도 필요에 따라 수축과 이완을 반복한다. 이처럼 우리 몸의 많은 부위는 근육조직으로 구성되어 있으며 이는 체중의 약 40~45%를 차지한다. 근육은 크게 뼈대근육(skeletal muscle), 심장근육(cardiac muscle), 내장근육(visceral muscle) 또는 민무늬근(smooth muscle)으로 나눌 수 있다. 뼈대근육은 뼈에 붙어 있어 신체의 움직임을 담당하며 심장근육은 심장의 수축을 통해 혈액을 순환시키고 내장근(민무늬근)은 위장관, 기관, 방광, 요도, 혈관 등 속빈 장기의 벽을 구성하여 이들의 기능을 조절한다.

근육은 신경계의 조절을 받는다. 자신의 의지로 움직일 수 있는 근육을 맘대로근육(voluntary muscle)이라 하며 이는 몸신경계의 지배를 받는다. 대표적으로 뼈대근육이 이에 해당한다. 반면, 자신의 의지와 관계없이 움직이는 근육은 제대로근육(involuntary muscle)이라 하며 자율신경계의 조절을 받는다. 심장근육과 내장근육(민무늬근)이 여기에 포함된다. 근육의 미세구조를 살펴보면 뼈대근육과 심장근육은 근육섬유의 결에 따라 가로줄무늬가 보이는 가로무늬근육이고 내장근육은 가로줄무늬가 없는 민무늬근이다.

1. 뼈대근육의 생리적 구조

가. 근육세포

뼈대근육을 구성하는 근육세포는 수축과 이완이라는 특성상 세포질 내에 근섬유를 다량 함유하고 있어 일반적으로 근섬유라고도 불린다. 일반 세포와는 달리 독립된 근육섬유 단위를 둘러싸고 있는 세포막을 근육세포막이라하고 세포질은 근육세포질, 세포질그물은 근육세포질그물이라고 부른다. 근육세포막은 신경세포의 축삭과 유사

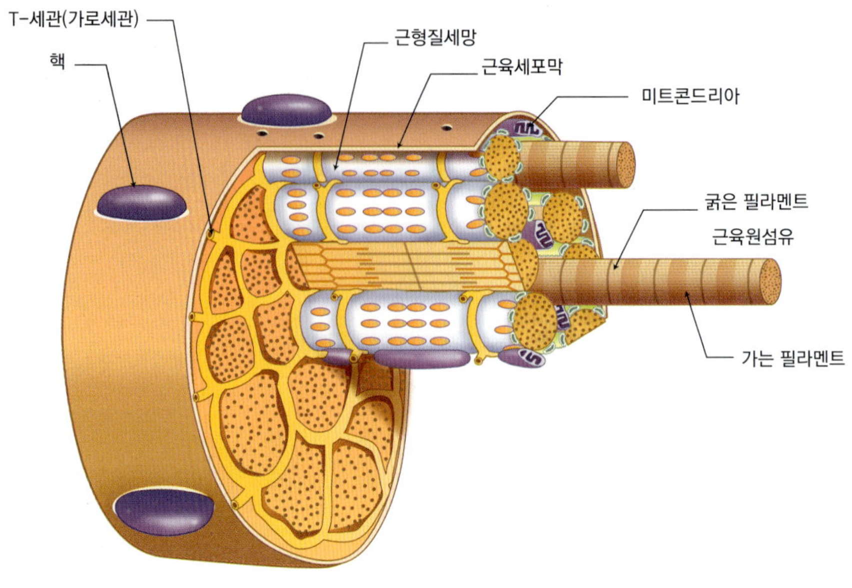

그림 2-3-1　골격근 세포의 구조

하게 흥분성과 전도성을 가진다. 그러나 근섬유는 크기가 크기 때문에 표면에서 발생한 흥분이 근섬유 내부 깊숙한 곳까지 쉽게 전달되기 어렵다. 이를 보완하기 위해 T-세관이라는 구조가 존재하는데, 이는 근육세포막이 근섬유 내부로 함입되어 형성된 것이다. 흥분 자극이 전달되면 T-세관을 통해 근섬유 내부까지 전기적 신호가 빠르게 전달된다. 근육세포의 핵은 근육내막 근처에 여러 개 존재하며 근육세포질 내에는 수백에서 수천 개의 근원섬유가 포함되어 있다. 이 근원섬유는 다시 다수의 근육잔섬유로 구성되어 있다. 근육잔섬유에는 굵은 근육잔섬유인 미오신과 가는 근육잔섬유인 액틴 그리고 액틴과 함께 작용하는 트로포미오신, 트로포닌이 포함된다.

나. 근육잔섬유

근육잔섬유(myofilament)는 뼈대근육의 수축을 담당하는 기본 단위로 굵은 근육잔섬유와 가는 근육잔섬유로 구분된다. 굵은 근육잔섬유인 미오신은 머리 부위에 액틴과 결합할 수 있는 결합 부위를 가지고 있으며 ATP 분해 효소(ATPase) 활성을 통해 에너지를 제공한다. 이 미오신 머리는 액틴과 결합하여 교차결합을 형성해 근육 수축에 관여한다. 가는 근육잔섬유인 액틴은 가늘고 긴 섬유의 기본 구조를 이루며 원형의 단백질들이 이중 나선 구조로 배열되어 있다. 액틴 역시 미오신과 결합할 수 있는 부위를 가지고 있지만, 안정 시에는 트로포미오신이라는 가는 필라멘트에 의해 이 결합 부위가 가려져 있다. 수축이 시작되면 트로포미오신이 이동하여 액틴의 결합 부위가 노출되고 미오신과 결합하게 된다. 한편, 트로포닌 복합체는 3개의 구형 단백질로 구성되어 있으며 각각 역할이 다르다. 트로포닌 T는 트로포미오신과 결합해 트로포미오신을 안정화하고 트로포닌 I은 액틴과 결합하여 미오신과의 상호작용을 방해, 수축 억제 역할을 한다. 트로포닌 C는 칼슘 이온(Ca^{2+})과 높은 친화력을 가지며 칼슘이 결합하면 트로포닌 복합체의 구조 변화가 일어나 트로포미오신이 이동하고 액틴-미오신 결합이 가능해진다.

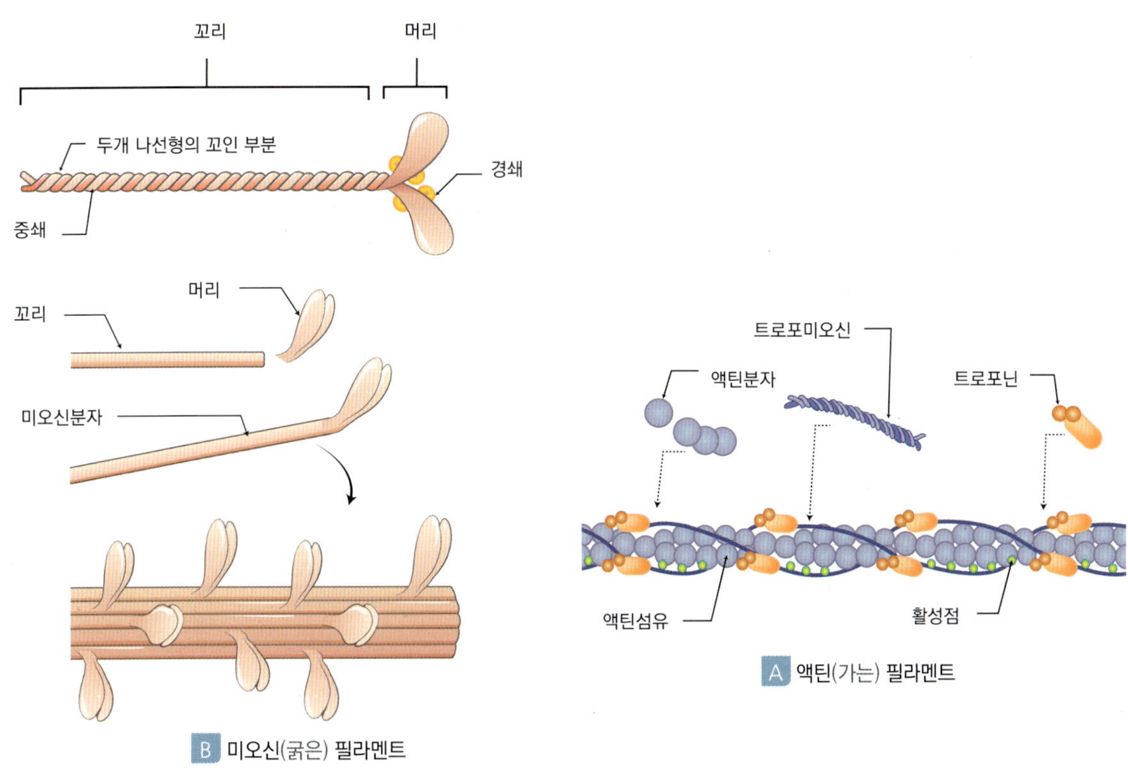

그림 2-3-2   근육 수축을 담당하는 필라멘트 단백질 구조

다. 근육원섬유마디의 구조

근수축의 기본 단위를 근육원섬유마디라고 하며 굵은 근육잔섬유와 가는 근육잔섬유가 규칙적으로 배열되어 구성된다. 근육원섬유마디에는 I대는 가는 근육잔섬유(액틴)만 존재하는 밝은 부분이고 A대는 굵은 근육잔섬유(미오신)와 가는 근육잔섬유(액틴)가 겹쳐 있어 어둡게 보이는 부분이다. Z선은 I대 중앙에 있는 어두운 선으로 하나의 근육원섬유마디 경계를 나타낸다. 즉, Z선에서 Z선까지가 하나의 근육원섬유마디이다. H대는 A대의 중앙 부분으로 굵은 근육잔섬유(미오신)만 존재하는 상대적으로 밝은 영역이며 M선은 H대 중앙에 위치하며 굵은 근육잔섬유를 고정하고 정렬을 유지하는 역할을 한다. 또한, M선에서 Z선까지는 탄성 단백질의 일종인 틴틴이 존재한다. 틴틴 단백질은 근육이 수축 후 이완될 때 원래의 안정된 길이로 회복되는 것을 돕는 중요한 역할을 한다.

2. 속근섬유와 지근섬유

가. 지근섬유

지근섬유(slow muscle fiber)는 수축 속도가 상대적으로 느린 근섬유로 철을 포함한 붉은색 단백질인 근색소를 많이 함유하고 있어 적색근육 또는 Type I 섬유라고도 불린다. 지근섬유는 근섬유의 크기가 작고 상대적으로 가는 신경섬유가 지배한다. 많은 양의 산소를 효율적으로 공급하기 위해 모세혈관이 잘 발달해 있으며 세포 내에는 미

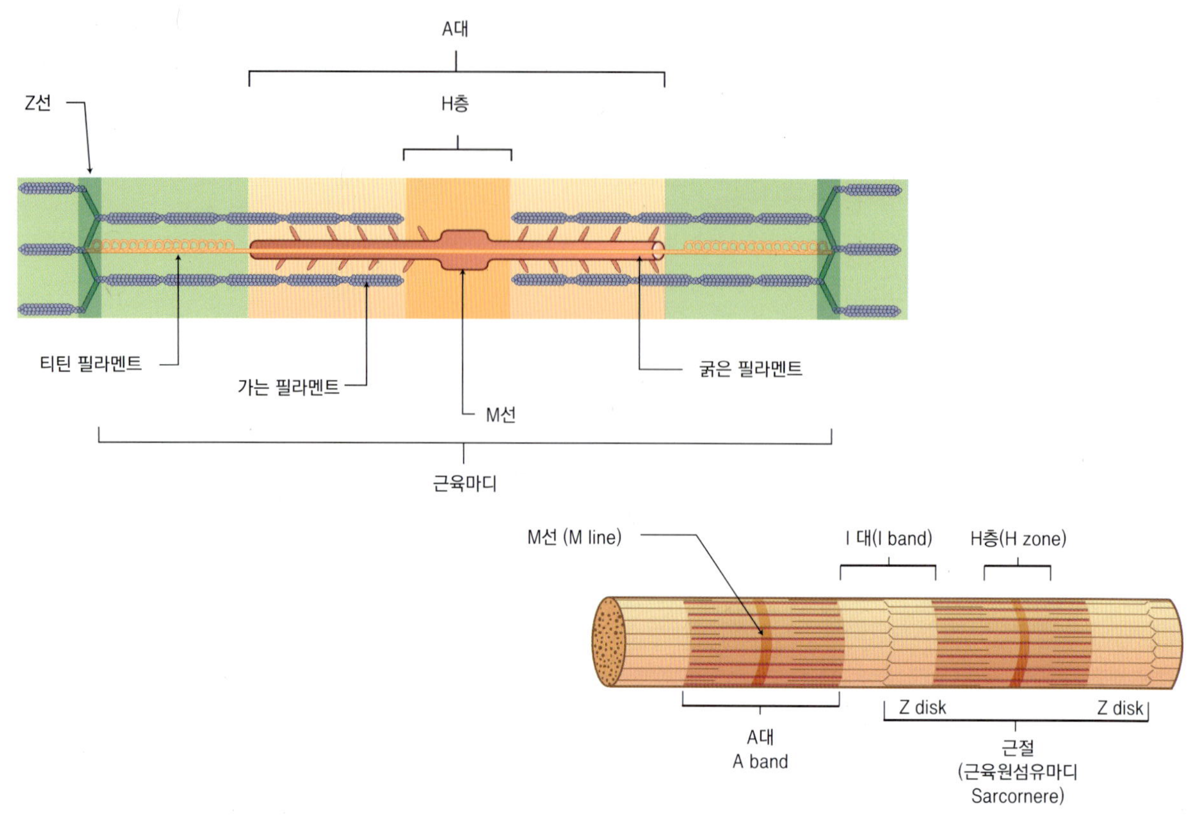

그림 2-3-3   근절(골격근 수축의 기본 단위)의 구조

토콘드리아 수도 풍부하다. 주로 뼈대에 가까운 깊은 부위에 위치하고 있으며 지구력이 높고 피로에 대한 내성이 강하다는 특징이 있다.

나. 속근섬유

속근섬유(fast muscle fiber)는 근색소 함유량이 적어 색이 희고 따라서 백색근육(white muscle) 또는 Type II 섬유라고 불린다. 속근섬유는 근섬유의 지름이 크고 수축력이 강하며 빠르게 수축하는 것이 특징이다. 빠른 수축을 위해 필요한 칼슘 이온(Ca^{2+})을 빠르게 방출할 수 있도록 근육세포질그물이 잘 발달해 있다. 속근섬유는 주로 무산소 대사를 통해 ATP를 생성하기 때문에 미토콘드리아의 수가 적고 모세혈관의 분포도 상대적으로 낮다. 그 대신 순간적인 고강도 운동에 적합하지만, 피로에 쉽게 이르는 단점이 있다.

3. 뼈대근육의 신경지배

가. 운동단위

뼈대근육의 운동은 몸신경계의 지배를 받는다. 뼈대근육을 지배하는 운동신경세포의 수는 근육섬유 수에 비해

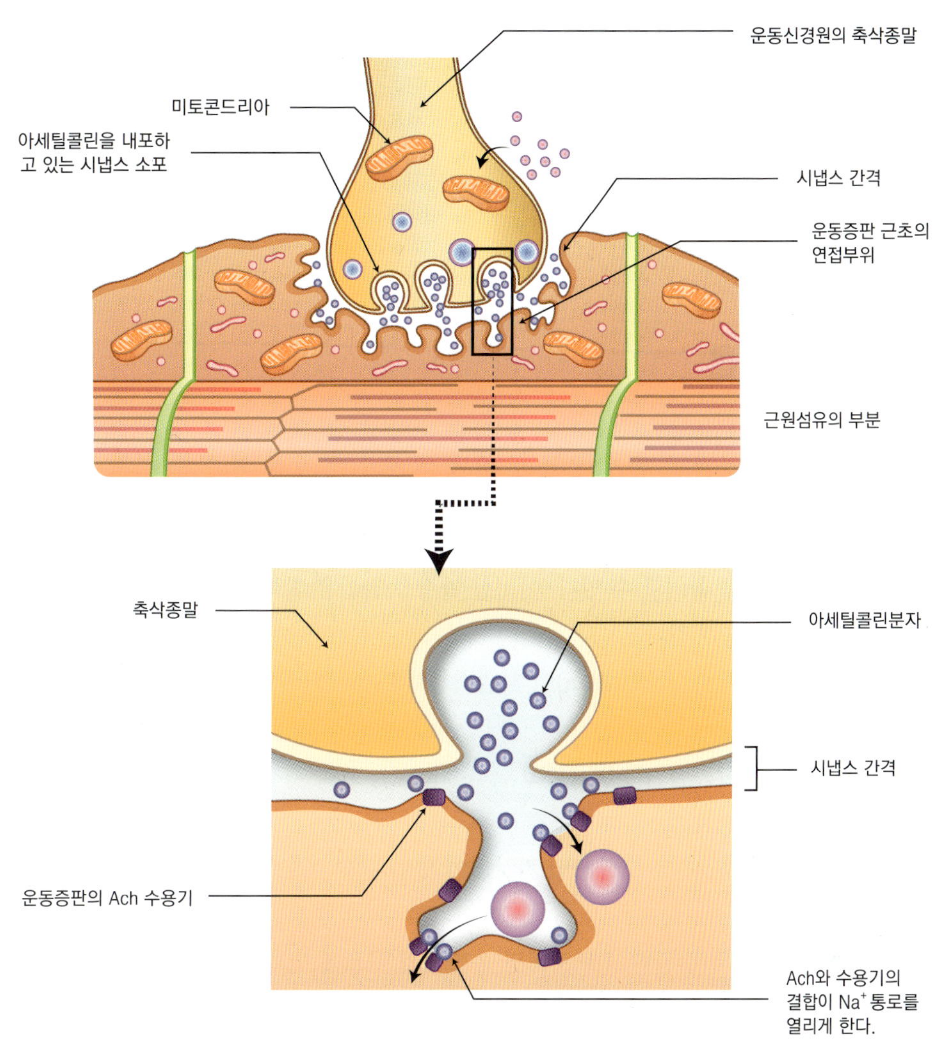

그림 2-3-4 신경과 근접합부의 운동종말판

훨씬 적기 때문에 하나의 신경세포는 여러 개의 근육섬유에 축삭과 가지를 뻗어 분포한다. 이처럼 하나의 운동신경세포와 그것에 의해 지배되는 여러 근육섬유로 구성된 단위를 운동단위라고 한다. 또한, 하나의 운동신경세포가 지배하는 근육섬유의 수를 신경지배비라고 부른다. 일반적으로 신경지배비가 낮을수록 정밀한 운동이 가능하며 대표적으로 안구 근육과 손가락 근육에서 작은 신경지배비를 보이지만, 다리나 허벅지처럼 큰 근육에서는 많은 근육섬유를 하나의 신경이 지배하기 때문에 신경지배비가 크고 힘은 크지만, 정밀성은 낮다.

나. 신경 근육 접합부

뼈대근육을 지배하는 운동신경의 말단과 근육섬유의 근내막 사이에는 신경 근육 접합부가 형성된다. 운동신경의 축삭은 근내막으로 가까워지면서 말이집이 소실되고 끝부분은 약간 부풀어 신경종말을 이룬다. 신경종말과 맞닿는 근육섬유의 근내막 부위는 약간 함몰되어 신경종말을 감싸는 형태가 되며 이를 운동종말판이라고 한다. 신경종말과 운동종말판 사이에는 약 150~200(Å) 정도의 간격이 존재하며 이를 시냅스틈새라고 한다. 운동신경의 신경종말에서는 신경전달물질인 아세틸콜린이 연접틈새로 분비된다. 아세틸콜린은 운동종말판에 있는 니코틴성 아세틸콜린 수용체에 결합하여 근육섬유의 흥분을 유도한다. 이는 근육세포막의 이온투과성을 증가시켜 막 탈분극을 일으키고 전기적 자극이 근섬유 전체로 전달되어 근수축이 시작된다. 한편, 시냅스틈새에는 아세틸콜린에스터분해효소(AchE)가 존재하여 분비된 아세틸콜린을 빠르게 콜린과 아세트산으로 분해해 아세틸콜린의 작용이 지속되지 않도록 한다. 이는 근육 수축이 과도하게 지속되는 것을 방지하는 중요한 역할을 한다.

4. 뼈대근육 수축의 기전

뼈대근육의 수축은 근육세포 내 근원섬유 속에 있는 굵은 근육잔섬유와 가는 근육잔섬유가 서로 교차결합을 형성하여 일어난다. 이때 근육잔섬유 자체의 길이가 줄어드는 것이 아니라 두 섬유가 서로 중첩되는 부분이 증가함으로써 근육세포 전체의 길이가 짧아지게 된다. 현미경으로 관찰하면 수축 시 A대의 길이는 변하지 않지만, I대와 H대의 폭이 점차 짧아지는 것을 확인할 수 있다. 이러한 과정을 잔섬유 활주기전이라고 한다.

구체적인 근육수축 단계는 다음과 같다.

① 운동신경의 축삭종말에서 아세틸콜린(ACh)이 시냅스틈새로 분비되어 운동종말판에 있는 근내막의 니코틴성 수용체와 결합한다..

② Ach가 수용체에 결합하면 활동전위가 발생하고 근육세포막을 따라 퍼진다. 이 전위는 T세관을 따라 근육섬유 내부 깊숙이 전달된다.

③ 활동전위가 근육세포질그물(SR)에 도달하면 저장되어 있던 칼슘 이온(Ca^{2+})이 방출되어 근형질 내로 확산한다.

④ 방출된 Ca^{2+}은 트로포닌 C와 결합하고 트로포닌 복합체의 구조에 변화가 일어난다. 이에 따라 트로포미오신이 이동하여 원래 가려져 있던 액틴의 미오신 결합 부위가 노출된다.

⑤ 결합 부위가 드러나면 미오신 머리부위가 액틴과 결합하여 교차결합을 형성한다.

⑥ 미오신 머리에 있는 ATPase 효소가 ATP를 ADP와 무기인산(Pi)으로 분해하면서 에너지를 얻고 이 에너지를 사용해 미오신 머리가 액틴을 끌어당긴다.

⑦ Ca^{2+}가 트로포닌 C에 결합해 있는 동안 미오신 머리는 계속해서 ATP를 사용하여 교차결합 형성 → 당김 → 결합 해제 → 재형성을 반복하며 그 결과 I대가 점점 짧아진다.

⑧ 활동전위가 종료되면 Ca^{2+}는 트로포닌 C에서 떨어져 나와 능동수송에 의해 다시 근육세포질그물로 되돌아간다.

⑨ Ca^{2+} 농도가 감소하면 트로포닌의 구조가 원래대로 돌아오고 트로포미오신이 다시 액틴의 결합 부위를 가려 근육은 이완 상태로 되돌아간다.

5. 근육수축에 필요한 에너지

근육수축에는 에너지원인 ATP가 필요하다. ATP는 ATPase라는 분해효소에 의해 ADP와 무기인산(Pi)으로 분해되면서 에너지를 방출하며 이 에너지가 근육 수축에 사용된다. 근육세포 내에서 ATP는 미오신 머리의 ATPase

에 의해 분해되어 액틴 필라멘트와 교차결합을 형성하고 이완·수축을 반복하는 과정에 필수적이다. 또한, 수축 후 Ca^{2+}이 트로포닌 C에서 떨어져 근소포체로, 능동적으로 다시 이송될 때도 ATP가 필요하다. 하지만 근육세포 내에 저장된 ATP의 양은 매우 제한적이기 때문에 지속적인 수축을 위해 ATP를 빠르게 재합성해야 한다. ATP 재합성에는 크레아틴 인산(CP) 시스템은 고에너지 인산 결합을 가진 크레아틴 인산이 분해되면서 방출되는 인산이온이 크레아틴 키나아제의 작용으로 ADP와 결합해 ATP를 빠르게 재합성한다. 하지만 저장된 크레아틴 인산의 양 역시 제한적이어서 단기간, 고강도 운동 시에만 사용된다. 무산소성 해당 과정은 산소가 없는 상태에서 글루코스가 분해되어 ATP를 생성하며 부산물로 젖산이 축적된다. 단기간 많은 ATP를 생산할 수 있지만, 젖산 축적으로 인해 피로가 빠르게 온다. 유산소 대사는 산소를 이용하여 탄수화물, 지방, 때로는 단백질을 산화시켜 ATP를 생성하는 과정으로 가장 많은 양의 ATP를 생성할 수 있고 장시간 운동 시 주요 에너지원으로 사용된다.

많은 양의 ATP를 합성하기 위해서는 포도당의 해당 과정이 필수적이다. 포도당은 산소가 충분히 공급되는 상태에서는 산화적 대사를 통해 근육 수축에 필요한 에너지의 약 95% 이상을 생산한다. 이를 유산소 대사라고 한다. 또한, 산소 공급이 제한된 상황에서도 짧은 시간 동안 ATP를 생성할 수 있는데, 이는 무산소 대사로 불린다. 무산소대사에서는 포도당이 산소 없이 해당 과정을 통해 2분자의 피루브산과 2분자의 ATP를 생성한다. 이때 생성된 피루브산은 산소가 부족한 환경에서는 젖산으로 전환된다. 젖산은 근육 내에 축적되며 피로의 원인이 되기도 하지만, 이후 산소가 충분히 공급되면 코리 회로(Cori cycle)를 통해 간에서 다시 포도당으로 전환될 수 있다. 유산소대사에서는 포도당이 산소와 결합하여 미토콘드리아 내에서 크렙스 회로(Krebs cycle, 또는 시트르산 회로)와 전자전달계를 거쳐 ATP를 대량으로 생성한다. 이 과정은 포도당 외에도 지방산과 아미노산을 에너지원으로 이용할 수 있어 장시간의 운동 시 주된 에너지원으로 사용된다.

6. 근육수축의 역학

가. 등척수축과 등장수축

근육수축은 근육의 길이 변화와 장력 변화에 따라 등척수축과 등장수축으로 구분된다. 등척수축은 근육이 수축할 때 길이는 변하지 않고 장력만 향상하는 수축을 말한다. 즉, 근육의 길이가 고정된 상태에서 힘을 발휘하는 경우다. 예를 들어, 깨물근으로 음식을 세게 씹거나 무거운 짐을 들어 올리려고 힘을 주지만 실제로 들어 올리지 못하고 있는 상황에서 나타난다. 등장수축은 근육 수축 시 장력은 일정하게 유지되면서 근육의 길이가 짧아지는 수축이다. 즉, 실제로 물건을 들어 올리거나 움직임이 발생하는 경우이며 예를 들어, 팔로 물건을 들어 올릴 때, 다리를 들어 올릴 때와 같은 움직임에서 등장수축이 일어난다.

나. 연축

근육에 역치(threshold) 이상의 단일 자극을 가하면 근육은 빠르고 일시적인 수축을 일으킨다. 이러한 1회의 수축과 이완 과정을 단일 수축 또는 연축이라고 한다. 단일 수축은 다음과 같은 세 단계로 구성된다. 잠복기는 자극이 가해진 직후부터 실제 수축이 시작되기 전까지의 짧은 시간이다. 활동전위가 발생하고 근육세포 내에서 Ca^{2+} 방출 및 교차 다리 형성 준비 과정이 일어난다. 일반적으로 약 0.01초 정도 소요된다. 수축기는 근육의 장력이 향상하며 실제로 수축이 일어나는 단계로 약 0.04초 동안 지속되고 이완기는 Ca^{2+}가 근소포체로 다시 이송되면서 장력이 감소하고 근육이 이완하는 단계이다. 단일 수축의 전체 시간은 근육의 종류에 따라 차이가 있지만, 일반적으로 약 0.1초 정도이다.

다. 가중

가중(summation)은 개별 연축이 서로 겹쳐 근육 전체의 수축 강도가 증가하는 현상을 말한다. 시공간적 가중은 동시에 수축하는 운동단위의 수가 증가함으로써 전체 근육의 수축 강도가 커지는 현상이다. 더 많은 운동단위가 동원될수록 근육이 더 강하게 수축한다. 시간적 가중은 하나의 운동단위에 고빈도로 반복 자극이 주어져 이전 수축이 완전히 이완되기 전에 다음 자극이 가해져 수축이 더 강하게 나타나는 현상이다. 자극 빈도가 높아질수록 연축이 서로 겹쳐 불완전강축 또는 완전강축으로 이어질 수 있다.

라. 강축

강축(tetanic)은 연속된 자극으로 인해 근육의 연축이 중첩되어 단일 수축보다 더 큰 힘과 지속적인 수축을 일으키는 현상이다. 이는 가중의 결과로 나타난다. 자극의 빈도와 간격에 따라 완전강축은 매우 짧은 시간 간격으로 연속적인 자극이 가해져 이전 수축이 이완되기 전에 새로운 수축이 발생하는 경우이다. 이때 근육은 지속적으로 높은 장력을 유지하며 수축 곡선은 매끄럽고 평탄한 형태를 보인다. 불완전강축은 자극의 간격이 다소 길어, 각 수축 사이에 부분적인 이완이 일어나는 경우이다. 이때 수축 곡선은 톱니 모양처럼 들쭉날쭉하게 나타난다. 장력은 완전강축보다는 낮지만, 단일 연축보다는 훨씬 더 강하다.

마. 근긴장도

근긴장도(muscle tone)는 근육이 항상 약한 수축 상태를 지속하는 것을 의미한다. 이는 운동신경으로부터 지속적으로 부분적인 자극을 받기 때문에 나타나는 현상이다. 근긴장도는 우리 몸의 자세 유지와 같은 기능에 중요한 역할을 한다. 예를 들어, 척추 주변의 자세 유지 근육, 손가락이 약간 구부러진 상태를 유지하는 근육이고 이러한 근육들은 지속적으로 약한 긴장 상태를 유지하고 있다. 근긴장도 유지 시 사용되는 에너지는 매우 적기 때문에 일반적으로 근육 피로는 발생하지 않는다.

바. 근육의 길이와 장력

등척성 수축(isometric contraction)에서 발생하는 장력은 근육의 길이에 따라 달라진다. 가장 강한 장력이 발생하는 경우는 안정 시 근육 길이에서 나타난다. 근육이 너무 짧거나 지나치게 길어지면 장력은 감소하게 된다. 그 이유는 안정 시 근육 길이에서는 액틴과 미오신 필라멘트 간의 교차결합 형성 면적이 최대로 확보되어 가장 효율적으로 수축이 일어난다. 근육 길이가 지나치게 짧아지면 필라멘트들이 과도하게 겹쳐 교차 다리 형성이 방해되고 수축력이 감소하지만, 근육이 너무 늘어나면 액틴과 미오신 사이의 겹침이 줄어들어 충분한 교차다리 형성이 어려워져 장력이 떨어진다. 따라서 근육은 적절한 길이 범위 내에서 가장 효율적으로 장력을 생성할 수 있다. 이를 길이-장력 관계라고 한다.

7. 민무늬근육 수축의 특징

민무늬근육은 미오신과 액틴 미세섬유를 갖고 있지만, 뼈대근육과는 달리 가로무늬를 형성하지 않고 트로포닌 복합체도 갖고 있지 않다. 대신 Ca^{2+}과 결합하는 칼모듈린이라는 단백질을 가지고 있다. 민무늬근육은 각각 독립된 민무늬근섬유로 구성되며 수축 방식에 따라 다단위 수축과 단일 단위 수축으로 나뉜다. 다단위 수축은 각 섬유가 독립적으로 수축하며 대표적으로 눈의 홍채, 섬모체, 피부의 털세움근이 해당한다. 단일 단위 수축은 수백에서 수천 개의 섬유가 전기적으로 연결되어 하나의 단위처럼 수축하며 위장관, 담도, 요관, 혈관의 대부분 민무늬근육이 포함된다. 민무늬근육의 수축은 느리고 지속적이며 에너지 요구도가 낮아 긴장성 근수축을 오랫동안 유지할 수 있다. 뼈대근육은 몸신경 말단에서 분비되는 아세틸콜린이 근육막의 니코틴성 수용체에 결합해 활동전위를 유발하지만, 민무늬근육은 자율신경 말단에서 분비되는 신경전달물질의 종류와 근육 세포막의 수용체 종류에 따라 흥분 또는 억제가 일어난다. 예를 들어, 기관지 민무늬근육은 부교감신경 말단에서 분비되는 아세틸콜린에 의해 수축하지만, 교감신경 말단에서 분비되는 노르에피네프린에 의해 이완된다. 반대로, 혈관의 민무늬근육은 노르에피네프린에 의해 수축 작용을 받는다. 또한 민무늬근육은 신경 자극이 없어도 자발적 활동전위(자발적 탈분극)를 발생시켜 수축을 반복할 수 있다. 자율신경계는 이러한 자발적 활동전위의 빈도를 조절해 민무늬근육의 수축 강도와 빈도를 조정한다. 특히 혈관벽을 구성하는 일부 민무늬근육은 신경분포 없이도 국소 환경 변화(산소 결핍, 이산화탄소 증가, 수소이온 농도 증가 등)에 반응하여 확장된다. 더불어, 노르에피네프린, 안지오텐신 II, 바소프레신, 세로토닌과 같은 호르몬에 의해서도 신경 활동전위 없이 민무늬근육 수축이 유발될 수 있다.

8. 심장근육 수축의 특징

심장근육은 뼈대근육과 유사하게 가로무늬근으로 규칙적인 가로무늬가 보인다. 그러나 뼈대근육이 다핵세포인 것과 달리 심장근육은 단핵세포이며 세포 끝과 끝 사이에 사이원판이 존재하는 점이 특징이다. 사이원판에는 틈새이음이 있어서 전기저항이 매우 낮고 이를 통해 세포 간 이온의 이동과 흥분의 빠른 전달이 가능해 집단으로 수축할 수 있다. 수축에 필요한 Ca^{2+}의 경우 뼈대근육에서는 근세포 내 근육세포질그물에 저장된 Ca^{2+}이 방출되어 사용되지만, 심장근육에서는 세포외액에서 유입되는 칼슘 이온이 중요한 역할을 한다. 활동전위에 의해 개방되는 L형 칼슘통로를 통해 세포 외에서 Ca^{2+}이 유입되고 이는 다시 근소포체 내의 칼슘 방출을 유도하는 칼슘 유도 칼슘 방출(CICR) 기전을 통해 수축이 일어난다. 심장근육의 활동전위는 뼈대근육과 달리 고원기가 존재해 상대적으로 긴 모양을 가진다. 특히 심실근육에서 불응기(절대불응기)는 약 0.25~0.30초로 길게 유지되어 수축하는 동안 추가적인 자극이 전달되지 않아 연축이 가중되지 않는다. 이는 심장이 지속적이고 규칙적으로 수축하면서도 충분한 이완 시간을 통해 혈액을 채울 수 있도록 하는 데 필수적이다. 심장근육은 자율적인 흥분성과 전도성을 가지며 주기적으로 활동전위를 발생시키는 동방결절(SA node)에서 시작해 심장 전체로 전도된다. 자율신경계는 심장근육의 수축 자체를 직접 유발하는 것이 아니라 교감신경과 부교감신경을 통해 동방결절의 활동전위 발생 속도를 조절하여 심박수와 수축력을 조절한다.

4
혈액

인체를 구성하는 세포와 조직은 정상적인 기능을 수행하는 데 필요한 영양소와 산소를 공급받고 대사 과정 중 생성된 노폐물을 제거해야 한다. 혈액은 혈관이라는 통로를 통해 이러한 물질들을 각 조직과 기관으로 운반할 뿐만 아니라 인체의 내부 환경을 일정하게 유지하는 데 중요한 역할을 한다. 혈액의 pH는 7.35~7.45로, 평균 7.4로 유지된다. 혈액은 크게 고형 성분과 액체 성분으로 나뉜다. 고형 성분은 혈액의 약 45%를 차지하는 혈구로 구성되며 적혈구, 백혈구, 혈소판이 포함된다. 나머지 약 55%는 액체 성분인 혈장이며 혈장의 약 90%는 물로 이루어져 있고 7%는 단백질(주로 알부민, 글로불린, 피브리노젠), 나머지는 지질, 탄수화물, 전해질, 효소, 호르몬, 노폐물 등이 포함된다. 혈액에 항응고제를 첨가해 원심분리 하면 위쪽에는 액체 성분인 혈장이, 아래쪽에는 고형 성분인 혈구가 가라앉게 된다. 고형 성분의 대부분은 붉은색을 띠는 적혈구이며 혈장과 적혈구 사이에는 우윳빛을 띠는 얇은 층이 존재하는데 이를 백혈구연층이라고 하며 백혈구와 혈소판으로 구성되어 있다. 또한, 혈액을 채취한 후 실온에 방치하면 혈장 내의 섬유소원이 섬유소로 선환되어 응고기 일어난다. 이때 응고가 끝나 후 남는 투명한 액체 성분을 혈청이라고 한다. 즉, 혈청은 혈장에서 섬유소원과 응고인자가 제거된 형태로 응고가 일어나지 않는 액체 싱분이다.

1. 혈액의 기능

가. 물질 운반

혈액은 다양한 물질을 인체 내에서 효율적으로 운반하는 중요한 기능을 수행한다. 폐로부터 받아들인 산소(O_2)를 세포와 조직으로 전달하고 세포 대사 과정에서 발생한 이산화탄소(CO_2)를 다시 폐로 운반하여 배출한다. 또한, 소화기관에서 흡수된 영양분, 전해질, 수분 등을 각 조직과 세포로 전달하며 세포 대사 과정에서 생성된 노

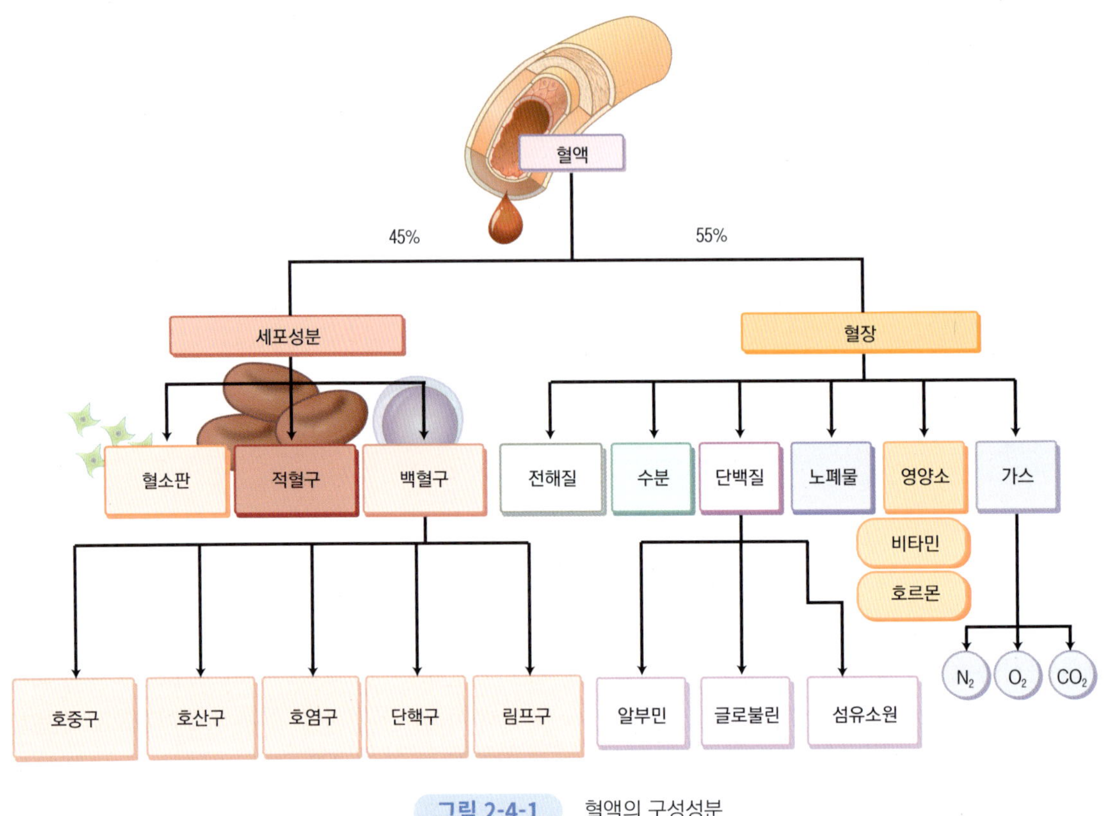

그림 2-4-1 혈액의 구성성분

폐물은 신장으로 운반해 체외로 배출될 수 있도록 돕는다. 이 외에도 혈액은 내분비샘에서 분비된 호르몬을 각 표적 기관으로 운반하여 체내 항상성 유지와 생리 기능 조절에 이바지한다.

나. 항상성 조절

혈액은 인체의 항상성 유지를 위해 여러 조절 기능을 수행한다. 체온 조절은 대사 과정에서 생성된 열을 혈액이 전신으로 운반하여 조직과 말단 부위까지 균일하게 체온이 유지될 수 있도록 하고 pH 조절은 혈액은 체액 내 산-염기 평형을 조절하여 혈액의 pH를 7.35~7.45 범위로 일정하게 유지한다. 이는 주로 혈액 내 완충 시스템(예: 탄산-중탄산염 완충계), 호흡, 신장의 조절 작용으로 이루어진다. 호르몬 운반은 혈액은 내분비샘에서 분비된 호르몬을 각 표적 기관으로 운반함으로써 신체의 신진대사와 생리 기능 조절을 원활히 돕는다.

다. 신체 방어

혈액은 외부 및 내부로부터 신체를 보호하는 방어 기능을 수행한다. 지혈 작용은 출혈이 발생했을 때 혈액 내 응고 기전이 활성화되어 혈소판과 응고인자가 작용함으로써 혈액 응고가 일어나고 이를 통해 지혈이 이루어져 혈액 손실을 방지한다. 면역 방어는 혈액 속 백혈구는 외부로부터 침입한 미생물, 바이러스, 이물질 등을 식균작용과 면역반응을 통해 제거한다. 특히, 호중구와 대식세포는 식균작용을 수행하며 림프구는 항체 생성과 세포성 면역을 통해 특이적 면역 반응을 담당한다.

2. 혈액의 생성

혈액은 내부 항상성을 유지하기 위해 지속적으로 생성되고 파괴되고 혈구의 생성 장소는 출생 전후에 따라 달라진다. 초기 태아기에는 난황주머니, 간(liver), 비장(spleen)에서 혈구가 생성되고 태아 후기로 접어들면서는 골수(bone marrow)에서도 혈구 생성이 시작되며 출생 후에는 골수가 주요한 조혈 기관이 되며 어린 시기에는 위팔뼈나 넓적다리뼈와 같은 긴뼈에서 적색 골수(red bone marrow)가 생성된다. 성인이 되면 주로 골반, 복장뼈, 척추에서 혈구가 생성된다. 또한, 백혈구 중 림프구는 림프조직에서도 생성된다.

3. 적혈구

적혈구의 주요 기능은 폐에서 혈색소를 이용해 산소를 조직으로 운반하는 것이다. 적혈구는 혈색소가 약 34%를 차지하며 나머지 성분은 액체(약 60%)와 기타 단백질, 지질 등으로 구성된다. 적혈구는 양쪽이 오목한 원반형으로 지름은 약 $7.5\mu m$이며 가장자리의 두꺼운 부분의 두께는 약 $2\mu m$이다. 정상인의 적혈구 수치는 성인 남성은 약 500만 개/mm^3, 성인 여성은 약 450만 개/mm^3, 유아는 성인보다 많아서 약 650만 개/mm^3이다.

가. 적혈구의 생성

적혈구의 생성은 적혈구형성호르몬(EPO)에 의해 조절된다. 이 호르몬은 주로 신장에서 생성되며 일부는 간이나 다른 기관에서도 생성된다. 적혈구형성호르몬은 과다 출혈이나 산소 부족 상황에서 자극되어 분비가 촉진된다. 또한, 갑상샘 호르몬, 성장 호르몬, 남성 호르몬 등도 적혈구 생성을 증가시키는 역할을 한다. 적혈구는 골수의 줄기세포에서 생성되며 여러 단계를 거쳐 성숙해진다. 초기에는 풋적혈구모세포로 시작하여 성숙 과정 중에 핵을 소실하고 혈색소를 합성하면서 그물적혈구를 거친 후 최종적으로 핵이 완전히 소실된 적혈구로 성숙하여 혈액으로 방출된다. 정상적인 혈액 내에는 그물적혈구가 약 0.5~1% 정도 존재할 수 있으며 이는 적혈구 생성이 활발하거나 파괴가 증가하는 경우 말초혈액에서 비정상적으로 증가할 수 있다. 그물적혈구의 수치는 적혈구 생성 활성도를 측정하는 중요한 지표로 활용된다. 적혈구 생성에는 다양한 영양소가 필요하다. 주요 영양소로는 비타민 B12, 비타민 B6, 엽산, 철(Fe), 구리(Cu), 코발트(Co) 등이 있으며, 특히 혈색소 합성에는 철과 단백질이 필수적이다. 비타민 B12와 엽산은 적혈구 DNA 생성과 조절에 중요한 역할을 한다. 비타민 B12는 회장에서 흡수되며 이때 위점막의 벽세포에서 분비되는 내인자가 비타민 B12의 흡수를 돕는다.

나. 혈색소

혈색소(hemoglobin)는 산소와 이산화탄소를 운반하는 데 중요한 역할을 하며 산-염기 평형 유지에도 이바지한다. 적혈구는 전체 혈액의 약 45%를 차지하고 혈색소는 적혈구 용적의 약 1/3, 즉 전체 혈액의 약 15%를 차지한다. 정상적인 혈색소 농도는 평균 15g/dL로 남성은 약 16g/dL, 여성은 약 14g/dL이다. 하나의 혈색소 분자는 4개의 헴과 글로빈이라는 단백질로 구성되어 있다. 헴은 철(Fe^{2+})과 프로토포르피린이 결합하여 형성된다. 산소는 헴의 철 부위에 결합하는데, 이 결합은 매우 느슨하여 산소가 필요할 때 말초 조직에서 빠르게 방출된다. 산소가 결합한 혈색소를 산화혈색소라고 하며 산소가 분리되면 환원혈색소로 변한다. 혈색소 1g은 산소 1.34mL와 결합할 수 있으나 이는 혈액 내의 환경적 요인(이산화탄소 분압, 산소 분압, 온도, pH 등)에 따라 달라질 수 있다. 이와 관련된 자세한 내용은 산소해리곡선을 참조하면 된다. 혈색소는 일산화탄소(CO)와 매우 강하게 결합하는 성질을 가진다. 이 결합력은 산소보다 200~250배 강하여 일산화탄소 중독 시 산소 공급이 부족해지고 이에 따라 심장과 뇌세포에 치명적인 손상을 일으킬 수 있다.

다. 적혈구용적률

적혈구용적률(hematocrit)은 전체 혈액량 중 적혈구가 차지하는 부피의 비율을 백분율로 나타낸 값이다. 혈액을 채취하여 시험관에 넣고 항응고제를 첨가한 후 원심분리를 하면 혈구 성분이 가라앉게 되는데, 이때 가라앉은 적혈구가 전체 혈액 중 차지하는 비율을 측정한다. 정상적인 적혈구용적률은 남성의 경우 약 45%, 여성의 경우 약 42%이고 이 값을 농축세포용적(PCV)이라고도 부른다. 적혈구용적률의 변화는 여러 요인에 따라 달라질 수 있다. 증가로 인해 설사, 과도한 땀 분비 등으로 혈장량이 감소하면 적혈구용적률이 증가할 수 있고 감소하면 적혈구 생성인자의 부족, 적혈구의 크기가 작거나, 적혈구 수가 부족할 경우 적혈구용적률이 감소할 수 있다.

라. 적혈구침강속도

적혈구침강속도(ESR)는 임상검사에서 혈액의 상태를 평가하는 지표로 전혈을 시험관에 넣고 항응고제를 처리한 후 적혈구가 가라앉는 속도를 측정한다. 정상치는 남성의 경우 약 3mm/hr, 여성은 약 7mm/hr이다. 적혈구침강속도는 여러 건강 상태에 따라 달라지며 증가 또는 감소할 수 있다. 증가는 임신, 빈혈, 염증, 결핵, 패혈증 등에서 ESR이 증가할 수 있고 감소는 울혈심부전, 낫적혈구빈혈, 적혈구 증가증 등에서는 적혈구침강속도가 감소할 수 있다.

마. 적혈구의 용혈

용혈(hemolysis)은 적혈구의 세포막이 파괴되어 그 안에 있던 혈색소가 세포 밖으로 빠져나오는 현상이다. 적혈구의 세포막은 상대적으로 파괴되기 쉬워서 손상될 수 있으며 이에 따라 용혈이 발생할 수 있다. 용혈의 주요 원인 중 하나는 삼투질 농도 차이다. 정상인의 혈장 및 적혈구 내 삼투질 농도는 300mOsm/L로 이는 등장성 용액이다. 외부에서 0.9% NaCl(식염수)을 주입하면 혈장과 적혈구의 삼투질 농도가 비슷하게 유지되어 적혈구에 문제가 발생하지 않는다. 그러나 0.48% NaCl과 같은 저장성 식염수를 주입하면 혈장 삼투질 농도가 낮아지고 이에 따라 적혈구 내로 용매가 이동하게 된다. 결과적으로 적혈구가 부풀어 세포막이 파괴되며 용혈이 일어나는데 이 현상을 삼투용혈이라고 한다. 삼투용혈 외에도 다양한 원인으로 용혈이 발생할 수 있다. 화학성 용혈은 에테르, 알코올, 클로로폼, 산성 물질, 알칼리 물질 등에 의해 적혈구 세포막이 파괴되고 독소성 용혈은 뱀독이나 세균의 독소가 적혈구를 파괴하는 현상이다. 혈청성 용혈은 이종 간의 혈청과 적혈구막 항원 차이에 의해 적혈구가 파괴되는 현상이다.

바. 적혈구의 수명과 파괴

적혈구는 골수에서 생성되어 순환계를 통해 약 120일 동안 순환한 후 간, 비장, 골수 등에서 파괴된. 적혈구는 핵, 미토콘드리아, 세포질그물이 없으므로 스스로 단백질을 합성할 수 없다. 그러나 세포질 내에 존재하는 효소들을 이용하여 포도당 대사를 통해 소량의 ATP를 생성한다. 시간이 지남에 따라 이러한 효소들의 활성도가 감소하고 적혈구 세포막은 점점 더 취약해지며 순환계에서 좁고 조밀한 부분을 지나가다 파열된다. 적혈구가 파괴되면 혈색소는 헴과 글로빈으로 분리된다. 헴은 철(Fe^{2+})과 프로토포르피린으로 분해되며 철은 트랜스페린을 통해 골수로 운반되어 새로운 적혈구를 생성하는 데 사용되거나 간과 기타 조직에 페리틴 형태로 저장된다. 프로토포르피린은 빌리버딘을 거쳐 빌리루빈으로 전환된다. 빌리루빈은 간을 통해 담즙으로 분비되어 소장으로 이동하고 그 후 대변과 함께 배설되고 일부 빌리루빈은 회장에서 흡수되어 소변으로 배설되기도 한다.

사. 빈혈

빈혈(anemia)은 적혈구의 수가 감소하거나, 혈색소 농도가 감소하거나 혹은 두 가지가 모두 발생하는 상태로 이로 인해 산소 운반 능력이 감소하는 질환이다. 혈액검사를 통해 적혈구 수, 혈색소 농도, 적혈구용적률(Hct) 등의 수치가 감소하는 것을 확인할 수 있다. 빈혈의 종류와 발생 원인은 다음과 같다.

1) 출혈성 빈혈

갑작스러운 출혈이 발생한 후 초기 1~3일 이내에 혈장은 체액에서 보충되지만, 적혈구는 낮은 농도로 지속되어 급성 빈혈이 발생한다. 이후 3~6주 후에는 정상적인 수치로 회복된다. 그러나 장기간 출혈이 지속되면 혈색소 생성에 필요한 철이 부족해져 적혈구는 정상 크기보다 작고 혈색소 농도가 낮은 저색소성 작은적혈구를 보이는 빈혈이 나타날 수 있다.

2) 철 결핍성 빈혈

철 결핍성 빈혈은 유아기, 사춘기 성장기, 임신 등으로 인해 철분에 대한 생리적 요구가 증가하거나 월경으로 인한 철분 소실, 장 내 철 흡수 부족 등에 의해 철분 결핍이 발생하여 나타나는 빈혈이다. 철이 부족하므로 출혈성 빈혈과 마찬가지로 저색소성 작은 적혈구가 나타난다.

3) 악성빈혈

악성 빈혈은 비타민 B12, 엽산 또는 내인성 인자 중 하나라도 부족할 경우 발생한다. 이에 따라 적혈구 생산 속도가 감소하고 적혈구의 크기가 커지고 비정상적인 모양으로 성장하게 되어 빈혈이 유발된다. 이러한 빈혈은 거대적혈모구빈혈이라고도 부른다. 악성 빈혈의 원인으로는 위 점막의 위축 또는 위벽의 손실로 인해 내인성 인자가 부족해지는 경우, 장 스루프 등의 질환으로 비타민 B12나 엽산이 제대로 흡수되지 못하는 경우이다. 이 경우 비타민 B12와 엽산이 결핍되면 적혈구 생성에 중요한 역할을 하는 DNA 합성이 방해받아 비정상적인 적혈구가 생성된다.

4) 재생불량성 빈혈

재생불량성 빈혈은 골수의 형성 부전 또는 기능 저하로 인해 적혈구 생성이 저하되어 발생하는 빈혈이다. 이 질환은 골수에서 적혈구뿐만 아니라 백혈구와 혈소판의 생성도 영향을 받는다. 재생불량성 빈혈의 주요 원인으로는 방사선 노출, 암 치료를 위한 화학요법, 독성 물질(예: 살충제, 벤젠 등), 자가면역질환이다. 이 외에도 유전적 요인이나 바이러스 감염 등도 원인으로 작용할 수 있다. 골수가 정상적인 기능을 하지 못하면 적혈구를 비롯한 혈액 세포들이 충분히 생성되지 못해 빈혈을 유발하게 된다.

5) 용혈성 빈혈

용혈성 빈혈은 적혈구가 파괴되기 쉬운 상태에서 발생하는 빈혈로 여러 원인에 의해 적혈구가 비정상적으로 파괴되는 질환이다. 주요 원인으로는 유전성 질환, 비장 기능 이상, 기계적 손상, 중독, 세균 독소이다. 이러한 원인들로 인해 적혈구가 과도하게 파괴되면 용혈성 빈혈이 발생하게 된다.

아. 황달

황달(jaundice)은 적혈구 파괴로 생성된 빌리루빈이 배출되지 못하고 체내에 과잉 축적되어 발생하는 상태이다. 이에 따라 안구의 공막, 피부, 점막 등이 누런빛으로 착색되며 나타나는 증상이다. 황달은 여러 종류로 분류될 수 있다. 신생아 황달은 신생아의 간 이상으로 인해 발생하고 생후 2~3일 이내에 약 50%가 발생하며 7~10일 이내에 자연스럽게 소실되는 생리적 황달이 있다. 그러나 혈액 내 빌리루빈 수치가 2.0mg/dL(정상치: 0.5~1.2mg/dL) 이상으로 상승하면 신경세포에 손상을 주는 핵황달이 발생할 수 있다. 폐쇄성 황달은 담도 폐쇄로 인해 담즙 배설에 장애가 생기면서 혈액 속 담즙색소가 증가하여 발생하며 이때 대변은 회색을 나타내며 소변으로의 배설도 감소한다. 간원성 황달은 간염이나 간질환으로 인해 간세포 손상이 발생하고 그로 인해 빌리루빈이 쓸개즙으로 유출되지 못할 때 발생하고 이에 따라 빌리루빈이 축적되어 황달이 나타난다. 용혈성 황달은 적혈구가 대량으로 파괴되어 혈색소가 분해되면서 그 부산물인 빌리루빈이 증가하여 발생하고 이에 따라 체내에 과도한 빌리루빈이 축적되어 황달이 나타난다.

자. 적혈구증가증

적혈구 증가증(polycythemia)은 적혈구의 수가 비정상적으로 증가하는 상태를 말하고 이에는 두 가지 주요 유형이 있다. 이차적 적혈구 증가증은 산소 결핍으로 발생하는 이차적 적혈구 증가증은 고산지대와 같은 산소가 부족한 환경이나 심부전으로 인해 조직으로의 산소 운반이 저하될 때 발생한다. 이때 골수는 산소 공급을 늘리기 위해 적혈구 생성을 자극하여 증가하고 이는 생리적 적혈구 증가증으로 간주한다. 진성 적혈구 증가증은 혈구모세포의 유전적 이상에 의해 적혈구뿐만 아니라 혈액의 양도 증가하는 질환이다. 이 질환의 경우 혈액 점도가 물의 점도보다 10배 이상 증가하고 이에 따라 순환 시간도 증가하게 된다. 진성적혈구 증가증은 산소 결핍으로 인한 청색증(cyanosis)을 유발할 수 있고 이는 혈액 점도가 증가해 순환 속도가 느려지면서 발생할 수 있다.

4. 백혈구

백혈구(white blood cell, WBC)는 골수와 림프에서 생성되고 과립백혈구와 단핵구는 골수에서 생성되어 골수 내에 저장되었다가 필요할 때 혈액으로 유출된다. 림프구(lymphocyte)의 소수는 골수에서 생성되지만, 대부분은 림프조직인 림프절, 비장, 가슴샘, 편도샘 등에서 생성되고 이후 가슴관을 통해 정맥으로 들어가며 혈액 내로 이동한다.

가. 백혈구의 형태와 구성

백혈구는 핵을 가지고 있으며 그 모양은 부정형이고 적혈구보다 크다. 백혈구는 세포질 내 염색성 과립의 유무에 따라 과립백혈구와 무과립백혈구로 분류된다. 과립백혈구는 과립의 색소 염색성에 따라 호중구, 호산구, 호염구로 분류한다. 무과립백혈구에는 림프구와 단핵구가 있다. 과립백혈구의 핵은 다형핵으로 여러 형태를 가진 핵을 가진다. 백혈구 수는 정상 성인에서 약 5,000~10,000개/mm³(평균 7,000개/mm³)이며 성별이나 활동 여부에 따라 차이가 있을 수 있다. 각 백혈구의 기능이 다르므로 전체 백혈구 수뿐만 아니라 각각의 백혈구 비율도 임상적으로 중요한 역할을 한다. 이를 백혈구 감별 계수(WBC)라고 하며 이는 각 백혈구의 비율을 계산하는 과정이다.

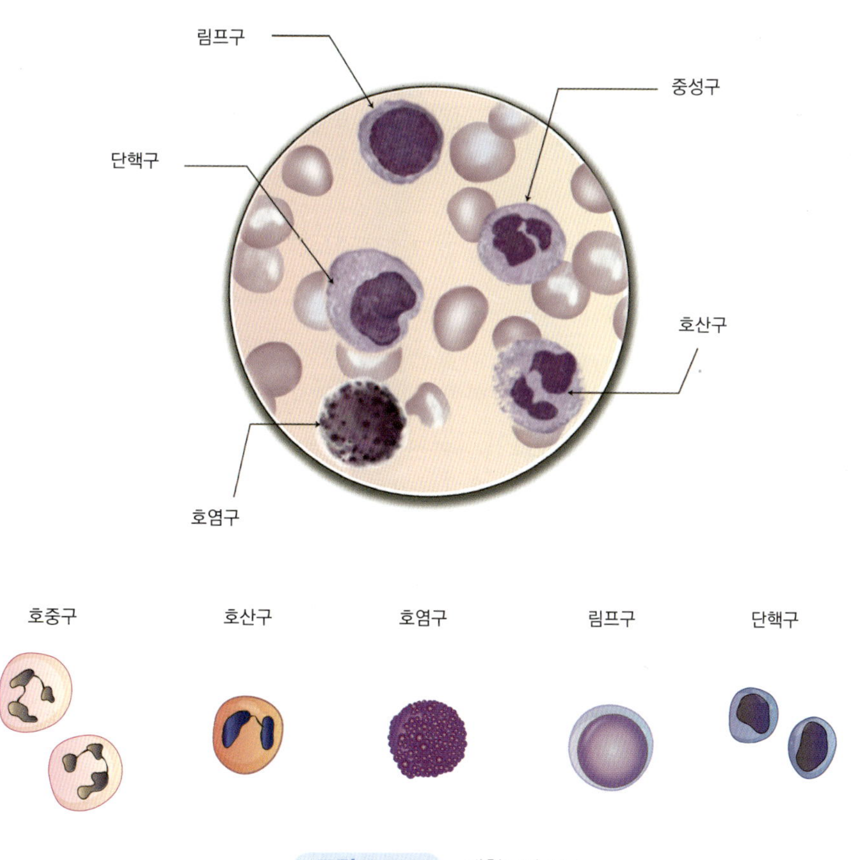

그림 2-4-2   백혈구의 종류

나. 백혈구의 기능

백혈구는 다른 세포들과 달리 자발적으로 움직일 수 있는 세포로 인체를 침범하는 세균이나 이물질을 탐식하고 면역 반응을 형성하며 염증 반응에도 중요한 역할을 한다.

1) 백혈구 누출은 감염이 발생하거나 이물질이 침입할 때 모세혈관벽의 작은 구멍을 통해 백혈구가 혈관 밖으로 빠져나가는 현상을 말한다. 이 과정은 백혈구가 감염 부위나 염증이 있는 부위로 이동하여 면역 반응을 시작하거나 염증 반응에 참여하는 중요한 기능이다.

2) 아메바 모양 운동은 백혈구가 혈관 밖으로 나온 후 감염 부위나 이물질이 있는 부위로 이동하는 과정을 말한다. 이 운동은 아메바처럼 세포가 변형되면서 이동하는 방식으로 속도는 약 $30{\sim}40\mu m$/초이고 이를 통해 백혈구는 감염이나 염증이 발생한 부위로 신속하게 이동하여 면역 반응을 수행한다.

3) 화학쏠림성은 백혈구가 염증 부위로 이동하는 특성을 말하고 이때 아메바 모양 운동이 일어나면서 백혈구가 염증 부위로 향하는데, 이 과정은 화학적 신호에 의해 유도된다. 화학쏠림성은 세균이나 바이러스가 생성한 독소, 손상된 조직에서 유리된 물질, 또는 보체 복합물 등과 같은 화학적 물질에 의해 유도된다. 이러한 물질들이 백혈구를 끌어들여 감염 부위나 염증 부위로 향하게 만든다.

4) 포식작용(phagocytosis)은 인체를 침범한 세균이나 이물질을 잡아먹는 면역 반응을 의미하며 림프구를 제외한 모든 백혈구는 포식작용을 수행할 수 있지만, 특히 호중구와 단핵구가 이 작용에서 중요한 역할을 한다. 호중구와 단핵구는 감염 부위로 이동하여 세균이나 이물질을 탐식하고 파괴하는 강력한 능력을 갖추고 있다.

5) 면역 작용은 주로 림프구에 의해 형성되며 크게 두 가지 유형으로 나눌 수 있다. 세포면역은 T 세포에 의해 이루어지는 면역 반응으로 감염된 세포나 비정상 세포를 직접 공격하고 제거하는 역할을 하며 바이러스 감염, 종양 세포 등에서 중요한 역할을 한다. 체액면역은 B 세포(B cells)에 의해 이루어지는 면역 반응으로 항체를 생성하여 혈액이나 체액에서 세균, 바이러스 등의 외부 침입자와 싸우고 특히 세균과 그로 인한 감염을 방어하는 데 중요한 역할을 한다.

다. 백혈구의 분류

1) 호중구(Neutrophil)

호중구는 전체 백혈구의 약 50~70%를 차지하며 화학쏠림성과 포식작용이 가장 활발하게 일어나는 세포이다. 세균이 감염되었을 때 호중구는 가장 먼저 반응하여 세균이나 이물질을 처리하는 중요한 역할을 하고, 이는 1차 방어선으로 작용하며 급성 염증 시에 호중구의 수가 많이 증가하여 감염 부위로 빠르게 이동한다.

2) 호산구(Eosinophil)

호산구는 전체 백혈구의 약 1~5%를 차지하고 탐식작용은 미약하지만, 세포질 내에 여러 효소를 갖고 있어 중요한 역할을 한다. 혈액 응고 물질을 소화하는 능력이 있으며 알레르기 반응 시 항원-항체 복합물을 파괴하고 포식작용을 수행한다. 또한, 기생충 감염 시에는 기생충을 죽이는 물질을 분비하여 기생충을 제거하는 역할을 한다.

3) 호염구(Basophil)

호염구는 전체 백혈구의 1% 이하를 차지하는 매우 작은 세포이고 세포질 내에 헤파린, 히스타민, 세로토닌 등의 물질을 함유하고 있으며 비만세포와 유사한 역할을 한다. 헤파린은 혈액 응고를 방지하는 역할을 하고 히스타민은 혈관벽의 투과성을 증가시켜 백혈구가 혈관 밖으로 누출될 수 있도록 돕고 알레르기 반응을 일으키며 세로토닌은 혈관 수축을 유도하여 염증 반응에 이바지한다. 호염구는 탐식작용은 거의 하지 않으며 특수한 경우를 제외하고는 주로 화학 물질을 방출하여 알레르기 반응 및 염증 반응에 관여한다.

4) 림프구(Lymphocyte)

림프구는 전체 백혈구의 20~30%를 차지하며 크기가 가장 작고 둥글고 큰 핵을 가지고 있다. 림프구는 운동성과 탐식작용은 없지만, 세균이나 바이러스 등 외부 병원체에 감염될 때 증가하고 항체 등을 형성하여 면역반응에서 중요한 역할을 한다. T 림프구는 세포면역에 관여하며 감염된 세포나 비정상 세포를 직접 공격하고 B 림프구는 체액면역에 관여하며 항체를 생성하여 혈액과 체액에서 병원체를 공격한다. 림프구는 면역계에서 중요한 역할을 하며 각 림프구는 세포면역과 체액면역에서 서로 다른 방식으로 면역 반응을 수행한다.

5) 단핵구(Monocyte)

단핵구는 전체 백혈구의 약 3~8%를 차지하며 큰 핵을 가지고 있으며 탐식작용이 매우 강력하여 호중구의 5배에 달하는 능력을 보인다. 외부에서 세균이 침입했을 때 호중구가 가장 먼저 침입 부위로 달려가 탐식작용을 수행하고 약 12시간 정도 후에는 단핵구의 수가 증가하며 2차 방어선 역할을 시작한다. 단핵구는 혈액에서 조직으로 빠져나와 대식세포로 성숙하고 이때 대식세포는 염증이 발생한 부위에서 포식작용을 계속하며 시간이 지나면서 염증 조직 내의 포식세포 중에서 대식세포가 우세하게 관찰된다.

라. 백혈구의 수명과 파괴

백혈구의 수명은 정확하게 측정하기 어렵고 각 종류의 백혈구는 수명이 다르며 과립구(예: 호중구, 호산구, 호염구)는 골수에서 혈액으로 유입된 후 4~8시간 동안 순환하며 그 후 4~5일 동안 조직에 존재한다. 그러나 심각한 감염이 있으면 과립구는 몇 시간 내에 파괴되고 따라서 평균 수명이 큰 의미를 갖지 않기도 한다. 단핵구는 혈액 내에서 짧은 수명을 가지지만, 조직으로 이동해 대식세포로 성숙하면 몇 달 동안 살아서 염증 부위나 감염 부위에서 중요한 역할을 지속할 수 있다. 림프구는 혈액, 조직, 림프계를 순환하며 수 주 또는 수개월 동안 생존할 수 있고 이들의 수명은 신체의 면역 요구도에 따라 달라지며, 감염에 대한 반응이나 면역 반응의 강도에 따라 조절된다.

마. 백혈구 수의 변화

백혈구 증가(leukocytosis)는 백혈구 수가 10,000개/mm³ 이상일 때 발생하며 이는 염증, 육체적 운동, 추위, 교감신경 항진 등 여러 원인으로 인해 발생할 수 있다. 특히 백혈병과 같은 질환에서는 백혈구 수가 특히 많이 증가한다. 백혈구감소(leukopenia)는 백혈구 수가 4,000개/mm³ 이하일 때 발생하며 이는 화학물질이나 X-선에의 노출, 약물 자극 등 다양한 원인에 의해 발생할 수 있다.

5. 혈소판

혈소판(thrombocyte)은 골수의 거대핵세포에서 형성되며 작은 원형 또는 난원형으로 지름은 약 1~4μm로 적혈구보다 작고 불규칙한 형태를 가지고 있다. 정상적인 성인에서는 약 20만~40만 개/mm³의 혈소판이 있으며 평균 수명은 약 1주일로 비장과 간에서 파괴된다. 혈소판은 핵이 없으며 세포질 내에 세로토닌, 히스타민, 칼슘(Ca^{2+}), 칼륨(K^+), 트롬복산 A2 등의 물질이 있다. 이 물질들은 지혈 작용과 혈액 응고에 중요한 역할을 하고 혈소판은 혈관 손상 시 응집하고 응고 과정에 참여하여 출혈을 막는 데 중요한 기능을 한다.

6. 혈장

혈장(plasma)은 혈액에서 혈구 성분을 제외한 나머지 액체 성분을 말하며 전체 혈액의 약 55%를 차지하고 체중의 약 5%에 해당한다. 혈장은 주로 물로 구성되어 있으며 나머지 성분은 단백질, 전해질, 무기질, 유기질 등으로 이루어져 있으며 pH는 7.35~7.45로 비중은 1.025~1.029이다. 혈장의 주요 구성인 물은 혈장의 약 90%를 차지하고 혈액의 용매 역할을 하며 단백질은 혈장의 약 7%는 단백질로 알부민이 가장 많은 55%를 차지하며 혈액의 삼투압을 유지하는 중요한 역할을 한다. 특히 모세혈관 밖으로 수분이 유출되지 않도록 조절한다. 글로불린은 약 38%를 차지하며 감마 글로불린은 면역글로불린이라고도 불리며 면역 항체를 포함하고 있어 면역반응에 중요한 역할을 하고 섬유 소원은 약 7%를 차지하며 혈액 응고를 도와 혈액을 응고시키는 응고인자 역할을 한다. 혈장의 기능 중 교질삼투압은 혈장단백질의 크기 때문에 혈관 밖으로 빠져나가지 못하고 혈액의 삼투압을 유지하는 데 중요한 역할을 하고, 이는 수분이 모세혈관 밖으로 유출되지 않도록 조절하는 데 도움을 준다.

7. 혈액응고 및 항응고

혈관벽이 손상되어 출혈이 발생하면 신체는 혈액 유출을 막기 위한 지혈과 응고 과정을 거친다. 지혈 과정은 1) 손상된 부위의 혈관 수축은 혈관이 손상되면 국소 혈관수축이 일어나 혈류량을 감소시키고 혈액 유출을 방어한다. 이 과정은 혈관 자체의 근육 수축과 혈소판에서 유리된 물질(세로토닌, 트롬복세인 A2) 등에 의해 촉진된다. 2) 혈소판 부착에 의한 일시적 지혈은 혈관벽의 파괴된 내피세포가 혈소판을 끌어들이며 혈소판에서 분비되는 ADP와 트롬복세인이 더 많은 혈소판을 부착하도록 도와준다. 이 과정은 혈소판 마개를 형성하며 이는 손상된 혈관의 구멍을 일시적으로 차단한다. 혈소판 마개는 처음에는 느슨하지만, 구멍이 작을 때 효과적으로 지혈한다. 3) 혈액응고 인자의 작용에 의한 응고는 손상된 혈관 벽, 혈소판 그리고 혈액 단백질에서 생성되는 혈액 응고 인자들이 혈전을 형성한다. 혈전은 섬유소가 혈소판 마개에 강력하게 부착되어 단단한 마개를 형성함으로써 혈관의 구멍을 완전히 막는다.

가. 혈액 응고 기전

혈액과 조직에는 혈액 응고를 촉진하는 혈액 응고 인자와 혈액 응고를 억제하는 항응고 인자가 50여 개 존재한다. 정상적인 혈관 내에서는 항응고 인자가 우세하여 혈액 응고가 일어나지 않지만, 혈관 손상 시에는 손상된 조직에서 혈액 응고 인자를 활성화하여 항응고 인자를 능가하게 되며 그 결과 혈전이 형성된다. 혈액 응고 과정에는 내인성 기전이나 외인성 기전 모두에서, 응고 인자의 복잡한 연쇄 반응을 통해 프로트롬빈 활성 인자가 생성되는 응고인자의 연쇄반응과 프로트롬빈 활성 인자는 프로트롬빈을 트롬빈으로 전환하는 프로트롬빈의 전환과정, 트롬빈의 효소 작용으로 혈장 단백질인 섬유소원이 섬유소로 전환되고 섬유소는 혈소판, 혈구, 혈장을 엮어 혈전을 형성하는 섬유소원에서 섬유소로의 전환과정 단계가 있다.

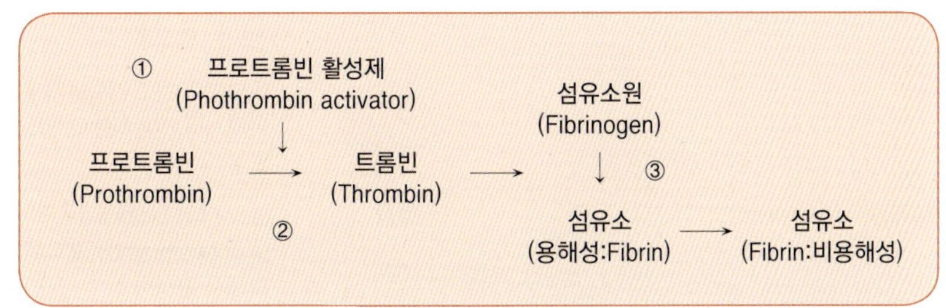

나. 항응고기전

정상적인 혈관 내에서는 혈액 응고 기전보다 항응고 기전이 활성화되어 있어 혈액 응고를 방해한다. 항응고 작용을 하는 물질로는 혈전을 용해하는 섬유소용해계가 있으며 그 중 섬유소 분해효소가 대표적이다. 섬유소 분해효소는 섬유소 분해효소 전구체가 활성화되어 형성되며 섬유소를 용해하여 혈관 내의 혈전을 제거하는 역할을 한다. 월경혈이 응고되지 않는 것은 자궁 점막에서 나온 섬유소 분해효소 덕분이다. 헤파린도 항응고 작용을 하게 되는데, 이는 비만세포와 호염구에서 합성되어 분비된다. 헤파린은 혈액 응고 인자 중 Factor IX의 활성을 억제하고 프로트롬빈이 트롬빈으로 전환되는 과정을 억제하여 항응고 작용을 일으키고 헤파린은 동물에서 추출하여 임상에 시용된다. 와파린은 임상적으로 사용되는 약물로 인체에 투여되면 비타민 K의 작용을 차단하여 간에서 프로트롬빈, Factor VII, IX, X 등의 합성을 감소시켜 항응고 작용을 유발한다. 인체 외부에서 혈액 응고를 방지하기 위해 인공적으로 합성된 물질로는 구연산나트륨, 옥살산나트륨, EDTA 등이 있다. 이들은 혈액 중 Ca^{2+}와 결합하여 제거함으로써 프로트롬빈의 활성을 감소시켜 트롬빈의 형성을 저해한다.

표 2-4-1. 혈액응고인자

인자번호	인자명	생성장소	존재장소	기능	성상
FACTOR I 1번응고인자	섬유소원(Fibrinogen)	간	혈장	섬유소(Fibrin)의 전구물질	용해성 단백질
FACTOR II 1번응고인자	프로트롬빈(Prothrombin)	간	혈장	트롬빈(Thrombin)의 전구물질	α2-globulin
FACTOR III 3번응고인자	트롬보플라스틴(Thromboplastin)	혈장, 조직, 혈소판에 있는 전구물질들	일시적혈액 응고 작용	혈중의 여러 응고인자들이 조 직과 혈소판에 서 유래하는 인지질과 복잡한 반응으로 생 성되는 증산물	
FACTOR IV 4번응고인자	$Ca2^+$(칼슘)		혈장	대부분의 응고인자들이 활성 화되거나 전환하는데 필요한 물질	
FACTOR V 5번응고인자	프로악셀레린(Proaccelerin)	간	혈장	factor II의 factor II a로의 전환 을 chrwisthrombin과 Ca^{2+} 에 의해서 활성화	용해성 글로불린
FACTOR VI 6번응고인자	activated factor V(엑티베이트 팩터5)				
FACTOR VII 7번응고인자	프로콘버틴(Proconvertin)	간	혈장	Ca^{2+} 존재하에서 factor X를 활성화	β-globulin
FACTOR VIII 8번응고인자	Antihemophillic (항혈우병인자 AHF)	간, 신장, 비장	혈장	응고의 초기단계에서 내인성 thromboplastin의 생성에 긴 요한 factor IX와 Ca^{2+}존재하 에서 활동	β2-globulin
FACTOR IX 9번응고인자	Christmas factor (크리스마스인자)	간	혈장	Factor VIII처럼 작용 factor IX a 와 Ca^{2+}존재하에서 활동	
FACTOR X 10번응고인자	Stuart_Prower factor (스튜어트프로워 인자)	간	혈장	Factor III의 촉진률 factor VII ca^{2+} 및 factor VIII에 의해서 활성화	
FACTOR XI 11번응고인자	Plasma Thromboplastin Antecedent (혈장트롤보플라스틴)		혈장	접촉-감수성 단백분해효소, 응고 초기에 factor XIII a 의해 서 활성화	
FACTOR XII 12번응고인자	Hageman factor (하게만인자)		혈장	접촉-감수성 단백분해효소	용해성 글로불린
FACTOR X III 13번응고인자	Fibrin-stabilizing factor (피브린 안정화 인자)		혈장	Ca^{2+} 존재하에 fibrin을 안정화 thrombin에 의해서 활성화	

8. 혈액형

가. ABO형

사람의 혈액형은 A, B, O, AB로 분류되며 이는 적혈구의 막에 존재하는 응집원에 의해 결정된다. 즉, 적혈구 막에 응집원 A가 있으면 A형, 응집원 B가 있으면 B형, AB형의 응집원을 모두 갖고 있으면 AB형, 둘 다 없으면 O형이다. 또한 혈장에는 응집소가 포함되어 있으며 응집원 A와 응집을 일으키는 α(anti-A), 응집원 B와 응집을 일으키는 β(anti-B)가 있다. A형인 사람의 혈장에는 β가, B형인 사람의 혈장에는 α가 O형인 사람의 혈장에는 두 응집소 모두가 있으며 AB형인 사람의 혈장에는 응집소가 없다. 따라서 수혈 시 A형인 환자가 B형인 사람의 혈액을 받으면 수혈자인 A형 사람의 혈장에 존재하는 anti-B와 공혈자인 B형의 적혈구 막에 존재하는 응집원 B가 반응하여 응집을 일으키고 적혈구가 뭉치거나 용혈이 발생할 수 있다. 수혈자의 응집원과 공혈자의 응집소도 반응을 일으킬 수 있으나 공혈자의 응집소는 수혈자의 체내에서 희석되므로 큰 의미가 없다. 의미 있는 수혈 부적합 반응은 공혈자의 응집원과 수혈자의 응집소 사이에 발생하는 반응이다. 따라서 O형은 모두에게 수혈할 수 있어 만능 공혈자(universal donor)로 불리고 AB형은 모든 혈액형을 받을 수 있어 만능 수혈자(universal recipient)로 불린다.

나. Rh형

ABO 혈액형과 더불어 Rh 혈액형군도 수혈에 있어 매우 중요하다. Rh 인자는 적혈구에 있는 특별한 단백질로 Rh 인자가 있으면 Rh+(양성), 없으면 Rh-(음성)으로 분류된다. Rh 양성인 혈액을 Rh 음성인 사람이 수혈받으면 일반적인 면역 반응을 통해 Rh에 대한 항응집소(항체)가 서서히 생성된다. Rh 인자에 여러 번 노출되면 Rh 음성인 사람은 Rh 인자에 대해 매우 민감해지며 Rh 양성 혈액을 재수혈할 때 수혈 부작용이 매우 강하게 일어날 수 있다. 태아적혈모구증은 Rh 양성인 아버지와 Rh 음성인 어머니 사이에서 발생한 태아에게 나타나는 현상이다. 즉,

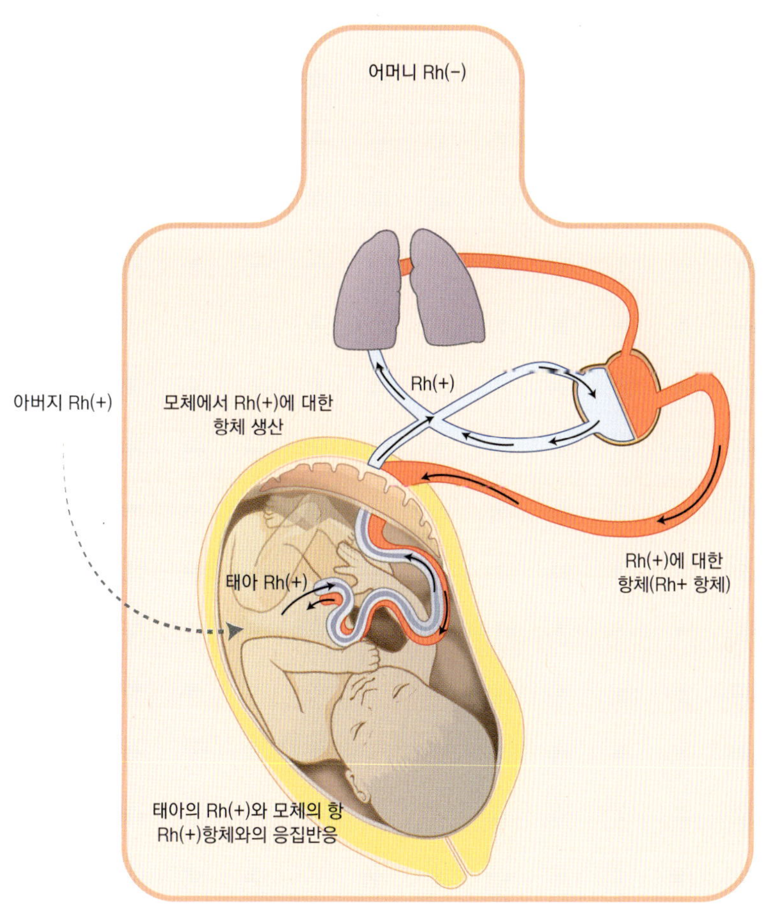

그림 2-4-3 태아에 영향을 미치는 Rh 인자

Rh 양성은 우성 유전자로 Rh 양성인 아버지와 Rh 음성인 어머니가 임신했을 때 태아는 Rh 양성이 되고 태반을 통해 Rh 인자가 어머니 체내로 이동하여 Rh에 대한 항응집소를 서서히 만들게 된다. 첫 아이 때는 이 항응집소의 양이 해로울 정도로 많지는 않지만, 어머니가 다시 임신할 때 항응집소는 더 많아지며 태반을 통해 태아에게로 이동하게 되고 태아의 적혈구와 반응하여 응집을 일으키고 파괴된다. 적혈구의 생산 속도가 빨라지면서 태아 적혈모구증을 일으키게 되고 발병은 출산이 거듭될수록 점점 증가한다.

표 2-4-2. ABO 혈액형

Phenotype	A	B	AB	O
응집원	A	B	A and B	×
응집소	ß	α	×	α, ß
Genotype	AA, AO	BB, BO	AB	OO

5

심장

심장은 혈액 순환을 위한 중요한 장기이며 가슴안(thoracic cavity)에 위치하며 복장뼈 뒤쪽에 약간 왼쪽으로 기울어져 있고 심장막(pericardium)에 싸여 있다. 심장은 오른쪽 심장과 왼쪽 심장으로 분리되며 각각은 심방(atria)과 심실(ventricles)로 구성된다. 심방은 주로 심실의 보조 펌프로 작용하여 혈액이 심실로 들어가는 것을 돕고 심실은 전신으로 혈액을 내보내는 펌프 역할을 한다. 심장벽은 가장 안쪽부터 심내막, 심근층, 심외막으로 구성되어 있으며 심장의 중요한 기능인 펌프력은 심근이 담당한다.

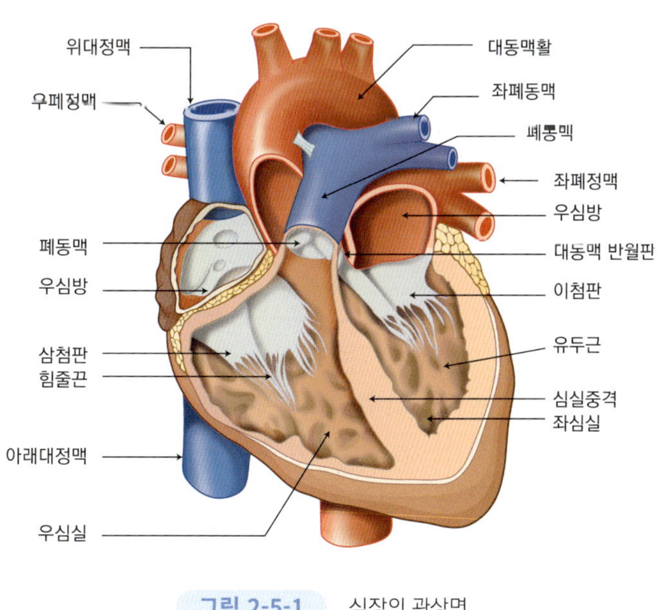

그림 2-5-1 심장의 관상면

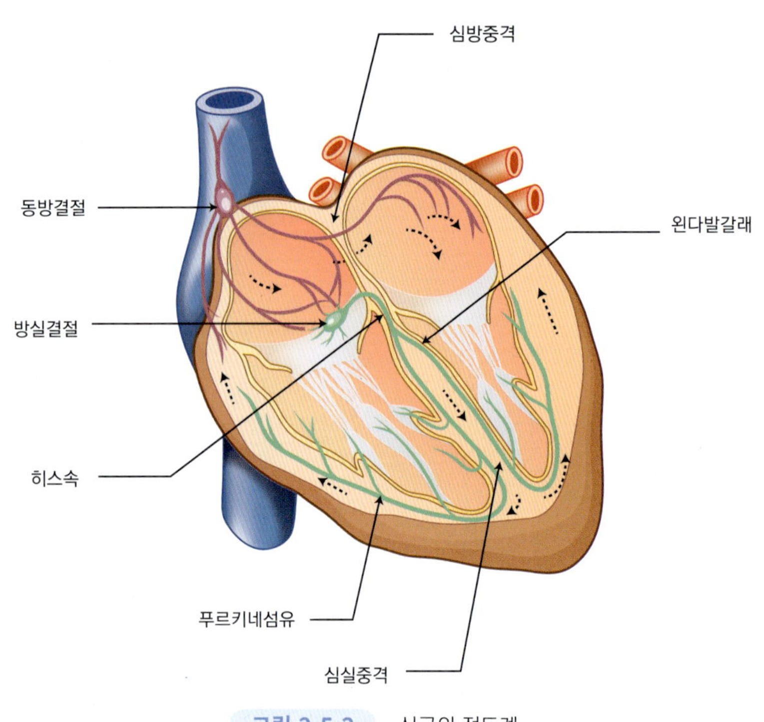

그림 2-5-2　심근의 전도계

1. 심근의 생리

　　심근에는 수축과 이완을 담당하는 근육 섬유와 흥분성 및 전도성을 가진 특수 근육 섬유로 이루어져 있다. 심방에 분포하는 심방근과 심실에 분포하는 심실근은 수축과 이완을 담당하며 심실의 근육은 심방의 근육층보다 두껍고 좌심실 근육은 우심실 근육보다 약 3배 정도 더 두껍다. 심장의 근육은 조직학적으로 가로무늬근육이지만, 자율신경에 의해 조절되는 제대로근육이다. 심방근과 심실근은 각각 융합체를 형성하여 한 부위에서 발생한 흥분이 다른 심근 세포로 쉽게 퍼져나갈 수 있다. 그러나 심방의 융합체와 심실의 융합체는 섬유조직에 의해 서로 완전히 분리되어 심방 근육에서 발생한 활동전위가 심실 근육으로 전도되지 않는다. 흥분성 및 전도성을 가진 근육은 결절(굴심방결절, 방실결절, 방실다발)과 푸르키네섬유(Purkinje fibers)를 구성한다.

가. 심근의 자발성

　　심장은 스스로 율동적인 박동을 하는 능력을 갖추고 있으며 이를 자발성이라고 한다. 즉, 활동 전위에 의한 흥분을 자동으로 발생시키는 능력을 갖추고 있는데, 율동적인 흥분이 시작되는 부위는 굴심방결절(sinoatrial node, SA node)이다. 굴심방결절에서 시작된 흥분은 방실결절(atrioventricular node, AV node)로 들어가게 되고 방실다발을 거쳐 푸르키네섬유로 전도되는데 이를 흥분 전도계라고 한다. 사실, 흥분 전도계를 구성하는 굴심방결절, 방실결절, 푸르키네섬유는 모두 스스로 활동 전위를 일으켜 흥분을 유발하는 자동능을 갖고 있지만, 굴심방결절에서의 흥분 발생 빈도가 1분에 60~100회로 가장 빠르므로 심장 박동을 조절하는 역할을 굴심방결절이 담당한다. 따라서 굴심방결절을 박동조율기(pacemaker)라고도 부른다.

■ 흥분전도계

1) 굴심방결절(SA node)

굴심방결절은 우심방의 위쪽 가쪽 벽에서 위대정맥의 입구 부위 아래쪽에 있다. 굴심방결절의 안정막전위는 -55 ~ -66mV로 심실근의 안정막전위(-85 ~ -90mV)에 비해 약간 높게 형성되어 있으며 굴심방결절에서 발생한 활동전위는 즉시 심방근으로 전도된다.

2) 방실결절(AV node)

방실결절은 우심방의 뒤쪽 벽에서 삼첨판(tricuspid valve)의 바로 뒤쪽, 관상정맥동이 열려 있는 근처에 있다. 굴심방결절에서 발생한 흥분파는 심실로 전파되기 전에 방실결절(AV node)에서 잠시 지연되는데, 이 기간에 심방의 혈액이 충분히 심실로 유입될 수 있게 된다. 굴심방결절에서 발생한 흥분파가 방실결절을 지나 방실다발의 말단 부위까지 도달하는 데 걸리는 시간은 0.16초이다.

3) 방실다발(AV bundle, his bundle)

방실다발의 특징은 정상적이면 심실에서 심방 쪽으로 반대 방향의 흥분 전도를 하지 못한다는 것이다. 심방근과 심실근은 방실다발을 제외하고는 섬유조직에 의해 분리되어 있으며 이 섬유조직은 전기적인 절연체의 역할을 한다. 방실다발은 심실중격 속을 내려오다 오른다발갈래와 왼다발갈래로 갈라진다.

4) 푸르키네섬유(Purkinje fiber)

동방결절의 흥분은 마지막으로 푸르키네섬유에 도달하는데, 이 섬유는 매우 크고 전도 속도도 다른 전도계에 비해 매우 빨라 심실근 전체로 흥분파를 빠르게 전달하여 심실근이 동시에 수축할 수 있도록 한다.

각 흥분 전도계의 속도는 그림 2-5-3과 같다.

나. 심근의 활동전위

심근의 안정막전위는 -85 ~ -90mV이며 안정 상태의 심근이 자극을 받으면 활동전위가 발생한다. 심장의 활동전위는 4단계로 구분되며 전도 세포로부터 심근세포에 활동전위가 전파되어 막전위가 역치 이상으로 상승하면 세포막의 소듐 통로가 열려 Na^+가 급격하게 세포 내로 유입되고 이에 따라 진압이 +20mV까지 올라가 탈분극을 일으키는데 이 시기를 Phase 0이라고 한다. Phase 1은 급격한 탈분극에 뒤이어 소듐 통로가 닫히면서 K^+의 외향 전

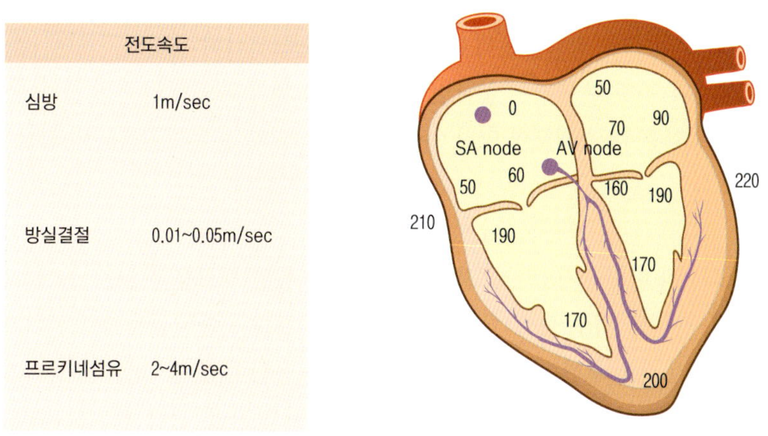

그림 2-5-3 심장의 전도계와 전도 속도

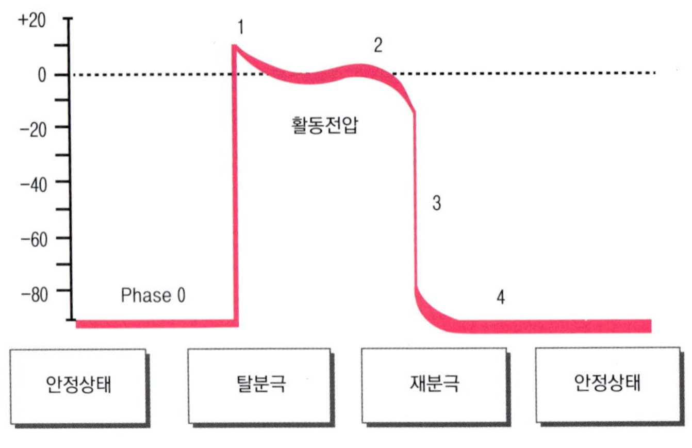

그림 2-5-4 심장 근육세포의 활동전위 변화 단계

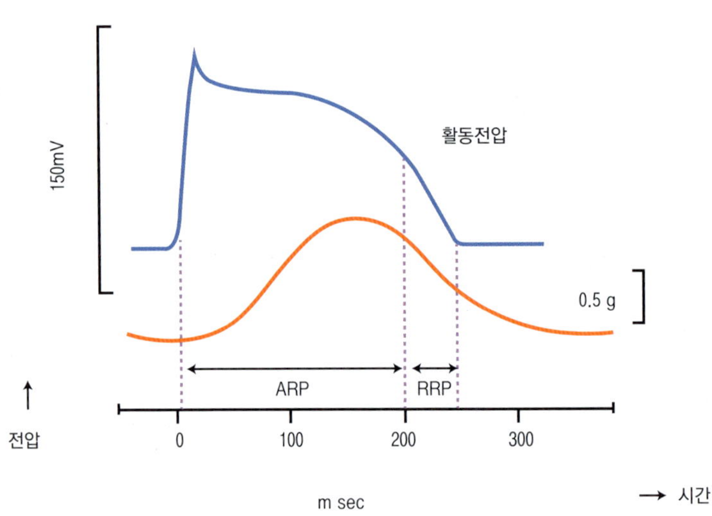

그림 2-5-5 심근섬유의 활동전압과 수축반응. ARP: 절대불응기, RRP: 상대불응기.

류가 발생하여 전압이 10~20mV 정도 떨어지는 시기이다. 이어서 정점 지속이 발생하는데, 이는 심근이 뼈대근육과 달리 칼슘 통로를 갖고 있어 세포 밖으로부터 Ca^{2+}가 세포 내로 서서히 유입되고 이때 세포 안에 있던 K^+도 세포 밖으로 유출되면서 생긴다. 칼슘의 유입이 끝나면 포타슘에 대한 투과도가 급격히 증가하여 재분극이 일어나는 Phase 3에 이르게 되고 이후에는 다른 세포와 마찬가지로 안정 상태의 전위가 지속되며 활동전위가 끝난다.

■ 심근의 불응기

심근은 다른 흥분성 조직과 마찬가지로 활동전위가 발생하는 동안 새로운 자극이 주어져도 활동전위가 발생하지 않는 불응기를 갖는다. 심실의 경우 불응기는 약 0.25~0.30초로, 즉 심실근에 활동전위가 생겨 수축하는 동안에는 다시 심실근이 흥분되지 않도록 한다. 활동전위가 형성되는 동안 어떠한 자극에도 반응하지 않는 절대불응기가 있고 활동전위가 끝나갈 무렵에는 정상적인 자극에는 흥분하지 않지만, 강한 흥분성 자극을 가하면 활동전위가 발생할 수도 있는 상대불응기가 있다.

2. 심장주기

심장이 수축을 시작해서 다음 수축이 일어나기 전까지의 시간을 심장주기라고 한다. 심장박동수가 80회인 경우 심장주기는 1회당 0.75초이다. 심장주기는 크게 심방수축기, 심실수축기 및 심실확장기로 나눌 수 있다.

가. 심방 수축기

심방수축기는 심방에 있는 혈액이 심실로 유입되는 시기로 심실 혈액 유입량의 약 20% 정도가 심방 수축에 의해 일어난다. 심방 수축은 굴심방결절(SA node)이 탈분극되면서 시작되며 이때 심전도상에 P파가 나타난다. 심방 수축기 동안 심방의 압력이 심실의 압력보다 상대적으로 높아져 혈액은 심실 쪽으로 유입되며 심실 압력이 심방 압력보다 상승하는 순간 방실판막(atrioventricular valve)이 닫히고 심실은 수축을 준비하게 된다.

나. 심실 수축기

1) 등(용)적수축(Isovolumetric contraction)

심실 압력이 심방 압력보다 상승하는 순간, 방실판막은 다치게 되고 심실을 이루고 있는 심근이 길이 변화 없이 수축력만 향상되는 시기가 된다. 이때 아직 심실의 용적은 줄어들지 않아 대동맥판막은 여전히 닫혀 있는 상태이다.

2) 급속심실출(Rapid ventricular ejection)

심실의 수축으로 심실의 내압이 커져 대동맥판막이 열리면서 혈액이 급속도로 대동맥 쪽으로 빠르게 박출되는 시기이다. 이때 대동맥압도 상승하게 되며 심실의 용적은 급속히 감소하게 된다.

3) 느린 심실 박출(Slow ventricular ejection)

혈액의 박출 속도가 감소하고 대동맥으로의 혈류도 감소하는 시기로 대동맥압이 감소하면서 역류로 대동맥판막이 폐쇄될 때까지를 말한다. 심실 용적은 감소하고 심실 내 압력이 하강하기 시작하며 심방으로 혈액이 지속적으로 귀환하여 심방의 압력은 상승한다.

4) 등(용)적이완(Isovolumetric relaxation)

대동맥판막이 닫히고 방실판막이 열릴 때까지의 시기로 용적에는 변화 없이 심실의 이완으로 심실 내압이 감소하기 시작한다.

5) 급속 유입(Rapid inflow)

심실 내압이 감소하면서 순간적으로 방실판막이 열리면 혈액이 심방으로부터 심실로 급속히 유입되고 심실의 용적은 다시 커지게 되며 유입 속도가 감소하는 시기까지를 말한다.

6) 심실 중간 충만기(Diastasis)

혈액의 심실로의 유입 속도가 감소하고 심방이 수축하기 전까지의 시기로, 대정맥으로부터 서서히 혈액이 심방을 통해 심실로 유입된다. 이 시기는 심박수가 빨라질수록 점점 짧아지며 125회/분 이상이면 나타나지 않을 수도 있다.

3. 심음

심음(heart sound)은 심장의 수축과 이완에 따라 판막의 열림과 닫힘, 혈액의 흐름, 혈류 변화에 의한 심장벽이나 혈관벽의 진동 때문에 발생한다. 가슴에 귀를 대면 들을 수 있으며 청진기를 이용하여 미세한 음까지 확인할 수 있다. 심음은 길고 저음의 제1심음과 높고 짧은 제2심음으로 나뉘는데, 영어로는 "lub-, dub"으로 우리말로는 "쿵-, 딱"으로 표현할 수 있다. 제1심음은 심실이 수축하는 순간에 나는 소리로 방실판막의 닫힘, 큰 동맥으로 혈액이 박출되면서 일으키는 혈액의 와동 및 혈관벽 진동 그리고 근육섬유 자체의 진동으로 발생하지만, 주로 방실판막이 닫힘으로써 나타난다. 제2심음은 심실의 수축이 끝나고 등적이완이 일어나는 순간에 반달판(semilunar valve), 즉 대동맥판(aortic valve)과 폐동맥판(pulmonary valve)이 닫히면서 일어나는 혈액의 요동 및 혈관벽의 진동 소리이다. 대동맥판이나 폐동맥판에 손상이 있는 경우 제2심음이 계속해서 나타나며 이는 다음 제1심음까지 이어진다. 제3심음은 약하면서 우르르하는 소리의 특성을 갖고 심실 이완기 중간에 들린다. 이는 심방으로부터 심실로 유입되는 혈액이 심실을 진동시키는 것이 원인으로 생각되며 청진기로는 주로 젊은 사람에게만 들을 수 있다. 제4심음은 심방 수축에 앞서 혈액이 열린 방실판막 구멍을 통해 자유로이 심실로 흘러 들어가면서 약하고 낮은 소리로 나타나게 된다. 제4심음은 매우 약해서 청진기로도 듣기 어렵다. 위와 같은 정상적인 심음 이외에 판막의 손상과 같은 질환에 의해 비정상적인 혈류가 발생하여 나타나는 심음을 심장잡음이라고 한다. 정상 심음의 청진 부위는 그림 2-5-6과 같다.

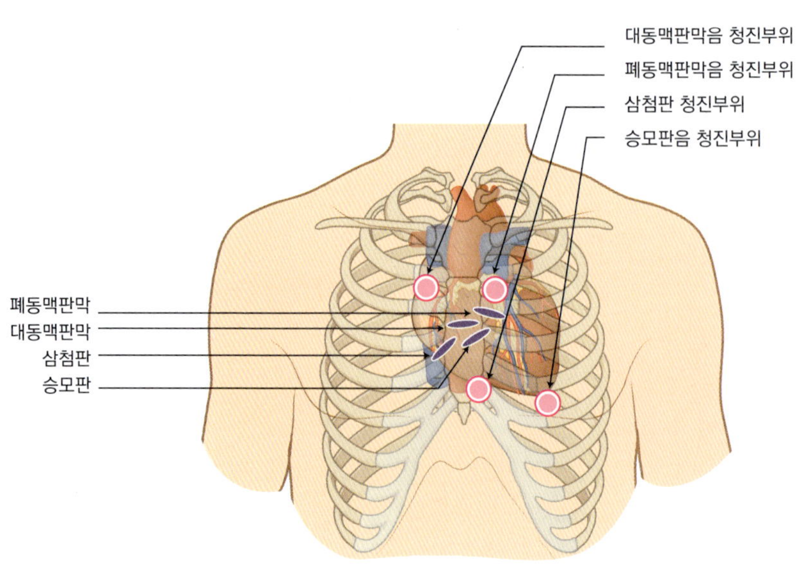

그림 2-5-6 심장 판막의 청진 위치

4. 심전도

심전도(electrocardiogram, ECG or EKG)는 심장이 활동할 때 발생하는 활동 전압을 신체 표면에서 기록하는 것이다. 활동 전압이 일어날 때 심방과 심실에 걸쳐 차례대로 발생하는 탈분극과 재분극 시의 전압이 신체의 체액을 따라 신체 표면까지 전달되며 신체의 각 부위에 전극을 부착하면 감지할 수 있다. 따라서 심전도를 측정할 때는 다른 근육이나 기관에서 발생하는 활동 전압의 감지를 최소화하기 위해 움직이지 않는 편안한 상태에서 측정해야 한다.

가. 심전도 전극(lead)

심전도를 기록하기 위한 유도법에는 쌍극유도법(하나의 극은 양극, 다른 하나는 음극으로 구성된 유도)과 단극유도법(하나의 양극과 제로점을 참고로 구성된 유도)이 있다. 심장의 입체적인 면을 고려하여 관상면에서 바라보는, 즉 X축과 Y축으로 흐르는 전류는 쌍극표준팔다리유도와 단극증폭팔다리유도로 측정하고 수평면에서 바라보는 Z축과 X축으로 흐르는 전류는 흉부 유도로 측정한다.

1) 표준 팔다리 전극

표준 팔다리 전극(standard limb lead)은 쌍극 유도법으로 왼팔, 오른팔, 왼발에 양극 또는 음극의 전극을 부착하여 유도하는 방법으로 여기에는 Lead I, Lead II, Lead III가 있다. Lead I은 양극을 왼팔에, 음극을 오른팔에 부착하여 측정한다. Lead II는 양극을 왼발에, 음극을 오른팔에 부착하고, Lead III는 양극을 왼발에, 음극을 왼팔에 부착하여 측정한다. 양팔과 왼발목의 전극에 의해 형성된 표준유도는 심장을 중심으로 역삼각형을 형성하며 각 꼭지점에서 전류를 받는 것으로 가정할 수 있다. 이때 이 역삼각형을 아인트호벤 삼각형(Einthoven's triangle)이라고 하고 심장 주기 중 어느 순간이든지 위 세 가지 유도로 기록된 심전도의 전압 사이에는 I + III = II라는 식이 성립된다. 이것을 이인트호벤 법칙(Einthoven's law)이라고 한다(그림 2-5-7).

2) 증폭 표준 팔다리 유도(Augmented unipolar limb lead)

이는 단극유도로 aVR, aVL, aVF가 있으며 측정하려는 부위 이외에 두 유도를 합한 것을 기준전극으로 삼은 것

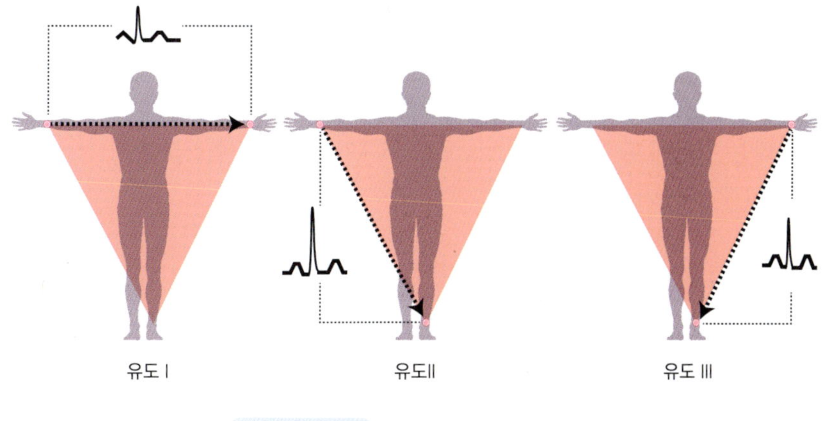

그림 2-5-7   표준 팔다리 유도

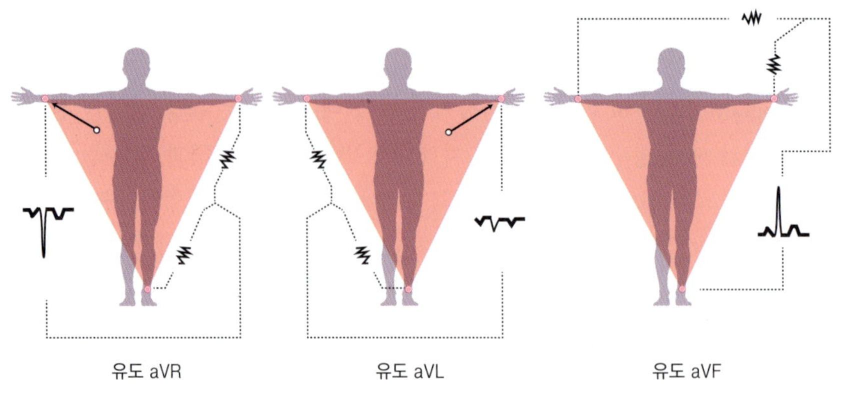

그림 2-5-8　증폭 표준 팔다리 유도

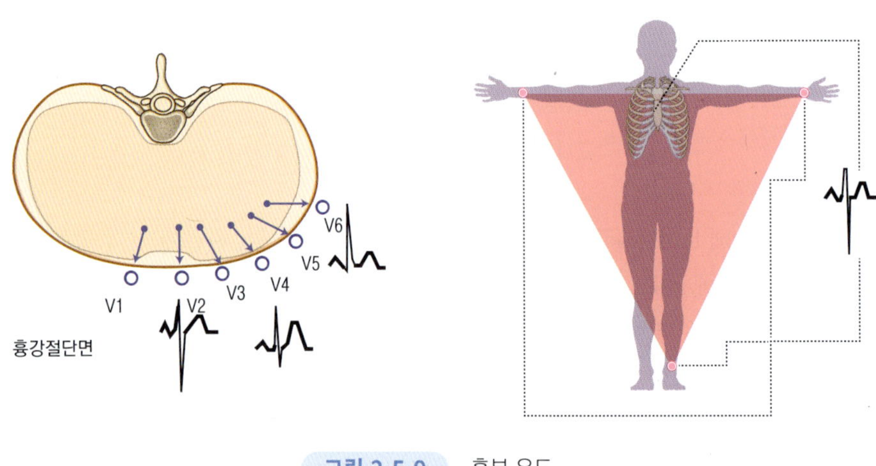

그림 2-5-9　흉부 유도

이 차이점이다. Lead aVR은 양전극을 오른팔(RA)에 부착하고, 음전극은 왼팔(LA)과 왼발(LF)에 부착하여 RA와 LA+LF 사이의 전압 차이를 측정하는 것이다. 같은 방법으로 Lead aVL은 양전극을 왼팔에 Lead aVF는 양전극을 왼발에 부착하여 나머지 두 곳에 음전극을 부착하여 측정할 수 있다(그림 2-5-8).

3) 심장전 전극(Precordial lead)

흉부유도는 앞가슴 부위에 양전극을 부착하고, 세 곳의 팔다리(왼팔, 오른팔, 왼발)에 음전극을 연결하여 형성되며 양전극을 부착하는 위치에 따라 V1, V2, V3, V4, V5, V6가 있다(그림 2-5-9).

나. 심전도의 해석

심전도를 기록하는 용지는 눈금으로 표시되어 있으며 가로축은 시간을 나타내고 세로축은 전압의 크기를 나타낸다. 가는 눈금 5칸마다 굵은 눈금으로 표시되어 있다. 그래프의 가로축은 1초 동안 25 mm가 이동하도록 조절되어 있어 작은 눈금 1칸(1mm)은 0.04초에 해당하며 큰 눈금(5mm)마다 0.2초를 나타낸다.

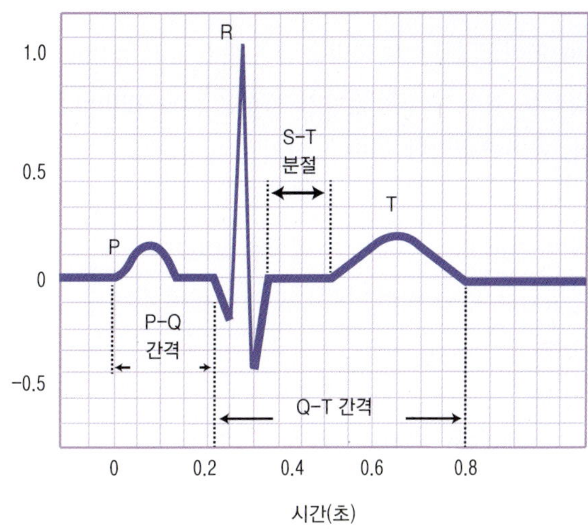

그림 2-5-10 심전도의 파형과 간격

1) 심전도 파(Wave)

정상 심전도는 P파, QRS 파, T파의 세 개로 구성된다(그림 2-5-10). P파는 심방의 탈분극을 나타내며 굴심방결절(SA node)이 흥분된 직후에 시작된다. P파가 기록된 직후에 심방이 수축하고 P파의 정상적인 모양은 0.12초 이하의 부드러운 곡선을 형성한다. QRS파는 보통 Q파, R파, S파의 3개가 합쳐져서 만들어지지만, 항상 그렇지는 않다. 이는 방실결절, 방실다발, 푸르키네섬유를 따라 일어난 흥분이 심실 근육으로 전해지면서 발생한 심실의 탈분극을 나타내며, 약 0.08~0.12초 동안 나타난다. T파는 심실이 재분극 되는 동안에 그려지는 파형으로 높이와 폭이 일정하지 않으며 P파보다 크고 부드러운 곡선을 나타낸다.

2) 간격과 분절

간격(interval)은 파(wave)를 포함하고 있으나 분절(segment)은 파를 포함하지 않는 파와 파 시이를 말하고 임상적으로 중요한 간격과 분절에는 다음과 같은 것들이 있다. PQ간격 또는 PR간격은 심방의 탈분극 초기에서 심실의 탈분극 초기까지의 시간을 나타낸다. 이는 동방결절의 흥분이 방실결절까지 전도되는 시간을 나타내며 정상적으로 약 0.16초로, 0.2초 이내이다. 방실결절을 통과하는 전도 속도가 빠르면 PR간격은 단축되고 심박수가 증가하면 PR간격은 짧아진다. QT 간격은 심실의 탈분극에서 심실의 재분극까지를 나타낸다. 심실의 수축은 Q파가 시작되는 순간부터(유도에 따라 Q파는 나타나지 않을 수도 있고 이런 경우는 R파부터) T파가 끝날 때까지 지속된다. ST 분절은 QRS파가 끝난 후부터 T파가 시작되기까지를 나타내며 심실 전체가 탈분극된 상태를 나타낸다. 보통 바닥선상에 나타나며 만약 바닥선에 있지 않다면 모든 심실근 세포가 동시에 탈분극되지 않았다는 것을 의미한다. 심근경색증이 있을 때 바닥선을 벗어난다.

5. 심박출량

심실로부터 동맥으로 보내지는 혈액의 양으로 심장의 수축 능력을 알 수 있다. 좌심실 또는 우심실이 한 번 수축할 때 동맥 쪽으로 내보내지는 혈액량을 일회박출량(stroke volume)이라고 하며 1분 동안 심장에서 내보내는 혈액의 양을 심박출량(cardiac output)이라고 한다. 일회박출량은 확장말기 용적(end diastolic volume)에서 수축말기 용적(end systolic volume)을 뺀 것으로 좌심실의 확장말기 용적은 110~120mL이고 수축말기 혈액량은 40~50mL로 일회박출량은 약 70mL가 된다. 일회박출량에 영향을 미치는 요인으로는 이완말기의 혈액량, 평균대동맥압, 심실의 수축 강도가 있다.

일회박출량(SV) = 확장말기 혈액량(EDS) - 수축말기 혈액량(ESD)

심박출량은 1분 동안의 일회박출량을 더한 것이므로 일회박출량에 심박수를 곱하면 된다. 안정 시 심박출량은 성인 남성의 경우 약 4.5~5.5L/min이다.

심박출량 = 일회박출량 × 심박수

박출률은 심실 확장말기의 혈액량에 대한 일회박출량의 비로 구한다. 이는 심실근 수축력을 나타내는 지표이다. 확장말기 혈액량이 약 120mL, 일회박출량이 70mL라고 했을 때 박출률은 약 50%로 정상치는 50~60%이다.

박출률 = 일회박출량/확장말기 혈액량

6. 심장 기능의 조절

순환에서 가장 중요한 심장은 수축과 이완의 속도 및 강약에 따라 순환에 영향을 줄 수 있다. 이렇게 심장이 뛰는 속도와 수축력의 강약은 심장으로 들어오는 혈액의 양, 자율신경, 혈액의 이온 농도, 체온 등이 영향을 줄 수 있다.

가. 자율신경의 작용

교감신경은 굴심방결절의 흥분 발생 빈도를 증가시켜 심박수를 증가시키며 심실 근육의 수축력을 증가시킨다. 부교감신경은 굴심방결절과 방실결절에 분포되어 있으며 흥분 발생 빈도를 감소시켜 심박수를 저하하고 수축력도 감소시킨다.

나. 순환 혈액량에 의한 조절

1) 프랑크-스탈링 법칙

심박출량을 조절하는 데 있어 심장 자체보다 말초 순환의 요소가 더 중요한 이유는 심장이 정맥으로부터 우심방으로 들어오는 혈액량이 얼마이든 자동으로 혈액을 박출하는 자체 기전이 존재하기 때문이다. 생리학자인 프랑크(Frank)와 스탈링(Starlings)은 정상적인 심실 수축력은 확장기말 용적에 직접적으로 비례한다는 것을 밝혔다. 즉, 신경이나 호르몬의 지배가 없이도 심실로 유입되는 혈액량이 많아지면 심실 근육이 신장하고 이때 심실은 더 강한 힘으로 수축하여 여분의 혈액을 내보내게 되는데, 이를 프랑크-스탈링 법칙(Frank-Starling law)이라고 한다.

2) 베인브릿지 반사

심방으로 유입되는 혈액량이 많아지면 대정맥 및 우심방이 신전 되고, 이는 연수에서 교감신경으로 반사되어 심장에 작용하여 심박수를 증가시키고 더 많은 혈액을 박출하는 데 도움을 주게 되는데 이를 베인브릿지(Bainbridge) 반사 또는 승압반사라고 한다.

3) 감압반사(Depressor reflex)

대동맥활(aortic arch)과 목동맥팽대(carotid sinus)에는 동맥압이 증가하면 이를 감지하는 압력수용기가 있다. 이 부위의 압력이 증가하게 되면 감각신경을 통해 연수로 전달되고 여기에서 반사작용을 통해 부교감신경이 흥분하게 되면 심박수가 감소하고 심장 수축력이 저하되어 결국 심박출량을 낮추게 된다.

다. 화학적조절

대동맥활과 목동맥에 존재하는 화학수용기인 대동맥소체(aortic body)와 목동맥소체(carotid body)에서는 혈액 내의 O_2, CO_2, H^+와 같은 농도를 감지한다. CO_2와 H^+ 농도가 증가하거나 O_2 농도가 감소하면 연수로 자극을 보내 교감신경의 반사를 일으킨다. 이에 따라 심박수 및 심장 수출력을 향상하게 된다.

라. 기타 조절

신체 온도가 높아지면 심근 세포막의 이온 투과도가 증가하고 동방결절의 대사율이 증가하여 심박수가 증가한다. 몸집이 작을수록 심박수는 증가하고 몸집이 크면 심박수는 감소한다. 또한, 심한 운동을 하면 심박수가 증가한다.

6
순환과 혈압

1. 순환기계

순환기계는 폐에서 받아들인 산소와 소화기관에서 흡수한 영양분을 신체 조직에 공급하고 물질대사 과정에서 발생한 노폐물과 이산화탄소를 신장과 폐로 운반하는 역할을 한다. 또한, 호르몬 운반, 체온 조절, 혈액 응고, 면역 반응 등 다양한 방어 기능에도 관여한다. 순환기계는 크게 심장과 혈관으로 구성된 심혈관계 그리고 림프관, 비장, 가슴샘, 편도, 림프절 등의 림프조직으로 구성된 림프계로 나눌 수 있다.

2. 순환경로

혈액의 인체 순환경로는 온몸순환(systemic circulation)과 폐순환(pulmonary circulation)으로 나뉜다. 온몸순환은 좌심실에서 시작하여 → 대동맥 → 동맥 → 모세혈관 → 정맥 → 대정맥 → 우심방으로 돌아온다. 이어지는 폐순환은 우심실에서 시작하여 → 폐동맥 → 폐모세혈관 → 폐정맥 → 좌심방으로 혈액이 흐른다.

3. 순환기계의 기능

순환기계의 기능은 크게 운반, 조절, 방어의 세 가지로 구분할 수 있다.

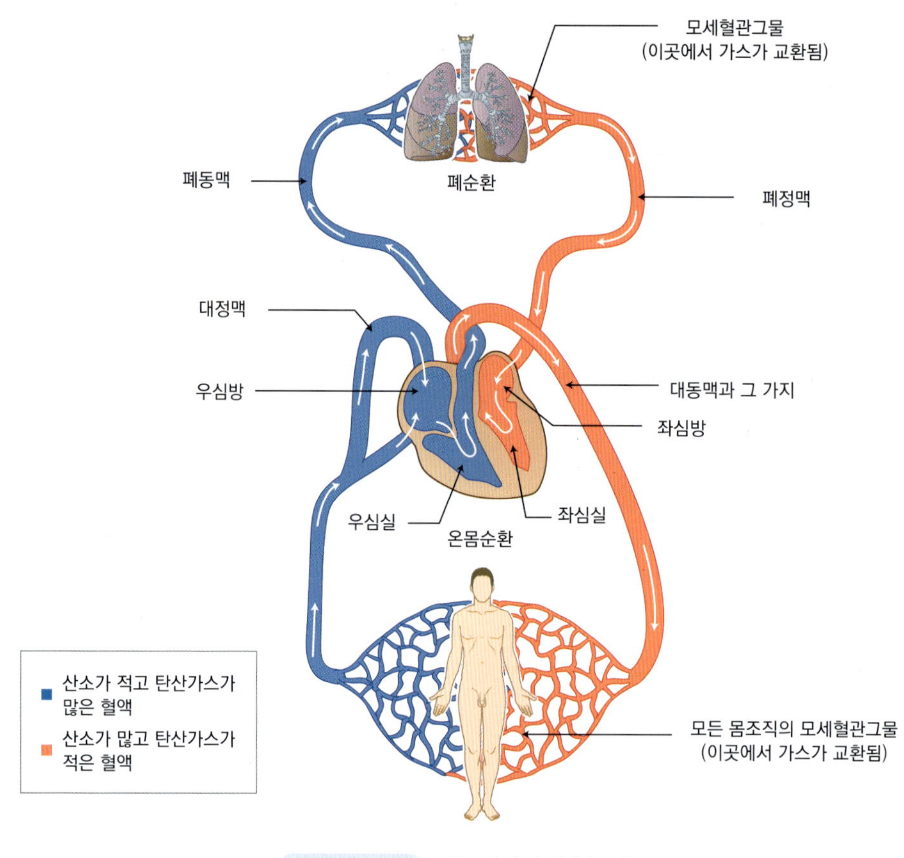

그림 2-6-1 온몸순환과 폐순환 경로

가. 운반

순환기계는 다양한 물질을 신체 곳곳으로 운반하는 역할을 한다. 대표적으로 산소와 이산화탄소 같은 호흡 관련 기체, 소화관에서 흡수된 영양소 그리고 대사 과정에서 발생한 노폐물과 수분 등의 배설물질을 조직과 기관 사이로 운반하여 항상성을 유지한다.

나. 조절

순환기계는 신체의 조절 기능을 담당한다. 혈액을 통해 호르몬을 표적 기관으로 운반하여 다양한 생리적 과정을 조절하며 혈액순환을 통해 체온 유지, 산-염기 균형, 수분 및 전해질 농도 조절 등 항상성 유지에 이바지한다.

다. 보호(Protection)

혈관 손상에 의한 혈액 손실을 막기 위해 응고 작용이 일어나고 백혈구와 항체가 면역 기능을 담당하여 외부 병원체로부터 신체를 방어한다.

4. 혈관

심장에서 나와 온몸을 순환하는 혈액은 동맥(artery) → 세동맥(arteriole) → 모세관(capillary) → 세정맥(venula) → 정맥(vein)을 거쳐 다시 심장으로 돌아온다.

가. 동맥

동맥은 탄성 혈관이라고도 불리며 심장에서 혈액을 내보내는 혈관이다. 벽이 두껍고 탄력성이 뛰어나 높은 혈압에도 견딜 수 있는 구조로 되어 있다. 동맥벽은 내막, 중간막, 외막의 3층 구조로 이루어져 있으며 이 중 중간막이 가장 두껍고 탄력 섬유와 민무늬근육 섬유로 구성되어 있어 혈압 조절 기능을 가진다. 동맥은 교감신경의 자극으로 수축하여 혈압이 상승하고 부교감신경의 자극으로 이완하여 혈압이 감소한다.

나. 세동맥

세동맥(arteriole)은 저항 혈관(resistance vessel)이라고도 불리며 동맥이 심장에서 멀어질수록 여러 갈래로 분지되어 총 단면적이 증가하는 혈관이다. 세동맥에서는 혈압이 점차 감소하며 혈관의 저항을 조절함으로써 각 조직에 공급되는 혈액량을 조절하는 역할을 한다.

다. 모세관

모세혈관(capillary)은 그물망 구조를 이루며, 조직 세포와 산소, 영양분, 노폐물 등의 물질 교환이 이루어지기

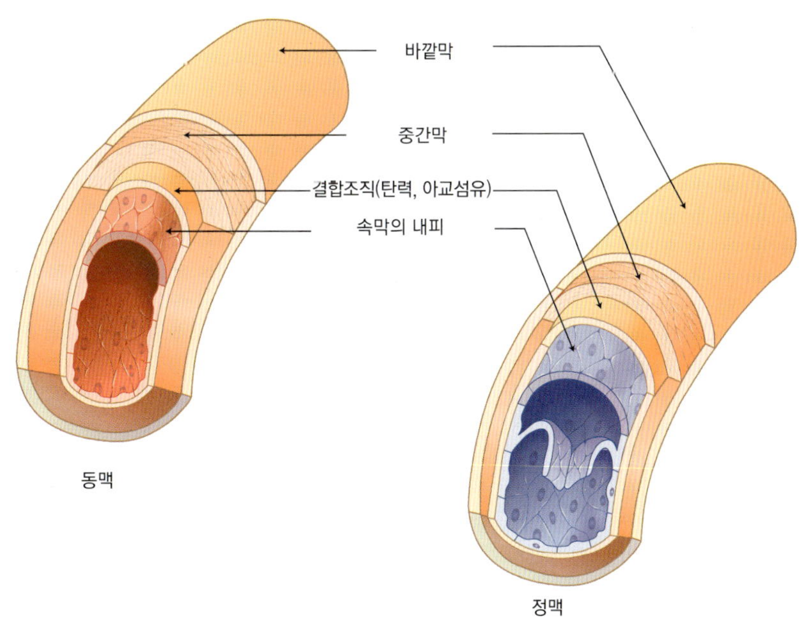

그림 2-6-2 동맥과 정맥의 구조

때문에 교환 혈관계라고도 한다. 지름은 약 $8\mu m$ 정도로 매우 가늘며 한 층의 내피세포와 그 바깥쪽의 혈관주위세포(pericyte)로 구성되어 있다. 모세혈관은 혈액과 조직 사이에서 물질을 교환하는 역할을 하며 조직의 활동이 없을 때는 대부분의 모세혈관이 닫혀 있고 일부 직통로만 열려 있다. 이러한 개폐 조절은 모세혈관전조임근의 수축과 이완으로 이루어진다. 또한, 연골은 특성상 모세혈관이 거의 분포하지 않는다.

라. 세정맥

세정맥(venula)은 모세혈관 바탕에서 혈액을 모아 정맥으로 이어지기 전까지의 작은 혈관이다. 지름은 약 0.2~1mm 정도이며 작은 세정맥은 내피와 얇은 바깥막만으로 구성되어 있고 중간막(media)은 없다. 그러나 지름이 더 큰 세정맥에서는 얇은 민무늬근 섬유로 이루어진 중간막이 발달하여 혈관의 수축과 이완을 할 수 있다.

마. 정맥

정맥(vein)은 혈액 대부분이 분포하는 혈관으로 용량 혈관이라고도 불린다. 정맥은 벽이 얇고 신축성이 커서 혈관 내강이 쉽게 확장된다. 정맥벽에는 교감신경 말단이 분포해 있어 충혈 시 교감신경의 자극으로 정맥이 수축할 수 있다. 또한 정맥 내부에는 정맥판이 존재하여 특히 다리 등에서 혈액이 중력에 의해 역류하는 것을 방지하고 혈액이 심장으로 원활히 돌아갈 수 있도록 돕는다.

5. 혈류역학

혈류역학(hemodynamics)은 혈관 내에서 혈액이 흐르는 생체 물리학적 원리를 연구하는 분야이다. 혈류역학은 혈관벽과 혈액 흐름 사이의 상호작용, 즉 혈압, 혈관 저항, 혈류량과의 관계를 다루며 혈액 순환이 어떻게 조절되고 유지되는지를 설명한다.

가. 혈류량

혈류량(blood flow)은 단위 시간당 혈관을 통해 흐르는 혈액의 양을 의미하며 일반적으로 mL/sec 단위로 표시된다. 혈류량은 다음 공식(혈류량 = 혈관의 단면적 × 평균 혈류 속도)으로 계산할 수 있다. 이론적으로는 심장에서 대동맥으로 유출되는 혈액량과 말초에서 정맥을 통해 심장으로 돌아오는 혈액량은 평형을 이루어 같아야 한다.

나. 압력과 혈류

혈액은 심장의 수축력으로 발생하는 혈압 차이에 의해 흐르며 이 차이를 압력 기울기라고 한다. 혈압은 높은 부위에서 낮은 부위로 흐르기 때문에 압력이 높은 곳에서 낮은 곳으로 혈액이 순환한다. 예를 들어, 서 있는 자세에서는 혈액의 흐름에 정수압(hydrostatic pressure)이 추가로 작용한다. 다리로 흐르는 혈액은 심장에서 발생한 혈압에 더해 중력으로 인한 정수압이 더해지므로 혈류량이 많아지지만, 머리로 흐르는 혈액은 중력에 의해 정수압이

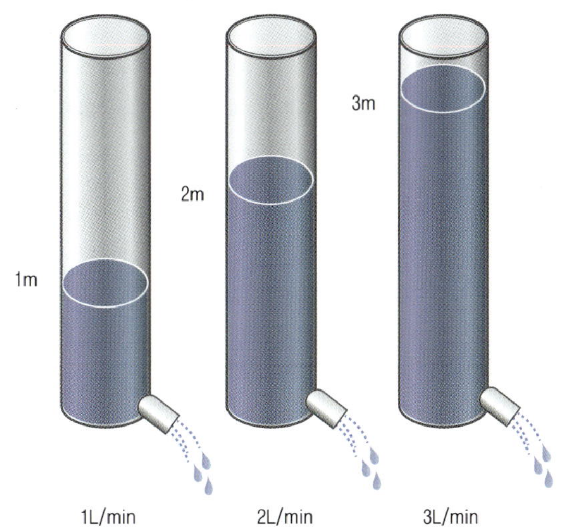

그림 2-6-3 압력과 혈류 압력이 2배가 되면 유량도 2배가 된다.

혈압을 상쇄하는 방향으로 작용하여 혈류량이 상대적으로 적어진다. 즉, 서 있을 때는 신체 부위별로 혈압과 정수압이 다르게 작용하기 때문에 부위에 따라 혈류량에 차이가 생긴다. 또한, 정수압의 영향은 압력이 2배가 되면 유량도 2배로 증가한다.

정리하면 다리로 향하는 혈액은 혈압 + 정수압 → 혈류 증가하고 머리로 향하는 혈액은 혈압 - 정수압 → 혈류 감소한다.

다. 혈관 저항과 혈류

혈관 내에서 혈액이 흐를 때 흐름을 방해하는 힘을 혈관 저항이라고 한다. 혈류량(V), 혈압 차(P) 그리고 저항(R) 사이에는 다음과 같은 관계식이 성립한다. 즉, 혈압(P) = 혈류량(V) × 저항(R)으로도 표현할 수 있다. 혈관 저항의 크기는 주로 다음 세 가지 요소에 의해 결정된다. 혈관의 길이는 길이가 길수록 저항은 커진다. 혈관 길이와 저항은 정비례 관계이며 길이가 2배가 되면 저항도 2배, 길이가 4배가 되면 저항도 4배가 된다. 혈관의 지름이 좁아질수록 저항은 급격히 증가한다(지름과 저항은 역의 4제곱 비례 관계, 포아즈유 법칙 참고). 혈액의 점성이 높을수록 저항이 증가한다. 특히, 혈관 저항이 가장 크게 작용하는 곳은 세동맥과 모세혈관이다. 이들 혈관은 지름이 좁고 길이가 길기 때문에 혈류 저항이 높으며 혈류 조절의 주요 부위로 작용한다.

라. 혈류속도

모세관의 총 단면적은 대동맥(aorta)의 총 단면적보다 약 800배 넓다. 단면적이 넓을수록 혈류가 분산되기 때문에 모세관에서 혈류 속도는 가장 느리다. 이는 조직과 혈액 사이에서 산소, 영양분, 노폐물 등의 물질 교환이 원활히 이루어질 수 있도록 돕는 중요한 특징이다.

마. 점성도와 혈류

혈액의 점성도가 증가하면 혈관 내벽과의 마찰력이 커지기 때문에 혈류 속도가 느려지고 결과적으로 혈류량은 점성도에 반비례하게 된다. 또한, 온도가 낮아지면 혈액의 점성도는 증가하여 혈관 저항이 커지고 혈류 속도가 더욱 감소한다. 이로 인해 조직으로의 산소 공급이 감소하는 결과를 초래할 수 있다.

6. 혈류의 외인성 조절(Extrinsic regulation)

가. 교감신경에 의한 조절

교감신경-부신계(sympathoadrenal system)가 자극되면 심박출량(cardiac output)과 총 말초저항(total peripheral resistance)이 모두 증가한다. 총 말초저항의 증가는 주로 노르에피네프린(norepinephrine)이 혈관 민무늬근육(vascular smooth muscle)의 α-아드레날린 수용체(α-adrenergic receptors)를 자극함으로써 발생한다. 그 결과, 내장과 피부에 분포하는 세동맥(arterioles)이 수축하여 혈관 저항이 높아지게 된다.

나. 부교감신경에 의한 조절

세동맥 내의 부교감신경 말단은 항상 콜린성이며 혈관 확장을 촉진한다. 그러나 부교감신경에 의한 혈관 조절은 소화관, 외부 생식기, 침샘 등 일부 기관에만 제한적으로 작용한다.

다. 내분비계에 의한 조절

안지오텐신 II(angiotensin II)는 신장에서 분비되는 레닌에 의해 활성화되는 강력한 혈관 수축제이다. 혈류량과 혈압이 감소하면 신장에서 레닌이 분비되어 안지오텐신 II가 생성되고 이는 혈관을 수축시켜 혈압을 상승시킨다. 또한, 안지오텐신 II는 신장 내에서 적절한 사구체 여과압을 유지하여 혈류량이 감소했을 때도 신장 기능을 보존하는 역할을 한다.

라. 화학물질에 의한 조절

이산화탄소(CO_2)나 젖산과 같은 대사 산물은 혈관을 직접 확장하는 작용을 한다. 그 결과 운동 중 근육으로 가는 혈류가 증가하고 이에 따라 산소 공급이 증가하여 운동 중인 근육의 대사 활동이 원활하게 유지된다.

7. 혈압

혈압(blood pressure)은 심장에서 박출된 혈액이 혈관 벽에 가하는 압력을 의미한다. 혈압은 심장에 가까운 부위에서 가장 높고 혈액이 흐르면서 점차 감소하여 대동맥 → 동맥 → 세동맥 → 모세혈관 → 세정맥 → 정맥 순으로 낮아진다. 특히 대정맥에서는 혈압이 거의 0에 가깝다. 일반적으로 혈압이라고 할 때는 큰 동맥(주로 위팔동맥 등) 내의 압력, 즉 동맥혈압을 의미한다. 한편, 심한 출혈이 발생할 때 심장으로 돌아오는 정맥혈복귀(venous return)가 감소하여 수축기 혈압과 이완기 혈압이 모두 낮아진다. 이에 따라 신장으로 가는 혈류량도 감소하여 신장의 순환 혈액량이 줄어들게 된다.

표 2-6-1. 혈류에 대한 자율 신경계의 영향

교감신경 자극	부교감신경 자극
대부분의 혈관에서 혈관 수축을 유도한다. 그러나 뼈대근육과 뇌에 혈류를 공급하는 혈관에서는 예외적으로 혈관 확장이 일어나 해당 부위의 혈류량이 증가한다.	부분의 혈관에는 직접적인 영향이 거의 없다. 그러나 일부 경우, 특히 관상동맥에서 부교감신경 자극으로 혈류가 감소할 수 있다.

표 2-6-2. 혈관저항과 혈류에 대한 외인성 조절

외인성 인자	효과	내용
α-아드레날린 작동성	혈관수축	신체 전체를 통해 나타남
β-아드레날린 작동성	혈관확장	뼈대근육의 동맥 및 관상혈관에 세동맥의 활성
콜린성	혈관확장	뼈대근육 내의 세동맥에 국한
부교감신경	혈관확장	위장관계, 외부생식기 및 타액선으로 제한
히스타민	혈관확장	염증과 알레르기반응 동안 국소적인 혈관 확장
프로스타글란딘 I2	혈관확장	프로스타글란딘은 혈관벽을 포함한 대부분의 조직에서 생산될 수 있는 환형지방산으로 이들 효과의 생리적 의의는 확실하지 않다.
프로스타글란딘 A2	혈관수축	

TIP!

혈류의 외인성 조절인자는 교감 신경, 부교감 신경, 내분비계, 화학물질 등이다.

TIP!

혈류의 외인성 조절인자는 교감 신경, 부교감 신경, 내분비계, 화학물질 등이다.

가. 동맥혈압 증가에 영향을 미치는 요인

1) 혈액량 증가: 혈액량이 많아지면 심장과 혈관 내 압력이 높아져 혈압 상승
2) 심박수 증가: 심장의 박동 수가 많아질수록 혈액을 빠르게 많이 내보내 혈압 상승
3) 일회박출량 증가: 한 번 수축할 때 내보내는 혈액량이 많아지면 혈압이 상승
4) 혈액 점성도 증가: 혈액이 끈적해질수록 혈관 저항이 커져 혈압 상승
5) 말초저항 증가: 세동맥 등 말초 혈관이 수축해 저항이 커지면 혈압 상승

나. 수축기와 이완기 혈압

　수축기혈압(systolic blood pressure)과 이완기혈압(diastolic blood pressure)은 심장의 펌프 작용에 따라 혈관 내에서 측정되는 두 가지 주요 혈압이다. 수축기혈압은 심장이 수축하여 혈액을 대동맥으로 내보낼 때 나타나는 가장 높은 압력이고 이완기혈압은 심장이 이완하여 혈액이 심장으로 돌아올 때 나타나는 가장 낮은 압력이다. 수축기압이 가장 낮은 부위는 우심방으로 혈액이 심장으로 돌아오는 지점이다. 수축기혈압과 이완기혈압의 차이를 맥압이라고 하며 차이가 클수록 맥압은 높아진다. 정상 혈압 기준(안정 시)은 수축기혈압 120mmHg, 이완기혈압 80mmHg, 맥압은 40mmHg(80~120mmHg)이다.

다. 혈압측정법

　직접법(direct method)은 동맥 내로 탐촉자를 삽입하여 혈관 내 압력을 직접 측정하는 방법이며 주로 중환자실이나 수술 중에서 정확한 혈압을 모니터링할 때 사용된다. 촉진법(palpatory method)은 위팔에 커프를 감고 노동맥의 맥박을 손으로 촉진하여 혈압을 측정하는 방법이며 수축기혈압만 측정할 수 있고 정확도가 다소 떨어진다. 청진법(auscultatory method)은 위팔동맥 위에 청진기를 놓고 압박대의 압력을 높여 혈류를 일시적으로 차단한 후

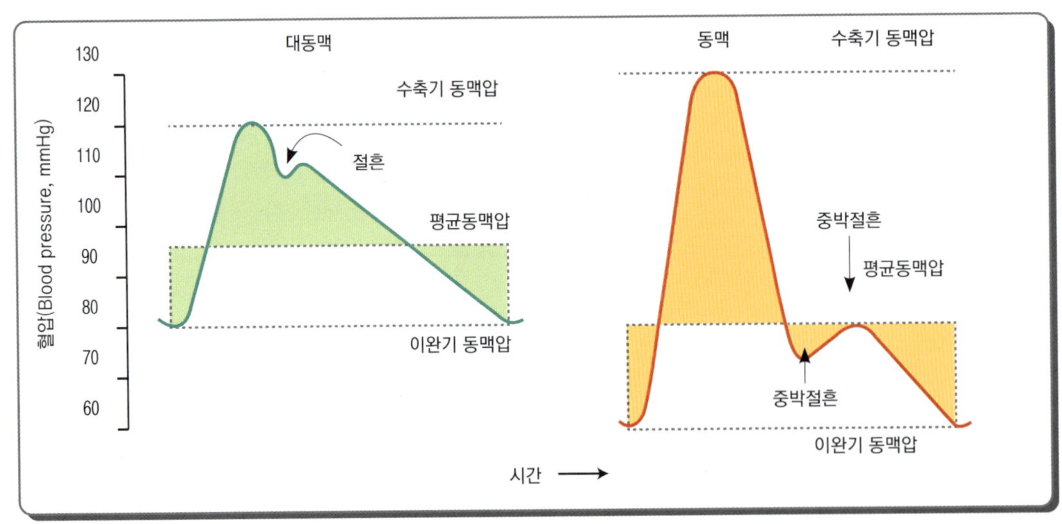

그림 2-6-4　동맥에서의 수축기 동맥압, 이완기동맥압, 맥압, 동맥압

서서히 압력을 감소시키면서 코로트코프음을 통해 수축기혈압과 이완기혈압을 측정하는 방법으로 임상에서 가장 일반적으로 사용되는 혈압 측정법이다.

라. 청진법

동맥혈압은 일반적으로 청진법을 통해 측정하며 다음과 같은 순서로 시행된다.
1) 수은압력계에 연결된 팽창 가능한 커프를 위팔에 감고 청진기를 위팔동맥 위에 놓는다.
2) 커프의 압력을 예상되는 수축기압보다 높게 빠르게 팽창시켜 위팔동맥의 혈류를 완전히 차단한다.
3) 동맥이 압박되어 막히면 청진기에서는 아무런 소리도 들리지 않게 된다.
4) 커프의 압력을 서서히 감소시킨다.
5) 동맥 내 수축기혈압이 커프 압력보다 높아지는 순간, 심장이 박동할 때마다 혈액이 커프 아래로 분출되어 박동성 소리가 들리기 시작한다.
6) 첫 번째로 소리가 들리는 시점의 커프 압력이 바로 수축기혈압이다.
7) 커프 압력을 계속 내리면 소리가 점점 커졌다가 둔탁하고 희미해지며 결국 소리가 사라지거나 매우 약해진다. 이때 들리는 소리를 코로트코프음이라고 하며 소리가 사라지는 시점의 압력이 이완기혈압이다.

8. 혈압 조절

가. 혈압 조절 기전

1) 신경 조절로 혈관의 구경 변동
신경을 통한 혈압 조절은 신체의 다양한 상황에 따라 혈관을 수축 또는 확장해 혈관 저항을 변화시키거나 심박출량을 증가 또는 감소시켜 혈압을 조절하는 방식이다. 이러한 신경 조절 중추는 숨뇌에 있는 심장 조절 중추와 혈관운동 중추이다. 혈압 조절 중추에 영향을 직접 주는 인자는 혈액 내 이산화탄소(CO_2)와 산소(O_2) 농도이다. 혈액 내 이산화탄소 농도가 증가하면 연수의 혈관운동 중추가 흥분하여 혈관이 수축하고 혈압이 상승하지만, 이산화탄소 농도가 감소하면 혈관운동 중추가 억제되어 혈관이 확장되어 혈압이 감소한다.

2) 액성 조절
신장과 부신피질에서 분비되는 호르몬에 의해 혈압이 조절되는 것으로 혈액량의 증감에 따라 혈압이 조절되는 것을 말한다. 액성 조절에는 레닌-안지오텐신-알도스테론 시스템(RAAS)에 의한 조절과 항이뇨호르몬(ADH)에 의한 조절이 있다.
가) 레닌-안지오텐신-알도스테론 시스템(RAAS)에 의한 조절: 신장의 혈류량이 감소하거나 혈압이 낮아지면 신장의 사구체옆세포에서 레닌이 분비된다. 레닌은 혈장 내 안지오텐시노겐에 작용하여 안지오텐신 I으로 전환시킨다. 이후 폐의 혈관 내피세포에서 안지오텐신 전환 효소에 의해 안지오텐신 II로 전환된다. 안지오텐신 II는 강력한 혈관수축 작용을 통해 혈압을 상승시키며 동시에 부신피질에서 알도스테론 분비를 자극하여 신장에서 Na^+와 물의 재흡수를 촉진해 혈액량과 혈압을 증가시킨다.

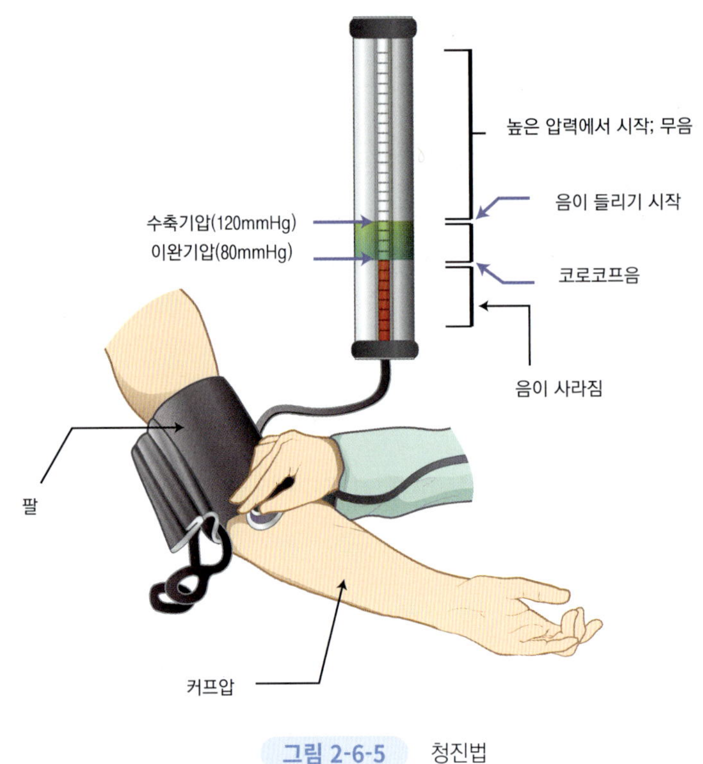

그림 2-6-5 청진법

나) 항이뇨호르몬(ADH)에 의한 조절: 항이뇨호르몬(ADH, 또는 바소프레신)은 뇌하수체 후엽에서 분비된다. 항이뇨호르몬은 신장의 집합관에서 수분 재흡수를 증가시켜 혈액량을 증가시키고 이에 따라 혈압을 상승시킨다. 한편, 부신피질에서 분비되는 알도스테론 역시 Na^+ 재흡수 및 K^+ 배설을 촉진해 혈액의 삼투농도를 조절하고 혈압을 상승시킨다.

나. 혈압의 생리학적 동요

1) 체위(Position): 혈압은 바로누운자세, 앉은 자세, 서 있는 자세 순으로 약간 차이가 난다. 일반적으로 서 있는 자세에서 혈압이 약간 더 높아질 수 있으나 차이는 1~3mmHg로 근소하다.

2) 측정 부위: 보통 위팔동맥(brachial artery)에서 측정하지만, 더 큰 동맥에서 측정할수록 혈압 수치가 더 높게 나타날 수 있다. 또한 좌우 측정값이 동일하지 않을 수 있으며 예를 들어 오른손잡이의 경우 우측 혈압이 5~10mmHg 정도 더 높게 나타날 수 있다.

3) 체격(Body build): 비만한 사람은 일반적으로 마른 사람보다 혈압이 더 높게 측정되는 경향이 있다.

4) 성별(Sex): 남성은 여성보다 평균적으로 5~10mmHg 정도 수축기 혈압이 높다. 그러나 사춘기 시기에는 여성의 혈압이 상대적으로 높게 나타날 수 있으며 여성의 경우 월경기에는 일시적으로 혈압이 상승하는 때도 있다.

5) 시간대: 하루 동안의 혈압 변동은 약 10~20mmHg 정도이며 일반적으로 오후가 오전보다 높다. 야간 수면 중에는 낮 동안보다 혈압이 낮아진다.

6) 운동: 운동 후 혈압은 상승하며 격렬한 운동 시 수축기 혈압이 180~200mmHg까지 상승할 수 있다. 이때, 이완기 혈압은 비교적 큰 변화가 없으며 100mmHg를 조금 넘는 정도로 유지된다.

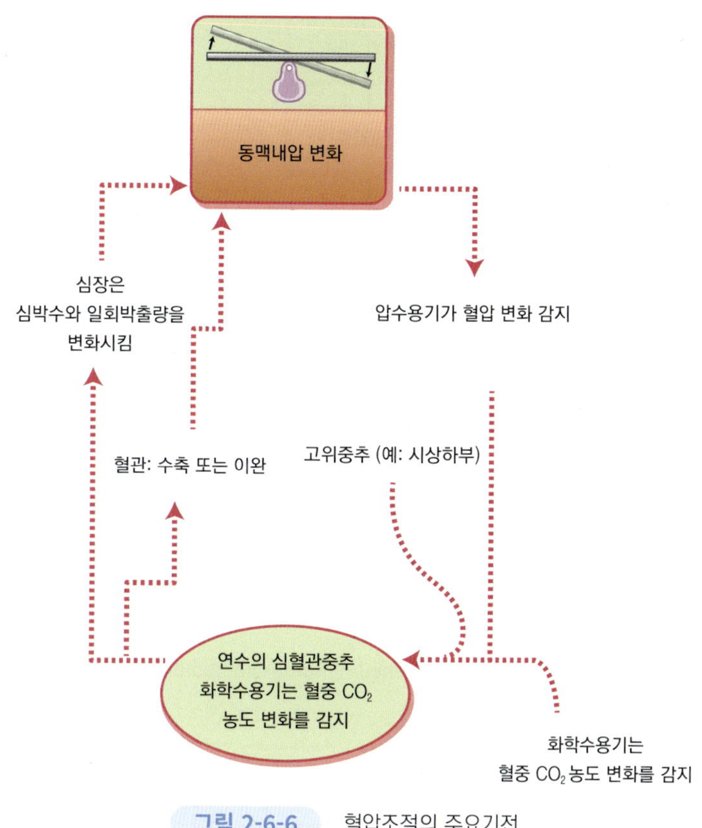

그림 2-6-6   혈압조절의 주요기전

7) 정신적 요인: 스트레스, 불안, 긴장 등의 정신적 자극으로 인해 혈압이 일시적으로 상승할 수 있다. 특히 긴장하는 환자의 경우 첫 측정 시 혈압이 높게 나올 수 있으므로 5~10분 정도 휴식 후 재측정하는 것이 권장된다.

8) 식사: 식사 후 약 1시간 동안 수축기 혈압이 6~8mmHg 정도 상승하는 경향이 있지만, 이완기 혈압 변화는 거의 없다.

9) 목욕: 냉수욕과 온수욕 모두 처음에는 혈압을 상승시키며 이후에는 혈관 확장으로 인해 혈압이 하강한다.

10) 기온: 추운 환경에서는 혈관이 수축하여 혈압이 높아지고 더운 환경에서는 혈관 확장으로 혈압이 낮아진다.

9. 림프순환

가. 림프관

림프관(lymphatic duct)은 정맥과 유사한 구조를 가지며 관벽이 얇고 내부에는 다수의 판막이 존재하여 림프의 역류를 방지한다. 혈관과 달리 조직 사이질 전체에 광범위하게 분포하여 조직 사이의 사이질액을 수거하는 역할을 한다. 모세림프관은 주변의 다른 모세림프관과 합류하면서 점차 굵어지고 림프절을 거쳐 림프관으로 이어진다. 최종적으로 림프관은 가슴림프관 또는 우림프관을 통해 정맥계로 림프액을 되돌려 보낸다.

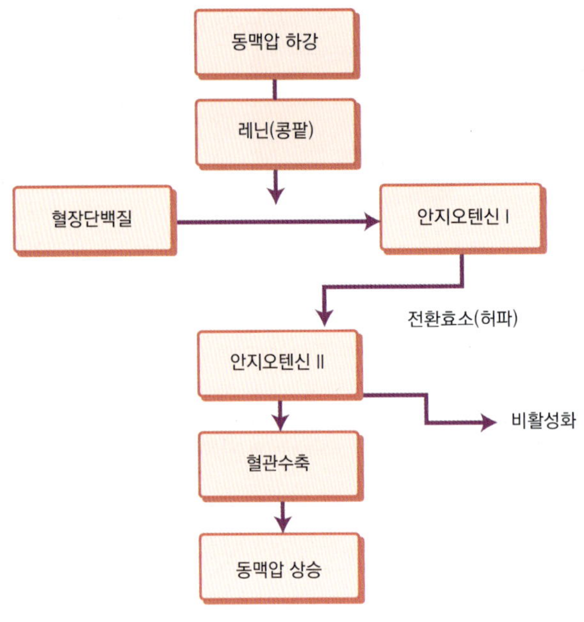

그림 2-6-7 레닌(renin)-안지오텐신(angiotensin) 시스템

나. 림프절

림프절(lymph node)은 림프관이 경유하는 완두콩 모양의 실질 장기로 림프 여과와 면역 반응에 중요한 역할을 한다. 림프절의 볼록한 부분에는 여러 개의 들림프관이 들어오며 오목한 부분인 림프절 문에서 1~2개의 날림프관이 나간다. 림프절은 구조적으로 피질(cortex)과 수질(medulla)로 나뉜다.

피질은 가슴샘 의존 영역과 가슴샘 비의존성 영역으로 구성된다. 특히 종자중심을 포함하는 림프소포가 위치하여 B세포의 증식과 분화가 이루어진다. 수질은 주로 수질동과 수질끈으로 구성되어 있으며 림프구, 대식세포, 형질세포 등이 분포한다.

다. 림프절(Lymph node)의 기능

1) 여과 및 포식작용

림프절은 림프가 혈류로 돌아가기 전에 해로운 물질을 걸러내고 제거하는 역할을 한다. 림프절 내부의 그물내피세포(또는 대식세포계)가 림프 속의 이물질, 노폐물, 파괴된 세포, 미생물 등을 포식하여 제거한다.

2) 림프구 생산

림프절 내 림프조직에서는 주로 무과립 백혈구인 림프구와 단핵구 그리고 형질세포가 생성된다. 특히 B세포와 T세포가 림프절 내에서 증식하고 성숙하여 면역 반응에 관여한다.

3) 항체 형성

림프절 내 B세포는 항원을 인식한 후 형질세포로 분화하여 항체를 생성한다. 또한 일부 B세포는 기억 B세포로 남아 이후 동일한 항원이 침입했을 때 빠르게 항체를 생성하는 체액면역(humoral immunity)을 담당한다.

라. 림프계의 기능

림프액은 모세혈관에서 혈장 성분이 조직으로 삼출해 형성된 무색투명한 액체로, 혈액과 조직세포 사이에서 물질대사의 매개 역할을 수행한다. 림프액은 조직의 과잉 수분, 노폐물, 단백질 등을 회수하여 정맥계로 되돌려보내는 기능을 한다. 특히 소장에서 지방을 흡수할 때 흡수된 지방은 장 점막 세포 내에서 암죽미립 형태로 전환된 후 림프관으로 들어간다. 이에 따라 림프액은 일시적으로 탁한 유백색 상태(암죽)가 된다.

10. 비장

비장(spleen)은 좌상복부에 위치한 약 200g 정도의 평평한 실질 장기로 혈액 여과기 역할을 한다. 주요 기능으

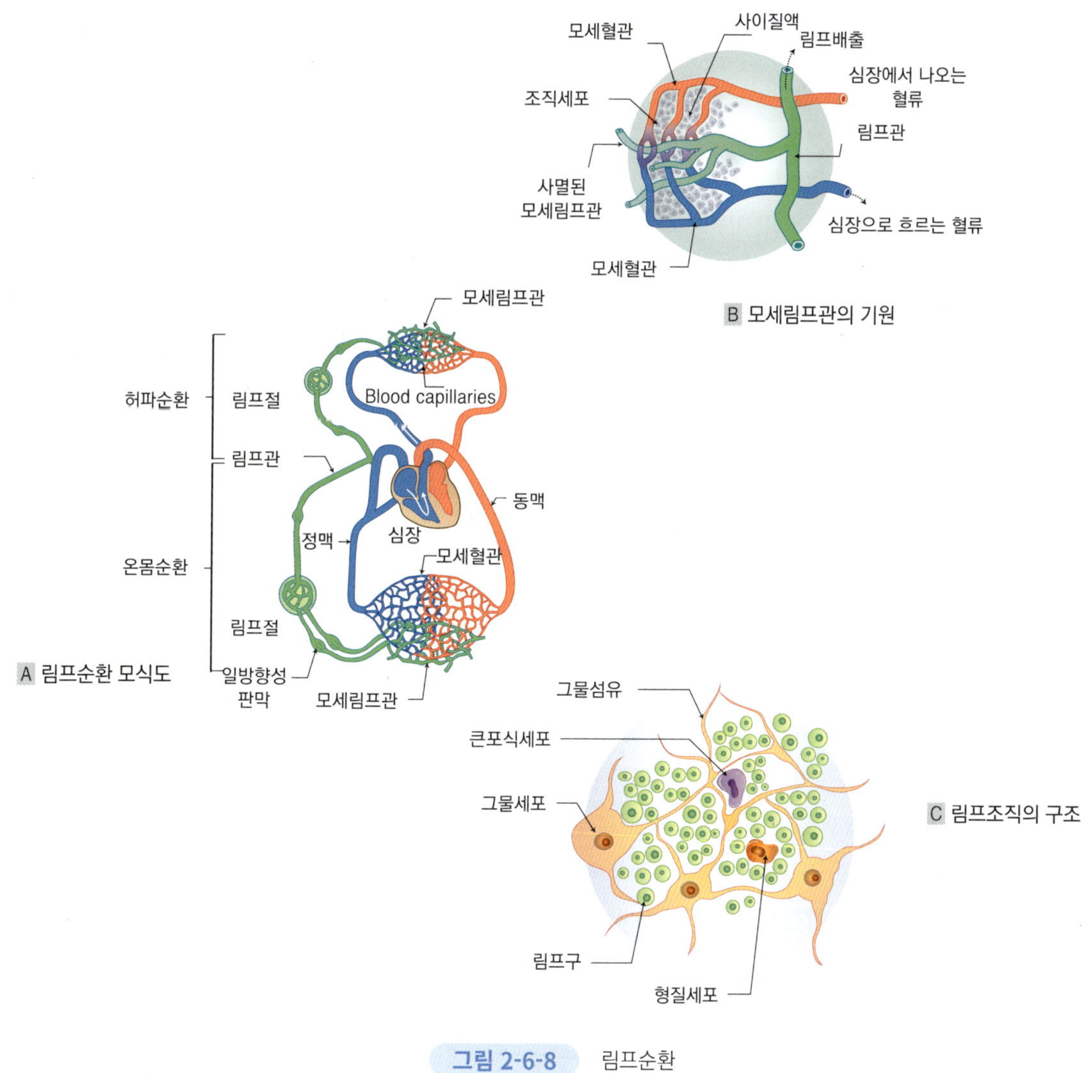

그림 2-6-8 림프순환

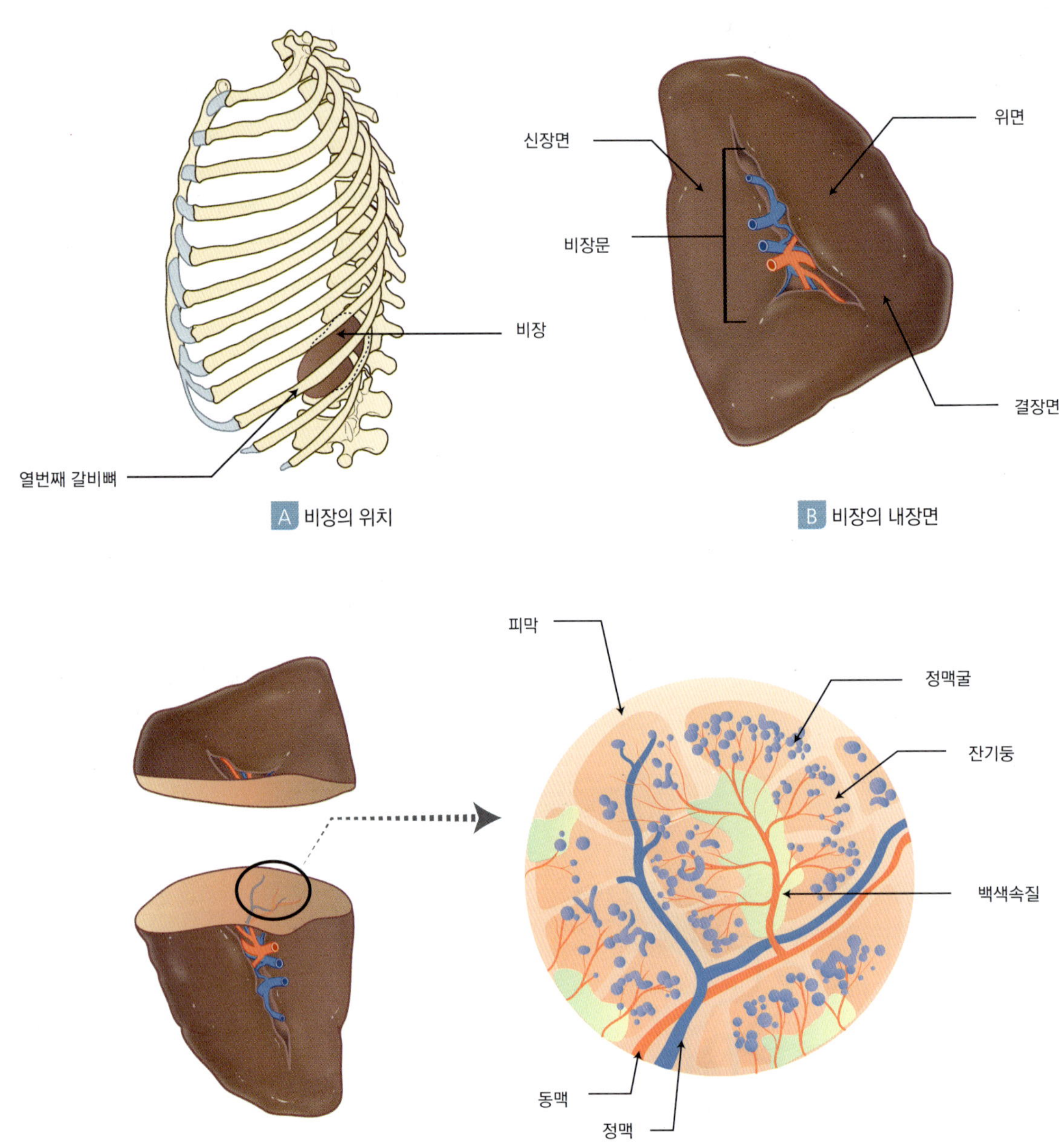

그림 2-6-9   비장의 위치 및 단면

로는 노쇠하거나 손상된 적혈구의 파괴, 항체 생산, 혈액 저장 그리고 포식작용 등이 있다. 비장 내부에는 림프조직이 풍부하며 구조적으로 백색속질과 적색속질로 구분된다. 백색속질은 림프구가 밀집해 있는 부위로, 주로 면역 반응 및 항체 생성에 관여하고 적색속질은 혈액세포와 대식세포가 분포해 있으며 노쇠한 적혈구 제거 및 혈액 저장 기능을 수행한다. 비장의 정맥혈은 비장정맥을 통해 배출되며 이는 상장간막정맥과 합쳐져 문맥을 형성해 간으로 들어간다. 비장의 순환은 빠른 구간과 느린 구간으로 나뉜다. 빠른 구간에서는 혈액이 혈관 내에서 직접 흐르며 주로 영양 공급과 산소 공급을 담당한다. 느린 구간에서는 혈액이 혈관에서 빠져나와 대식세포와 림프구를 통해 세포 파편과 병원체를 제거한 후 다시 혈관으로 돌아가 일반 순환계로 합류한다.

7
호흡계

1. 호흡계 구조

호흡계는 크게, 전도 구역과 호흡 구역으로 나뉜다. 전도 구역은 공기를 폐의 깊은 부분까지 전달하는 통로 역할을 하며 가스 교환은 일어나지 않는다. 전도 구역에는 코안(nasal cavity), 인두(pharynx), 후두(larynx), 기관(trachea), 기관지가 포함된다. 공기는 코안을 통해 들어와 인두, 후두를 지나 기관으로 이동한 후 기관은 좌우 두 갈래의 기관지로 나뉜다. 기관지는 폐 속에서 점차 가늘어져 세기관지를 형성하며 마지막에는 호흡세기관지로 이어진다. 호흡 구역은 가스 교환이 실제로 이루어지는 구역으로 호흡세기관지에서 시작되어 폐포낭으로 끝난다. 폐포낭은 다수의 폐포로 구성되어 있으며 이곳에서 공기와 혈액 사이의 산소와 이산화탄소 교환이 이루어진다.

가. 코안

코안(nasal cavity)의 내벽에는 세 개의 융기가 있으며 이를 각각 위코선반, 중간코선반, 아래코선반(inferior nasal concha)이라고 한다. 이들 구조는 코안 내부 표면적을 넓혀주는 역할을 한다. 코안의 표면은 점막으로 덮여 있으며 점막에는 풍부한 혈관과 점액선이 분포해 있다. 여기는 호흡계에서 공기가 처음 접촉하는 부위로 다음과 같은 중요한 기능을 수행한다. 가온은 점막 내의 발달한 혈관망을 통해 공기가 체온에 가깝게 데워진다. 가습은 점막 표면의 습기가 있는 점액층을 통과하면서 공기가 수분을 흡수해 포화 상태에 도달한다. 여과 및 청소(filtering and cleaning)는 큰 입자는 코털에 의해 포획된다. 먼지, 미세입자, 미생물 등은 점액에 가라앉아 점액과 함께 제거된다. 공명은 코안은 발성 시 소리를 공명시켜 목소리의 음색에 영향을 미친다. 후각은 위코선반 주변에는 후각수용기가 위치하여 냄새를 감지하는 역할을 한다.

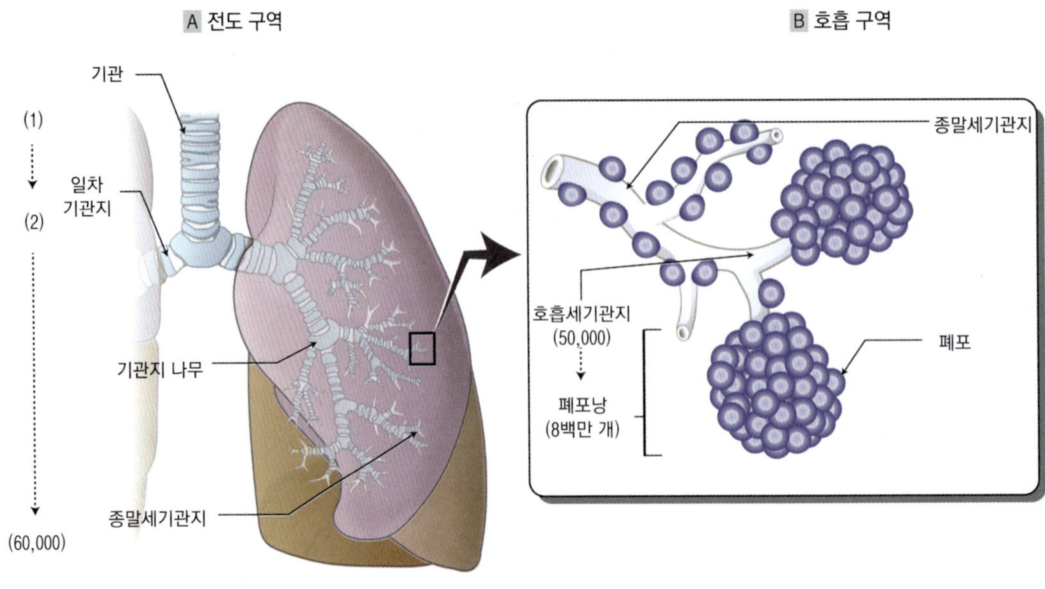

그림 2-7-1 호흡계의 전도 구역과 호흡 구역

나. 인두

인두(pharynx)는 약 12~14cm 길이의 관 모양 구조물로 점막층, 섬유성 조직, 민무늬근육(평활근) 등 세 층의 조직으로 이루어져 있으며 제6번 목뼈(C6) 부위에 걸쳐 위치한다. 인두는 크게 코인두(nasopharynx), 입인두(oropharynx), 후두인두(laryngopharynx)로 구분된다. 코인두는 코의 뒤쪽, 즉 코안과 연결되어 있으며 물렁입천장의 높이에 있다. 입인두는 입의 뒤쪽, 즉 입안과 연결되어 있으며 물렁입천장의 아래쪽에서 제3목뼈(C3) 높이에 걸쳐 있다. 후두인두는 입인두의 아래쪽에서 시작하여 식도로 이어지는 부위로 호흡기와 소화기의 교차점 역할을 한다. 인두의 생리학적 기능은 호흡기계와 소화기계 모두에 관여하여 공기와 음식물의 통로 역할을 한다. 또한, 코안과 마찬가지로 공기를 가온(따뜻하게 함) 및 가습(습도를 조절)하는 기능을 수행한다. 입안과 인두 부위의 상피에는 미각을 감지하는 신경종말이 분포하며 그 외에도 청각(귀와 연결된 이관을 통해), 보호, 발성(말하기) 기능에도 관여한다.

다. 후두

후두(larynx)는 흔히 목소리 상자라고 불리며 특히 남성의 경우 사춘기 이후 아담의 사과로 알려진 돌출 부위가 뚜렷해지고 목소리도 더 굵고 깊어진다. 후두는 갑상연골(thyroid cartilage), 반지연골(cricoid cartilage), 모뿔연골(arytenoid cartilage) 등 여러 연골로 구성되어 있으며 이 연골들은 후두의 구조를 유지하고 기능을 수행하는 데 중요한 역할을 한다. 생리학적 기능으로 발성, 말하기, 기도 보호, 가온, 가습, 여과 역할을 한다.

라. 기관과 기관지

기관(trachea)은 지름 약 2~2.5cm, 길이 약 11cm의 관으로 후두에서 시작하여 가슴안에서 두 개의 큰 가지인 좌우 기관지(bronchi)로 나뉜다. 기관과 기관지는 민무늬근육의 긴장도에 의해 지름이 변화하며 이는 자율신경계 (교감신경과 부교감신경)의 지배를 받는다. 기관과 기관지의 내벽은 섬모를 가진 섬모상피세포로 덮여 있으며 그 사이사이에 있는 술잔세포가 점액을 분비하여 이물질을 포획한다. 생리학적 기능은 기관과 기관지는 코강, 인두, 후두를 통과하면서 제거되지 못한 미세입자(먼지, 이물질 등)를 점액층에 흡착시키고 섬모운동을 통해 이 점액과 함께 인두 방향으로 이동시킨다. 이 점액은 결국 인두에 도달하여 반사운동(기침 등)을 통해 몸 밖으로 배출된다. 이를 통해 기도를 깨끗하게 유지하는 기도 청소 기능을 수행한다.

마. 기도

기관지와 폐포낭 사이에서 기도(airway)는 총 23차례 분지로 나뉜다. 이 중 처음 16차 분지까지는 공기를 폐로 들이마시고 내쉬는 통로 역할을 하며 기관지, 세기관지, 종말세기관지로 구성된다. 나머지 7차 분지에서는 실제로 가스 교환이 이루어지며 호흡세기관지, 폐포관, 폐포낭, 폐포로 이루어진다. 입에서 폐포까지의 공기 흐름 경로는 입(mouth), 코안(nasal cavity) → 인두(pharynx) → 후두(larynx) → 기관(trachea) → 기관지(bronchus) → 세기관 지(bronchiole) → 종말세기관지(terminal bronchiole) → 호흡세기관지(respiratory bronchiole) → 폐포관(alveolar duct) → 폐포낭(alveolar sac) → 폐포(alveolus) 순이다.

2. 폐의 구조와 기능

가. 구조

폐는 오른쪽과 왼쪽에 각각 위치하며 오른쪽 폐는 3개의 폐엽, 왼쪽 폐는 2개의 폐엽으로 구성되어 있다. 폐포 는 약 3억 개 정도 존재하며 각각의 폐포는 직경이 약 150~300μm로 매우 작다. 폐포 주위에는 모세혈관이 풍부하 게 분포되어 있어 산소와 이산화탄소의 가스교환이 효율적으로 이루어진다.

나. 기능

폐 환기(pulmonary ventilation)는 외부 공기를 폐로 들이마시고 내쉬는 과정이고, 폐포를 통한 가스 교환은 폐 포에서 산소(O_2)와 이산화탄소(CO_2)의 교환이 이루어진 것이며 혈액의 가스 운반은 산소와 이산화탄소가 혈액을 통해 운반되고 호흡 조절은 중추신경계와 협력하여 호흡 속도와 깊이를 조절하는 기능을 수행한다. 표면활성물질 분비는 폐포 내에서 표면장력을 감소시켜 폐포가 쉽게 확장되도록 하고 키닌 분비는 혈관 확장과 염증 반응에 관 하며 가스트린 분비는 일부 연구에서 폐가 위 호르몬인 가스트린을 소량 분비하는 것으로 보고된다. 안지오텐신의 안지오텐신 II로의 전환은 폐의 혈관 내피에서 안지오텐신 전환효소(ACE)에 의해 이루어지며 혈압 조절에 중요 한 역할을 하고 프로스타글란딘 합성, 저장 및 분비: 염증, 혈관 조절 등에 관여한다. 인슐린 대사는 폐 모세혈관 내 피에서 일부 인슐린 대사가 이루어지는 것과 같은 다양한 대사 및 생리적 기능에도 관여한다.

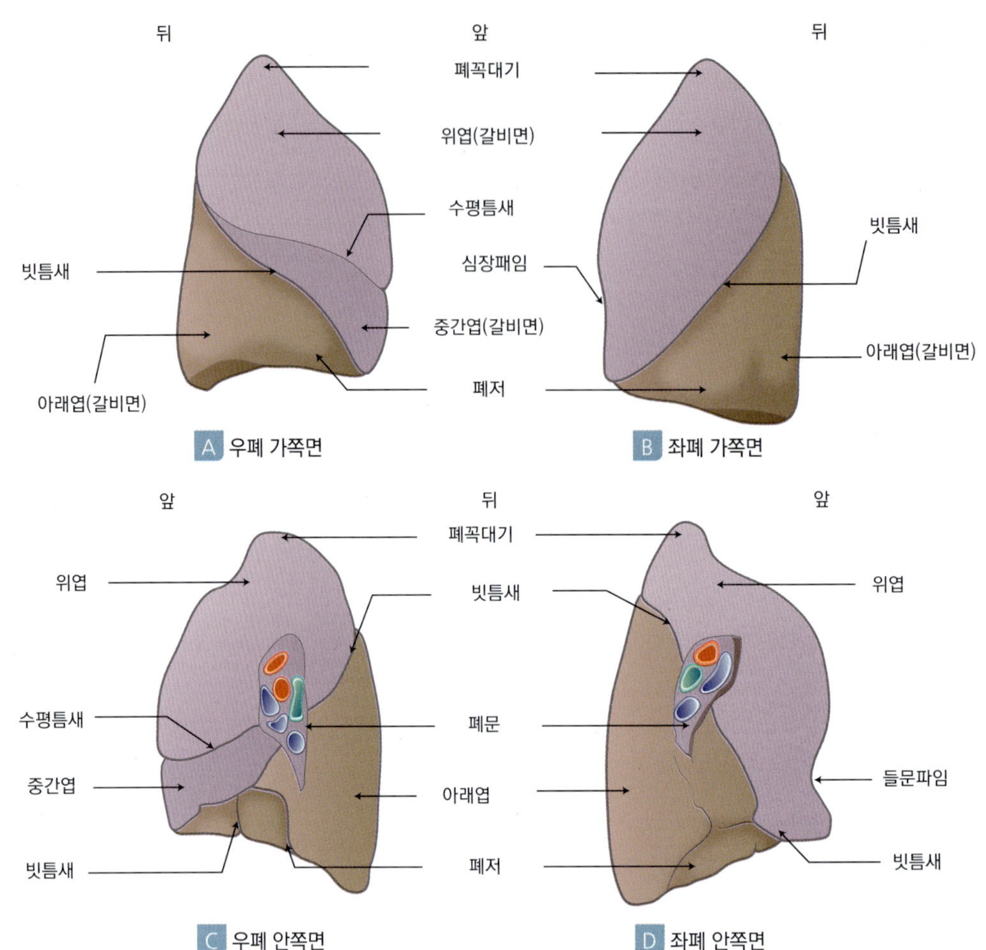

그림 2-7-2　폐의 구조

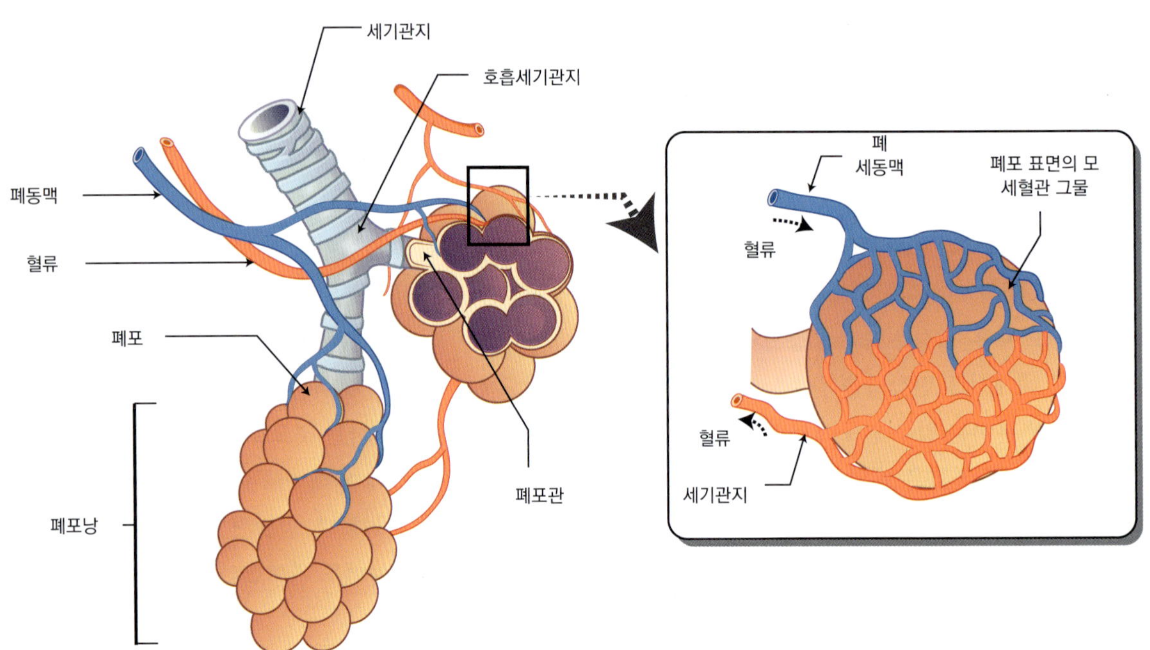

그림 2-7-3　폐포의 구조

3. 호흡 단계

인체는 생명 유지에 필요한 대부분의 에너지를 산화 과정에서 얻는다. 이때 필요한 산소를 공급하고 이산화탄소를 배출하는 전 과정을 호흡이라 하며 외호흡과 내호흡으로 구분한다. 호흡 과정은 해당과정(=EMP 경로), TCA cycle (=Krebs cycle), 전자전달계의 3단계를 거친다. 해당과정에서 포도당($C_6H_{12}O_6$) 1몰이 피루브산으로 전환될 때 총 4분자의 ATP가 생성되고 그중 2분자의 ATP가 소비되어 최종적으로 2분자의 ATP가 생성된다.

가. 외호흡

외호흡은 인체와 대기 사이에서 이루어지는 가스 교환 과정으로 공기를 폐에 출입시켜 혈액과 가스 교환을 수행하고 외호흡은 다음의 세 단계로 이루어진다. 첫째, 공기가 폐포까지 도달하는 단계이다. 둘째, 폐포에서 혈액으로 산소가 이동하고 이산화탄소가 배출되는 단계이다. 셋째, 혈액을 통해 산소가 각 조직으로 전달되는 단계이다.

나. 내호흡

내호흡은 체액과 조직 세포 사이에서 이루어지는 가스 교환 과정이다. 혈액 내 산소가 조직 세포로 전달되어 대사 과정에서 생화학적 반응에 사용되며 이 과정에서 이산화탄소가 생성된다. 폐로부터 이산화탄소 배출이 원활하지 않으면 체내에 이산화탄소가 축적되어 호흡성 산증이 발생한다.

4. 호흡운동

호흡운동은 환기를 반복하여 폐에 공기를 출입시키는 작용을 말하고, 외부 공기를 폐포로 들여보내는 들숨과 폐포에 있는 공기를 외부로 내보내는 날숨 운동으로 구성된다. 가장 일반적으로 관찰되는 호흡운동은 흉복식호흡이다.

가. 들숨 운동

들숨 운동은 공기를 폐 속으로 흡입하는 능동적 운동이다. 이 과정은 가로막의 수축, 바깥갈비사이근의 수축, 목빗근의 수축, 작은가슴근의 수축, 복부 근육의 이완, 그리고 호흡기도 상피세포에서 분비되는 지질단백질인 표면활성제의 작용으로 이루어진다.

나. 날숨 운동

날숨 운동은 폐 속의 공기를 외부로 배출하는 피동적 운동이고 이 과정은 가로막의 이완, 바깥갈비사이근의 이완, 복부 근육의 수축 및 긴장으로 이루어진다. 날숨 시 배출되는 공기 내 산소 농도는 약 15%이다.

다. 호흡근

가로막(diaphragm)의 운동은 안정된 들숨 동안 가슴속 용적 변화의 약 75%를 담당한다. 가로막은 정상적인 들숨 시 약 1.5cm 이동하며 깊은 들숨 시 최대 7cm까지 내려간다. 가로막은 세 부분으로 구성된다. 갈비뼈 부위는 가슴안 기저부 주변의 갈비뼈에 부착된 근섬유로 이루어지며 허리 부위는 척추 주변 인대에 부착된 섬유로 구성된다. 중심널힘줄은 갈비뼈 부위와 허리 부위의 섬유가 부착되는 부위로 가로막의 중심을 이룬다.

라. 성문

후두의 벌림근은 들숨 초기에 수축하여 성대를 바깥쪽으로 당겨 성문을 개방한다. 음식물을 삼키는 동안에는 모음근이 반사적으로 수축하여 성문을 폐쇄하며 음식물, 액체, 구토물이 기도로 흡인되는 것을 방지한다.

마. 호흡수

나이 및 성별에 따라 차이를 보인다. 신생아 40~70회/분, 영아 약 25회/분, 소아(child) 약 20회/분, 성인 남성 13~18회/분, 여성은 16~22회/분이다.

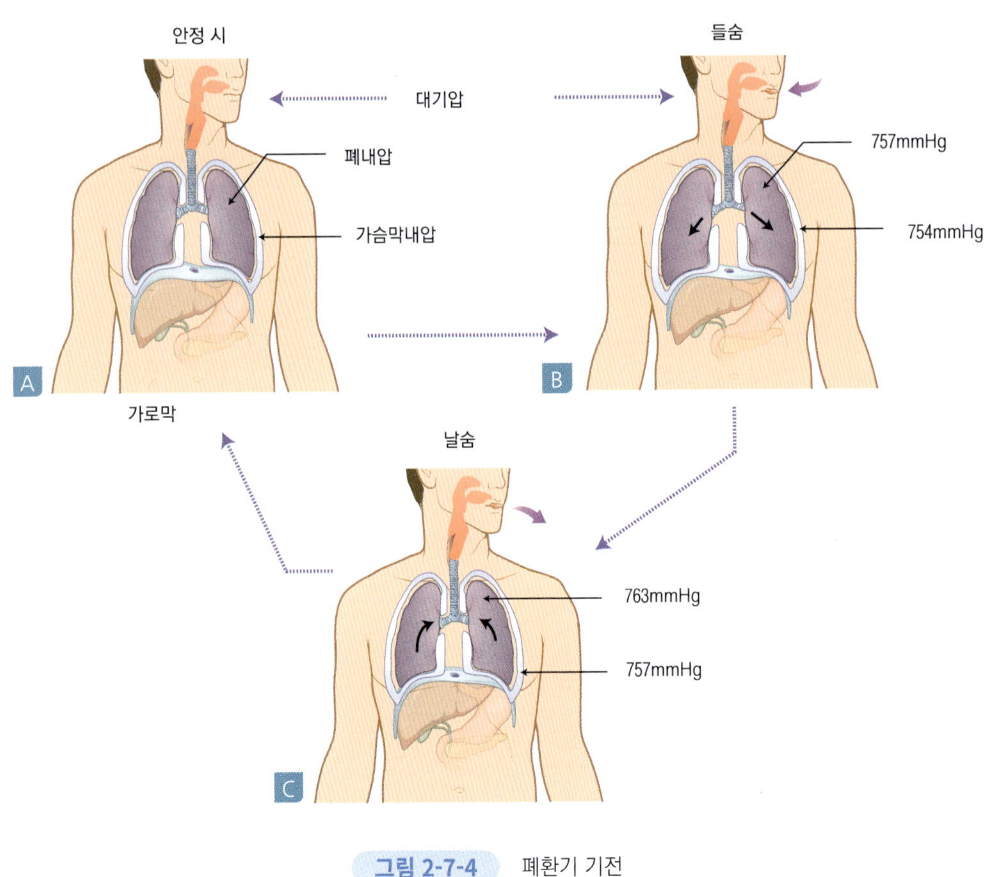

그림 2-7-4   폐환기 기전

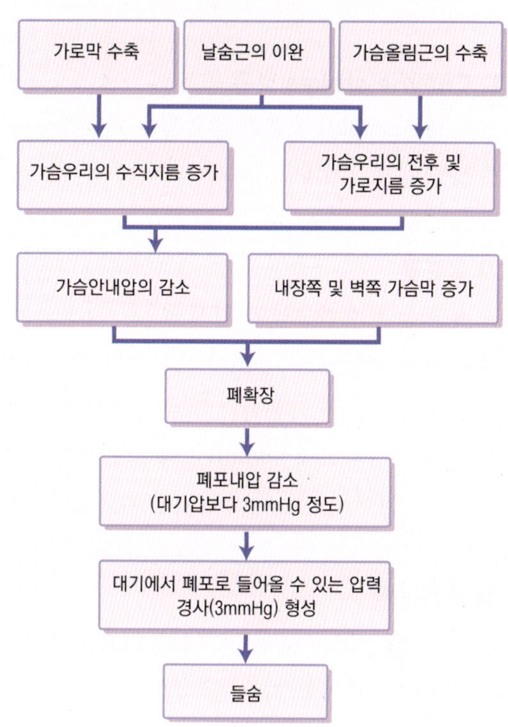

그림 2-7-5 들숨 기전

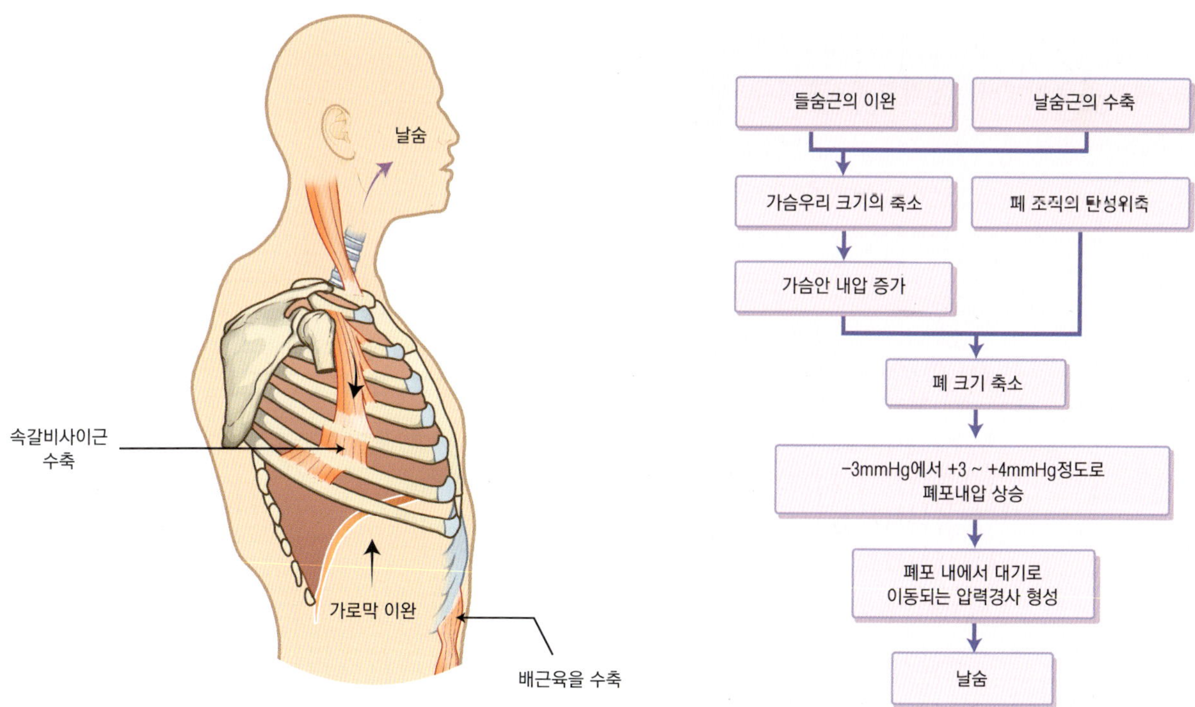

그림 2-7-6 날숨 기전

바. 호흡운동의 이상

1) Cheyne-stokes 호흡
Cheyne-Stokes 호흡은 무호흡과 과호흡이 주기적으로 교대로 반복되는 상태로, 주로 임종 직전 환자의 호흡에서 관찰되고 두개내압 상승, 마약이나 일산화탄소 급성 중독, 빈사 상태 등에서 발생한다.

2) 무호흡
무호흡은 호흡운동이 일시적으로 정지되는 상태이고 의식적으로 심호흡을 계속하면 혈액 내 이산화탄소 분압은 40mmHg에서 15mmHg로 감소하고 산소 분압은 100mmHg에서 120~140mmHg로 상승한다. 이에 따라 호흡 조절 중추에 작용하는 자극이 감소하여 무호흡이 발생한다. 호흡이 정지되어 있으면 혈액 내 이산화탄소 분압이 점차 상승하여 40mmHg에 도달하면 호흡이 재개된다. 그러나 무호흡 상태에서 혈액순환까지 멈추어 뇌에 4~6분 동안 산소 공급이 중단되면 뇌 기능은 완전히 정지한다.

3) 호흡곤란
호흡곤란(dyspnea)은 호흡운동이 매우 힘들어지는 상태이고, 이는 혈액 내 이산화탄소 분압이 상승하여 호흡 조절 중추를 과도하게 자극함으로써 발생한다.

4) 신생아 호흡곤란 증후군
태아는 자궁 내에서 호흡운동을 하지만, 폐는 출생 시까지 허탈된 상태로 존재한다. 출생 후 신생아가 강한 들숨운동을 통해 폐를 확장하며 이때 폐포가 다시 허탈되지 않도록 표면활성제가 작용한다. 그러나 표면활성제 결핍이 있으면 신생아 호흡곤란 증후군(IRDS)이 발생하며 이는 표면활성제가 충분히 기능을 발휘하기 전에 출생한 미숙아에서 주로 발병하는 심각한 폐질환이다.

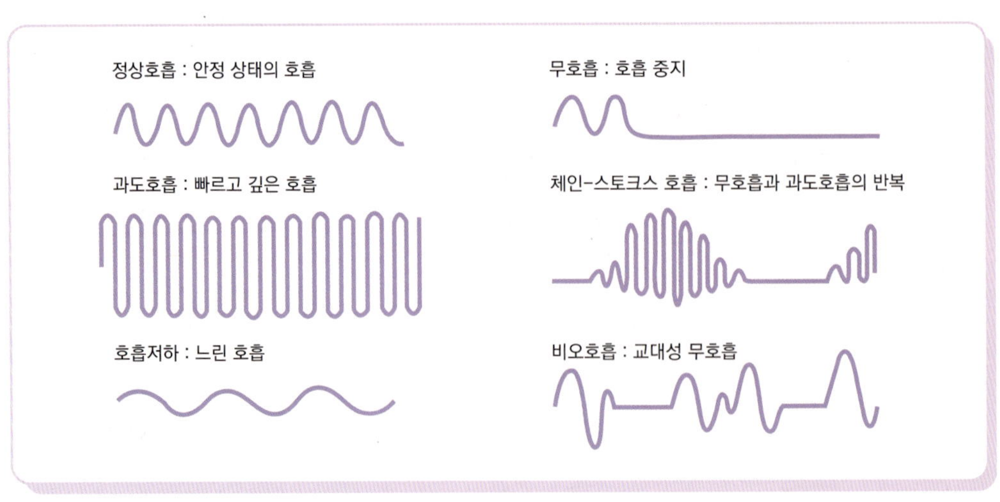

그림 2-7-7 호흡 형태와 호흡 곡선

5) Biot's 호흡

Biot's 호흡은 무호흡 상태와 과다호흡(hyperpnea)이 갑작스럽게 교대로 나타나는 것이 특징인 불규칙한 호흡 양상이다. 10~30초 동안의 무호흡 상태 후 짧은 시간 동안 빠르고 일정한 깊이의 들숨이 나타나고 주로 뇌염, 수막염 등에 의해 발생하는 두개내압 상승 시 관찰된다.

5. 폐용적과 폐용량(Volume & capacity of lung)

안정 시 성인의 분당 환기량(ventilation volume)은 남자 약 8.0L/분, 여자 약 4.5L/분이고 안정 시 성인의 호흡 운동은 분당 약 16회이다.

가. 일회호흡량

일회호흡량(tidal volume)은 안정 상태에서 1회 호흡 시 들이마시거나 내쉬는 공기량으로 약 350~500mL이다.

나. 잔기량

잔기량(residual volume)은 최대 날숨 후에도 폐 내에 남아 있는 공기량으로 약 1,200mL이다.

다. 들숨 예비 용적

들숨 예비 용적(inspiratory reserve volume)은 안정 상태에서 1회 들숨 후 추가로 최대로 흡입할 수 있는 공기량으로 약 2,500~3,000mL이다.

라. 날숨 예비 용적

날숨 예비 용적(expiratory reserve volume)은 안정 상태에서 일회 날숨 후 날숨 근육의 직극적 수축으로 최대로 더 내쉴 수 있는 공기량으로 약 1,200mL이다.

마. 폐활량

폐활량(vital capacity)은 최대 들숨 후 최대로 내쉴 수 있는 공기량으로 일회호흡량(TV), 들숨 예비 용적(IRV), 날숨 예비 용적(ERV)의 합과 같다. 폐 기능 평가에서 중요한 지표이며 정상 성인에서는 약 4,800mL이다.

바. 들숨용량

들숨용량(inspiratory capacity)은 일회호흡량(TV)과 들숨 예비 용적(IRV)의 합으로 정상 호흡 상태에서 최대로

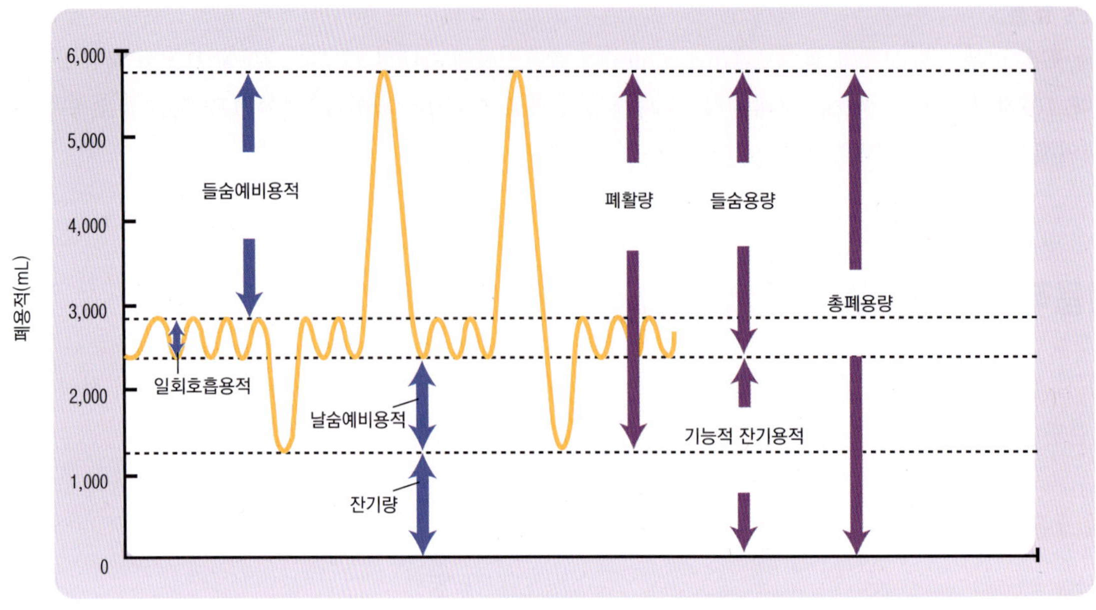

그림 2-7-8   폐용적과 용량

들이마실 수 있는 공기량이다. 정상 성인에서는 약 3,600mL이다.

사. 기능잔기용량

기능잔기용량(functional residual capacity)은 날숨 예비 용적(ERV)과 잔기량(RV)의 합으로 정상 날숨 후 폐 내에 남아 있는 공기량이다. 정상 성인에서는 약 2,400mL이다.

아. 총폐용량

총폐용량(total lung capacity)은 최대 들숨 시 폐가 수용할 수 있는 최대 공기량으로 폐활량(VC)과 잔기량(RV)의 합과 같다. 정상 성인에서는 약 6,000mL이다.

6. 가스교환(Gas exchange)

가. 산소(O_2)의 이동

가스교환은 생물학적 에너지를 소비하지 않으며 가스의 농도 및 분압 차이에 의해 물리적 확산으로 이루어진다. 안정 시 폐포 내 산소 분압은 약 100mmHg이며 정맥혈의 산소 분압은 약 40mmHg이며 이러한 분압 차이에 의해 폐포(100mmHg)의 산소는 폐포 모세혈관(40mmHg)으로 확산하고 결국 조직(약 30mmHg)까지 운반된다. 안정 시 세포가 소비하는 산소의 양은 약 200~250mL/분이다. 한편, 세포에서 생성된 이산화탄소(CO_2)는 산소와 반대 경로를 따라 이동하고 조직에서의 이산화탄소 분압은 약 50mmHg이며 폐포 내 이산화탄소 분압은 약 40mmHg이다. 이에 따라 이산화탄소는 조직(50mmHg)에서 폐포(40mmHg)로 확산해 배출된다. 폐포와 모세혈관 사이에는 폐포 상피세포, 조직 사이질, 혈관 내피세포로 구성된 호흡 표면이 존재하며 가스는 이 표면을 확산 때문에 통과한다.

$$\text{확산속도} = \frac{\text{확산계수} \times \text{확산면적} \times \text{분압차}}{\text{확산거리}}$$

$$\text{확산계수}(\alpha) = \frac{\text{용해도}}{\sqrt{\text{분자}}}$$

표 2-7-1. 폐포와 조직 사이의 기체분압

분압	폐포-정맥혈(폐포세혈관)	모세관-조직
O_2 분압	100mmHg → 40mmHg	100mmHg → 30mmHg
CO_2 분압	40mmHg ← 46mmHg	40mmHg ← 50mmHg

나. CO_2의 이동

이산화탄소는 다음과 같이 혈액에 의해 3가지 형태로 운반된다.

- $CO_2 + H_2O \rightarrow H_2CO_3$ —(포화 상태가 되면 해리)→ $H^+ + HCO^-$: 총운반량의 약 65%
- $CO_2 +$ 적혈구 속의 혈색소 ——→ Carbamino 화합물 형태, 즉 $HHbCO_2$ 상태로 운반: 약 25%
- CO_2 자체로 H_2O에 용해되어 운반되는 양: 약 10%

7. 호흡 조절(Control of breathing)

호흡 조절은 산소를 원활히 공급하고 이산화탄소의 축적을 방지하여 체액의 항상성을 유지하는 기전이며, 이는 척수에 있는 몸통 운동 신경세포의 활동에 반응하여 뼈대근의 수축과 이완으로 이루어진다. 운동 신경세포의 활동은 숨뇌의 호흡 조절 중추에 있는 신경세포와 대뇌피질의 신경세포에서 내려오는 하행로에 의해 조절된다. 숨뇌의 호흡 중추는 기본적인 자동 호흡 리듬을 생성하며 대뇌피질은 의지적 호흡 조절에 관여한다.

가. 신경성 조절

호흡중추(respiratory center)는 숨뇌에 위치하며 기본적인 호흡 리듬을 형성한다. 또한 뇌다리에도 호흡 조절 중추가 존재하며 이 중 특히 뇌다리의 펜뉴모탁틱 중추는 숨뇌의 들숨 중추에 흥분을 전달하여 들숨을 중단시키고 호흡 리듬을 조절한다. 이러한 신경성 조절을 통해 호흡의 깊이와 속도가 체내 요구에 맞게 조절된다.

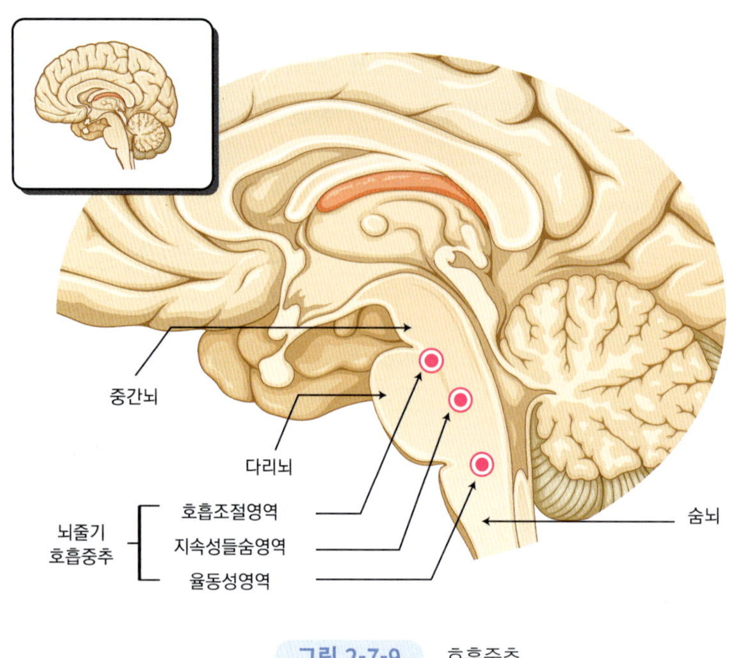

그림 2-7-9　호흡중추

나. 폐에서의 반사

폐가 신장할 때 폐의 신전 수용기에서 발생한 구심성 흥분이 미주신경을 통해 숨뇌의 호흡 중추로 전달된다. 이에 따라 들숨 중추가 억제되어 들숨이 중단되며 이를 Hering-Breuer 반사라고 한다. 이 반사는 폐의 과도한 팽창을 방지하는 역할을 한다. 폐에서 나오는 미주신경을 절단하면 Hering-Breuer 반사가 소실되어 들숨이 깊어지고 지속적으로 증가하는 현상이 나타난다.

다. 화학적 조절

호흡의 화학적 조절은 혈중 PCO_2, pH, PO_2의 변동에 매우 민감하게 반응하여 폐 환기량을 즉각적으로 조절한다. 혈중 또는 뇌척수액 내 CO_2 농도와 H^+ 농도가 증가하면 숨뇌의 화학수용체가 자극되어 호흡이 촉진된다. 반대로 CO_2 농도와 H^+ 농도가 감소하면 호흡 중추의 흥분이 억제되어 호흡이 감소한다. PO_2는 대동맥과 목동맥 소체의 말초 화학수용체에 의해 감지되며 PO_2가 현저히 감소할 때 호흡을 증가시키는 자극으로 작용한다.

8. 환기/관류 비율

안정 시 폐 전체에서 폐 혈류에 대한 폐 환기의 비율은 약 0.8이다(폐 환기량 4.2L/분 ÷ 폐 혈류량 5.5L/분). 이 비율은 환기와 관류의 균형을 의미하며 가스교환 효율에 중요한 역할을 한다. 폐포에 대한 환기가 관류에 비해 감소하면 폐포로 공급되는 산소의 양이 줄어들어 폐포 내 PO_2가 감소하고 동시에 이산화탄소의 배출이 줄어들어 폐포 내 PCO_2가 증가하지만, 관류가 환기에 비해 감소하면 폐포로 운반되는 이산화탄소의 양이 줄어들어 PCO_2가 감소하고 산소의 제거가 적어져 폐포 내 PO_2가 증가한다.

9. 저산소증(Hypoxia)

저산소증은 조직 수준에서 산소가 결핍된 상태를 의미하며 원인에 따라 여러 유형으로 분류된다. 저산소성 저산소증은 동맥혈의 PO_2가 감소하여 발생하고, 이는 고산지대, 호흡기 질환, 폐 환기 저하 등이 원인이 된다. 빈혈성 저산소증은 동맥혈의 PO_2는 정상이나 산소를 운반하는 헤모글로빈의 농도나 기능이 감소하여 발생하며 이는 주로 빈혈이나 헤모글로빈 이상증에서 나타난다. 울혈 저산소증 또는 허혈 저산소증은 동맥혈의 PO_2와 헤모글로빈 농도가 정상임에도 불구하고 조직으로 가는 혈류량이 감소하여 산소 운반이 줄어들어 발생하고 심부전, 쇼크, 국소 혈류 차단 등이 원인이다. 조직 독성 저산소증은 조직에 충분한 산소가 운반되더라도 독성 물질에 의해 세포가 산소를 효과적으로 이용하지 못해 발생하고 대표적으로 시안화물 중독이 있다. 저산소증이 발생하면 뇌가 가장 먼저 영향을 받고 주요 증상으로는 판단 장애, 졸림, 두통, 통증 감각의 둔화, 흥분, 지남력 상실, 시간 감각 소실 등이 나타난다.

가. 호흡곤란(Dyspnea)

호흡이 어려운 상태로 정의되며 환자가 스스로 호흡이 곤란하다는 자각이 있는 경우를 말하고 일반적으로 호

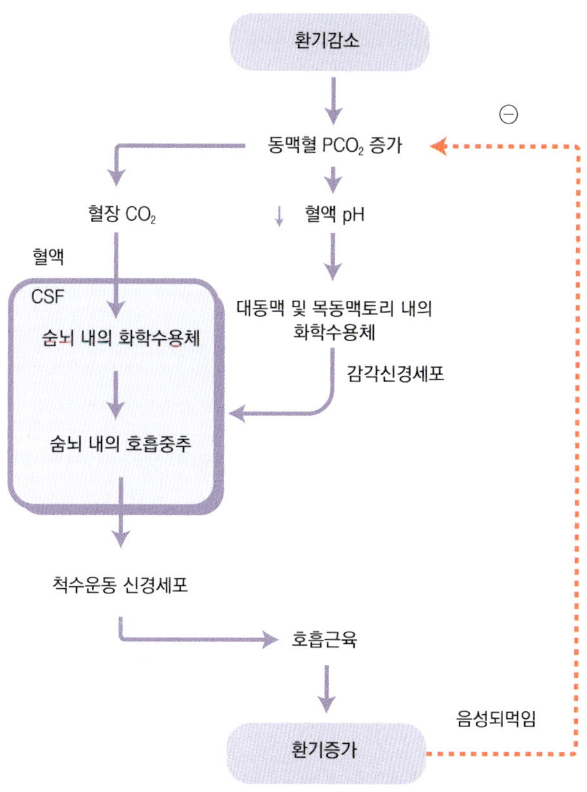

그림 2-7-10 화학수용체에 의한 호흡조절

흡 근육의 사용량이 호흡 용량의 30% 이상일 때 발생한다.

나. 과다호흡(Hyperpnea)

환자의 주관적 느낌과 상관없이 호흡의 심도나 호흡수가 증가한 상태로 지나치게 깊고 빠르거나 힘이 많이 드는 호흡을 의미한다. 정상적으로는 운동 시에 나타나며 비정상적으로는 아스피린 과다복용, 발열, 통증, 히스테리, 심장질환, 호흡기 질환 등 산소 공급이 부적절한 상황에서 발생한다.

다. 빠른호흡(Tachypnea)

분당 20회 이상의 비정상적으로 빠르고 얕은 호흡을 의미하고 주로 고체온, 대사 산증, 폐렴, 폐부종 등에서 나타난다.

라. 청색증(Cyanosis)

청색증은 혈중 헤모글로빈이 환원되어 검푸른색을 띠며 조직이 거무스름한 청색으로 변하는 상태이다. 모세혈관 혈액 내 환원헤모글로빈 농도가 5g/dL 이상일 때 나타난다. 주로 손톱, 점막, 귓불, 입술, 손가락 끝, 피부의 얇은 부위에서 쉽게 관찰된다. 청색증이 나타나지 않는 경우로는 다음과 같다. 첫째, 빈혈성 저산소증의 경우 총 헤모글로빈 농도가 낮아 환원헤모글로빈 농도가 기준치에 도달하지 않아 청색증이 발생하지 않는다. 둘째, 일산화탄소 중독의 경우 일산화탄소 헤모글로빈(COHb)의 선홍색이 환원헤모글로빈의 색을 가려 청색증이 관찰되지 않는다. 셋째, 조직 독성 저산소증에서는 혈중 가스 농도가 정상으로 유지되므로 청색증이 나타나지 않는다.

10. 호흡질환

가. 질식

질식 상태에서는 급성 고이산화탄소혈증과 저산소증이 동시에 발생하며 이에 따라 호흡 자극이 현저히 증가한다. 초기에는 혈압과 심박수가 급격히 상승하고 카테콜아민 분비가 증가하며 혈액의 pH가 떨어지는 대사 산증이 나타난다. 시간이 지남에 따라 호흡 노력이 소실되고 혈압이 감소하며 심박수가 서서히 느려지고 적절한 인공호흡을 실시하지 않으면 4~5분 이내에 심장마비가 발생한다.

나. 침수 질식

침수로 인해 발생하는 질식으로 물에 빠졌을 때 호흡이 정지되고 후두연축이 발생한다. 후두연축으로 인해 물이 폐로 들어가지 않는 경우를 마른 익사(dry drowning)라고 한다. 시간이 지난 후 후두개 근육이 이완되면 물이 폐로 유입되며 이를 습성익사(wet drowning)라 한다. 두 경우 모두 적절한 시간 내에 호흡을 재개하지 않으면 저산소증과 심정지로 진행된다.

다. Cheyne-Stokes 호흡

Cheyne-Stokes 호흡은 심부전과 요독증(uremia) 환자에게서 가장 흔히 관찰되며 정상인의 수면 중에도 나타날 수 있다. 이러한 호흡 패턴은 이산화탄소에 대한 민감도가 증가한 상태에서 발생한다. 이산화탄소 농도가 상승하면 과다호흡이 유발되어 동맥혈 PCO_2가 과도하게 낮아지며 이에 따라 무호흡이 발생하고 무호흡 기간 동맥혈 PCO_2가 다시 상승하게 된다. 이후 호흡 중추는 이산화탄소에 과도하게 반응하여 다시 과다호흡이 발생하고 이러한 주기가 반복된다. 특징적으로 호흡의 깊이와 속도가 점차 증가하다가 서서히 감소하며 이후 10~20초간의 무호흡이 이어진다. 한 주기의 전체 지속 시간은 약 45초에서 3분에 이른다. Cheyne-Stokes 호흡의 직접적 원인은 혈액 내 가스 농도의 변화, 특히 이산화탄소 농도의 변동과 더불어 사이뇌 이상, 양측 대뇌반구 병변 등으로 인한 뇌의 호흡중추 기능 변화이다. 노인에게서는 기관지 폐렴이나 기타 호흡기 질환에서도 나타날 수 있으며 건강한 성인에서도 과다환기 상태이거나 고산지대에 올라갔을 때 일시적으로 발생할 수 있다.

8 비뇨생식기계통

1. 구조

가. 신장

신장은 두 개로, 복강 뒤쪽의 제11~12등뼈 높이의 좌우에 각각 위치한다. 신장의 단면은 바깥쪽의 피질과 안쪽의 수질로 구성되어 있으며 각각의 무게는 약 125~150g이다. 신장은 수소이온과 중탄산이온의 재흡수 및 배설을 통해 체내 pH를 조절하며 항이뇨호르몬(ADH)의 작용으로 수분 재흡수를 조절하여 체액의 삼투압과 체액량을 유지한다.

나. 신장단위

신장단위(nephron)는 신장에서 소변을 형성하는 구조적이고 기능적인 기본 단위로 주로 피질에서 시작하여 수질 쪽으로 배열되어 있다. 신장단위는 콩팥소체와 세뇨관으로 구성된다. 콩팥소체는 사구체와 이를 둘러싼 보우만주머니로 이루어져 있다. 한쪽 신장에는 약 130만 개 이상의 신장단위가 존재한다.

2. 기능

신장은 소변을 생성하여 노폐물과 과다한 수분을 배설하며 혈액 내 성분의 농도를 일정하게 유지한다. 이를 통해 체내 항상성을 유지하며 다음과 같은 기능을 수행한다. 체액의 조성과 용량 조절, 총혈액량 조절, 혈액 pH 조절, 혈액 삼투압 조절, 전해질 균형 유지 그리고 노폐물 제거에 관여한다. 또한 레닌-안지오텐신-알도스테론계

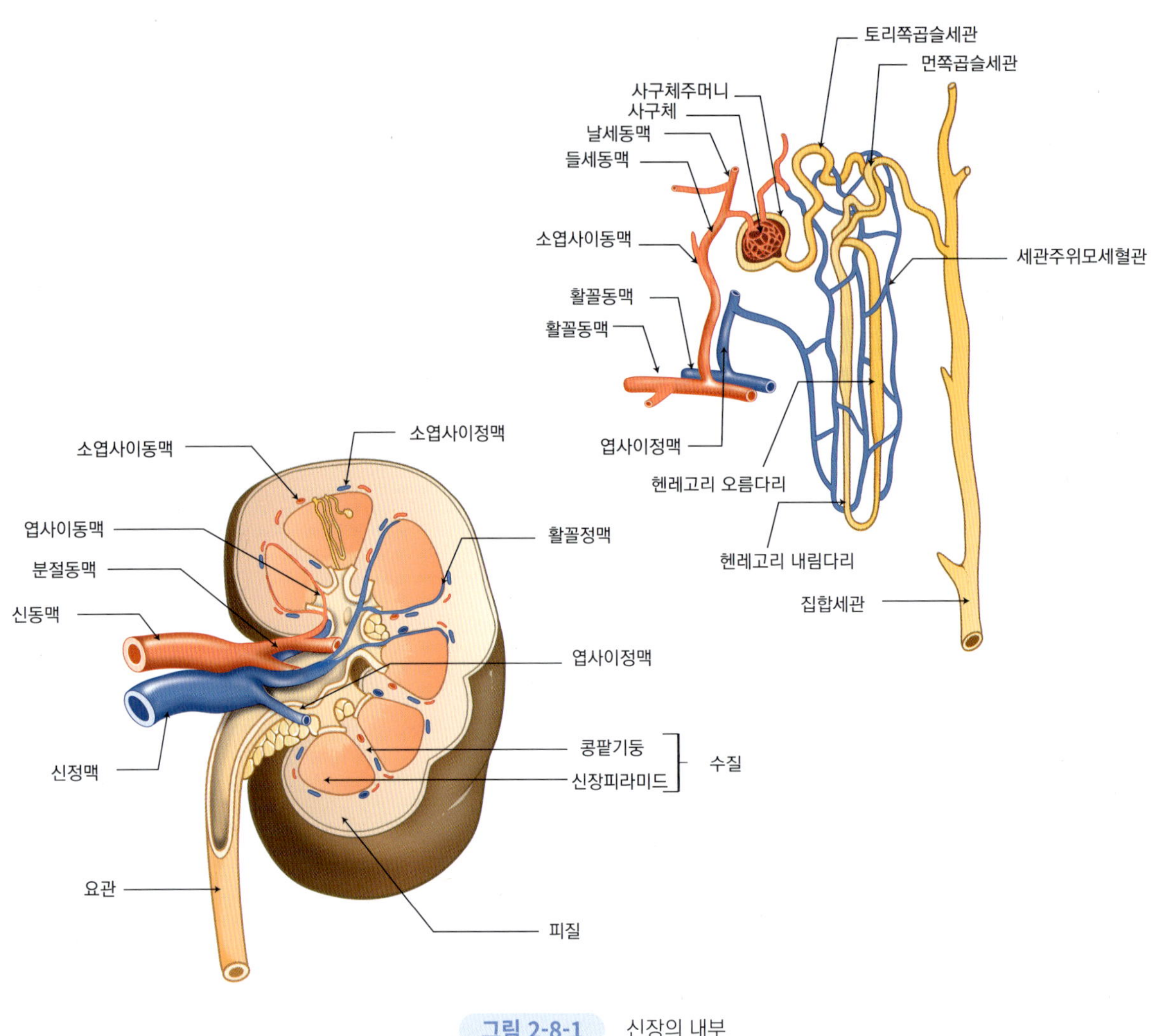

그림 2-8-1　신장의 내부

(RAAS)를 통해 혈압 조절에도 중요한 역할을 한다.

3. 신장의 혈액순환

　　신장의 혈액은 다음 순서로 순환한다. 신동맥(renal artery) → 엽사이동맥(interlobar artery) → 활꼴동맥(arcu-ate artery) → 소엽사이동맥(interlobular artery) → 들세동맥(afferent arteriole) → 사구체 모세혈관(glomerular capillary) → 날세동맥(efferent arteriole) → 세관 주위 모세혈관망(peritubular capillary network) → 소엽사이정맥(interlobular vein) → 활꼴정맥(arcuate vein) → 엽사이정맥(interlobar vein) → 신정맥(renal vein)으로 순환된다.

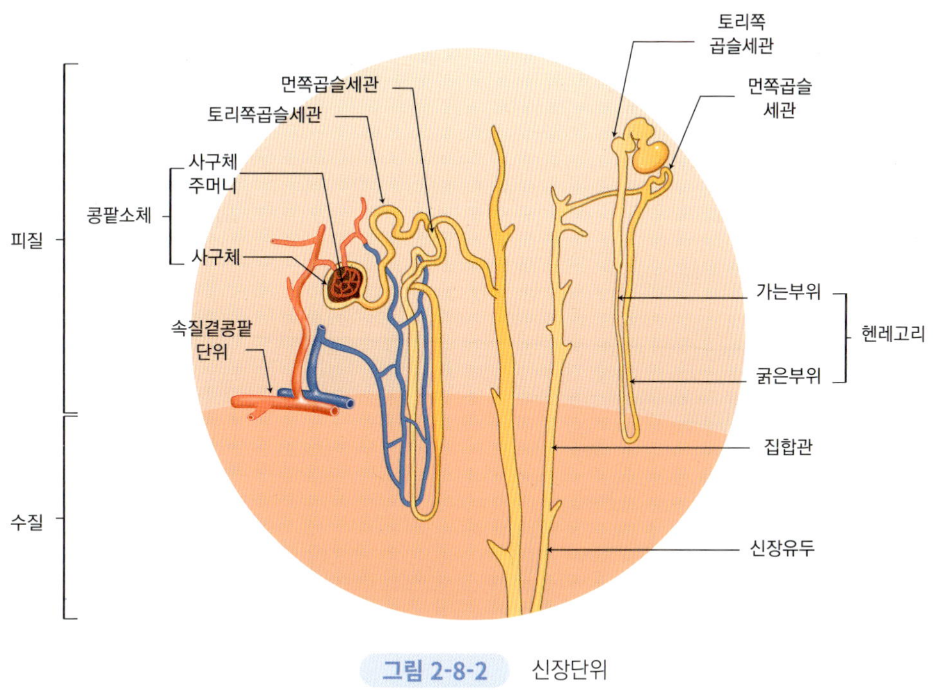

그림 2-8-2 신장단위

4. 신장의 자동조절

신장은 혈압의 변동이 심하더라도 비교적 일정한 사구체 여과율(GFR)을 유지하는 능력을 갖추고 있으며 이를 신장 자동조절이라 한다. 자동조절은 여러 기전으로 설명된다. 첫째, 세포 분리설은 혈압이 상승하면 혈장이 조직액으로 더 많이 여과되어 여과량이 조절된다는 이론이다. 둘째, 신장 내압설은 혈압 상승으로 사구체 여과량이 증가하면 신장 내 조직 압력이 높아지고 그에 따라 혈관 저항이 증가하여 여과량이 조절된다고 설명한다. 셋째, 근원 실실은 혈관 민무늬근육이 혈압 상승에 따라 신장 내 혈관의 장력이 증가하면 자동으로 혈관이 수축하여 혈류 저항이 커지는 작용으로 여과량이 일정하게 유지된다고 본다. 넷째, 되먹이기 기전은 사구체 바로 뒤의 원위세뇨관에서 Na$^+$ 농도가 높아질 때 사구체의 들세동맥이 수축하여 혈관 저항이 증가하고 그 결과 여과량이 감소하는 방식이다. 이는 주로 뇨세관사구체 되먹이기로 알려져 있다. 다섯째, 체액 조절은 카테콜아민 등 혈관수축 물질이 혈관 저항을 증가시켜 여과량을 조절하는 기전이다.

5. 사구체여과

사구체를 통과하는 혈액 중 약 1/5에 해당하는 혈장이 사구체 막과 보먼주머니의 막을 통해 여과되어 보먼주머니 내로 이동하는 과정을 사구체여과라 한다. 이때 여과되어 나온 액체를 사구체 여과액이라고 하며 이는 소변 형성의 첫 단계가 된다. 사구체 막은 물, 전해질, 포도당, 아미노산 등의 작은 분자는 통과시키고 혈구와 단백질과 같은 큰 분자는 차단하는 선택적 투과성을 가진다.

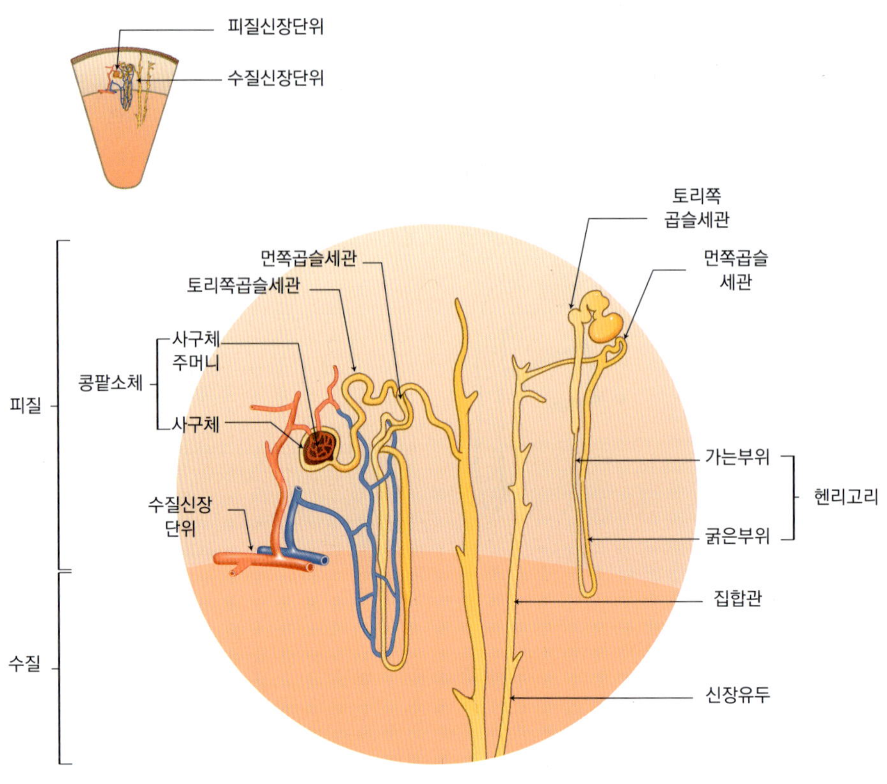

그림 2-8-3 사구체에서의 물질이동 경로

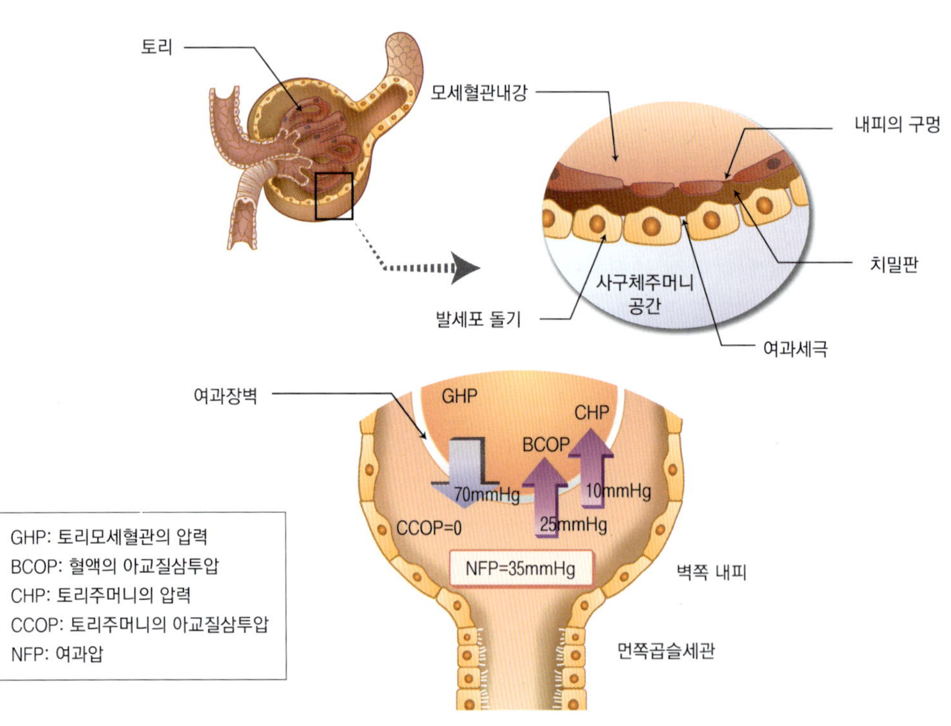

그림 2-8-4 사구체여과압

가. 여과

여과(filtration)는 사구체에서 일어나는 물질 이동 현상으로 사구체 혈압이 상승하면 여과량이 증가한다. 여과된 물질은 다음 경로를 따라 이동한다. 사구체(glomerulus) → 근위세관(proximal tubule) → 헨레고리(Henle's loop) → 원위세관(distal tubule) → 집합관(collecting duct) → 소신배(minor calyx) → 대신배(major calyx) → 신우(renal pelvis) → 요관(ureter)으로 이어진다. 여과 과정에서 단백질을 제외한 대부분의 혈장 내 용질과 수분은 쉽게 통과된다. 사구체 여과 속도를 측정하기 위해 주로 사용되는 지표 물질은 이눌린(inulin)이며 이는 여과 후 재흡수나 분비가 이루어지지 않아 정확한 측정을 가능하게 한다.

나. 사구체여과율

양쪽 신장의 총 사구체 여과량은 분당 약 125mL, 하루 약 180L에 이르고, 이는 전신 혈장량의 50배 이상이며 체내 총수분량의 약 4배에 해당한다. 혈장에 포함된 물질이 최종적으로 소변으로 배설되는 양은 다음과 같이 계산된다.

소변 배설량 = 사구체 여과액 − (세뇨관 재흡수량 + 세뇨관 분비량)

사구체여과율(GFR)은 사구체에서 단위 시간당 여과되는 혈장량을 의미하며 다음의 압력 관계에 따라 결정된다. 사구체여과율 = 여과계수 × (사구체 모세혈관 정수압 − 보면주머니 정수압 − 사구체 교질삼투압)

여과계수는 사구체 모세혈관의 투과성 및 표면적에 의해 결정되며 정수압과 삼투압의 균형이 여과 속도를 조절한다. 사구체여과율은 신기능 평가의 중요한 지표로 사용된다.

다. 사구체여과율 변화

사구체여과율(GFR)은 사구체로 유입되는 혈류와 모세혈관 내 압력 변화에 따라 조절된다. 들세동맥이 수축하면 사구제로 유입되는 혈류량과 모세혈관압이 감소하여 사구체여과율은 감소하지만, 날세동맥이 수축하면 사구체 내 혈류의 유출이 제한되어 모세혈관압이 상승하고 이에 따라 사구체여과율은 증가한다. 교감신경이 약하게 자극될 때 들세동맥과 날세동맥 모두 수축하지만, 이로 인한 사구체여과율 감소는 상대적으로 적다. 또한, 동맥혈압이 상승해도 들세동맥의 자동조절 기전에 의해 수축이 발생하므로 여과압의 과도한 상승은 억제되고 사구체어과율 증가는 약 5~10%에 그친다. 혈장 교질 삼투압이 상승하면 여과를 방해하는 삼투압이 증가하여 사구체여과율은 감소하지만, 다량의 생리식염수를 주입하면 혈장이 희석되어 혈장 교질 삼투압이 약 5mmHg 정도 감소하고 이에 따라 사구체여과율은 15~20% 증가한다.

라. 사구체여과압

사구체 모세혈관의 정수압은 약 70mmHg, 혈장교질 삼투압은 약 25mmHg, 사구체주머니 정수압은 약 10mmHg이다. 따라서 '사구체 여과압 = 사구체 모세혈관 정수압 - (혈장교질 삼투압 + 사구체주머니 정수압)' 공식에 의해 사구체 여과압은 70mmHg - (25mmHg + 10mmHg) = 35mmHg가 된다.

6. 요세관재흡수(Tubular reabsorption)

가. 각 부위의 재흡수

　　요세관 내에서 혈액 쪽으로 물질이 이동하는 현상을 재흡수라고 한다. 재흡수와 분비가 가장 활발히 이루어지는 곳은 근위세관이며 Na^+, Cl^-, K^+ 등의 이온과 대부분의 수분(약 70~80%)이 재흡수된다. 헨레고리의 하행각에서는 물의 재흡수가 이루어지고 상행각에서는 Na^+, Cl^-, K^+ 등의 이온이 재흡수된다. 원위세관과 집합관에서는 바소프레신 등의 항이뇨호르몬이 작용하여 사구체여과액의 약 12~15%가 추가로 재흡수된다. 사구체여과액은 하루 약 180L 생성되며 이 중 99%가 재흡수되고 약 1%만이 소변으로 배설된다(약 1.5~1.8L/day). 재흡수되는 주요 물질은 포도당, 아미노산, 단백질 및 요산이며 주로 근위세관에서 재흡수된다.

나. Na+ 재흡수

　　Na^+은 관강에서 세뇨관 세포 내로 Na^+ 통로와 운반체에 결합하여 유입된다. 세포 내로 유입된 Na^+은 세포 간극으로 Na^+/K^+ 능동수송에 의해 이동한다. Na^+의 이동에 따라 전기적 중성을 유지하기 위해 Cl^-이 함께 유입되며 삼투압 평형을 유지하기 위해 물도 세포 틈새로 이동한다. Na^+의 재흡수는 대부분 근위세관에서 이루어지며 원

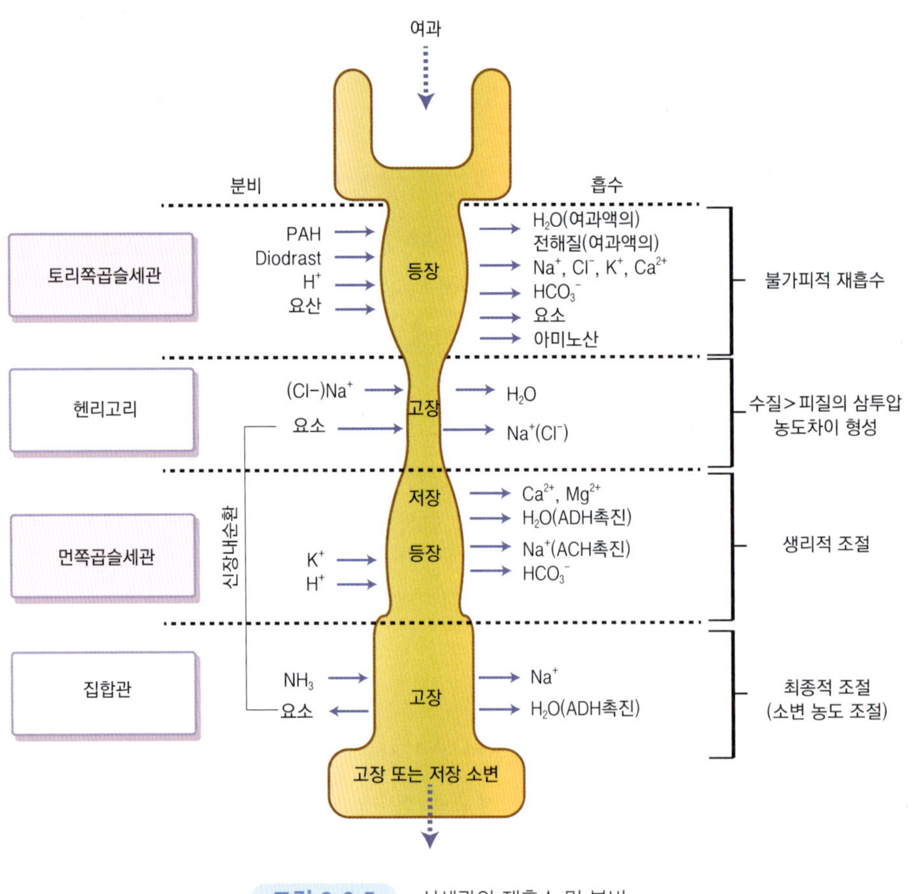

그림 2-8-5　신세관의 재흡수 및 분비

위세관 일부와 집합관에서의 재흡수는 최종적인 Na^+ 배설량을 결정하기 때문에 중요하다. 알도스테론은 Na^+ 재흡수를 촉진하고 K^+ 배설을 증가시키는 호르몬이다. Na^+ 섭취량이 많아지면 사구체 여과량이 증가한다. 또한 H^+과 K^+의 분비는 상호 보완적 관계를 가지며 H^+ 분비가 증가하면 K^+ 분비는 감소한다.

다. 포도당 재흡수

포도당은 주로 근위세관의 처음 부분에서 재흡수되며 Na^+과 공통 운반체에 의해 함께 이동한다. 포도당의 세관 최대 이동치는 남성의 경우 375mg/분, 여성의 경우 360mg/분이다. 이 기준치를 초과하는 포도당이 여과되면 초과분은 재흡수되지 않고 소변으로 배설된다. 포도당의 신장 역치는 세관 최대 이동 수치를 사구체 여과율(GFR) 125mL/분으로 나누어 이론상 약 300mg/100mL로 계산되나, 실제 임상에서는 약 180mg/100mL에서 요당이 검출된다. 이는 신원 단위 간 재흡수 능력 차이와 개별 세포의 다양성 때문이다.

라. 아미노산 재흡수

아미노산은 대부분 근위세관에서 재흡수되며 Na^+ 운반체와 함께 결합하여 재흡수된다. 정상인에서 아미노산의 세관 최대 이동치는 여과량보다 훨씬 높으므로 여과된 아미노산의 100%가 재흡수된다. 따라서 정상적으로 소변에서는 아미노산이 검출되지 않는다.

마. 단백질 재흡수

소량의 알부민 등 저분자 단백질이 사구체에서 여과되며 대부분 근위세관에서 거의 100% 재흡수된다. 단백질의 세관 최대 이동치는 약 30mg/분이다. 정상적으로 소변에서는 단백질이 거의 검출되지 않는다. 세관 최대 이동치를 초과하거나 세뇨관 손상이 있으면 단백뇨가 발생한다.

바. 물의 재흡수

사구체 여과량의 99% 이상이 세뇨관을 통해 재흡수된다. NaCl의 재흡수로 삼투압 차이가 발생하면 이에 따라 물이 수동적으로 재흡수된다. 바소프레신과 같은 항이뇨호르몬은 집합관과 원위세관에서 수분 재흡수를 촉진하며 바소프레신 분비가 감소하면 배뇨량이 증가하여 요붕증(diabetes insipidus)이 발생한다. 물의 재흡수는 주로 근위세관, 헨레고리, 원위세관, 집합관에서 이루어진다.

7. 물의 배설

사구체에서는 하루에 약 180L의 물이 여과되며 최종적으로 삼투질 농도 약 700mOsm/L인 1L가량의 요가 배설된다. 물의 배설량은 주로 집합관에 작용하는 항이뇨호르몬에 의해 조절된다. 바소프레신의 농도가 높아지면 집합관에서 수분 재흡수가 증가하여 배설되는 요의 양이 감소하고 반대로 바소프레신 분비가 감소하면 요 배설량이 증가한다.

8. 세관 분비(Tubular secretion)

　혈액으로부터 세관 내로 물질이 이동하는 현상을 분비라고 한다. 물질은 세관 상피세포를 통해 선택적으로 소변으로 분비된다. 대표적으로 페니실린과 같은 일부 약물은 사구체에서 충분히 여과되지 않으며 세관 분비 과정을 통해 효과적으로 배설된다. 또한, H^+, K^+, 크레아티닌 등의 물질도 세관 분비를 통해 소변으로 이동된다.

가. 유기산 분비

　유기산의 분비는 농도 기울기를 거슬러 이루어지는 능동적 운반으로 진행된다. 이는 에너지를 소모하는 과정이며 최대 운반량이 존재한다. 혈중 농도가 최대 운반량을 초과하면 세관 상피세포의 운반체가 포화되어 분비 효율이 감소하고 그로 인해 혈중 유기산 농도가 높아질 수 있다.

나. H+의 분비

　토리쪽곱슬세관의 세포는 수소 이온(H^+)을 생성하여 세관강으로 분비한다. 세뇨관의 H^+ 분비 기능은 중탄산이온(HCO_3^-)을 혈액으로 공급하는 역할과 동시에 이루어지므로 체액의 pH를 일정하게 유지하는 데 매우 중요하다. 탄산(H_2CO_3)은 H^+와 중탄산이온(HCO_3^-)으로 해리된 후 역교환 운반체에 의해 H^+는 세관강으로 Na^+는 세포 내로 이동하고 이 과정은 신장의 산-염기 균형 조절에 핵심적이다.

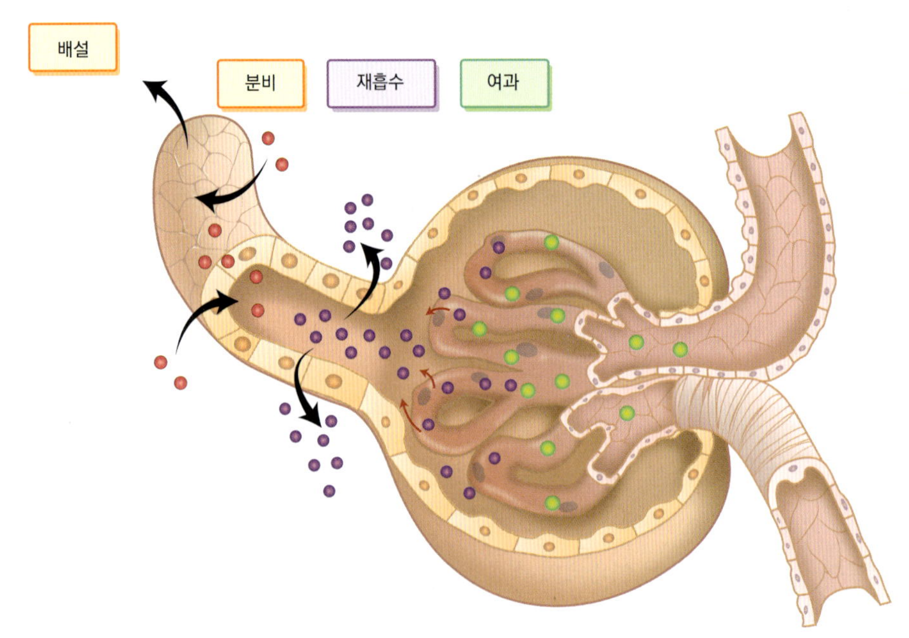

그림 2-8-6　분비

다. K⁺ 분비

K⁺는 대부분 토리쪽곱슬세관에서 일차적으로 재흡수된 후 먼쪽곱슬세관과 집합관에서 다시 분비된다. K⁺의 분비량은 섭취량과 체내 총 K⁺ 함량에 따라 조절되어 항상성 유지에 이바지한다. 또한, K⁺ 분비는 알도스테론에 의해 촉진되며 Na⁺ 재흡수량이 증가할수록 전기적 평형을 유지하기 위해 K⁺ 분비량도 함께 증가한다.

9. 이뇨제

일반적으로 사용되는 이뇨제는 다음과 같은 것들이 있다.

가. 탄산탈수효소 억제 약물

탄산탈수효소 억제 약물은 근위세관에서 H⁺ 분비를 억제하여 Na⁺와 중탄산이온(HCO_3^-)의 배설을 증가시킨다. 이에 따라 소변이 알칼리화된다. 또한 K⁺ 분비가 상대적으로 촉진되어 K⁺ 배설량도 증가한다. 이뇨 효과는 비교적 약하며 주로 녹내장, 고산병, 대사성 알칼리증 치료에 사용된다.

나. Thiazide

Thiazide계 이뇨제는 원위세관에서 Na⁺, Cl⁻의 동반 운반체를 억제하여 NaCl의 재흡수를 차단한다. 이에 따라 Na⁺ 배설이 증가하고 이에 따라 수분 배설도 증가한다. 이뇨 효과는 중등도이며 고혈압, 만성 부종, 심부전 등의 치료에 널리 사용되고 장기 사용 시 Ca^{2+} 재흡수를 증가시켜 요로결석 예방에도 효과가 있다.

다. Furosemide, ethacrynic acid, bumetanide

이들 약물은 헨레고리 상행각의 두꺼운 부위에서 Na⁺-K⁺-2Cl⁻ 동반 운반체를 억제하여 Na⁺ 재흡수를 차단한다. 이에 따라 세뇨관 내 Na⁺ 농도가 증가하고 이에 따라 수분 배설과 함께 K⁺ 배설도 증가한다. 강력한 이뇨 작용을 나타내며 급성 폐부종, 심부전, 신증후군, 고칼슘혈증 등의 치료에 사용된다.

라. Spironolactone, triamterene, amiloride

이들 약물은 집합관에서 Na⁺ 채널을 봉쇄하거나 알도스테론 수용체를 차단하여 Na⁺ 재흡수를 억제하고 Na⁺ 배설을 증가시킨다. 동시에 K⁺ 배설은 억제되어 체내 K⁺ 보존 효과를 나타낸다. 이러한 작용으로 칼륨 보존성 이뇨제로 분류된다. 주로 저칼륨혈증 예방, 고알도스테론증, 심부전 등의 치료에 사용된다.

10. 신기능 장애

가. 단백뇨(Proteinuria)

사구체 모세혈관의 투과도가 증가하면 정상 상태에서 요로로 배설되는 소량의 단백보다 훨씬 많은 양의 단백이 소변으로 배설된다. 배설되는 단백의 대부분은 알부민이다. 신증의 경우 요로로 다량의 단백이 배설되어 간장의 혈장단백 생산량을 초과할 수 있다. 이에 따라 저단백혈증이 발생하며 혈장 교질삼투압이 저하되어 혈장량은 감소하고 조직간질액은 증가하여 부종이 초래된다.

나. 소변감소

신장질환이 진행되면 배설되어야 할 용질의 혈장 농도가 증가하여 사구체 여과량이 일시적으로 증가한다. 이에 따라 각 신장단위에 가해지는 부담이 커지게 된다. 이러한 상태가 지속되면 남아 있는 신장단위의 기능이 점차 감소하고 결국 기능을 유지하는 신장단위의 수가 줄어들어 소변감소가 발생한다. 소변감소는 신부전의 주요 지표 중 하나로 신장 기능 저하의 중요한 징후이다.

다. 요독증

요독증(uremia)은 단백질 대사 과정에서 생성된 최종 배설 물질들이 신장 기능 저하로 인해 혈액 내에 축적되어 발생하는 증후군이다. 주요 증상으로는 졸음, 식욕 저하, 오심, 구토, 사고 장애, 착각, 근연축, 경련, 혼수 등이 나타난다. 요독증은 신부전의 진행과 함께 나타나는 전신적 중독 상태로 신속한 치료가 필요하다.

라. 산증

산증은 대사 과정에서 생성된 산성 물질을 충분히 배설하지 못하여 발생하는 상태로 주된 원인은 소변 산성화 기능의 장애이다. 신장이 암모니아 생성 능력을 상실하거나 감소하면 소변 내에서 산을 중화하는 능력이 저하된다. 이에 따라 신세관에서 H^+의 최대 분비량이 감소하며 체내에 수소 이온이 축적되어 혈액의 pH가 낮아진다. 이러한 신장성 산증은 대사 산증의 주요 원인 중 하나이다.

9

소화와 흡수

1. 소화기의 역할

소화기는 고분자 물질인 음식물을 분해하여 소화관 벽을 통과할 수 있는 저분자 물질로 전환한다. 분해된 저분자 영양물은 주로 소장에서 흡수되고 이를 통해 신체에 필요한 영양소와 에너지를 공급한다.

2. 소화기관의 구성

소화기관은 입 → 식도 → 위 → 소장(십이지장, 공장, 회장) → 대장(맹장, 충수, 상행결장, 횡행결장, 하행결장, S상결장) → 직상 → 항문 순으로 구성된다. 주요 소화샘에는 침샘, 위샘, 장샘, 췌장, 간, 담낭이 포함된다. 위장관 각각 분절의 평균 길이는 인두, 식도, 위가 약 65cm, 십이지장이 약 25cm, 공장과 회장이 약 260cm, 결장이 약 110cm이다. 소화관과 관련된 부속기관은 자율신경계의 교감신경과 부교감신경에 의해 길항적으로 조절된다.

3. 입안에서의 소화

가. 이

이(dental)는 음식물을 잘게 부수는 씹기운동을 수행하며 침과 혼합하는 역할을 한다. 성인의 치아는 총 32개로 앞니, 송곳니, 작은어금니, 큰어금니 순으로 배열된다. 제3대구치는 사랑니라고 불린다. 유치는 주로 생후 6개월경부터 나오기 시작하며 영구치는 6~7세 무렵부터 유치가 빠지고 교환되기 시작한다.

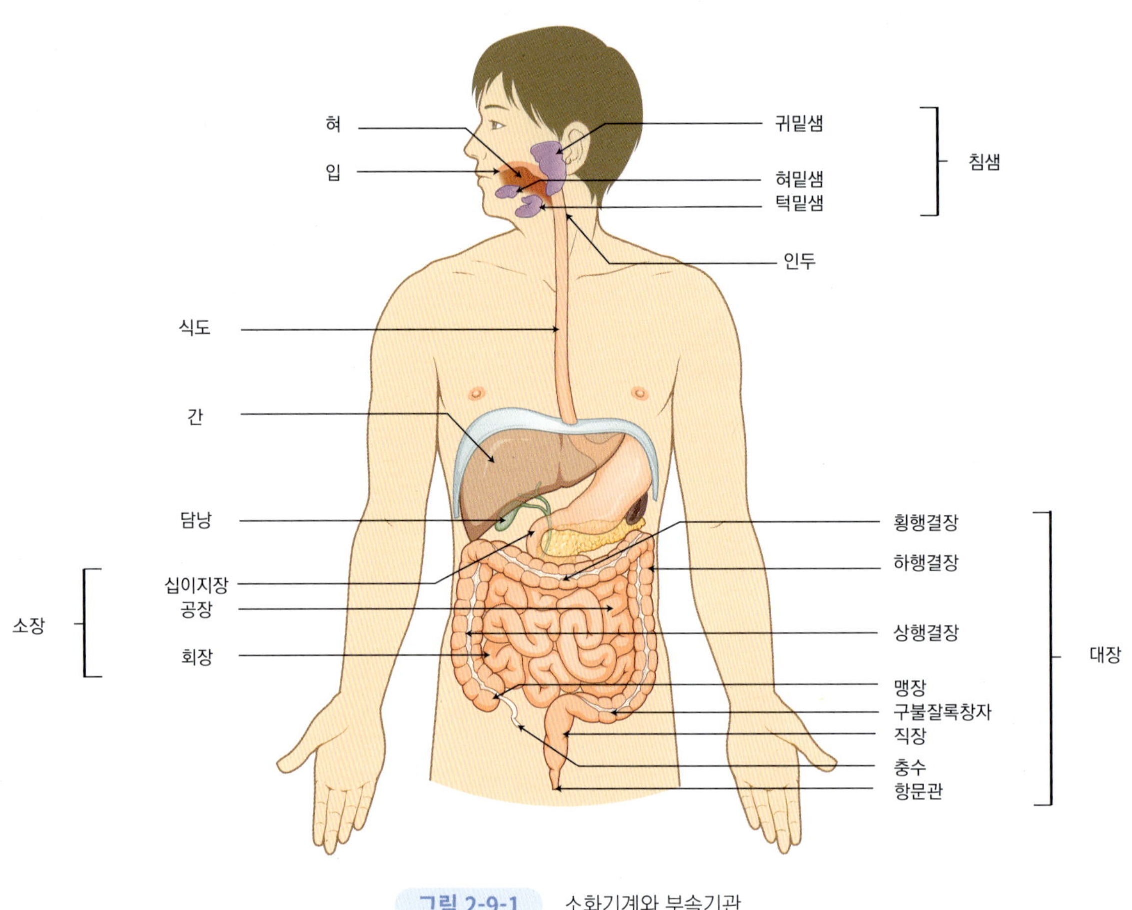

그림 2-9-1 소화기계와 부속기관

나. 혀

혀의 운동은 혀밑신경(hypoglossal nerve)에 의해 조절된다. 혀 위에 모인 음식 덩어리는 삼킴 과정을 통해 식도를 거쳐 위로 이동된다. 맛을 감지하는 감수체는 혀의 상피가 약간 함몰된 부분에 있는 맛봉오리이다. 맛봉오리의 분포는 맛에 따라 다르며 단맛에 예민한 맛봉오리는 혀의 끝, 신맛은 혀의 가장자리, 쓴맛은 혀의 뒷부분, 짠맛은 혀의 끝과 가장자리에 주로 분포한다.

다. 침샘

귀밑샘은 가장 큰 침샘으로 녹말을 맥아당으로 분해하는 녹말분해효소를 분비한다. 그 외에도 혀밑샘과 턱밑샘이 있고 침샘은 복합샘으로 장액샘과 점액샘이 결합한 구조를 가진다. 하루 침 분비량은 약 1.5L이며 침의 pH는 약 7.0이다. 침의 주요 성분은 99%의 물(H_2O)과 침 녹말 분해효소, 점액이며 이외에 Na^+, K^+, Ca^{2+} 등의 무기질이 소량 포함되어 있다. 침 효소의 주요 역할은 탄수화물을 분해하는 것이다.

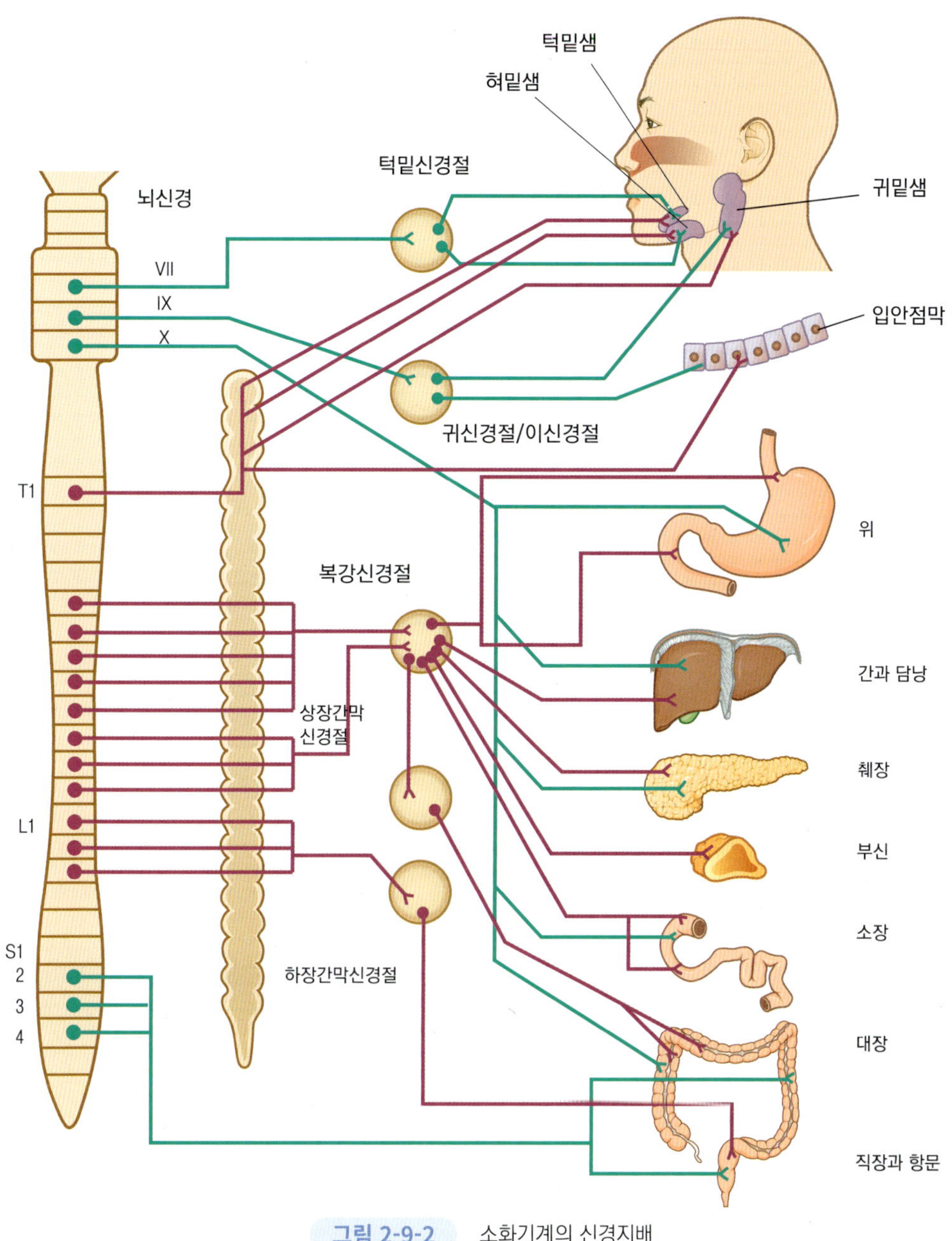

그림 2-9-2　소화기계의 신경지배

4. 위(Stomach)에서 소화

가. 위의 구조

위는 가로막 바로 아래, 복강의 왼쪽에 있는 큰 주머니 모양의 기관이다. 위 점막에는 위샘이 관상선 형태로 분포하며 주요 세포로 벽세포, 으뜸세포, 목점액세포가 존재한다. 벽세포에서는 pH 1.6~2.0 정도의 강한 염산(HCl)이 분비되어 으뜸세포에서 분비되는 펩시노겐을 활성화해 펩신으로 전환하고 단백질 소화를 시작한다. 목 점액세포에서는 점액이 분비되어 위벽을 보호한다. 위는 단백질의 화학적 소화가 최초로 시작되는 장소이며 탄수화물의 화학적 소화는 입에서 시작된다.

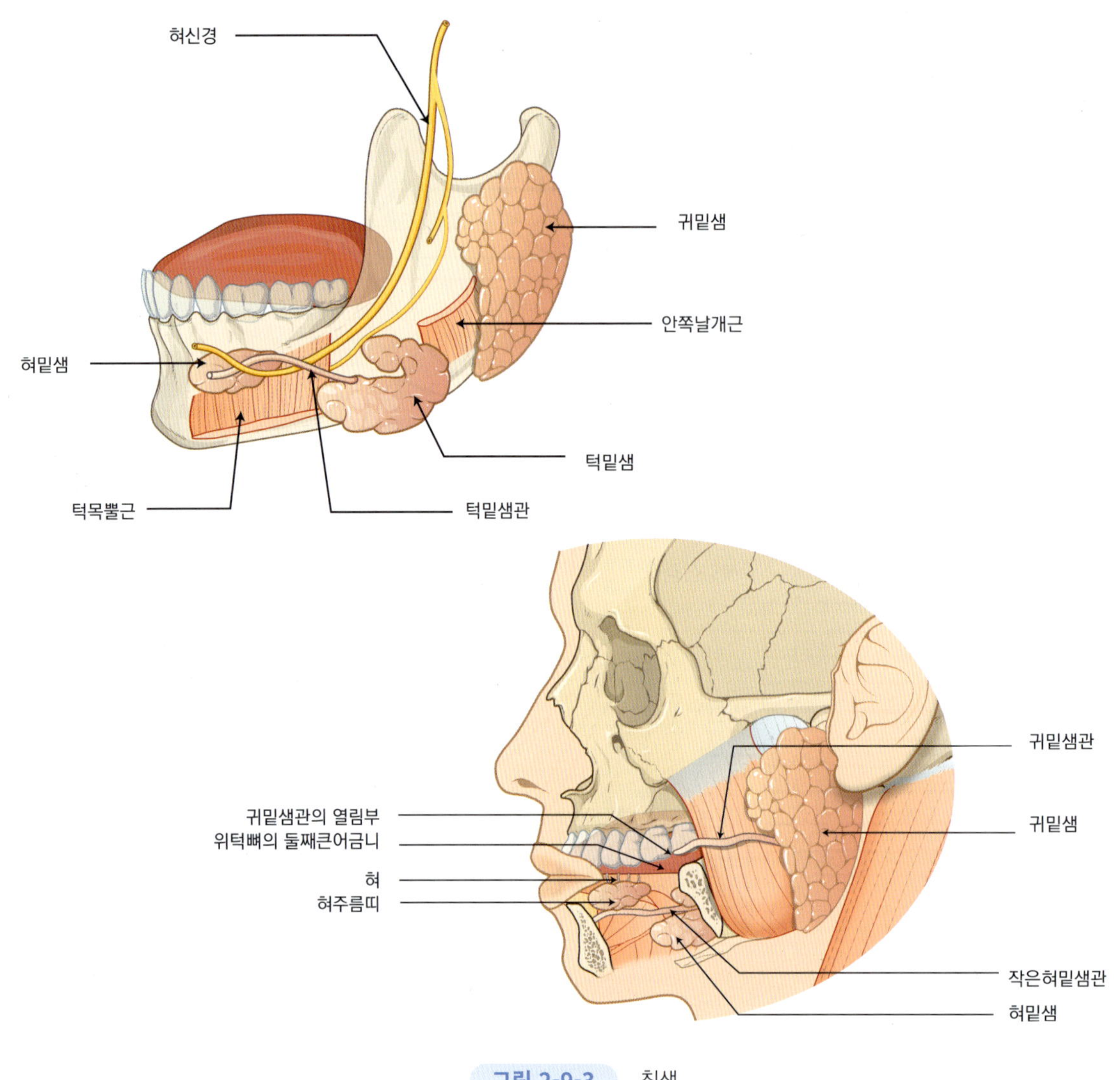

그림 2-9-3   침샘

나. 위액

위에서는 단백질의 소화가 최초로 이루어진다. 음식물이 위로 들어오면 위가 확장되고 위벽에 음식물이 부착되면서 그 자극으로 위액 분비를 촉진하는 호르몬인 가스트린이 분비된다. 위산(HCl)은 위의 벽세포에서 분비되어 펩시노겐을 펩신으로 활성화하고 위액의 산성을 유지하며 살균, 부패 방지, 알코올 발효 억제, 당질 가수분해 촉진, 위 운동 조절 등의 작용을 한다. 위액의 주요 구성 성분은 Na^+, K^+, Mg^{2+}, H^+ 등의 양이온과 Cl^-, HPO_4^{2-}, SO_4^{2-} 등의 음이온, 펩신, 위 리파제, 점액, 내인성 인자 등이다.

다. 위액 분비기전

1) 뇌상

뇌상(cephalic phase)은 음식물이 위에 도달하기 전에 위액 분비가 시작되는 단계로 전체 위액 분비량의 약

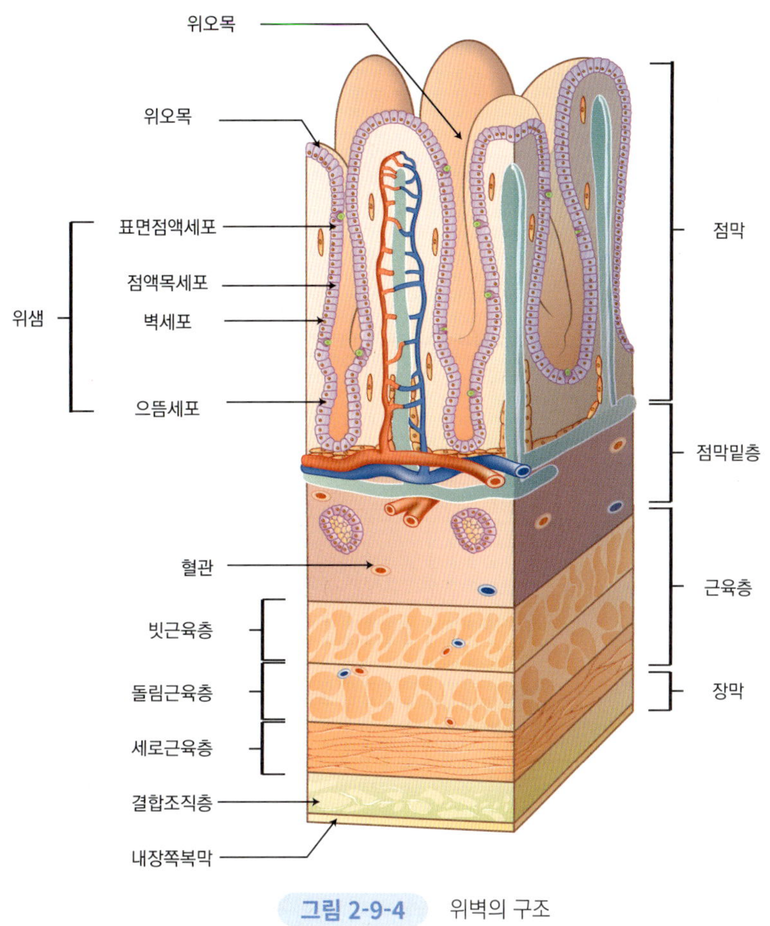

그림 2-9-4 위벽의 구조

25%가 이 단계에서 분비된다. 조건반사, 후각, 미각, 음식에 관한 생각 등의 자극으로 미주신경이 활성화되고 이를 통해 위산과 펩시노겐 분비가 촉진된다. 이 단계는 심리적, 감각적 자극에 의존하며 소화 준비 과정의 중요한 역할을 한다.

2) 위상

위상(gastric phase)은 음식물이 실제로 위에 도달한 후 시작되며, 전체 위액 분비의 약 75%가 이 단계에서 이루어진다. 음식물이 위벽을 직접 자극하면 위 점막에서 가스트린이 분비되고 가스트린은 위산과 펩시노겐의 분비를 촉진한다. 위상은 약 3~4시간 지속되며 음식물의 화학적 성분과 기계적 팽창 자극으로 조절된다. 이 단계는 단백질 소화와 위 내 환경 조성의 핵심적인 역할을 한다.

3) 장상

장상은 위에서 소화된 음식물인 미즙이 십이지장으로 들어가면서 시작된다. 이 단계에서는 십이지장에서 세크레틴과 콜레시스토키닌(CCK) 등의 호르몬이 분비된다. 세크레틴은 췌장에서 중탄산이 풍부한 췌장액의 분비를 촉진하고 담즙 분비를 유도한다. 또한 세크레틴은 펩시노겐 분비를 증가시키며 위산 분비를 억제하는 작용도 한다. 장상은 소장 환경을 중성으로 조절하고 소화 효소의 분비를 촉진하여 소화가 원활히 진행되도록 한다.

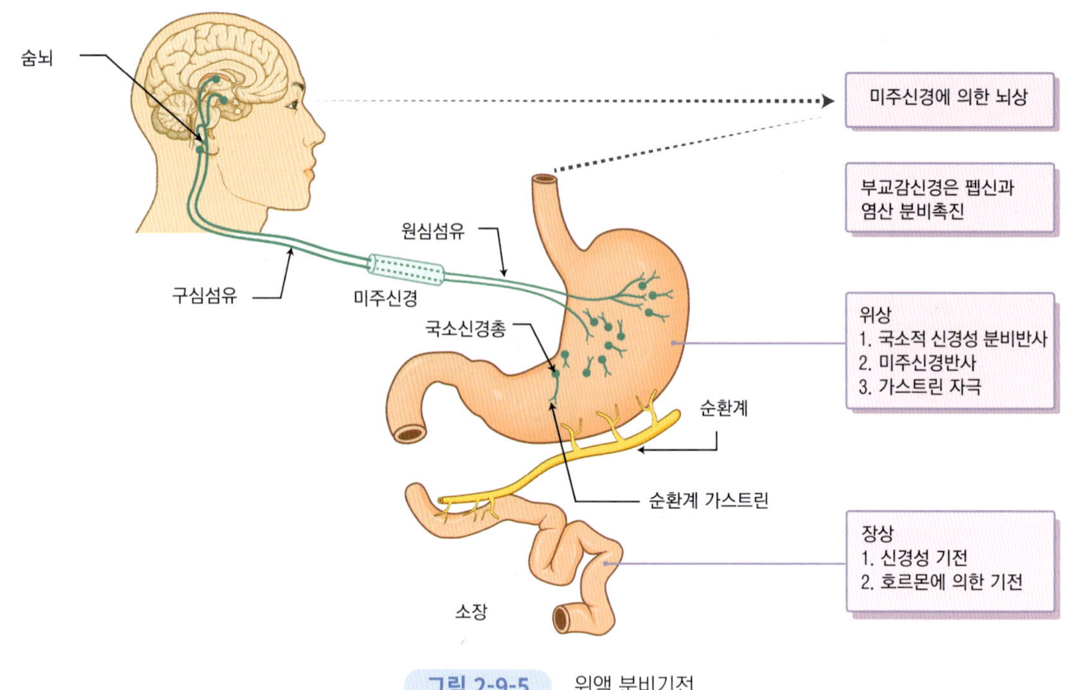

그림 2-9-5 위액 분비기전

라. 위의 운동

위는 내용물이 없는 상태에서도 지속적으로 수축 운동을 수행한다. 이러한 운동은 분문에서 유문을 향해 진행되는 연동운동으로 위벽을 자극하고 위액과 음식물을 혼합하여 화학적 소화를 촉진한다. 위에서는 주로 연동운동과 괄약근 조절이 이루어지며 소장에서 관찰되는 분절운동은 발생하지 않는다. 연동운동은 위 내용물을 잘게 분쇄하고 유미즙을 십이지장으로 이동시키는 역할을 한다.

마. 공복 수축

공복 수축(hunger contraction)은 위 내용물이 배출된 후 약 3시간이 지나면 위벽 근육의 수축으로 발생한다. 이 수축으로 인해 공복감을 느끼게 되며 공복 상태가 12~24시간 이상 지속할 때 강한 수축으로 인해 공복 통증이 나타나기도 한다. 공복 수축은 주로 미주신경 자극과 혈당 저하에 의해 유발되며 식사로 인해 위가 다시 팽창하면 자연스럽게 사라진다.

바. 구토

구토는 위에서 역방향의 연동운동이 발생하여 위 내용물이 식도와 입을 통해 역류하는 현상이다. 이는 인두 점막, 위 점막, 십이지장 점막에 대한 강한 자극이나 중독, 감정적 자극 등이 구토 중추를 자극할 때 일어난다. 과다구토가 지속되면 위산 손실로 인해 체내 수소 이온(H^+) 농도가 감소하고 혈액의 pH가 상승하여 대사성 알칼리증이 발생한다. 이때 산-염기 반응은 $H_2CO_3 \rightarrow H^+ + HCO_3^-$ 와 같이 나타난다. 위산 손실로 인해 H^+ 농도가 줄어들면서 혈액 내 중탄산이온(HCO_3^-) 농도가 상대적으로 증가하게 된다.

5. 소장에서 소화

가. 소장의 구조

소장은 십이지장, 공장, 회장으로 구성된다. 십이지장의 길이는 약 25cm, 공장은 약 2.5m, 회장은 약 3.5m이다. 전체 소장의 길이는 약 6~7m에 이르며 소화 및 흡수 기능의 대부분이 이곳에서 이루어진다.

나. 영양분의 분해

- 탄수화물 : 녹말분해효소(amylase)

  녹말 ⟶ 맥아당

  트립시노젠활성화효소(enterokinase)

- 단백질 : 트립시노젠(trypsinogen) ⟶ 트립신(trypsin)

  펩톤(peptone) ⟶ 폴리펩타이드(polypeptide)
- 지방 : 지방분해효소(lipase)에 의해 지방산과 글리세린으로 분해되어 저장된다.

다. 소장에서의 소화

- 단백질

  에렙신

  polypeptide ⟶ 아미노산

라. 소장의 운동

1) 연동운동(peristalsis)은 소장의 민무늬근육이 자극되면 자극받은 부위의 상부는 수축하고 하부는 이완하여 미즙이 원위부로 이동한다. 연동파의 진행 속도는 약 2cm/초이며 한 번의 진행 거리는 4~5cm이다. 연동운동은 소장에서 불규칙하게 발생하며 주로 분절운동과 함께 일어난다. 장의 흥분 상태가 고조되어 강한 연동파가 25cm/초의 속도로 빠르게 진행될 때 이를 급속연동이라고 하며 이로 인해 설사와 같은 증상이 나타난다.

2) 분절운동은 소장에서 일어나는 기계적 소화 운동으로, 미즙이 십이지장에 들어오면 십이지장 근위부의 종주근에서 시작된다. 이 운동은 소장의 내용물을 잘게 나누고 장내 효소와 혼합하여 소화와 흡수를 돕는다. 분절운동의 주기는 주로 민무늬근육의 자율적 활동 때문에 조절되며 십이지장에서는 약 12회/분의 빈도로 발생하고 하

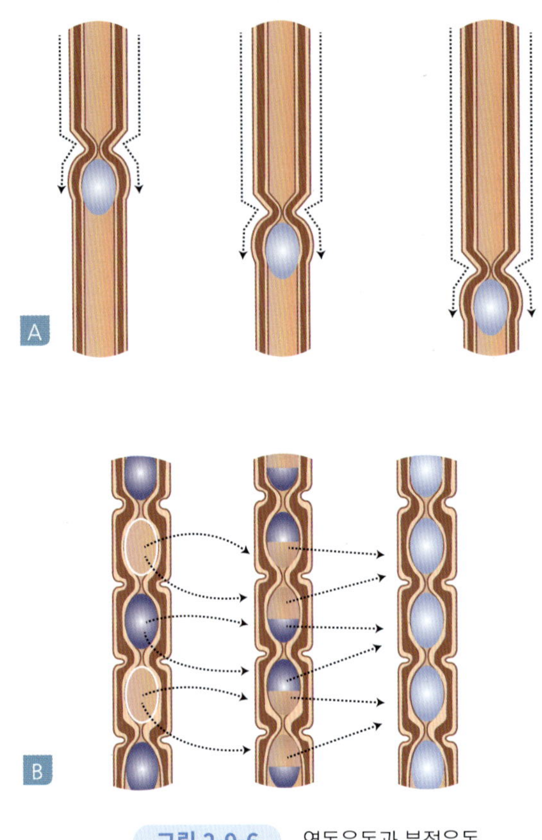

그림 2-9-6　연동운동과 분절운동

부로 내려갈수록 빈도가 감소하여 회장 말단부에서는 약 9회/분 정도로 나타난다.

6. 간 및 담도계

가. 간의 생리적 기능

간의 생리적 기능은 혈청 단백질 생성 오르니틴 회로에서 요소 생성, 헤파린 생성, 글리코겐·단백질·비타민·철 등의 저장, 담즙 생산(하루 약 0.51L), 해독 작용, 포도당을 원료로 한 글리코겐(glycogen) 합성 등으로 매우 다양하다. 간은 인체에서 가장 큰 샘이며 무게는 약 1.2~1.6kg으로 복강의 오른쪽 약 1/4을 차지한다. 간소엽의 구조는 육안으로 볼 때 대체로 육각형 모양이며 지름은 약 2mm 정도이다.

나. 문맥순환

문맥순환(portal circulation)은 간으로 혈액을 공급하는 주요 경로로 간문맥과 간동맥 두 가지 경로를 통해 이루어진다. 간문맥은 위, 장, 췌장, 비장의 정맥이 모여 형성되며 간에 도달한 후 간소엽 주위에 혈관망을 형성한다. 간동맥은 복강 대동맥에서 분지되어 간으로 들어오며 역시 간소엽 주위에서 가지로 나뉘어 혈관망을 이룬다. 두 혈관에서 유입된 혈액은 간소엽 내에서 혼합된 후 중심정맥을 거쳐 간정맥으로 모이고 최종적으로 아래대정맥을 통해 심장으로 돌아간다.

다. 담낭

담낭(gallbladder)은 평상시 간에서 생산된 담즙을 일시적으로 저장하며 식사 후 소화가 진행될 때 수축하여 담도를 통해 담즙을 십이지장으로 배출한다. 담낭의 수축은 주로 십이지장에서 콜레시스토키닌이 분비될 때 유발된다. 또한, 십이지장 내에 지방과 산성 미즙이 존재할 때도 담낭 수축이 촉진된다.

라. 담즙의 성분과 작용

담즙의 성분은 담즙산염(가장 많이 함유됨), 담즙색소, 콜레스테롤 등으로 구성된다. 담즙은 지질을 유화시켜 소화를 촉진하며 철(Fe^{2+})과 칼슘(Ca^{2+})의 흡수를 돕는다. 또한 장관 내 부패를 억제하고 호르몬, 독성 물질, 약물 등의 배설을 담당한다. 담즙산염은 지방산을 물에 잘 녹도록 하여 췌액과 장액 내의 지방분해효소(lipase)가 효율적으로 작용할 수 있도록 한다. 담즙 성분은 90% 이상이 소장에서 재흡수되어 간으로 돌아가 다시 담즙으로 재활용된다.

마. 황달

황달(jaundice)은 담즙이 소장 내로, 정상적으로 배설되지 못해 혈중 담즙색소가 증가하고 이에 따라 눈의 공막과 피부 등이 황색으로 착색되는 현상이다. 황달은 원인에 따라 폐쇄황달, 간세포 황달, 용혈황달 등으로 구분된다. 폐쇄황달은 담관이 막혀 담즙의 배출이 차단될 때 발생하며 간세포 황달은 간세포의 손상으로 담즙 처리가 제

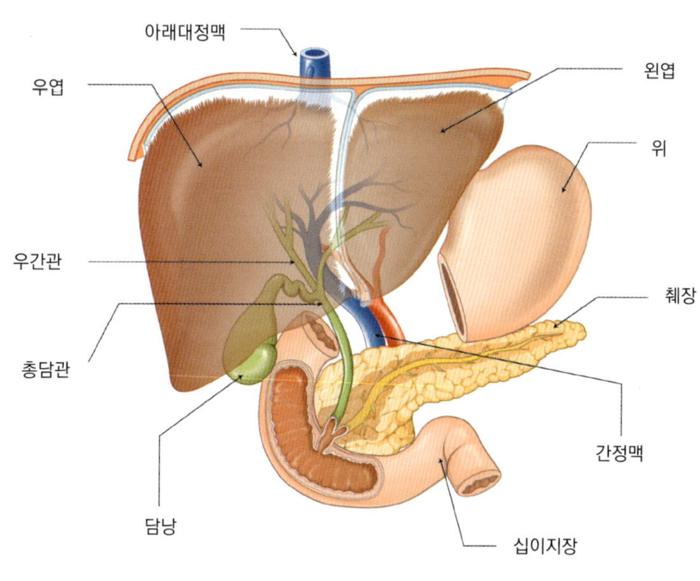

그림 2-9-7 간, 담낭, 췌장의 구조

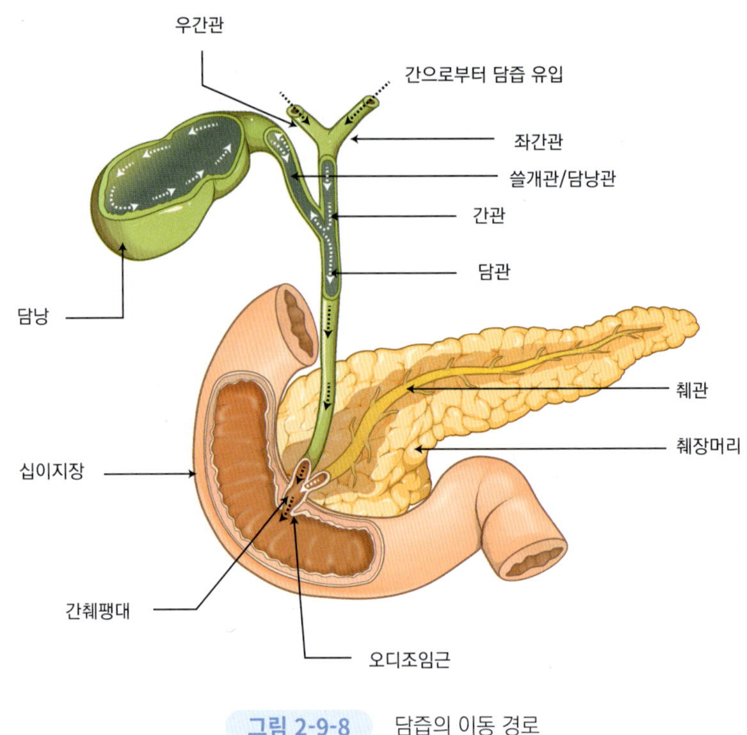

그림 2-9-8　담즙의 이동 경로

대로 이루어지지 않을 때 나타난다. 용혈황달은 적혈구 파괴가 과도하게 일어나 혈중 빌리루빈 농도가 증가할 때 발생한다.

바. 담석증

담석증(cholelithiasis)은 칼슘 빌리루빈산염 담석과 콜레스테롤 담석의 두 종류로 구분되고 콜레스테롤 담석의 형성에는 세 가지 주요 요인이 관여한다. 첫째, 담즙의 정체로 인해 담즙 흐름이 원활하지 않을 때, 둘째, 담즙 내 콜레스테롤 농도가 과포화 상태일 때, 셋째, 과포화된 담즙에서 담석의 핵을 형성하는 인자가 존재할 때이다. 이러한 요인들이 복합적으로 작용하여 담석이 형성된다.

7. 췌장

췌장액의 pH는 약 8.5이며 주요 성분은 양이온인 Na^+, K^+, Mg^{2+}, H^+와 음이온인 Cl^-, HPO_4^{2-}, SO_4^{2-}, HCO_3^- 등으로 구성된다. 췌장 내 랑게르한스섬에서는 인슐린이 분비되어 간, 근육, 지방조직에 작용함으로써 혈당 농도를 저하한다. 또한, 인슐린은 혈중 지방산, 케톤산, 아미노산 농도를 감소시킨다. 췌장액 내 소화효소로는 단백질 분해효소인 트립신, 키모트립신, 카르복시펩티다제, 지방 분해효소인 지방분해효소, 전분 분해효소인 녹말 분해효소가 있다. 탄수화물, 지방, 단백질 분해 효소는 모두 췌장의 외분비샘에서 생산되고 분비된다.

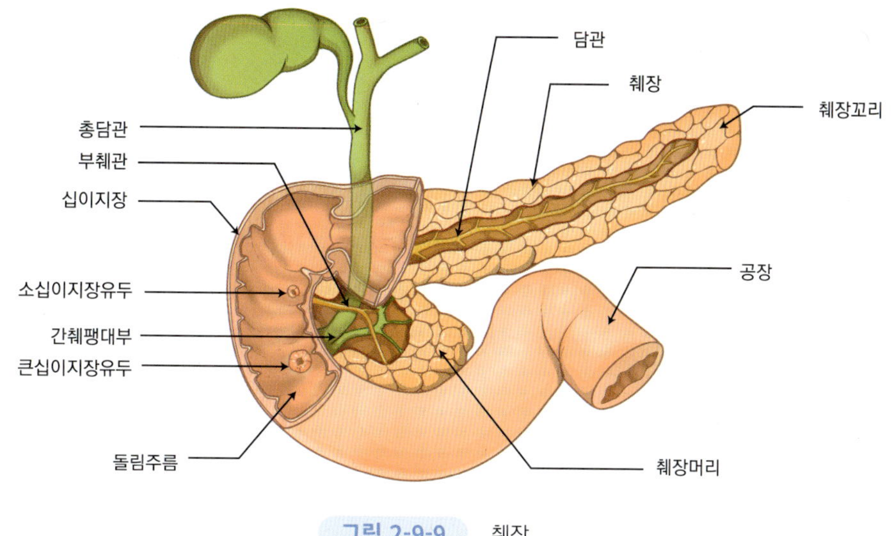

그림 2-9-9 췌장

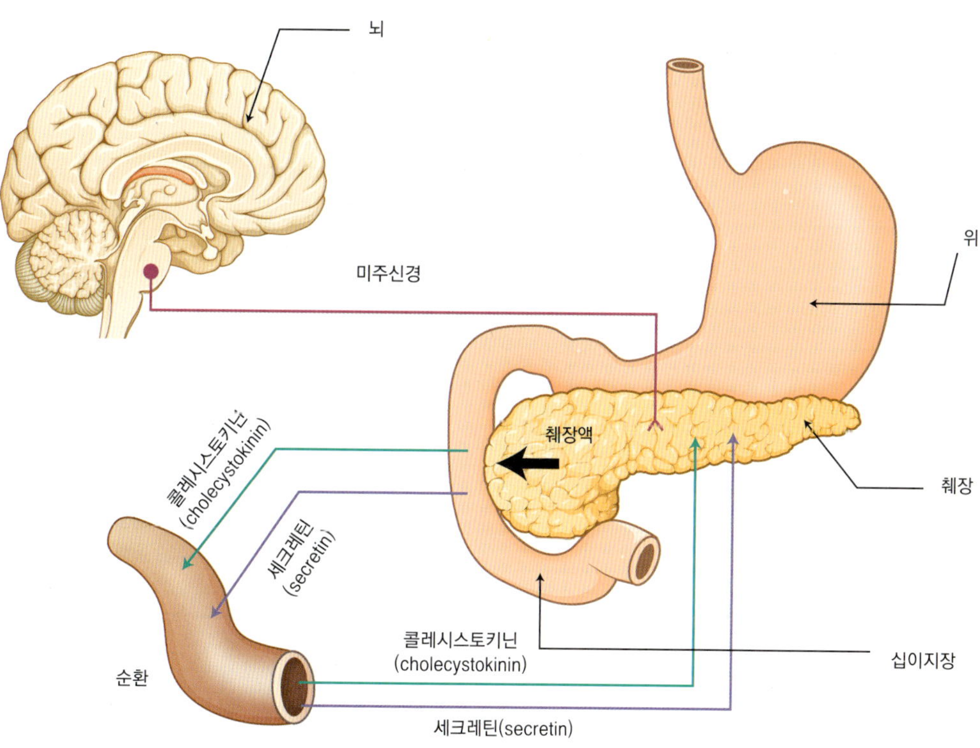

그림 2-9-10 췌장액의 분비조절 기전

8. 소장(Small intestine)

가. 구조

　　소장은 크게 세 층으로 구성된다. 가장 바깥층은 장막으로 복막에 의해 덮여 있다. 그 안쪽은 근층으로 민무늬 근육으로 이루어져 있으며 두 층으로 나뉜다. 외층은 섬유가 세로축 방향으로 배열되어 있어 수축 시 소장의 길이를 단축한다. 내층은 윤상으로 배열되어 있으며 수축하면 소장의 내강이 좁아진다. 가장 안쪽은 점막으로 윤상 방향의 깊은 주름이 형성되어 표면적이 넓다. 점막의 주름 위에는 단층 원주상피로 구성된 융모가 무수히 분포하여 흡수 기능을 극대화한다.

나. 장액

　　장액(intestinal juice)은 소장에서 분비되는 소화액으로 십이지장과 소장 점막의 여러 샘에서 생성된다. 십이지

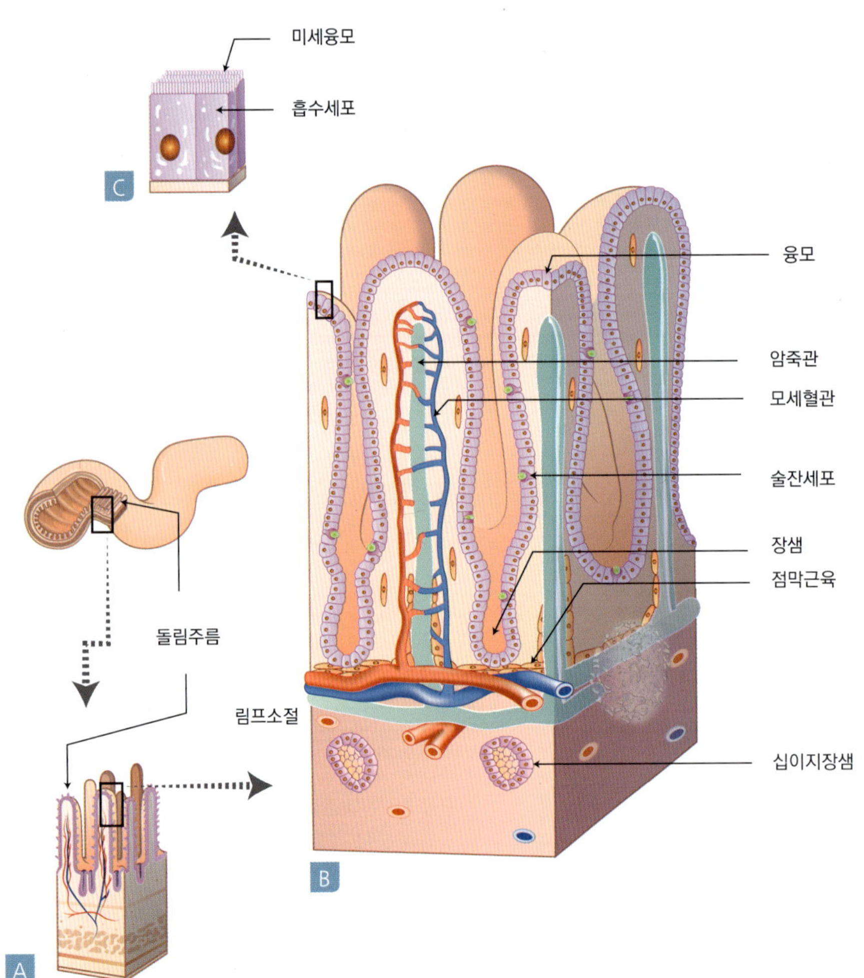

그림 2-9-11　소장의 구조

장에 있는 부르너샘(Brunner's gland)은 진한 알칼리성 점액을 분비하여 위에서 내려오는 위산으로부터 소장 점막을 보호한다. 소장 점막에는 리버퀸크립트라고 불리는 함몰된 단순 관상선 구조의 소화샘이 존재하며 이를 장샘이라 한다. 장샘은 하루 약 3,000mL의 장액을 분비하여 소화와 흡수를 돕는다.

다. 소장의 운동

소장의 운동은 자율신경계의 지배를 받는다. 연동운동은 소장벽의 돌림근이 수축하여 내용물을 아래쪽, 즉 항문 방향으로 이동시키는 운동으로 평균 매초 1cm 정도 이동시킨다. 분절운동은 여러 부위의 돌림근이 거의 동시에 수축하여 내용물을 잘게 분쇄하고 반죽하여 소화액과 혼합하는 운동이다. 융모 운동은 융모가 민무늬근육 섬유에 의해 전후좌우로 진동하거나 수축과 이완을 반복하는 운동으로 영양분 흡수를 촉진한다.

라. 소장에서 영양분 흡수

소화작용을 통해 생성된 영양분은 소장의 융모 상피세포를 통하여 모세혈관과 암죽관으로 흡수된다. 상피세포의 세포막을 통과하는 기전은 물과 전해질의 경우 확산 작용으로 이루어지며 아미노산과 당류는 에너지를 소비하는 능동적 운반으로 흡수된다. 포도당, 아미노산, 비타민, 무기염류 등은 융모 내 모세혈관을 통해 간문맥으로 들어가 간, 심장을 거쳐 전신으로 운반된다. 지방산과 글리세롤은 유미관을 통해 가슴림프관을 지나 빗장밑정맥을 통해 심장으로 들어가 전신으로 운반된다. 당의 흡수 속도를 촉진하는 인자는 인슐린과 갑상샘호르몬이다.

9. 대장

대장은 길이 약 1.5m, 지름 약 7cm의 굵은 관 형태의 기관이다. 대장에서는 주로 수분과 전해질의 흡수가 이루어지며 세균의 작용으로 소화되지 않은 물질이 분해되고 대장 내 정상 세균총은 비타민 K를 합성하여 인체에 공급한다. 또한 대장에서는 분변이 형성되고 저장되며 배변 욕구를 유발하는 직장 내 압력은 약 30~40mmHg이다.

표 2-9-1. 소화액의 성분과 작용

소화대상물질	소화 장소	소화액	효소	소화결과 물질	흡수되는 물질
전분	입과 위	침	ptyalin	택스트린, 맥아당	–
전분	소장	췌장액	amylopsin	택스트린, 맥아당	–
텍스트, 맥아당	소장	장액	maltalse	포도당	포도당
자당	소장	장액	sucrase	포도당, 과당	포도당, 과당
유당	소장	장액	lactase	유당, 갈락토스	포도당, 갈락토스
지질	위	위액	lipasee	지방산, 글리세린	지방산, 글리세린
지질	소장	담즙	–	지방의 유화	–
유화된 지질	소장	췌장액	steapsin	지방산, 글리세린	지방산, 글리세린
유화된 지질	소장	장액	lipase	지방산, 글리세린	지방산, 글리세린
단백질	위	위액	Pepsin	proteoses, peptones	–
유단백질, 펩톤	소장	장액	trypsin chymotrypsin	polypeptids	–
폴리펩티드	소장	장액	carboxypeptidase erepsin	아미노산	아미노산

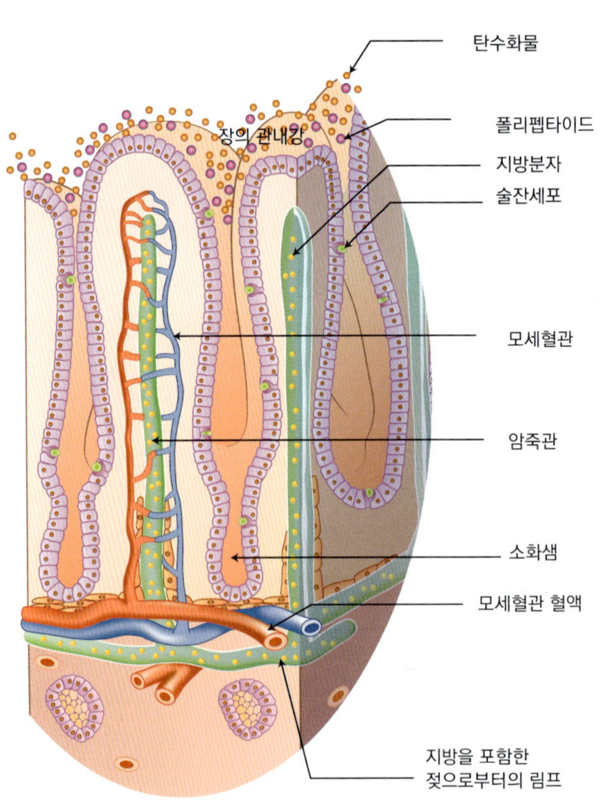

그림 2-9-12　소장에서의 영양분 흡수

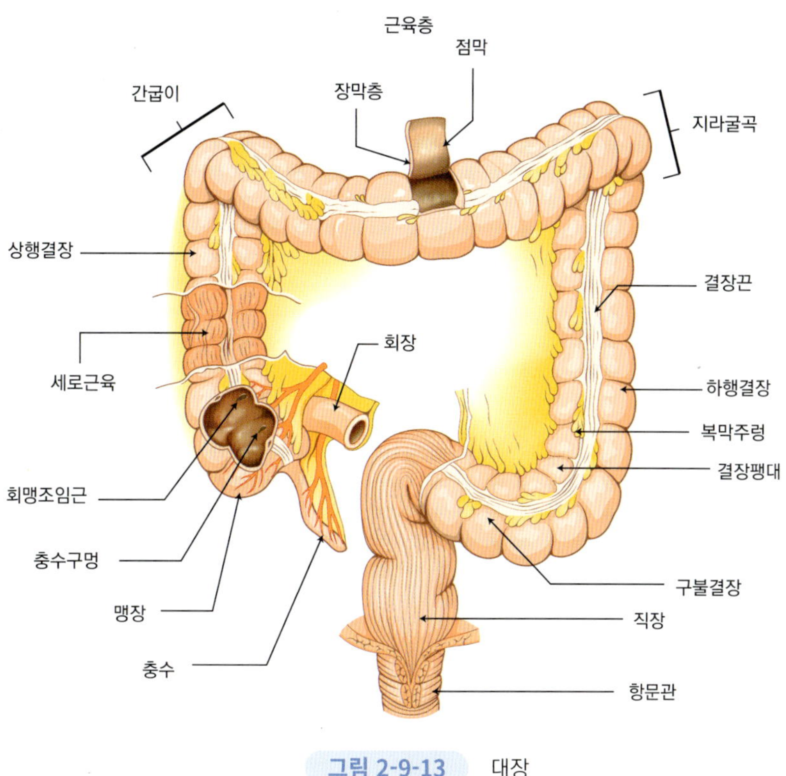

그림 2-9-13 대장

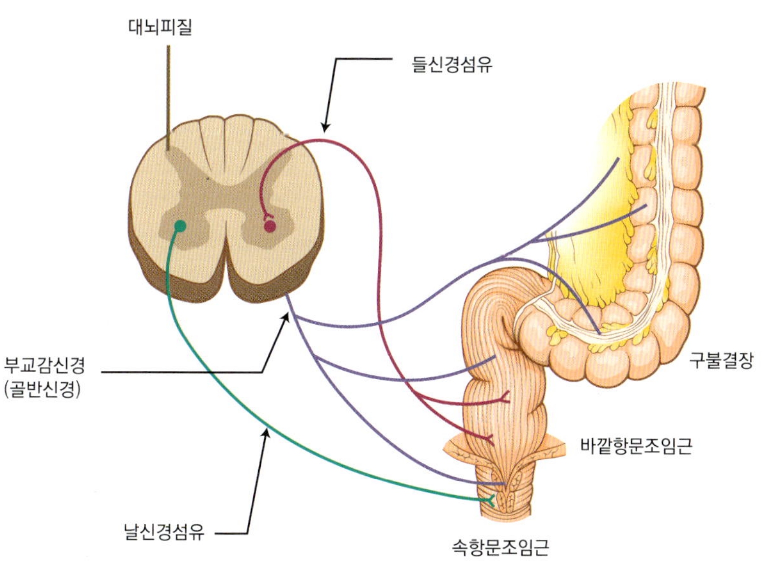

그림 2-9-14 배변 반사

10
영양과 대사

영양이란 인체가 외부로부터 에너지와 물질을 섭취하여 이를 대사 과정에서 활용하고 그 결과로 생명 활동을 유지하는 것을 말한다. 이때 외부에서 섭취하는 물질을 영양소라고 한다. 인체에 필요한 영양소는 50여 종에 이르며 그 중 대표적인 것은 탄수화물, 단백질, 지방, 비타민, 무기질로 구성된 5대 영양소이다. 에너지대사는 체내에서 유기물을 합성하거나 분해하는 과정에서 반드시 에너지의 전환이 수반되는 현상을 의미한다(그림 2-10-1).

1. ATP

ATP는 구조적으로 변형된 뉴클레오타이드이다. ATP는 아데노신 염기, 리보스당 그리고 세 개의 인산기로 구성되어 있으며 인산기 사이에는 고에너지 인산 결합이 존재한다. 이 인산기는 ATPase 효소에 의해 가수분해되어 떨어지며 이 과정에서 약 7.3kcal/mol의 에너지가 방출된다. ATP는 일반적으로 A-ⓟ~ⓟ~ⓟ로 표기된다. ATP는 인체 조직에서 가장 중요한 에너지 공급원으로 작용하며 세포 내에서 ATP가 ADP로 분해될 때 방출되는 에너지는 합성과 성장, 근수축, 샘 분비, 신경 활동, 능동적 운반 등 다양한 생리적 과정에 사용된다.

2. 탄수화물

탄수화물은 에너지 공급원일 뿐만 아니라 에너지 저장과 세포 구성에도 중요한 역할을 하는 영양소이다. 탄수화물은 탄소(C), 수소(H), 산소(O)의 세 원소로 구성된 화합물이며 일반적으로 한 분자 내에서 C:H:O의 비율이 1:2:1로 이루어져 있다. 탄수화물의 가장 기본 단위는 단당류이다.

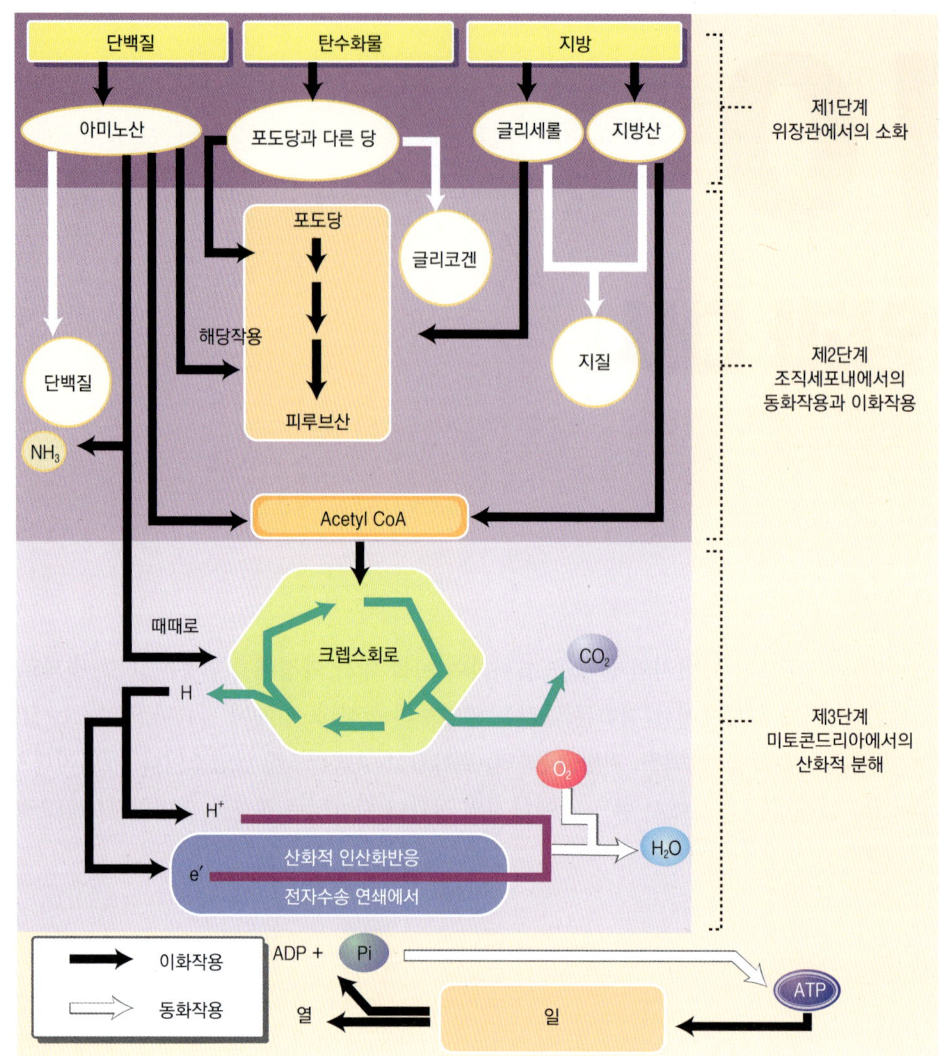

그림 2-10-1　영양소의 체내 대사 3단계

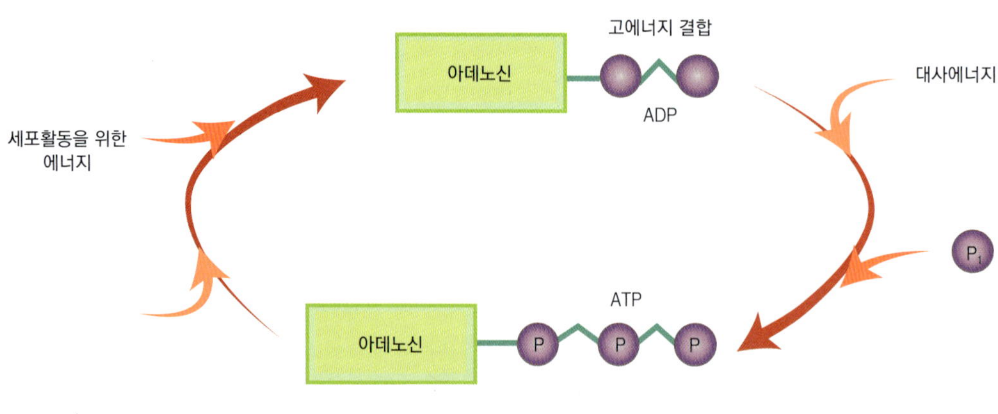

그림 2-10-2　ATP와 ADP의 상호전환

표 2-10-1. 탄수화물의 종류와 주요 식품

당류	탄수화물(당질)의 종류	주요 식품	최종 소화분해물
1. 단당류(6탄당)	포도당(Glucose) 과당(Fructose) 갈락토스(Galactose)	과일, 꿀 과일, 꿀	포도당 과당 갈락토스
2. 이당류	설탕(Sucrose) 젖당(Lactose) 엿당(Maltose)	사탕무, 사탕수수, 당밀 우유, 유제품 맥아제품	포도당, 과당 포도당, 갈락토스 포도당, 포도당
3. 다당류			
소화불가능	Cellulose 와 Hemicellulose 펙틴류(Pectins)	야채의 줄기와 잎 열매의 외피, 과실류	
소화가능	녹말(Starch) 당원(Glycogen)	곡류, 근채류 어패류, 간	포도당 포도당

가. 탄수화물의 종류와 공급원

탄수화물은 단당류, 이당류, 다당류로 구분된다. 단당류에는 과일, 당밀, 꿀 등에 많이 포함된 포도당과 과당이 있다. 이당류에는 사탕수수와 사탕무에 풍부한 설탕, 엿이나 식혜에 포함된 엿당, 동물의 유즙에 존재하는 젖당이 있다. 다당류에는 곡류나 감자류에 포함된 녹말, 동물의 간과 근육에 저장된 당원 그리고 섬유소, 헤미셀룰로스, 펙틴 등의 성분이 포함된다(표 2-10-1).

나. 탄수화물의 체내 기능

1) 에너지 공급원: 탄수화물은 1g당 4kcal의 에너지를 제공하며 소화 흡수율이 약 99%로 대부분 체내에서 효과적으로 이용된다.
2) 지방의 완전 연소에 필요한 성분: 탄수화물 섭취가 부족할 경우 지방 분해가 증가하여 지방의 중간대사 산물인 케톤체가 축적되고 혈액의 산성화로 이어지는 케톤산혈증이 발생한다. 이를 방지하기 위해서는 하루 최소 100~125g의 탄수화물 섭취가 필요하다.
3) 혈당의 구성 성분: 정상 혈당치는 80~120mg/dL이며 50~60mg/dL 이하로 떨어지면 저혈당이 발생한다. 혈당이 180mg/dL 이상으로 상승하면 소변으로 당이 배출되며 이는 당뇨병의 특징적 증상이다.
4) 신경조직의 에너지 공급원: 적혈구(RBC)와 뇌 조직은 에너지원으로 혈당을 사용하므로 혈당 농도의 적정 유지가 필수적이다.
5) 섬유질의 기능: 섬유질은 대변의 양을 증가시키고 소화관을 자극하여 변비를 예방하며 대장암 예방에도 기여한다.

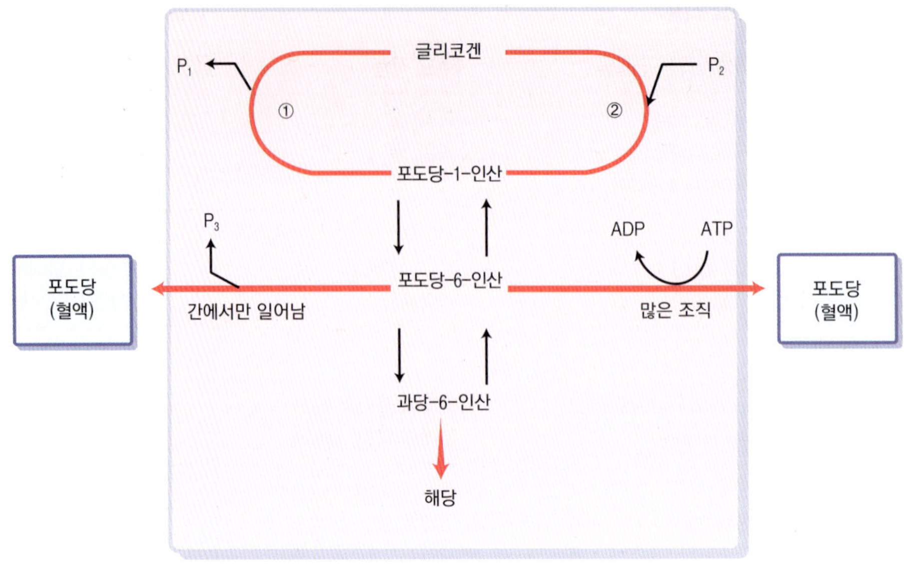

그림 2-10-3   글리코겐의 합성과 분해

다. 탄수화물 대사

　섭취된 다당류나 이당류 등의 탄수화물은 소화관에서 단당류로 분해된 후 장관에서 흡수되어 혈액으로 이동한다. 흡수된 단당류는 문맥을 통해 간으로 운반되며 일부는 간세포에 저장되고 일부는 혈류를 통해 전신 조직이나 근육세포로 운반되어 흡수된다. 세포 내로 흡수된 당질은 두 가지 대사 경로를 따른다. 하나는 글리코겐으로 저장되는 방향이며 다른 하나는 에너지 생산을 위한 대사 과정에서 이용되는 방향이다.

1) 포도당 신생 과정은 탄수화물이 아닌 물질로부터 포도당을 합성하는 과정으로 주로 간과 신장에서 일어난다. 이 과정은 음식물에서 공급되는 포도당이나 체내에 저장된 글리코겐이 고갈될 때 활성화되어 뇌와 적혈구 등 포도당을 주요 에너지원으로 사용하는 기관에 지속적으로 포도당을 공급하는 역할을 한다. 포도당 신생 과정에 이용되는 주요 물질은 아미노산, 젖산, 글리세롤 등이다. 또한, 당류 코르티코이드, 글루카곤 등의 호르몬이 이 과정을 촉진하는 것으로 알려져 있다(그림 2-10-3).

2) 흡수된 당질은 주로 간세포와 일부 근육세포에서 글리코겐 형태로 저장된다. 글리코겐은 단당류가 중합되어 형성된 고분자 물질로 안정적이어서 당을 저장하는 데 적합하다. 필요시 글리코겐은 효소에 의해 단당으로 분해되어 세포 내 에너지로 이용되거나 혈액으로 방출된다. 또한, 단당유의 일부, 특히 과잉 섭취된 포도당은 지방산으로 전환되어 지방 형태로 저장된다.

3) 당질의 이용: 세포 내로 흡수된 단당류, 주로 포도당은 세포 내 효소 작용에 따라 단계적으로 분해된다. 산소가 충분히 공급되면 포도당은 해당과정, TCA 회로, 전자전달계를 거쳐 최종적으로 이산화탄소와 물로 분해된다. 이 과정에서 생성되는 총에너지의 약 55%는 열로 방출되어 체온 유지에 사용되며 나머지 약 45%는 ATP 생성에 이용된다. 생성된 ATP는 근수축, 신경 흥분 전달, 샘 분비, 능동적 물질 운반 등 주요 생리 기능의 에너지원으로 사용된다. 포도당 1몰($C_6H_{12}O_6$, 분자량 180)이 산소와 반응하면 다음과 같은 반응이 일어난다.

$$C_6H_{12}O_6 + 6O_2 \rightarrow 6CO_2 + 6H_2O \ (CO_2/O_2 \ 비율 = 1.0)$$

이 반응을 통해 총 686kcal의 에너지가 발생하며 이 과정에서 38몰의 ATP가 합성된다. ADP로부터 ATP로 전환될 때 ATP 1몰당 약 8kcal의 에너지가 소모되므로 총 304kcal(8kcal × 38몰)이 ATP 생성에 사용된다. 나머지 에너지는 열로 방출된다. 따라서 에너지 이용 효율은 다음과 같이 계산된다.

$$효율 = 304 \div 686 \times 100 = 약\ 45.9\%$$

이는 일반적인 기계의 에너지 효율(20% 이하)과 비교할 때 인체는 매우 효율적인 열기관이라 할 수 있다.

3. 지질 대사

음식물 중 지방은 소화관 내에서 지방분해효소에 의해 글리세롤과 지방산으로 분해된 후 각각 흡수된다. 흡수된 글리세롤과 지방산은 장관벽에서 다시 중성지방 형태로 재합성되어 킬로미크론 형태로 림프관을 통해 혈액으로 운반되며 이후 세포로 흡수된다. 지방은 크게 중성지방(지방산과 글리세롤이 에스터 결합한 형태)과 복합지질(당지질, 인지질)로 구분된다. 중성지방은 주로 인체의 에너지원으로 사용되며 복합지질은 세포막 구성 등 인체 구조의 주요 성분으로 이용된다(표 2-10-2).

1) 지방 저장: 소장에서 흡수된 글리세롤과 지방산은 장관벽에서 즉시 중성지방으로 재합성된 후 혈액과 림프계를 통해 지방세포 등으로 운반되어 저장된다. 저장된 지방은 주로 에너지원으로 활용되며 일부 지방은 체내에서 당질이 지방으로 전환되어 축적된 것이다.

2) 지방산의 산화와 이용: 지방산의 산화와 이용: 세포 내에서 중성지방이 에너지원으로 이용될 때 중성지방은 먼저 글리세롤과 지방산으로 분해된다. 분해된 글리세롤은 해당과정을 통해 포도당 대사 경로로 들어가 에너지원으로 사용된다. 지방산은 β 산화라는 연쇄적인 화학 과정에서 분해되며 이는 지방산의 β 위치에서 산화가 일어나 두 탄소 단위씩 잘려 나가는 과정을 의미한다. 이 과정에서 생성된 Acetyl CoA는 TCA 회로로 유입되어 당질 대사와 동일하게 전자전달계를 통해 이산화탄소와 물로 완전히 분해된다. 예를 들어, 팔미트산($C_{16}H_{32}O_2$)

표 2-10-2. 지방 분류

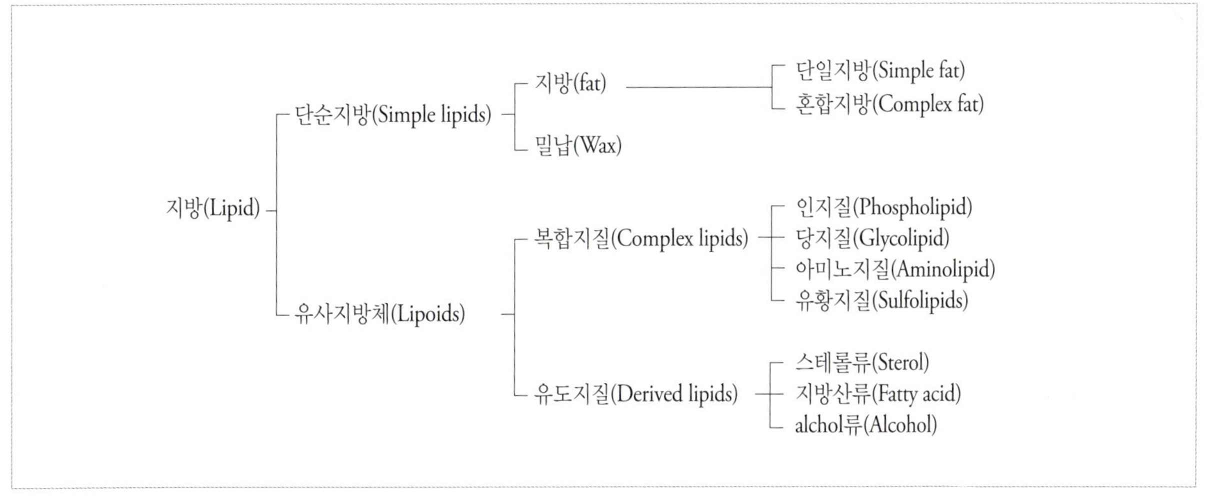

이 산소와 반응하여 이산화탄소와 물로 분해될 때의 반응식은 다음과 같다.

$$C_{16}H_{32}O_2 + 23O_2 \rightarrow 16CO_2 + 16H_2O \ (CO_2/O_2 \ \text{비율} = 0.7)$$

　팔미트산 1몰(256g)이 완전히 산화될 때 발생하는 에너지는 약 2,400kcal이며 이 과정에서 약 130몰의 ATP가 생성된다. 이러한 점에서 지방은 매우 효율적인 에너지원으로 간주한다(그림 2-10-4).

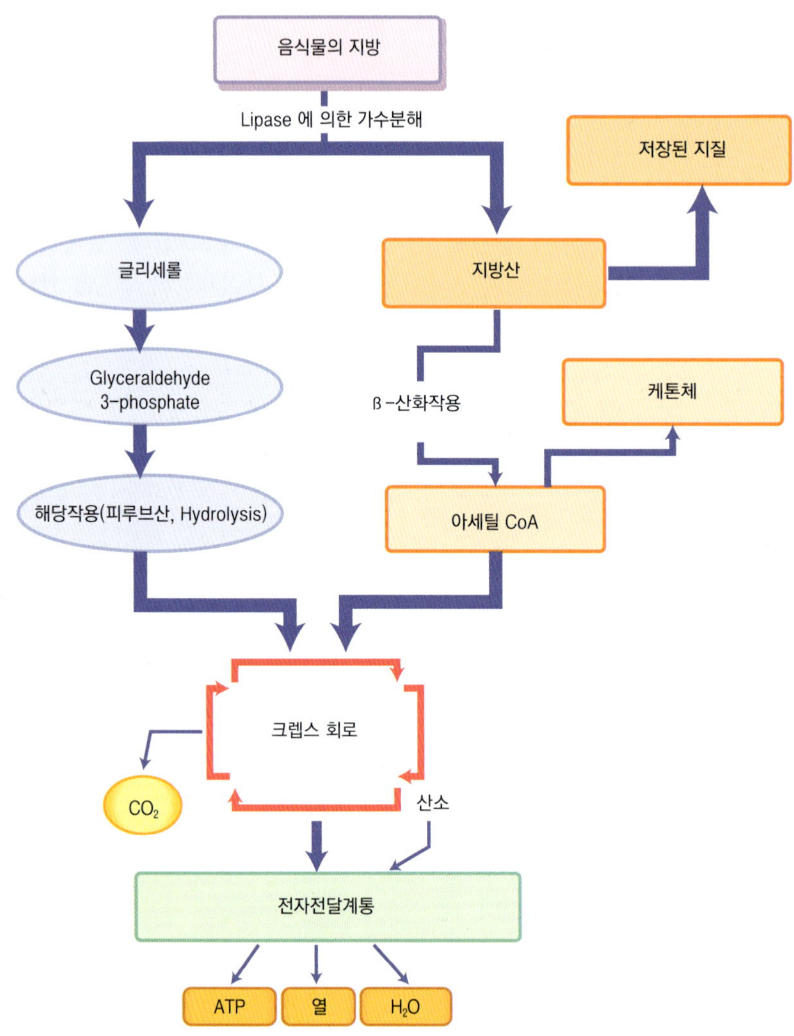

과정	설명
지방분해(Lipolysis)	Triglyserides는 glycerol로 가수분해되어 해당작용의 길로 들어가고 지방산은 acetyl-CoA로 되기 위하여 β–산화작용에 의해 이화작용의 구연산회로로 들어가 ATP를 생산한다.
지방생성(Lipogenesis)	Acetyl-CoA 분자의 응축, 지방산으로 되기 위한 환원 및 triglycerides를 형성하기 위한 지방산의 에스터(ester)화에 의한 지질의 합성

그림 2-10-4　지방대사

4. 단백질 대사

　음식물 중 단백질은 소화효소에 의해 아미노산으로 분해되어 장에서 흡수된다. 흡수된 아미노산은 새로운 단백질 합성, 호르몬 등의 생성 그리고 당 또는 지방으로 전환되는 세 가지 대사 경로를 따른다(그림 2-10-5).

가. 단백질로 합성

　장관에서 흡수된 아미노산은 각 세포로 운반되어 세포 내 핵산의 작용으로 단백질 합성에 이용된다. 각종 효소와 근육조직 등 인체를 구성하는 단백질은 모두 흡수된 아미노산으로부터 인체 내에서 새롭게 생성된다.

나. 단백질 분해

　체내의 아미노산은 다음과 같은 과정을 밟는다.
1) 아미노기 전달: 아미노산의 NH_2-(아미노기)를 다른 화합물에 옮겨 자신과 다른 물질로 전환한다. 예를 들어,

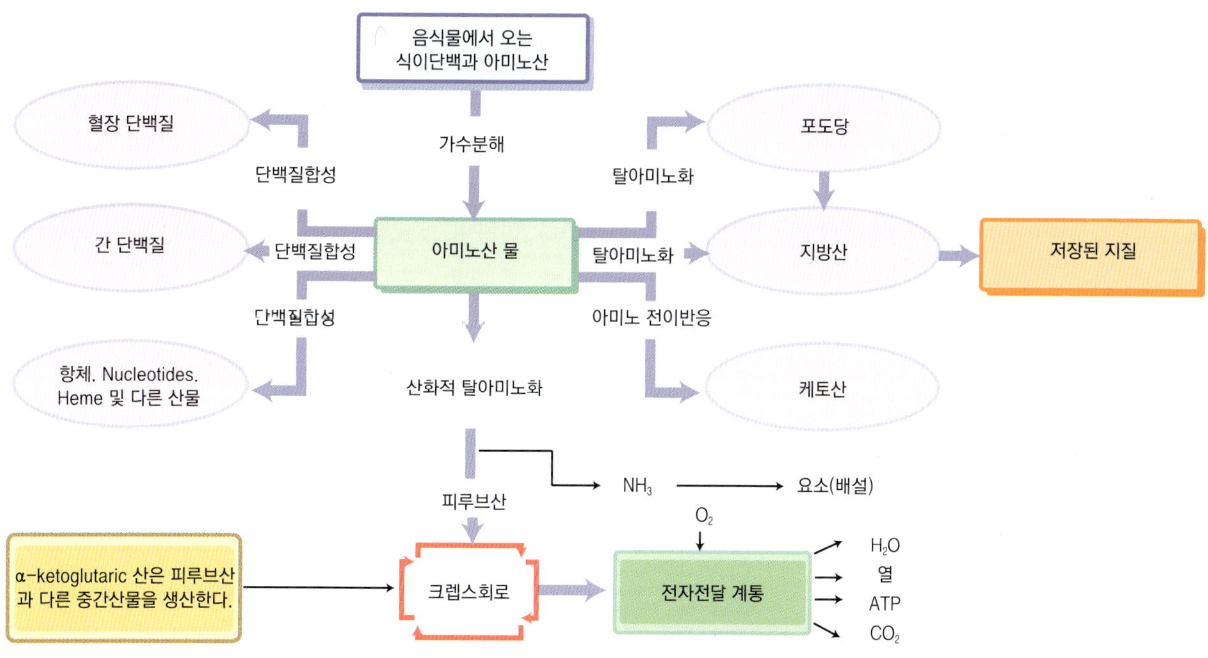

과정	설명
단백질 이화작용(Dissimilation)	Keto산을 형성하기 위한 아미노산의 산화적 탈아미노화는 포도당이나 지방산을 생산하는 데 쓰일 수 있다.
단백질 동화작용(Assimilation)	핵 내에 있는 DNA에 의해 유도되고 세포질 내에 있는 RNA에 의해 운반되어 나온다. 아미노산 전이반응에 의해 합성된다(아미노 그룹의 효소적 전이는 아미노산으로부터 Keto산으로 된다).

그림 2-10-5　단백질 대사

아스파르트산은 NH_2를 케토산에 전달하여 피루브산으로 변환된다. 이 과정은 아미노기 전달 효소의 작용으로 진행된다.

2) 탈아미노화: 아미노산의 NH_2가 제거되어 암모니아(NH_3)로 전환되고 아미노산은 다른 유기산으로 변환된다. 생성된 암모니아는 요소로 합성되어 소변으로 배설된다. 요소는 체내 단백질 대사 상태를 나타내는 지표로 활용된다. 탈아미노화는 주로 간에서 이루어진다

3) 소변으로의 배설: 일부 아미노산은 변환되지 않은 채 소변으로 배설되며 일부는 크레아티닌이나 요산 등의 형태로 배설된다.

4) 단백질의 당질 및 지질로의 전환: 단백질 분해로 생성된 아미노산은 당질로 전환될 수 있다. 전환된 당질은 에너지원으로 사용되며 이후 지질로도 전환될 수 있다.

5. 그 외 물질대사

무기질(Na, K, Ca, Mg 등)은 분자량이 작은 무기 화합물로, 에너지원으로 사용되지 않는다. 그러나 신체를 구성하는 주요 성분으로 활용될 뿐만 아니라 다양한 생리 기능을 유지하는 데 필수적이다.

1) 비타민은 필수 영양소로, 자체적으로 에너지를 공급하지 않지만, 미량으로 물질대사를 원활히 조절하는 역할을 한다. 대부분의 비타민은 체내에서 합성되지 않으며 음식물을 통해 섭취해야 한다. 그러나 일부 비타민은 체내에서 비타민으로 전환될 수 있는 화학적으로 유사한 물질을 통해 보충될 수 있다. 이러한 물질을 전구 비타민(provitamin)이라 한다. 예를 들어, 비타민 D는 피부에서 햇빛을 통해 일부 합성되며 비타민 B12와 비타민 K는 장내 세균에 의해 합성된다. 비타민은 지용성 비타민과 수용성 비타민으로 구분된다. 수용성 비타민에는 비타민 B군(B1, B2, B6, B12), 비타민 C, 니코틴산, 엽산 등이 포함된다. 지용성 비타민에는 비타민 A, D, E, K가 있고 음식물에서 비타민이 부족하면 비타민 결핍증이 발생한다. 비타민, 호르몬, 효소 등은 미량으로도 강력한 생리적 기능을 수행하는 물질이다(표 2-10-3).

2) 무기질은 인간이 정상적인 성장과 건강을 유지하기 위해서는 14종 이상의 무기질이 필요하다. 무기질은 체내에서 에너지원으로 사용되지는 않지만, 생리 기능 조절과 조직 구성에 필수적이다. 무기질은 하루 필요량에 따라 두 가지로 구분하고 하루 필요량이 100mg (0.1g) 이상인 무기질을 다량 무기질이라 하며 칼슘(Ca), 인(P), 칼륨(K), 나트륨(Na), 마그네슘(Mg), 염소(Cl), 황(S) 등이 이에 해당한다. 하루 필요량이 10mg(0.01g) 이하인 무기질은 미량 무기질이라 하며 철(Fe), 아연(Zn), 구리(Cu), 망간(Mn), 요오드(I), 셀레늄(Se), 몰리브덴(Mo), 크롬(Cr) 등이 포함된다. 무기질은 대부분 음식물을 통해 섭취되며 부족하거나 과잉 섭취 시 각각 결핍증 또는 중독 증상을 일으킨다(표 2-10-4).

6. 대사율

생명체 내에서 단위 시간당 방출되는 에너지의 양을 대사율이라 하며 대사율은 다양한 조건에 따라 변화한다. 인간의 대사율 측정 방법에는 직접측정법과 간접측정법이 있다. 직접측정법은 피검자를 완전히 단열 처리된 방에 두고 피검자로부터 방출되는 열을 정밀 온도계를 이용해 측정하여 열 발생량을 계산하는 방식이다. 간접측정법은

표 2-10-3. 비타민 종류, 기능 및 결핍현상

구분	비타민	주요 기능	원천	1일 요구량	결핍현상	과다현상
수용성 비타민	비타민B1 (Thiamine)	탈카르복실화 반응의 조효소	우유, 육류, 빵	1.9 mg	근육약화, CNS와 심혈관계 문제	저혈압
	비타민 B2 (Riboflavin)	FMN과 FAD의 부품	우유, 육류	1.5 mg	상피와 점막퇴화	가려움, 따끔거림
	니아신(Niacin) (Nicotic acid)	NAD의 부품	육류, 빵, 감자	14.6 mg	CNS, GI, 상피와 점막 퇴화(펠라그라)	가려움, 작열감, 혈관확장, 대용량 투여 후 사망
	비타민B5 (Pantothenic acid)	acetyl-CoA의 부품	우유, 육류	4.7 mg	성장지연, CNS장애	CNS변질, 대개는 치명적
	비타민 B6 (Pyridoxine)	아미노산과 지질대사의 조효소	육류	1.42 mg	성장지연, 빈혈, 경련, 상피의 변화	
	엽산(Fotic acid)	아미노산과 핵산대사이 조효소	채소, 곡류, 빵	0.1 mg	성장지연, 빈혈, 위장관질환	
	비타민 B12 (Cobalamin)	핵산대사의 조효소	우유, 육류	4.5 μg	악성빈혈을 유발하는 손상된 적혈구 생산	다혈구혈증
	비오틴(Biotin)	탈카르복실화 반응의 조효소	달걀, 육류, 채소	0.1–0.2 mg	피로, 근육통, 오심, 피부염	보고된 바 없음
	비타민 C (Ascorbic acid)	조효소, 수소 이온 운반, 항산화제	신맛의 과일	60 mg	상피와 점막의 퇴화(괴혈병)	신장 결석
지용성 비타민	비타민 A	상피조직 유지, 시각색소 합성에 필요	엽상 녹황색 채소	1 mg	성장지연, 야맹, 상피막의 변화	간 손상, 피부탈락, CNS 영향(오심, 식욕부진)
	비타민 D (Cholecalciferol) 또는 D3를 포함한 스테로이드	뼈 성장, 소장과 신장에서의 칼슘, 인의 흡수	햇빛에 노출된 피부에서 합성됨	없음	구루병, 골격 약화	체조직의 칼슘침착
	비타민 E (토코페롤)	비타민 A와 지방산 분해방지	육류, 우유, 채소	12 mg	빈혈, 기타 의심되는 문제들	
	비타민 K	간이 프로트롬빈과 기타 응 혈인자들을 합성하는데 필수	채소, 장내 세균에 의해 생산	0.7–0.14 mg	줄혈성 질환	간 기능장애, 항달

대사측정기를 이용해 일정 시간 동안의 산소 소비량을 측정하고 이를 통해 에너지 방출량을 추정하는 방법이다. 일반적으로 간접측정법이 간편하고 실용적이기 때문에 임상 및 연구 현장에서 널리 사용된다.

1) 기초대사율

대사에 영향을 미치는 신체 내부 및 외부의 조건을 최대한 배제한 상태에서 측정한 대사를 기초대사율(BMR)이라 한다. 기초대사율은 $1m^2$의 체표 면적당 1시간 동안 발생하는 열량으로 표시하며 단위는 $kcal/m^2/$시간을 사용한다. 이는 인체가 완전 안정 상태에서 생명을 유지하는 데 필요한 최소한의 에너지 소비량을 나타낸다(표 2-10-5).

기초대사율 측정은 다음과 같은 일정한 조건에서 수행되어야 한다.

① 운동 후 최소 1~2시간 이상 충분히 휴식한 상태일 것

표 2-10-4. 다량 무기질의 종류, 기능 및 결핍증

종류	주요 기능	결핍증	급원
칼슘(Ca)	골격 구성, 혈액 응고, 신경전달, 근수축, 세포대사	골다공증 및 골격 손실의 위험도 증가	우유 및 유제품, 뼈째 먹는 생선, 녹색채소, 칼슘 강화식품
인(P)	골격 구성, 세포 구성 성분, 대사 중간 물질, 산/염기 평형	특별한 것은 없지만 골격 손상 가능성	유제품, 어육류, 탄산음료, 곡류
마그네슘(Mg)	골격 치아 및 효소 구성성분, 대사 중간 물질, 산/염기 평형	허약, 근육통, 심장 기능 약화, 신경장애	전곡, 녹황색채소, 견과류, 초콜릿, 콩류
나트륨(Na)	세포외액의 양이온, 신경 자극 전 달, 삼투압 조절, 산/염기 평형, 포도당 흡수	근육경련, 식욕감퇴	식탁염, 가공식품, 양념류, 스낵과자류, 베이킹파우더, 육류
칼륨(K)	세포내액의 주요 양이온, 산/염기 평형, 삼투압 조절, 신경자극 전달, 글리코겐형성에 관여	불규칙한 심장박동, 식욕상실, 근육경련	시금치, 호박, 바나나, 오렌지 주스, 채소, 과일류, 우유, 육류, 콩류, 전곡

표 2-10-5. 한국인의 기초대사율

나이	기초대사율(kcal/m^2/hr)	
	남자	여자
5	53.4	51.1
6	53.7	51.3
7	50.7	49.5
8	50.9	48.7
9	48.3	47.3
10	45.2	45.1
11	47.3	45.2
12	45.2	41.8
13	41.8	40.3
14	41.8	38.6
15	41.1	37.3
16	40.6	35.1
17	39.3	35.6
18	38.8	35.7
19	37.6	36.4
20	37.0	36.5
21~24	37.0	34.7
25~34	38.1	36.4
35~44	39.3	43.4
45~54	37.9	36.2
55~	33.6	32.7

② 정신적 긴장 상태가 아닐 것

③ 실내 온도는 20℃ 내외로 유지할 것

⑤ 마지막 식사 후 12시간 이상 지날 것

⑥ 정상 체온을 유지하고 있을 것

이러한 조건을 충족시켜야 정확한 기초대사율 측정이 가능하다.

정상적인 기초대사율을 증가시키는 주요 요인으로는 고열과 갑상샘기능항진증이 있다. 특히, 고열의 경우 체온이 1℃ 상승할 때마다 기초대사율은 약 10% 증가한다.

2) 기초대사율에 영향을 미치는 요인으로는 나이, 성별, 특이 동적 작용, 환경 온도와 체온, 호르몬, 약물, 신체 활동, 정서 상태, 감염 및 질병 등이 있다.

3) 에너지 균형(energy balance)은 음식물을 통해 섭취한 열량과 인체가 소비하는 에너지 방출량 간의 균형을 의미한다. 섭취한 에너지가 방출되는 에너지보다 적으면 체중 감소가 일어난다. 이때 체내에 저장된 글리코겐, 지방, 심지어 체단백질까지 에너지원으로 사용하지만, 섭취한 에너지가 방출된 에너지보다 많으면 체중이 증가한다. 따라서 에너지 균형이 유지될 때 체중은 일정하게 유지된다.

11
신경계(통)

1. 신경계 구조와 기능

신경계(nervous system)는 인체에서 가장 복잡한 구조를 이루는 계통으로 신체 각 기관에서 발생하는 감각, 운동, 정신작용을 통합하고 조절하는 역할을 담당한다. 신경계는 말초신경계로부터 전달받은 다양한 자극을 수용하여 중추신경계로 전달한다. 중추신경계에서는 이러한 자극을 통합하고 분석하여 적절한 흥분을 발생시키며 이 흥분을 반사적으로 뼈대근육, 내장근, 심장근, 샘조직 등 효과기로 전달한다. 이를 통해 신체는 외부 환경 변화에 적응할 수 있도록 조절된다.

가. 신경계 구조

신경계는 발생학적으로 태생 3주경 외배엽에서 분화되어 형성된다. 신경계는 연속된 여러 기관으로 구성되어 있으며 이들 기관의 복잡한 작용을 통해 다른 신체 계통을 조절한다. 구조적으로 신경계는 중추신경계(CNS)와 말초신경계(PNS)로 구분된다. 중추신경계는 단단한 머리뼈와 척주의 척주관으로 보호되며 뇌와 척수로 구성된다. 말초신경계는 기능에 따라 몸신경계(somatic nervous system)와 자율신경계(autonomic nervous system)로 나뉜다. 몸신경계는 뇌와 뇌줄기에서 기원하여 머리뼈의 구멍을 통해 나오는 12쌍의 뇌신경과 척수에서 시작하여 각 척추 사이의 추간공을 통해 나오는 31쌍의 척수신경으로 구성된다. 자율신경계는 내장과 혈관, 분비샘 등의 기능을 조절하며 교감신경계와 부교감신경계로 세분된다(그림 2-11-1).

나. 신경계 기능

신경계는 자극 전달 방향에 따라 감각기능, 연합 기능, 운동기능의 세 가지로 구분된다(그림 2-11-2).

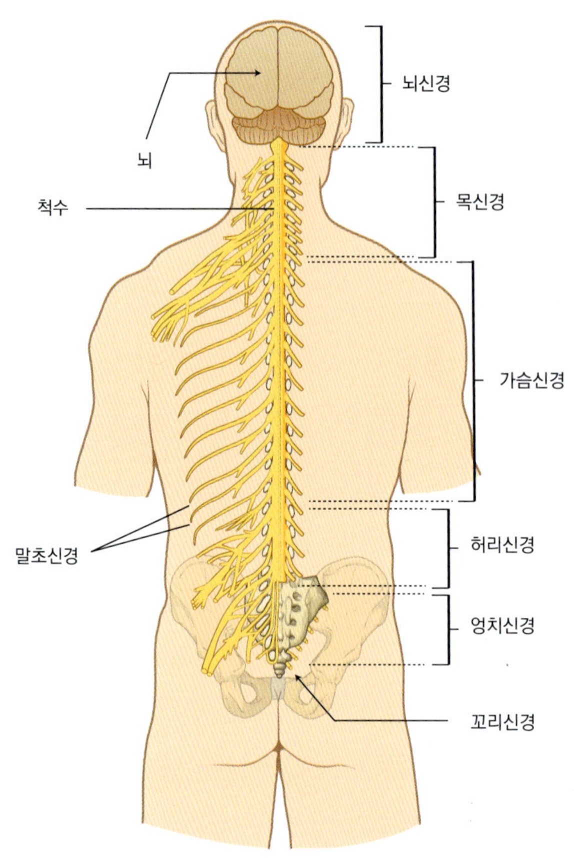

그림 2-11-1　중추신경계와 말초신경계의 구조

1) 감각기능은 감각신경세포가 담당한다. 감각신경세포는 피부, 근막, 관절 주위에서 발생한 흥분을 중추신경계(뇌와 척수)로 전달하는 몸 감각신경세포와 내장에서 발생한 자극을 중추신경계로 전달하는 내장 감각신경세포로 구분된다. 감각신경세포는 자극을 중추로 전달하기 때문에 들신경세포라고 한다.

2) 연합 기능은 사이신경세포가 수행한다. 사이신경세포는 감각신경세포를 통해 들어온 정보를 뇌와 척수에서 통합하고 분석하여 운동신경세포에 적절한 명령을 전달하는 역할을 한다. 대부분의 연합신경세포는 중추신경계에 있다.

3) 운동기능은 운동신경세포가 담당한다. 운동신경세포는 뇌와 척수에서 통합·조정된 정보를 효과기로 전달한다. 몸운동신경세포는 뼈대근육에 흥분을 전달하여 의지대로 근육을 수축시키므로 자발신경세포라 하지만, 내장운동신경세포는 민무늬근육, 심근, 샘 조직으로 흥분을 전달하며 이는 의지와 무관하게 작용하므로 비자발신경세포라 한다. 운동신경세포는 자극을 중추에서 효과기로 전달하므로 날신경세포라고도 한다.

2. 신경세포와 신경(아)교세포의 구조와 기능

신경계, 즉 신경조직은 신경 자극을 전달하는 신경세포와 신경세포를 지지하고 보호하며 분리하고 영양을 공

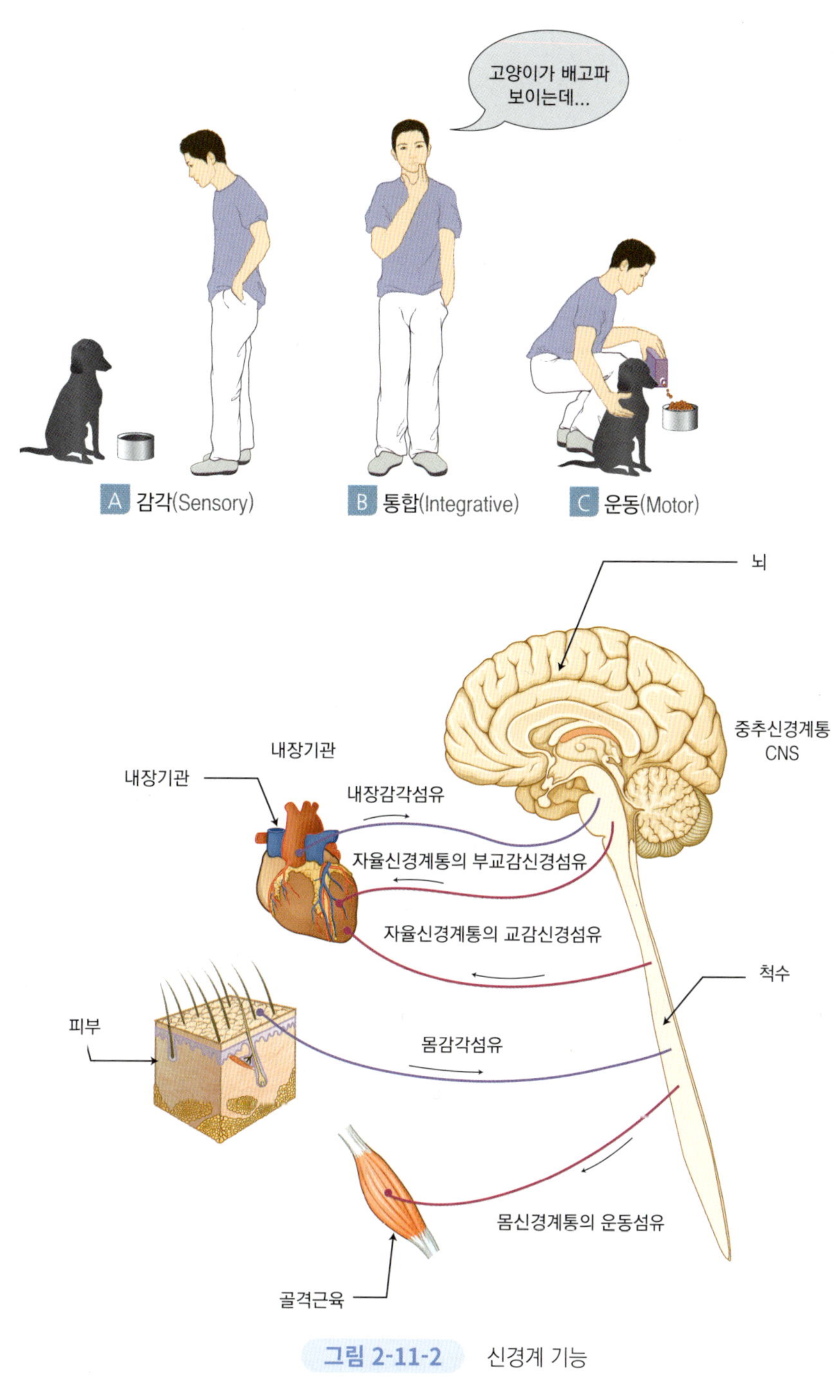

그림 2-11-2 신경계 기능

급하는 신경교세포이다.

가. 신경세포

　신경세포는 신경조직을 구성하는 기능적 기본 단위로 자극을 다른 신경세포나 효과기로 전달하는 고도로 분화된 세포이며 형태와 크기는 기능에 따라 다양하게 나타난다. 신경세포의 기본 구조는 세포체, 가지돌기, 축삭으로 구성된다. 세포체는 핵과 세포 소기관을 포함하는 부분으로 세포의 대사와 생존에 필요한 기능을 수행한다. 가지돌기는 다른 신경세포로부터 자극을 받아들이는 역할을 하며 축삭은 세포체에서 발생한 흥분을 다른 신경세포, 근육 또는 샘으로 전달하는 역할을 한다(그림 2-11-3). 신경세포는 돌기의 수에 따라 단극 신경세포, 양극 신경세포, 다극 신경세포, 무극 신경세포로 구분된다. 단극 신경세포는 하나의 돌기만 가지며, 주로 감각신경에서 발견된다. 양극 신경세포는 하나의 축삭과 하나의 가지돌기를 가지며 주로 특수 감각기관에서 관찰된다. 다극 신경세포는 하나의 축삭과 여러 개의 가지돌기를 가지며 중추신경계에서 가장 흔하게 나타난다. 무극 신경세포는 돌기 간의 구조적 구분이 명확하지 않으며 특정 중추신경계 영역에서 발견된다. 또한, 신경세포는 신경교세포와 달리 유사분열을 하지 않기 때문에 손상 시 재생되지 않는다. 이는 인체 내 신경세포의 총수가 출생 전후로 대부분 결정되며 이후 새로운 신경세포의 생성이 제한된다는 것을 의미한다. 따라서 신경세포 손상은 회복이 어렵고, 기능적 손실로 이어질 가능성이 크다.

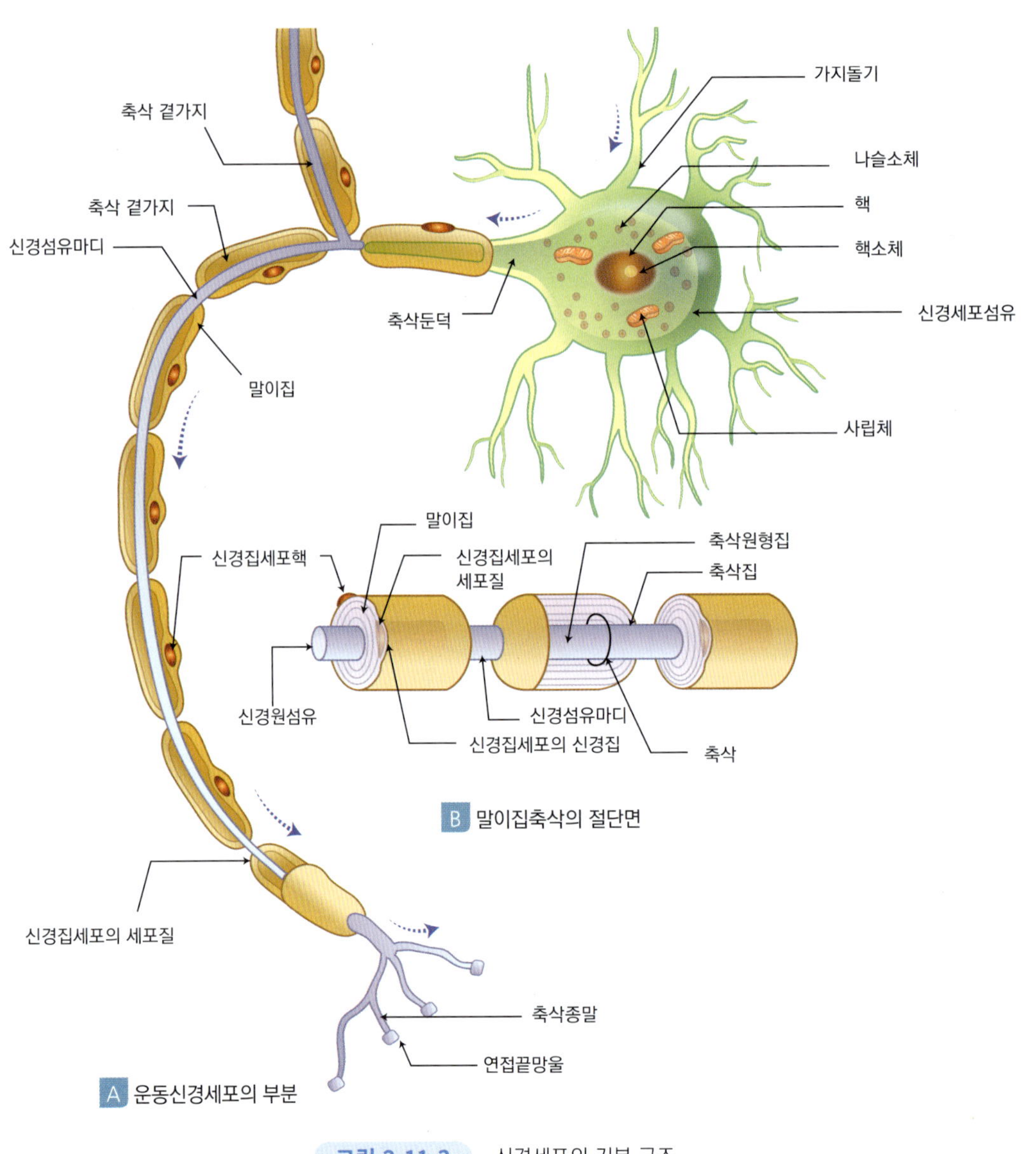

B 말이집축삭의 절단면

A 운동신경세포의 부분

그림 2-11-3　신경세포의 기본 구조

1) 가지돌기는 신경세포체의 세포질에서 불규칙하게 연장된 구조로 들신경섬유라 불린다. 가지돌기는 다른 신경세포에서 발생한 신경 자극을 세포체로 전달하는 기능을 수행한다. 하나의 신경세포는 여러 개의 가지돌기를 가질 수 있으며 가지돌기의 수가 많을수록 더 많은 정보를 수용할 수 있다. 가지돌기는 다른 신경세포의 축삭 또는 축삭곁가지의 종말가지와 시냅스를 이루어 신경흥분충동을 전달받는다. 가지돌기의 막에는 신경전달물질을 받아들일 수 있는 수용체 부위가 존재하며 이는 축삭종말에서 방출된 특정 신경전달물질과 결합한다. 각 수용체는 특정한 형태의 신경전달물질과 선택적으로 결합하여 자극 전달의 특이성과 정확성을 유지한다.

2) 세포체는 신경세포의 중심 부분으로 핵과 세포질로 구성되며 세포의 생존과 기능 유지에 필수적이다. 세포체는 가지돌기로부터 전달받은 자극 정보를 통합하여 축삭으로 전달한다. 세포체 내 원형질에는 다양한 세포 소기관과 포함물이 존재한다. 그중 니슬소체는 조면소포체와 리보솜으로 구성되어 있으며 단백질 합성에 관여하여 신경세포의 기능 유지와 일부 재생 과정에 기여한다. 이 외에도 일반 세포에서 관찰되는 사립체(미토콘드리아), 골지체, 용해소체, 중심소체 등이 존재하여 세포 대사와 에너지 공급, 노폐물 처리 등에 관여한다.

3) 축삭은 날신경섬유로 세포체에서 발생한 정보를 다른 신경세포나 효과기로 전달하는 역할을 수행한다. 일반적으로 하나의 신경세포는 하나의 축삭만을 가지며 그 길이는 가지돌기보다 훨씬 길다. 축삭은 말단에서 여러 갈래로 분지되어 신경종말을 형성하며 이 부위에 신경전달물질이 저장되어 있다. 축삭종말은 시냅스를 통해 다음 신경세포의 가지돌기나 세포체 또는 효과기와 연결되어 흥분을 전달한다. 축삭은 대부분 축삭초로 둘러싸여 있으며 일부 축삭은 슈반세포나 희소돌기교세포에 의해 형성된 수초에 의해 절연되어 신경 자극의 전달 속도를 증가시킨다(그림 2-11-4).

4) 축삭종말에는 수천 개의 작은 액포가 존재하며 이 액포 안에는 신경전달물질이 저장되어 있다. 대표적인 신경전달물질로는 아세틸콜린, 도파민, 노르에피네프린 등이 있다. 신경 전달물질은 축삭종말에서 시냅스 틈으로 방출되어 다음 신경세포의 수용체에 작용한 뒤 효소에 의해 분해되거나 시냅스로 재흡수되어 재활용된다. 시냅스는 한 신경세포의 축삭종말과 다른 신경세포의 가지돌기 또는 세포체가 연결되는 부위로 정보가 한 신경세포에서 다음 신경세포로 전달되는 경로를 제공한다. 축삭은 독특한 구조로 구성되어 있으며 대부분의 축삭

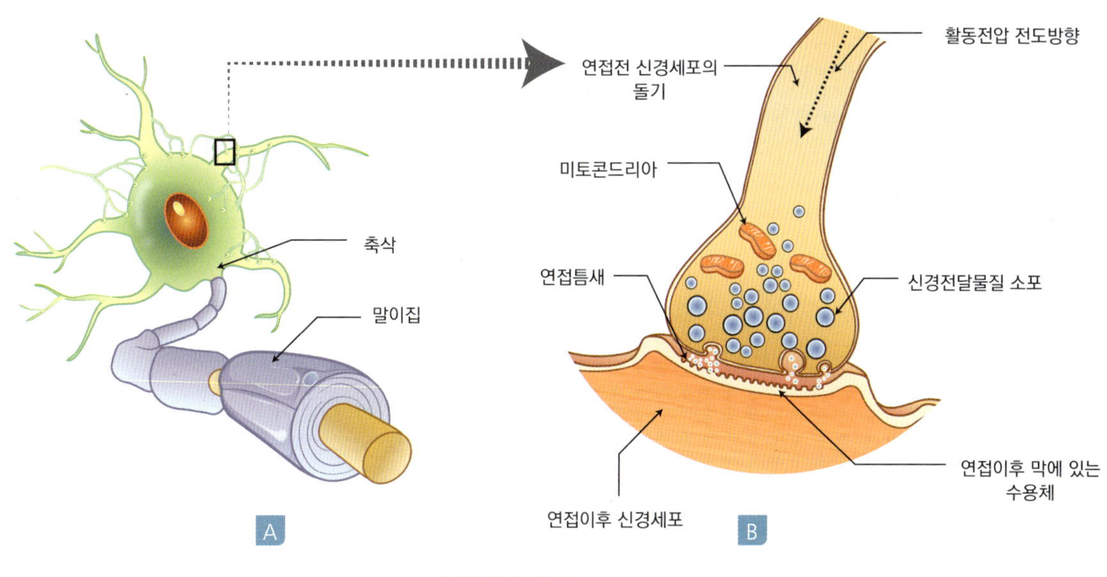

그림 2-11-4 시냅스(연접)

은 흰색의 지방질로 된 말이집에 의해 둘러싸여 있다. 말이집으로 둘러싸인 신경섬유는 말이집신경섬유라 하며 말이집이 없는 신경섬유는 민말이집섬유라 한다. 말이집은 축삭을 보호하고 절연체로 작용하여 흥분 전달 속도를 빠르게 한다. 말이집신경섬유에는 일정한 간격으로 말이집이 끊어진 부분이 존재하는데, 이를 랑비에 결절이라 한다. 랑비에결절에서는 도약전도가 일어나 신경 흥분이 효율적으로 전달된다. 축삭은 또한 신경집으로 둘러싸여 있으며 이는 주로 말이집 형성에 관여하고 말초신경의 손상 후 재생에 중요한 역할을 한다. 그러나 중추신경계에는 슈반세포가 존재하지 않기 때문에 중추신경의 손상은 일반적으로 재생되지 않는다.

나. 신경(아)교세포

신경교세포는 신경조직 내에서 신경세포보다 수적으로 훨씬 많이 존재하며 신경 자극 전달에는 직접 관여하지 않는다. 신경교세포는 세포체와 돌기로만 구성된 특수한 형태의 세포로 다양한 기능을 수행한다. 주요 기능은 신경세포를 구조적으로 지지하고 보호하며 신경세포 주변 환경을 조절하고 물질대사에 관여하는 것이다. 또한, 노폐물 제거, 손상된 조직의 청소, 이온 농도 조절, 혈관과 신경세포 사이의 물질 교환 조절 등도 담당한다. 신경교세포는 신경세포와 달리 세포분열이 가능하여 손상 시 재생될 수 있다. 그러나 이러한 세포분열 특성은 일부 경우 특히 중추신경계에서 신경교세포가 비정상적으로 증식하여 종양(예: 교종, glioma)의 원인이 되기도 한다.

1) 중추신경계의 신경교세포

가) 별아교세포는 중추신경계에서 가장 많이 존재하는 신경교세포로 긴 방사형 돌기를 가진 별 모양의 세포이다. 뇌와 척수에서 신경섬유 사이에 위치하며 신경세포를 구조적으로 지지하는 역할을 한다. 별아교세포는 모세혈관 주위에 분포하여 혈관으로부터 신경세포로 대사물질을 운반하며 신경세포 주위에 혈액-뇌 장벽을 형성한다. 이를 통해 독성물질이나 유해 물질이 뇌와 척수의 신경조직으로 침투하는 것을 차단한다. 또한, 별아교세포는 신경 성장인자를 분비하여 신경세포의 성장과 유지, 시냅스(synapse)의 발달 및 기능 강화에 이바지한다.

나) 희소돌기아교세포는 중추신경계 내에서 신경세포와 축삭에 접해 있으며 핵이 작고 돌기의 수가 비교적 적다. 이 세포는 신경세포를 지지할 뿐만 아니라 축삭을 둘러싸고 말이집(myelin sheath)을 형성하는 역할을 한다. 희소돌기아교세포는 하나의 세포가 여러 축삭에, 동시에 말이집을 형성할 수 있으며 말이집을 통해 중추신경계에서 신경 흥분의 전달 속도를 증가시키고 축삭을 보호한다. 기능적으로는 말초신경계의 슈반세포와 유사하다.

다) 미세아교세포는 크기가 작고 불규칙한 형태를 가진 신경교세포로, 주로 뇌와 척수의 혈관 근처에 존재한다. 이 세포는 중추신경계 내에서 면역 기능을 수행하며 포식작용을 통해 미생물, 손상된 세포, 이물질 등을 제거한다. 평상시에는 운동성이 거의 없고 특정 부위에 고정되어 있으나 뇌에 염증이나 손상이 발생하면 세포 크기가 커지고 운동성을 띠게 되어 적극적으로 병원체나 손상 조직을 제거하는 역할을 한다.

라) 뇌실막세포는 태생 초기 신경관을 형성하던 세포에서 유래하며 뇌실과 척수의 중심관을 덮고 있는 단층원주상피 세포이다. 이 세포는 뇌척수액(CSF)을 분비하고 순환시키는 기능을 수행한다. 또한 뇌척수액과 중추신경계 조직 사이에서 물질 교환을 조절하며 일부 뇌실막세포는 섬모를 가지고 있어 뇌척수액의 흐름을 돕는다.

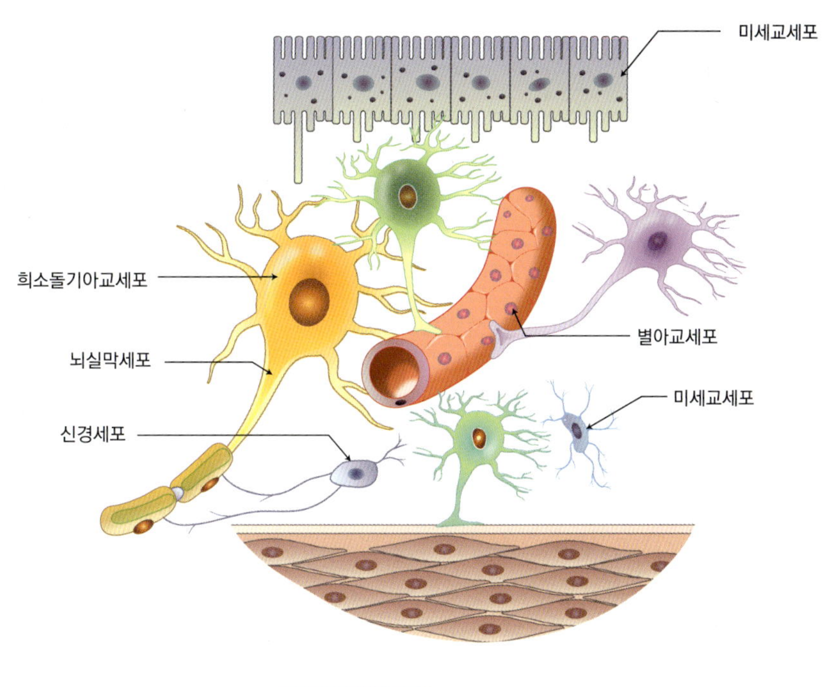

그림 2-11-5 신경세포

2) 말초신경계의 신경세포

가) 슈반세포(Schwann cell)는 말초신경계에서 축삭을 둘러싸고 말이집(myelin sheath)을 형성하는 세포이다. 슈반세포는 축삭을 보호하고 지지하는 역할을 하며 말이집의 절연 효과를 통해 신경 자극의 전달 속도를 높인다. 또한, 손상된 말초신경의 재생에 중요한 역할을 수행한다. 슈반세포는 손상 부위에서 축삭의 재생을 유도할 수 있는 경로를 제공하며 이는 말초신경계가 중추신경계와 달리 재생 가능성이 높은 이유 중 하나이다.

나) 위성세포는 말초신경계의 신경절 내에서 신경세포의 세포체를 둘러싸고 있는 세포로 그 위치가 위성처럼 둘러싸고 있다고 하여 위성세포라 불린다. 피막세포라고도 하며 신경세포체와 혈관 사이에서 물질 교환을 조절하여 신경세포의 대사와 항상성 유지에 관여한다. 위성세포는 신경세포를 보호하고 이온 농도 조절 및 노폐물 제거 등에도 중요한 역할을 수행한다.

3. 중추신경 계통

신체 내부와 외부의 모든 말초 기관에서 감각신경을 통해 유입되는 다양한 정보를 통합하고 분석한 후 운동신경을 통해 해당 기관에 적절한 반응을 유도하는 역할을 수행하는 중추신경계는 뇌와 척수로 구성된다. 중추신경계는 후두골의 큰구멍을 경계로 하여 뇌와 척수가 서로 연결되어 하나의 연속된 구조를 이룬다. 뇌는 두개골 속에 위치하며 척수는 척주관 속에 위치하여 각각 단단한 뼈 구조에 의해 보호된다.

가. 중추신경계의 발생

중추신경계의 발생은 태생 약 18일경 외배엽에서 유래된 신경판에서 시작된다. 신경판은 점차 함몰되어 신경 고랑을 형성하고 그 양측 가장자리에서 발생한 신경주름이 서로 융합하여 신경관을 형성한다. 형성된 신경관은 이후 머리 쪽에서는 뇌로 중간 부분은 뇌실과 척수의 중심관으로 꼬리 쪽에서는 척수로 발달한다. 태생 4주경, 신경관의 머리 쪽에서는 세 부분의 일차뇌포가 형성된다. 이들은 앞뇌, 중뇌, 마름뇌로 구분된다. 이어서 태생 5주경에는 이차뇌포로 분화된다. 앞뇌는 끝뇌와 사이뇌로 마름뇌는 다음뇌와 숨뇌로 분화된다. 중뇌는 별도의 분화 없이 그대로 발달한다. 이차뇌포의 각각은 성숙한 뇌 구조로 발달한다. 끝뇌는 대뇌반구로, 사이뇌는 시상, 시상하부 등을 포함하는 구조로 발전한다. 마름뇌의 앞쪽 부위인 다음뇌는 다리뇌와 소뇌로, 뒤쪽 부위인 숨뇌는 숨뇌로 분화된다. 특히 끝뇌는 현저하게 성장하여 성인의 대뇌를 형성하게 된다(표 2-11-1)(그림 2-11-6).

나. 뇌척수막

뇌는 매우 연약한 조직으로 단단한 머리뼈에 의해 외부 충격으로부터 보호된다. 또한, 뇌와 머리뼈 사이에는 뇌를 지지하고 보호하는 구조인 뇌척수막이 존재한다. 뇌척수막은 세 층으로 구성된다. 가장 바깥층은 희고 질긴 섬

표 2-11-1. 신경관의 분화와 유래물

구분	일차뇌포	이차뇌포	유래물	신경관
뇌	앞뇌	끝뇌	끝뇌(대뇌피질, 대뇌기저핵)	측뇌실 (가쪽뇌실)
		사이뇌	사이뇌: 시상, 시상하부	제3뇌실
	중뇌	중뇌	중뇌개, 피각, 대뇌각	중뇌수도
	끝뇌	다음뇌	다음뇌, 소뇌, 교	제4뇌실
		숨뇌	숨뇌, 연수	
척수	척수			중심관

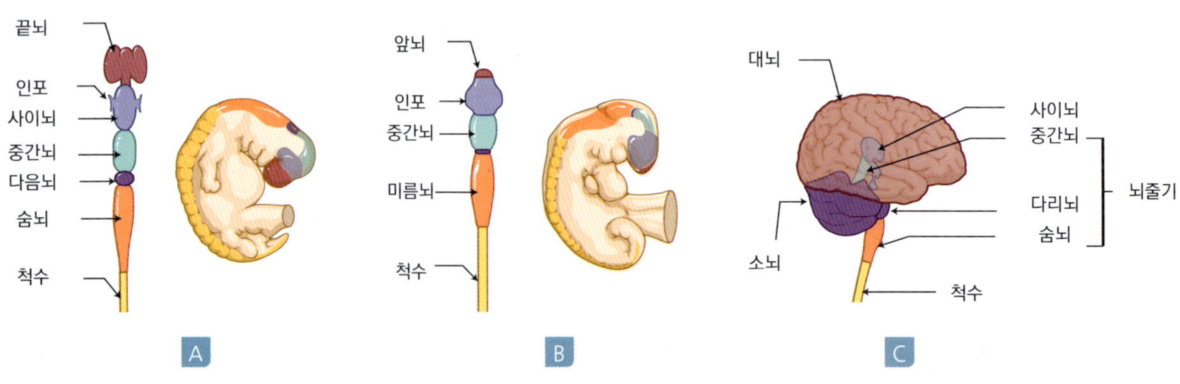

그림 2-11-6 중추신경계의 발생. **(A)** 일차뇌포 **(B)** 이차뇌포 **(C)** 성인

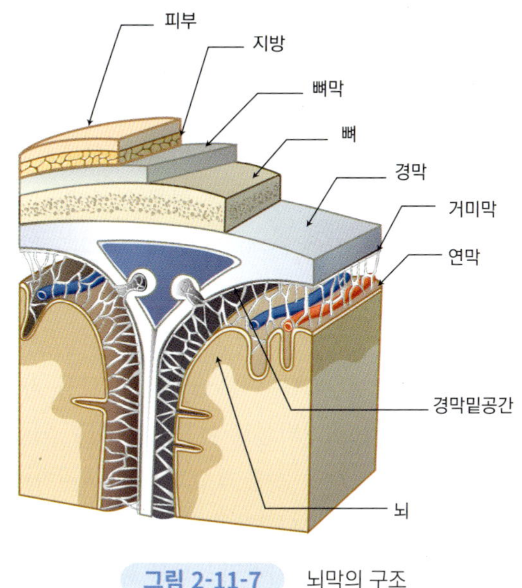

그림 2-11-7 뇌막의 구조

유성 결합조직으로 이루어진 경막이 머리뼈안에서 두 층으로 나뉘어 뇌를 견고하게 감싼다. 중간층은 거미줄처럼 가늘고 섬세한 섬유가 얽혀 있는 거미막이며 그 아래에는 뇌척수액이 순환하는 거미막밑공간이 존재한다. 가장 안쪽 층은 연막으로 혈관이 풍부하게 분포하며 뇌와 척수의 표면에 밀착되어 뇌 조직과 직접 접촉한다. 이 세 층의 뇌척수막은 뇌와 척수를 보호하고 뇌척수액의 순환을 통해 충격 흡수 및 물질 교환에 중요한 역할을 한다(그림 2-11-7).

다. 뇌실과 뇌척수액

1) 뇌실

뇌실(cerebral ventricle)은 태생기 신경관의 내강이 변형되어 형성된 구조로 모든 부분이 하나로 연속되어 있다. 뇌의 윗부분에는 좌우 한 쌍의 가쪽뇌실이 존재하며, 이들은 뇌실사이구멍을 통해 셋째뇌실과 연결된다. 셋째뇌실은 중간 뇌부에 위치하며 뇌수도관을 통해 넷째뇌실과 이어진다. 넷째뇌실은 정중구멍과 좌우 가쪽구멍을 통해 거미막밑공간과 연속되어 있으며 이를 통해 뇌척수액이 순환할 수 있는 통로를 제공한다. 뇌실의 주요 기능은 뇌척수액의 생성과 순환을 통해 중추신경계를 보호하고 완충하는 것이다. 뇌척수액은 뇌실 내의 맥락얼기에서 생성되며 뇌와 척수 주변을 순환하면서 외부 충격으로부터 중추신경계를 보호하고 노폐물 제거 및 항상성 유지에 기여한다(그림 2-11-8).

2) 뇌척수액

거미막과 연막 사이의 거미막밑공간에는 뇌척수액(CSF)이 채워져 있다. 뇌척수액은 중추신경계를 외부 충격으로부터 보호하는 완충 역할을 수행하며 뇌와 척수의 섬세한 신경 구조를 안정적으로 유지한다. 또한, 뇌척수액은 뇌와 척수의 사이질액과 지속적으로 화학적 교류를 하여 신경세포에 필요한 영양분을 공급하고 대사 과정에서 발생하는 노폐물을 제거하는 역할을 담당한다. 뇌척수액은 뇌실 내 맥락얼기에서 생성되어 뇌실과 거미막밑공간을 순환한 후 정맥혈로 재흡수되어 항상성을 유지한다.

　가) 뇌척수액 생성: 뇌척수액은 가쪽뇌실, 셋째뇌실, 넷째뇌실의 뇌실벽에 있는 맥락얼기에 의해 생성된다. 맥
　　　락얼기는 특수화된 뇌실막세포와 높은 투과성을 가진 모세혈관으로 구성되어 있으며 혈액으로부터 물과
　　　다양한 성분을 걸러내어 뇌척수액을 형성한다. 뇌척수액의 주요 성분은 혈액에서 여과된 물, 염류, 포도당,
　　　미량의 단백질, 산소 및 일부 대사산물이다. 뇌척수액은 하루 약 500mL가 생성되며 순환과정에서 지속적
　　　으로 교환된다. 그러나 뇌실과 거미막밑공간에 존재하는 뇌척수액의 총량은 약 150mL 정도로 일정하게 유
　　　지된다. 생성된 뇌척수액은 약 7~8시간마다 전체가 교체되어 중추신경계의 항상성을 유지하고 대사 노폐
　　　물의 제거를 돕는다.

　나) 뇌척수액 순환경로: 맥락얼기에서 생성된 뇌척수액은 일정한 경로를 따라 순환한다. 먼저, 가쪽뇌실에서
　　　생성된 뇌척수액은 뇌실사이구멍을 통해 셋째뇌실로 이동한다. 이후 뇌수도관을 따라 넷째뇌실로 흐른다.
　　　넷째뇌실에서 일부 뇌척수액은 척수 중심관을 통해 척수 쪽으로 내려가며 대부분은 넷째뇌실 벽의 가쪽구
　　　멍과 정중구멍을 통해 거미막밑공간으로 나온다. 거미막밑공간으로 나온 뇌척수액은 뇌와 척수를 감싸면
　　　서 순환하고 이후 대뇌의 위시상정맥굴에 있는 지주막융모를 통해 정맥혈로 흡수된다. 이 과정에서 뇌척수
　　　액은 지속적으로 생성과 흡수를 반복하며 중추신경계의 항상성을 유지한다(그림 2-11-8). 그러나 이러한 순
　　　환경로가 종양, 염증, 기형 등의 원인으로 폐쇄될 때 뇌척수액이 축적되어 두개내압이 상승하게 되며 이는
　　　수두증으로 이어진다. 수두증은 뇌 조직을 압박하여 다양한 신경학적 증상을 유발할 수 있다.

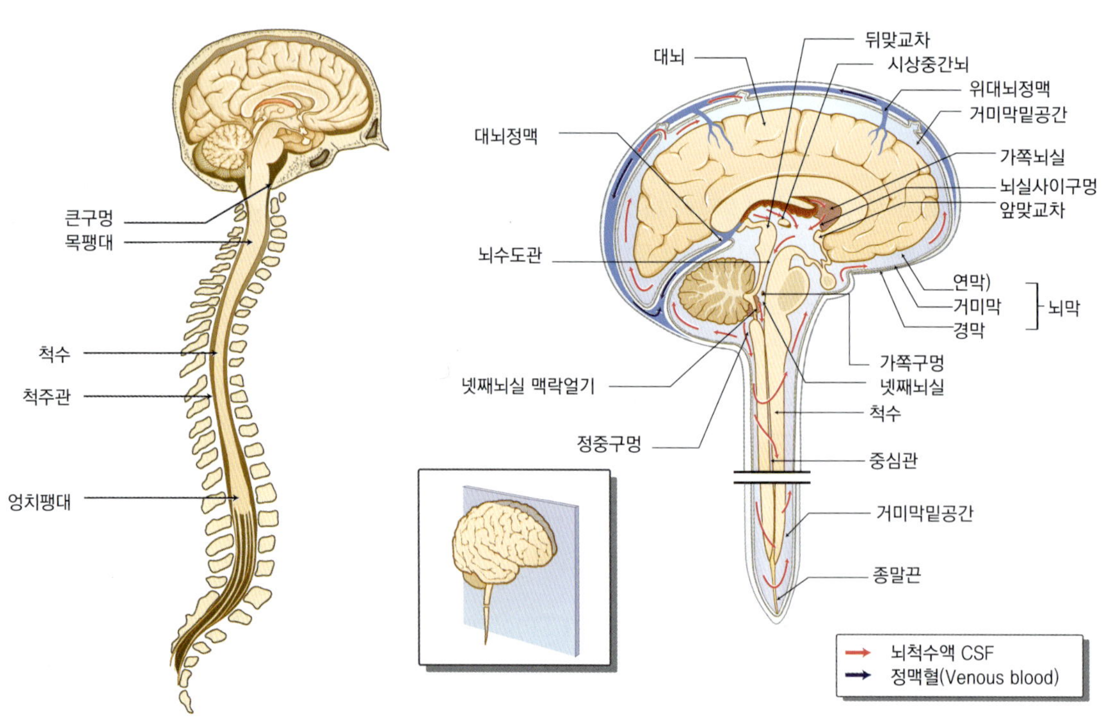

그림 2-11-8　뇌척수액 순환경로

4. 뇌의 구조와 기능

뇌는 신경계통에서 가장 복잡한 기관으로, 성인에서 평균 무게는 약 1,400g이며 이는 체중의 약 1/40을 차지한다. 신생아에게서는 약 400g으로 체중의 약 1/8에 해당한다. 뇌는 신체에서 상대적으로 작은 비율을 차지하지만, 전체 산소 공급량의 약 20%, 혈액 공급량의 약 15%를 차지할 만큼 대사 활동이 활발하다. 뇌는 에너지원으로 주로 포도당을 사용하며 산소가 충분히 공급되어야만 ATP를 생성할 수 있다. 따라서 산소 공급이 45분 이상 중단되면 뇌세포가 손상되기 시작하고 포도당 공급이 10~15분 동안 차단될 때 어지러움, 발작, 의식상실 등의 증상이 나타난다. 뇌는 일반적으로 대뇌, 사이뇌, 뇌줄기, 소뇌의 네 가지 주요 영역으로 구분된다(그림 2-11-9).

가. 대뇌

대뇌는 신경계에서 중추적인 역할을 수행하는 기관으로 의식적 활동과 무의식적 감각의 수용, 운동 자극의 조절을 담당한다. 대뇌는 머리뼈에 의해 보호되며 뇌 전체 무게의 약 80%를 차지한다. 대뇌의 바깥층은 대뇌피질로 불리며 회색질로 구성된 얇은 층이다. 대뇌피질은 고도로 발달한 영역으로 감각 정보의 처리, 운동 조절, 언어, 기억, 사고, 판단 등 고위 기능을 수행한다. 대뇌피질에는 여러 개의 주름(이랑)과 고랑이 존재하여 표면적을 넓혀 많은 신경세포가 존재할 수 있도록 한다. 대뇌의 속층은 대뇌수질이라 하며 백색질로 구성되어 있다. 백색질은 주로 신경섬유로 이루어져 있어 대뇌피질과 다른 뇌 부위 간의 정보 전달 통로 역할을 한다. 대뇌수질 심부에는 다시 회색질로 이루어진 바닥핵이 위치하여 운동 조절과 관련된 기능을 수행한다. 또한 대뇌심부에는 가쪽뇌실과 감정, 기억, 행동을 조절하는 둘레계통이 포함되어 있어 대뇌는 인지 기능뿐만 아니라 정서적 반응에도 중요한 역할을 한다.

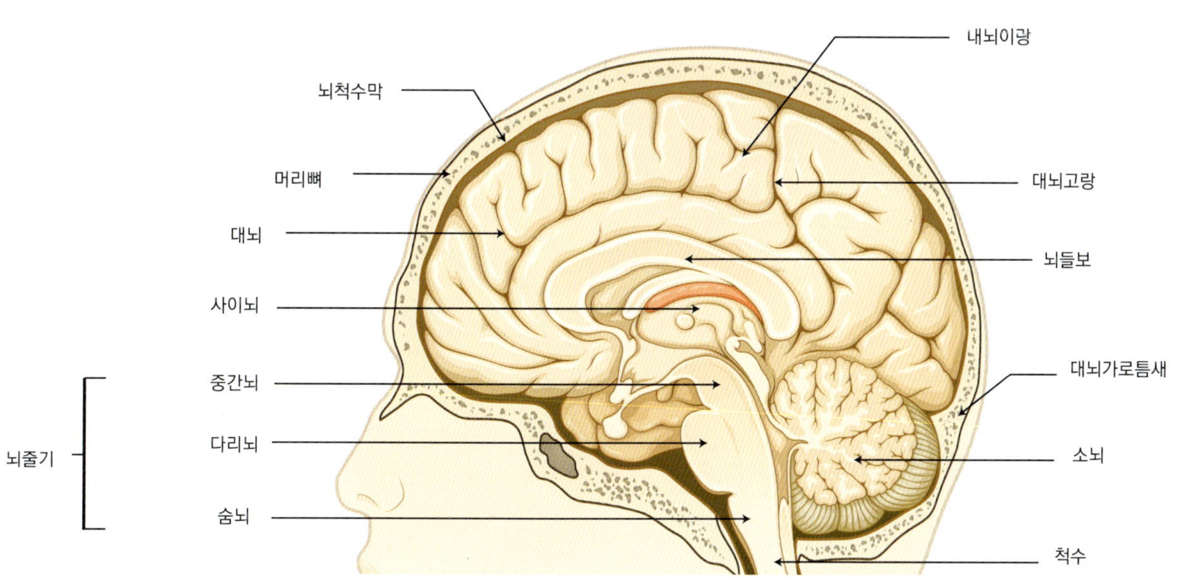

그림 2-11-9 뇌의 주요 부분

1) 대뇌피질

　　대뇌는 많은 주름이 잡혀 있는 연한 조직으로, 튀어나온 부분을 뇌이랑, 들어간 부분을 고랑 또는 틈새라 한다. 특히 깊은 고랑이나 틈새는 대뇌를 몇 개의 주요 대뇌엽(cerebral lobe)으로 구분하는 기준이 된다. 대뇌엽의 명칭은 그 부위를 덮고 있는 머리뼈의 명칭을 따르며 전두엽, 두정엽, 측두엽, 후두엽으로 나뉜다. 대뇌피질은 대뇌의 바깥층으로 감각과 운동뿐 아니라 고위 정신 기능을 담당하는 부위이다. 대뇌피질의 각 부분은 고유의 기능을 수행하는 영역이 정해져 있으며 이를 대뇌피질의 기능적 중추라 한다. 특정 기능은 특정 부위의 피질에서 담당하므로 해당 부위를 해당 기능의 중추라 부르고 이 부위들을 기능영역이라 한다. 대뇌피질의 기능영역은 몸의 수의적 운동을 조절하는 운동영역, 피부, 근육, 내장의 감각 정보를 수용하는 감각영역, 언어, 기억, 사고, 상상, 학습, 이성, 인격 등 고등 정신 기능을 담당하는 연합구역이 있다. 고등동물일수록 연합구역이 상대적으로 넓으며 인간에게서는 대뇌피질 면적의 약 85%를 차지하는 것으로 알려져 있다. Brodmann은 대뇌피질의 기능적 특성과 세포 구조적 차이에 근거하여 대뇌피질을 47개 영역, 대뇌수질을 5개 영역으로 구분하여 총 52개 영역으로 나누었으며 각 영역에 Brodmann 번호를 부여하였다. 이는 오늘날 대뇌 기능 연구와 임상에서 널리 활용되고 있다(그림 2-11-10).

　　가) 일차 운동구역(4)은 전두엽의 중심앞이랑에 위치하며 Brodmann 영역 4에 해당한다. 이 영역은 뼈대근육의 수의적 운동을 조절하는 주요 부위로 추체로가 시작되는 곳이다. 특히 손, 입 등 섬세하고 정교한 움직임이 요구되는 몸의 원위부 근육 운동을 정밀하게 조절한다. 일차 운동구역의 각 부위는 신체의 특정 부위와 대응해 있으며 이를 운동 호문쿨루스라 한다.

　　나) 전 운동구역(premotor area, 6)은 전두엽의 중심앞이랑 앞쪽에 위치하며 Brodmann 영역 6에 해당한다. 이 부위는 몸의 무의식적이고 자동적인 운동, 근긴장 유지, 운동의 계획 및 조정에 관여한다. 전 운동구역은 일차 운동구역과 협력하여 복잡한 운동 패턴을 조율하며 줄무늬체(basal ganglia의 일부), 적핵, 흑색질 등과 신경섬유로 연결되어 있다. 이러한 연결은 추체외로를 통해 이루어지며 신체의 평형, 자세 유지, 협응 운동

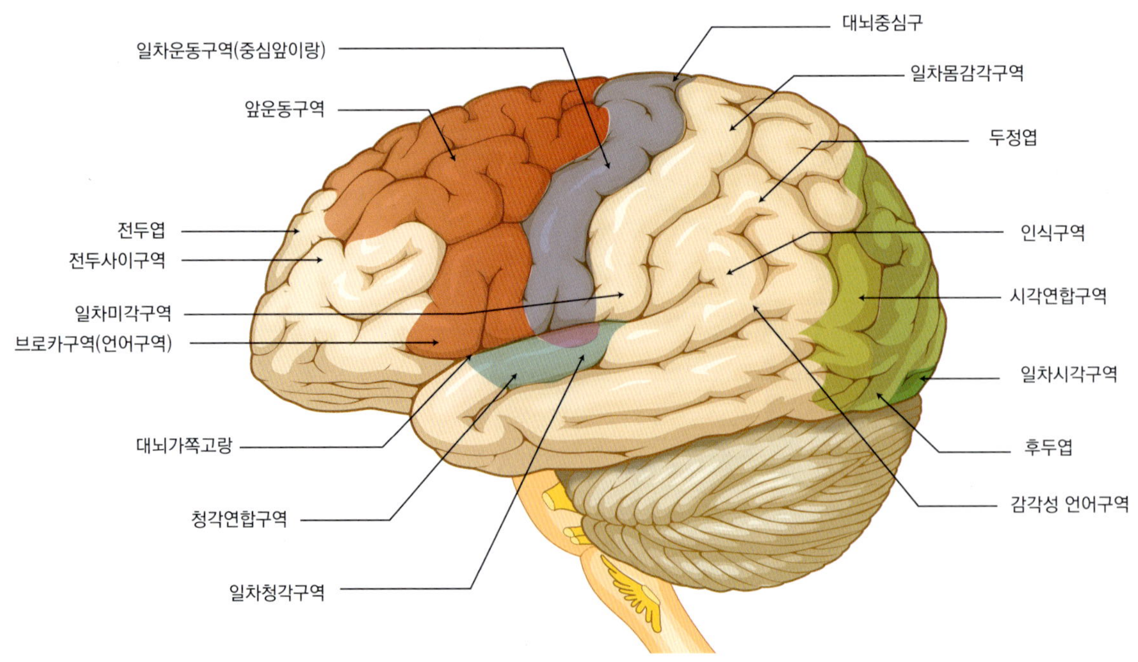

그림 2-11-10　대뇌의 기능구역

을 조절하는 역할을 한다.

다) 전전두엽구역(prefrontal area, 9, 10, 11)은 전두엽의 가장 앞쪽, 전 운동구역 앞에 위치하며 Brodmann 영역 9, 10, 11에 해당한다. 이 영역은 인간의 고위정신 기능을 담당하는 중심 부위로 판단, 계획, 예측, 문제 해결, 충동 억제, 사회적 행동 조절 등과 관련되어 있다. 전전두엽구역은 감각 입력과 기억, 감정 등의 정보를 통합하여 상황에 맞는 행동과 운동을 선택하고 조절한다. 특히 복잡한 사고 과정과 인격 형성, 의사결정에 중요한 역할을 하며 손상 시 충동 조절 장애, 판단력 저하, 사회적 부적응 행동 등이 나타날 수 있다.

라) 일차 몸감각 구역(primary somesthetic area, 1, 2, 3)은 두정엽의 중심뒤이랑에 위치하며 Brodmann 영역 1, 2, 3에 해당한다. 이 영역은 피부와 근육으로부터 전달되는 일반감각 정보를 처리하는 중추로 온각, 냉각, 촉각, 압각 등의 피부 감각과 함께, 근육과 관절로부터의 심부감각을 받아들인다. 신체 각 부위에서 들어오는 감각 자극은 이 영역에서 정확히 해석되어 신체의 위치 감각과 감각 자각을 가능하게 하며 해당 영역은 감각 호문쿨루스를 통해 신체 부위별로 감각 입력이 구분되어 있다.

마) 몸 감각 연합구역(somesthetic association area, 5, 7)은 두정엽의 중심뒤이랑 바로 뒤쪽에 위치하며 Brodmann 영역 5와 7에 해당한다. 이 구역은 일차 몸감각 구역에서 전달된 다양한 감각 정보를 종합·분석하여 의미 있는 감각 인식으로 통합하는 역할을 한다. 구체적으로 피부나 근육으로부터 수용된 감각 자극을 바탕으로 물체의 모양, 크기, 질감, 위치 등의 특성을 파악하고 이를 통해 어떤 물체인지 인식·판단한다.

바) 일차 청각구역(primary auditory area, 41, 42)은 측두엽의 외측면 상부, 특히 측두엽의 상측두이랑에 위치하며 Brodmann 영역 41번과 42번에 해당한다. 이 영역은 내이의 달팽이관에서 발생한 청각 자극이 투사되어 전달되는 부위로 소리의 높낮이(주파수), 강도, 음조 등을 구별하는 기능을 담당한다. 즉, 외부에서 들어오는 소리의 기본적인 특성을 분석하고 인식하는 역할을 하며 청각 정보의 1차 처리 중심이 된다.

사) 청각 연합구역(auditory association area, 22, Wernicke 구역)은 측두엽의 일차 청각구역(41, 42)을 둘러싸고 있는 부위로 Brodmann 구역 22번에 해당하며 주로 Wernicke 구역(Wernicke's area)이라 불린다. 이 구역은 단순히 소리의 높낮이나 음조를 인식하는 것을 넘어 과거의 경험과 연관된 청각 정보를 종합하여 소리의 의미를 해석하고 이해하는 역할을 수행한다. 특히 언어의 이해, 단어의 의미 판별, 문맥 파악 등에 중요한 기능을 담당한다.

아) 일차 시각구역(primary visual area, 17)은 후두엽의 안쪽 면 후부, 특히 쐐기와 혀이랑 주변에 위치하며 Brodmann 구역 17번에 해당한다. 이 구역은 망막에서 전달된 시각 정보가 처음으로 도달하는 부위로 물체의 색, 크기, 모양, 위치, 움직임 등의 기본적인 시각 정보를 인지하고 해석하는 역할을 수행한다. 시각 자극이 양안의 시신경을 통해 시신경교차 시각로를 거쳐 투사되어 일차 시각영역에서 처리된다.

자) 시각연합구역(visual association area, 18, 19)은 후두엽에서 일차 시각구역(17번)을 둘러싸고 있는 부위로 Brodmann 구역 18번과 19번에 해당한다. 이 구역은 일차 시각구역에서 처리된 색, 형태, 크기, 움직임 등의 기본적인 시각 정보를 과거의 시각 경험과 연관시켜 종합적으로 해석하고 그 의미를 이해하고 기억하는 역할을 수행한다. 즉, 사물의 인식, 사람의 얼굴 식별, 장면 해석 등 고차원적인 시각 처리 기능을 담당한다.

차) 일차 미각구역(primary gustatory area, Broadmann area 43)은 두정엽의 중심뒤이랑 하부에 있다. 주로 미각 자극을 인지하고 해석하는 기능을 담당한다.

카) 후각구역(olfactory area, Broadmann area 28, 34)은 측두엽의 안쪽면, 특히 해마곁이랑과 조롱박피질에 있다. 후각 자극을 감지하고 처리하는 기능을 수행한다. Broadmann의 구획상으로는 28번과 34번 구역에 해당한다.

타) 운동 언어 구역(motor speech area, Brodmann area 44, 45)은 브로카구역(Broca's area)이라고도 하며 전두엽 하부의 아래전두이랑에 위치한다. 언어 표현에 필요한 운동 명령을 통합하고 조절하는 역할을 수행한다. 이 부위에 병변이 발생하면 언어를 이해할 수 있으나 발음과 문장 구성이 어려워지는 운동실어증(motor aphasia)이 발생한다.

파) 감각 언어 구역(sensory speech area, Brodmann area 22)은 베르니케구역(Wernicke's area)이라고도 하며 측두엽 상측두이랑 후방에 위치하고 두정엽 일부분과도 연계된다. 언어의 의미를 이해하고 해석하는 기능을 담당한다. 이 부위에 병변이 생기면 발음은 가능하지만, 의미 없는 말을 하거나 타인의 말을 이해하지 못하는 수용성 실어증이 유발된다.

2) 대뇌수질

대뇌수질(cerebral medulla)은 대뇌피질 아래에 있는 백색질로 주로 말이집 축삭으로 구성된다. 이 백색질 섬유는 기능과 연결 경로에 따라 다음과 같이 분류된다(그림 2-11-11).

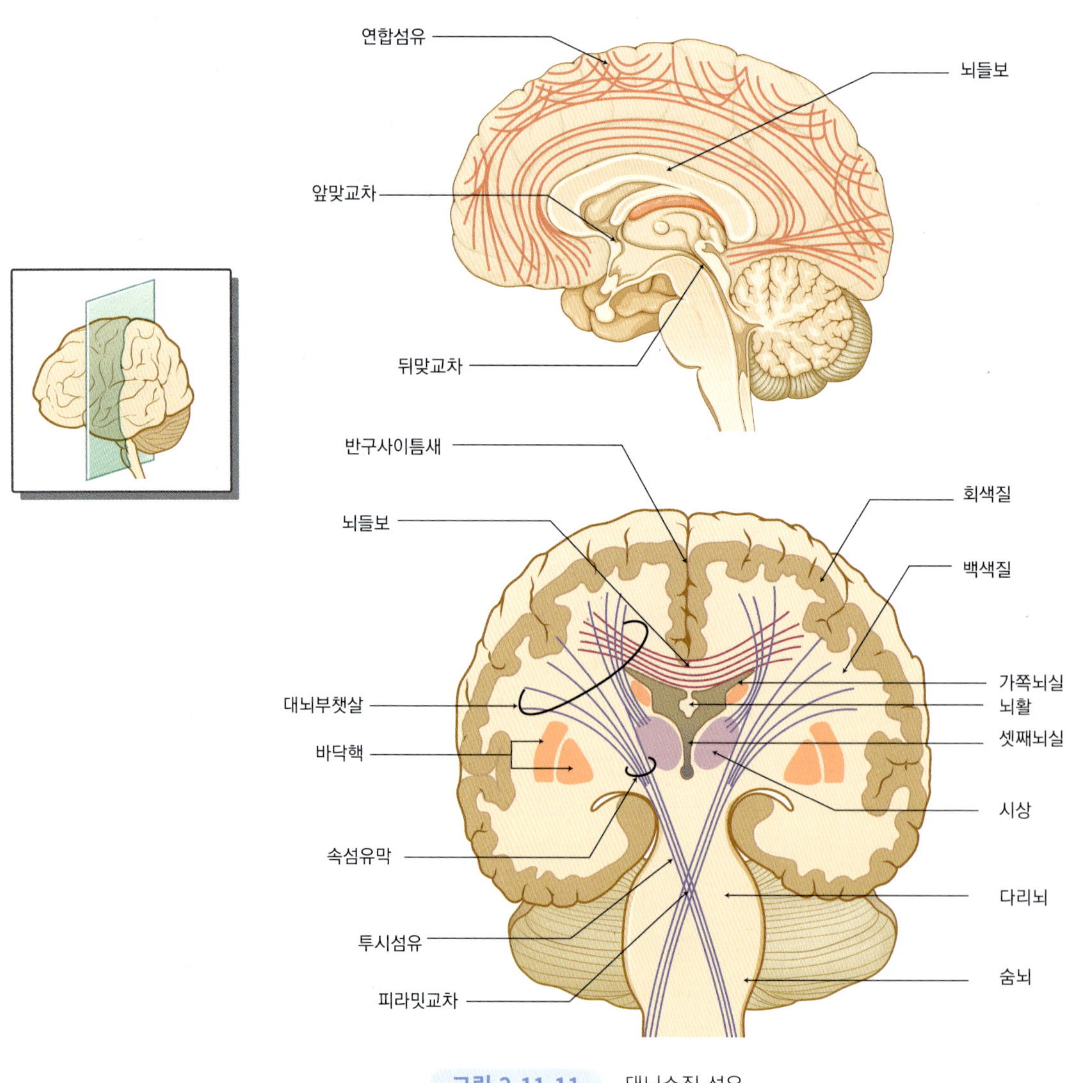

그림 2-11-11　대뇌수질 섬유

가) 투사섬유: 대뇌피질과 뇌줄기, 척수 및 하위 구조물 간을 연결하는 신경섬유이다. 주로 대뇌피질로부터 하부로 내려가는 하행성 운동섬유와 하부에서 대뇌피질로 올라가는 상행성 감각섬유로 구성된다. 이러한 섬유들은 대뇌피질을 향해 방사형으로 퍼져 있으며 이를 부채살관이라 한다. 하행성 섬유는 주로 내포를 경유하여 연수나 척수로 전달된다.

나) 연합섬유(Association fibers): 동일한 쪽 대뇌반구 내의 대뇌피질 영역들 사이를 연결하는 섬유이다. 기능적으로 관련된 피질 영역 간의 통합을 담당하고 연합섬유는 연결 거리와 경로에 따라 두 가지로 분류된다. 인접한 회(gyrus)들 사이를 연결하는 짧은 연합섬유와 동일 반구 내에서 먼 거리의 피질 영역들을 연결하는 긴 연합섬유가 있다. 대표적인 긴 연합섬유로는 상종섬유 등이 있다.

다) 맞교차섬유: 좌우 대뇌반구의 대뇌피질 영역들을 서로 연결하는 섬유이다. 대표적인 맞교차섬유는 뇌들보로 가장 크고 주요한 맞교차섬유이며 좌우 대뇌반구의 광범위한 피질 영역을 연결한다. 이 외에도 측두엽과 일부 전두엽 영역을 연결하는 앞맞교차와 후두엽을 연결하는 뒤맞교차 등이 있다.

3) 바닥핵(Basal ganglia)

대뇌수질 깊숙이 위치한 회색질(gray matter) 덩어리로 대뇌피질과 뇌줄기 및 척수 간의 운동 경로와 감각 경로의 중계 역할을 수행한다. 주로 운동 조절, 근긴장도 조절, 운동의 시작과 억제 기능을 담당한다. 주요 구조물로는 꼬리핵, 피각, 담창구, 시상하부핵, 흑질이 포함된다.

가) 구조: 바닥핵은 꼬리핵, 조가비핵, 창백핵, 편도체로 이루어진 네 쌍의 핵 무리로 구성된 회색질 집합체이다. 이 중 꼬리핵과 조가비핵은 기능적으로 밀접하며 함께 줄무늬를 형성한다. 또한, 조가비핵과 창백핵을 합쳐 렌즈핵(lentiform nucleus)이라고도 한다. 바닥핵은 추체외로계의 주요 중추로서 수의운동의 조정과 근긴장도 유지에 관여한다(그림 2-11-12).

나) 기능: 바닥핵은 구심성 및 원심성 회로를 통해 무의식적 반사와 수의운동 조절에 관여하는 추체외로계의 중추로 작용한다. 주로 뼈대근육의 긴장도를 조절하여 움직임을 원활하게 하고 과도하거나 불필요한 운동을 억제·조절하는 기능을 수행한다. 이에 따라 바닥핵에 병변이 발생하면 근긴장도 조절 장애 및 이상 운동 증상이 나타난다. 바닥핵의 주요 신경전달물질은 도파민으로 주로 흑질에서 생성되어 바닥핵의 기능을 조절한다. 특히 창백핵의 변성은 근육 경직, 안정 시 떨림, 운동완만을 특징으로 하는 파킨슨병(Parkinson's disease)을 유발하지만, 조가비핵과 꼬리핵에 변성이 발생하면 근긴장도 저하와 함께 무도병(chorea), 헌팅턴병(Huntington's disease), 느린비틀림운동과 같은 이상 운동 증상이 나타난다.

4) 둘레계통

가) 구조: 둘레계통은 대뇌와 뇌줄기를 둘러싸는 피질과 피질하 구조물로 구성된다. 주요 구성 요소로는 띠이랑, 해마, 편도체, 시상앞핵 그리고 해마곁이랑 등이 포함된다(그림 2-11-13).

나) 기능: 둘레계통은 시상하부와 긴밀히 연계되어 있으며 본능적 행동과 감정 반응을 통합·조절하는 역할을 수행한다. 식욕, 성욕과 같은 본능적 충동은 개체 생존과 종족 보존을 위해 선천적으로 갖추어진 기능이다. 또한, 감정은 본능 충족 여부에 따라 쾌감, 불쾌감, 공포, 분노, 공격성, 도주 반응 등으로 나타난다. 둘레계통은 이러한 감정 표현과 행동 조절뿐만 아니라 학습과 기억 형성, 특히 해마를 통한 장기기억의 저장에도 중요한 역할을 담당한다. 하등동물일수록 둘레계통의 비중이 크며 외부 자극에 대한 감정적 반응이 더 강하게 나타난다.

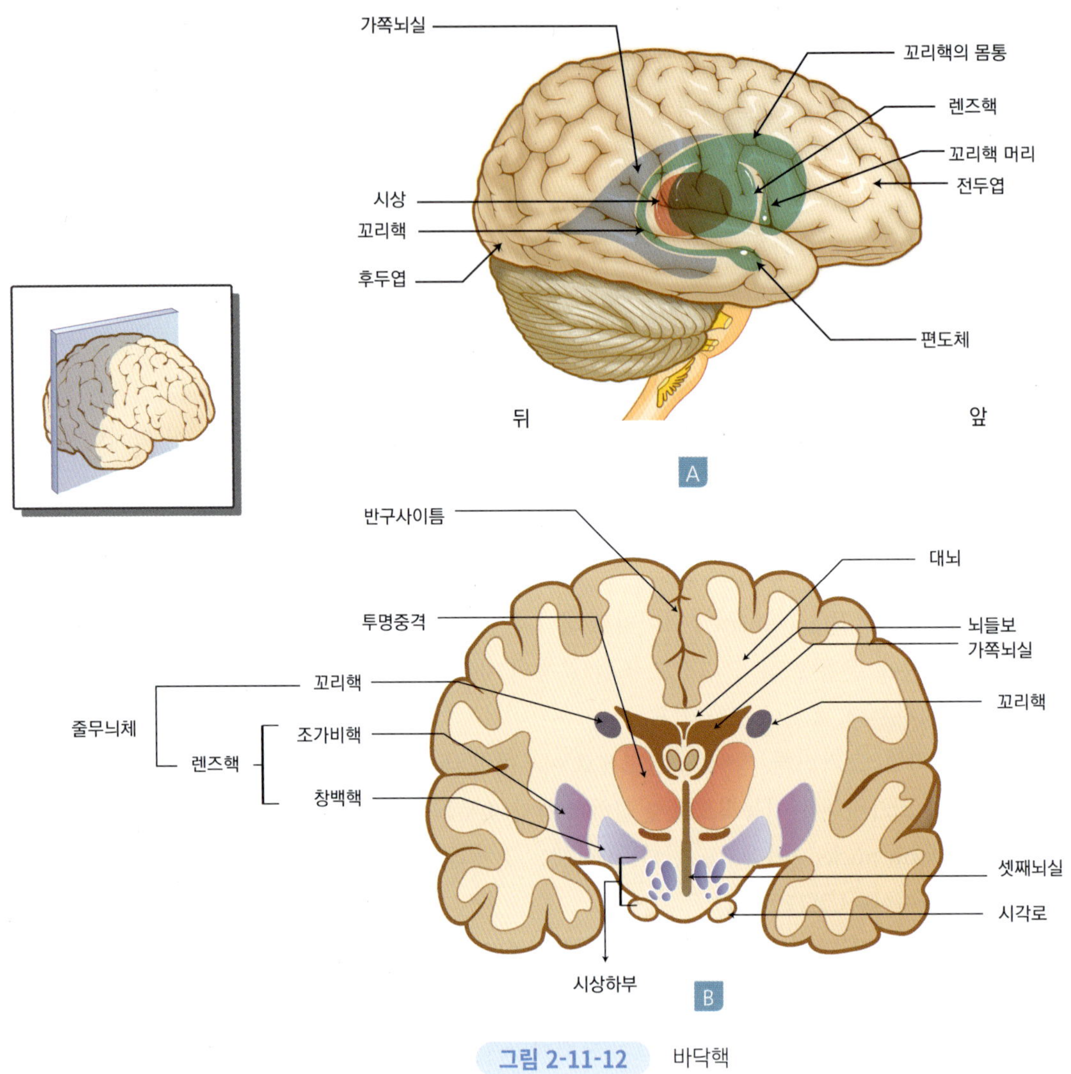

그림 2-11-12   바닥핵

나. 사이뇌

사이뇌(diencephalon)는 대뇌의 아래, 중뇌의 위에 위치하며 시상, 시상하부 그리고 뇌하수체를 포함한다. 또한, 시상상부와 시상하부에 인접한 여러 구조물이 포함된다. 주요 기능은 다음과 같다(그림 2-11-14).

1) 시상(Thalamus)

시상은 달걀 모양의 구조물로 사이뇌(diencephalon)에서 가장 크며 가쪽뇌실 아래, 셋째뇌실 양측에 있는 회색질 구역이다. 시상은 후각을 제외한 대부분의 감각 정보(시각, 청각, 미각, 체성감각 등)를 받아들이고 이를 통합·조정하여 대뇌피질의 해당 감각 영역으로 전달하는 역할을 수행한다. 감각 정보의 중계 및 조절 기능을 담당하는 다수의 신경세포 핵으로 구성되어 있으며 감각의 최고 중추로 간주한다. 또한, 운동 조절, 의식, 주의력, 기억 등 다양한 기능에도 관여한다.

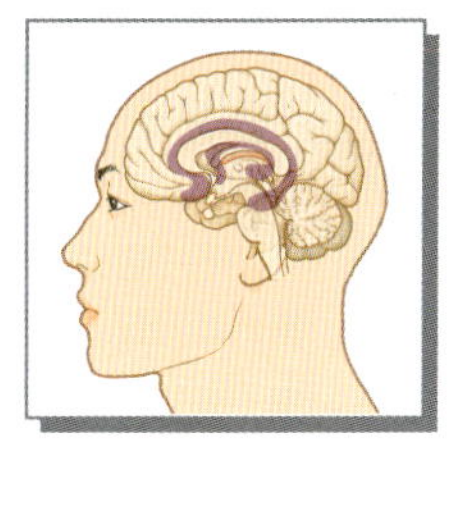

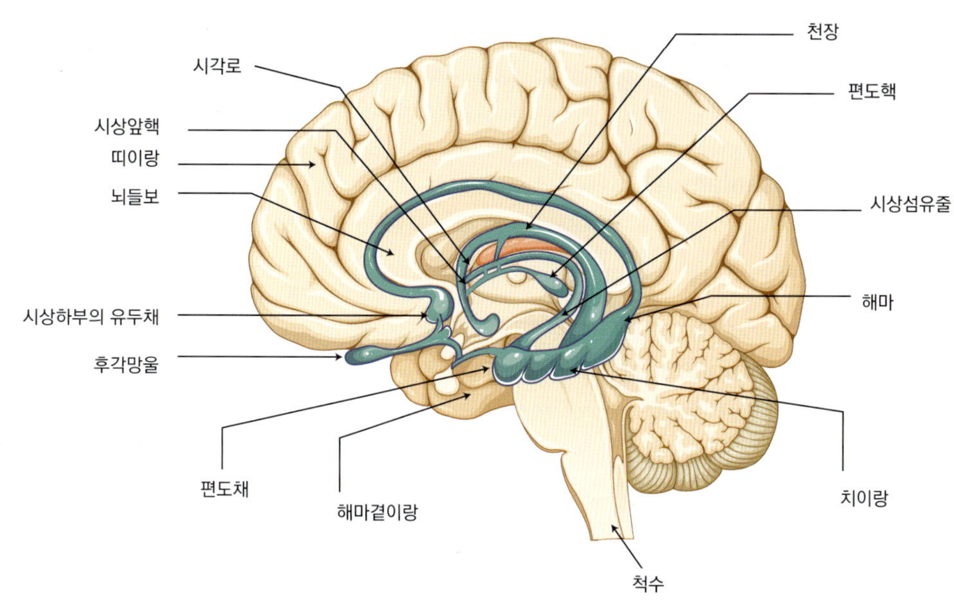

그림 2-11-13 둘레계통

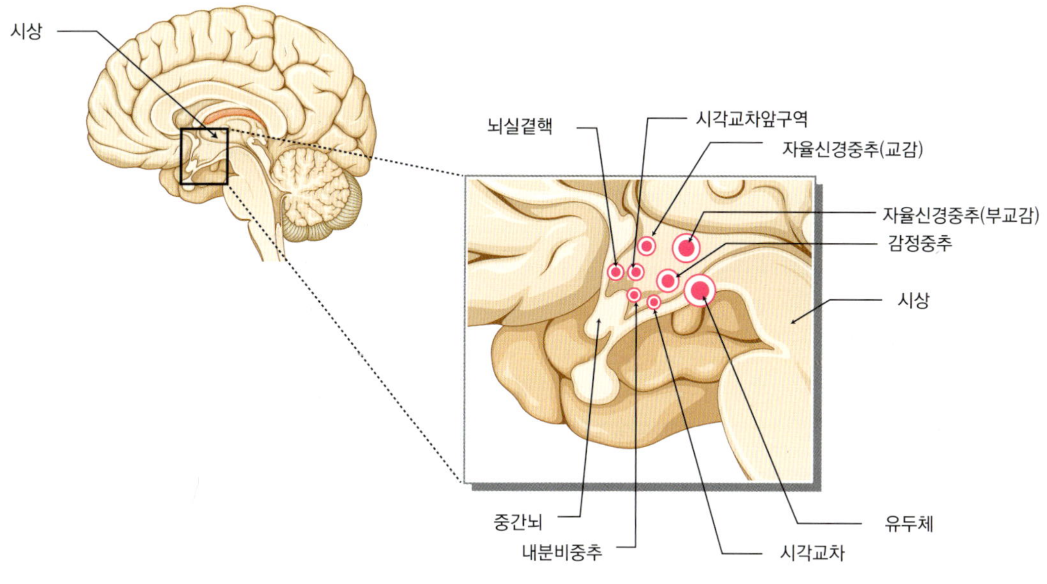

그림 2-11-14 사이뇌 구조

2) 시상하부(Hypothalamus)

시상하부는 셋째뇌실(third ventricle) 바닥에 위치하며 나비뼈의 안장 위쪽, 시상의 바로 아래에 자리한다. 시상하부는 해부학적으로 시각교차를 기준으로 시각앞구역, 시각로위구역, 융기부, 유두체로 구분된다. 융기부는 뇌하수체와 연결되는 깔때기 부위를 포함하며 유두체는 젖꼭지 모양의 구조로, 주로 후각과 기억에 관여한다. 시상하부는 둘레계통과 긴밀히 연결되어 있으며 다양한 정보를 세 경로로 전달한다. 첫째, 아래로는 뇌줄기의 그물체 형성체를 통해 자율신경계통을 조절한다. 둘째, 위로는 시상의 앞부분과 둘레계통으로 연결되어 정서 및 행동 반응을 통합한다. 셋째, 깔때기를 통해 뇌하수체 전엽과 후엽의 내분비 기능을 조절한다. 시상하부는 뇌 전체 무게의 약 1%에 불과하지만, 체온 조절, 식욕 및 갈증 조절, 수면-각성 주기, 정서, 성행동, 내분비계 조절 등 광범위한 생리적·행동적 기능을 수행하는 중요한 중추이다.

3) 시상상부(Epithalamus)

사이뇌의 가장 등쪽 부분은 시상상부로 셋째뇌실의 얇은 지붕을 형성한다. 주요 구성 구조물로는 솔방울샘, 고삐핵, 뒤맞교차 등이 있다. 또한, 셋째뇌실 지붕의 내면에는 뇌실계로 뇌척수액을 분비하는 맥락얼기가 분포한다.

4) 시상후부(Metathalamus)

시상후부는 시상의 뒤바깥 부분에 위치하며, 두 개의 작은 융기로 구성된다. 각각 안쪽무릎체와 가쪽무릎체라 한다. 안쪽무릎체는 시상베개의 안쪽 아래에 위치하며 청각 정보를 처리하는 중계핵이다. 주로 중뇌의 아래둔덕을 통해 들어오는 청각 자극을 받아 대뇌측두엽의 청각피질(Brodmann area 41, 42)로 전달한다. 가쪽무릎체는 시상베개의 바깥 아래에 위치하며 시각 정보를 중계하는 핵이다. 망막에서 전달된 시각 자극이 시각로를 통해 가쪽무릎체로 들어오며 이는 후두엽의 시각피질(Brodmann area 17)로 투사되어 시각 정보가 처리된다. 두 구조 모두 감각 정보의 중요한 중계소 역할을 하며 각각 청각과 시각 경로에서 필수적인 기능을 수행한다.

다. 뇌줄기

뇌줄기는 사이뇌와 척수 사이에 위치하며 중뇌, 다리뇌, 숨뇌로 구성된다. 뇌줄기 중앙에는 그물체가 형성되어 있으며 이는 의식 수준 조절, 자율신경 기능, 운동 조정 등 다양한 생리적 기능을 담당한다. 뇌줄기는 또한 뇌신경의 대부분이 기시하거나 종지하는 부위로 생명 유지에 필수적인 호흡, 심박수, 혈압 조절 등의 중추 기능을 수행한다(그림 2-11-15).

1) 중뇌(Midbrain)

중뇌는 길이 약 2.5cm로, 사이뇌와 다리뇌, 소뇌를 연결하는 뇌줄기의 잘록한 부분이다. 중뇌는 눈돌림신경(제3 뇌신경)과 도르래신경(제4 뇌신경)의 기원핵을 포함하고 있으며 이에 따라 안구 운동 및 홍채의 수축과 확장을 조절하는 기능을 담당한다. 또한, 중뇌는 위둔덕과 아래둔덕을 포함하여 각각 시각 반사와 청각 반사를 조정하는 데 관여한다.

2) 다리뇌(Pons)

다리뇌는 중뇌와 숨뇌를 연결하는 구조로 뇌줄기의 중간 부분을 형성한다. 다리뇌에는 삼차신경(CN V), 갓돌림신경(CN VI), 얼굴신경(CN VII), 청각신경(CN VIII)의 기원핵이 위치한다. 이로 인해 얼굴 감각, 안구 운동, 얼굴 근육의 운동, 청각 및 평형 감각을 담당하는 중요한 역할을 한다. 또한, 다리뇌는 연수와 함께 호흡률과 호흡 리듬을 조절하며 뼈대근육의 긴장도 조절에도 관여한다.

3) 숨뇌(Medulla oblongata)

숨뇌는 뇌줄기의 가장 아래에 위치하며 다리뇌와 척수를 연결한다. 숨뇌의 피질은 백색질, 속질은 회색질로 구

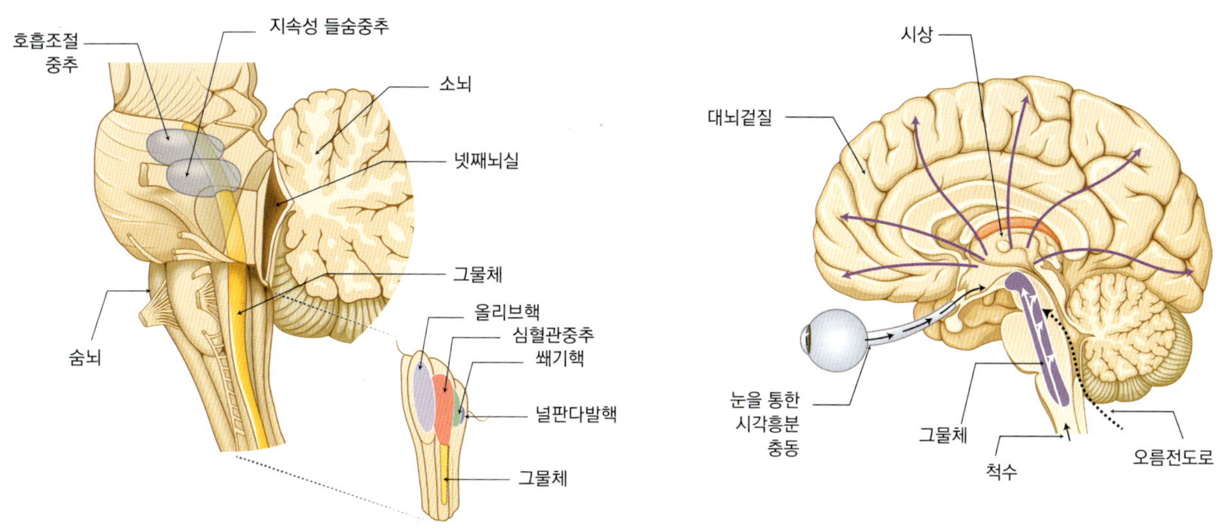

그림 2-11-15 숨뇌 구조

성되어 척수와 유사한 구조를 가진다. 숨뇌의 회색질에는 혀인두신경(CN IX), 미주신경(CN X), 더부신경(CN XI), 혀밑신경(CN XII)의 기원핵이 자리 잡고 있다. 숨뇌의 앞면에는 추체라 불리는 돌출된 구조가 있으며 이곳을 통해 대뇌에서 내려오는 주요 운동신경로(추체로)가 지나간다. 양쪽 대뇌반구에서 내려오는 운동섬유는 숨뇌 하부에서 교차하는데, 이를 추체교차라 한다. 이에 따라 오른쪽 대뇌가 신체의 왼쪽, 왼쪽 대뇌가 신체의 오른쪽을 지배하게 된다. 감각성 오름신경로는 숨뇌의 뒤쪽을 통과하며 대부분 숨뇌 또는 척수의 특정 지점에서 반대쪽으로 교차한다. 이러한 경로를 통해 몸 감각 정보가 대뇌피질로 전달된다. 숨뇌 내부에는 백색질과 회색질이 혼합된 그물체가 발달해 있다. 이 구조는 자율신경계의 중추로서 생명 유지 기능과 밀접하게 관련되어 있으며 호흡, 심박수, 혈압, 소화, 삼킴, 구토, 하품, 재채기, 침 분비 등 다양한 반사작용을 조절한다. 또한, 숨뇌의 양쪽에는 타원형의 돌출 구조인 올리브가 존재한다. 올리브 내의 신경핵은 소뇌와 연결되어 운동의 정확성, 평형, 자세 조절에 관여한다. 숨뇌는 모르핀과 같은 약물에 매우 민감하디. 모르핀 과다 투여 시 숨뇌의 기능이 억제되어 호흡 정지가 유발될 수 있으며 이는 치명적일 수 있다. 따라서 모르핀 등 중추신경계 억제제 투여 전 반드시 환자의 호흡률을 확인해야 하며 호흡수가 분당 10회 이하일 경우 즉시 의사에게 보고하고 지시에 따른다.

4) 소뇌(Cerebellum)

소뇌는 대뇌의 후두엽 아래, 다리뇌와 숨뇌의 뒤쪽에 위치하며 좌우로 팽대한 소뇌반구와 중앙부의 소뇌벌레로 구성된다(그림 2-11-16). 소뇌벌레는 주로 안뜰계통의 구심성 신경 자극을 받아, 이를 원심성 신경섬유를 통해 숨뇌의 전정핵과 그물체로 전달하여 신체의 기울어짐과 평형을 조절한다. 또한, 대뇌피질로부터 자발적 운동 정보가 소뇌로 입력되면 소뇌는 말초에서 들어오는 구심성 감각 자극과 대뇌피질의 운동 명령을 비교·통합하여 뼈대근육의 긴장도, 정교한 손의 움직임, 자세 유지 등을 조정한다. 이를 통해 몸의 자발적 운동이 원활하고 정확하게 이루어지도록 한다. 소뇌는 특히 자세 유지, 평형, 협응된 움직임에 필수적인 역할을 수행한다. 소뇌가 손상될 경우 경련성 근육 움직임, 운동실조, 갈지자걸음, 균형 장애 그리고 미세 운동 조절의 어려움이 발생한다. 이러한 증상은 흔히 술에 취한 사람과 유사해 보인다. 상적으로 소뇌 기능을 평가하기 위해 손가락-코 검사를 시행할 수 있다. 이는 환자가 자신의 손가락 끝을 이용해 정확하게 코끝을 맞추는지 확인하여 소뇌 기능 이상 여부를 판단하는 방법이다.

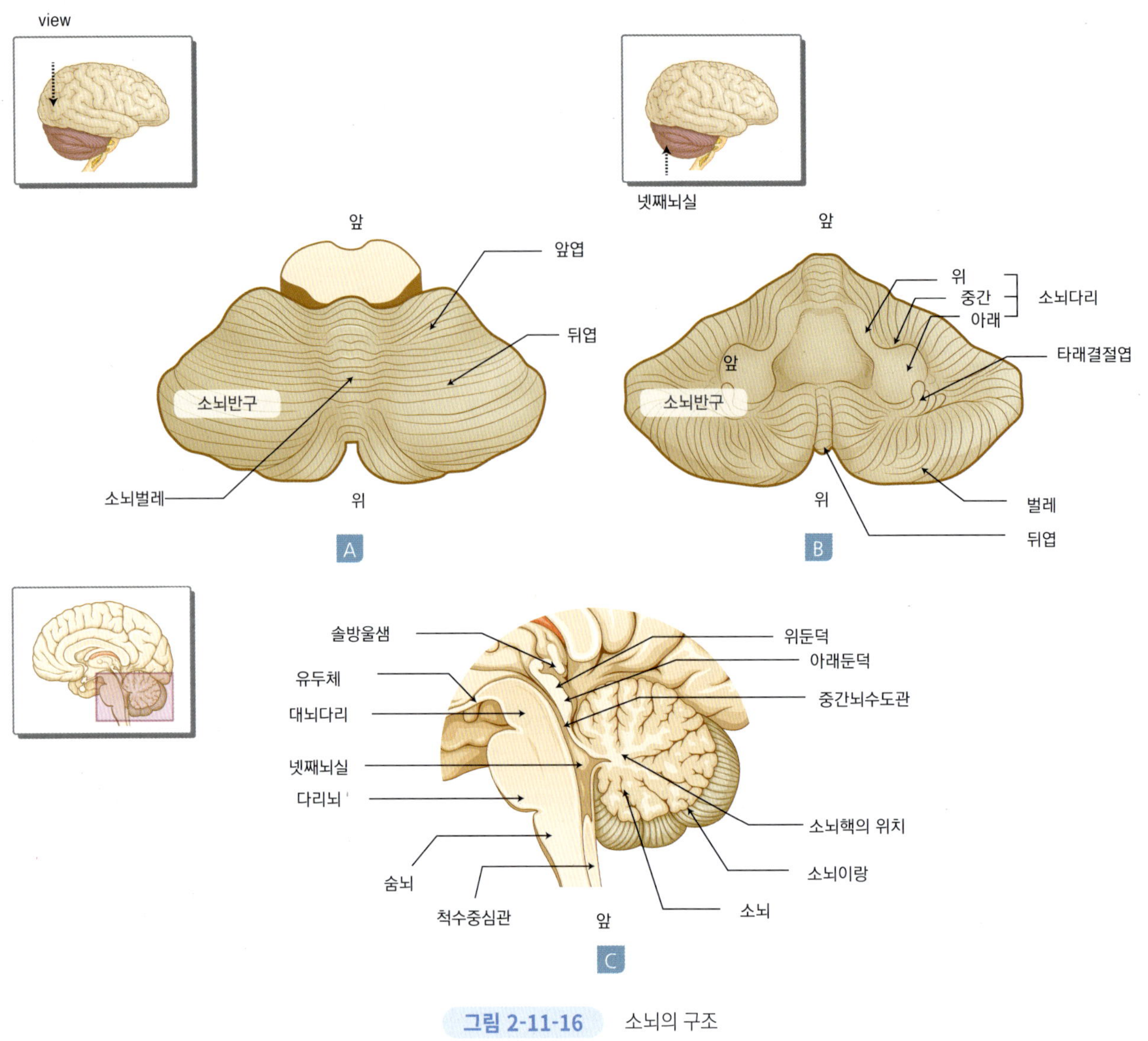

그림 2-11-16   소뇌의 구조

5. 척수의 구조와 기능

척수는 뇌의 연장으로서 중추신경계의 일부이며 척주관 내에서 보호된다. 척수는 두 가지 중요한 기능을 수행한다. 첫째, 신경 흥분을 뇌로 전달하고, 뇌에서 내려오는 신경 자극을 말초로 전달한다. 둘째, 척수반사의 중추로 작용하여 신속한 반사 작용을 조절한다.

가. 척수의 일반적 구조

척수의 지름은 약 1cm, 길이는 약 45cm이며 뇌의 끝에서 시작되어 제1~2 허리뼈 사이에서 끝난다. 척수의 끝부분은 좁아지며 원뿔 모양을 이루는데, 이를 척수원뿔이라 한다. 척수원뿔에서 수직으로 비스듬히 내려오는 신경다발은 말꼬리와 유사한 형태를 띠므로 말총이라 한다. 또한, 척수의 목 부분과 허리 부분에는 두드러진 팽대가 있

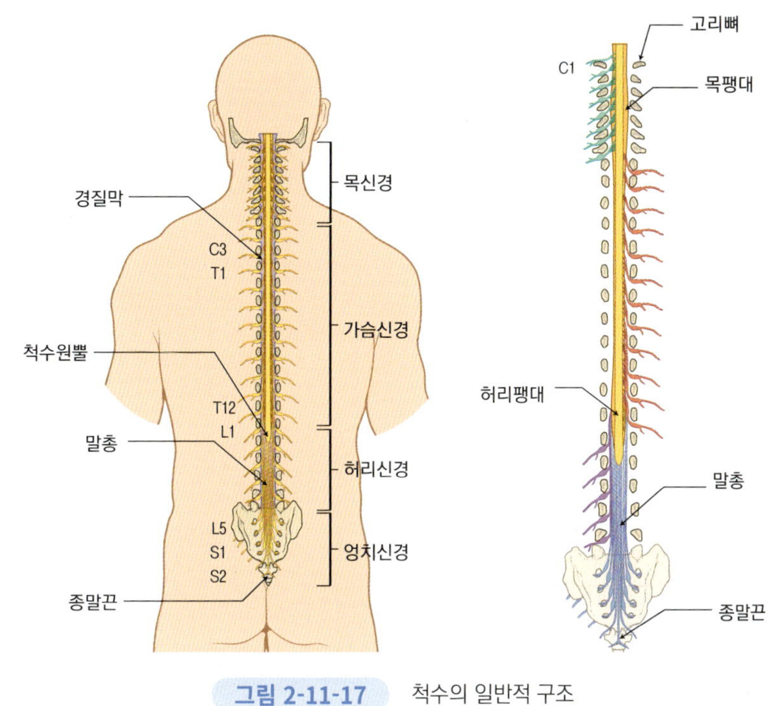

그림 2-11-17 척수의 일반적 구조

으며 이를 각각 목팽대와 허리팽대라 한다. 척수는 31개의 분절로 나뉘며 각 분절에서 쌍으로 척수신경이 분지된다(그림 2-11-17).

1) 척수막

척수를 둘러싸고 있는 척수막은 경막, 거미막, 연막의 세 층으로 구성된다. 척수막은 제3 허리뼈 수준까지 내려와 있다. 따라서 하반신 마취제 주입이나 척수액 채취는 신경 손상의 위험이 없는 척수가 끝나는 부위인 제3 제4 허리뼈 사이(L3~L4)의 서미믹 밑공간에서 시행한다(그림 2-11-18).

2) 척수의 수질

척수의 수질 부위는 뇌의 수질과는 반대로 신경세포의 가지돌기와 세포체로 구성된 H자 모양의 회색질로 이루어져 있으며 H자 모양의 네 끝부분을 뿔이라 한다. 이 회색질의 중앙 부분은 회색질맞교차라 하며 그 중앙을 척수의 중심관이 통과한다. 중심관 안에는 뇌척수액이 흐른다. 척수의 단면에서 보이는 회색질의 돌기는 위치에 따라 앞뿔, 뒤뿔 그리고 가쪽뿔로 구분된다. 뒤뿔에는 척수신경절을 거쳐 들어오는 감각섬유와 연결되는 감각세포가 모여 있다. 앞뿔에는 뼈대근육을 지배하는 운동 세포가 위치한다. 가쪽뿔은 자율신경의 시작 부위로 가슴척수와 허리척수에서는 교감신경의 신경절전섬유가 엉치척수에서는 부교감신경의 신경절전섬유가 발생하여 앞뿌리를 통해 나간다. 뒤뿔에는 신경절이 존재하지만, 앞뿔에는 신경절이 존재하지 않는다. 이들 구조는 좌우 대칭을 이루며 중심관의 앞뒤에 있는 앞회색질맞교차와 뒤회색질맞교차를 통해 서로 연결된다(그림 2-11-19).

3) 척수의 피질

척수의 바깥 부분은 축삭다발로 구성된 백질로 이루어진다. 앞뿔과 앞정중틈새 사이를 앞섬유단, 앞뿔과 뒤뿔

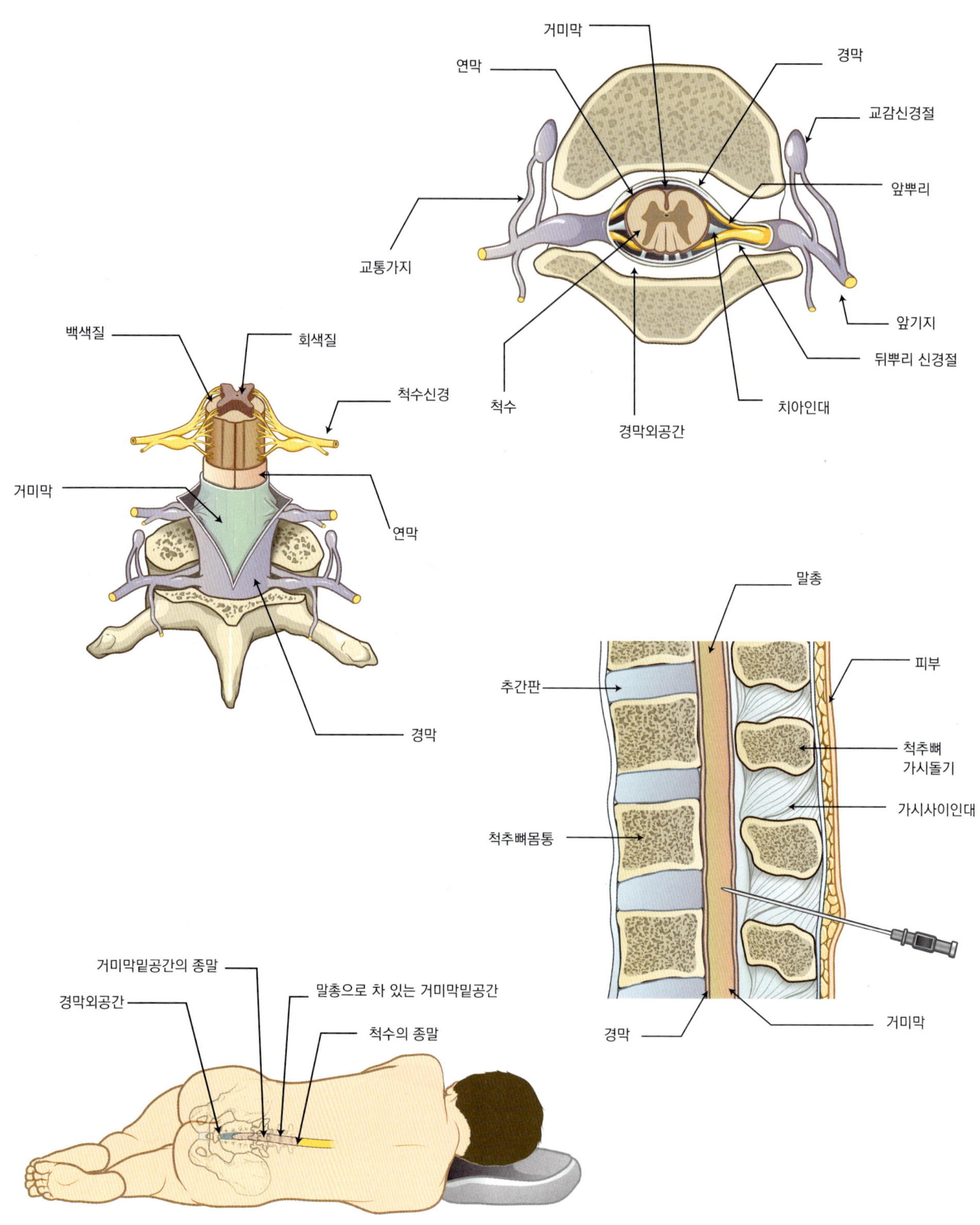

그림 2-11-18   뇌척수막과 뇌척수액 천자

사이를 가쪽섬유단, 뒤뿔과 뒤정중고랑 사이를 뒤섬유단이라 한다. 이러한 백질에는 뇌와 연결되는 오름신경로와 내림신경로가 위치한다.

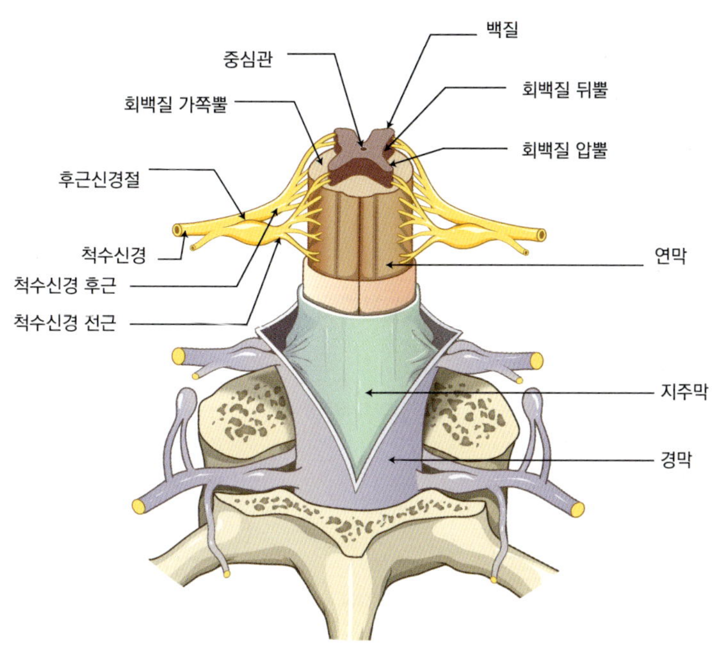

그림 2-11-19 척수와 신경부리의 해부학적 구조

나. 척수의 감각 및 운동신경로

척수신경로는 감각신경로와 운동신경로로 쌍을 이루어 존재하며 외부에서 감각신경을 통해 들어온 자극을 뇌로 전달하고 뇌의 자극을, 운동신경을 통해 각 기관에 전달한다. 척수가 절단되면 손상 부위보다 아래쪽에서 올라오는 감각신경 자극이 뇌로 전달되지 못하며 뇌에서 내려오는 운동신경 자극 역시 해당 부위 이하로 전달되지 못해 마비가 발생한다. 각 신경로의 명칭은 경로가 시작하는 부위와 끝나는 부위의 명칭을 따라 명명된다.

표 2-11-2. 척수의 감각신경로(오름신경로)

구분		신경로	기사부	정지부	기능
오름신경로	후삭전도로 (척수 후기둥로)	널판다발	하반신의 고유감각, 경촉각, 압각 및 진동감각 수용기	숨뇌의 박속핵	위치, 경촉각, 압각 및 진동감각 전도
		쐐기다발	상반신의 고유감각, 경촉각, 압각 및 진동감각 수용기	숨뇌의 설상속핵	위치, 경촉각, 압각 및 진동감각 전도
	척수소뇌로	후척수소뇌로	고유감각감수체로부터 자극을 수용한 중간신경원	소뇌	고유감각 전도
		전척수소뇌로*	고유감각감수체로부터 자극을 수용한 중간신경원	소뇌	고유감각 전도
	척수시상로	전척수시상로*	촉각과 압각으로부터 자극을 수용한 중간신경원	시상 (복측핵)	촉각 및 압각 전도
		외측척수시상로*	통각과 온각으로부터 자극을 수용한 중간신경원	시상	통각 및 온각 전도

* 교차성 전도로를 나타낸 것임

1) 감각신경로(Sensory pathway)

　감각신경로는 말초에서 뇌로 감각 정보를 전달하는 경로를 제공한다. 예를 들어, 예리한 못에 손가락이 찔렸을 때 감각 정보는 손가락에서 척수로 전달된다. 이후 해당 감각 정보는 손상 부위와 연결된 척수에서 뇌로 전달되어 통증으로 인식된다(표 2-11-2)(그림 2-11-20).

2) 운동신경로(Motor pathway)

　운동신경로는 뇌에서 말초로 내려오는 운동 정보를 전달하는 경로를 제공한다. 예를 들어, 공을 차기 위해 발을

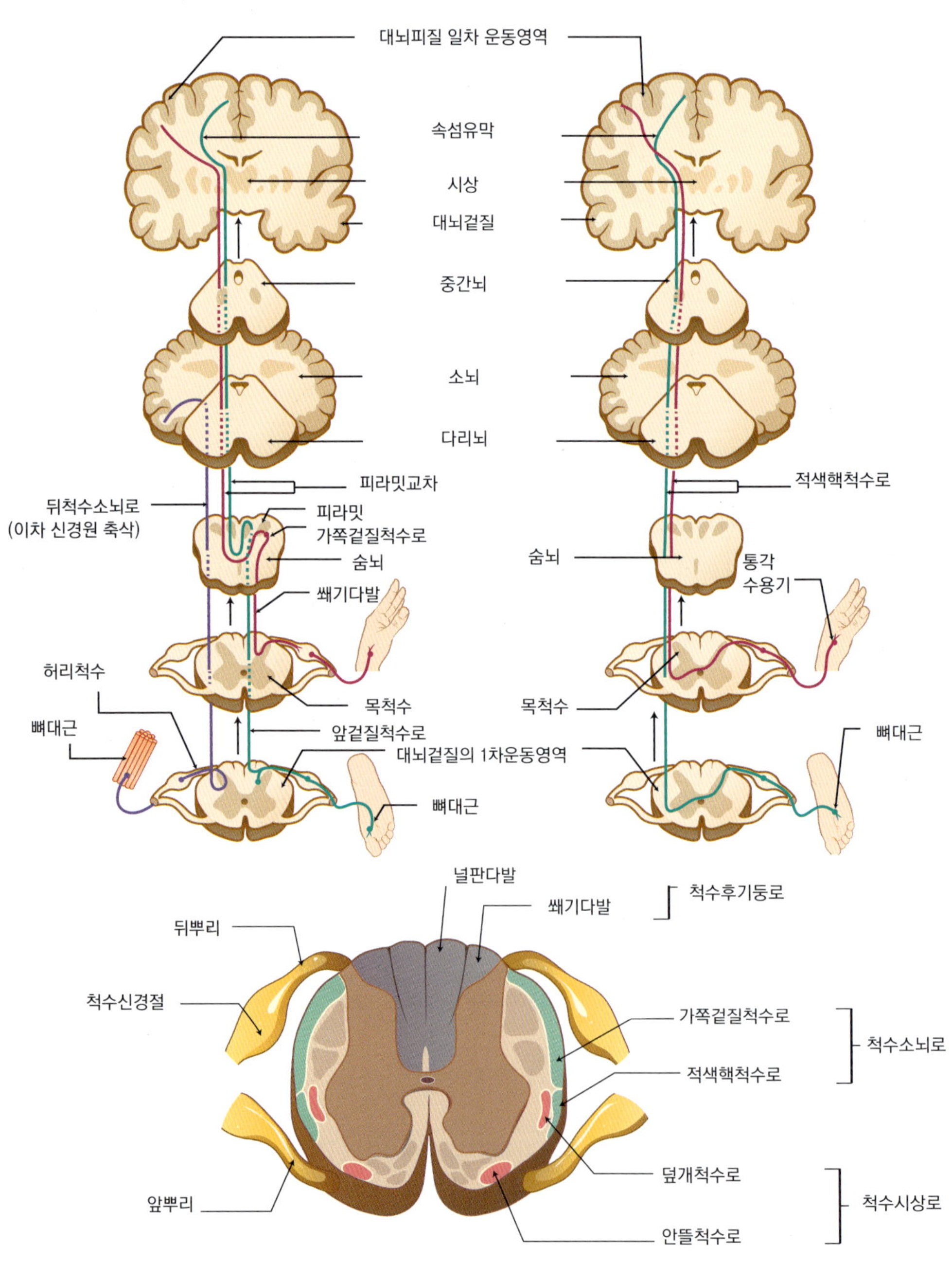

그림 2-11-20　척수의 감각신경로(오름신경로)

표 2-11-3. 척수의 내림신경로

	구분	신경로	기사부	정지부	기능
내림신경로	추체로	외측피질척수로* (가쪽겉질척수로)	대뇌피질 일차운동영역	척수 앞뿔	뼈대근육의 자발운동 조절
		전피질척수로 (앞겉질척수로)	대뇌피질 일차운동영역	척수 앞뿔	뼈대근육의 자발운동 조절
		피질연수로	대뇌피질	뇌줄기 운동핵	머리목 부위의 뼈대근육의 자발운동 조절
	추체외로	적색핵척수로	중간뇌 적색핵	척수 앞뿔	자세 및 근육장력의 불수의적(제대로) 운동 조절
		전정(안뜰) 척수로	다리뇌 안뜰신경핵	척수 앞뿔	근육장력 및 신체균형의 불수의적 운동 조절
		망상체(그물체) 척수로*	뇌줄기 그물체 안의 핵	척수의 앞·가쪽뿔	반사활동 및 자율기능의 비자발 운동 조절
		시개척수로* (덮개척수로)	중간뇌 위둔덕과 아래둔덕	척수 앞뿔	시·청각에 대한 머리목 및 팔의 비자의적 운동 조절

* 교차성 전도로를 나타낸 것임

움직이기로 하면 운동 정보가 뇌에서 척수로 내려가 다리와 발의 근육으로 전달된다(표 2-11-3)(그림 2-11-21).

다. 반사

반사란 자극에 대한 신체의 무의식적이고 비자발적인 반응을 의미한다. 반사를 수행하는 기능적 단위를 반사궁이라 한다. 반사궁은 수용기, 감각신경, 반사중추, 운동신경, 효과기의 다섯 가지 요소로 구성된다(그림 2-11-22).

1) 폄반사(Extension reflex)

폄반사는 뼈대근육을 가볍게 쳤을 때 사이신경세포의 조절 없이 감각신경에서 직접 운동신경으로 흥분이 전달되어 특정 근육이 수축하는 현상이다. 대표적인 폄반사인 무릎반사는 무릎 아래쪽의 힘줄을 타진망치로 가볍게 치면 넓적다리네갈래근의 길이가 늘어나고 이에 따라 근육방추속의 감각수용기가 흥분한다. 이 흥분은 운동신경을 통해 다시 넓적다리네갈래근으로 전달되어 근육이 수축하고 그 결과 무릎이 펴지는 반사가 일어난다.

2) 힘줄반사(Tendon reflex)

폄반사 외에도 근육을 뼈에 연결하는 힘줄에 있는 골지힘줄기관에 의해 일어나는 반사가 존재한다. 골지힘줄반사는 폄반사와 달리 해당 근육을 이완시키는 역할을 한다. 이는 근육이 강하게 수축할 때 과도한 장력이 가해지는 것을 방지하여 근육이나 힘줄이 손상되는 것을 막기 위함이다.

3) 굽힘근반사(Flexor reflex)

굽힘근반사는 팔다리에 해로운 자극이 가해졌을 때 팔다리의 근육을 수축시켜 해당 부위를 움츠리게 하여 손상 원인으로부터 멀어지려는 회피반사이다. 회피반사로 인해 뜨거운 물체나 날카로운 물체에 손이 닿으면 즉시 손을 빼는 반응이 나타난다.

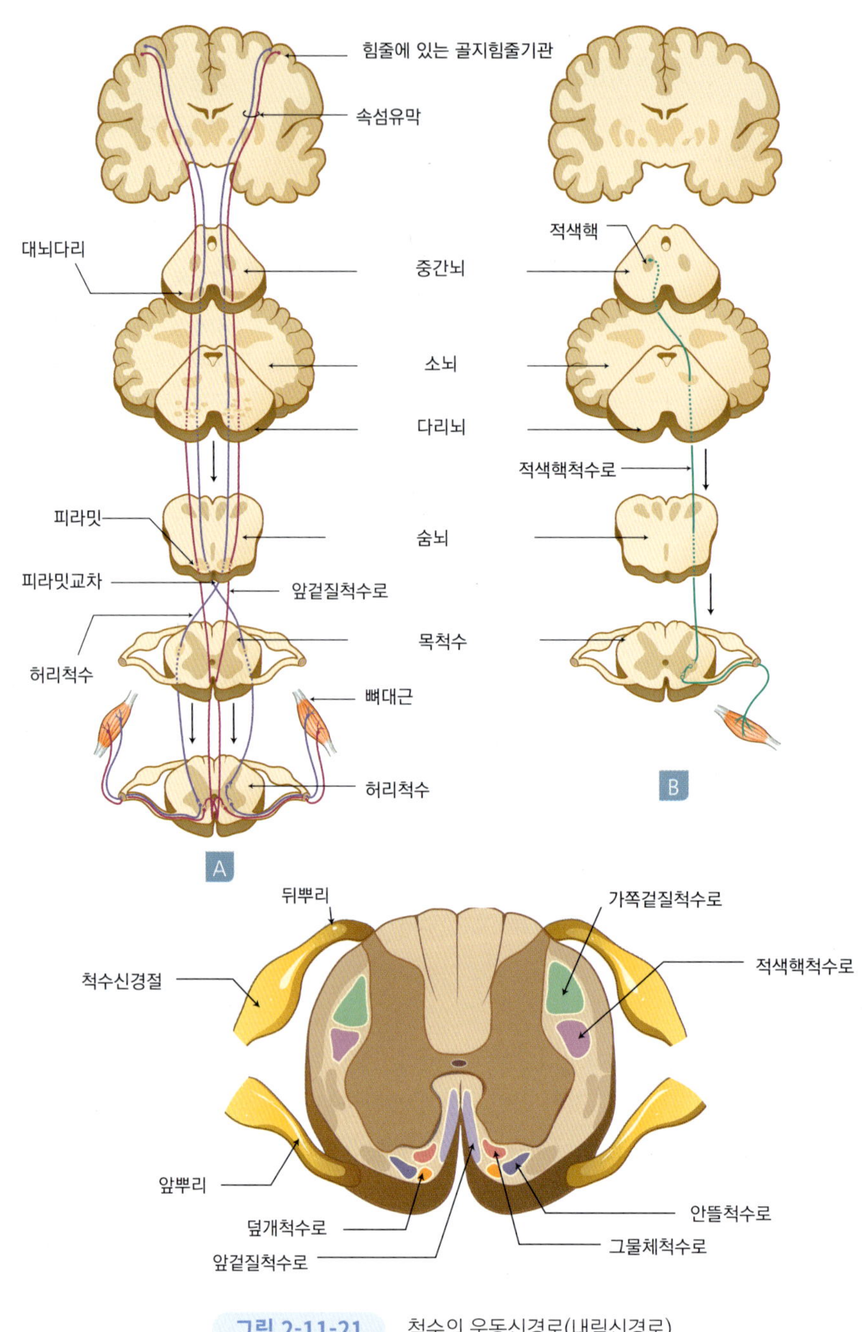

그림 2-11-21　척수의 운동신경로(내림신경로)

4) 보행반사(Walking reflex)

　의식하지 않아도 걸을 때 교대로 한쪽 다리와 반대쪽 팔이 동시에 앞으로 나가는 보행반사가 일어난다. 이러한 척수의 보행반사는 실험동물에서 대뇌와 척수가 분리된 경우에도 보행할 수 있음을 보여준다.

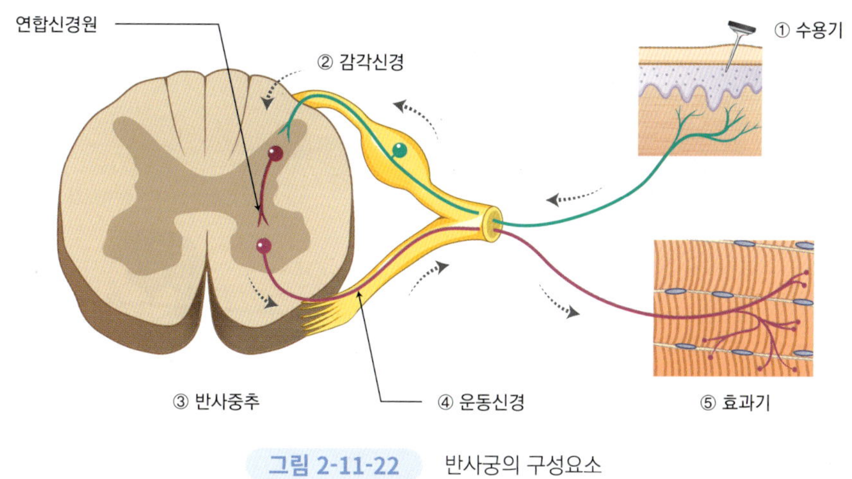

그림 2-11-22 반사궁의 구성요소

6. 말초신경계

말초신경계(PNS)는 신체 각 부위의 감각기관에서 받아들인 자극을 중추신경계(CNS)인 뇌와 척수에 전달하고 중추신경계에서 통합·조정된 정보를 뼈대근육, 내장근, 심장근육 및 각종 분비샘에 전달하는 기능을 수행한다. 말초신경계는 구조적, 해부학적으로 12쌍의 뇌신경과 31쌍의 척수신경으로 구성된 몸신경계 그리고 교감신경과 부교감신경으로 구성된 자율신경계로 구분된다.

가. 뇌신경(Cranial nerve)

뇌신경은 뇌의 바닥 면에서 나오는 12쌍의 신경으로 머리, 목, 가슴, 복부의 구조물과 뇌 사이에서 신경 자극을 진달한다. 대부분의 뇌신경은 뇌줄기와 연결되어 있다(그림 2-11-23). 각 뇌신경의 명칭과 기능은 뇌에서 나오는 순서 또는 기능에 따라 명명된다(표 2-11-4).

1) 제1 뇌신경: 후각신경

후각신경(olfactory nerve)은 코에서 뇌로 냄새 정보를 전달하는 감각신경이다. 코중격의 위코선반 부위 점막상피에 있는 후각세포에서 시작된 신경 다발은 후각망울과 후각로(olfactory tract)를 거쳐 대뇌 측두엽의 후각중추로 전달되어 특정한 냄새로 인식된다(그림 2-11-24). 후각신경이 손상되면 냄새뿐만 아니라 맛을 느끼는 미각 기능도 저하될 수 있다.

2) 제2 뇌신경: 시신경

시신경(optic nerve)은 망막에 맺힌 시각 정보를 전달하는 감각신경이다. 망막의 시각세포에서 시작된 시신경은 뇌 바닥에서 시신경교차를 형성한다. 이후 시각로를 따라 일부 섬유는 중간뇌의 위둔덕으로 들어가며, 대부분의 섬유는 사이뇌의 가쪽무릎체에서 시냅스를 이룬다. 여기서 시각부챗살을 통해 후두엽의 시각영역(제17영역)으로 투사되어 시각 정보가 처리된다(그림 2-11-25). 시신경이 손상되면 해당 눈의 시력 감소나 실명이 발생한다.

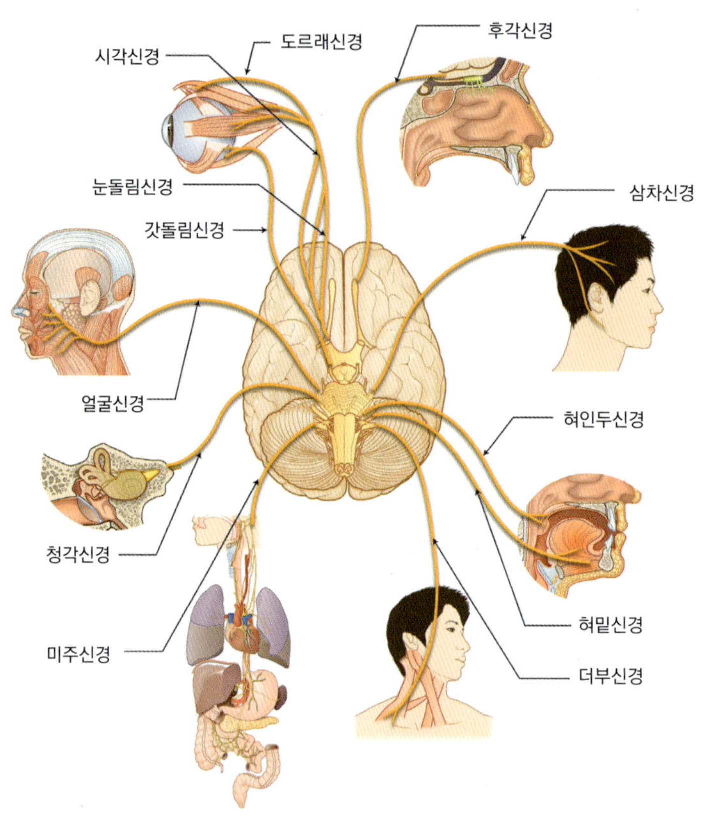

그림 2-11-23 뇌신경

표 2-11-4. 뇌신경의 개요

번호	신경	형태	기능
I	후각신경(Olfactory nerve)	감각	냄새, 감각 담당
II	시(각)신경(Optic nerve)	감각	시각담당
III	눈돌림신경(Oculomotor nerve)	운동	눈 근육 운동, 동공크기조절
IV	도르래신경(Trochlear nerve)	운동	눈 근육 운동
V	삼차신경(Trigeminal nerve)	혼합	두피, 얼굴, 치아 감각과 저작 운동
VI	갓돌림신경(Abducens nerve)	운동	눈 근육 운동
VII	얼굴신경(Facial nerve)	혼합	얼굴표정, 타액 및 눈물분비, 미각
VIII	청(각)신경(Acoustic nerve)	감각	청각, 평형감각
IX	혀인두신경(Glossopharyngeal nerve)	혼합	입에서 침샘 자극운동, 혀 미각
X	미주신경(Vagus nerve)	혼합	삼킴, 발성, 소화 운동과 감각
XI	더부신경(Accessory nerve)	운동	머리와 어깨 운동
XII	혀밑신경(Hypoglossal nerve)	운동	혀 운동

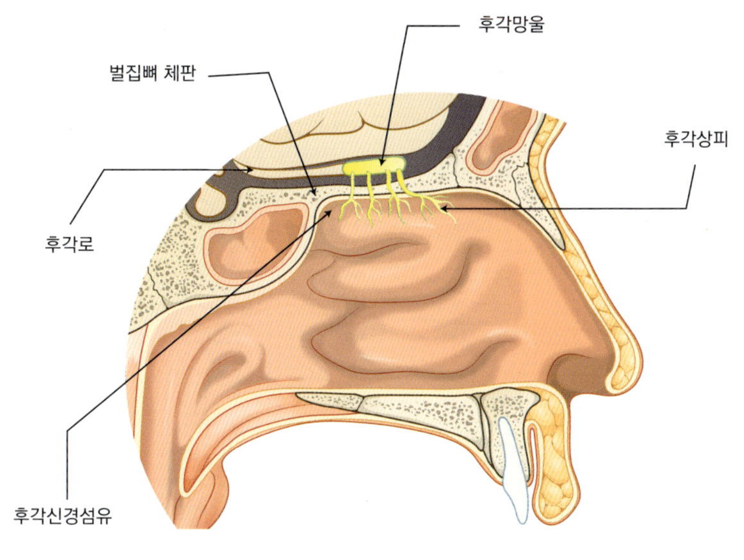

그림 **2-11-24**   후각신경

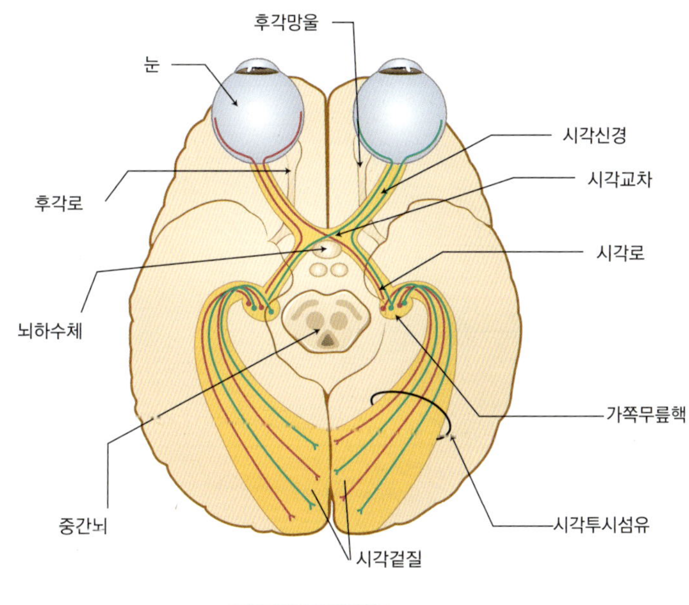

그림 **2-11-25**   시신경

3) 제3 뇌신경: 눈돌림신경

눈돌림신경(oculomotor nerve)은 중간뇌에서 시작하여 안와로 들어간 뒤, 상직근, 아래곧은근, 안쪽곧은근, 아래빗근을 조절하여 안구운동을 담당한다. 또한 위눈꺼풀거근을 지배하여 위눈꺼풀을 올리는 운동신경 기능을 수행한다(그림 2-11-26). 이 외에도 동공을 수축시키고 모양체근을 수축시켜 수정체의 초점거리를 짧게 하는 부교감신경 기능을 가진다. 뇌종양이나 두개내압이 증가할 경우 동공수축 기능이 저하되어 동공이 확대되고 고정되는 현상이 나타날 수 있으며 눈꺼풀처짐도 발생할 수 있다.

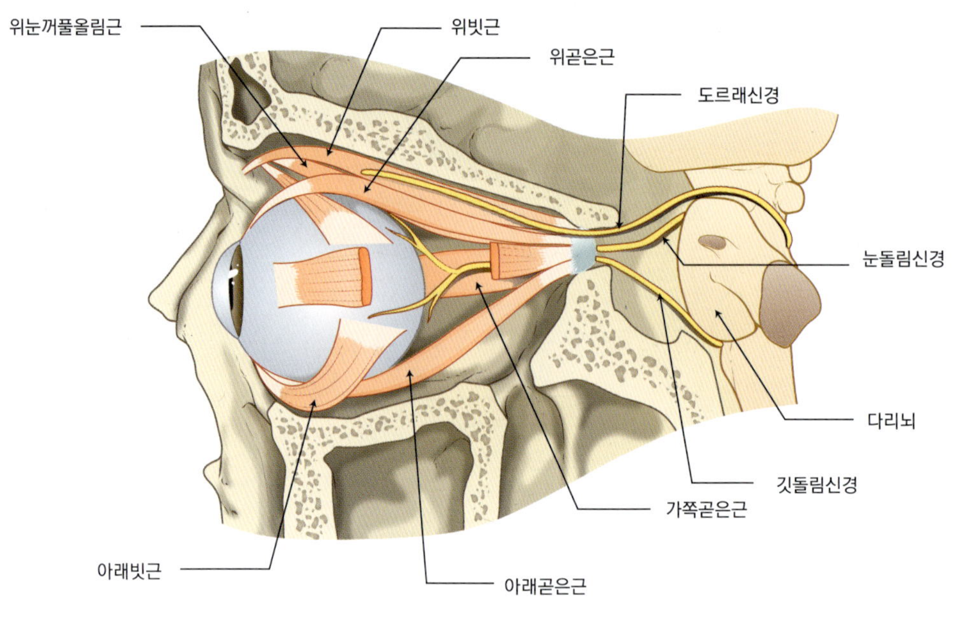

그림 2-11-26　눈돌림신경

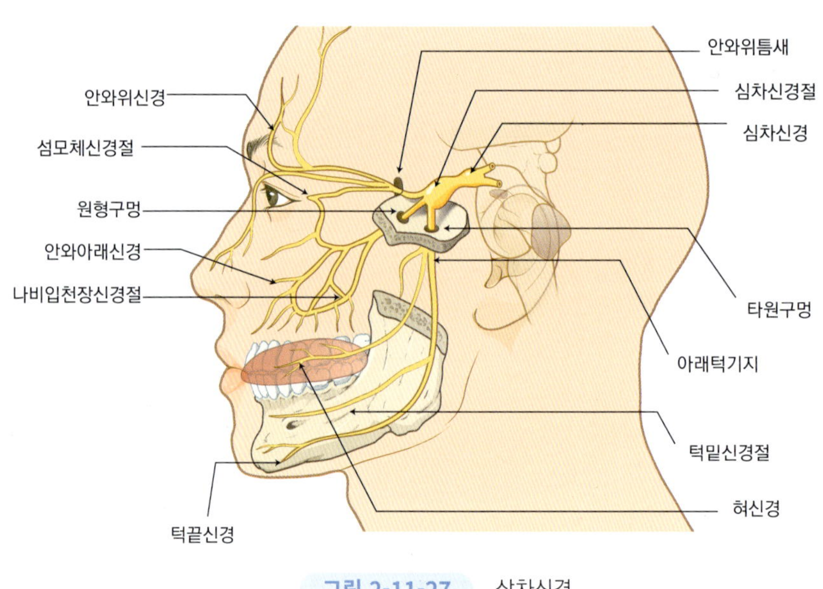

그림 2-11-27　삼차신경

4) 제4 뇌신경: 도르래신경

　　도르래신경(trochlear nerve)은 뇌신경 중 가장 작은 신경으로 안구를 가쪽 아래로 움직이게 하는 위빗근 지배하는 운동신경이다. 이 신경은 중간뇌의 뒷면에서 기원하여 안와틈새를 통해 안와로 들어가 끝난다. 도르래신경이 손상되면 복시가 발생하며 눈의 회전 운동이 불가능해진다.

5) 제5 뇌신경: 삼차신경

　　삼차신경(trigeminal nerve)은 뇌신경 중 가장 큰 신경으로 얼굴과 머리 앞면의 감각을 담당하는 감각신경과 씹기근육을 지배하는 운동신경이 혼합된 혼합신경이다(그림 2-11-27). 삼차신경은 다리뇌에서 시작되어 세 가지로 나

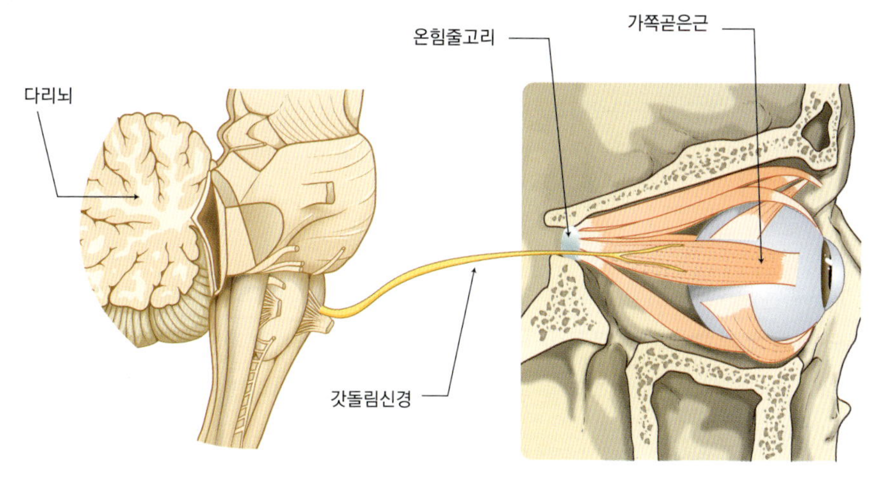

그림 2-11-28   갓돌림신경

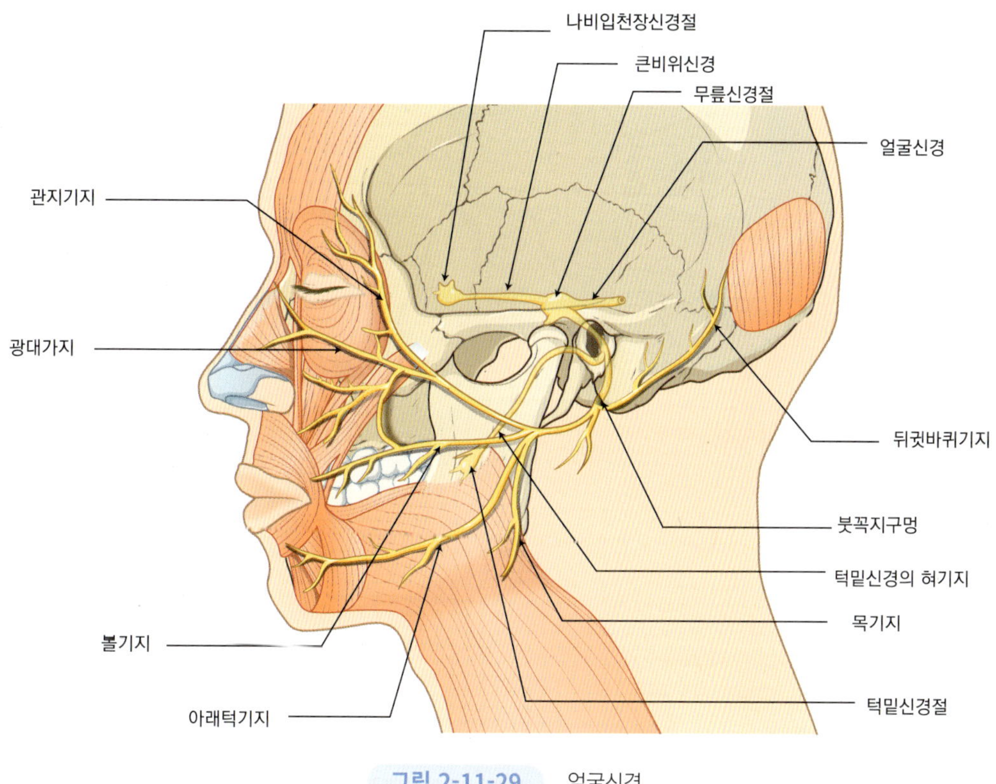

그림 2-11-29   얼굴신경

뉘며 각각 눈신경, 위턱신경, 아래턱신경이라 한다.

6) 제6 뇌신경: 갓돌림신경

갓돌림신경(abducent nerve)은 다리뇌의 아랫면에서 시작하여 안와로 들어간 후 안구의 가쪽곧은근에 분포하는 운동신경이다. 이 신경은 안구운동에 관여하는 세 개의 신경 중 경로가 가장 길어 손상되기 쉬운 신경이다(그림 2-11-28). 갓돌림신경이 손상되면 안구의 가쪽 움직임이 제한된다.

7) 제7 뇌신경: 얼굴신경

　얼굴신경(facial nerve)은 주로 얼굴의 표정근을 지배하는 운동섬유로 구성되어 있으나 일부는 미각에 관여하는 감각섬유도 포함된 혼합신경이다(그림 2-11-29). 또한 침샘과 눈물샘에 분포하는 부교감신경섬유를 포함하여 분비 기능에도 관여한다. 얼굴신경이 손상되면 손상된 쪽 표정이 소실되며 이를 벨 마비라 한다.

8) 제8 뇌신경: 청신경

　청신경(acoustic nerve)은 청각과 평형에 관한 정보를 내이에서 뇌로 전달하는 감각신경이다(그림 2-11-30). 이 신경은 뇌다리와 숨뇌의 경계 부근에서 시작하여 내이로 들어간 후 안뜰신경과 달팽이신경으로 나뉜다. 안뜰신경 은 평형과 균형을 담당하고 달팽이신경은 청각을 담당한다. 청신경이 손상되면 청각 소실, 균형감각 소실 또는 두 기능 모두의 장애가 발생한다.

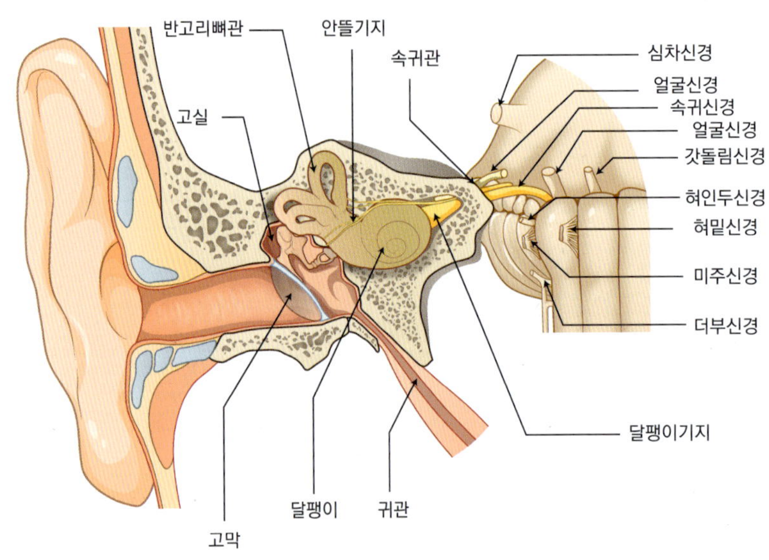

그림 2-11-30　청(각)신경

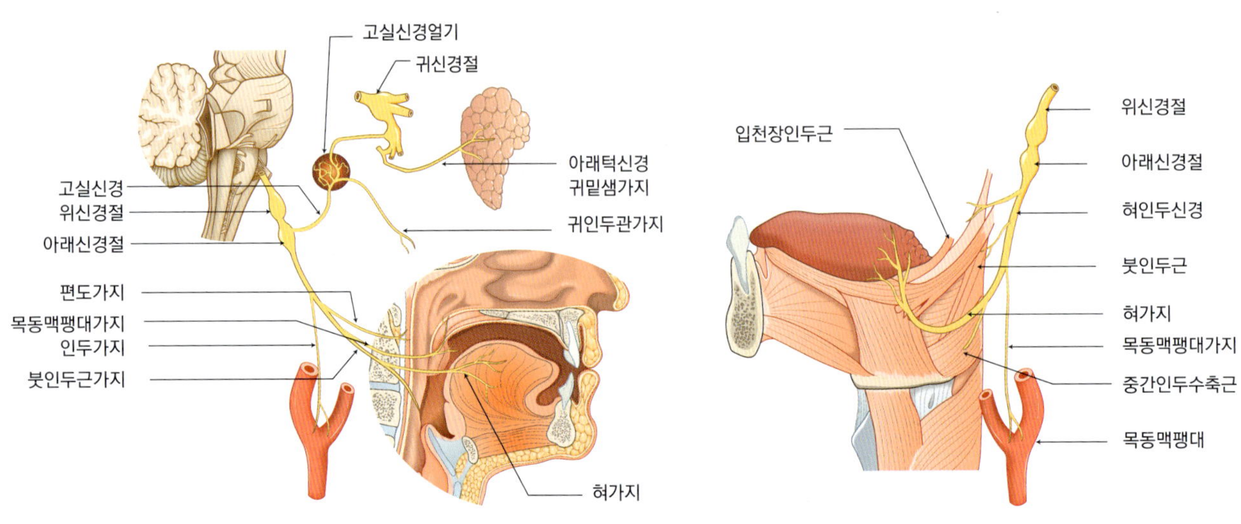

그림 2-11-31　혀인두신경

9) 제9 뇌신경: 혀인두신경

혀인두신경(glossopharyngeal nerve)은 혀와 인두에 분포하는 혼합신경이다(그림 2-11-31). 혀 뒤쪽 1/3의 점막에 분포하여 미각을 전달하며 목동맥팽대의 압력수용기에서 미주신경과 함께 혈압 조절 기능을 수행한다. 운동섬유는 인두 근육을 지배하여 삼킴 운동에 관여한다. 또한 혀인두신경은 구역반사에 관여하며 이는 음식물이나 물이 호흡기계로 들어가는 것을 방지하는 중요한 역할을 한다.

10) 제10 뇌신경: 미주신경

미주신경(vagus nerve)은 목, 가슴, 배의 내장에 분포하여 감각, 운동, 분비 기능을 조절하는 중요한 혼합신경이다(그림 2-11-32). 혼합신경이지만 부교감신경 섬유가 대부분을 차지한다. 다른 뇌신경은 주로 머리와 목에만 분포하지만, 미주신경은 목, 가슴, 배까지 분포하며 내장의 다양한 기능을 조절한다. 미주신경은 뇌신경 중 가장 길고, 분포 범위가 넓으며 말초 분포가 복잡하고 좌우가 비대칭적이어서 떠돌이신경이라는 이름이 붙었다. 미주신경이 손상되면 쉰 목소리, 목소리 소실, 삼킴 곤란, 소화관 운동 감소 등의 증상이 나타난다. 양쪽 미주신경이 모두 손상될 경우 생명을 위협할 수 있다. 또한 미주신경의 감각섬유는 압력수용기 반사를 통해 혈압 조절에도 관여한다.

11) 제11 뇌신경: 더부신경

더부신경(accessory nerve)은 목빗근과 승모근을 지배하여 머리와 어깨 부위의 움직임을 조절하는 운동신경이

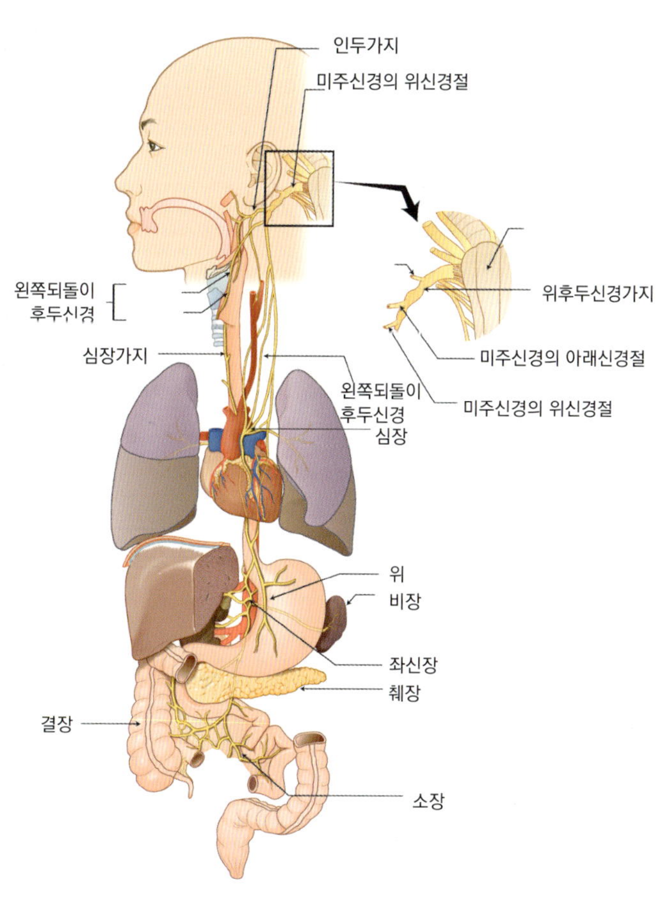

그림 2-11-32 미주신경

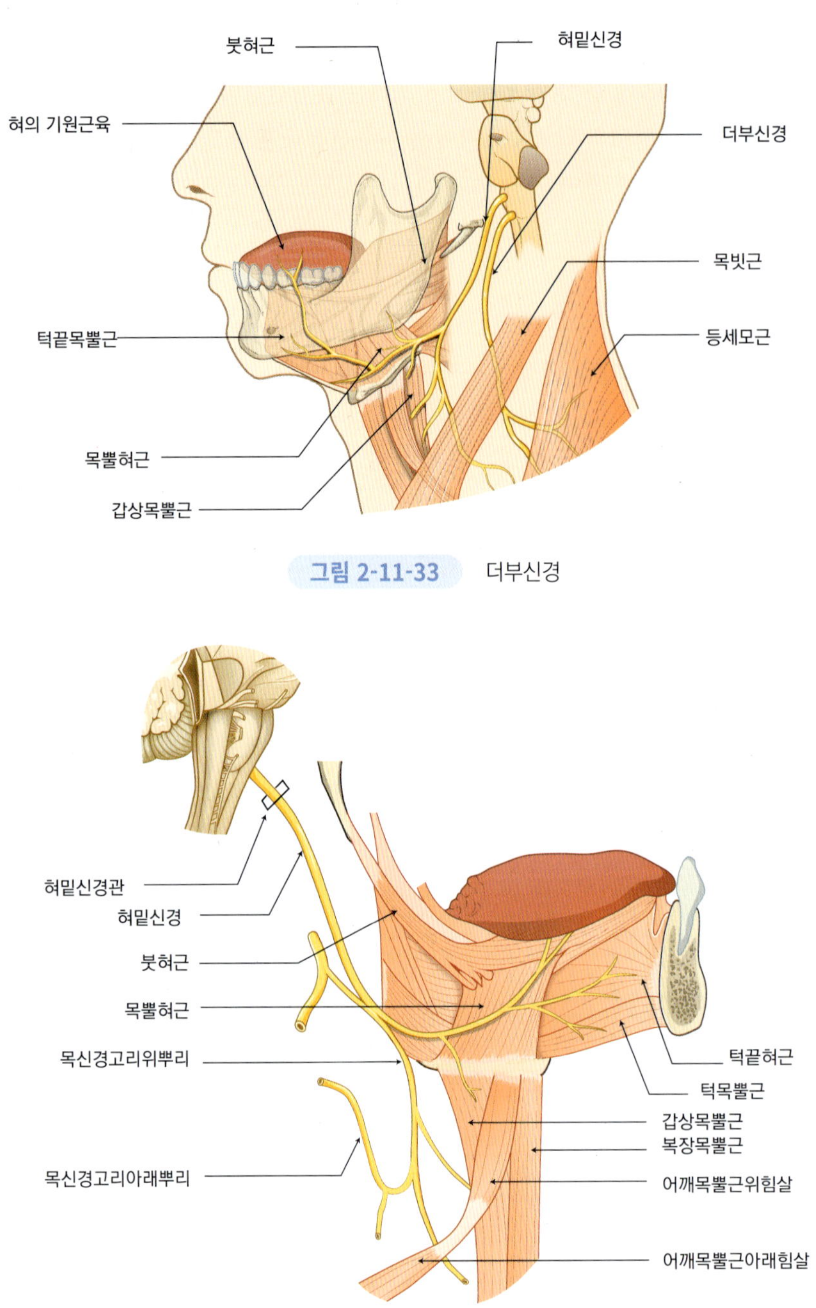

그림 2-11-33　더부신경

그림 2-11-34　설하신경

다(그림 2-11-33). 더부신경이 손상되면 어깨를 으쓱하는 동작이나 고개를 돌리는 능력이 저하된다.

12) 제12 뇌신경: 혀밑신경

혀밑신경(hypoglossal nerve)은 혀의 아랫면에서 여러 가지를 내어 혀의 움직임을 조절하는 운동신경이다(그림 2-11-34). 혀밑신경은 말하기와 삼키기 기능에 중요한 역할을 하고 이 신경이 손상되면 혀가 손상된 쪽으로 치우치게 된다.

나. 척수신경

1) 척수신경의 분포

척수신경(spinal nerve)은 척수분절에 대응하여 척수 양쪽에서 출입하는 31쌍의 말초신경이다. 이들은 쌍을 이루어 추간공을 통해 척주관을 빠져나간다. 척추의 부위에 따라 목신경(cervical nerve: C1~C8) 8쌍, 가슴신경(thoracic nerve: T1~T12) 12쌍, 허리신경(lumbar nerve: L1~L5) 5쌍, 엉치신경(sacral nerve: S1~S5) 5쌍, 꼬리신경(coccygeal nerve: Co1) 1쌍으로 구분된다. 척수신경은 피부를 분절적으로 지배하며 여러 신경이 서로 합쳐져 신경얼기를 형성하여 온몸에 분포한다. 척수신경은 두 개의 신경뿌리, 즉 앞뿌리와 뒤뿌리를 통해 척수에서 나온다. 앞뿌리의 섬유는 운동기능, 뒤뿌리의 섬유는 감각기능에 관여한다. 이를 벨-마장디(Bell-Magendie)의 법칙이라 한다. 뒤뿌리에는 추간공 내에서 감각신경세포가 집단을 이루어 형성된 뒤뿌리척수신경절이 존재한다. 척수신경의 앞뿌리와 뒤뿌리는 추간공을 나오기 직전에 합쳐지므로 척주관을 빠져나온 척수신경은 운동섬유와 감각섬유가 모두 포함된 혼합신경이다(그림 2-11-35).

척수신경은 척주관을 빠져나온 직후 백색교통가지와 회색교통가지를 낸다. 이 가지들은 척수신경을 교감신경줄기와 연결하며 교감신경의 신경절이후섬유를 통해 내장근육과 분비샘 등에 분포한다.

또한 척수신경은 두 개의 일차 가지로 분지된다. 앞가지는 일반적으로 뒤가지보다 굵으며, 위아래 신경들이 서로 합쳐져 신경얼기를 형성한 후 목, 몸통의 앞면과 옆면, 팔과 다리의 모든 근육과 피부에 분포하여 감각과 운동을 지배한다. 뒤가지는 후두부, 목, 몸통의 뒷부분 피부와 척주를 움직이는 뼈대근육에 분포하여 감각과 운동을 담당한다. 이들 감각신경의 지배 영역은 피부분절(dermatome)이라 한다(그림 2-11-36).

2) 척수신경얼기

척수신경 중 목신경, 허리신경 및 엉치신경의 앞일차가지는 신경얼기라는 신경망을 형성하며 각 신경얼기 내

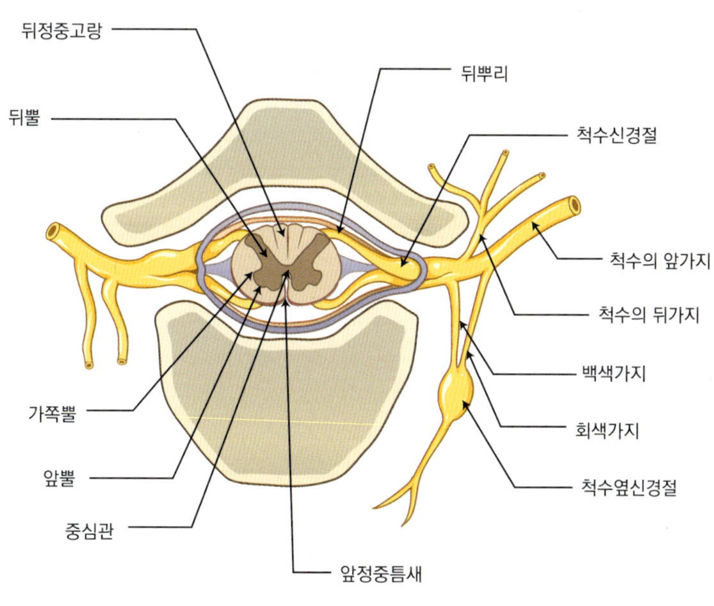

그림 2-11-35 척수신경 구성

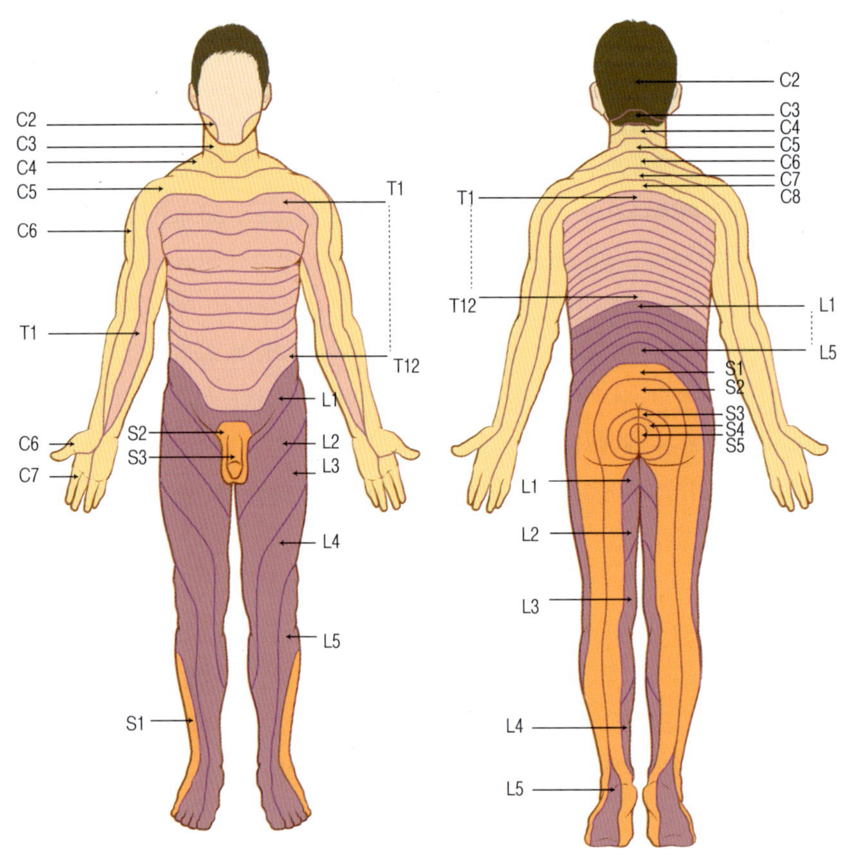

그림 2-11-36　피부에 분포하는 척수신경

에서 신경섬유는 세밀하고 정교하게 재배열된다. 따라서 신경얼기에서 나오는 말초신경은 하나 이상의 척수분절에서 유래한 신경섬유로 구성된다. 이러한 신경얼기의 구조로 인해 팔과 다리로 향하는 말초신경은 굵어지고 전달 속도는 빨라진다. 척수신경얼기는 위치에 따라 목신경얼기(C1~C4), 팔신경얼기(C5~T1), 허리신경얼기(T12~L4), 엉치신경얼기(L4~S5)로 구분된다(그림 2-11-37). 각 척수신경얼기에서 출발한 신경섬유는 말초신경으로서 고유 명칭을 가지며 이 신경들은 다시 근육에 분포하여 몸의 운동에 관여하는 근육가지와 피부에 분포하여 감각에 관여하는 피부가지로 나뉜다. 한편, 가슴신경은 신경얼기를 형성하지 않고 12쌍의 갈비사이신경을 이루어 개별적으로 각각의 갈비사이근에 분포한다(표 2-11-5).

다. 자율신경계(Autonomic nervous system)

자율신경계(ANS)는 내장, 혈관, 샘 등 신체의 모든 내장근육과 분비샘 같은 제대로근육의 신경 지배와 관련된 신경계로 교감신경과 부교감신경으로 구분된다.

1) 자율신경계의 특성

자율신경계는 중추신경계와 말초신경계 모두에 분포하며 호흡, 소화, 순환, 흡수, 분비, 생식 등 생명 유지에 필수적인 활동을 무의식적이고 반사적으로 조절한다. 교감신경의 반사중추는 가슴분절T1~T12와 허리분절

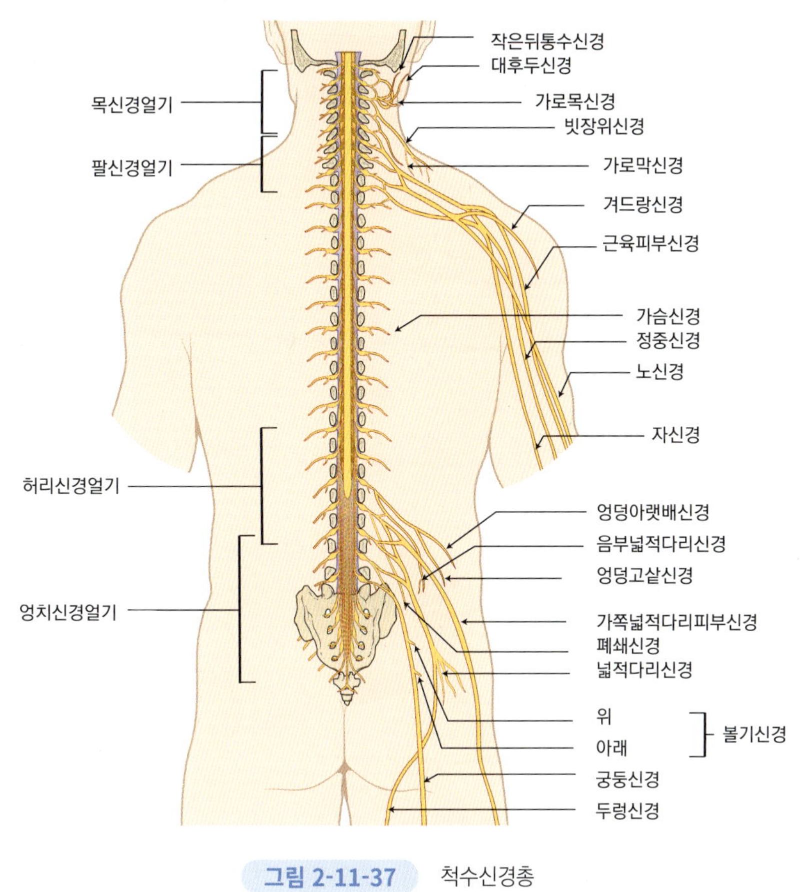

그림 **2-11-37**　척수신경총

표 2-11-5. 신경총과 주요 종말지

척수분절	신경얼기	주요 종말지	분포
C1~C4	목신경얼기	목신경, 가로막신경 등	목의 근육, 가로막
C5~T1	팔신경얼기	겨드랑시경, 근육피부신경 정중신경, 자신경, 노신경	어깨, 팔의 근육
T1~T12	가슴신경	갈비사이신경	가슴벽의 근육: 신경얼기를 형성하지 않음
T12~L4	허리신경얼기	넓적다리신경, 폐쇄신경 음부넓적다리신경	넓적다리앞 및 넓적다리안쪽근육, 하복벽
L4~S5	엉치신경얼기	궁둥신경, 온종아리신경 정강신경 등	넓적다리의 뒷부위와 종아리근육, 외음부

(L1~L3)에, 부교감신경의 반사중추는 뇌줄기(Ⅲ, Ⅶ, Ⅸ, Ⅹ 번 뇌신경)와 엉치분절(S2-S4)에 국한되어 존재한다(그림 2-11-38). 교감신경과 부교감신경 모두에서 중추에서 출발하는 일차 신경세포의 축삭이 해당 장기에 도달하기 위해 반드시 중간에 있는 신경절에서 이차 신경세포와 연접해야 한다. 신경절에 이르기 전의 일차 신경세포 축삭을 신경절전섬유, 신경절에서부터 해당 장기까지 이어지는 이차 신경세포 축삭을 신경절후섬유라 한다. 교감신경은 신경절전섬유가 짧고 신경절후섬유가 긴 반면, 부교감신경은 신경절전섬유가 길고 신경절후섬유가 짧다. 자율신경은 모두 날신경(운동신경)으로 구성되며 들신경(감각신경)은 포함되지 않는다. 교감신경과 부교감신경의 모든 신경절전섬유 말단에서는 아세틸콜린(Ach)이 분비된다. 신경절후섬유 말단에서는 부교감신경의 경우 아세틸

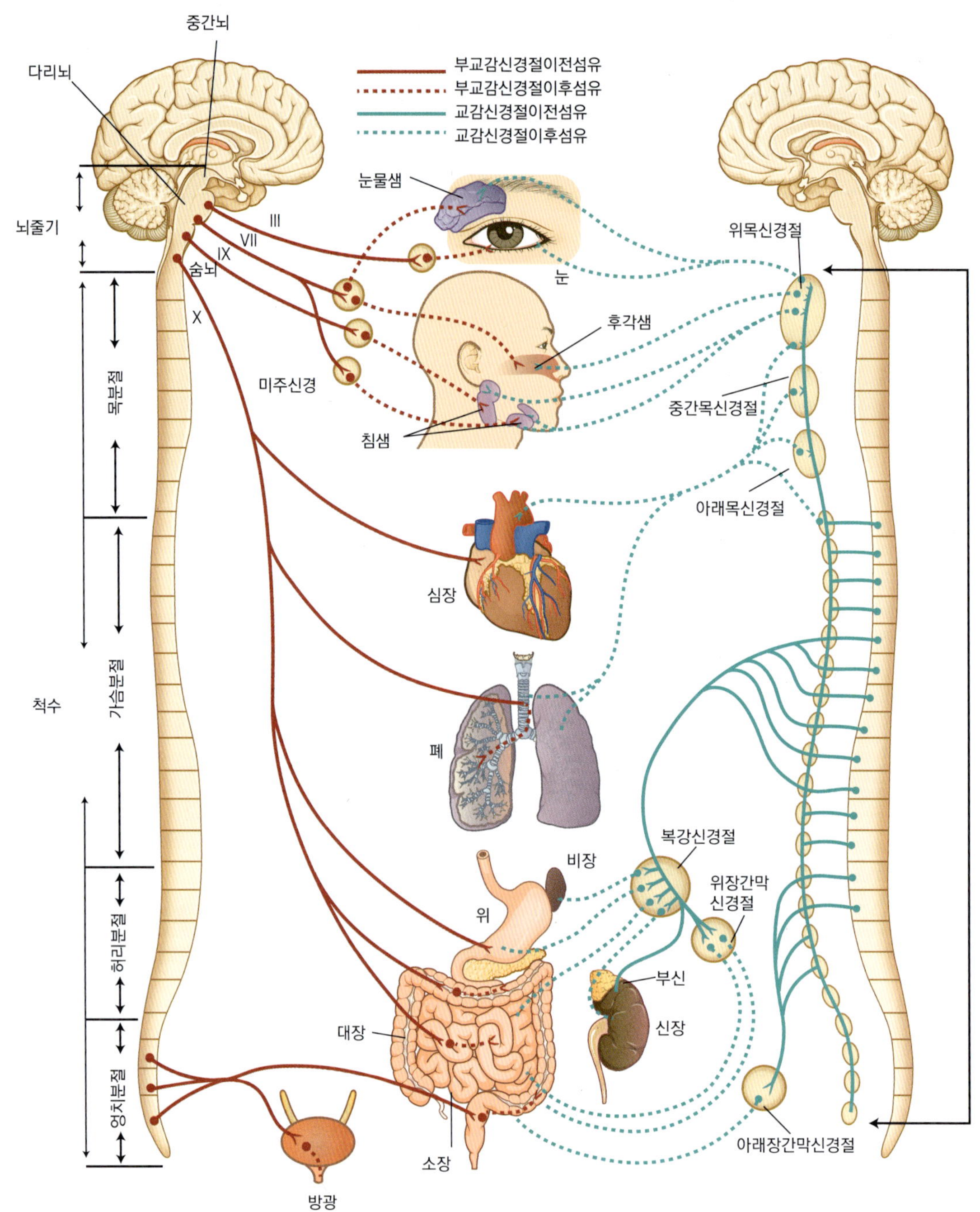

그림 2-11-38　자율신경계의 주요 표적기관

콜린이, 교감신경의 경우 노르에피네프린이 분비된다. 교감신경의 신경절후섬유에서 방출된 노르에피네프린은 아드레날린수용체와 결합하며 이는 α 수용체와 β 수용체로 구분된다. 일반적으로 α 수용체는 민무늬근육의 수축에 관여하고 β 수용체는 민무늬근육의 이완에 작용하는 것으로 알려져 있다.

표 2-11-6. 신체기관에 대한 자율신경계 반응

효과 기관	효과 기관	교감신경 반응	부교감신경 반응
감각기	동공	확대	축소
	섬모체근	이완(수정체 얇아짐)	수정체 두꺼워짐
	눈물샘	분비 저하	분비 증가
외피	땀샘	분 비촉진	분비 저하
	털세움근	수축	수축 억제
호흡기	기관지	확대	축소
	분비샘	분비 억제	분비 촉진
	기관지근육	세기관지 확장	세기관지 수축
순환기	심박동	증가	감소
	관상동맥	확대	수축
	말초혈관	수축	확대
소화기	침샘	분비 억제	분비 촉진
	평활근	연동운동 억제	연동운동 촉진
	소화샘	분비 억제	분비 촉진
비뇨기	방광조임근	수축	이완
	방광배뇨근	이완	수축
내분비계	부신수질	에피네프린과 노르에피네프린 유리	미효과
	부신피질	분비 촉진	분비 억제
생식기	남성생식기	사정	발기
	자궁	수축	이완

2) 자율신경계의 기능

자율신경계는 하나의 기관에 대해 교감신경과 부교감신경이 동시에 지배한다. 그러나 털세움근, 땀샘, 비장, 부신 등 일부 기관은 예외적으로 교감신경만으로 조절된다. 일반적으로 교감신경과 부교감신경은 한쪽이 기능을 촉진하면 다른 한쪽은 기능을 억제하는 상호 길항작용을 통해 항상성 유지를 조절한다. 예를 들어, 교감신경이 자극되면 심장박동수가 증가하고, 부교감신경이 자극되면 심장박동수가 감소한다. 이처럼 두 신경계는 길항작용을 통해 인체 내부의 기능을 정밀하게 조절한다. 다음은 교감신경과 부교감신경 자극에 따른 각 기관의 반응을 비교한 것이다(표 2-11-6).

12
감각계

인간이 생존하기 위해서는 외부 자극을 받아들이고 이에 반응하며, 외부 환경이 변화하더라도 내부 환경을 일정하게 유지하려는 항상성이 필수적이다. 이러한 항상성을 유지하고 생존하기 위해서는 외부 환경과 내부 환경의 변화를 감지할 수 있는 감각기관의 발달이 중요하다. 감각기관은 감각수용기와 신경 전달 경로에 따라 일반 감각기관과 특수 감각기관으로 분류된다. 일반 감각기관은 구조적으로 단순하며 몸 전체에 널리 분포하는 몸감각과 내장감각을 담당한다. 특수 감각기관은 일반 감각기관보다 복잡한 감각수용기를 가지며 몸의 특정 부위에 국한되어 있으나 광범위한 신경 경로를 통해 신경 자극을 뇌에 전달한다.

1. 시각

시각을 담당하는 눈은 머리뼈에 둘러싸인 안와라는 공간 내에 안구의 형태로 존재하며 물리적 손상으로부터 보호된다. 안구는 세 층의 조직인 공막, 맥락막, 망막으로 구성되어 있으며 시각 수용기를 포함하는 감각기관이다 (그림 2-12-1). 눈을 보호하고 지지하는 부속기관으로는 눈썹, 눈꺼풀, 결막, 눈물샘, 안구근육 등이 있다.

가. 눈의 구조와 기능

1) 섬유막(Fibrous coat)

섬유막은 안구의 가장 바깥층을 이루며 안구의 형태를 유지하고 내용물을 보호하는 역할을 한다. 섬유막의 앞부분은 각막, 뒷부분은 공막이라 한다.

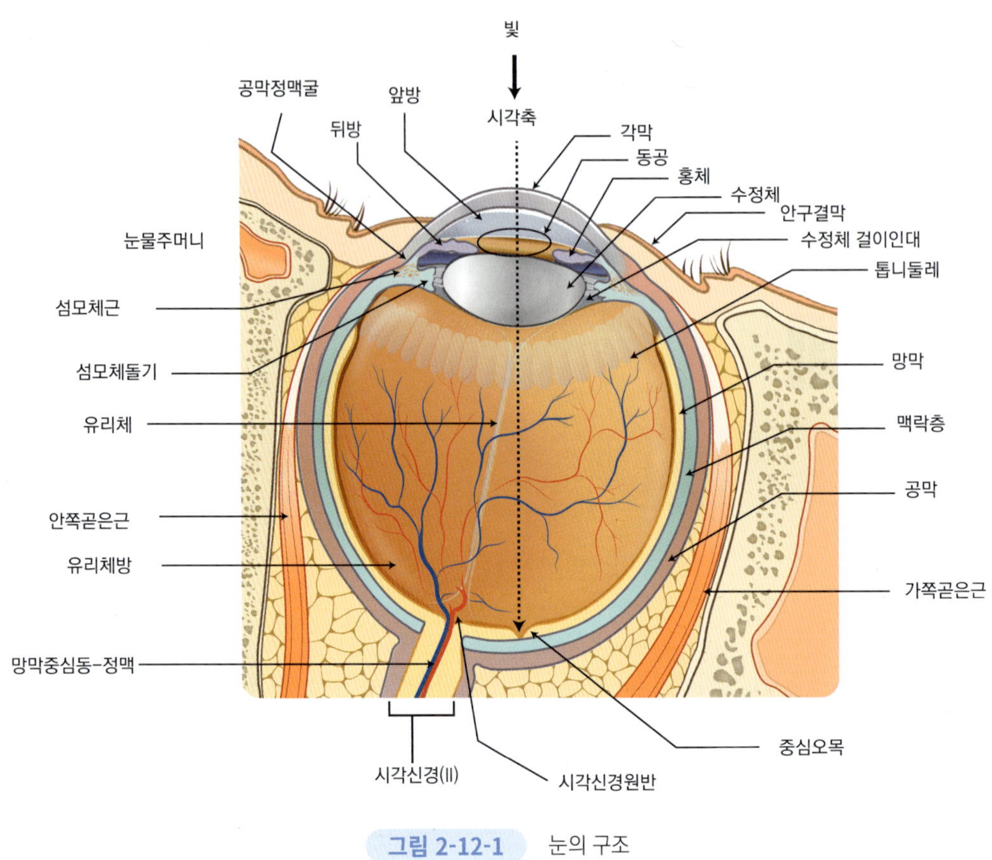

그림 2-12-1   눈의 구조

가) 각막(Cornea)

각막은 안구 전방의 1/6을 차지하며 공막의 가장 앞부분에 해당한다. 혈관이 존재하지 않으며 방수를 통해 산소와 영양분을 공급받는다. 빛이 처음 통과하는 부위로 눈의 창이라 불리며 빛을 굴절시켜 안구 내부로 전달한다. 또한 촉각 및 통각 수용기가 존재하여 접촉에 민감하며 이물질, 화학적 자극, 외상 등에 의해 쉽게 통증을 유발한다.

나) 공막(Sclera)

공막은 안구 후방의 5/6를 차지하며 단단한 섬유성 결합조직으로 이루어진 흰색 막이다. 혈관이 존재하지 않으며 안구의 형태를 유지하고 내부 구조물을 보호하는 역할을 한다. 또한 안구를 움직이는 외안근의 부착점이 되며 이 부위에서 안방수가 흡수된다.

2) 혈관막(Tunica vasculosa)

혈관막은 안구의 중간층을 이루는 연하고 얇은 막으로 혈관과 신경이 풍부할 뿐만 아니라 멜라닌 색소를 다량 함유하여 흑갈색을 띠며 암실 역할을 수행한다.

가) 맥락막(Choroid)

맥락막은 공막과 망막 사이에 위치하며 멜라닌 색소를 함유한 흑갈색의 막이다. 외부에서 들어오는 과도한 빛을 흡수하여 눈부심을 방지하는 역할을 한다. 어두운 곳에서 플래시를 이용해 사진을 찍을 때 눈동자가 붉게 보이는 이유는 플래시 빛이 맥락막에서 반사되기 때문이다. 또한 맥락막에는 혈관이 풍부하게 분포되어 있어 주변 조직인 망막에 영양을 공급한다. 맥락막의 앞부분에는 두 개의 민무늬근인 홍채(iris)와 섬모체근이 존재한다. 혈관과 색소세포가 많아 포도막이라고도 한다.

나) 섬모체(Ciliary body)

섬모체는 맥락막과 홍채 사이에 고리 모양으로 존재한다. 섬모체에는 수정체(lens)의 두께를 조절하여 원근조절을 담당하는 섬모체근과 눈의 앞쪽 공간으로 방수를 분비하는 섬모체돌기가 포함된다.

다) 홍채(Iris)

홍채는 각막과 수정체 사이에 있는 구조로 안구의 색깔을 결정하며 조리개 역할을 한다. 종족과 개인에 따라 색깔이 다양하며, 중심부에 있는 동공을 통해 들어오는 빛의 양을 조절한다. 홍채에는 동공의 크기를 조절하는 내안근육이 존재하며 동공조임근(부교감신경 지배)과 동공확대근(교감신경 지배)으로 구분된다.

3) 내층(신경막)

안구의 가장 안쪽 층은 신경층 또는 신경막층이라 한다.

가) 망막(Retina)

망막은 안구 후방의 2/3를 차지하는 가장 안쪽의 막으로, 시각세포가 존재하며 물체의 상이 맺히는 부위이다. 망막은 바깥쪽의 색소층과 안쪽의 신경층으로 구분된다. 색소층에는 어두운 빛을 감지하는 수용기로 작용하는 막대세포와 녹색, 적색, 청색의 밝은 빛에 반응하는 원뿔세포가 존재한다(그림 2-12-2). 막대세포는 광선에 민감하게 반응하는 로돕신을 함유한다. 로돕신은 단백질인 스코톱신과 레티날(비타민 A 유도체)의 복합체로 구성된다. 한쪽 망막에는 약 1억 2천만 개의 막대세포가 존재한다. 막대세포는 광선 자극에 대한 역치가 낮아 어두운 환경에서 시각(야간시)에 관여하지만, 색 구별 기능은 없다. 막대세포는 중심오목의 주변부에 집중되어 있으며, 중심오목에는 존재하지 않는다. 원뿔세포는 세포체 끝이 원뿔 모양을 띠며 빛에 반응하는 물질로 아이오돕신을 포함한다. 아이오돕신은 레티날과 단백질인 포톱신이 결합한 형태이다. 한쪽 망막에는 약 700만 개의 원뿔세포가 존재한다. 원뿔세포는 광선 자극에 대한 역치가 높아 밝은 환경에서 시각(주간시)과 색채 감각에 관여한다. 원뿔세포는 주변부보다 중심오목 부위에 집중되어 있으며, 중심오목에는 원뿔세포만 존재한다.

나) 황반(Macula lutea)

황반은 망막 신경층의 중심부에 위치하며 노란색을 띠는 부위이다. 황반의 중심에는 원뿔세포가 가장 밀집되어 있는 중심오목이 존재한다. 중심오목에는 막대세포가 존재하지 않고 원뿔세포만 분포하여 망막에서 가장 상이 선명하게 맺히는 부위가 된다.

다) 맹점(Blind spot)

맹점은 망막과 시신경이 연결되는 부위인 시신경유두로 이 부위에는 빛 수용체가 존재하지 않아 물체를 인식할 수 없다. 그러나 눈이 끊임없이 움직이기 때문에 정상적으로는 맹점을 인지하지 않는다.

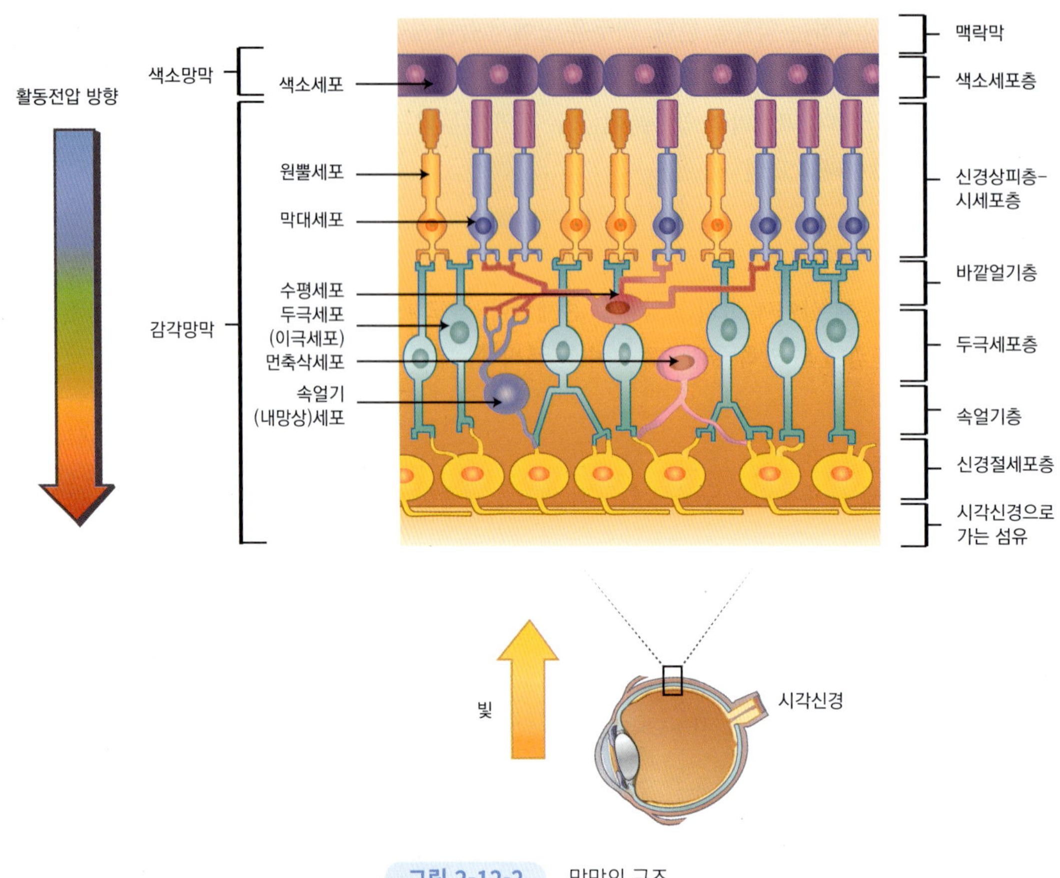

그림 2-12-2　망막의 구조

4) 기타

가) 수정체(lens)는 홍채 뒤에 위치하며 섬모체의 걸이인대에 의해 고정된다. 전면과 후면이 볼록한 무색투명한 구조물로 빛을 굴절시켜 원근 조절을 수행하고 망막에 상을 맺게 한다. 수정체는 자외선에 장시간 노출될 경우 단단해지고 혼탁해지며 이로 인해 백내장이 발생할 수 있다. 백내장이 진행되면 외과적 수술을 통해 혼탁해진 수정체를 제거하고 인공 수정체로 대체해야 한다.

나) 방수는 섬모체돌기에서 생성되며 수정체를 기준으로 안구 앞 공간에 존재하는 맑은 액체이다. 이에 반해, 수정체 뒤의 안구 뒤 공간을 채우고 있는 젤리 같은 물질은 유리체액이라 한다. 방수는 지속적으로 생성되어 재흡수되며 안구 전면의 형태를 유지하고 각막과 수정체에 영양을 공급한다. 방수는 각막과 공막의 경계 부위에서 재흡수되며 방수가 배출되는 통로는 정맥동 또는 쉴렘관(Schlemm's canal)이라 한다. 만약 쉴렘관의 배출에 장애가 발생하면 안압이 상승하여 맥락막을 압박하게 되며 이로 인해 망막에 혈액 공급이 차단되어 실명에 이를 수 있다. 이러한 질환을 녹내장이라 하며 치료는 방수 생성을 감소시키고 쉴렘관을 통한 방수 배출을 원활하게 하는 것을 목표로 한다. 유리체액은 수정체와 망막 사이 안구 뒤공간을 채우는 무색투명한 젤리 형태의 물질로 얇고 투명한 막에 싸여 있다. 유리체액은 안구의 둥근 형태를 유지하며 안압을 일정하게 유지하는 역할을 한다. 또한, 수정체에서 망막까지 광선이 통과하는 통로를 제공한다. 유리체액의 굴절률은 물과 거의 같다. 정상 안압은 10~21mmHg 정도로 유지된다.

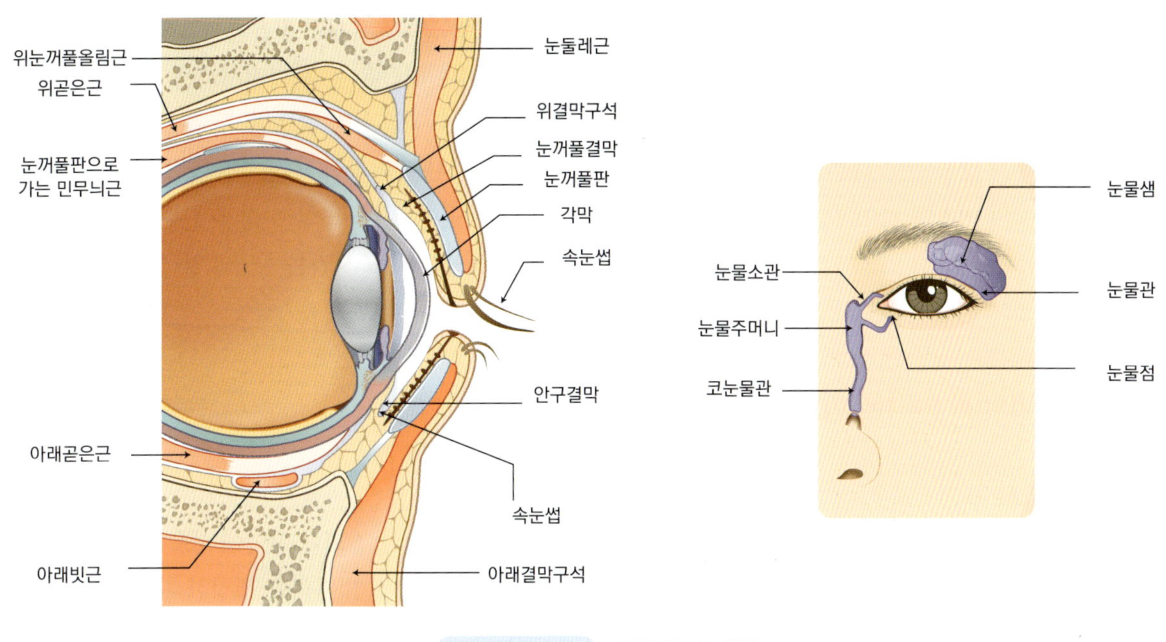

그림 2-12-3 안구의 부속기관

5) 안구의 부속기관

안구의 부속기관에는 눈썹, 속눈썹, 눈꺼풀, 결막, 눈물샘과 눈물소관, 눈물관, 안구근육 등이 포함된다(그림 2-12-3).

가) 눈썹(Eyebrow): 위 눈꺼풀의 상부에 있는 눈썹은 땀이 눈에 들어가는 것을 막고 눈부신 햇빛을 가리는 역할을 한다. 눈썹 근육의 작용에 따라 표정이 슬프게도, 기쁘게도 표현된다. 속눈썹은 눈꺼풀 가장자리를 따라 일렬로 배열되어 있으며 먼지와 이물질로부터 눈을 보호한다. 속눈썹은 일반적으로 여성들이 마스카라를 바르는 부위로 알려져 있다.

나) 눈꺼풀(Eyelid): 위 눈꺼풀과 아래 눈꺼풀은 안구의 앞부분을 덮으며 눈표면 위에서 눈물을 고르게 분산시킨다. 눈을 뜨고 감으면서 들어오는 빛의 양을 조절하고 외부 이물질로부터 눈을 보호하는 역할을 한다. 위 눈꺼풀은 아래 눈꺼풀보다 크고 운동성이 더 크다. 눈꺼풀의 안쪽 모서리는 안쪽눈구석이라 하며 바깥쪽 모서리는 가쪽눈구석이라 한다.

다) 결막(Conjunctiva): 결막은 각막의 앞쪽 표면과 눈꺼풀의 안쪽 면을 덮고 있는 얇은 막이다. 모세혈관이 풍부하며 눈을 매끄럽게 하는 점액을 분비하여 외부 이물질로부터 눈을 보호한다. 정상적인 결막의 색깔은 분홍색이다.

라) 눈물샘(Lacrimal gland)과 눈물소관: 눈물샘은 눈꺼풀 위쪽 측면의 측두골 내에 위치하며 눈물을 생성하여 안구 표면(결막, 각막)을 지속적으로 적셔 세정 및 보호 기능을 수행한다. 생성된 눈물은 안구의 전상면에서 안쪽눈구석으로 흐르며 위아래 눈물점에서 각각 위아래 눈물관을 통해 눈물주머니로 모인다. 이후 코눈물관(nasolacrimal duct)을 거쳐 아래콧길로 배출된다. 눈물소관은 눈물점에서 시작하여 안쪽으로 이어지며 눈물주머니에서 끝나는 얇은 관이다. 이를 통해 결막에서 발생한 눈물과 이물질을, 코눈물고랑을 따라 코 안의 아래콧길로 이동시킨다.

마) 안구근육(Ocular muscle): 안구와 관련된 근육은 공막에 부착되어 안구의 운동에 관여하는 6개의 바깥눈근

육과 안구 내부 구조물을 움직이는 내안근으로 구성된다. 바깥눈근육은 4개의 곧은근과 2개의 빗근으로 이루어져 있다. 곧은근은 눈을 위, 아래, 안쪽, 바깥쪽으로 움직이며 빗근은 눈을 회전시키는 역할을 한다. 바깥눈근육을 지배하는 신경에 이상이 발생하여 근육이 정상적으로 작용하지 않으면, 두 눈이 동일한 방향을 보지 못하고 한쪽 눈이 다른 방향을 향하는 사시가 발생한다. 사시는 외과적 교정 수술이 필요하다. 내안근에는 홍채의 이완에 관여하는 방사근과 수축에 관여하는 회전근이 있다. 또한 수정체에 부착되어 빛의 파장이 망막에 초점을 맺도록 조절하는 섬모체근이 포함된다. 동공을 수축시키는 동공조임근과 동공을 확장하는 동공확대근도 내안근에 포함된다.

나. 시각경로(Visual pathway)

① 빛이 자극된다.
② 빛은 동공을 통해 들어간 후 각막, 방수, 수정체, 유리체액을 지나면서 굴절되어 망막에 상을 맺는다.
③ 망막의 가장 안쪽 층에는 빛수용기 세포가 존재하여 빛 자극에 반응해 신경 자극을 생성한다.
④ 생성된 신경 신호는 시신경유두(optic disc)를 통해 안구 뒤쪽에서 시신경을 형성한다.
⑤ 시신경은 대뇌 후두엽과 시각피질로 전달되어 물체의 형태와 색, 움직임 등을 해석하게 된다(그림 2-12-4).

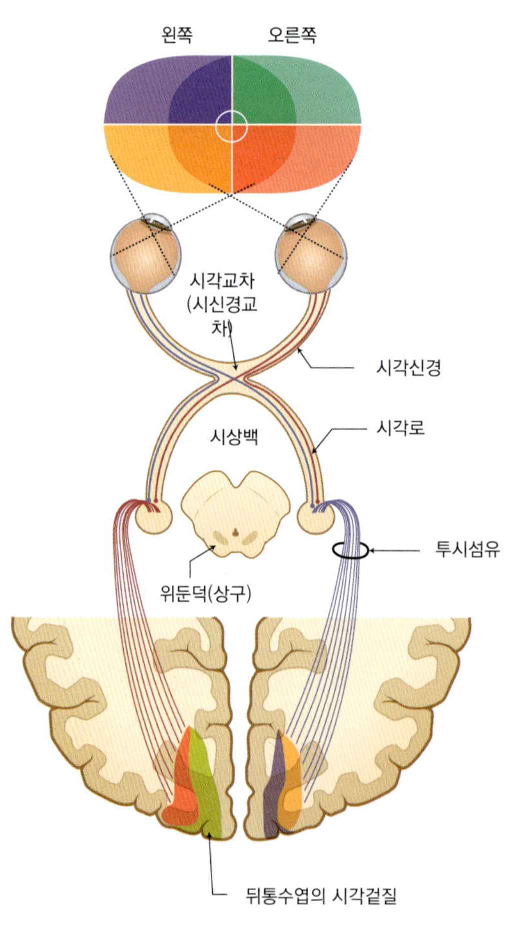

그림 2-12-4 시각경로

2. 청각

청각(acoustic)을 담당하는 귀는 머리뼈 양측의 측두골에 있는 부속 기관으로 공기의 진동으로 발생한 음파를 전달받아 소리를 인식하는 청각 기능뿐만 아니라 평형과 균형을 유지하는 특수 감각기관이다(그림 2-12-5). 해부학적으로 귀는 외이, 중이, 내이의 세 부분으로 구분된다. 이 중 외이와 중이는 주로 청각 기능에 관여하며 내이는 청각과 평형감각 모두에 관여한다.

가. 귀의 구조와 기능

1) 외이(External ear)
외이는 머리뼈의 겉면에 위치하며 눈으로 확인할 수 있는 귓바퀴와 외이도로 구성된다.

가) 귓바퀴(Auricle): 깔때기 모양의 탄력연골로 이루어져 있으며 음파를 모아 외이도로 전달하는 역할을 한다.

나) 외이도: 측두골 속에 위치하며 소리를 귓바퀴로부터 고막으로 전달하는 약 3.0~3.5cm 길이의 S자 모양의 관이다. 외이도는 얇은 피부로 덮여 있으며 귀지샘에서 분비되는 액체가 외이도를 미끄럽게 하고 보호하는 역할을 한다. 이 액체는 외부에서 들어온 먼지를 흡수하여 귀지를 형성한다. 귀지가 과도하게 축적될 경우 청력에 장애를 초래할 수 있다. 또한 외이도에는 가느다란 귀털이 존재하여 외부 이물질이 고막으로 들어오는 것을 방지하는 역할을 한다.

2) 중이(Middle ear)
중이는 고실이라고도 하며 측두골 내에 있는 공기로 가득 찬 작은 공간이다. 매우 얇은 상피로 덮여 있으며 주요 구조물로는 고막과 세 개의 작은 뼈인 망치뼈(malleus), 모루뼈(incus), 등자뼈(stapes)가 있다. 또한, 중이는 목

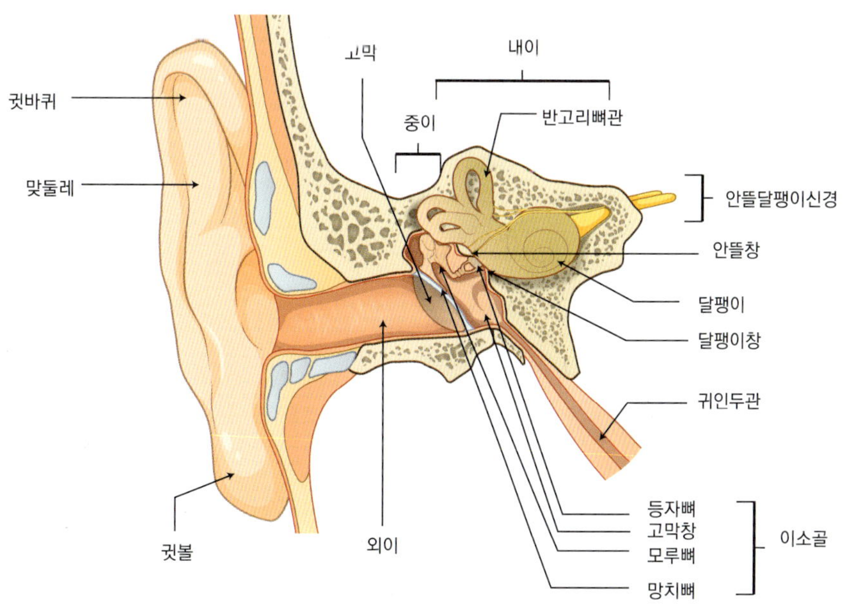

그림 2-12-5 귀의 구조

구멍과 연결되어 고막 양쪽의 압력을 동일하게 유지하는 이관(Eustachian tube)을 포함한다.

　가) 고막(Tympanic membrane): 외이와 중이 사이에 있는 진줏빛 광택의 반투명 얇은 막으로 많은 신경과 혈관이 분포되어 있다. 고막은 외이도를 통해 들어온 음파에 반응하여 진동하며 이 진동을 이소골로 전달한다.

　나) 이소골(Auditory ossicle): 우리 몸에서 가장 작은 뼈인 망치뼈, 모루뼈, 등자뼈로 구성된다. 고막의 진동을 증폭시켜 타원창(oval window)을 통해 내이로 전달하면 이 진동은 내이에서 림프액의 진동으로 전환된다.

　다) 이관(Eustachian tube): 중이에서 코인두로 연결되는 약 4cm 길이의 가는 관이다. 인두에서 중이로 공기가 자유롭게 통과할 수 있도록 하여 고막의 바깥면과 속면의 압력을 동일하게 유지함으로써 고막의 파열이나 불편감을 예방한다. 구조적으로 소아의 이관은 성인보다 짧고 수평에 가까워 목구멍에서 코안의 분비물이 중이로 역류하여 감염을 일으킬 가능성이 높다.

3) 내이(Inner ear)

내이는 복잡하게 꼬여 있는 관 또는 통로 형태로 측두골 깊숙이 있다. 그 구조가 미로라고 불린다. 내이는 안뜰, 반고리뼈관, 달팽이관으로 구성된다(그림 2-12-6).

　가) 안뜰: 안뜰은 반고리뼈관과 달팽이관 사이의 타원창 근처에 위치한다. 안뜰 내부에는 타원주머니와 주머니가 있으며 그 안에는 평형 감각수용기인 평형반이 존재한다(그림 2-12-7). 평형반은 특수 감각세포인 털세포 집단으로 구성되어 있으며 탄산칼슘 결정체인 자갈 또는 모래 모양의 이석이 젤라틴 같은 물질에 묻혀 있다. 머리의 자세가 변하면 이석이 중력 방향으로 이동하면서 젤라틴 물질을 끌어당기고 이로 인해 털세포가 자극되어 흥분을 일으킨다. 감각세포는 몸이 좌우로 기울어지는 것과 머리의 위치 변화를 감지하여 안뜰신경을 통해 대뇌 중추로 정보를 전달한다.

　나) 반고리뼈관(Semicircular canal): 반고리뼈관은 서로 직각을 이루는 세 개의 고리 모양 구조로 되어 있으며 내부는 림프액으로 가득 차 있다. 각 반고리뼈관의 끝부분에는 넓은 팽대부가 존재하고 그 안에는 평형 감

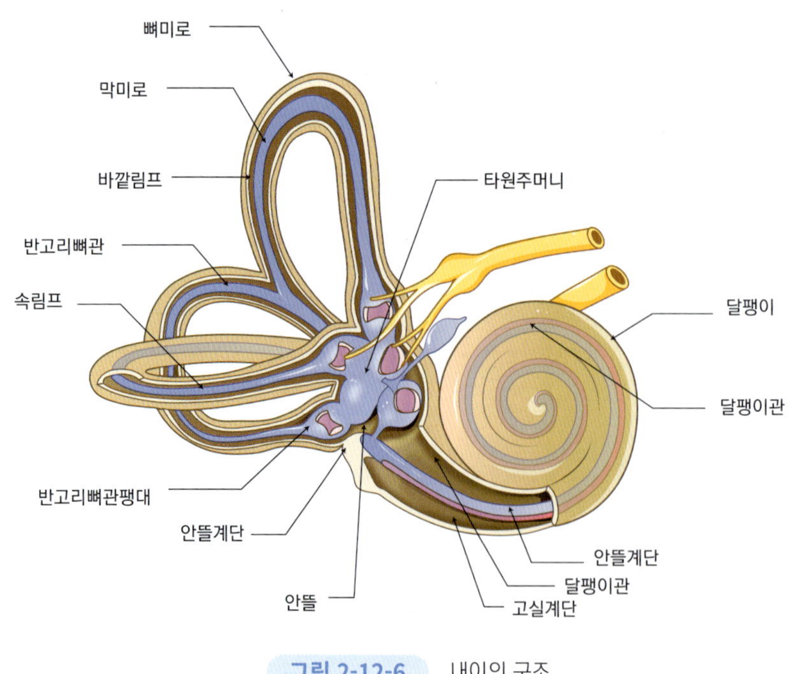

그림 2-12-6　내이의 구조

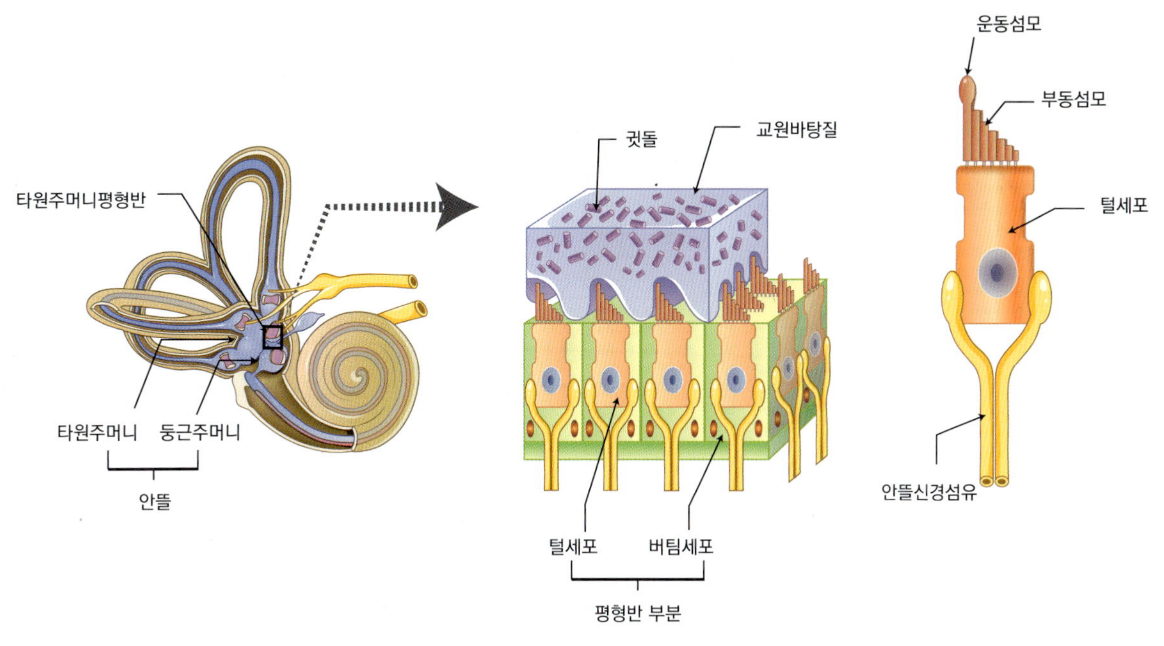

그림 2-12-7   안뜰기관의 구조

각수용기인털세포가 위치한다. 털세포는 여러 개의 섬모와 하나의 길고 굵은 고정 섬모를 가지고 있으며 이는 머리의 회전운동과 가속도를 감지하는 역할을 한다. 머리가 움직일 때 반고리뼈관 내부의 림프액은 관성에 의해 움직임을 따라가지 못하고 상대적으로 반대 방향으로 흐르게 된다. 이로 인해 팽대부 내의 털세포가 굽혀지면서 자극되고 감각 신호가 발생한다. 이러한 자극은 머리의 회전 방향, 속도, 가속도 등의 정보를 중추신경계로 전달하여 평형 유지에 이바지한다(그림 2-12-8).

다) 달팽이관(Cochlear canal): 달팽이관은 막성미로의 일부로 달팽이 모양의 구조를 이루고 있다. 내부는 림프액으로 차 있으며 청각 수용기인 코르티기관이 존재한다. 코르티기관은 아주 작은 섬모를 가진 털세포로 구성되어 있으며 소리의 높이와 강도를 감지한다. 감지된 신호는 달팽이신경을 통해 대뇌의 청각중추로 전

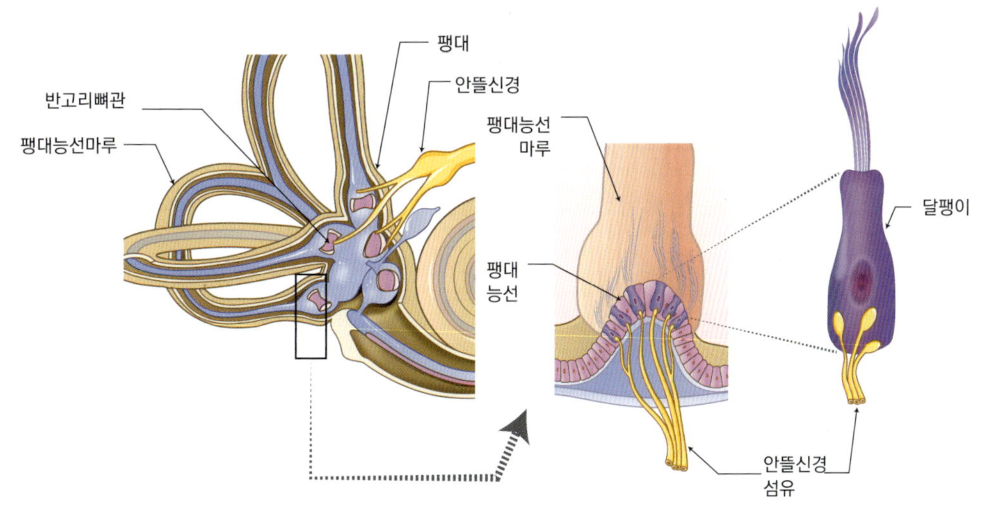

그림 2-12-8   반고리관의 구조

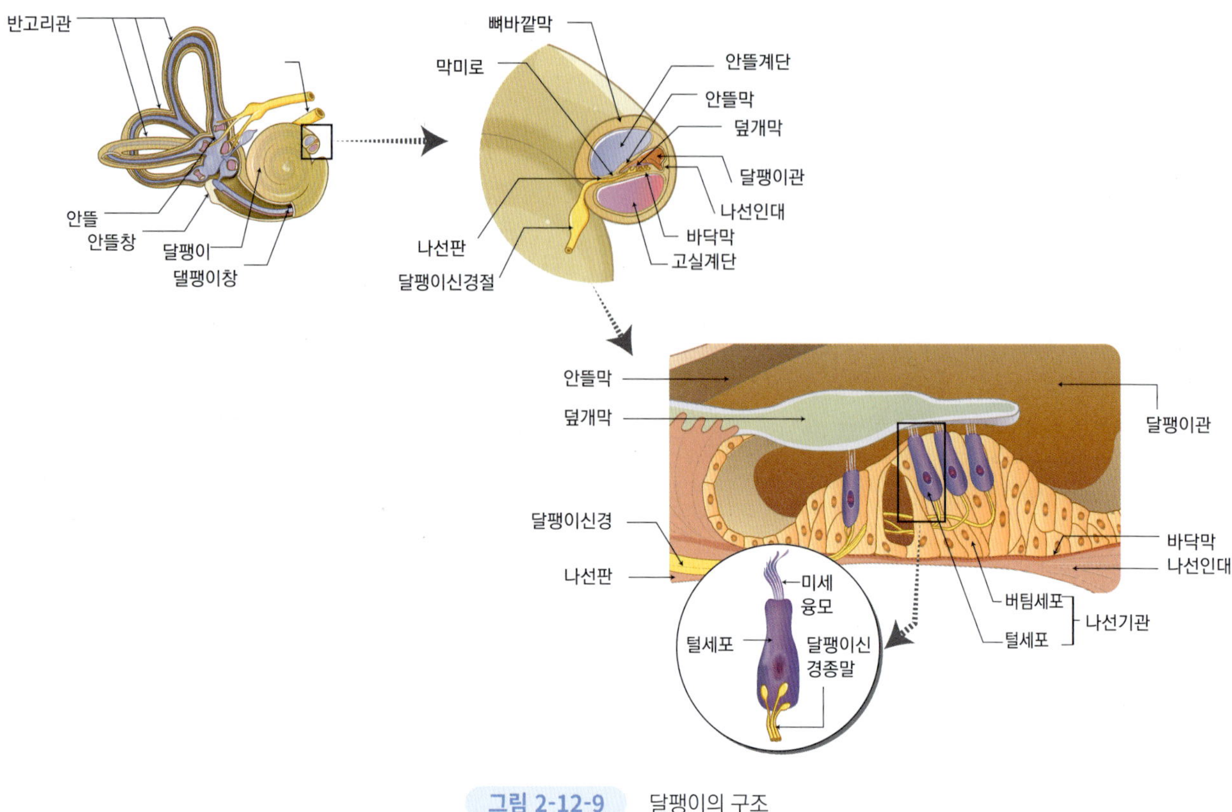

그림 2-12-9　달팽이의 구조

달된다(그림 2-12-9).

다. 청각 경로

① 귓바퀴: 외부의 음파를 모아 외이도로 전달한다.

② 외이도: 음파를 귓바퀴로부터 고막으로 전달한다.

③ 고막: 외이도를 통해 들어온 음파에 반응하여 진동하고 이 진동을 이소골로 전달한다.

④ 이소골: 고막의 진동을 증폭시켜 타원창을 통해 달팽이관으로 전달한다.

⑤ 달팽이관: 타원창을 통해 전달된 진동이 달팽이관의 골미로 속 외림프를 진동시키고, 이어서 막미로 속 속림프의 움직임을 유발한다. 속림프의 움직임에 의해 코르티기관의 감각세포가 자극되어 신경 자극을 생성한다.

⑥ 달팽이신경: 생성된 신경 자극은 달팽이신경을 따라 전달되며 이는 속귀신경(제8 뇌신경)의 일부를 형성한다.

⑦ 대뇌: 신경 자극은 최종적으로 대뇌 청각피질에 도달하여 소리로 해석된다(그림 2-12-10).

3. 후각

후각(olfactory sense)은 기체 상태의 화학 물질에 의해 자극되어 냄새를 감지하는 감각이고 후각을 담당하는 감

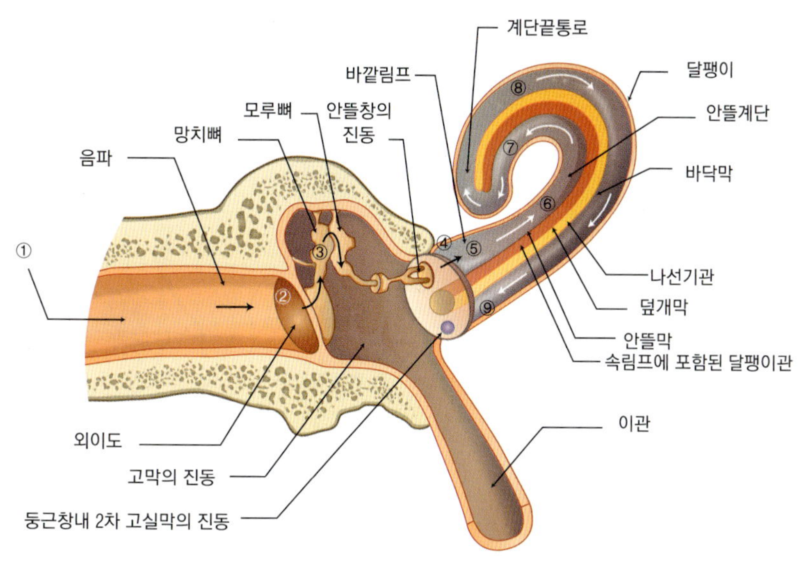

그림 2-12-10   소리의 전달경로

각기관은 코안 윗부분의 후각점막에 있다. 인체의 후각수용기는 최소 4,000종 이상의 냄새를 구별할 수 있는 것으로 알려져 있다.

가. 코의 구조와 기능

코는 공기가 드나드는 통로 역할뿐만 아니라 냄새를 감지하는 기능을 수행한다. 코의 외부는 뼈와 연골로 구성되며 코중격에 의해 좌우로 구분된다. 코안의 가쪽벽에는 위코선반, 중간코선반, 아래코선반이 존재하고 이 중 위코선반 일부는 후각 기능에 관여한다. 코안의 점막은 거짓중층섬모원주상피로 구성되며 섬모와 점액을 분비하는 술잔세포가 잘 발달하여 있다. 이 섬모와 점액은 외부에서 들어온 이물질을 포착하여 섬모의 운동을 통해 제거한다. 또한 코안 점막에는 혈관이 풍부하게 분포되어 있어 외부의 차가운 공기가 점막을 지나면서 온도와 습도가 조절된다. 위코선반의 점막은 후각상피로 이루어져 있으며 후각세포, 버팀세포, 바닥세포가 존재한다. 후각세포는 냄새를 감지하는 감각세포로 가지돌기가 코안 표면으로 뻗어 있고 그 끝에는 긴 섬모가 존재한다. 이 섬모에는 냄새를 유발하는 물질에 대한 수용체가 위치한다. 냄새를 유발하는 기체 상태의 화학물질은 코안을 덮고 있는 맑은 점액에 용해되어야만, 섬모의 수용체에 의해 감지될 수 있다. 해당 물질이 점액에 용해되어 수용체와 결합하면 후각세포가 흥분하여 신경 자극을 발생시킨다. 후각세포에서 발생한 자극은 후각신경을 통해 벌집의 체판을 지나 후각망울로 전달된다. 후각망울에서 받아들여진 자극은 후각로를 따라 대뇌 측두엽의 후각중추로 전달되어 특정한 냄새로 인식된다. 한편, 바닥세포는 약 60일 주기로 새로운 후각세포로 분화하여 교체된다. 후각 기능은 코안의 염증, 감정 상태, 외부 환경 등 다양한 요인에 의해 영향을 받고 나이가 들수록 후각의 문턱값이 높아져 냄새를 감지하는 능력이 감소한다.

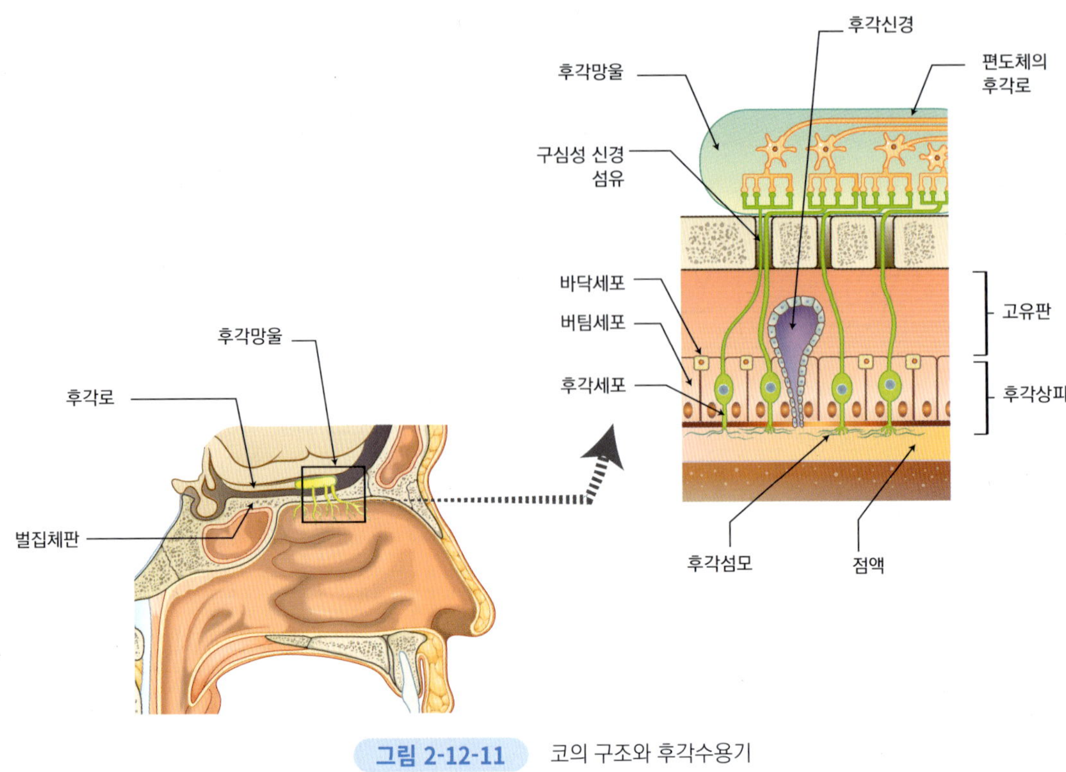

그림 2-12-11　코의 구조와 후각수용기

나. 후각 경로

① 기체 상태의 화학물질이 위코선반에 있는 후각세포를 자극한다.

② 자극을 받은 후각세포는 신경 자극을 생성하여 후각망울로 전달하고 이후 후각로를 따라 이동한다.

③ 후각로를 따라 전달된 신경 자극은 대뇌 측두엽의 후각중추에 도달하여 특정한 냄새로 인식되고 해석된다.

4. 미각

미각(gustatory sense)은 액체 상태의 화학물질이 혀의 유두 표면에 있는 맛봉오리의 미각수용기 세포를 자극하여 맛을 감지하는 감각이다. 미각을 담당하는 주요 기관은 혀이며 이 외에도 물렁입천장 주변, 후두덮개 뒷면, 목구멍 점막 등에서도 일부 미각을 감지할 수 있다.

가. 혀의 구조와 기능

혀는 입안의 바닥에 있는 융기로서 촉각과 미각 기능을 수행하며 간접적으로 음식물의 삼킴과 발성에도 관여한다. 혀의 표면에는 약 10,000개 정도의 작은 돌기인 유두가 존재한다. 유두에는 맛을 감지하는 특수한 기관인 미뢰가 분포하며 주로 성곽유두의 측벽과 버섯유두의 꼭대기에 있다(그림 2-12-12). 혀의 뒤쪽에는 'V'자 모양의 고랑이 있으며 이는 혀의 몸통 부분과 꼬리 부분을 구분하는 구조로 혀 분계고랑이라 한다. 성곽유두는 이 고랑 바로

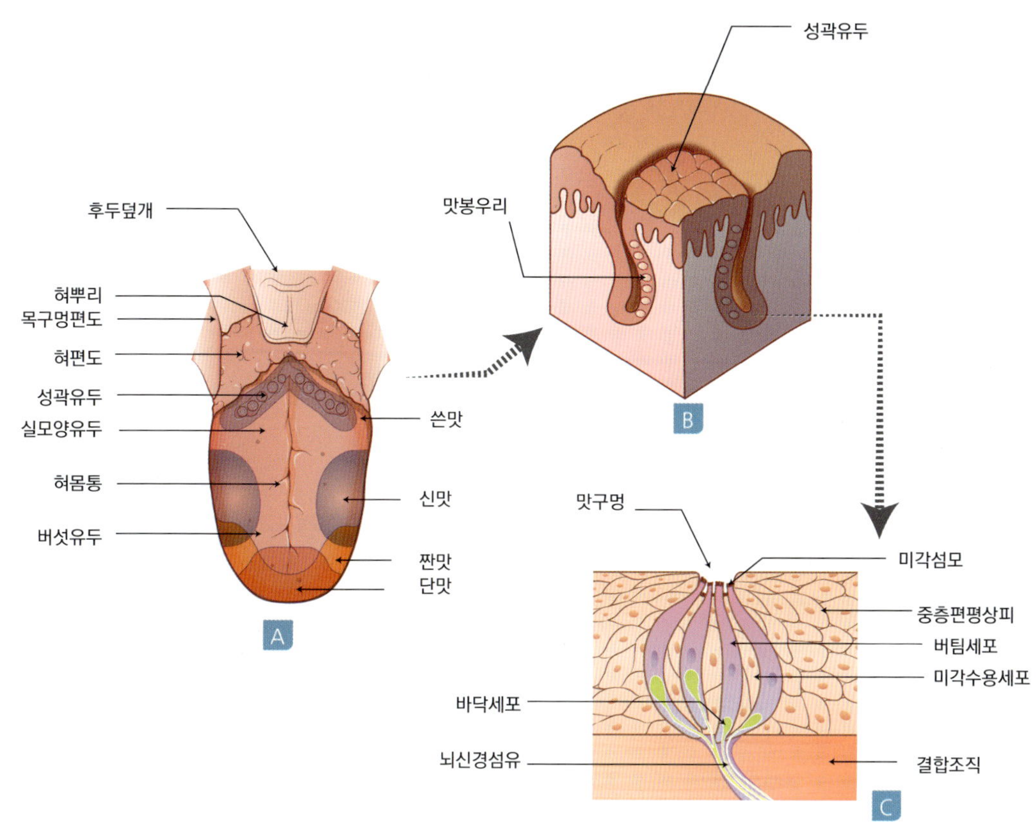

그림 2-12-12 혀의 구조와 미각수용기

앞에 한 줄로 배열된 크고 뚜렷한 유두이다. 버섯유두는 버섯 모양의 구조로 혀의 등과 혀끝에 산재해 있으며 붉은 색을 띤다.

미뢰는 약 50~70㎛ 크기의 구형 또는 타원형 구조로 양옆과 아래쪽에 있는 미각수용기 세포(미세포), 버팀세포, 바닥세포로 구성된다. 미세포는 맛을 감지하는 역할을 하며 털 모양의 미세융모를 가지고 있다. 이 미세융모는 미뢰 상피 표면의 개구부인 미각구멍에 노출되어 있고 기저부에서는 신경세포의 가지돌기와 연접한다. 화학물질이 미세융모와 접촉하면 미세포가 자극을 받아 흥분하고 그 자극은 미각신경을 통해 대뇌피질의 두정엽과 측두엽에 있는 미각중추로 전달되어 맛을 인식하게 된다.

미각신경은 제7 뇌신경인 얼굴신경, 제9 뇌신경인 혀인두신경, 제10 뇌신경인 미주신경으로 구성된다. 얼굴신경은 혀의 전방 2/3에 분포하고 혀인두신경은 혀의 후방 1/3을 담당한다. 연구개, 목구멍, 후두덮개에 있는 미뢰는 미주신경의 지배를 받는다. 미세포는 물리적 또는 화학적 자극으로 쉽게 손상될 수 있다. 손상 시 바닥세포가 분열 및 성장하여 새로운 미세포로 교체되며 손상되지 않은 미세포 역시 약 2주 간격으로 자연스럽게 교체된다. 미각은 혀의 부위에 따라 단맛, 쓴맛, 신맛, 짠맛의 네 가지 기본 맛을 감지할 수 있다(그림 2-12-13). 이 외에도 미각수용기의 흥분 정도와 조합에 따라 다양한 변형된 맛이 인식된다. 대표적으로 매운맛과 떫은맛은 미각세포가 감지하는 순수한 미각이 아니라 물리적 자극으로 발생하는 피부감각인 통각이나 압각으로 해석된다. 혀의 위치에 따라 네 가지 기본 맛을 감지하는 미각수용기의 분포는 다르게 나타난다.

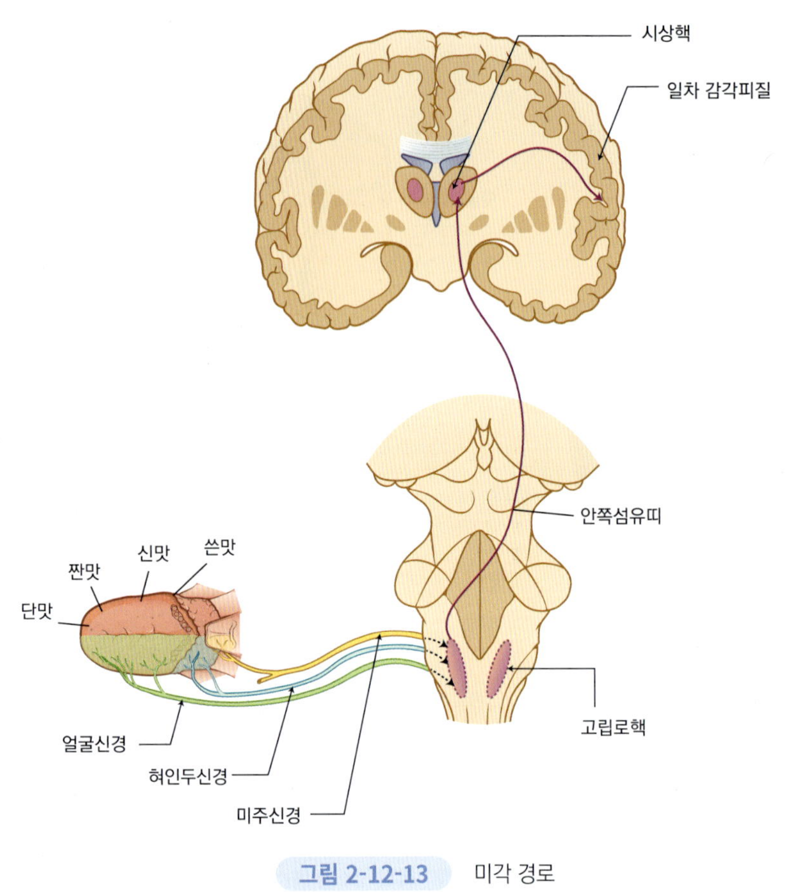

그림 2-12-13　미각 경로

나. 미각 경로

액체 상태의 화학물질이 혀의 유두에 있는 맛봉오리의 미각수용기를 자극한다.

자극을 받은 미각수용기는 미각신경(얼굴신경, 혀인두신경, 미주신경)을 통해 신경 자극을 전달하며 이 자극은 대뇌피질의 두정엽과 측두엽에 있는 미각중추에 도달하여 맛으로 인식된다(그림 2-12-13).

13 내분비계

1. 호르몬 분류

호르몬은 그 기원과 화학적 성질에 따라 크게 세 가지로 분류된다. 첫째, 간엽계 결합조직에서 유래하는 부신피질과 생식샘은 스테로이드 호르몬을 생산한다. 둘째, 상피조직에서 유래하는 뇌하수체 전엽 및 중간엽, 부갑상샘, 췌장의 랑게르한스섬, 소화관 내분비세포 그리고 신경조직에서 유래하는 신경분비세포는 단백질 및 펩타이드 호르몬을 분비한다. 셋째, 아민 호르몬은 상피조직 또는 신경조직에서 기원하며 갑상샘, 부신수질, 솔방울샘 등에서 분비된다. 각 호르몬은 그 기원과 화학적 특성에 따라 서로 다른 기능과 작용기전을 가진다.

2. 호르몬의 기능

호르몬은 인체의 다양한 생리적 기능을 조절하며 발육 및 성장 조절에 관여하여 신체의 정상적인 성장과 발달을 촉진하고 둘째 신경계 기능과 본능적 행동을 조정하여 항상성 유지에 이바지하며 전해실 및 영양소의 대사를 조절하여 내부환경의 균형을 유지한다. 이와 같은 호르몬의 작용은 인체의 항상성 유지와 정상적인 생리 기능에 필수적이다.

3. 호르몬의 작용 기전

호르몬이란 다양한 세포 활동을 조절하여 신체의 항상성을 유지하고 외부 환경 변화에 적절히 대응하도록 하는 생리적 물질로, 전령의 역할을 수행한다. 내분비기관은 신체 변화나 자극을 감지하면 혈액 속으로 호르몬을 분비하고 이는 표적장기의 기능과 활동을 조절한다. 호르몬의 작용 기전은 매우 다양하지만, 일반적으로 다음 두 가지로 구분된다.

1) 세포막을 통과할 수 있는 호르몬이 세포질 내 소기관 또는 핵 속의 유전자에 직접 작용하여 단백질 합성 등 세포 기능을 조절하는 방식.

2) 세포막을 통과할 수 없는 호르몬이 1차 전령으로 세포막에 존재하는 수용체에 결합한 후 세포 내에서 2차 전령을 생성하여 생리적 기능을 간접적으로 매개하는 방식.

　이러한 기전을 통해 호르몬은 표적세포의 기능을 정교하게 조절한다.

4. 호르몬의 분비조절

　호르몬의 분비 조절은 크게 두 가지 방식으로 구분된다. 첫째, 음성되먹임 기전에 의한 조절, 둘째, 신경계에 의한 조절이다.

　음성 되먹임 기전은 혈액 내 호르몬 농도가 일정 수준 이상으로 상승하면 내분비샘의 호르몬 분비가 억제되고 반대로 농도가 낮아지면 분비가 촉진되는 방식이다. 예를 들어, 뇌하수체 전엽에서 분비된 ACTH는 부신피질을

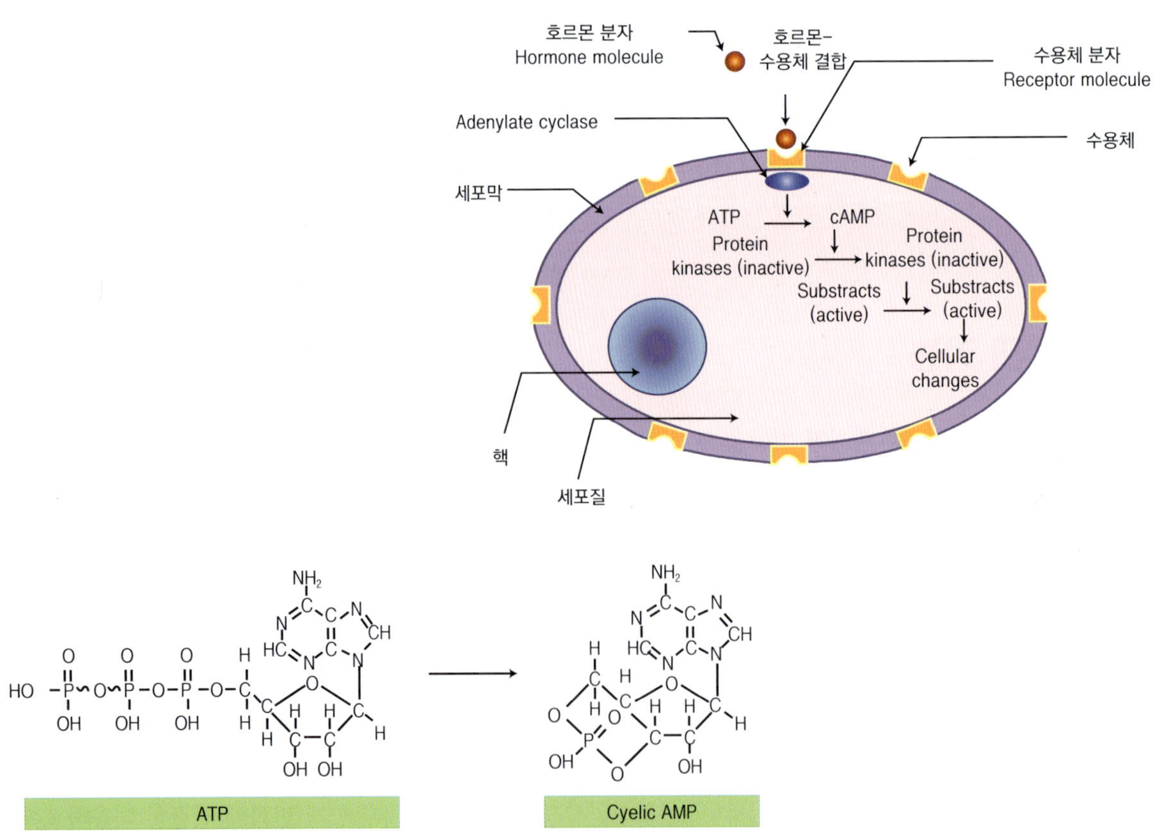

그림 2-13-1　세포막에 수용체가 있는 호르몬의 예. 비스테로이드 호르몬 중 일부는 세포막에 존재하는 수용체와 결합하여 작용한다. 이 결합의 결과로 세포막 내 효소인 아데닐산 사이클레이스(adenylate cyclase)가 활성화된다. 활성화된 아데닐산 사이클레이스는 ATP를 사이클릭 AMP(cAMP)로 전환하며 생성된 cAMP는 2차 전령(second messenger)으로 작용하여 다양한 세포 내 반응을 유도한다.

자극하여 당질부신피질호르몬의 분비를 촉진한다. 이후 혈중 당질부신피질호르몬 농도가 높아지면 뇌하수체로부터 ACTH의 분비가 억제되어 호르몬 농도가 일정하게 유지된다. 신경계에 의한 조절은 신경 자극이 호르몬 분비에 직접 영향을 미치는 방식이다. 예를 들어, 뇌하수체 후엽에서 분비되는 호르몬은 사이뇌의 시상하부에 의해 조절된다. 또한, 부신수질은 교감신경 섬유의 자극을 받아 카테콜아민을 분비하며 이를 통해 혈중 농도가 조절된다 (그림 2-13-1).

5. 내분비샘과 분비 호르몬

가. 뇌하수체

1) 뇌하수체의 구조

가) 뇌하수체 전엽(adenohypophysis)은 전체 뇌하수체의 약 75%를 차지하며 태생기 입안 천장에서 파생된 상피조직으로 구성된다. 전엽은 구조적으로 융기부분, 먼쪽부분, 중간 부분의 세 구역으로 구분된다. 먼쪽부분은 전엽의 주된 부분으로 다양한 내분비 호르몬을 분비한다. 여기에서는 성장호르몬(GH), 유즙분비호르몬(prolactin), 난포자극호르몬(FSH), 황체형성호르몬(LH), 갑상샘자극호르몬(TSH), 부신피질자극호르몬(ACTH)이 방출된다. 먼쪽부분의 세포들은 상피세포 형태로 배열되어 있으며, 풍부한 모세혈관과 연결되어 호르몬의 혈중 방출을 돕는다. 이 세포들은 염색성에 따라 호산세포, 호염기세포, 비염색세포로 구분된다. 중간 부분은 먼쪽부분과 뇌하수체 후엽 사이에 위치하는 얇은 불연속성 층으로 멜라닌세포자극호르몬(MSH)을 분비한다. 이 부위의 세포는 먼쪽부분의 호염기세포와 유사한 형태를 가진다. 융기부분은 깔때기 주위를 둘러싸며 다수의 혈관이 존재한다. 이 부위의 호염기세포는 분비 활동을 보이지만, 현재까지 구체적인 호르몬은 밝혀지지 않았다.

나) 뇌하수체 후엽은 사이뇌의 밑바닥에서 형성되며 신경뇌하수체라 불린다. 전체 뇌하수체의 약 25%를 차지한다. 후엽은 신경 부분과 깔때기 부분으로 구분되며 깔때기 부분은 시상하부의 정중융기와 연결되어 있다. 신경 부분은 시상하부의 뇌실주위핵과 시각교차상핵에서 기원한 민말이집신경섬유의 축삭으로 구성된다. 이 신경세포 축삭이 정중융기로부터 깔때기를 통해 후엽의 신경 부분으로 내려오는 경로를 시상하부-뇌하수체 신경로라 한다. 축삭은 신경 부분의 모세혈관 근처에서 끝나며 해당 위치에서 호르몬이 혈관계로 방출된다. 시상하부에서 생성되는 주요 호르몬은 옥시토신과 항이뇨호르몬(ADH)이다. 이들 호르몬은 시상하부의 신경세포체에서 합성된 후 과립 형태로 축삭을 따라 후엽까지 운반되고 축삭종말에 저장된다. 필요시 후엽에서 혈관을 통해 심혈관계로 분비되어 체내 수분 균형 조절 및 자궁 수축, 유즙 분비 등을 조절한다.

2) 뇌하수체 호르몬

전엽에서는 성장호르몬(GH), 프로락틴(prolactin), 부신피질자극호르몬(ACTH) 등의 펩타이드 호르몬과 갑상샘자극호르몬(TSH), 생식샘자극호르몬인 난포자극호르몬(FSH) 및 황체형성호르몬(LH) 등의 당단백 호르몬이 분비된다. 중엽에서는 멜라닌세포자극호르몬(MSH)이 분비된다. 후엽은 신경뇌하수체로 사이뇌 시상하부의 신경세포에서 생성된 호르몬 분비 과립이 신경섬유를 따라 후엽으로 이동하여 저장되었다가 필요시 방출된다. 이

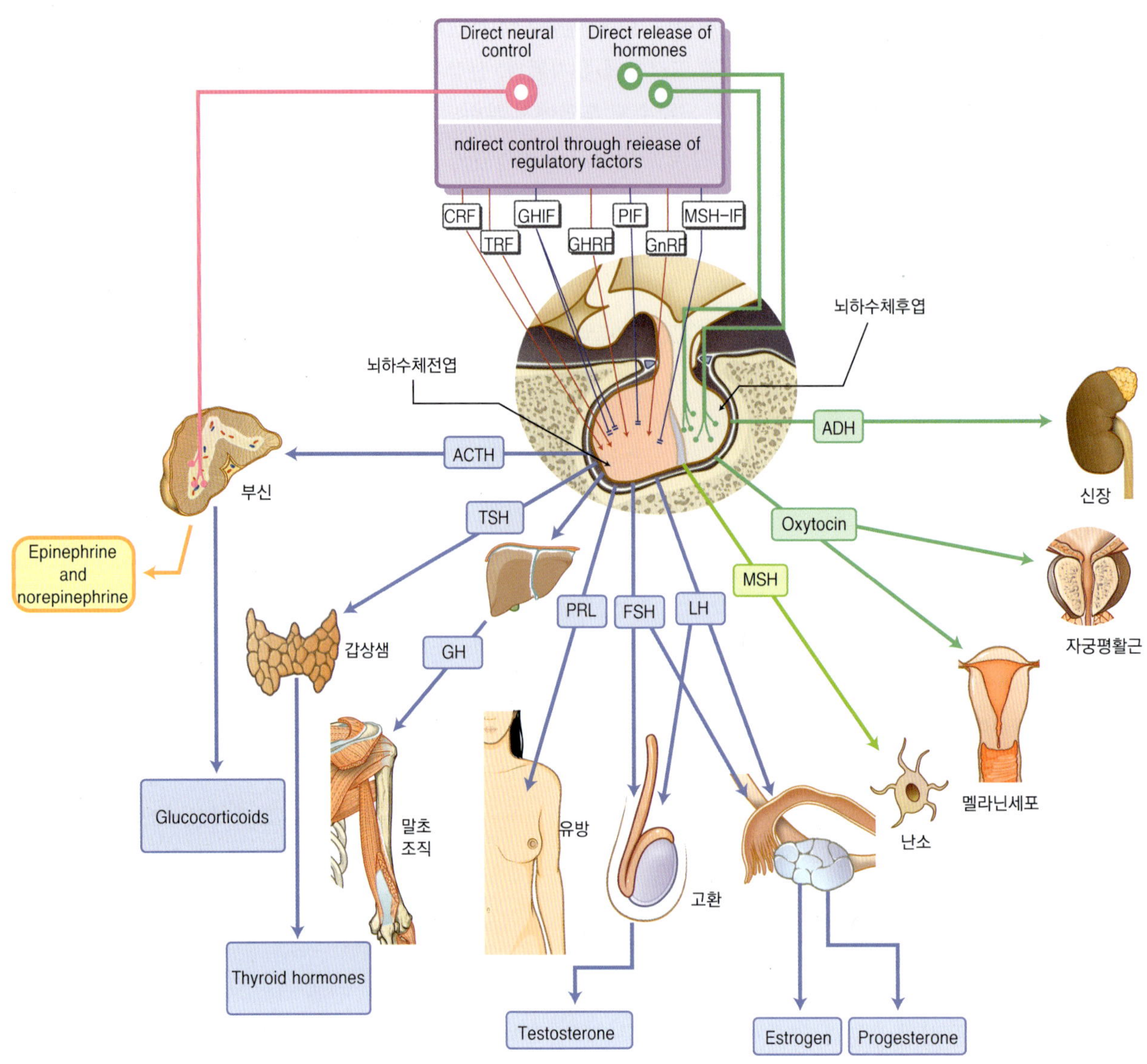

그림 2-13-2   뇌하수체 호르몬과 표적기관

러한 현상을 신경분비(neurosecretion)라 한다. 후엽에서 분비되는 주요 호르몬으로는 시상하부의 시각교차상핵
(supraoptic nucleus)에서 생산된 항이뇨호르몬(ADH)과 뇌실곁핵(paraventricular nucleus)에서 생산된 옥시토신
이 있다(그림 2-13-2).

가) 성장호르몬

① 성장호르몬(GH)의 생리작용

- 신체의 발육과 성장을 촉진한다.
- 단백 동화를 촉진하여 아미노산의 세포 내 흡수를 증가시키고 혈중 아미노산 농도를 감소시키며 소변을
  통한 질소 배설을 억제한다.
- 혈당을 상승시키는 작용을 한다.

- 심장근육과 뼈대근육 내 당원 함량을 유지한다.
- 지방조직에 작용하여 혈중 유리지방산을 방출시키고 간과 말초 조직에 지방 침착을 촉진한다.

② 성장호르몬의 분비는 주로 시상하부에서 분비되는 성장호르몬 방출호르몬(GHRH)과 성장호르몬 억제호르몬에 의해 조절된다. 시상하부에서 GHRH가 분비되면 뇌하수체 전엽을 자극하여 성장호르몬 분비를 촉진하고 소마토스타틴은 성장호르몬 분비를 억제한다. 성인의 혈중 성장호르몬 농도는 하루 동안 변동을 보인다. 낮 동안에는 각성 상태에서 식사 후 2~3시간, 특히 공복 상태에서 비교적 진폭이 크지 않은 소량의 성장호르몬이 분비하지만, 야간 수면 중에는 가장 진폭이 크고 지속시간이 긴 성장호르몬 분비가 나타난다. 특히 수면 초반의 서파수면 동안 활발히 분비되며 서파수면 시작 후 약 1시간 이내에 혈중 농도가 최고조에 달한다. 이러한 패턴은 성장호르몬의 분비가 수면과 밀접하게 연관되어 있음을 보여준다.

나) 갑상샘자극호르몬

갑상샘자극호르몬(TSH)은 갑상샘 상피세포에 작용하여 갑상샘에서 요오드(I)의 선택적 흡수, 갑상샘호르몬의 생합성 및 분비를 촉진한다. TSH의 분비는 시상하부에서 분비되는 갑상샘자극호르몬 방출호르몬(TRH)과 혈중 갑상샘호르몬(T3, T4)의 농도에 따른 음성되먹임 기전에 의해 조절된다. 혈중 갑상샘호르몬 농도가 높아지면 TSH 분비가 억제되고 농도가 낮아지면 TSH 분비가 촉진된다. 규칙적인 생활을 유지하는 성인의 경우, TSH의 분비는 하루주기 리듬을 따라 변동하며 특히 수면 시작 직전에 진폭이 현저히 증가하는 특징을 보인다. 이는 갑상샘 기능과 대사 조절에 큰 영향을 미친다.

다) 부신피질자극호르몬

부신피질자극호르몬(ACTH)은 부신피질을 자극하여 부신피질의 정상 구조를 유지하고 부신피질호르몬의 생성 및 분비를 촉진한다. 또한, 혈중 유리지방산의 동원, 혈중 호산구 감소, 간에서
의 요소 생성 촉진 등의 기능을 수행한다. ACTH의 분비는 시상하부에서 분비되는 부신피질자극호르몬 방출인자(CRF)와 혈중 부신피질호르몬 농도에 따른 음성되먹임 기전에 의해 조절된다. 혈중 부신피질호르몬 농도가 상승하면 ACTH 분비가 억제되고 농도가 낮아지면 ACTH 분비가 촉진된다. 규칙적인 생활을 유지하는 성인의 경우, ACTH 분비는 하루 동안 주기적으로 변동하며 그 진폭은 주로 야간 수면 후기에 상승하기 시작하여 각성 후 30분에서 2시간 이내에 최고치를 이룬다. 이러한 분비 패턴은 스트레스 대응과 대사 조절에 중요한 역할을 한다.

라) 생식샘자극호르몬

생식샘자극호르몬(GTH)에는 난포자극호르몬(FSH)과 황체형성호르몬(LH)이 포함된다. 남성에서는 FSH가 정자발생을 촉진하며 LH는 사이질세포자극호르몬(ICSH)으로 작용하여 남성호르몬 분비를 조절한다. 두 호르몬 모두 사춘기 이후 분비가 급격히 증가한다.

① 난포자극호르몬(FSH): 난소의 원시 난포를 자극하여 난포의 성숙을 촉진하고 난포호르몬인 에스트로젠 분비를 증가시키고 남성에서는 고환의 세정관과 라이디히세포를 자극하여 정자 형성과 정세관의 발육을 촉진한다. FSH의 분비는 시상하부의 난포자극호르몬방출호르몬(FSH-RH)의 조절을 받는다.

② 황체형성호르몬(LH): 성숙한 난포에 작용하여 배란을 유도하고 배란 후 황체 형성을 촉진한다. 황체에서 황체호르몬 분비가 촉진되며 이 과정에는 난포자극호르몬의 공존이 필요하다. 남성에서는 라이디히세포를 자극하여 남성 호르몬인 안드로젠 분비를 촉진하고 고환과 전립샘의 발육을 촉진한다. LH의 분비는 시상하부

의 황체형성호르몬방출호르몬(LH-RH)에 의해 조절된다. 성인의 경우 황체형성호르몬은 뚜렷한 하루 주기 리듬을 보이지 않지만, 사춘기 남녀에서는 야간 수면 중에 주기적 분비의 진폭이 증가하는 특징이 있다.

마) 프로락틴

프로락틴은 젖분비호르몬으로 황체자극호르몬이라고도 불린다. 분자량 약 23,000의 펩타이드 호르몬이며 남성에서 기능은 아직 명확히 밝혀지지 않았다.

① 프로락틴의 생리작용

- 유선 발육: 사춘기, 월경 주기, 임신 기간 중 여성의 유선을 자극하여 발육과 젖의 생산 및 분비를 촉진한다. 유선 발육에는 에스트로젠, 프로제스테론, 성장호르몬, 프로락틴, 갑상샘호르몬, 부신피질호르몬 등이 함께 작용하지만, 이 중 프로락틴이 가장 핵심적인 역할을 한다.
- 생식기능 억제: 고농도의 프로락틴은 생식샘 기능을 억제한다. 특히 수유 기간 동안 배란이 일어나지 않는 것은 젖꼭지 자극으로 인해 혈중 프로락틴 농도가 높아지기 때문으로 알려져 있다.
- 황체 자극: 황체를 자극하여 황체호르몬의 분비를 촉진한다.

② 프로락틴의 분비 조절

프로락틴의 분비는 시상하부에서 분비되는 프로락틴 억제호르몬과 방출인자에 의해 조절된다. 하루 동안 주기적으로 분비되며 특히 야간 수면 중 분비가 현저히 증가하는 수면 의존성을 보인다. 여성에서는 사춘기에 에스트로젠 분비 증가와 함께 프로락틴 분비도 증가하고 임신 시에는 임신 15주경부터 태반에서 분비되는 에스트로젠의 영향으로 프로락틴 분비가 많이 증가한다. 산욕기에는 분만 후 1주일 동안 프로락틴 분비가 높은 상태를 유지하다가 이후 점차 감소하여 2주 경과 시 현저히 낮아진다. 그러나 신생아가 젖을 빠는 자극이 가해지면 다시 프로락틴 분비가 증가한다.

바) 멜라닌세포자극호르몬

뇌하수체 중간엽에서는 멜라닌세포자극호르몬(MSH)이 분비된다. 사람에서는 주로 22개의 아미노산으로 구성된 형태의 MSH가 존재한다. 이 호르몬은 멜라닌세포에 작용하여 멜라닌 합성을 촉진하고 결과적으로 피부나 모발에 색소를 침착시킨다. 또한, 지방조직에서 지방분해를 활성화하여 혈중 유리지방산의 방출을 증가시키는 기능도 수행한다. MSH의 분비는 주로 피부 색소 침착과 에너지 대사 조절에 관여한다.

사) 항이뇨호르몬

항이뇨호르몬(ADH)은 시상하부의 시각로위핵에서 합성되어 뇌하수체 후엽에서 분비된다. 일명 바소프레신이라고도 불리며 분자량 약 1,084의 펩타이드 호르몬이다.

① 항이뇨호르몬의 생리작용

항이뇨호르몬의 주요 기능은 항이뇨작용이다. 신장의 먼쪽곱슬세관과 집합관 세포의 수분 투과성을 증가시켜 수분의 재흡수량을 높인다. 이에 따라 항이뇨호르몬의 분비가 증가하면 소변 배설량은 감소하지만, 저하되면 수분 재흡수가 감소하여 소변량이 증가한다.

뇌하수체 후엽 기능이 저하될 때 요붕증이 나타난다. 이 질환에서는 항이뇨호르몬 분비 저하로 다량의 소변이 배출되며 심한 갈증과 탈수를 유발한다.

② 항이뇨호르몬의 분비 조절

항이뇨호르몬의 분비는 주로 혈장 삼투압에 의해 조절된다. 혈장 삼투압이 상승하면 항이뇨호르몬 분비가 촉진되어 수분 재흡수를 증가시키고 삼투압이 낮아지면 분비가 억제된다. 사람에서 삼투 자극으로 항이뇨호르몬 분비가 시작되는 역치는 약 280mOsm/kg이다. 혈장 삼투압이 이 수치 이하일 경우 항이뇨호르몬 분비는 거의 일어나지 않으며 역치 이상으로 상승하면 항이뇨호르몬 농도는 혈장 삼투압에 비례하여 직선적으로 증가한다.

혈액량과 혈압: 출혈, 탈수 등으로 인해 혈액량이 감소하면 항이뇨호르몬 분비가 자극을 받아 증가한다. 반대로 다량의 물을 섭취하거나 수혈로 인해 혈액량이 증가하면 항이뇨호르몬의 분비는 감소한다. 이러한 혈액량 변화를 감지하는 수용기를 압력수용기라고 하며 주로 좌심방 벽에 있다. 혈액량이 증가하면 좌심방의 압력수용기가 자극을 받아 흥분도가 높아지고, 이는 미주신경을 통해 뇌로 전달된다. 이 자극은 시상하부의 뇌실곁핵과 시각로위핵에 있는 항이뇨호르몬 분비세포의 활동을 억제하여 뇌하수체 후엽에서 항이뇨호르몬 분비를 감소시킨다. 반대로, 혈액량이 감소하면 압력수용기에서 뇌로 전달되는 억제성 자극이 줄어들어 항이뇨호르몬 분비가 증가하게 되고 이를 통해 체내 수분과 혈압을 조절하여 항상성을 유지한다.

아) 옥시토신

옥시토신은 시상하부의 뇌실곁핵에서 합성되어 뇌하수체 후엽에 저장된 후 분비된다. 아미노산 8개로 구성된 펩타이드 호르몬으로 일명 피튜이트린이라고도 한다.

① 옥시토신의 생리작용

옥시토신의 주요 작용은 유즙 사출과 분만 시 자궁 수축이다. 수유 시 분비된 옥시토신은 유선의 근상피세포에 작용하여 세포를 수축시키고 저장된 젖을 압출하여 젖 배출을 유도한다. 또한, 분만 시 자궁 평활근을 수축시켜 출산을 촉진하는 역할을 한다.

② 옥시토신의 분비 조절

유즙 사출을 일으키는 옥시토신의 분비는 유아가 젖을 빠는 동안 젖꼭지의 피부감각이 자극을 받아 척수를 통해 뇌로 전달되는 경로를 따른다. 이 감각자극은 시상하부의 뇌실곁핵에 있는 옥시토신 분비세포를 흥분시기고 흥분된 세포에서 옥시토신이 뇌하수체 후엽을 통해 혈중으로 방출된다. 방출된 옥시토신은 전신 순환을 통해 유선의 근상피세포에 도달하여 수축을 유발한다. 이 과정은 신경성 들신경을 통해 감각자극이 전달되고 내분비성 날신경을 통해 옥시토신이 표적 세포에 도달하는 반사작용으로 이루어지며 이를 젖분출 반사라고 한다.

나. 갑상샘

1) 갑상샘의 구조

갑상샘은 목 앞쪽, 갑상연골 부위에서 기관을 감싸고 위치하는 무게 20~30g의 적갈색 내분비샘이다. 갑상샘은 중앙의 잘록부와 좌우 각각 하나씩 존재하는 좌엽과 우엽으로 구성된다. 각 엽은 나비 모양으로 배열되어 있으며 갑상샘의 구조적 특징은 호르몬 분비를 위한 기능적 단위를 형성한다(그림 2-13-3).

2) 갑상샘호르몬 합성

여포 속 교질의 주성분은 갑상샘글로불린이다. 갑상샘글로불린은 티로신 잔기를 포함한 당단백질로 갑상샘여

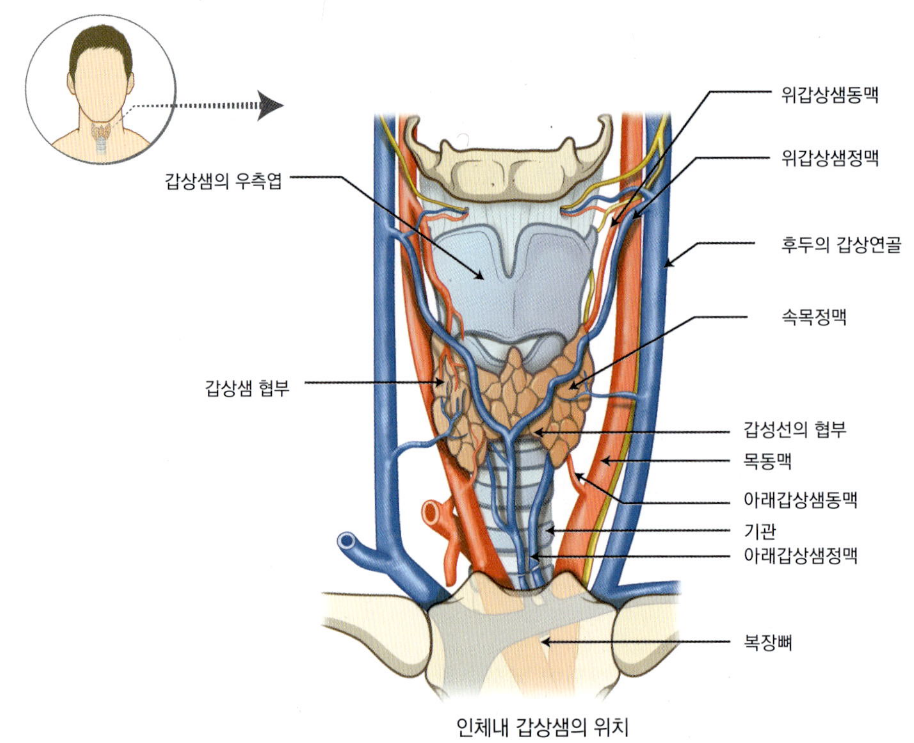

그림 2-13-3　갑상샘의 위치 및 조직학적 구조

포세포에서 합성된다. 갑상샘글로불린 내 티로신 잔기에 요오드가 결합하는 과정을 요오드화라 하며 이는 갑상샘과산화효소(TPO)의 작용으로 일어난다. 요오드화된 티로신 잔기는 결합해 일차적으로 모노요오드티로신(MIT)과 다이요오드티로신(DIT)을 형성하며 이후 이들이 결합해 트라이아이오도티로닌(T3)과 티록신(T4)을 생성한다. 생성된 T3와 T4는 갑상샘글로불린과 함께 교질 속에 저장되며 필요시 여포세포로 다시 흡수되어 혈중으로 방출된다.

3) 갑상샘호르몬의 생리작용

가) 대사조절 작용

① 당질 대사: 갑상샘호르몬은 포도당의 흡수와 이용을 촉진하며 간에서의 당 생성과 글리코겐 분해를 증가시켜 혈당을 유지한다.

② 지방 대사: 지방의 분해를 촉진하여 혈중 유리지방산 농도를 증가시키며 간에서 콜레스테롤 합성을 억제하여 혈중 콜레스테롤 수치를 감소시킨다.

③ 단백질 대사: 정상 농도에서는 단백질 합성을 촉진하나 과다 분비 시 단백질 분해가 우세하여 근육 감소 및 체중 감소를 초래한다.

④ 비타민 대사: 갑상샘호르몬은 비타민 B군을 포함한 여러 비타민의 요구량을 증가시키며 특히 비타민 A의 간 저장을 감소시킨다.

⑤ 물과 무기물질 대사: 갑상샘호르몬은 세포 내 나트륨-칼륨 펌프의 활성을 증가시켜 나트륨과 칼륨의 이동을 촉진하며 물과 무기질의 항상성을 조절한다. 과다 분비 시 땀 분비가 증가하고 수분 손실이 촉진된다.

나) 말초 조직에 대한 작용

① 산소 소모량과 에너지 소비 속도를 증가시켜 체온을 상승시킨다.

② 적혈구 생성을 촉진하여 산소 운반 능력을 증대시킨다.

③ 심박수와 심근 수축력을 증가시켜 심박출량과 혈압을 상승시킨다.

④ 교감신경 자극에 대한 조직의 흥분성을 증가시킨다.

⑤ 산소와 이산화탄소 농도 변화에 대한 호흡중추의 정상적인 흥분성을 유지한다.

⑥ 뼈에서 무기질의 전환을 촉진하여 골대사에 관여한다.

⑦ 다른 내분비샘의 기능을 자극하여 호르몬 분비를 조절한다.

4) 칼시토닌

칼시토닌은 갑상샘의 소포곁세포(C cell)에서 분비된다. 갑상샘 절제 후에는 가슴샘에서도 극소량 분비된다. 칼시토닌은 파골세포의 활동을 억제하여 뼈에서 Ca^{2+}의 유리를 감소시키며 골세포의 활성도를 증가시켜 뼛속에 Ca^{2+}의 침착을 촉진한다. 결과적으로 칼시토닌은 혈중 Ca^{2+} 농도를 저하한다. 이는 고칼슘혈증 상태에서 칼슘 농도를 조절하는 데 중요한 역할을 한다.

다. 부갑상샘

1) 부갑상샘의 구조

부갑상샘은 일반적으로 4개가 존재하며 갑상샘의 후면에 있다. 상부 부갑상샘은 위갑상샘동맥으로부터 하부 부갑상샘은 아래갑상샘동맥으로부터 혈액을 공급받는다. 부갑상샘의 정맥혈은 갑상샘정맥을 통해 유입되어 순환계로 배출된다(그림 2-13-4).

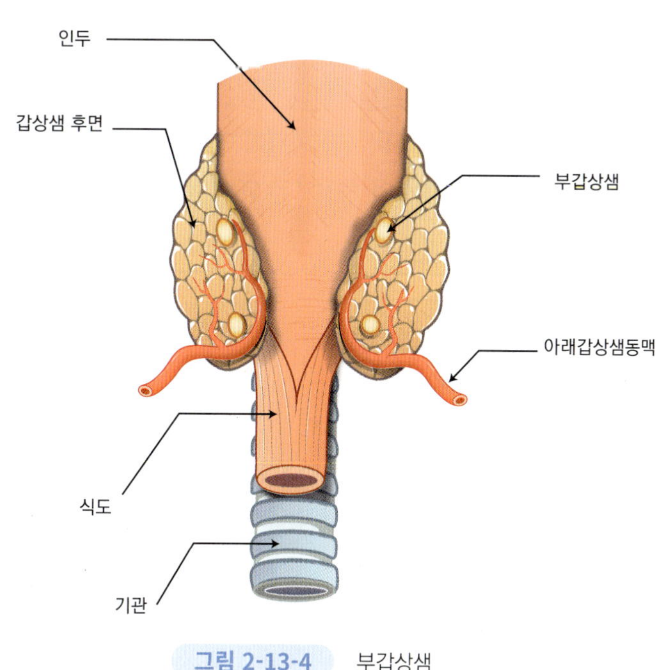

그림 2-13-4 부갑상샘

2) 부갑상샘호르몬(PTH)

가) 부갑상샘호르몬의 기능

① 파골세포를 자극하여 뼈에서 칼슘 이온(Ca^{2+})의 유리를 촉진하고 무기질 전환을 가속한다.

② 골세포의 기능을 상대적으로 억제하여 뼈의 칼슘 침착 속도를 감소시킨다.

③ 소장에서 칼슘과 인의 흡수를 간접적으로 증진하며 이는 신장에서 생성된 칼시트라이올(활성형 비타민 D_3)을 통해 이루어진다.

④ 신장에서 칼슘 이온의 재흡수를 촉진하여 소변으로의 칼슘 배설을 감소시킨다.

⑤ 신장에서 칼시트라이올의 합성과 분비를 자극하여 체내 칼슘 농도 유지에 이바지한다.

라. 부신피질

1) 부신피질의 구조

부신피질(adrenal cortex)은 세포 배열에 따라 세 층으로 구분된다. 가장 바깥층은 사구체층, 중간층은 다발층, 가장 안쪽층은 그물층이다. 각 층은 서로 다른 호르몬을 분비하는 기능을 가진다.

2) 부신피질호르몬

부신피질호르몬은 코티코스테로이드로 총칭되며 기능에 따라 다음 세 가지로 구분된다.

가) 무기질부신피질호르몬은 체내 무기질과 수분의 균형을 조절하는 호르몬으로 부신피질 사구체층에서 분비된다. 주요 호르몬으로는 알도스테론, 코르티코스테론, 디옥시코르티코스테론이 있으며 특히 알도스테론은 신장에서 나트륨 재흡수와 칼륨 배설을 촉진하여 혈압과 체액량 조절에 관여한다.

나) 당질부신피질호르몬은 탄수화물, 단백질, 지질의 중간대사를 조절하며 부신피질 다발층과 일부 그물층에서 분비된다. 대표 호르몬은 코르티솔과 코르티손이다. 이들 호르몬은 단백질과 지방을 분해하여 포도당신생성을 촉진하고 혈당을 유지하며 항염증 및 면역억제 작용도 수행한다.

다) 성스테로이드는 부신피질에서 분비되는 성스테로이드는 주로 그물층에서 생성되며 안드로젠이 주를 이루고 소량의 에스트로젠과 프로제스테론도 분비된다. 안드로젠은 고환에서 분비되는 테스토스테론과 함께 남성의 이차성징을 발현시키는 역할을 하며 부신피질자극호르몬(ACTH)의 자극을 받아 분비가 조절된다. 여성에서는 소량의 안드로젠이 전신 대사와 성호르몬 균형 유지에 이바지한다.

마. 부신수질(Adrenal medulla)

1) 부신수질호르몬(Adrenomedullary hormone)

부신수질에서는 두 종류의 카테콜아민, 즉 에피네프린과 노르에피네프린이 분비된다. 에피네프린은 전체 분비량의 약 75%를 차지하며 노르에피네프린은 약 25%를 차지한다. 이들 호르몬은 스트레스 상황에서 교감신경계와 함께 작용하여 심박수 증가, 혈압 상승, 혈당 증가, 기관지 확장 등 신체의 즉각적인 에너지 동원과 대응 반응을 유도한다.

가) 에피네프린은 일명 아드레날린이라고도 하며 부신수질의 크롬친화세포에서 분비된다. 교감신경계를 흥분시키는 주요 호르몬으로 스트레스 상황에서 생리적 대응 반응을 유도한다. 주요 작용으로는 심장박동수 증

가, 심근 수축력 강화, 피부와 내장의 소동맥 수축에 따른 혈압 상승, 세기관지 확장, 동공 확대, 위장관 운동 억제, 털세움근 수축 그리고 간에서의 글리코겐 분해 촉진을 통한 혈중 포도당 농도 상승 등이 있다. 이러한 반응은 신체가 위급 상황에서 에너지를 신속히 동원할 수 있도록 한다.

나) 노르에피네프린은 에피네프린과 유사한 기능을 수행하지만, 혈당 상승과 기관지 확장 작용은 나타내지 않는다. 에피네프린보다 혈관 수축 작용이 더 강하며 뼈대근육, 피부, 내장의 소동맥을 수축시켜 혈압을 상승시킨다. 노르에피네프린은 부신수질의 크롬친화세포에서 분비되며 동시에 온몸에 분포된 교감신경계 신경종말에서도 분비된다. 저혈압이나 쇼크와 같은 상황에서 교감신경계를 통해 그 분비가 조절된다. 강력한 혈관 수축 작용으로 인해 임상에서는 혈압 상승 및 쇼크 방지를 목적으로 치료제로 사용된다.

바. 췌장

1) 췌장의 구조

췌장은 복강 내에서 십이지장과 비장 사이에 위치하는 소화샘이다. 췌장은 외분비 기능과 내분비 기능을 모두 수행한다. 내분비 기능은 췌장 내 랑게르한스섬에서 이루어진다. 랑게르한스섬은 약 100만 개의 구형 세포 집단으로 구성되어 있으며 췌장 전체에 고루 분포하지만 주로 췌장의 꼬리 부분에 밀집되어 있다. 이 내분비 세포들은 인슐린, 글루카곤, 소마토스타틴 등의 호르몬을 분비하여 혈당과 대사 조절에 관여한다.

2) 췌장의 호르몬

췌장의 랑게르한스섬 세포에서는 인슐린, 글루카곤, 성장호르몬억제호르몬 등이 분비된다.

가) 인슐린은 랑게르한스섬의 β-세포에서 분비되는 단백질 호르몬으로 혈중 포도당 농도를 조절한다. 인슐린은 세포 내로 포도당의 수송을 촉진하여 혈당을 감소시키며 간과 근육에서는 포도당을 글리코겐으로 전환하여 저장을 촉진한다. 또한 단백질 합성과 지방 합성에도 관여하여 대사 전반에 영향을 미친다.

나) 글루카곤은 랑게르한스섬의 α-세포에서 분비되는 호르몬으로 인슐린과 길항 작용을 한다. 글루카곤은 간에서 저장된 글리코겐을 포도당으로 분해하는 당원 분해를 촉진하고 포도당신생성을 증가시켜 혈중 포도당 농도를 상승시킨다. 혈당 농도와 인슐린 농도에 의해 분비가 조절된다.

다) 성장호르몬억제호르몬은 랑게르한스섬의 δ-세포에서 분비되며 인슐린과 글루카곤의 분비를 억제한다. 또한 위장관에서 위산과 소화효소의 분비를 억제하는 역할도 하며 신경전달물질로도 기능한다. 대사 균형 유지에 중요한 조절자 역할을 한다.

사. 생식샘

생식샘은 성적 성숙과 생식 기능에 관여하는 호르몬을 생산하는 기관으로 고환과 난소가 이에 해당한다. 고환에서는 주로 남성 호르몬인 테스토스테론을 생산하며 이는 남성의 이차성징 발현과 정자 형성에 관여한다. 난소에서는 여성호르몬인 에스트로젠과 황체호르몬이 생산된다. 에스트로젠은 여성의 이차성징 발현, 자궁내막 증식, 월경 주기 조절에 관여하며 프로제스테론은 배란 후 황체에서 분비되어 자궁내막을 유지하고 임신 준비에 중요한 역할을 한다.

1) 에스트로젠

에스트로젠은 주로 난소의 성숙한 난포에서 분비되며 임신 기간 중에는 태반에서도 분비되고 고환에서도 소량이 분비된다.

가) 에스트로젠의 기능

① 난자의 성숙을 촉진하고 모든 생식 조직의 크기와 양을 증가시킨다.

② 자궁 상피세포의 증식을 촉진하여 자궁의 크기를 증가시키며 월경 후 탈락한 자궁내막 상피세포의 재생을 촉진한다. 배란 전기에 자궁내막의 비대를 촉진하고 월경 초기 자궁 내 상피세포의 비후 및 각질화를 유도한다. 또한 자궁내막의 전해질 및 체액 유지를 위해 신세관에서 나트륨(Na^+)과 물의 재흡수를 촉진한다.

③ 자궁경부에서는 점액 분비를 촉진하여 정자의 이동을 쉽게 한다.

④ 유선관의 발달을 촉진하여 유방 발달에 이바지한다.

⑤ 임신 기간 중에는 프로락틴 분비를 억제하나 출산 후 에스트로젠 분비가 급격히 감소함으로써 프로락틴 분비가 증가하고 이에 따라 유즙 분비가 촉진된다.

⑥ 여성의 제2차 성징 발현을 유도한다.

⑦ 성숙한 여성에서는 자궁점막의 혈류를 증가시키고 난포의 발육과 난관 및 자궁의 운동성을 증대시킨다. 자궁 근육의 비대 및 자궁점막의 증식을 촉진하며 자궁 근육의 자발적 수축을 증가시켜 성적 충동을 강화한다.

2) 황체호르몬

황체호르몬은 일명 임신호르몬이라 하며 주로 난소의 황체에서 분비된다. 임신 기간 중에는 태반에서도 분비된다. 황체호르몬은 수정된 난자가 자궁에 착상하여 정상적으로 발육할 수 있도록 임신 상태를 유지하는 역할을 한다.

가) 황체호르몬의 기능

① 자궁점막에서 점액 분비를 촉진하여 수정란이 착상하기에 적합한 환경을 조성한다.

② 자궁근의 운동을 억제하여 자궁을 안정시키고 착상된 수정란의 유지와 보호를 돕는다.

③ 배란을 억제하여 임신 중 추가적인 배란이 일어나지 않도록 한다.

④ 유선세포의 발육을 촉진하며 출산 직후 프로락틴 분비를 촉진하여 유즙 분비를 도와준다.

3) 태반

태반에서 분비되는 주요 호르몬에는 에스트로젠, 황체호르몬, 남성 호르몬, 당질부신피질호르몬 등의 스테로이드 호르몬 외에 단백질 호르몬인 사람 융모생식샘자극호르몬(hCG) 등이 있다. 특히 hCG는 임신 초기 중요한 역할을 수행하며 임신 후 처음 3개월 동안 황체에 작용하여 황체의 퇴화를 방지하고 황체가 에스트로젠과 황체호르몬을 지속적으로 분비하게 한다. 이로 인해 자궁 내막이 유지되고 임신이 지속된다. 이후 임신이 진행되면서 태반 자체가 에스트로젠과 황체호르몬을 충분히 생산하게 되어 황체의 기능은 점차 감소한다.

4)고환

고환은 정자라는 생식세포를 생산하는 기관인 동시에 남성 호르몬을 분비하는 생식샘이다. 고환의 간질세포에서는 뇌하수체의 사이질세포자극호르몬(ICSH)의 자극을 받아 테스토스테론이 분비된다. 테스토스테론은 주요 남성 호르몬으로 남성의 이차성징 발현, 정자 형성, 근육과 뼈의 발달, 성적 기능 유지에 관여한다. 또한 고환 내 세르톨리세포에서는 소량의 에스트로젠이 분비된다. 이는 정자 형성과 고환 내 환경 조절에 부분적으로 이바지한다. 남성 호르몬의 주성분은 테스토스테론과 안드로젠이며 테스토스테론은 고환에서 안드로젠은 부신피질에서도 일부 분비되어 전신 대사와 성호르몬 균형 유지에 관여한다.

아. 기타 내분비 조직과 호르몬

1) 솔방울샘

솔방울샘은 태생기 사이뇌의 지붕에서 발생하여 성인에서는 작은 원형 구조로 길이는 약 0.6cm이며 사이뇌의 후방에 있는 줄기에 부착되어 있다. 솔방울샘은 멜라토닌이라는 호르몬을 분비한다. 멜라토닌은 주로 광주기성에 따라 분비량이 조절되며, 생체 리듬과 관련된 주요 역할을 수행한다. 양서류에서 멜라토닌은 멜라닌 색소세포를 수축시켜 피부색을 밝게 하지만, 포유류에서는 멜라토닌이 직접적인 색소 작용을 하지 않는다. 인간을 포함한 고등 포유류에서는 멜라토닌이 생체 시계 조절, 수면-각성 주기 유지 그리고 생식샘의 기능 조절에 관여한다. 특히 멜라토닌은 뇌하수체에서 분비되는 생식샘자극호르몬(GnRH)의 분비를 억제하여 사춘기의 조기 발현을 방지하는 기능을 가진다. 또한 멜라토닌은 다른 내분비샘의 호르몬 분비에 주기적 리듬을 부여하는 역할을 하며 생체 항상성 유지에 이바지한다.

2) 가슴샘

가슴샘은 세로칸 앞부분에 있는 림프성 기관으로 내분비 기능을 수행하는 것으로 확인된다. 가슴샘은 출생 후 점차 성장하여 사춘기 때 최대 크기에 도달한 후 이후 점진적으로 위축되어 성인에서는 대부분 지방조직으로 대체된다. 가슴샘은 티모신이라는 폴리펩타이드 호르몬을 분비한다. 티모신은 면역계에서 T-림프구(T-cell)의 분화와 성숙을 촉진하여 체내 면역 기능 유지에 중요한 역할을 한다. 가슴샘은 T-세포의 교육 및 선별 과정을 통해 자기와 비자기를 구별하는 면역 관용 형성에도 관여한다.

Essential Basic Medicine
for Emergency Medical Technician

PART

3

병리학
Pathology

1
병인론

1. 병리학이란?

병리학(pathology)은 그리스어에서 유래한 용어로 '질병(patho-)'과 '학문(logos)'이 결합한 말이다. 병리학은 질병의 발생 원인과 기전, 형태적 및 기능적 변화, 임상 양상 등 질병 전반을 연구하는 학문이다.

2. 병인

병인이란 질병을 일으키는 원인을 의미하며 크게 내부적 요인과 외부적 요인으로 나뉜다. 내부적 요인은 유전적 요인이나 면역체계 이상과 같이 인체 자체의 원인에 의해 발생하는 경우를 의미하며 외부적 요인은 환경, 감염, 물리적·화학적 자극 등 외부 요인에 의해 발생하는 경우를 의미한다.

가. 내인

1) 나이
가) 나이별로 특정 질병에 대한 취약성이 다르다.
나) 신생아기는 면역력이 낮아 감염성 질환에 취약하며 노인은 퇴행성 질환의 위험이 증가한다.

2) 성별
가) 남성은 폐암 및 심혈관계 질환의 위험이 높으며 여성은 골다공증이나 유방암 발생 비율이 높다.

3) 인종

가) 특정 인종은 특정 질병에 대해 더 취약하거나 저항력이 있는 경향이 있다.

나) 예를 들어, 백인 여성은 골다공증에 취약한 경향이 있다.

4) 유전적 요인

가) 부모로부터 유전적으로 물려받은 소인은 질병 발생에 중요한 영향을 미친다.

나) 당뇨병, 고혈압 등 만성질환의 경우 유전적 소인이 모든 환자에게서 동일하게 발현되는 것은 아니며 환경적 요인 및 개인의 생활 습관과 상호작용을 해 질병 발생 여부가 결정된다.

5) 개인의 생활 습관

가) 동일한 유전적 소인을 가진 경우라도 신체 활동 수준, 흡연, 식습관 등의 생활 습관에 따라 질병의 발생 여부 및 시기가 달라질 수 있다.

6) 면역

가) 개인의 면역력에 따라 똑같은 감염원에 노출되더라도 질병 발생 여부가 달라질 수 있다.

나) 면역력이 저하된 사람에게서만 발생하는 기회감염이 대표적인 예이다.

7) 영양과 대사장애

가) 개인의 영양 상태 및 대사 기능의 이상 여부에 따라 신체의 질병 적응 방식이 달라지며 이는 질병 발생에 영향을 미친다.

나. 외인

인체는 다양한 외부 자극으로 손상이 될 수 있으며 이 손상이 회복되지 않으면 질병이 발생할 수 있다.

1) 물리적 요인

가) 외상: 타박상, 골절, 절단 등 물리적 충격으로 발생하는 손상

나) 온도: 저온(동상, 저체온증) 또는 고온(화상, 열사병)으로 인한 조직 손상

다) 기압: 고산병, 감압병(잠수병) 등 기압 변화로 인한 신체 이상

라) 방사선: 자외선, X선, 감마선 등에 의한 세포 및 DNA 손상

2) 화학적 요인

가) 산: 강산에 의한 화학적 화상과 조직 손상

나) 알칼리: 강알칼리에 의한 피부 및 점막 손상

다) 기타 화학물질: 중금속(납, 수은), 약물, 독소, 환경오염 물질 등이 신체에 미치는 해로운 영향

3) 생물학적 요인(감염)

가) 바이러스, 박테리아, 곰팡이, 기생충 등 병원성 미생물에 의해 감염이 발생할 수 있다.

나) 감염병은 병원체의 종류, 전파 경로, 면역 상태 등에 따라 증상과 중증도가 달라질 수 있다.

4) 환경적 요인

가) 현대인이 거주하는 환경은 매우 복잡하고 다양하며 이러한 환경적 요인은 질병 발생에 중요한 영향을 미친다.

나) 현대인의 질병에 영향을 주는 대표적 환경 요인으로는 공기나 수질 오염, 교통수단의 발달로 인한 운동 부족 및 좌식 생활 습관, 만성적인 스트레스, 직업적 환경에서 유해 물질 및 유해 환경에 대한 지속적 노출 등이 포함된다.

2
세포의 손상과 적응

1. 세포 손상이란?

가. 외부 자극과 세포의 반응

인체 세포는 눈으로 관찰할 수 없는 작은 크기의 생명 단위로 이루어져 있다. 세포는 세포막이라는 반투과성 막으로 둘러싸여 있으며 내부에는 핵과 세포질을 포함하고 있다. 세포는 인체를 구성하는 가장 기본적인 단위이며 유사한 구조와 기능을 가진 세포들이 모여 조직을 형성하고 이런 조직이 각각의 기능을 수행하면서 장기를 이루어 생명 활동을 유지한다. 인체가 정상적인 생명 활동을 지속하기 위해서는 주변 환경과 구별되는 내부 환경을 일정하게 유지하는 것이 필수적이다. 그러나 외부 환경은 끊임없이 변화하며 이러한 변화는 인체의 내부 환경에도 영향을 미치는데 이를 외부 자극이라고 한다. 인체는 이러한 내부 환경의 변화를 최소화하기 위해 음성 되먹임 기전을 통해 내부 환경을 일정하게 유지하는데 이를 항상성이라 한다.

나. 세포 손상

정상적인 상황에서 우리 세포는 외부 자극에 반응하여 화학적 및 물리적 조성의 변화를 통해 외부 환경에 적응하고 이를 통해 일정한 내부 환경을 유지하며 생명 활동을 지속한다. 이러한 과정을 세포의 생리적 적응이라고 한다. 그러나 지속적이거나 심각한 외부 자극이 가해지면 정상적인 적응 반응을 통한 항상성 유지가 어려워지고 결국 세포는 고유한 내부 환경을 잃게 된다. 이런 상태를 세포 손상이라고 한다. 세포손상은 원래의 배부 환경을 회복할 수 있는 가역적 손상과 정상 기능을 되찾을 수 없으며 결국 세포 사멸로 이어지는 비가역적 손상으로 나뉜다. 일부 세포는 영구적인 손상을 막기 위해 지속적인 외부 자극에 반응하여 비정상적인 형태적 변화를 일으키는데 이를 세포의 병적 적응이라고 한다(그림 3-2-1). 또한 세포 손상 및 적응 과정에서 다양한 물질들이 병적으로 세포 내

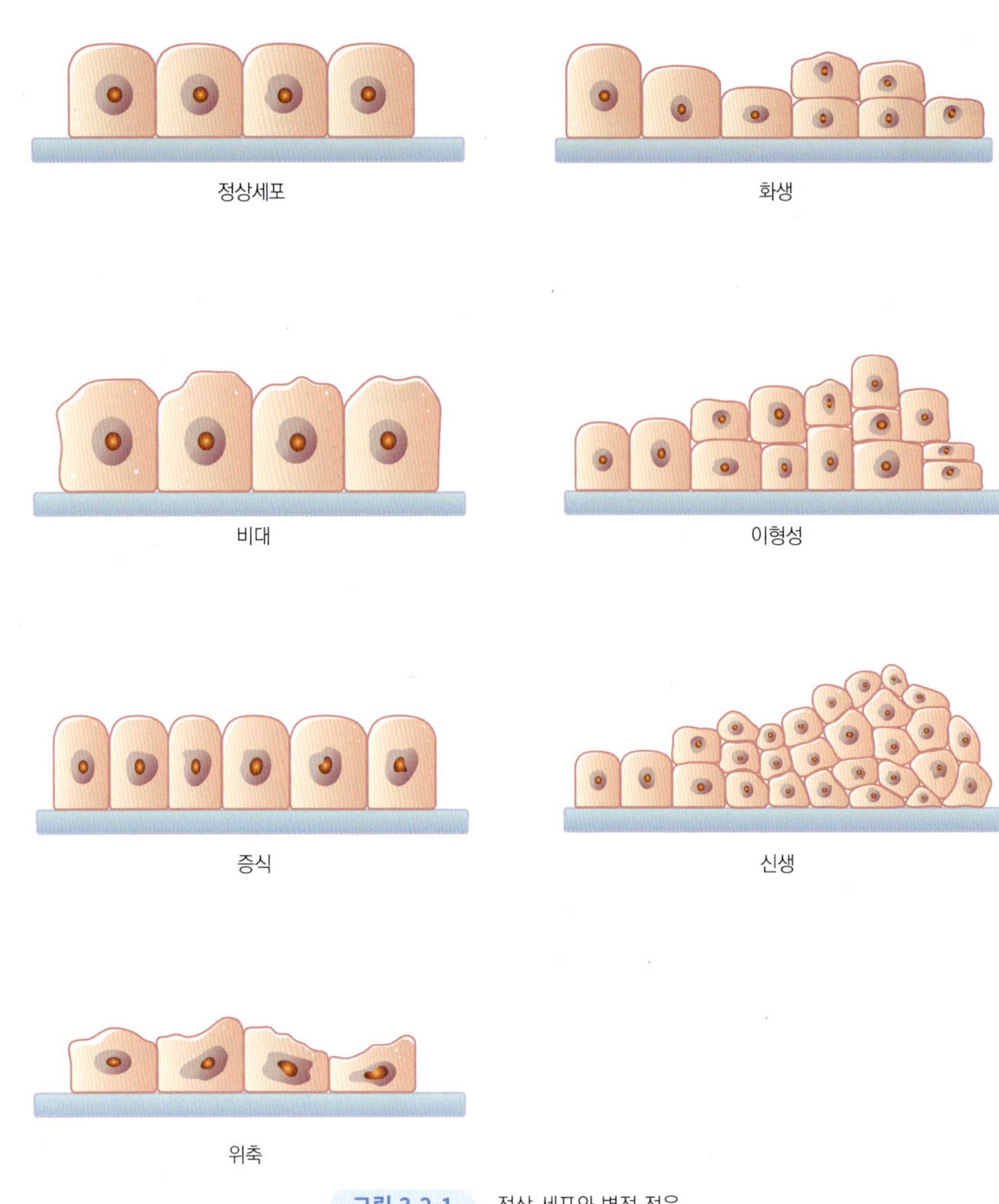

그림 3-2-1 정상 세포와 병적 적응

에 축적될 수도 있다.

2. 세포 적응

가. 비대(Hypertrophy)

세포 비대란 세포의 수적 증가 없이 각각의 세포의 크기가 커짐으로써 조직 또는 기관의 크기가 증가하는 현상이다. 정상적인 생리적 반응(생리적 비대)과 비정상적인 병적 반응(병적 비대)로 나눌 수 있다.

1) 생리적 비대

생리적 비대는 자극량의 증가 또는 호르몬 작용으로 발생한다. 예를 들면, 운동선수의 근육은 지속적인 운동 자극으로 인해 근섬유 크기가 증가하면서 전체적인 근육량이 늘어나고 임신한 여성에서는 호르몬 자극(에스트로겐)의 영향으로 자궁 평활근이 비대해진다.

2) 병적 비대

병적 비대는 다양한 병적 원인에 의해 발생한다. 예를 들면, 고혈압 환자에서 지속적인 좌심실 내 이완기말기압력의 증가와 말초혈관 저항 증가로 인해 좌심실 작업량이 증가하게 된다. 이러한 부담이 지속되면 좌심실 근육이 비대해지는 병적 반응이 일어난다.

나. 증식(Hyperplasia)

비대와 달리 세포의 수적 증가로 인해 조직 또는 장기의 크기가 증가하는 현상을 증식이라고 한다. 일반적으로 동일한 자극으로 세포 증식과 비대가 함께 발생하는 경우가 많으며 증식이 일어나기 위해서는 해당 조직 세포가 세포 분열이 가능한 상태여야 한다. 세포 증식은 생리적 증식과 병리적 증식으로 구분된다.

1) 생리적 증식

생리적 증식은 호르몬 작용이나 조직 재생 과정에서 정상적으로 발생한다. 예를 들면, 임신 중 여성의 유선조직은 호르몬의 분비에 반응하여 증식하고 간과 같은 재생 능력이 높은 조직에서 일부가 손실되었을 때 손실된 조직을 보충하기 위해 세포 증식이 일어나는 과정이 관찰된다. 증식은 상처 치유 과정에서도 중요한 역할을 한다. 정상 세포의 증식만으로 상처 부위가 복구되면 흉터가 거의 남지 않지만, 결합조직과 같은 비정상 조직이 과도하게 증식하면 상처 치유 후에도 흉터가 남을 수 있다.

2) 병리적 증식

병리적 증식은 질병으로 인한 호르몬 과분비나 바이러스 감염에 의한 세포 성장 인자의 과도한 활성화로 인해 일어난다. 예를 들면, 뇌하수체 종양 환자에서 과도한 성장호르몬 분비로 인해 거인증이나 말단비대증이 나타날 수 있다. 사람유두종바이러스 감염 조직에서는 비징상적인 성장 인자가 과도하게 작용하여 사마귀와 같은 증식성 상피세포 덩어리를 형성한다. 암 또한 세포의 병리적 증식의 일종으로 볼 수 있다. 암 환자의 경우 비정상적 암세포가 지속적으로 분열하여 종양 덩어리를 형성한다. 이러한 비정상 세포가 장상 세포의 구조와 기능을 침범하면서 병적인 상태를 초래한다.

다. 위축(Atrophy)

위축은 비대나 증식과 반대되는 과정으로 세포의 크기와 수가 감소하면서 조직이나 기관의 양적 감소와 기능 저하를 초래하는 현상이다. 위축은 성장이나 노화 과정에서 정상적으로 발생하는 생리적 현상일 수도 있지만, 다양한 병리적 원인에 의해 발생할 수도 있다. 또한 위축은 국소적으로 특정 부위에서만 일어날 수도 있으며 경우에 따라 전신적인 변화를 초래하기도 한다.

1) 불용위축

장기간 근육을 사용하지 않을 때 해당 근육이 점차 위축되는 현상이다. 예를 들면, 골절로 인해 장기간 석고 고정 또는 깁스하거나 심각한 질환으로 인해 장기간 침대에 누워 있어 활동하지 않는 환자에게서 발생한다. 이러한 경우 뼈대근육은 빠른 속도로 근육량 감소가 진행되며 근육의 크기뿐만 아니라 근육 세포의 수도 감소한다. 또한 장기간 움직이지 않으면 뼈의 생성이 촉진되는 중력 자극이 부족하여 골다공증이 함께 발생할 수 있다.

2) 탈신경위축

근육을 지배하는 신경이 손상되거나 단절될 경우 발생하는 위축이다. 신경이 손상되면 근육 자체의 기능은 정상이더라도 신경 자극이 전달되지 않아 근육의 움직임이 소실되면서 결국 위축이 진행된다. 예를 들면, 척수 손상으로 인한 하반신 마비 환자에서 다리 근육의 위축이 발생한다.

3) 허혈성 위축

허혈성 위축은 혈관이 서서히 폐쇄되면서 산소와 영양 공급이 부족해져 조직이 위축되는 현상을 의미한다. 동맥경화증과 같은 혈관 질환이 진행되면 해당 혈관이 공급하는 조직에 충분한 산소화된 혈액이 전달되지 못하여 조직 세포가 손상되면서 위축이 발생한다. 특히 노인의 경우 정상적인 노화 과정 외에도 허혈성 위축이 기능 저하를 가속하는 주요 원인이 될 수 있다(그림 3-2-2). 노인에서 많이 발생하는 치매는 크게 두 가지 주요 원인으로 발생한다. 원발성 치매는 알츠하이머병에 의해 뇌세포가 위축되면서 발생하는 치매를 말하고 허혈성 치매는 뇌동맥의 동맥경화증이 악화하면서 뇌 조직으로 가는 혈류가 감소하여 발생하고 허혈로 인한 뇌세포 위축이 진행되면서 치매 증상이 심화한다. 노인의 치매 예방을 위해서는 알츠하이머병을 조기에 진단하여 예방적 약물 치료 및 인지 치료를 시행하는 것이 중요하다. 동시에, 혈관 폐쇄로 인한 뇌세포 위축을 방지하기 위해 고혈압, 당뇨병, 동맥경화증 발생 위험 요소를 적절히 관리해야 한다.

4) 영양결핍

영양결핍 환자는 전신적으로 영양소 공급이 부족하므로 저장된 에너지뿐만 아니라 인체 조직을 분해하여 에너

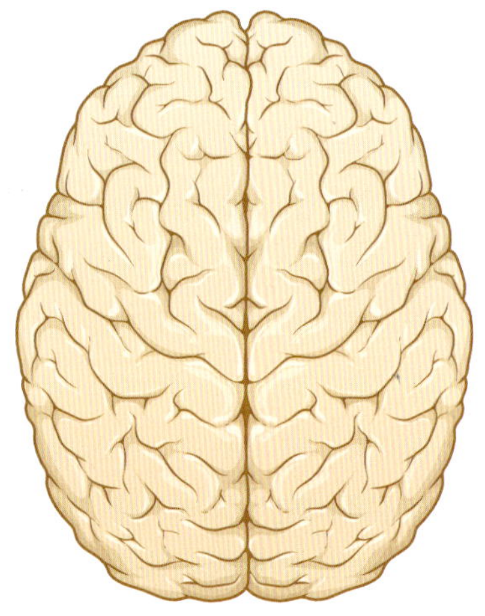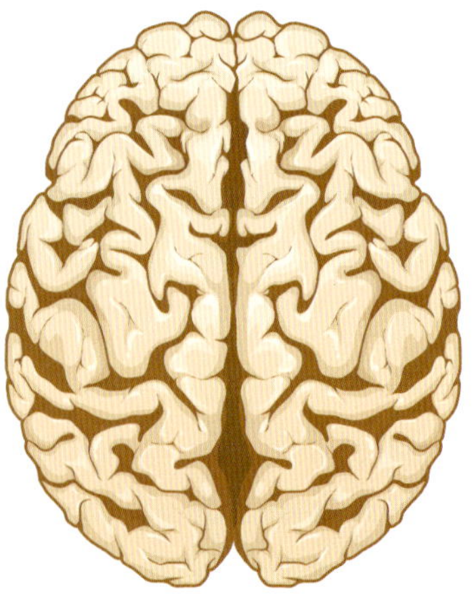

그림 3-2-2   정상 성인의 뇌와 동맥경화증으로 인해 위축된 노인의 뇌

지원으로 사용하게 된다. 이 과정에서 지방 조직뿐만 아니라 근육 조직의 위축이 심각하게 발생하며, 특히 전신적인 위축이 나타난다. 또한, 만성 염증 환자에게서도 염증 부위에서 분비되는 사이토카인과 같은 물질이 근육 위축을 유발하는 것으로 알려져 있다.

5) 호르몬 결핍

인체의 일부 기관은 호르몬 자극이 없으면 대사 및 기능이 저하되어 위축이 발생할 수 있다. 예를 들면, 폐경 이후 여성에서는 여성호르몬 분비 감소로 인해 자궁과 유선의 위축이 발생한다. 이러한 변화는 성장과 노화 과정에서 정상적으로 나타나는 생리적 변화로 간주한다.

6) 조직에 가해진 압력(압박)

일정 시간 이상 조직에 지속적인 압력이 가해지면 혈액 공급 장애가 발생하여 허혈성 위축과 유사한 기전으로 조직 위축이 일어난다. 예를 들면, 장기간 누워 있는 환자에서 지속적인 압박이 가해진 부위에서 혈류 장애로 인해 조직 괴사 및 위축이 발생할 수 있다.

라. 화생(Metaplasia)

화생이란 기존 조직의 정상적인 세포 유형이 다른 유형의 세포로 변하는 현상을 의미하며, 이는 지속적이고 과도한 외부 자극이 세포에 가해질 때 발생한다. 화생이 발생하는 이유는 기존 세포가 특정 자극에 취약한 경우 자극에 더 잘 견딜 수 있는 세포 유형으로 변하여 세포 손상을 막는 적응 기전으로 작용한다. 따라서 화생은 일종의 방어적 변화라고 볼 수 있다. 주로 외부 환경에 많이 노출되는 상피세포에서 흔하게 발생하고 중간엽에서 유래한 결합 조직에서도 관찰될 수 있다.

1) 상피 화생

예를 들면, 만성 흡연자의 기관과 기관지에서는 지속적인 담배 연기의 자극으로 인해 섬모 원주상피가 중층 편평상피로 대체된다(그림 3-2-3). 이러한 변화는 담배 연기의 자극에는 더 강한 내성을 가지지만, 기관지의 중요한 기능인 이물질 제거 능이 상실되는 부작용을 초래한다. 섬모 원주상피에서 편평상피로 변화하면 점액 분비 기능이 감소하고 섬모 운동 기능이 소실되어 이물질 및 병원균(세균, 바이러스) 배출 능력이 저하된다. 그 결과 흡연

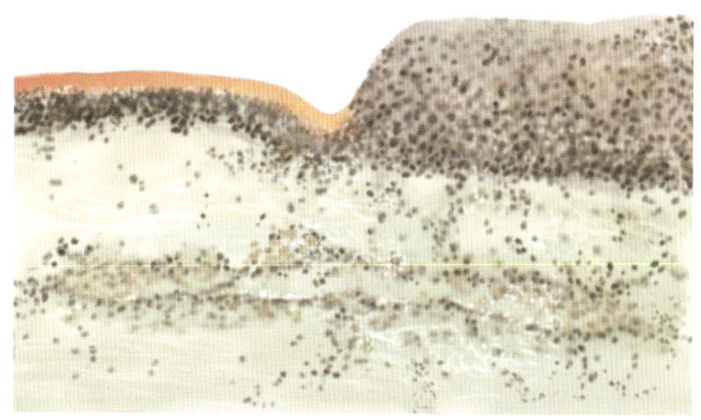

그림 3-2-3   정상 기관지 섬모상피와 화생으로 변형된 편평상피

자는 사소한 세균이나 바이러스 감염에도 취약해지며 만성 기관지염 및 호흡기 감염의 위험이 증가한다. 위나 식도와 같은 소화기관에서는 반대로 편평상피가 장의 원주상피로 대체되기도 한다. 예를 들면, 만성적인 위산 역류(GERD)로 인해 식도의 편평상피가 원주상피로 대체되는 병적 변화가 발생하고, 이는 식도암 발생 위험을 증가시킬 수 있다(바렛 식도).

2) 형성이상(Dysplasia)과 신생물(Neoplasia)

형성이상은 세포의 분화 및 성숙 단계 과정에서 이상이 발생한 상태를 의미한다. 정상조직인 상피 조직에서는 세포 분열이 규칙적이며 세포 크기와 핵의 모양이 일정하게 유지된다. 그러나 형성 이상이 발생하면 비정상적인 세포가 무질서하게 배열되며 세포 크기 및 핵의 형태가 불규칙해지는 변화가 나타난다. 형상이상은 외부 자극이 사라지면 정상 조직으로 되돌아갈 수도 잇지만, 비정상적 세포 증식이 지속되면 신생물로 진행될 가능성이 높다. 대표적인 발생 부위는 흡연자의 기관지 점막, 자궁경부, 위장 점막이다. 신생물은 정상적인 인체에서는 관찰되지 않는 비정상적인 세포가 과잉 증식하는 상태를 의미한다. 신생물은 비정상적인 세포가 자율적으로 증식하고 외부 자극이 사라져도 세포 증식이 멈추지 않는다. 신물의 특성과 분류는 Chapter VII 신생물 편에서 자세히 설명한다.

3. 세포 손상 원인 및 기전

가. 세포 손상 원인

세포 손상을 유발하는 원인은 물리적, 화학적, 생물학적 요인뿐만 아니라 유전적 및 환경적 요인도 포함된다. 이러한 요인들은 단독으로 작용할 수도 있으며 복합적으로 작용하여 세포 손상을 초래할 수도 있다.

1) 저산소증

세포 손상의 가장 흔한 원인 중 하나는 저산소증이다. 세포 내 산소 공급이 중단되면 세포는 저산소 상태에서 손상을 입게 된다. 저산소증의 가장 흔한 원인은 혈관 장애로 인해 혈액 공급이 차단되는 허혈이다. 허혈을 유발하는 주요 원인은 동맥벽에 지방 침착물이 쌓여 혈관이 좁아지는 질환인 죽상경화증과 혈전 또는 이물질이 혈관을 막아 혈류를 차단하는 색전증이다. 그 외에도 폐질환으로 인해 산소 공급이 원활하지 않을 경우(예: COPD) 세포 손상이 발생할 수 있고 적혈구 수 감소 또는 헤모글로빈(Hb) 기능 저하로 인해 산소 운반 능력이 감소(빈혈)할 경우 저산소증이 발생할 수 있으며 일산화탄소는 헤모글로빈과 결합하여 산소 공급을 차단(일산화탄소 중독)하므로 조직으로의 산소 전달이 감소하여 심각한 세포 손상을 유발한다.

2) 물리적 요인

세포는 외부에서 직접적인 물리적 압력을 받을 경우 손상될 수 있으며 방사선이나 전기 자극 또한 세포 형태를 파괴할 수 있다. **고온에 노출되면 단백질 변성과 조직 손상**이 발생(화상)하거나 저온에 장기간 노출되면 조직 내 얼음 결정이 형성되어 세포막이 손상(동상)된다. 고도가 상승하면 기압이 낮아져 혈액 내 산소 농도가 감소하면서 세포 손상이 발생(고산병)하거나 빠른 감압으로 인해 혈액 내 용해된 질소가 기포로 변하면서 조직과 세포를 파괴(잠수병)된다.

3) 화학적 요인

일상에서 접하는 다양한 화학물질이 세포 손상을 유발하며 이들의 성질에 따라 세포를 기전은 다양하다. 대표적인 세포 손상 유발 화학물질 은 강산 및 강염기, 중금속(비소, 수은), 독성 화학물질(제초제, 살충제), 산소 유리기 등이 있다.

4) 세균과 바이러스 감염

세균(bacteria), 바이러스(viruses), 곰팡이(fungi) 등 다양한 병원체는 인체에 침입하여 세포 손상을 유발하며 심한 경우 전신 감염을 초래하여 사망에 이를 수도 있다. 더욱 자세한 내용은 chapter 5 감염에서 설명하였다.

5) 면역반응 이상

면역계는 외부 병원체로부터 인체를 보호하는 역할을 하지만, 비정상적인 면역반응이 발생할 때 오히려 자기 조직을 손상할 수 있다. 면역계가 정상 조직을 외부 항원으로 잘못 인식하여 자신의 세포와 조직을 공격하는 현상을 자가면역질환이라고 하며 보다 자세한 내용은 Chapter 6 면역(Immunology)에서 설명한다.

6) 유전적 요인

일부 유전적 이상은 정상적인 생리적 반응에 장애를 초래하여 조직 및 세포 손상을 유발할 수 있다. 예를 들면, 선천성 대사 장애(예: 페닐케톤뇨증, 갈락토스혈증), 세포 손상을 유발할 수 있는 기타 유전적 질환(예: 겸상적혈구빈혈)이 있다.

7) 영양장애

영양 결핍과 영양 과다는 모두 세포 손상을 초래할 수 있다. 영양 결핍은 필수 영양소 부족으로 인한 세포 손상으로 단백질, 무기질, 비타민 등의 결핍은 세포 및 조직 기능 저하를 유발할 수 있다. 영양 과다는 과잉 섭취로 인한 대사 이상 및 세포 손상으로 비만과 대사증후군은 만성 염증 및 산화 스트레스를 유발하여 세포 손상을 초래한다.

4. 세포 손상 기전 및 경과

세포는 외부 자극으로 다양한 방식으로 손상이 될 수 있으며 손상의 기전은 자극의 강도, 지속 시간 그리고 손상이 된 세포의 종류 및 상태에 따라 달라진다.

가. 세포 손상 기전

세포 손상은 다양한 기전에 의해 발생하며 여러 요인이 복합적으로 작용할 수 있다. 다음은 세포 손상에서 중요한 역할을 하는 주요 기전이다.

1) 세포 내 ATP 고갈

세포 내 ATP가 산소 결핍이나 에너지원 부족으로 인해 충분히 생성되지 못하면 세포막에 존재하는 이온 펌프,

특히 Na^+/K^+ 펌프의 기능에 장애가 발생한다. 그 결과 나트륨(Na^+)이 세포 내에 축적되고 이로 인해 세포 내로 수분이 유입되어 삼투압에 의한 세포 부종이 발생한다.

2) 세포 내 미토콘드리아의 손상

세포 내 미토콘드리아는 생명 유지에 필수적인 ATP를 생성하는 주요 기관이다. 따라서 독성물질 등에 의해 미토콘드리아가 비가역적으로 손상되면 ATP 생산이 중단되거나 감소하여 세포 손상이 더 심화한다.

3) 세포 내 칼슘 유입과 칼슘 평형 소실

정상적인 세포에서는 세포 내 칼슘(Ca^{2+}) 농도가 매우 낮게 유지된다. 그러나 허혈이나 독성물질에 의해 세포 내 칼슘 농도가 비정상적으로 증가하면 세포 내 효소가 활성화되어 단백질 분해, 지질 분해, DNA 손상 등이 유발되며 이로 인해 세포 손상이 가속화된다.

4) 유리 산소기의 축적

화학물질이나 방사선에 노출된 세포에서는 반응 산소종이 증가하며 이는 세포 손상 기전에 중요한 역할을 한다. 반응 산소종은 세포막의 지질, 단백질, DNA 등을 손상하며 항산화 시스템이 이를 효과적으로 제거하지 못하면 세포 손상이 심화한다.

5) 세포막의 투과성 장애

정상 세포의 세포막은 선택적 반투과성을 가지는데, 유리산소기에 의한 지질 과산화, 인지질의 소실, 또는 막단백질의 변성으로 인해 세포막의 구조적 안정성이 손상될 수 있다. 이로 인해 세포 내로 유해 물질이 유입되고 세포 내 필수 물질(예: 이온, 단백질, 효소 등)이 외부로 유출되면서 세포의 항상성이 파괴된다. 결국, 이러한 변화는 세포 기능 저하 및 세포 사멸을 유발할 수 있다.

나. 허혈 및 허혈-재관류 손상

허혈은 조직 손상의 가장 흔한 원인 중 하나로 허혈로 인해 저산소증이 발생하면 세포 내 ATP 생성이 중단된다. 이에 따라 해당 조직의 세포는 ATP 고갈로 인해 초기에는 무산소 해당 과정을 통해 에너지를 얻지만, 혈류 장애로 인해 혐기성 해당 과정에서 생성된 젖산 등의 부산물이 축적되면 세포 내 산성화가 진행되어 해당 과정조차 방해를 받게 된다. 그 결과, 세포막의 Na^+/K^+펌프 기능이 정지하면서 세포 내로 나트륨(Na^+)과 수분이 유입되어 세포 부종이 발생한다. 이 과정에서 다시 산소가 공급되면 세포가 더 이상의 손상을 멈추고 원래의 생리적 상태로 회복될 수 있지만, 혈류 장애가 지속되면 비가역적 세포 손상, 즉 괴사로 진행하게 된다. 이론적으로 가역적 손상이 된 세포는 혈류가 재개되는 즉시 산소를 공급받아 정상적인 상태로 회복될 수 있다. 그러나 실제로 뇌경색이나 심근경색 환자에서 막힌 혈관이 재관류로 인해 혈액을 다시 공급받을 때 오히려 조직 손상이 심화하는 경우가 종종 관찰된다. 재관류 손상의 주요 기전으로는 갑작스러운 산소 유입으로 인한 반응산소종(ROS)의 증가, 염증 반응 물질의 증가로 인한 과도한 염증 반응, 보체계 활성화 등이 관여하는 것으로 알려져 있다.

다. 세포 손상의 경과

세포가 외부 자극에 정상적으로 적응하지 못하면 손상이 발생하며 초기에는 주로 세포 부기나 지방 변화와 같은 가역적 손상이 나타난다. 그러나 시간이 지남에 따라 손상이 심화하면 외부 자극이 사라져도 회복되지 않는 비가역적 손상으로 진행되며 결국 세포 괴사를 초래한다. 예를 들어, 급성 심근경색증 환자의 경우 관상동맥이 폐쇄되면 심근 조직이 손상되기 시작한 직후 수분 이내에는 육안이나 광학현미경으로 형태학적 변화를 관찰하기 어렵다. 그러나 1~2시간이 지나면 세포 부종과 같은 초기 손상이 나타나며 점차 비가역적인 손상으로 진행된다. 비가역적 세포 손상, 즉 괴사는 4~12시간이 지난 후부터 조직학적으로 관찰할 수 있으며 이 시점에서 혈액 내 심근 효소 증가도 확인할 수 있다.

1) 가역적 세포손상(변성)

가역적 세포 손상 단계에서는 **손상을 유발한 외부 자극이 제거되면 세포는 회복되어 원래의 형태와 기능을 되찾을 수 있다.**

가) 세포 부기(Swelling)

세포질 내외 이온 불균형으로 인해 체액이 세포질 내로 유입되면서 발생하는 현상으로 세포의 부피가 증가하게 된다. 육안으로 관찰되는 소견으로는 장기의 색깔이 창백해지고 혼탁해지며 피막으로 둘러싸인 장기는 부피가 증가하여 피막이 팽팽해지는 모습을 보일 수 있다. 광학현미경 소견에서는 육안 소견보다 뚜렷하지 않으나 세포 부종이 지속되면 세포질 내에 작은 공포들이 형성되는 수포성 변화 또는 공포변성이 관찰될 수 있다.

나) 지방변성

세포 내 지방 대사의 이상으로 인해 원래 지방 성분이 없는 세포 내에 지방이 비정상적으로 축적되는 현상으로 주로 간, 심장 등에서 흔히 관찰된다. 육안 소견에서는 기의 색깔이 누렇게 변하며 장기의 크기가 커지는 것이 관찰될 수 있다. 광학현미경 소견에서는 세포 내에 지방 소포가 형성된 모습을 관찰할 수 있다. 지방 변화는 이 장의 마지막 '세포 내 축적' 부분에서 더 자세히 설명하였다.

2) 비가역적 세포손상(괴사)

세포가 외부 자극에 더 이상 적응하지 못하고 심각하게 손상이 되면 핵과 세포막을 포함한 세포 내 구조물의 단백질 변성과 효소 작용에 의한 분해가 진행된다. 이러한 과정에서 세포의 형태학적 변화가 발생하며 궁극적으로 세포가 죽음에 이르는 현상을 세포 괴사라고 한다.

3) 세포자멸사(Apoptosis)

세포자멸사는 생명 유지를 할 수 없는 세포를 선택적으로 제거하는 프로그램된 세포 사멸의 한 형태이며, 외부 유해 자극에 따라 무작위적으로 발생하는 괴사와 구별된다. 세포자멸사는 일종의 세포 자살 과정으로 볼 수 있으며 생리적 세포자멸사는 정상적인 생리적 과정에서 비정상적인 세포나 불필요한 세포를 제거하는 과정을 말하고 병적 세포자멸사는 방사선, 화학적 손상, 질병 등 외부 요인에 의해 손상된 세포를 제거하는 과정이다. 세포자멸사는 암 발생을 예방하는 중요한 기전으로 작용하며 이 기전이 정상적으로 조절되지 않으면 암세포의 증식이나 자가

면역질환과 같은 병리적 상태를 초래할 수 있다.

5. 괴사(Necrosis)

가. 괴사한 세포의 변화

　세포가 가역적 단계를 지나 비가역적 손상 단계로 접어들면, 앞서 설명한 여러 세포 손상 기전이 작용하여 세포를 구성하는 단백질, 특히 세포막 성분에 변화를 초래하며 이로 인해 세포가 원래의 형태를 유지하지 못하게 된다. 세포막의 통합성이 상실되면 세포 내부와 외부를 구분하던 경계가 무너지며 세포 내 물질, 특히 효소가 세포 밖으로 유출되어 주변 조직에 염증과 손상을 유발한다. 세포핵의 변화도 함께 일어나며 염색체가 응집하는 핵농축이 시작되고 점차 핵이 용해되는 핵용해를 거쳐 완전히 소실되는 핵붕괴가 일어난다. 괴사한 세포는 단백질 변성과 핵의 손상으로 인해 호산성을 띠게 되며 현미경 검사에서 붉게 염색된다. 괴사의 형태학적 변화는 단백질 변성과 효소 작용 중 어떤 기전이 더 우세한지에 따라 여러 형태로 분류할 수 있다.

나. 괴사의 종류

1) 응고괴사

　응고괴사(coagulation necrosis)는 세포를 구성하는 단백질뿐만 아니라 세포 내 효소까지 변성되면서 효소 작용에 의한 자가융해가 억제되어 세포 구조가 비교적 오랜 시간 유지되는 괴사 형태이다. 이는 달걀의 흰자가 열에 의해 응고되는 것과 유사하게 조직이 단단해지는 특징을 보인다. 뇌를 제외한 대부분의 장기에서 발생하며 혈관 폐쇄로 인한 허혈이 주된 원인이다. 특히 심장과 신장과 같은 고형 장기에서 혈관 폐쇄로 인한 허혈성 손상 시 자주 관찰된다. 예를 들면, 심근경색증 환자에서 관상동맥이 폐쇄되면 심근세포가 허혈성 손상이 돼 응고괴사가 발생한다. 이러한 허혈성 손상으로 인해 심근세포가 완전히 파괴된 병변을 경색이라고 한다.

2) 액화괴사

　액화괴사(colliquative necrosis)는 세포를 구성하는 단백질이 세포 내외의 효소 작용으로 완전히 분해되어 조직이 액체화되는 괴사 형태이다. 응고괴사와 달리 손상된 조직이 형태를 유지하지 못하고 액체 덩어리를 형성하게 된다. 강력한 백혈구 작용이 동반되는 세균 감염에서 흔히 발생하며 괴사한 조직과 백혈구가 함께 섞여 끈적끈적한 고름을 형성한다. 이는 뇌 조직이 지질이 풍부하고 응고를 형성하는 단백질이 적어 괴사 시 응고괴사보다 액화괴사가 더 쉽게 발생하기 때문에 다른 장기보다 뇌에서 저산소성 괴사가 발생할 때 주로 관찰된다.

3) 괴저괴사

　괴저괴사는 괴사한 조직에 이차적으로 세균 감염이 발생하여 조직이 추가로 손상되는 특수한 괴사 형태이다. 세균 감염이 진행되면서 괴사한 조직이 검게 변하며 세균이 생성하는 가스로 인해 악취가 발생한다. 세균이 조직 독소를 분비하여 괴사한 조직의 파괴를 촉진하고 감염 부위가 빠르게 확산하므로 즉시 감염된 부위를 제거하지 않으면 생명을 위협할 수 있다. 주로 팔, 다리, 특히 다리에서 혈액 공급이 차단될 때 잘 발생한다(그림 3-2-4). 마른 괴

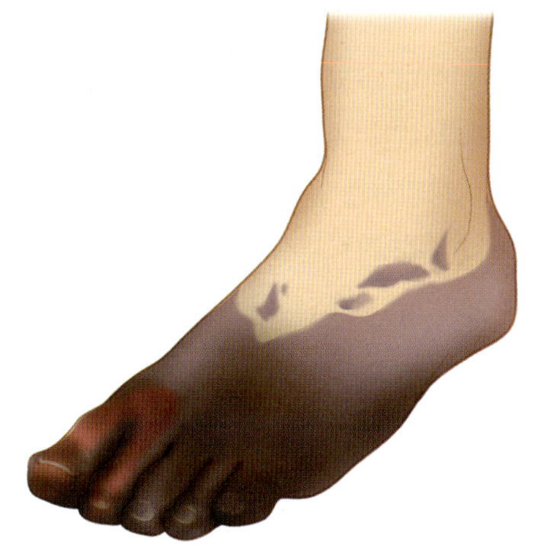

그림 3-2-4   당뇨병 환자의 발에 발생한 괴저괴사

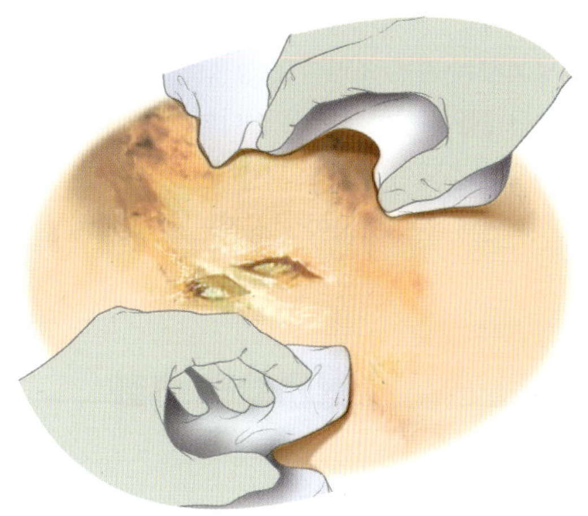

그림 3-2-5   기체괴저

저는 대부분 응고괴사한 부위에서 발생하고 조직이 검게 변하고 건조하며 감염이 비교적 적어 진행 속도가 느리다. 습성괴저는 액화괴사한 부위에서 발생하고 세균 감염이 심하고 조직이 부드러워지며 악취가 강하고 빠르게 진행된다. 기체괴저(그림 3-2-5)는 세균에 의해 조직이 발효되면서 가스가 생성되는 형태로 괴사한 조직 내에 가스가 축적되며 감염이 빠르게 확산한다.

4) 치즈괴사

치즈괴사는 응고괴사와 액화괴사가 혼합된 형태의 괴사로 괴사한 조직이 부서지기 쉬우며 치즈처럼 뭉글뭉글한 질감을 보이는 것이 특징이다. 이러한 특징 때문에 치즈괴사라는 명칭이 붙었다. 결핵 감염에서 흔히 관찰되며 괴사한 조직이 염증세포(특히 대식세포, 림프구 등)에 둘러싸여 특이한 덩어리를 형성하는데 이를 육아종이라고 한다. 육아종 형성은 결핵성 감염에서 특징적으로 관찰되는 병리학적 소견이다(그림 3-2-6).

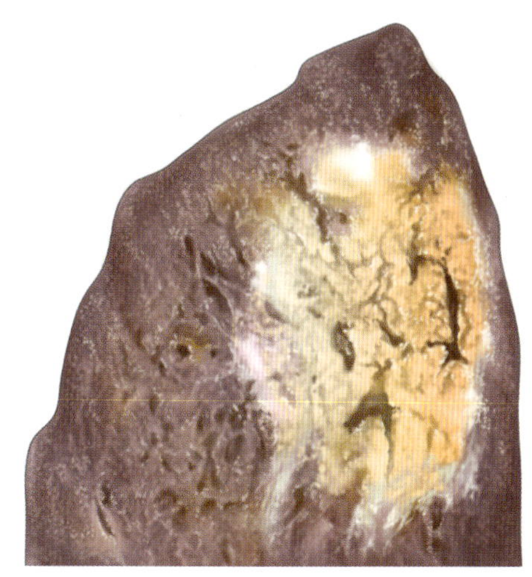

그림 3-2-6   폐결핵 환자의 폐에서 관찰되는 치즈괴사

5) 지방괴사

지방괴사는 지방 조직이 손상으로 인해 파괴될 때를 지칭하는 용어이며 응고괴사나 액화괴사와 같은 특정한 괴사의 형태를 지칭하는 것은 아니다. 급성 췌장염에서 췌장 세포가 파괴되면서 활성화된 지방분해효소가 췌장 및 복강 내로 유출되어 지방 조직을 분해하며 복막이나 췌장 조직에서 액화괴사를 유발하는 것이 대표적인 예이다. 외상으로 인해 유방 조직이 직접적인 물리적 손상을 받아 발생하는 비효소성 지방괴사도 존재한다.

6. 기타 세포의 형태학적 변화

가. 세포 내 축적

세포는 외부 자극에 적응하는 과정에서 다양한 물질을 세포 내에 축적할 수 있다. 이러한 축적은 지방이나 단백질과 같이 원래 세포를 구성하는 성분이 과도하게 축적되는 경우와 비정상적인 대사산물이 효소 작용의 변화로 인해 세포 내에 축적되는 경우로 나뉜다. 세포 내 물질 축적의 주요 원인 해당 물질의 생성이 비정상적으로 증가하는 경우, 물질을 제거하는 대사 기능이 저하되는 경우 글리코겐 축적병과 같이 특정 효소의 결핍으로 인해 물질대사가 방해를 받을 때 발생한다.

1) 지방축적

가) 지방 변화

지방 변화는 중성지방이 세포 내에 과도하게 유입되거나 지방 대사 장애로 인해 중성지방의 대사 및 방출이 원활하지 않아 세포 내에 축적되는 현상이다. 형태적 변화는 초기에는 육안으로 관찰되지 않지만, 진행됨에 따라 조직이 누런색을 띠고 무게가 증가한다. 광학현미경 검사에서는 세포 내에 지방 소포가 관찰되며 지방 소포가 점점 커지면 세포질의 정상적인 성분이 지방으로 대체되어 세포 기능 장애를 초래하고 심한 경우 세포사를 유발할 수 있다. 가장 흔한 지방변성의 예시는 알코올성 간염 환자의 간에서 관찰되는 지방간이다. 중성지방은 단순히 지방 성분뿐만 아니라 탄수화물 과잉 섭취 시에도 과다하게 생성될 수 있으므로 에너지 과잉 상태(예: 탄수화물 과다 섭취)에서도 지방간이 발생할 수 있다.

나) 콜레스테롤 침착

콜레스테롤이 혈관 내막에 과도하게 침착되면서 혈류의 흐름을 방해하는 현상을 죽상경화증이라고 한다. 죽상경화증은 콜레스테롤이 혈관 내막에 축적되면서 염증 반응이 활성화되고 혈관 내막이 손상되면서 죽상경화반이 형성되며 이 과정에서 혈전이 형성될 수 있고 혈관이 점차 좁아지면서 혈류 공급이 제한된다. 궁극적으로 협심증과 같은 혈류 장애성 질환이나 심근경색증과 같은 혈관 폐쇄로 인한 조직 손상을 초래할 수 있다.

2) 단백질 축적

세포 내 단백질 축적은 비교적 드문 현상이지만, 일부 아밀로이드증에서 관찰될 수 있다. 아밀로이드증은 비정상적인 단백질이 조직 내에 과도하게 축적되는 질환으로 세포와 조직의 기능 장애를 초래할 수 있다. 이 외에도 특정 단백질 대사 장애나 신경퇴행성 질환(예: 알츠하이머병)에서도 단백질 축적이 나타날 수 있다.

3) 글리코겐 축적

글리코겐은 포도당으로 쉽게 분해되어 에너지를 생성하는 중요한 에너지원이다. 정상적인 글리코겐 대사로 인해 대부분의 글리코겐은 간과 근육에 저장되며 필요할 때 글루카곤과 인슐린의 작용으로, 포도당으로 변환되어 에너지 대사에 사용된다. 선천적 유전질환 중 글리코겐 대사 장애로 인해 세포 내에 과도하게 글리코겐이 축적되면서 세포 손상과 조직 기능 이상이 발생할 수 있다. 이러한 질환을 글리코겐 축적병(GSD) 혹은 당원 축적병이라고 한다. 대표적인 예로 폰 기르케병(Von Gierke's disease, GSD type I)이나 맥아들병(McArdle's disease, GSD type V) 등이 있다.

4) 색소의 축적

색소 축적은 외부에서 인체로 유입된 색소와 내부에서 생성된 색소의 축적으로 나눌 수 있다. 외부 색소는 진폐증에서처럼 외부 물질(예: 탄분, 실리카, 석면 등)이 폐 조직에 침착되는 경우이고 내부 색소는 멜라닌, 리포푸신, 혈철소, 빌리루빈 등의 체내 생성 색소가 과도하게 축적되는 경우를 말한다. 리포푸신은 지방갈색소라고도 하며 노화 색소로 알려져 있다. 리포푸신 자체는 세포에 해를 끼치지 않지만, 이 색소는 유리산소기 및 지방 과산화와 관련되어 생성되므로 축적된 세포는 서서히 퇴행성 변화를 겪을 수 있다. 빌리루빈은 간에서 분비되는 담즙의 주요 색소이며 대변의 특징적인 색깔을 부여하는 색소이다. 인체 내의 빌리루빈은 비장에서 만들어져 간을 통해 장으로 배출되며 배출된 빌리루빈 일부는 혈액을 통해 다시 간으로 재흡수되거나 소변 또는 대변을 통해 체외로 배출된다. 빌리루빈의 과잉 생성되거나 배설 장애로 인해 혈류 내 빌리루빈 농도가 증가하면 빌리루빈이 세포나 조직에 침착될 수 있으며 심한 경우 피부와 점막에 침착되어 황달이 발생한다.

나. 유리질변성

유리질변성은 조직 내에 반투명하고 균질한 유리질 물질이 축적되는 형태의 변성을 의미한다. 임상적 특징은 동맥경화증이나 고혈압이 오래 지속된 환자의 혈관 벽에서 흔히 관찰된다. 광학현미경 검사에서 세포와 세포 사이에 반투명하고 균질한 단백질성 물질이 축적된 모습으로 나타난다. 유리질 변성은 다양한 병리적 변화로 발생하지만, 정확한 기전은 완전히 규명되지 않았다. 일반적으로 혈관 벽의 손상, 혈장 단백질의 침착, 세포외 기질 변화 등이 주요 원인으로 추정된다.

다. 석회화

석회화는 인체 내 칼슘이 비정상적으로 조직에 침착하는 현상을 의미하며 크게 전이석회화와 비정상조직 석회로 구분된다.

1) 전이석회화

정상 조직에 칼슘염이 과도하게 축적되는 현상으로 혈액 내 칼슘 농도 증가로 발생한다. 발생 원인으로는 부갑상샘항진증, 비타민 D 중독, 악성 종양, 만성 신부전 및 신성 이차성 부갑상샘 항진증이 있다. 혈관, 폐, 신장, 위 점막 조직에서 전이석회화가 주로 발생한다.

2) 비정상조직석회화

괴사한 조직 또는 퇴행성 변화를 겪고 있는 조직에 칼슘염이 비정상적으로 침착되는 현상이다. 혈관 내막(이 죽상경화증 등으로 퇴행성 변화를 보이는 경우 자주 관찰되며 심장 판막에서 석회화가 흔히 발생하고 칼슘이 침착된 조직은 점차 경화되며 이로 인해 정상적인 조직 기능이 손실될 수 있다. 임상적 문제로는 혈관 석회화, 심장 판막 석회화, 근골격계 및 기타 연부조직 석회화가 있다.

3

염증과 회복

1. 염증

가. 염증이란?

염증은 인체가 세균 감염, 외상, 독성 물질 등의 외부 자극에 대응하여 손상을 최소화하고 회복을 촉진하는 방어 기전이다. 고대 로마의 의학자 셀서스가 처음으로 급성 염증의 4가지 주요 특징(발적, 발열, 부기, 통증)을 정의하였다. 이후, 5번째 특징인 기능 상실이 추가되었다. 염증 반응은 괴사한 조직, 병원체 및 기타 유해 물질을 제거하여 손상을 제한하고 회복을 돕는 과정이다. 만약 염증 반응이 없다면 인체는 외부 감염원과 독성 물질을 지속적으로 보유하게 되어 결국 심각한 조직 손상이나 사망에 이를 수 있다. 대부분의 염증 반응은 급성 경과를 보이며 단기간 내에 해결된다. 그러나 일부 염증은 장기간 지속되면서 만성 염증으로 진행될 수도 있다.

나. 급성 염증

1) 급성 염증의 발생기전 및 경과

인체가 세균 감염, 외상, 독성 물질 등의 외부 자극을 받으면, 감염원을 제거하고 조직 손상을 복구하기 위해 백혈구 및 다양한 면역 기전이 활성화된다. 이러한 일련의 방어 반응을 염증이라고 하며 대부분의 염증은 급성 경과를 보인다. 급성 염증은 원인과 관계없이 비교적 일정한 단계적 반응을 거치며 진행된다.

가) 혈관 지름의 변화

초기 반응은 염증 부위의 세동맥이 외부 자극으로 처음에는 일시적으로 수축하지만, 이는 매우 짧은 시간(수초 ~수분)에 그친다. 이후 세동맥은 확장되며 혈류량이 증가하여 염증 부위로 더 많은 면역세포와 혈액 성분이 유입된다. 혈류량 증가 자체가 혈류 속도를 감소시키며 이는 염증 부위로 면역세포가 이동하는 데 도움을 준다. 염증 반응 중 모세혈관과 세정맥의 투과성이 증가하면서 혈장 단백질과 체액이 조직으로 빠져나간다. 또한, 혈관 내 정수압이 증가하면서 혈관 내 수분이 조직으로 이동하여 혈액 점성이 증가하고 혈류 속도가 더욱 느려지는 혈류 정체가 발생한다. 혈관 확장과 혈류 증가로 인해 염증 부위에서 국소적인 혈관 충혈이 발생하며 이는 임상적으로 발적으로 나타난다.

나) 혈관의 투과성 증가

염증 부위의 혈관에서는 혈관 투과성이 증가하여 혈장 단백질과 백혈구가 혈관 내에서 감염 부위 주변의 사이질액으로 이동할 수 있도록 한다. 보체, 혈액응고인자, 사이토카인 등 염증 매개 분자가 감염 부위로 유입되는 데 중요한 역할을 한다. 백혈구(특히 호중구)가 감염된 조직으로 이동하여 병원체를 제거하고 염증 반응을 조절하는 데 이바지한다. 염증 매개 물질(히스타민, 브래디키닌 등)에 의해 혈관 내피세포가 수축하면서 세포 사이 간극이 넓어져 혈장 단백질과 백혈구가 조직으로 빠져나가게 된다. 이 과정은 가역적이며 일반적으로 수 분에서 몇 시간 내에 회복된다. 일부 염증에서는 혈관 내피세포가 직접적으로 손상되어 내피세포 괴사가 발생할 수도 있다. 이 경우 내피세포 사이의 투과성이 비가역적으로 증가하며 심할 경우 적혈구까지 혈관 밖으로 빠져나가 출혈이 발생할 수 있다. 염증 반응 동안 혈관 투과성이 증가하여 혈액 성분이 조직으로 유출되는 현상을 삼출이라고 한다. 이렇게 빠져나온 액체를 삼출액이라 하며 이는 혈장 단백질이 풍부하여 일반적인 체액보다 점성이 높고 약간 노란 색을 띤다. 삼출액이 조직 사이질에 축적되면서 염증 부위에서 부기나 부종이 관찰된다.

다) 백혈구 유주

백혈구는 염증 반응에서 감염된 조직을 탐식하여 제거하는 중요한 역할을 수행한다. 염증 반응이 시작되면 조직에서는 백혈구 이동을 유도하는 다양한 화학 물질이 분비된다. 이러한 화학 물질이 백혈구를 특정 방향으로 유도하는 현상을 화학주성이라고 한다. 화학주성을 유발하는 주요 분자로는 보체계, 백혈구 유인 사이토카인, 박테리아와 조직 손상으로부터 방출된 물질 등이 있다. 백혈구는 화학주성 신호를 따라 혈류에서 염증 부위의 혈관으로 이동한다. 혈관 내피세포가 느슨해지면서 백혈구가 혈관벽을 통과하여 감염 부위로 이동하게 된다. 백혈구가 혈관을 통과하여 염증 조직으로 이동하는 과정은 유주라고 한다. 염증 부위로 이동한 백혈구는 감염된 조직 근처로 접근하여 병원균을 제거하는 역할을 수행한다. 백혈구(주로 호중구)는 감염된 조직에서 세균과 미생물을 탐식하여 제거하고 세균뿐만 아니라 세균에 의해 괴사한 조직도 탐식하여 조직 정화에 이바지한다. 탐식작용은 보체계 및 다양한 염증 매개 물질의 도움을 받아 더 활성화된다. 백혈구는 감염원을 제거하는 중요한 기능을 수행하지만, 세균과 괴사 조직을 파괴하는 과정에서 일부 정상 조직에도 손상을 줄 수 있다. 따라서 염증 반응은 생존을 위한 필수적인 방어 기전이지만, 과도한 염증 반응은 정상 조직의 기능을 소실시킬 수도 있다. 염증 부위에서 백혈구의 탐식작용 과정에서 나온 부산물과 괴사한 조직이 축적되면서 고름이 형성된다.

2) 염증의 원인

염증은 다양한 원인에 의해 발생하며 주요 원인은 다음과 같다.

가) 병원성 미생물 감염: 세균, 바이러스, 곰팡이, 기생충 등 다양한 병원체는 인체에 염증을 유발하는 가장 흔한 원인이다. 병원체가 조직을 침입하면 면역 반응이 활성화되며 염증을 통해 감염을 제거하려는 과정이 시작된다.

나) 허혈: 허혈이나 저산소증은 세포 손상을 유발하여 염증 반응을 촉진할 수 있다. 특히 허혈-재관류 손상은 재관류 과정에서 활성산소와 염증성 매개체가 증가하여 조직 손상을 더 악화시킬 수 있다.

다) 물리적 요인: 열(예: 화상과 동상), 방사선, 외상에 의한 조직 괴사는 염증 반응을 유발한다. 외부 충격, 고온·저온 환경, 기계적 손상 등이 염증을 촉진할 수 있다.

라) 화학물질: 강산, 염기 및 다양한 독소는 직접적으로 세포를 손상하고 주변 조직의 염증을 유발할 수 있다. 산업 독성 물질, 약물, 알코올 및 담배 연기도 염증 반응을 촉진할 수 있다.

마) 면역반응: 자가면역질환에서는 면역체계가 과잉 작동하여 자신의 조직을 공격하면서 만성 염증을 유발한다.

3) 염증 매개 물질

염증 매개 물질은 염증을 직접 유발하지 않지만, 염증 반응을 매개하거나 촉진하는 화학적 신호 분자이다. 혈소판, 호중구, 단핵구, 비만세포 등 염증과 관련된 세포에서 분비되는 다양한 생리활성 물질로 예를 들면, 히스타민, 사이토카인, 류코트리엔 등이 있다. 보체계, 혈액응고계, 피브린용해계 등의 혈장 단백질에서 유래된 물질로는 보체 단백질 C3a, C5a, 브래디키닌 등이 있다(표 3-3-1). 염증 매개 물질은 염증 반응의 초기 단계에서 빠르게 활성화되며, 이후 염증 반응을 증폭시키거나 조절하는 역할을 한다.

표 3-3-1. 주요 염증 매개 물질의 작용

염증작용	염증 매개 물질
혈관확장	히스타민, 세로토닌, 프로스타글란딘, TNF, 보체계, 키닌
혈관의 투과성 증가	히스타민, 세로토닌, 류코트리엔, TNF, 키닌
백혈구의 화학쏠림성	류코트리엔, TNF, 케모카인, 보체계
발열	프로스타글란딘, 사이토카인
통증	프로스타글란딘, 사이토카인, 키닌

가) 아민류

아민은 대표적인 염증 매개 물질로, 히스타민과 세로토닌이 이에 속한다. 히스타민은 염증 초기에 비만세포와 호염기성 백혈구에서 방출되는 물질로 평소에는 비만세포의 과립 내에 저장되어 있다가 염증을 유발하는 외부 자극이나 알레르기 반응으로 방출된다. 히스타민은 주로 혈관, 특히 소동맥을 확장하고 모세혈관의 투과성을 증가시킨다. 세로토닌은 히스타민과 유사한 작용을 하며 주로 혈소판의 알파과립에서 저장되었다가 혈소판이 활성화될 때 방출된다.

나) 아라키돈산 대사물질

아라키돈산은 세포막을 구성하는 인지질의 주요 성분으로 평소에는 인지질 형태로 세포막에 결합하여 있지만, 외부 자극으로 인지질 분해효소의 작용을 받아 유리형으로 방출된다. 방출된 아라키돈산은 두 가지 주요 효소 경로를 따라 대사되며 사이클로옥시게나아제의 작용을 받으면 프로스타글란딘과 트롬복산으로 리폭시게나아제의 작용을 받으면 류코트리엔으로 전환된다. 프로스타글란딘은 혈관을 확장하는 것 외에도 염증 반응에서 통증과 발열을 유발하는 주요 역할을 한다. 아스피린 등의 비스테로이드성 항염증제(NSAIDs)는 사이클로옥시게나아제의 작용을 억제하여 프로스타글란딘 생성을 감소시킴으로써 항염증, 진통, 해열 효과를 나타낸다. 류코트리엔은 리폭시게나아제의 작용으로 생성되며 주로 백혈구에서 방출된다. 류코트리엔은 백혈구의 화학주성에 관여하고 혈관 내피세포에 작용하여 혈관 투과성을 증가시키며 기관지 및 혈관을 수축시킨다. 따라서 류코트리엔은 천식, 류마티스 관절염, 알레르기성 염증 반응 등에 중요한 역할을 한다. 스테로이드는 강력한 항염증 효과를 가지며 인지질 분해효소 A2의 활성을 억제하여 아라키돈산의 방출 자체를 차단함으로써 프로스타글란딘과 류코트리엔의 생성을 모두 억제하여 염증을 조절한다.

다) 혈소판 활성인자(Platelet activating factor, PAF)

혈소판 활성인자는 세포막의 인지질에서 유래한 인지질 매개 물질로 처음에는 혈소판 응집을 유도하는 역할로 알려져 혈소판 활성인자라는 이름이 붙었으나 이후 강력한 염증 매개 물질의 역할도 수행하는 것이 밝혀졌다. 혈소판 활성인자는 혈소판뿐만 아니라 호염기성 백혈구, 호중구, 비만세포, 대식세포에서도 분비되며 히스타민보다 강력한 혈관 확장 및 혈관 투과성 증가 효과를 나타낸다. 또한, 백혈구의 화학주성 및 활성화를 촉진하여 염증 반응을 조절하는 데 중요한 역할을 한다.

라) 자유산소기

염증 과정에서 활성화된 백혈구(특히 호중구와 대식세포)는 자유산소기(ROS)를 생성하며 이들은 혈관 내피세포에 손상을 유발하여 혈관 투과성을 증가시킨다. 또한, 자유산소기는 α_1-안티트립신과 같은 항단백분해효소의 활성을 억제하여 단백질 분해효소의 작용을 증가시키고 이로 인해 염증 반응이 지속되는 데 이바지한다.

마) 사이토카인

사이토카인은 림프구와 대식세포를 포함한 다양한 면역세포에서 생성되는 폴리펩타이드로 면역반응을 조절할 뿐만 아니라 염증반응을 매개하는 중요한 역할을 한다. 사이토카인 중 림프구에서 분비되는 것을 림포카인, 단핵구에서 분비되는 것을 모노카인이라고 한다. 또한, 종양괴사인자(TNF)와 인터루킨-1은 급성 및 만성 염증 반응에 중요한 역할을 하며 염증 반응을 증폭시키고 면역세포를 활성화하는 기능을 한다.

바) 백혈구 용해소체 성분

호중구와 단핵구의 과립구 내부에는 다양한 가수분해효소, 단백분해효소, 항균 단백질 등이 포함된 용해소체가 존재한다. 염증 반응 시 이 용해소체의 내용물이 세포 밖으로 방출되면서 혈관 투과성을 증가시키고 백혈구의 화학주성을 촉진하여 염증 반응에 이바지한다.

사) 보체계(Complement system)

보체계는 20여 개의 혈장 단백질로 구성된 계통으로 선천 면역과 적응 면역에서 중요한 역할을 한다. 보체 단백질은 활성화 경로에 따라 세 가지(고전경로, 대체경로, 렉틴경로)로 활성화되며 염증 반응과 병원체 제거에 기여한다. 보체계의 일부 단백질(C3a, C5a)은 비만세포를 활성화하여 히스타민을 방출시키고 혈관 확장 및 혈관 투과성을 증가시키는 역할을 한다. 또한, C3b 단백질은 옵소닌화를 통해 호중구와 대식세포의 탐식작용을 증강해 병원체를 더 효과적으로 제거하도록 돕는다.

아) 혈액 응고계와 키닌계

혈액 응고 반응과 염증 반응은 밀접하게 연관되어 있으며 상호작용을 통해 염증을 증폭시키는 역할을 한다. 우리 몸의 혈액 응고 과정에서 중요한 역할을 하는 하게만 인자(Factor XII)는 트롬빈을 활성화하여 섬유소원을 섬유소로 변환하는 작용을 할 뿐만 아니라 칼리크레인을 활성화하여 키닌계의 중요한 매개 물질인 브라디키닌을 생성하는 역할도 한다. 브라디키닌은 키닌계의 최종 산물로 혈관 투과성을 증가시키고 평활근 수축 및 혈관 확장을 유도하며 염증 부위에서 통증을 유발하는 주요 인자로 작용한다. 또한, 하게만 인자는 브라디키닌 생성을 통해 염증 반응을 촉진할 뿐만 아니라 직접 혈관 내피세포에 작용하여 혈관 투과성을 증가시키고 보체계를 활성화하여 염증 반응을 증폭시키는 역할을 한다.

4) 염증에 관여하는 세포

혈액을 구성하는 혈구 세포 중 백혈구는 염증 반응에서 중요한 역할을 한다. 백혈구는 과립구와 무과립구로 나뉘며 과립구는 세포질 내 과립의 염색 특성에 따라 호중구, 호산구, 호염기구로 분류된다. 무과립구에는 림프구와 단핵구가 포함되며 이 중 호중구와 단핵구가 가장 강력한 식균작용을 수행한다.

이 외에도 조직 내에서 존재하는 비만세포와 대식세포도 염증의 발생과 진행에 중요한 역할을 한다. 급성 염증 초기에는 호중구가 가장 먼저 병원체에 반응하여 모여들지만, 염증이 진행됨에 따라 림프구와 대식세포가 점차 활발히 작용한다. 급성염증에서는 호중구가 주요한 역할을 하지만, 만성염증에서는 단핵구가 더욱 중요한 역할을 한다. 비만세포는 호염기구와 기능적으로 유사하지만, 호염기구가 혈액 내에서 존재하지만, 비만세포는 조직 내에서 주로 발견된다는 점이 다르다. 호중구가 직접 식균작용을 수행하는 것과 달리 비만세포와 호염기구는 히스타민을 분비하여 염증 반응을 촉진하는 역할을 한다. 호산구는 약한 식균작용을 가지며 특히 알레르기 반응과 기생충 감염에서 특징적으로 증가한다.

5) 염증의 임상증상 및 징후

가) 국소적 증상: 급성 염증의 5대 징후는 다음과 같다.
① 발적: 염증 부위의 혈관 확장으로 인해 붉어짐
② 발열: 국소적인 혈류 증가와 대사 활성 증가로 인해 온도가 상승
③ 부기: 혈관 투과성 증가로 인한 혈장 삼출물 축적으로 인해 부종 발생
④ 통증: 염증 매개 물질(예: 브라디키닌, 프로스타글란딘)이 신경 말단을 자극하여 통증 유발
⑤ 기능 상실: 염증으로 인한 부기, 통증, 조직 손상으로 인해 해당 부위의 기능이 저하됨
나) 전신 증상: 국소적 증상 외에도 **염증 반응이 전신적으로 영향을 미쳐 발열, 피로, 식욕 저하, 오한, 발한 등의 전신 증상이 나타날 수 있다.**

5) 급성염증의 경과

급성염증은 일반적으로 다음의 세 가지 경과를 취할 수 있다.
가) 염증으로부터의 완전 회복
나) 반흔조직(섬유화)을 동반한 치유
다) 만성염증으로의 이행

다. 만성염증

　만성염증은 염증 반응이 수주에서 수개월 혹은 그 이상 장기간 지속되는 상태를 의미한다. 만성염증이 지속되면 손상된 조직에서 염증 반응과 동시에 치유 및 복구 과정이 함께 일어나며 이는 급성염증과는 다른 특이한 조직학적 변화를 초래한다.

1) 만성염증의 원인

　만성염증은 급성염증을 유발하는 자극(병원체, 외부 독소 등)이 지속적이거나 반복적으로 작용할 때 발생한다. 일부 병원체는 면역계가 완전히 제거하기 어려워 만성적인 면역 반응을 유발한다. 이러한 감염에서는 지연과민반응(DTH)이 관여하여 육아종이 형성될 수 있다. 외부 독소나 환경적 요인이 지속적으로 작용하면 염증 반응이 만성화될 수 있다. 하시모토 갑상샘염, 류마티스 관절염 등에서는 면역계가 자신의 조직을 지속적으로 공격하여 만성적인 염증 반응이 유발된다. 이러한 질환에서는 과도하고 부적절한 면역 반응이 지속되면서 조직 손상이 점진적으로 진행된다. 만성적인 기계적 손상이 반복되면 만성염증으로 발전할 수 있다.

2) 만성염증의 형태학적 소견

　만성염증은 급성염증과 마찬가지로 특정한 조직학적 변화를 보인다.
　가) 단핵세포의 침윤
　나) 지속적인 조직의 파괴
　다) 혈관의 증식(신생혈관의 생성)
　라) 섬유화를 동반한 치유

라. 염증의 분류

　염증은 발생 기간, 원인, 삼출액의 유형, 염증 부위 그리고 염증의 파급 양상에 따라 다양한 형태학적 양상을 보인다.

1) 염증의 지속 기간에 따른 분류

　염증은 지속되는 기간에 따라 급성염증, 아급성염증, 만성염증으로 나눌 수 있다.
　가) 급성염증: 염증 반응이 갑자기 시작되며 일반적으로 수일에서 길어도 수 주 이내에 주로 호중구가 관여하며 발적, 부종, 발열 등의 특징적인 염증 반응이 나타난다.
　나) 아급성염증: 급성염증과 만성염증의 중간단계로 염증 반응이 수 주 동안 지속되고 급성염증과 달리 호중구뿐만 아니라 단핵구, 대식세포 등의 면역세포도 관여하며 다핵구와 단핵구가 혼합된 형태의 삼출액이 관찰된다. 염증의 형태에 따라 급성 또는 만성으로 진행될 수 있다.
　다) 만성염증: 염증이 적어도 수 주 이상 지속되는 경우를 의미하며 급성염증이 해결되지 않고 지속되거나 특이한 미생물 감염(예: 결핵, 나병)으로 발생할 수 있다. 급성염증과 달리 단핵구, 대식세포, 림프구 등이 주요한 역할을 하며 조직 손상과 동시에 조직 복구 및 섬유화가 함께 진행된다.

2) 삼출액의 성상에 따른 분류

염증 반응에서 생성되는 삼출액은 성분과 성상에 따라 여러 가지 형태로 구분될 수 있다.

가) 장액성 염증: 급성염증 초기 또는 경미한 염증 반응에서 관찰되며 단백질 함량이 적고 투명한 삼출액이 특징적이다. 결핵성 가슴막염의 삼출액이나 화상 환자의 수포에서 관찰될 수 있다.

나) 섬유소성 염증: 염증 부위에 섬유소를 다량 포함한 혈장이 삼출하면서 섬유소의 덩어리가 형성된다. 대표적인 예로 섬유소성 심장막염이 있으며 폐렴이나 류마티스 열에서도 발생할 수 있다. 점막 상피세포가 탈락하면서 점액이 포함된 삼출액을 형성하는 경우 카타르염증이라고 하며 감기나 알레르기 비염에서 흔히 나타난다.

다) 화농성 염증: 고름을 형성하는 화농성 세균에 감염되었을 때 발생하며 삼출액에는 다량의 죽은 세포와 세균이 포함되고 주로 포도상구균, 임균, 수막염균 감염에서 흔히 관찰된다. 농양, 연조직염, 가래톳 등이 대표적인 형태이다.

라) 출혈성 염증: 심한 염증 반응으로 인해 혈관내막이 심하게 손상되어 적혈구가 염증 부위로 빠져나와 삼출액에 혈액이 섞이는 것이 특이다. 단독으로 발생하기보다는 주로 섬유소성 염증이나 화농성 염증과 함께 나타나는 경우가 많고 바이러스성 출혈열, 패혈증, 심한 독성 감염에서 발생할 수 있다.

마. 특수한 형태의 염증

1) 궤양

궤양이란 염증 반응으로 인해 괴사한 조직이 탈락하여 조직 표면의 국소적인 연속성이 소실된 상태를 의미한다. 이는 주로 피부나 점막 조직에서 발생하며 대표적인 예로 위궤양과 십이지장 궤양이 있다. 궤양을 유발하는 주요 원인은 세균 감염, 물리적, 화학적 자극, 순환 장애, 소화액과 스트레스, 지속적인 압력이다. 세균 감염은 특정 병원균(예: Helicobacter pylori)이 위장 점막을 감염시키면서 점막 손상을 유발하고 물리적·화학적 자극에는 방사선 노출, 화학물질, 강산·강알칼리 등의 외부 자극이 점막 손상을 유도할 수 있다. 순환 장애는 혈류 공급이 원활하지 않으면 조직 허혈이 발생하여 궤양 형성 가하고 소화액과 스트레스는 위궤양의 경우 소화액의 과도한 분비와 스트레스로 인한 위점막 보호기능 저하가 복합적으로 작용하여 발생할 수 있다. 그리고 오래 누워있는 환자에서 지속적인 압박으로 인해 혈류가 차단되면서 피부 순환 장애로 욕창이 발생할 수 있다. 급성 궤양은 염증 반응이 일시적으로 발생하며 적절한 치료 시 빠르게 회복될 수 있고 만성 궤양은 궤양이 지속적으로 진행되면서 점막 재생이 어려운 경우 섬유화와 함께 만성적인 조직 손상이 동반될 수 있다.

2) 농양

농양은 화농성 삼출액이 국소적으로 모여 있는 화농성 염증의 한 형태이다. 급성 농양은 주로 화농성 세균 감염으로 발생하며 항생제 치료에 잘 반응하는 경우가 많다. 급성 농양에서는 호중구가 중심적인 역할을 하며 염증 부위에는 괴사한 조직과 죽은 백혈구가 포함된다. 농양이 장기간 지속되면 신체는 농양이 주변 조직으로 확산하는 것을 방지하기 위해 섬유성 결합조직으로 구성된 막을 형성한다. 이러한 캡슐화 과정은 농양의 확산을 막지만, 동시에 항생제의 침투를 어렵게 만들어 약물 치료만으로는 충분한 치료가 어려울 수 있다. 따라서 만성 농양의 경우 외과적 배농과 절개술이 필요할 수 있다.

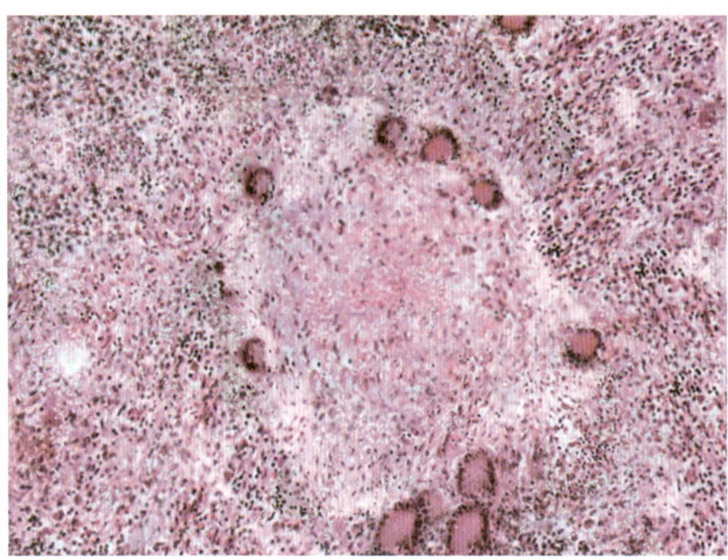

그림 3-3-1　결핵성 육아종의 광학현미경 소견

3) 위막성 염증

위막성 염증은 섬유소성 염증의 특수한 형태로 디프테리아 감염과 같은 특정 감염성 질환에서 나타난다. 디프테리아 감염이 심해지면 인후부나 기관에서 괴사한 상피세포, 염증 세포, 섬유소가 혼합되어 탄력성이 있는 회백색 막을 형성한다. 이러한 위막은 쉽게 벗겨지지 않으며 강제로 제거하면 출혈이 동반될 수 있다. 디프테리아 외에도 클로스트리듐 디피실리 감염에 의한 위막성 대장염에서도 유사한 병변이 발생할 수 있다.

4) 육아종성 염증(Granulomatous Inflammation)

육아종성 염증은 인체가 제거하기 어려운 외부 자극원을 다른 부위로부터 격리하려는 면역 반응의 하나로 발생하는 만성 염증의 한 형태이다. 육아종은 만성 염증에서 형성되는 특징적인 병변으로 중심부에는 상피세포 모양으로 변형된 대식세포가 존재하며 이들을 둘러싸고 단핵구, 주로 림프구와 형질세포가 침윤하는 것이 특징이다. 이러한 대식세포들은 서로 융합하여 다핵 거대세포를 형성할 수 있으며 그중 대표적인 형태가 랑게르한스 거대세포이다. 만성 육아종성 염증에서는 육아종이 섬유소성 피막으로 둘러싸이게 되며 육안으로 작은 결절 형태로 관찰될 수 있다. 육아종성 염증이 발생하는 주요 원인 특정 병원체 감염(예: 결핵(그림 3-3-1), 한센병, 진균 감염), 생체 내에서 분해되기 어려운 이물질(예: 수술 후 남은 봉합사, 규소, 석면 등)이 조직에 존재할 때 이를 제거하려는 면역반응으로 육아종이 형성될 수 있고 사르코이드증, 크론병과 같은 자가면역 또는 면역 매개 염증 질환에서도 육아종이 형성될 수 있다.

2. 치유와 복구(Healing and repair)

손상된 인체의 세포나 조직은 치유 과정을 통해 원래 조직으로 회복되거나 대체 조직으로 전환될 수 있다. 재생은 손상된 조직이 원래의 정상 세포로 완전히 회복되며 흔적 없이 재생되는 과정으로 재생이 가능한 조직에서는 세포 증식과 세포 분화를 통해 본래 기능을 유지할 수 있다. 복구는 손상된 조직이 본래 조직으로 완전히 재생되지 못하고 비정상적인 섬유성 조직으로 대체되는 과정으로 섬유화와 흉터 형성이 특징적이며 상처가 남게 된다.

가. 정상세포의 증식과 재생

1) 재생이란?

재생이란 손상으로 괴사한 조직이 원래의 세포와 동일한 세포로 증식하여 기능과 형태의 변형 없이 완전히 정상적인 상태로 회복되는 과정이다. 조직의 재생 여부는 손상의 정도보다 해당 조직의 재생 능력에 더 크게 의존한다. 재생 능력이 높은 조직에서는 세포 증식과 세포 분화를 통해 완전한 회복이 가능하다. 반면, 재생 능력이 부족한 조직에서는 섬유화나 흉터가 발생하여 완전한 재생이 어려울 수 있다.

2) 재생능력에 의한 조직의 분류

인체의 조직은 세포의 재생 능력에 따라 불안정 조직, 안정 조직, 영구 조직으로 구분된다.

가) 불안정 조직: 평생 지속적으로 세포가 분열하고 증식하여 손상 시 즉시 새로운 세포가 생성되어 원래 조직으로 회복될 수 있는 조직이다. 이러한 조직의 세포들은 성체 줄기세포에서 유래하며 세포 교체가 빠르게 이루어진다. 대표적인 예는 상피세포(피부, 입안, 질, 자궁경부), 원주상피(위장관, 자궁), 이행상피(요로), 조혈세포(골수)가 있다.

나) 안정 조직: 평소에는 세포 분열이 거의 일어나지 않지만, 조직이 손상될 경우 세포 증식이 활성화되어 일부 재생이 가능한 조직이다. 손상 복구 시 제한적으로 증식하여 기능을 회복할 수 있다. 대표적인 예는 실질세포(간, 신장, 췌장), 평활근 세포, 연골모세포, 섬유모세포(조직 손상 복구 과정에서 중요한 역할을 수행), 혈관 내피세포(혈관 신생에 기여), 림프구가 있다.

다) 영구 조직: 분열과 증식 능력이 없는 세포로 구성되어 있으며 한 번 손상되면 원래의 조직으로 회복되지 않고 섬유화로 대체되고 이로 인해 조직이 본래 기능을 잃게 된다. 대표적인 예는 신경세포, 심근세포가 있다.

나. 복구(Repair)

복구란 조직 손상이 완전히 회복되지 않고 일부 다른 조직에 의해 치유 과정이 진행되면서 조직의 형태적 변화와 기능 저하를 동반하는 과정이다. 조직이 손상되면 염증 반응이 유발되며 손상 부위로 호중구와 대식세포 등의 염증세포가 유입되고 손상 부위에서는 신생혈관이 활발하게 형성되며 이를 통해 섬유모세포가 이동하여 증식한다. 신생혈관과 섬유모세포가 함께 모여 육아조직을 형성하는데, 육아조직은 상처 치유에 필수적인 역할을 하며 붉고 부드러운 조직으로 흔히 새살이 돋는다고 표현된다 (그림 3-3-2). 육아조직은 손상 후 2~3일경부터 증식하여 5~7일에 최고조에 도달한다. 이후 육아조직은 섬유모세포에서 콜라겐 합성이 활성화되어 손상 부위에 침착되고 육아조직 내 신생혈관은 점차 퇴행하며 혈관 수가 감하며 붉고 부드러웠던 육아조직은 점점 창백하고 단단한 조직으로 변하고 상처 수축과 함께 흉터가 형성된다.

다. 상처치유

외상에 의해 조직이 손상된 상태를 상처라고 하며 상처의 치유 과정은 일반적인 조직 복구 과정과 유사하게 진

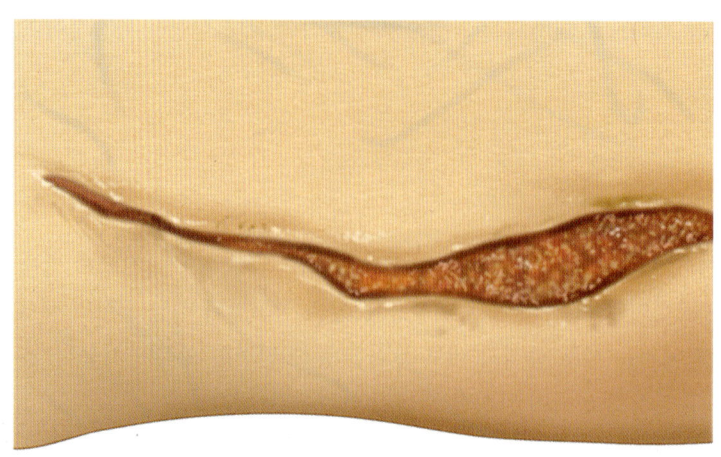

그림 3-3-2 치유중인 상처의 육아조직

행된다. 상처 치유 과정은 손상의 정도에 따라 두 가지로 구분된다:

1) 상처 치유의 단계(그림 3-3-3)

가) 염증 단계: 피부 조직이 절개로 인해 손상되면 즉시 혈액 응고 기전에 의해 피떡이 형성되어 출혈이 멈춘다. 또한, 혈소판에서 방출된 다양한 사이토카인과 성장인자가 염증 반응을 유도하여 백혈구가 손상 부위로 이동한다. 이 과정에서 혈관 확장과 투과성 증가가 일어나며 이로 인해 부종, 발적, 열감, 통증 등의 염증 반응이 나타난다.

나) 증식 단계: 손상 2~3일 후부터 섬유모세포가 증식하고 신생혈관이 생성되어 육아조직이 형성된다. 육아조직의 양은 조직 결손의 정도와 염증 반응에 따라 달라지며 손상된 조직이 많을수록 그리고 염증이 심할수록 육아조직이 더 많이 생성된다. 일반적으로 손상 후 4~6일째 육아조직 형성이 가장 활발하며 1~2주 후에, 최고조에 이른다.

다) 성숙 단계: 이 단계에서는 대식세포가 손상된 조직과 이물질을 제거하며 섬유모세포가 콜라겐을 생성하여 조직을 재형성한다. 손상 후 3주 정도가 지나면 육아조직 내 신생 혈관의 밀도가 감소하고 콜라겐 침착이 증가하여 조직이 더욱 단단해진다. 증식 단계에서 붉고 부드러웠던 육아조직은 점차 창백하고 단단해지며 이후 상처의 수축 과정이 진행되면서 흉터를 형성하게 된다. 상처 회복 과정은 수개월에서 1년까지 지속될 수 있다.

2) 일차 융합과 이차 융합

가) 일차 융합: 수술 절개와 같이 조직 손상이 경미하고 이차적 세균 감염이 없는 깨끗한 상처를 봉합하면 상처 가장자리가 밀착된 상태에서 복구가 이루어진다. 이 과정에서 염증 반응이 최소화되며 육아조직 형성이 거의 없이 빠르게 회복된다. 상처 부위의 조직 결손이 거의 없고 봉합으로 인해 조직이 밀착되므로 흉터가 최소화되거나 거의 남지 않는다.

나) 이차 융합: 조직 결손이 크거나 감염, 괴사 등의 이유로 상처가 자연적으로 닫히는 경우를 의미한다. 이 경우 상처 가장자리가 봉합되지 않고 열린 상태로 남아 있어 광범위한 육아조직이 형성되며 염증 반응이 더 길어지고 심해질 가능성이 크다. 상처 부위의 조직 수축과 흉터 형성이 뚜렷하게 나타나며 일반적으로 일

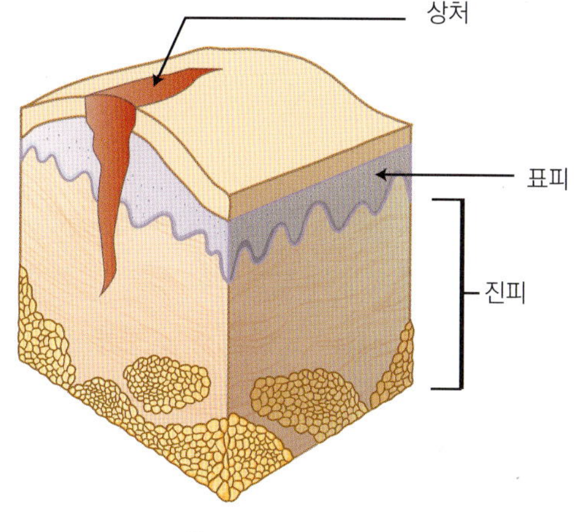

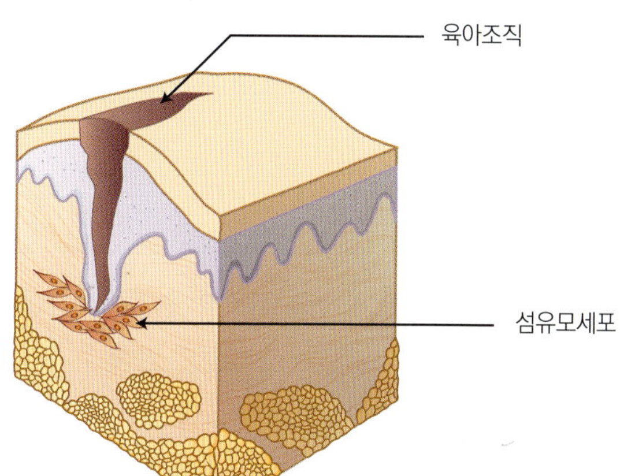

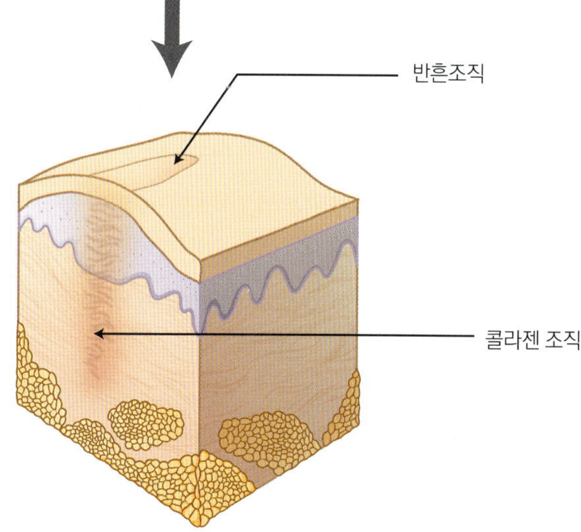

그림 3-3-3 상처치유 단계

차 융합보다 치유 속도가 느리다.

3) 상처치유에 영향을 미치는 요인

가) 전신적 요인

① 나이: 소아와 청소년에게서는 세포 재생이 활발하여 상처 치유가 빠르게 진행되지만, 노인의 경우 콜라젠 합성 감소, 면역 기능 저하, 혈류 공급 감소 등의 이유로 치유 속도가 느려진다.

② 영양상태: 단백질, 비타민(특히 비타민 C와 A), 아연 등의 영양소가 부족하면 콜라젠 합성과 조직 재생이 저해되어 상처 치유가 지연될 수 있다.

③ 당뇨병: 고혈당으로 인한 미세혈관 손상이 혈류 공급을 감소시키고 면역 기능 저하로 인해 감염 위험이 증가하여 상처 치유를 방해한다.

④ 혈관의 장애: 동맥경화증, 정맥류, 말초혈관 질환(PVD) 등으로 인해 혈액 공급이 원활하지 않으면 조직에 산소와 영양소가 부족해져 치유가 지연된다.

⑤ 스테로이드: 면역 반응과 염증 반응을 억제하며 콜라젠 합성과 섬유모세포 기능을 저해하여 상처 회복 속도를 늦춘다. 장기 사용 시 상처 치유가 더 지연될 수 있다.

나) 국소적 요인

① 감염: 감염이 발생하면 염증 반응이 지속되고 조직이 괴사하거나 세균 독소가 조직을 손상하므로 상처 치유가 지연된다. 또한 감염이 심할 경우 고름 형성으로 인해 추가적인 외과적 처치가 필요할 수도 있다.

② 불안전한 봉합이나 봉합의 조기 제거: 상처가 완전히 아물기 전에 봉합사를 제거하거나 봉합이 불완전하면 상처 가장자리가 벌어져 조직 결손이 커지고 더 많은 육아조직이 형성되어 흉터가 크게 남게 된다. 특히 긴장 부위에서는 상처가 쉽게 벌어질 위험이 크므로 적절한 기간 동안 봉합을 유지해야 한다.

③ 이물질: 상처 부위에 이물질이 남아 있거나 봉합사를 너무 오래 두면 체내 면역반응이 과도하게 일어나면서 염증이 지속되고 감염 위험이 증가하며 치유가 지연된다.

④ 상처 부위: 혈류 공급이 풍부한 부위(예: 얼굴)는 혈류 공급이 적은 부위(예: 다리)보다 상처 치유가 빠르다. 예를 들어, 얼굴의 일차 치유는 3~5일 이내에 이루어지지만, 정강이 부위의 상처는 2주 이상 걸릴 수 있다. 또한 관절 부위처럼 움직임이 많은 부위는 상처가 벌어질 가능성이 높아 치유가 지연될 수 있다.

⑤ 상처 크기와 형태: 절단된 상처(예: 날카로운 칼에 의한 절상)는 조직 손상이 최소화되므로 치유가 빠르지만, 무딘 손상(예: 타박상, 찢어진 상처)은 조직 손상이 광범위하여 치유가 더 오래 걸린다. 상처의 크기가 클수록 조직 결손이 많아지고 치유 시간이 길어진다.

4) 상처 치유의 이상

가) 흉터종은 상처 부위에 과도한 콜라젠 침착으로 인해 정상 피부를 넘어 돌출된 흉터가 형성되는 현상이다. 정확한 원인은 밝혀지지 않았지만, 유전적 요인과 개개인의 체질적인 경향이 주요 원인으로 작용한다. 일반적으로 귀, 어깨, 가슴, 턱 아래 등 피부가 팽팽한 부위에서 자주 발생하며 흉터종(켈로이드)을 한 번 형성한 사람은 이후 상처가 회복될 때도 흉터종이 재발할 우려가 높다. 또한 수술적 절제 후에도 재발하는 경향이 있으며 때로는 원래 크기보다 더 커질 수도 있다(그림 3-3-4).

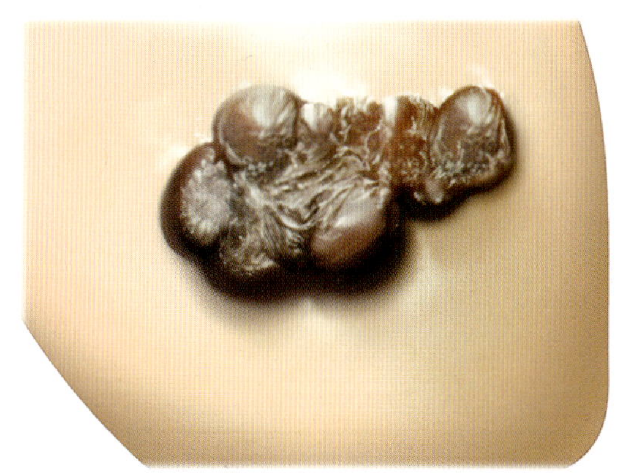
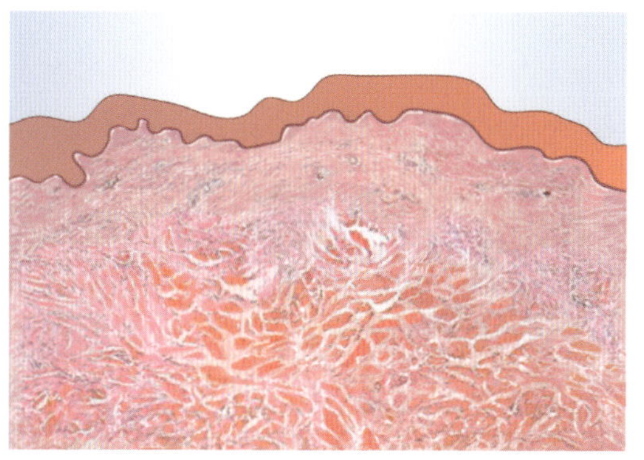

그림 3-3-4   흉터종

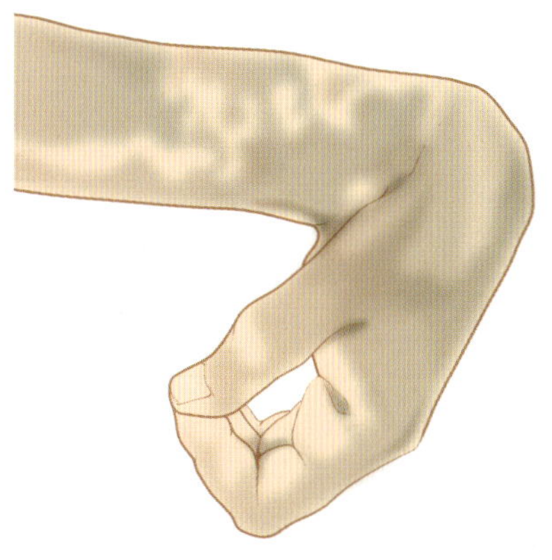

그림 3-3-5   상처의 구축

나) 구축은 상처 치유 과정에서 과도한 수축이 발생하여 치유된 조직이 정상적인 기능을 하지 못하게 되는 상태를 의미한다. 이는 주로 광범위한 화상이나 깊은 상처에서 발생하며 과도한 섬유조직 형성과 콜라겐 축적으로 인해 피부 및 근육 조직이 경직되면서 운동 기능을 제한할 수 있다. 특히 관절 부위(예: 무릎, 팔꿈치, 손가락)나 복장뼈 부위에서 잘 발생하며 관절 구축이 심할 경우 움직임이 제한되어 기능적 장애를 초래할 수 있다. 구축이 심한 경우 물리치료나 수술적 교정이 필요할 수 있다(그림 3-3-5).

4

체액과 혈류역동학

1. 부종

가. 부종이란?

　부종이란 조직 내 사이질액이 비정상적으로 증가한 상태를 의미한다. 인체는 약 60~70%가 수분으로 이루어져 있으며 이 중 세포내액이 약 2/3, 세포외액이 약 1/3을 차지한다. 세포외액 중 약 5%만이 혈관 내(혈장)에 존재하며 나머지는 세포 사이 사이질에 존재하는데 이를 사이질액이라고 한다. 세포 간질액은 반투과성 혈관벽을 통해 물, 나트륨, 저분자 물질이 이동하면서 삼투압 및 정수압 작용으로 균형을 유지한다. 하지만 다양한 원인으로 인해 이 평형이 깨지고 간질액이 비정상적으로 증가하면 부종이 발생한다. 부종은 인체의 모든 부위에서 발생할 수 있으며 복수(복강 내에 간질액이 과도하게 축적), 가슴막삼출액(가슴막안에 축적), 심낭삼출(심장막안에 축적)이라고 한다.

나. 부종의 원인

　일반적으로 신체의 세포 사이질액은 혈관의 정수압(모세혈관 정수압)과 혈장 교질 삼투압의 상호작용으로 조절된다. 모세혈관 내 정수압이 증가하거나 혈장 내 교질 삼투압이 감소하면 세포 사이질액이 증가하여 부종이 발생한다. 모세혈관의 동맥 말단에서 빠져나온 수분은 대부분 정맥 말단에서 재흡수되지만, 일부는 림프관을 통해 정맥으로 흘러 들어간다. 따라서 림프관의 폐쇄를 초래하는 질환도 부종을 유발할 수 있다.

1) 정수압 증가

　울혈심부전이 발생하거나 혈전으로 정맥이 폐쇄되면 정맥 혈압 상승으로 인해 모세혈관 내 정수압이 증가하여 혈관 내 체액이 간질액으로 더 많이 이동하게 된다. 또한, 과도한 염분 섭취로 혈류량이 증가하면 혈관 내 정수압이 상승하여 부종이 발생할 수 있다.

2) 혈장삼투압 감소

혈관 내 교질 삼투압을 유지하는 가장 중요한 성분은 혈장 단백질(특히 알부민)이다. 따라서 신장 질환, 간 질환, 영양실조 등으로 인해 혈장 단백질이 감소하면 교질 삼투압이 낮아져 사이질액이 혈관 내로 충분히 재흡수되지 못하고 부종이 발생할 수 있다.

3) 림프관 폐쇄(림프 부종(그림 3-4-1))

림프종, 수술, 감염 또는 방사선 치료 등에 의해 림프관이 폐쇄되거나 손상되면 림프 순환이 방해를 받아 사이질액이 원활하게 배출되지 못하고 조직에 축적되어 국소적인 부종이 발생한다.

4) 혈관 투과성 항진

급성 또는 만성 염증은 혈관을 확장하고 혈관벽의 투과성을 증가시켜 혈관 내 체액과 단백질 성분이 사이질로 이동하게 된다. 또한, 화상이나 알레르기 반응에서도 혈관 투과성이 증가하여 부종이 발생할 수 있다. 특히, 알레르기 반응으로 인해 혈관 투과성이 증가하여 발생한 부종을 혈관부종이라 한다.

다. 부종의 분류

1) 전신성 부종

울혈심부전에서 좌심실의 이완기말 압력이 증가하면 정맥 환류가 저해되어 모세혈관 내 정수압이 상승한다.

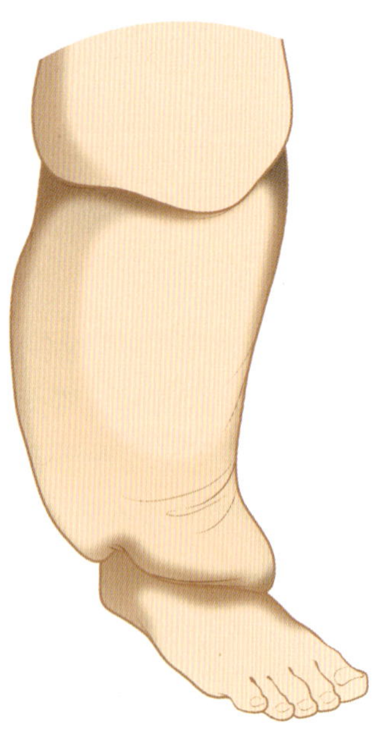

그림 3-4-1　림프 부종

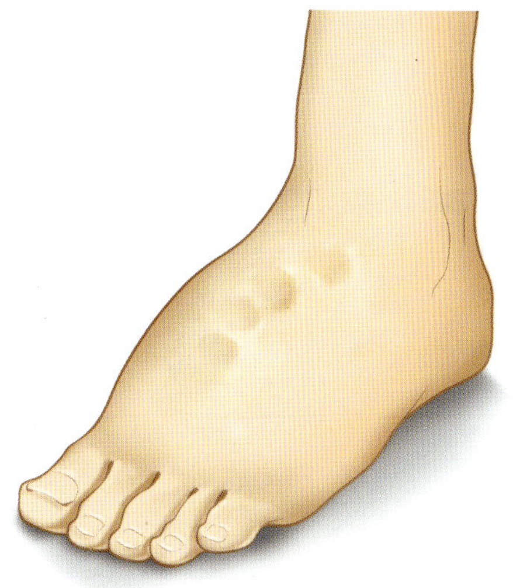

그림 3-4-2 다리의 오목부종

상대적으로 높은 정수압으로 인해 체액이 혈관에서 조직으로 이동하여 부종이 발생한다. 또한, 신장 기능 저하로 인해 단백질 합성이 감소하면 혈장 교질 삼투압이 저하되어 체액이 조직에 남아 있게 된다. 이러한 변화는 국소적인 것이 아니라 전신적인 반응을 유발한다. 심장 기능 저하로 인해 발생하는 전신 부종을 심성 부종, 신장 기능 이상으로 인해 발생하는 전신 부종을 신성 부종이라 한다. 전신 부종은 피부처럼 조직이 느슨한 부위에서 잘 발생하며 중력의 영향을 많이 받기 때문에 주로 다리에서 더욱 뚜렷하게 나타난다. 부종이 심한 경우 손가락으로 부종 부위를 눌렀을 때 눌린 자국이 한동안 남아 있는 현상을 오목부종이라 한다(그림 3-4-2). 반면, 신성 부종 환자의 경우 부종이 얼굴, 특히 눈꺼풀에서 잘 관찰된다.

2) 국소적 부종

부종이 특정 부위에 국한되어 발생하는 경우를 국소적 부종이라 하며 주로 림프관 또는 정맥의 폐쇄, 염증 등이 원인이다.

가) 뇌부종

뇌의 정맥이나 림프 배액 시스템이 폐쇄되면 정맥압이 상승하여 체액이 뇌의 사이질로 이동하면서 뇌부종이 발생한다. 또한, 뇌염이나 허혈로 인한 뇌 조직의 염증 역시 뇌부종을 유발할 수 있다. 뇌부종이 즉시 교정되지 않으면 폐쇄된 두개골 내 구조로 인해 뇌압이 상승하게 되며 이차적으로 뇌 혈류 차단과 뇌 조직의 압박 손상이 가중될 수 있다. 심한 경우 즉각적인 치료가 이루어지지 않으면 사망에 이를 수도 있다. 초기 뇌압 상승의 대표적인 증상으로는 심한 두통, 구토, 시야 이상이 있으며 뇌부종이 심해지면 뇌 일부가 대공을 통해 빠져나오는 뇌탈출 또는 뇌줄기 압박으로 인해 급사할 수도 있다.

나) 폐부종

폐 조직에 수분이 증가하면 폐포 내에도 공기 대신 체액이 차게 되어 정상적인 가스 교환이 방해받고 심각한 호흡곤란과 저산소증을 유발할 수 있다. 폐부종 환자의 경우 청진시 수포음이 들리며 혈액 성분이 포함된 분홍색 가래를 배출할 수 있고 심한 경우 호흡곤란으로 인해 청색증이 나타날 수 있다.

2. 충혈과 울혈(Hyperemia and congestion)

충혈과 울혈은 특정 조직에서 혈액량이 증가하여 혈액이 정체된 상태를 의미한다. 충혈은 동맥 혈류의 증가로 인해 능동적으로 조직에 혈액이 모이는 현상이며 울혈은 정맥혈류의 정체로 인해 수동적으로 혈액이 빠져나가지 못하고 축적되는 현상이다.

가. 충혈

충혈은 염증 반응, 신경계 이상, 또는 혈관 조절 기능의 변화로 인해 동맥이 확장되는 것이 원인이다. 동맥 확장으로 인해 모세혈관 혈류량이 증가하면 병변 부위의 혈액량이 증가하게 된다. 이에 따라 육안으로 병변 부위가 선홍색으로 보이는데 이를 홍반이라고 한다(그림 3-4-3).

나. 울혈(Congestion)

울혈은 정맥 환류가 방해를 받아 수동적으로 혈액이 정체된 상태를 의미한다. 정맥혈이 정체되므로 병변 부위는 충혈과 달리 암적색을 띠며 심한 경우 청색증이 나타날 수도 있다.

1) 전신적 울혈

전신적 울혈의 원인은 대정맥의 폐쇄 또는 우심방으로의 정맥 환류 저하를 초래하는 심장이나 폐질환이다. 예를 들어, 심근경색으로 인한 좌심실부전이 발생하면 좌심실의 기능 저하로 인해 수축기에 혈액을 충분히 대동맥으로 내보내지 못하게 된다. 이로 인해 좌심실의 압력과 부피가 점점 증가하고 결과적으로 폐순환 부담이 가중되어

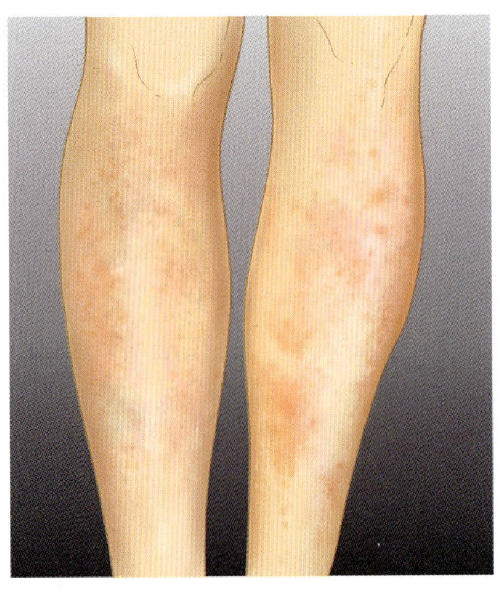

그림 3-4-3　결절홍반 환자에서의 홍반 소견

우심실의 압력도 상승한다. 이러한 변화로 인해 대정맥을 통한 정맥 환류량이 감소하면서 전신적으로 정맥혈류가 저해되고 혈액이 정체되는 울혈이 발생한다. 결과적으로 전신의 다양한 장기에서 정맥 정체가 진행되며 장기 기능 저하와 조직 부종을 초래할 수 있다.

2) 국소적 울혈

국소적 울혈은 특정 부위의 정맥혈류가 방해를 받아 발생하는 정맥 정체 현상으로 국소적인 질환이 원인이다. 해당 부위의 정맥 폐쇄 또는 정맥을 압박하는 종양이 주요 원인이 될 수 있다. 예를 들어, 간경화 환자의 경우 딱딱하게 변한 간이 간문맥의 혈류를 방해하여 간문맥 울혈이 발생하며 이에 따라 식도 정맥 울혈이 진행되어 식도정맥류가 유발될 수 있다. 대부분의 울혈에서는 모세혈관 내 정수압 증가가 동반되므로 부종이 함께 발생하는 경우가 많다.

3. 출혈(Hemorrhage)

출혈은 혈관의 연속성이 손상되어 혈액이 혈관 밖으로 누출되는 현상을 의미한다.

가. 출혈의 종류

1) 파열된 혈관의 종류에 따른 분류

가) 동맥출혈: 고압의 혈류로 인해 선홍색 혈액이 박동성으로 분출되는 것이 특징

나) 정맥출혈: 압력이 낮은 정맥에서 발생하며 어두운 적색 혈액이 비교적 일정한 속도로 흐르듯이 배출

다) 모세혈관 출혈: 모세혈관 손상으로 인해 혈액이 서서히 배어 나오는 형태의 출혈

2) 출혈의 크기에 따른 분류

가) 점출혈(Petechial bleeding): 1~2mm 크기의 작은 점 모양 출혈로, 주로 모세혈관이 파열되면서 발생한다(그림 3-4-4). 혈소판 감소증, 혈관염, 응고 장애 등과 관련될 수 있으며 피부뿐만 아니라 점막에서도 관찰될 수

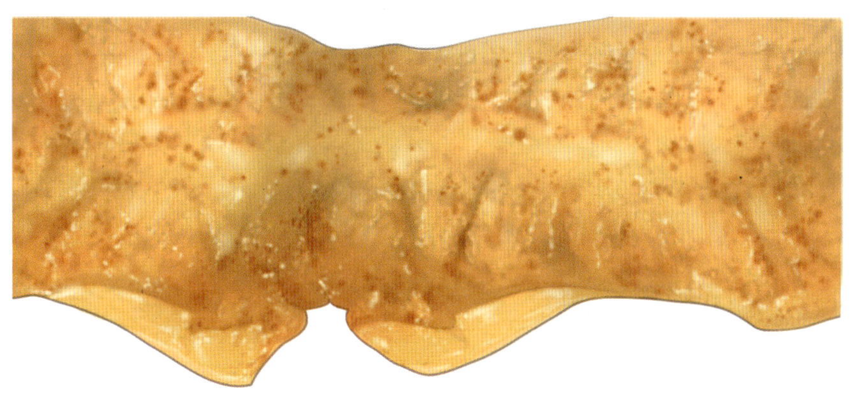

그림 3-4-4   장점막의 점출혈

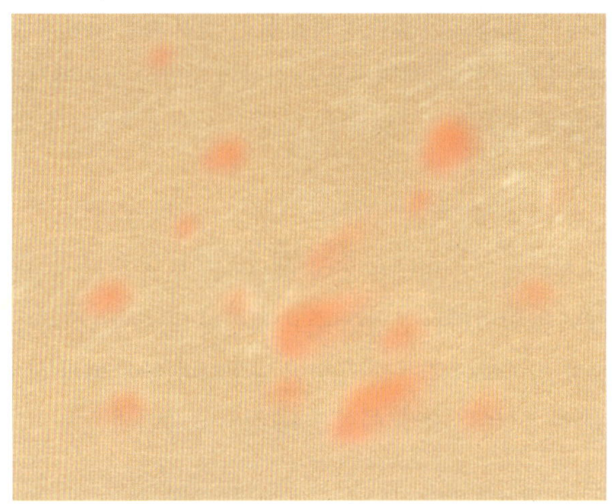

그림 3-4-5　피부의 자반

있다.

나) 자반(Purpura): 1cm 이하의 출혈로 점출혈보다 크지만, 피부나 점막 내에서 광범위하게 나타날 수 있다(그림 3-4-5).

다) 반상출혈(Ecchymosis): 1~2cm 이상의 크기를 가지며, 피부 아래나 점막에서 작은 혈종을 형성하는 출혈이다. 대부분 둔기에 의한 외상, 강한 외부 압력 또는 혈액 응고 장애에 의해 발생하고 피부 아래에서 발생한 반상출혈은 일반적으로 '멍'이라고도 불린다. 시간이 지나면서 헤모글로빈 분해 과정에 따라 적색 → 청색 → 녹색 → 황색으로 변한다.

라) 혈종(Hematoma): 출혈이 조직 내에 축적되어 덩어리를 형성한 상태를 의미한다. 혈종의 크기는 발생 부위와 출혈량에 따라 다양하며 심한 경우 주변 조직을 압박하여 기능 저하를 초래할 수도 있다.

3) 출혈 부위에 따른 분류

가) 내부출혈과 외부출혈: 내부 출혈: 혈액이 인체 내부에 국한되어 조직이나 체강(예: 흉강, 복강, 관절강 등) 내로 누출된 상태를 의미하고 외부 출혈은 혈액이 혈관 밖으로 나와 피부를 통해 외부로 빠져나가는 상태를 의미한다. 내부 출혈은 육안으로 확인하기 어려우며 심한 경우 저혈량쇼크를 유발할 수 있다.

나) 혈흉: 가슴안에 혈액이 고여 있는 상태로 흉부 외상, 대동맥 파열, 갈비뼈 골절, 가로막 손상 등에 의해 발생할 수 있으며 심한 경우 호흡 곤란과 폐허탈을 유발할 수 있다.

다) 혈액복막: 배 안으로 혈액이 누출된 상태를 의미하고 간이나 비장 파열, 복부 외상, 대동맥류 파열, 자궁외 임신 파열 등으로 인해 발생할 수 있으며 복부 팽만과 출혈 쇼크의 원인이 될 수 있다.

라) 혈액심장막: 심장막에 혈액이 고이는 상태로 심장 외상, 대동맥 박리, 심근경색의 합병증(심장 파열) 등으로 인해 발생할 수 있으며 심한 경우 심장눌림증으로 진행하여 심장 기능이 급격히 저하될 수 있다.

나. 뇌출혈

뇌출혈은 뇌 내 혈관이 파열되어 혈액이 조직 내로 유출되는 상태를 의미하며 발생 부위에 따라 다양한 형태와 증상을 보인다.

1) 뇌내출혈(Intracerebral hemorrhage, ICH)

뇌 조직 내에서 발생하는 출혈로 주로 고혈압성 혈관 손상에 의해 발생하며 외상이나 뇌혈관 기형(AVM), 출혈성 뇌졸중 등도 원인이 될 수 있다. 고혈압성 뇌출혈은 뇌의 심부 구조(기저핵, 시상, 뇌교, 소뇌 등)에서 주로 발생하며 고혈압이 장기간 지속되면서 작은 동맥이 손상되어 출혈이 발생하는 경우가 많다. 외상성 뇌출혈은 머리 손상에 의해 발생하며 출혈의 위치는 손상의 강도와 방향에 따라 달라질 수 있다. 뇌출혈의 증상은 출혈의 부위와 크기에 따라 다르게 나타나며 일반적으로 갑작스러운 두통, 신경학적 결손(반신마비, 언어 장애 등), 의식 저하, 구토 등이 동반될 수 있다. 출혈이 심할 경우 뇌압 상승과 뇌탈출로 진행될 수 있으며 응급 치료가 필요하다.

2) 거미막밑 출혈(Subarachnoid hemorrhage, SAH)

거미막밑 출혈은 뇌 표면을 덮고 있는 거미막 아래의 거미막밑 공간으로 혈액이 유출되는 출혈을 의미한다. 대부분 뇌동맥류 파열이 주된 원인이며 동정맥 기형, 심한 고혈압, 외상성 뇌손상 등도 원인이 될 수 있다. 거미막밑 공간은 뇌척수액이 존재하는 공간으로 조직 구조가 느슨하여 출혈이 한 곳에 국한되지 않고 광범위하게 퍼질 수 있다. 출혈이 진행되더라도 혈종을 형성하기보다는 중력에 의해 뇌의 기저부에 혈액이 고이게 된다. 갑작스럽고 매우 심한 두통이 특징적이며 일생에서 가장 심한 두통으로 표현되기도 한다. 오심, 구토, 목 강직 등이 동반될 수 있으며 심한 경우 의식 저하와 혼수 상태로 진행할 수도 있다. 출혈량이 많거나 급격한 출혈이 발생할 경우 뇌줄기를 압박하여 생명을 위협할 수 있다.

3) 경막밑 출혈(Subdural hemorrhage, SDH)

경막밑 출혈은 대부분 외상에 의해 발생하며 뇌를 덮고 있는 경막 아래 거미막 위쪽 공간에서 출혈이 일어나는 상태를 의미한다. 경막은 머리뼈 내면에 단단히 부착되어 있기 때문에 출혈이 발생해도 혈액이 광범위하게 퍼지지 않고 국한되는 경향이 있다. 혈액이 뇌 표면을 따라 초승달 모양으로 축적되는 것이 특징적이며 CT 영상에서 이 모양으로 관찰된다. 주된 원인은 외상에 의해 연결정맥이 파열되는 것으로, 특히 노인이나 알코올 중독자처럼 뇌 위축이 있는 환자에게서 더 쉽게 발생할 수 있다. 급성 SDH의 경우 두통, 의식 저하, 반신마비, 경련 등이 나타날 수 있으며 심한 경우 뇌압 상승과 뇌탈출로 진행될 수 있고 만성 SDH의 경우 인지 기능 저하, 보행 장애, 점진적인 의식 저하 등이 서서히 진행될 수 있으며 노인의 경우 치매와 유사한 증상을 보일 수도 있다.

4) 경막외 출혈(Epidural hemorrhage, EDH)

경막외 출혈은 머리 외상에 의해 발생하는 출혈로 경막과 머리뼈 사이의 공간에 혈액이 축적되는 상태를 의미한다. 경막외 출혈은 질병이나 내부 원인으로 발생하는 경우는 거의 없으며 대부분 외상에 의해 발생한다. 출혈의 주요 원인은 측두부 외상으로 인해 중간 수막동맥이 파열되면서 빠른 속도로 혈액이 축적되는 것이다. 경막은 단단한 구조로 되어 있어 혈액이 쉽게 퍼지지 못하고 출혈 부위에 국한되어 볼록렌즈 모양의 혈종을 형성한다. CT 영상에서 출혈이 경계를 뚜렷하게 가지며 볼록한 형태를 띠는 것이 특징적이다. 일반적으로 외상 후 명료기가 특징적이고 두통, 구토, 의식 저하, 반신마비, 동공 확대 등의 증상이 나타날 수 있으며 혈종이 커질 경우 뇌압 상승으로 인해 뇌탈출이 발생할 수 있으며 이 경우 응급 수술이 필요하다.

4. 혈전증

혈전증은 비정상적으로 혈관 내에 혈전이 형성되어 혈류의 흐름을 방해하는 상태를 의미한다. 혈전이 커지거나 혈관을 완전히 막으면 혈액 공급이 차단되어 심각한 조직 손상을 초래할 수 있다.

가. 정상적인 지혈 작용과 혈전용해 작용

인체의 혈관이 손상되어 혈관 내막이 노출되면 혈액이 혈관 밖으로 새는 것을 막기 위해 지혈 기전이 작동한다. 가장 먼저 혈관이 수축하여 혈관의 지름을 줄이고, 이어서 혈소판이 손상된 부위로 이동하여 서로 응집하면서 일시적인 지혈 마개를 형성한다. 이와 함께 혈장 내 혈액 응고 기전이 활성화되어 섬유소가 생성되며 섬유소는 응집된 혈소판과 결합하여 보다 단단한 혈전을 형성하고 찢어진 혈관의 틈을 효과적으로 봉합한다. 혈관 손상 시 혈전을 형성하여 출혈을 막는 것은 인체의 중요한 방어 기전이지만, 혈관이 찢어지지 않은 상태에서 내막의 경미한 손상만으로 혈전이 형성되면 혈액의 흐름을 방해하여 심각한 허혈성 손상을 초래할 수 있다. 따라서 인체에는 혈액 응고 기전뿐만 아니라 불필요하게 형성된 혈전을 제거하는 섬유소용해 기전도 함께 존재한다. 손상된 혈관이 치유되면 혈전이 혈관을 계속 막고 있을 필요가 없으므로 섬유소분해효소와 같은 혈전용해 효소에 의해 섬유소가 분해되어 혈전이 제거된다. 이를 통해 정상적인 혈류가 회복되고 과도한 혈전 형성으로 인한 혈관 폐쇄를 방지할 수 있다.

나. 혈전증의 원인

비정상적인 혈전 형성을 유발하는 주요 원인으로는 혈관 내막 손상, 비정상적인 혈류, 과도한 혈액 응고 경향이 있으며 이를 비르쇼우 3요소(Virchow's triad)라고 한다. 이 중 혈관 내막 손상이 가장 중요한 원인으로 여겨진다.

1) 혈관내막 손상

현대인에서 혈관 내막 손상을 일으키는 가장 중요한 원인은 동맥경화이다. 특히, 죽상경화증은 혈관 내막 손상을 심화시키는 주요 요인이다. 혈류 속도가 빠른 동맥은 심장이 혈액을 좌심실에서 대동맥으로 방출할 때마다 강한 압력을 받는다. 그러나 젊은 사람의 동맥은 탄력 섬유와 평활근의 작용으로 이러한 힘을 효과적으로 흡수하여 혈관벽의 손상을 방지할 수 있다. 하지만 노화로 인해 탄력 조직이 감소하면 동맥벽은 점점 더 손상에 취약해지며 정상적으로 혈관벽에 가해지는 충격을 충분히 흡수하지 못하여 내막 손상이 발생할 가능성이 높아진다. 특히, 죽상경화증이 있는 환자에게서는 혈관 내막에 콜레스테롤과 지질 성분으로 이루어진 죽상판이 형성되는데 이 구조물은 혈액의 와류를 유발하여 혈관 내막 손상을 더 악화시킨다.

혈관 내막이 손상되면 혈관 중막이 혈액과 직접 접촉하면서 혈액 응고 기전이 활성화되고 손상된 부위에 혈전이 형성된다. 이렇게 축적된 콜레스테롤과 혈전이 엉켜 혈관벽에서 돌출된 구조물을 형성하는데 이를 죽상경화판이라고 한다. 한 번 죽상경화판이 형성되면 혈관 내막 손상과 혈전 형성이 반복되는 악순환이 지속되며 죽상경화판은 점점 커지고 혈관의 내경은 점점 좁아진다. 이러한 변화는 혈류를 방해하여 협심증 또는 심근경색과 같은 심혈관 질환의 위험을 증가시킨다.

2) 비정상적 혈액 흐름

혈류 속도의 저하(혈류 정체)는 정맥 혈전 형성의 주요 원인이며 혈액의 와류는 동맥에서 혈전 형성을 유발하는 중요한 요인이다.

3) 혈액 응고 기전 이상

비록 드물지만, 과도하고 비정상적인 혈액 응고 반응을 유발하는 질환이나 일시적인 생리적 변화로 인해 혈전이 형성될 수 있다. 주로 항응고인자 결핍과 관련된 유전적 질환이나 신증후군과 같은 질환에서 과도한 혈액 응고로 인한 혈전 형성이 문제 될 수 있다. 또한, 골절 환자, 임산부 그리고 특정 수술 후 회복기 환자 중에서도 혈액 응고 장애로 인해 혈전이 형성될 가능성이 높아진다.

다. 혈전의 종류

1) 동맥 혈전

동맥 혈전은 주로 동맥경화증에 의해 발생하지만, 일부 혈관염으로 인해 혈관이 손상될 때도 형성될 수 있다. 가장 많이 발생하는 부위는 관상동맥과 대뇌동맥이며 각각 심근경색과 뇌경색의 주요 원인이 된다.

2) 정맥 혈전

정맥 혈전의 주요 발생 기전은 혈류 정체이며 일부 경우 혈액 응고 장애도 함께 작용한다. 정맥 혈전은 동맥 혈전에 비해 혈소판의 함량이 적고 적혈구를 많이 포함하고 있어 적색 혈전이라고도 불린다. 가장 흔하게 발생하는 부위는 심부 정맥으로 특히 심부 다리정맥에서 잘 나타난다. 또한, 정맥 혈전은 혈관 내강을 따라 길게 형성되는 경향이 있으며 때때로 분절 형태로 배열된다.

3) 벽혈전

심장 내 심방이나 심실 또는 대동맥 내에 형성된 혈전을 벽혈전이라고 한다. 벽혈전은 혈관 내막 손상에 의해 형성되는 동맥 혈전과 달리 주로 심근 수축력 감소로 인해 혈류 정체가 발생하면서 형성된다. 이러한 현상은 심부전, 심근경색 후 심실벽 운동 저하, 심방세동과 같은 부정맥에서 흔히 관찰된다.

라. 혈전의 경과

1) 혈전 증식에 의한 혈관 폐쇄

혈전은 혈소판과 섬유소의 지속적인 축적을 통해 점차 크기가 커지며 이 과정이 반복되면 결국 혈관이 폐쇄될 수 있다. 특히 혈류 속도가 느리거나 혈관 내막이 손상된 부위에서는 혈전이 빠르게 증식하는 경향이 있으며 이는 조직으로 가는 혈류를 차단하여 허혈성 손상을 초래할 수 있다.

2) 혈전 색전증 유발

혈전이 커지면 혈관 벽과의 접합 부위에서 염증 반응이 발생할 수 있으며 이로 인해 혈전의 부착력이 약해져 혈류에 의해 일부가 떨어져 나갈 수 있다. 이렇게 떨어져 나온 혈전 조각은 순환계를 따라 이동하며 더 작은 혈관을 막아 색전증을 유발할 수 있으며 이는 해당 조직의 허혈과 괴사를 초래할 수 있다.

3) 섬유소에 의한 용해

생성된 지 오래되지 않은 혈전은 섬유소분해효소와 같은 섬유소 용해 효소의 작용으로 완전히 용해될 수 있다. 특히, 정상적인 혈전용해 기전은 혈관의 원활한 혈류를 유지하는 중요한 역할을 하며 이는 조직형 플라스미노겐 활성제(tPA) 등의 물질에 의해 촉진될 수 있다.

4) 기질화 및 재관통

시간이 지나 오래된 혈전은 혈전 내부로 내피세포와 평활근 세포, 섬유모세포가 자라 들어오면서 기질화 된다. 기질화 과정이 진행되면서 혈전 내부에 일부 모세혈관이 성장하여 혈관 내강의 일부가 다시 개통되는 재관통이 일어나기도 한다. 이러한 과정은 혈관이 완전히 폐쇄되는 것을 방지하고 부분적인 혈류 회복을 가능하게 한다.

마. 파종혈관내응고

파종혈관내응고는 전신의 미세순환에 다수의 미세 혈전이 형성되어 여러 장기에 광범위한 미세 순환 장애를 일으키는 질환이다. 이로 인해 각 장기의 기능 부전이 발생할 수 있으며 심한 경우 다발성 장기부전(MODS)으로 진행되어 사망에 이를 수도 있다. DIC는 주로 산과적 합병증, 악성종양, 패혈증, 심각한 외상과 같은 기저 질환에서 이차적으로 발생한다. 이러한 질환들은 혈액 응고 기전의 심각한 이상을 초래하며 손상된 부위뿐만 아니라 전신적으로 과도한 혈액 응고 반응을 촉발한다. 이에 따라 과다한 혈전 형성과 함께 혈소판 및 응고인자가 고갈되면서 출혈 경향도 나타나게 된다. DIC의 가장 효과적인 치료법은 원인 질환을 치료하는 것이며 환자의 상태 및 원인 질환에 따라 예후가 다양하게 달라질 수 있다. 또한, 필요에 따라 항응고 치료(예: 헤파린) 또는 지지적 치료(혈소판 및 혈장 보충 등)가 시행될 수 있다.

5. 색전증

색전이란 원래 부위보다 먼 곳으로 떨어져 나간 혈관 내에 존재하는 고체나 액체 또는 기체를 말하며 색전증이란 색전에 의해 해당 부위 혈관이 폐쇄되어 혈류의 흐름을 막는 것을 말한다. 막힌 혈관의 말초 부위는 혈관 폐쇄에 의한 경색이 진행된다. 혈전증으로 만들어진 혈전이 떨어져 나가는 혈전색전증이 가장 흔하고 이 외에도 골수나 지방조직에 있는 지방, 양수와 혈액 내에 잘못 유입된 공기 등이 자주 색전증을 일으킨다. 색전을 일으키는 물체의 종류에 따라 혈전색전증, 공기색전증, 양수색전증이 있고 색전이 일어난 부위에 따라 국소적 색전증과 전신 색전증으로 나눈다.

가. 색전을 유발하는 물질과 색전의 이동 경로

1) 색전을 유발하는 물질

색전증을 유발하는 물질에는 다음과 같은 종류가 있다.

가) 혈전색전증: 가장 흔한 색전의 형태로 혈관 내에서 형성된 혈전이 떨어져 나가 혈류를 따라 이동하면서 혈관을 막는 경우를 의미한다. 주로 심방세동, 심근경색, 정맥 혈전증 등의 질환에서 발생하며 정맥 혈전(예: 심부 정맥 혈전증)이 떨어져 나가면 폐색전증(PE)을 유발하고 동맥 혈전이 떨어져 나가면 뇌졸중 또는 말초 동맥 색전증을 유발한다.

나) 지방색전증: 골절 또는 외상으로 인해 지방 성분이 혈류로 유입되면서 발생한다. 지방 방울이 모세혈관을 막아 폐, 뇌, 신장 등에 영향을 미칠 수 있으며 폐부종, 신경학적 이상, 점상출혈 등의 증상이 특징적이다. 지방 색전 증후군(FES)은 특히 넓적다리뼈나 골반 골절 후에 흔히 발생할 수 있다.

다) 양수 색전증: 출산 과정에서 양수 내의 세포 조각이나 응고 촉진 물질이 산모의 혈류로 들어가 색전증을 유발하는 드문 질환이다. 심각한 산과적 응급 상황으로 급성 호흡 부전(ARDS), 쇼크, 파종혈관내응고(DIC) 등을 유발할 수 있으며 높은 치사율을 보일 수 있다.

라) 공기색전증: 정맥 내로 공기가 유입되면서 발생하는 색전증으로 다이빙 후 감압병(DCS), 정맥 카테터 삽입, 외상성 기흉, 개방성 손상 등에서 발생할 수 있다. 소량의 공기는 큰 문제가 되지 않지만, 대량의 공기가 유입되면 심장과 폐혈관을 차단하여 치명적인 순환기 부전을 일으킬 수 있다.

2) 색전의 이동 경로

가) 정맥을 통한 이동

정맥에서 발생한 혈전은 정맥혈류를 따라 우심방과 우심실을 거쳐 폐동맥으로 이동하며 폐색전증을 유발할 수 있다. 대부분의 색전은 폐혈관에서 막히지만, 우심방과 좌심방 사이에 심방중격 결손(ASD)이나 심실중격 결손(VSD)이 있는 경우 색전이 우심방을 통과하지 않고 좌심방으로 직접 유입될 수 있다. 이러면 정맥에서 발생한 색전이 동맥으로 이동하여 뇌졸중이나 말초 동맥 색전증을 유발할 수 있는데, 이를 역설적 색전증이라고 한다.

나) 동맥을 통한 이동

좌심방이나 좌심실에서 발생한 혈전은 전신 동맥 순환계를 따라 이동하면서 다양한 장기에서 색전증을 유발할 수 있다. 동맥 색전증은 특히 다리와 뇌에서 흔히 발생하며 다리동맥 색전증은 급성 허혈로 인해 다리의 괴사가 발생할 수 있고 뇌동맥 색전증은 허혈성 뇌졸중의 원인이 될 수 있다. 색전이 혈관을 막으면 해당 부위로의 혈류 공급이 차단되어 허혈이 발생하며 심한 경우 경색이 진행될 수 있다.

나. 폐색전증

정맥에서 형성된 혈전은 정맥 순환계를 따라 이동하여 우심방과 우심실을 거쳐 폐동맥으로 들어간다. 색전의 크기가 크면 주요 폐동맥을 막을 수 있으며 작으면 말초 폐동맥을 폐쇄할 수 있다. 혈전에 의한 색전은 단일 폐동맥을 막을 수도 있지만, 여러 개의 폐동맥을 동시에 폐색할 수도 있다. 작은 크기의 폐색전은 증상을 유발하지 않을 수도 있지만, 폐순환의 50% 이상이 차단되면 급성 우심실 부전으로 인해 쇼크에 빠지거나 사망할 위험이 커진다. 폐는 폐동맥 외에도 기관지동맥과 폐포 내 공기로부터 산소를 공급받기 때문에 폐색전증(PE) 환자의 약 10% 정도에서만 폐경색이 발생한다. 폐색전증 대부분은 넓적다리 부위의 심부정맥에서 발생한 혈전(DVT)으로 인해 발생한다. 따라서 장기간 침대에 누워 있는 환자, 다리 골절로 인해 장기간 석고 고정을 한 환자, 장거리 비행 후 장시간 움직이지 않은 경우 등에서 폐색전증의 위험이 증가한다.

다. 혈전색전증

앞에서 설명한 바와 같이 좌심방, 좌심실 또는 동맥계에 존재하는 혈전은 동맥 순환계를 따라 이동하여 전신 혈전색전증 전신 혈전색전증을 유발할 수 있다. 혈전색전증은 신체의 어느 부위에서나 발생할 수 있지만, 특히 관상동맥(심장)과 뇌동맥에서 발생하는 경우가 가장 흔하다. 심뇌혈관질환은 현대인의 주요 사망 원인 중 하나이며 이들 질환의 상당수가 혈전색전증에 의해 발생한다. 동맥벽에 형성된 혈전은 염증 반응과 혈류의 작용으로 인해 떨어져 나와 혈액을 따라 이동하며 동맥경화로 인해 좁아진 동맥에 걸리면 혈류가 차단되어 급성 경색을 유발하고 해당 조직의 괴사를 초래할 수 있다. 전신의 모든 동맥에서 발생할 수 있지만, 특히 혈관 지름이 좁고 생명 유지에 중요한 관상동맥과 뇌동맥에서 발생하는 것이 가장 위험하다. 이에 대한 자세한 내용은 심근경색과 뇌경색에서 다루겠다.

라. 지방색전증

성인의 긴뼈(특히 넓적다리뼈 및 골반)는 황색골수로 가득 차 있으므로 긴뼈가 골절되면 드물게 골수 성분(지방)이 손상된 혈관을 통해 혈액으로 유입되어 지방색전증을 유발할 수 있다. 또한, 지방이 풍부한 조직(예: 유방)의 심한 외상에서도 지방색전증이 발생할 수 있다. 혈관 내로 유입된 지방 미립자는 폐, 뇌, 신장 등의 미세혈관을 폐색하여 다양한 임상 증상을 유발하며 심한 경우 급성 호흡곤란증후군(ARDS) 또는 사망을 초래할 수 있다. 광범위한 골격계 손상에서 지방색전증은 비교적 흔히 동반되지만, 임상적으로 의미 있는 증상이 나타나는 경우는 10% 미만이다.

마. 양수색전증

양수색전증은 분만 과정이나 분만 직후 태반 또는 자궁 주변의 정맥을 통해 양수가 산모의 혈류로 유입되면서 발생하는 심각한 합병증이다. 이 질환은 발생 빈도가 매우 드물지만, 일단 발생하면 치사율이 높고 급성 산과적 응급상황을 초래할 수 있다. 양수 내에는 태아의 피부 세포, 점액, 지방 성분, 응고 촉진 물질이 포함되어 있어 혈류로 유입될 경우 급성 폐고혈압, 저산소증, 심혈관계 붕괴, 파종혈관내응고(DIC) 등을 유발할 수 있다.

바. 공기색전증

공기색전증은 의료 시술 중 공기가 혈관으로 유입되거나 감압병(DCS)에 의해 발생할 수 있다. 잠수부가 물속에서 고압 환경에서 호흡하면 조직과 혈액 내에 질소가 녹아 있게 된다. 이 상태에서 서서히 감압하지 않고 급격하게 수면으로 상승하면 조직과 혈액에 녹아 있던 질소가 폐를 통해 몸 밖으로 배출되지 못하고 기포를 형성하여 혈관을 막게 된다. 소량의 공기는 체내에서 흡수될 수 있지만, 100cc 이상의 공기가 혈류로 유입되면 혈관 폐색을 유발하여 공기색전증이 발생할 수 있다.

6. 경색증

가. 정의

경색증은 동맥이 폐쇄되거나 정맥 환류가 차단됨으로써 조직에 허혈성 손상이 발생하는 병리적 상태를 의미한다. 경색증은 주로 혈전증 또는 색전증에 의해 발생하며 일반적으로 동맥 폐쇄에서 더 흔하게 발생한다.

나. 경색의 발생에 영향을 주는 요인

1) 혈액 공급에 영향을 주는 해부학적 구조

경색된 조직이 다른 혈관(곁순환)을 통해 산소화된 혈액을 공급받을 수 있다면 경색으로 인한 허혈성 손상은 부분적으로 상쇄될 수 있다. 예를 들어, 폐는 폐동맥 외에도 기관지동맥과 폐포 내 공기로부터 산소를 공급받을 수 있기 때문에 동맥이 막히더라도 폐경색이 상대적으로 드물다. 반면, 신장, 심장, 뇌와 같이 곁순환이 부족하거나 거의 없는 장기는 혈관 폐쇄 시 경색이 발생할 가능성이 높다.

2) 혈관이 폐쇄되는 속도

혈관 폐쇄가 급격하고 심하게 발생할수록 조직의 허혈이 빠르게 진행되며 이에 따라 경색도 더욱 신속하게 발생한다. 특히, 천천히 진행되는 혈관 폐쇄의 경우 곁순환이 발달하여 허혈로부터 조직을 보호할 수 있지만, 급성 혈관 폐쇄는 이러한 적응 기회 없이 조직 손상을 유발할 가능성이 높다.

3) 조직의 저산소증에 대한 취약성

조직마다 저산소증에 대한 내성이 다르며 특정 조직은 산소 공급이 중단될 때 빠르게 비가역적인 손상을 입는다. 뇌 신경세포는 인체 조직 중 저산소증에 가장 취약하며 4분 정도 산소 공급이 중단되면 비가역적인 세포 손상과 신경 괴사가 발생할 수 있다. 이에 따라 뇌혈관 폐쇄로 인한 뇌경색은 매우 빠르게 진행된다. 심근세포는 상대적으로 저산소증을 견디는 능력이 높아 경색 후에도 일정 시간이 지나 재관류가 이루어지면 일부 회복될 수 있다. 그러나 허혈이 20~30분 이상 지속되면 비가역적인 손상이 시작되며 24시가 이상 혈류 공급이 차단되면 광범위한 심근 괴사가 발생할 수 있다. 뼈대근육은 수 시간 동안 허혈 상태에서도 생존할 수 있으며 관류가 이루어지면 기능이 회복될 가능성이 높다.

4) 해당 조직의 산소 함유량

경색은 저산소증으로 인해 조직 괴사가 발생하는 현상이므로 조직 내 산소 함유량이 많을수록 경색 진행이 늦어지고 반대로 산소가 부족하면 경색이 더 빠르게 발생한다. 따라서 빈혈, 만성 폐질환 또는 저산증과 같이 이미 저산소증이 존재하는 환자에게서는 정상인보다 경미한 혈관 폐쇄에도 경색이 발생할 가능성이 높아진다. 또한, 조직 자체의 혈류 공급이 풍부한 기관(예: 간, 폐)에서는 저산소증에 대한 내성이 높아 경색이 잘 발생하지 않지만, 혈관 분포가 제한적인 기관(예: 신장, 비장)에서는 상대적으로 경색이 더 쉽게 발생한다.

다. 경색의 종류

1) 경색 부위의 혈액 존재 여부에 따라

가) 백색(허혈) 경색
주로 동맥 폐쇄로 발생하며 혈액 공급이 제한된 장기에서 흔히 나타난다. 곁순환이 부족하거나 거의 없는 장기에서 발생하는 경향이 있으며 대표적으로 신장, 심장, 비장에서 자주 관찰된다. 혈액 공급이 완전히 차단되므로 경색 부위는 창백하게 보이며 출혈이 동반되지 않는다.

나) 적색(출혈) 경색
주로 정맥 폐쇄로 발생하며 혈류 정체가 동반되는 장기에서 흔히 나타난다. 곁순환이 발달한 조직에서도 동맥이 폐쇄로 적색경색이 발생할 수 있으며 대표적으로 폐, 장, 간 등의 장기에서 흔히 관찰된다. 적색경색의 주요 특징은 경색 부위에서 출혈 소견이 함께 관찰된다는 점이다. 정맥 폐쇄로 인해 조직에 울혈이 생기고 혈관 정수압이 증가하면서 적혈구가 조직으로 누출되어 출혈이 동반된다. 폐동맥이 폐쇄된 경우에도 기관지동맥이 경색 부위로 혈액을 공급할 수 있으므로 손상 부위에서 혈액이 함께 관찰될 수 있다.

2) 세균 감염 여부에 따른 분류

가) 패혈 경색
세균 감염이 동반된 경색으로 주로 감염된 혈전이 색전이 되어 조직에 도달하면서 발생한다. 심내막염과 같은 감염성 질환에서 세균이 포함된 혈전이 혈류를 따라 이동하여 장기에서 패혈 경색을 유발할 수 있다. 패혈 경색 부위에서는 세균 증식으로 인해 화농성 염증과 농양이 형성될 가능성이 높다.

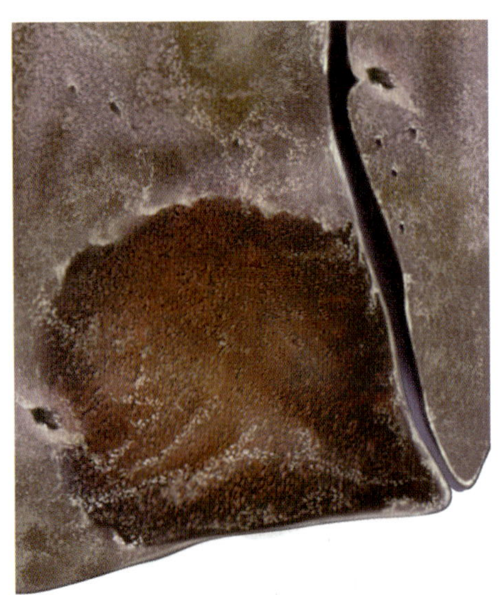

그림 3-4-6   폐의 적색경색

나) 무균 경색

세균 감염이 동반되지 않은 경색에 따라 일반적으로 혈전이나 색전에 의해 혈관이 막혀 조직 괴사가 발생하는 형태이다. 대부분의 심근경색이나 뇌경색은 무균 경색의 대표적인 예이다.

7. 쇼크

쇼크란 심박출량의 감소 또는 순환 혈액량의 감소로 인해 조직 관류 압력이 저하되면서 조직으로의 산소 공급이 부족하여 저산소증이 발생하는 병리적 상태를 의미한다.

가. 쇼크의 원인

1) 심박출량 감소

심박출량은 일회박출량과 심박수의 곱으로 결정된다. 일회박출량(SV)은 심장의 수축력, 전부하, 후부하에 의해 결정되며 말초혈관 저항(PVR)도 심박출량에 영향을 미칠 수 있다. 따라서 좌심실 기능이 심각하게 저하되거나 심실세동과 같이 효과적인 심장 수축이 없는 경우 심박출량이 급격히 감소하여 쇼크가 발생할 수 있다. 또한, 말초 혈관 저항이 심하게 증가한 상태에서는 좌심실 기능이 약간만 저하되어도 심박출량이 많이 감소하여 쇼크가 유발될 수 있다. 심박수도 심박출량에 큰 영향을 미친다. 맥박수가 분당 40회 이하로 심하게 느려지는 경우 심장이 아무리 강하게 수축하더라도 전신 관류에 필요한 심박출량을 유지할 수 없어 쇼크가 발생할 수 있다.

2) 순환 혈액량 감소

순환 혈액량이 감소하면 심장이 수축하더라도 충분한 혈액을 내보낼 수 없어 혈압 유지가 어려워지고 조직으로의 혈류 관류가 감소하여 쇼크가 발생할 수 있다. 외상이나 내부 출혈이 심한 경우 순환 혈액량이 급격히 감소하여 혈압 유지가 어려워지고 쇼크가 발생할 수 있다. 출혈량이 전체 혈액량의 30~40%를 초과하면 심각한 저혈량 쇼크로 진행될 수 있다. 정맥은 인체의 주요 혈액 저장소로 전체 혈액량의 약 60~70%를 저장할 수 있어 저장 혈관이라고 불린다. 패혈증에서는 세균 독소에 의해 전신 정맥이 확장되며 이로 인해 정맥 환류량이 급격히 감소하여 심박출량이 저하되고 쇼크가 유발된다. 척수 손상 환자에게서는 자율신경계 조절 장애로 인해 정맥 긴장도가 소실되고 혈액이 말초 정맥에 저류되면서 혈압이 급격히 떨어져 신경성 쇼크가 발생할 수 있다.

나. 쇼크 환자에게서의 보상 기전

쇼크가 발생하면 신체는 혈압을 유지하고 조직 관류를 보존하기 위해 다양한 보상 기전을 활성화한다. 쇼크 발생 시 박출량이 감소하면 교감신경계가 활성화되어 혈압을 유지하려는 보상 기전이 작동한다. 교감신경 자극으로 심박수 증가 및 심근 수축력을 향상하고 심박출량을 증가시켜 혈압 유지한다. α-교감신경 수용체가 활성화되어 말초 혈관을 수축시켜 조직으로 가는 혈류 감소시키고 중심 혈압을 유지한다. β-교감신경 수용체가 활성화되면 심근 수축력과 심박수가 증가하여 심박출량을 유지한다. 신장은 혈압을 유지하기 위해 수분 배출을 억제하고 혈류량을 보존하는 역할을 한다. 레닌-안지오텐신-알도스테론 시스템(RAAS)이 활성화되면 안지오텐신 II를 생성하여 말초

혈관 수축 및 나트륨과 수분 재흡수를 증가시켜 혈압을 유지한다. 항이뇨호르몬(ADH) 분비가 증가하면 신장에서 수분 배출 감소시키고 혈액량을 증가시켜 혈압을 유지한다. 보상 기전이 효과적으로 작동하지 못해 혈압을 유지할 정도의 심박출량을 확보하지 못하면 조직 관류 압력이 저하되고 전신적인 허혈성 손상이 진행된다. 이 단계를 비보상 쇼크 단계라고 한다. 이 단계의 특징은 조직 및 장기의 저산소증으로 대사성 산증이 진행되고 말초 혈관 확장으로 인해 혈압 유지가 점점 어려워지며 장기부전이 시작되어 쇼크가 지속되면 비가역적 손상으로 진행된다. 비보상 쇼크 단계에서도 혈역학적 이상이 교정되지 않으면 전신 조직의 괴사가 진행되고 다발성 장기 부전으로 이어질 수 있다.

다. 쇼크의 분류

쇼크는 발생 원인에 따라 일반적으로 다음의 **4가지 유형**으로 분류된다.

1) 심장성쇼크

심장성 쇼크는 심장의 기능 저하로 인해 심박출량이 감소하여 조직 관류가 저하되는 쇼크의 유형이다. 가장 흔한 원인은 심근경색증에서 광범위한 좌심실 괴사로 인해 심근 수축력이 심각하게 감소하는 경우이다. 좌심실 기능이 저하되면 혈압 유지가 어려워지고 혈류 공급이 줄어들면서 전신적인 허혈이 발생할 수 있다. 울혈심부전으로 인해 좌심실 기능이 저하되면서 좌심실 이완기말압이 증가하고 심근이 늘어나 수축력이 감소하여 심박출량이 저하될 수 있다. 심낭 내 출혈 또는 체액 축적으로 인해 심낭 내압이 증가하면 심장이 제대로 확장되지 못하고 이로 인해 정맥 환류가 감소하여 심박출량이 급격히 감소한다. 이는 심장눌림증을 초래하여 심박출량 감소 및 쇼크를 유발할 수 있다.

심박수가 분당 40회 이하로 감소하면 장이 강하게 수축하더라도 내보낼 수 있는 혈액량이 부족하여 심박출량이 저하된다. 심박수가 너무 빠르면 이완기 동안 충분한 정맥 혈액이 심장으로 되돌아오지 못하므로 일회박출량이 감소하여 결국 심박출량도 감소하게 된다.

2) 저혈량 쇼크

외상으로 인해 출혈이 증가하면 정맥혈 회귀가 감소하여 심박출량이 감소하게 된다. 또한, 화상으로 인해 혈관 투과성이 증가하고 체액이 손실되면 상대적인 혈액량 감소로 저혈량 쇼크가 발생할 수 있다.

3) 패혈쇼크

패혈증 환자에게서는 침입한 미생물이 생성하는 독소와 이에 대한 면역반응으로 인해 전신적인 혈관 확장이 발생한다. 이로 인해 혈류가 주로 말초 혈관으로 분포하게 되고 대적으로 정맥혈류가 감소하여 심혈관계에서 순환하는 유효 혈액량이 부족해진다. 결과적으로 정맥혈 회귀가 감소하여 심박출량이 감소하게 된다.

4) 신경성쇼크

신경성 쇼크는 척수 손상이나 척추마취로 인해 자율신경계의 조절 기능이 소실되면서 발생한다. 이 경우 혈관의 긴장도를 유지하는 교감신경 자극이 감소하여 말초혈관이 과도하게 확장되어 혈압이 급격히 저하된다. 이러한 기전은 혈관 확장이 주된 원인이라는 점에서 패혈쇼크와 유사하지만, 염증 반응이 아닌 신경 조절 장애로 인해 발생한다.

라. 쇼크의 임상증상

쇼크 환자에서 임상적으로 가장 먼저 관찰되는 증상은 심박수 증가이다. 심박출량이 감소하면 체내에서는 혈압을 유지하기 위해 보상 기전이 활성화되며 가장 먼저 심박수를 증가시켜 일회박출량 감소를 보완하려 한다. 이 외에도 신장에서 수분 배설이 감소하여 소변량이 줄어들거나 심한 경우 무뇨 상태가 될 수 있다. 혈압이 더 이상 유지되지 못하면 쇼크는 비보상 단계로 진행되며 이때 각 장기의 허혈과 저산소증으로 인한 증상이 나타난다. 전신적으로 저산소증에 의해 무기력감이 발생하며 뇌 혈류가 감소하면 의식 변화가 동반될 수 있다. 심장에서는 허혈로 인해 심한 흉통이 발생하고 피부 혈류 저하로 인해 피부가 차갑고 창백해진다. 그러나 패혈쇼크에서는 말초 혈관 확장으로 인해 다른 유형의 쇼크와 달리 피부가 따뜻하고 붉은색을 띠는 특징이 있다. 쇼크의 예후는 종류, 치료의 적절성, 환자의 전반적인 건강 상태에 따라 달라진다. 일반적으로 저혈량 쇼크와 신경성 쇼크의 예후가 가장 좋으며 사망률이 10% 미만이다. 하지만, 심장성 쇼크는 30~60%의 사망률을 보이며 패혈쇼크는 가장 예후가 나빠 약 50% 이상의 환자가 사망한다.

5 감염

1. 감염이란?

    감염이란 병원체가 숙주인 인체에 침입하여 정착하고 증식하는 과정을 의미하며 이러한 병원체의 감염으로 인해 인체 조직이 손상되고 질병이 발생하는 경우를 감염병이라 한다.

2. 감염의 성립

    병원체에 의해 감염이 발생하려면 감염원이 존재해야 하고 병원체가 숙주(인체)로 전파되는 감염 경로가 있어야 하며 숙주가 해당 병원체에 감수성이 있어야 한다. 그러나 인체로 전파된 모든 병원체가 반드시 감염을 일으키는 것은 아니다. 감염이 발현될지는 감염원의 병원성과 숙주의 방어 기전 간의 균형에 따라 달라진다. 예를 들어, 병원성균이 인체에 침입하더라도 숙주의 면역 방어 기전이 이를 효과적으로 제거하면 감염이나 질병이 발생하지 않는다. 하지만 감염원의 병원성이 숙주의 저항력보다 강할 경우 질병이 발생할 가능성이 높아진다.

가. 감염원

    인체에 감염되어 감염증을 일으키는 미생물을 병원체라고 하며 감염된 병원체의 병원성이 클수록 감염증이 발생할 가능성이 높아진다. 병원성이란 병원체가 숙주에서 질병을 일으키는 능력을 의미한다. 병원성의 강도를 나타내는 개념으로 병력이 있으며 이는 병원체가 감염을 통해 숙주에게 일어나 심각한 손상을 초래하는지를 정량적으로 평가하는 지표이다. 병원성의 정도는 실험적으로 측정할 수 있으며 일반적으로 감염된 동물의 50%를 죽이는 데 필요한 병원균의 수 또는 독소의 양은 LD50(50% 치사량)이라고 한다. LD50 값이 낮을수록 적은 양으로도 높은 치사율을 보이므로 병원성이 강한 병원체로 평가된다.

1) 병원체의 종류

가) 프리온

감염을 유발하는 병원체 중 가장 작은 구조로 단백질의 변형된 형태이다. 일반적인 병원체(세균, 바이러스)와 달리 DNA나 RNA와 같은 유전물질이 없으며 비정상적인 단백질이 정상 단백질을 변형시켜 질병을 유발한다. 크로이츠펠트-야콥병(CJD)의 원인으로 잘 알려져 있으며 변형 프리온이 축적되면 신경 세포가 파괴되어 치매, 운동 실조 등의 신경 퇴행성 증상이 나타난다. 광우병에 걸린 소의 조직(특히 뇌, 척수 등)을 사람이 섭취할 경우 인간형 광우병인 변종 크로이츠펠트-야콥병(vCJD) 이 발생할 수 있다.

나) 바이러스

바이러스는 크기가 20~300nm 정도로 매우 작은 세포 내 기생체이며 DNA 또는 RNA 중 하나의 핵산과 이를 둘러싼 단백질막으로 이루어진 단순한 구조를 가진다. 바이러스는 세포 구조를 갖추지 않아 독립적으로 생명 활동을 할 수 없으며 숙주의 세포 내에서만 증식할 수 있다. 크기가 매우 작아 광학현미경으로는 대부분 관찰되지 않으며 전자현미경을 이용해야 확인할 수 있다. 바이러스 감염은 다양한 면역 반응을 유발하며 일부 바이러스는 백혈구감소증을 초래할 수도 있다. 그러나 감염에 따라 면역 반응은 다양하게 나타날 수 있으며 밸혈구가 증가하면 면역 세포의 활성화가 동반되기도 한다.

다) 세균

세균은 대표적인 병원체이며 다양한 종류의 세균이 질병을 유발할 수 있다. 과거에 비해 예방접종과 항생제의 발전으로 세균 감염증의 발생이 감소했지만, 여전히 인체를 위협하는 주요 질환의 원인이다. 세균은 산소를 이용하여 성장하는 호기성균과 산소 없이 생존하는 혐기성균으로 구분된다. 또한 세균의 형태에 따라 알균, 막대균, 나선균 등으로 나눌 수 있다. 세균은 그람염색에 대한 반응에 따라 그람양성균과 그람음성균으로 분류된다. 우리 몸에는 정상적으로 피부, 입한, 장 등 다양한 부위에 서식하는 세균이 있으며 이를 정상 세균총이라고 한다. 정상 세균총은 병원성 세균의 침입과 증식을 억제하여 인체를 보호하는 중요한 방어 기전으로 작용한다. 그러나 면역력이 약해지거나 정상 세균총이 균형을 잃으면 감염을 유발할 수도 있다.

라) 곰팡이

곰팡이에 의한 감염은 정상 면역력을 가진 사람에서도 발생할 수 있지만, 특히 면역력이 저하된 사람에게서 더 잘 발생한다.

마) 원충

원충 감염은 주로 오염된 식수나 환경을 통해 전파되며 위생 상태가 좋지 않은 지역에서 더 흔하게 발생한다. 특히 개발도상국에서는 식수 오염, 위생 부족, 기생충 매개체(예: 곤충) 증가로 인해 원충 감염이 자주 보고된다. 아메바성 이질은 이질아메바에 의해 발생하며 오염된 물이나 음식물을 통해 감염되고 심한 설사와 혈변을 유발할 수 있다. 톡소플라스마증은 톡소플라스마 곤디라는 원충에의 해 발생하며 고양이의 배설물에 오염된 환경, 감염된 육류 섭취, 태반을 통한 감염 등으로 전파될 수 있다.

바) 기생충

기생충은 인체에 감염을 일으키는 병원체 중 가장 복잡한 구조를 가진 다세포 고도로 분화된 형태를 가질 수 있다. 기생충은 회충, 요충, 편충, 간흡충 등이 있으며 주로 오염된 음식이나 물을 통해 감염되며, 일부는 피부를 통해 침입하거나 곤충을 매개로 전파되기도 한다.

사) 외부기생충

외부기생충은 사람의 피부나 체표에서 기생하며 피를 빨거나 조직을 손상하며 기생 생물을 의미한다. 대표적인 외부기생충으로는 옴진드기, 이, 벼룩 등이 있으며 단순히 피부에 기생하는 것뿐만 아니라 병원체를 매개하여 감염병을 유발할 수도 있다.

2) 감염원

감염원은 인체 외부에서 병원체를 인체로 전파되는 근원을 의미한다. 감염원 대부분은 해당 병원체에 감염된 사람이나 동물이지만, 곤충, 식물, 흙, 공기, 오염된 물과 음식 등도 감염원이 될 수 있다. 감염된 사람은 일반적으로 증상이 나타나는 기간 동안 병원체를 체외로 배출하지만, 일부 병원체는 잠복기 동안에도 전파될 수 있다. 따라서 병원균의 특성에 따라 격리 시기와 기간이 달라진다. 또한 병원균에 감염되었지만 증상이 나타나지 않는 사람을 보균자라고 한다. 질병에서 회복된 후에도 병원균을 배출하는 경우를 회복기 보균자(예: 장티푸스)라 하고, 전혀 증상이 없이 병원균을 보유하고 있는 경우를 건강 보균자(예: B형 간염)라고 한다. 보균자는 본인이 감염 사실을 자각하지 못한 채 병원균을 주위에 퍼뜨릴 수 있기 때문에 감염병 예방과 관리에서 중요한 문제로 다루어진다. 병원균의 배출 경로는 병원체의 종류에 따라 다르다. 호흡기 전염병은 콧물, 재채기, 가래, 타액의 비말을 통해 전파되고 소화기계 전염병은 환자의 대변으로 오염된 물을 섭취하거나 대변에 오염된 손을 통해 물건이 오염되면서 전파될 수 있다. 특히, 감염된 사람이나 동물의 배설물로 오염된 흙이나 물은 감염병의 확산에 중요한 역할을 한다. 따라서 적절한 위생 관리(손 씻기, 안전한 식수 공급, 위생적인 화장실 사용 등)가 감염 예방에 필수적이다.

나. 감염의 경로

1) 직접 전파

전염원과 숙주가 직접적인 접촉을 통해 병원균이 전파되는 방식이다. 주로 환자의 체액(가래, 혈액, 정액, 질 분비물 등)을 통해 상대방에게 전파된다. 외부 환경에서 생존력이 낮은 병원균들이 주로 이 방법으로 전파되며 사람면역결핍바이러스(HIV) 및 기타 성병(STD)을 유발하는 병원균들이 대표적이다.

2) 간접 전파

병원체가 전염원으로부터 외부 환경으로 배출된 후 다른 매개체(물체, 공기, 음식, 곤충 등)를 통해 숙주에게 간접적으로 전파되는 방식이다. 외부 환경에서 오랫동안 생존할 수 있는 병원균들이 주로 이 방법으로 전파된다.

가) 음식물: 과거에는 사람의 대변을 거름으로 사용하는 경우가 많았는데 이로 인해 환자의 대변으로 오염된 식재료를 통해 여러 가지 기생충 및 병원균(살모넬라균)이 전파될 수 있다. 특히, 오염된 식재료를 조리할

때 사용한 조리 기구를 통해 병원균이 오염되지 않은 다른 식재료로 교차 오염될 수 있다. 이질, 장티푸스, 콜레라 등 소화기계 전염병이 이러한 방식으로 전파된다.

나) 물: 환자의 대변으로 오염된 비위생적인 물을 식수로 사용하면 소화기계 전염병이 발생할 수 있다. 장티푸스, 콜레라, 이질과 같이 오염된 물을 통해 전염되는 질병을 수인성 전염병이라고 한다.

다) 옷이나 물건: 환자가 입었던 옷이나 사용했던 물건은 병원균에 오염되어 있을 가능성이 높으며 이를 통해 감염이 전파될 수 있다. 따라서 환자가 사용한 옷이나 침구류는 철저한 세탁과 소독이 필요하며 환자가 만졌던 물건도 소독제를 이용해 철저하게 소독해야 한다. 세탁이나 소독만으로 충분히 감염 예방이 어려운 경우 소각 처리를 하기도 한다.

라) 공기: 사람이 기침, 재채기 또는 말할 때 가래나 타액에서 나온 비말이 공기 중으로 배출되면서 병원균이 퍼질 수 있다. 이 비말이 다른 사람의 호흡기를 통해 흡입되면서 감염이 전파된다. 특히, 호흡기계 전염병(예: 결핵, 인플루엔자, 코로나19 등)이 이러한 방식으로 전파되며 좁은 공간에서 많은 사람이 밀집해 있거나 환자와 가까운 거리에서 접촉하는 경우 감염 위험이 높아진다.

마) 곤충이나 동물: 곤충(예: 파리, 모기)은 병원균을 환자로부터 건강한 사람에게 옮기는 매개체 역할을 한다. 예를 들어, 말라리아와 일본뇌염은 모기를 통해 전파된다. 또한 발진티푸스나 쓰쓰가무시병은 쥐나 야생동물에 기생하는 진드기나 이(lice)와 같은 절지동물을 통해 감염이 전파된다.

다. 감염 성립의 숙주 요인

같은 병원균이 인체에 침입하더라도 개인별 면역 상태에 따라 감염증의 발병 여부는 달라진다. 병원체의 병원성이 강하더라도 인체의 방어 기전이 강력하면 감염이 발생하지 않을 수 있지만, 면역력이 저하되면 병원성이 낮은 병원체에도 심각한 감염이 발생할 수 있다. 감염증의 발병에 영향을 주는 숙주 요인에는 나이, 전신 건강 상태, 영양상태, 기저질환 등이 포함된다. 나이가 너무 어리거나 고려인 경우 면역 기능이 약하여 감염에 취약하다. 비타민 결핍이나 영양 부족은 면역력을 저하해 감염 위험을 증가시킨다. 사람면역결핍바이러스(HIV) 환자, 선천성 면역결핍증 환자, 면역억제제를 복용 중인 환자, 당뇨병 환자 등은 면역 기능이 약하여 감염에 쉽게 노출된다. 외상이나 수술 같은 급성 스트레스뿐만 아니라 만성 스트레스도 면역력을 저하해 감염병 발병에 이바지할 수 있다.

라. 병원체에 의한 질병 발병기전

1) 병원체가 직접 숙주 세포를 공격하여 세포를 사멸시킨다.
2) 병원체가 분비하는 독소에 의해 숙주의 세포 대사가 방해되거나 혈관이 손상되어 조직 세포가 사멸한다. 감염원이 침범한 숙주 조직뿐만 아니라 멀리 떨어진 조직도 손상될 수 있다.
3) 숙주의 면역 반응이 과도하게 활성화되거나 비정상적으로 작동하여 자신의 조직이 손상될 수 있다.

3. 인체의 감염 방어 기전

가. 비특이적 감염 방어 기전

비특이적 감염 방어 기전이란 병원체의 종류와 관계없이 인체가 감염을 방어하는 기본적인 방어 기전을 의미한다. 이는 선천적 면역 시스템으로 특정 병원균에 대한 선택적 반응이 아니라 모든 병원균에 대한 일반적으로 작용하는 방어 기전이다.

1) 생리적 방어벽

피부와 점막은 인체를 외부의 병원체로부터 보호하는 일차적인 방어 장벽 역할을 한다. 피부는 두꺼운 각질층과 피지선에서 분비되는 항균성 물질이 병원균의 침입을 억제한다. 점막은 피부와 달리 내부 기관을 덮고 있으며 병원균이 체내로 침입하는 것을 방어한다. 특히, 기관지 점막은 외부에서 들어온 세균이나 먼지 등의 이물질을 제거하는 역할을 한다. 점막에서 점액을 분비하여 이물질을 감싸고 점막 표면의 상피세포에 있는 섬모운동을 통해 이물질을 체외로 배출하여 인체를 보호한다. 이 방어 기전을 점액 섬모 청소율이라고 한다.

2) 정상 세균총

우리 몸의 피부, 입안, 소화관, 비뇨생식기(질 등)에는 정상적으로 존재하는 다양한 병원체가 있으며 이를 정상 세균총이라 한다. 정상 세균총은 단순히 존재하는 것이 아니라 병원체의 침입과 증식을 억제하여 감염을 예방하는 중요한 역할을 한다. 하지만 항생제를 오남용하면 정상 세균총이 파괴되어 병원체에 대한 저항력이 약해질 수 있다.

3) 체액성 분비물

인체에서 분비되는 다양한 체액성 분비물은 침입한 병원균을 직접 파괴하거나 인체 밖으로 배출하는 데 도움을 주며 외부 병원체로부터 인체를 보호하는 중요한 역할을 한다.

가) 라이소자임: 눈물, 침, 땀 등에 존재하며 그람양성균의 세포벽을 분해하여 용해하는 효소이다.

나) 락토페린: 눈물, 모유 등에 존재하며 철분을 결합하여 세균의 성장에 필요한 철을 빼앗아 병원균의 증식을 억제한다.

다) 인터페론: 바이러스 감염 시 인체 세포에서 분비되는 단백질로 바이러스 증식을 억제하는 작용을 한다. 인터페론의 종류(알파, 베타, 감마 등)에 따라 억제하는 바이러스의 종류와 기능이 다르고 면역세포 활성화에도 관여하여 항바이러스 면역 반응을 강화한다.

라) 위산: 위에서 분비되는 강산으로 입을 통해 들어온 많은 병원균을 사멸시킨다. 하지만, 헬리코박터파일로리와 같은 일부 세균은 위산 환경에서도 생존할 수 있다.

마) 혈청 내 보체: 혈청 내 존재하는 단백질 군으로 선천면역 및 후천면역에서 중요한 역할을 한다. 백혈구의 화학주성을 유도하여 면역세포가 감염 부위로 이동하도록 도우며 보체가 세균 표면에 부착하여 백혈구가 세균을 더 쉽게 잡아먹도록 식작용을 촉진하고 특정 항체와 결합하여 세균의 세포막을 파괴한다.

4) 세포의 식균작용

호중구와 대식세포는 인체에 침입한 병원균을, 식작용을 통해 직접 포획하고 분해하여 제거하는 역할을 한다.

호중구는 감염 초기에 가장 먼저 반응하는 일차 방어 세포로 빠르게 병원균을 포획하여 제거하고 대식세포는 병원균을 제거할 뿐만 아니라 항원제시세포(APC) 역할을 하여 면역계를 활성화한다.

나. 특이적 감염 방어 기전

특이적 감염 방어 기전은 면역계에 의해 이루어지며 병원체마다 특이적인 반응을 보이는 획득 면역을 의미한다. 특이적 면역 방어 기전에 대한 자세한 내용은 다음 장(면역질환)에서 자세히 설명하였다.

4. 감염의 발병 경과

병원체가 인체에 침입하면 병원체의 병원성과 인체의 방어 능력에 따라 감염이 발생할지가 결정된다. 병원성이 인체의 방어 능력보다 강할 경우 감염이 발병하며 임상 증상이 나타나는 현성 감염이 발생한다. 인체의 방어 능력이 병원성보다 강할 경우 감염이 이루어지더라도 증상이 나타나지 않는 무증상감염 상태가 된다.

1) 잠복기

잠복기란 병원균이 인체에 침입하여 증식하기 시작했지만, 아직 증상이 나타나지 않은 시기를 의미한다. 이 시기는 병원균의 종류, 감염 경로, 인체의 면역 상태 등에 따라 길이가 달라질 수 있다. 일부 병원균은 잠복기 동안에도 전염력이 있어 감염을 확산시킬 수 있다. 병원균마다 잠복기가 일정하게 정해져 있는 경우가 많아 언제 감염되었는지를 알면 질병이 발병하는 시기를 예측할 수 있다. 또한, 이 시기에 숙주의 면역 방어 기전이 효과적으로 작동하여 병원균을 제거하면 감염되었더라도 질병이 발병하지 않을 수도 있다. 즉, 병원균이 체내에 존재하더라도 감염증이 나타나지 않는 무증상감염 상태가 될 수 있다.

2) 전구기

전구기는 잠복기에서 발병기로 이행하는 질병의 초기 단계로 병원균의 특이적인 증상은 나타나지 않지만, 비특이적인 전신 증상이 발생하는 시기이다. 전형적인 증상 없이 피로감, 발열, 두통, 근육통, 식욕 부진 등 일반적인 증상이 먼저 나타나고 이러한 증상은 면역계가 병원균에 반응하면서 발생하며 감염이 진행되고 있다는 신호이다. 이 시기에 감염력이 높아 주변 사람에게 병원균을 전파할 가능성이 크고 전구기의 지속 시간은 질병과 개인의 면역 상태에 따라 다르며 몇 시간에서 며칠 정도 지속될 수 있다.

3) 발병기

발병기는 병원균이 활발하게 증식하여 감염증이 본격적으로 나타나는 단계로 병원균마다 특징적인 증상과 징후가 나타나는 시기이다. 병원균의 종류에 따라 특이적인 증상이 뚜렷하게 발현된다. 이 시기에 병원균이 체외로 활발히 배출되면서 감염력이 가장 높아져 전파 위험이 크고 증상의 강도와 지속 기간은 병원균의 독성, 감염 부위, 숙주의 면역력에 따라 다를 수 있다. 치료하지 않으면 합병증이 발생할 가능성이 높고 일부 질병은 만성 감염으로 진행될 수도 있다.

4) 회복기

　회복기는 병원균의 증식이 감소하고 인체의 면역 반응과 조직 회복이 이루어지는 시기이다. 숙주의 면역 방어 기전이 성공적으로 작동하면 감염병에서 완전히 회복할 수 있다. 하지만, 숙주의 면역력이 심하게 저하되었거나 병원균의 병원성이 강한 경우 심각한 후유증이 남거나 사망에 이를 수도 있다. 일부 병원균은 숙주의 몸속에 잠복하여 재발을 유발할 수 있다. 예를 들면 수두에 감염된 후 바이러스가 회복기에 신경절에 잠복했다 이후 면역력이 약해지면 대상포진으로 재활성화될 수 있다. 회복기에 접어들면 감염력이 감소하지만, 일부 질병(예: 결핵, B형 간염 등)은 지속적으로 전파될 가능성이 있으므로 주의가 필요하다.

5. 세균 감염

가. 그람양성세균 감염

1)포도상구균 감염

　가) 포도상구균 감염은 화농성 감염의 주요 원인균으로 화농성 질환의 약 70~80%를 차지한다.

　나) 포도상구균은 피부 감염을 쉽게 유발하는 다양한 효소와 독소를 분비한다. 피부의 지방층을 분해하는 효소를 분비하여 모낭 주위의 감염을 유발한다. 피부 감염 시 종기, 큰 종기, 고름딱지증 등의 질환을 일으킬 수 있다. 고름딱지증(그림 3-5-1)은 어린이에게 흔한 감염으로 작은 수포나 노란색 딱지가 형성되는 것이 특징이다.

　다) 포도상구균이 생성하는 표피탈락독소에 의해 표피층이 탈락하는 질환이 발생할 수 있다. 국소적인 표피 탈락(고름딱지증), 전신적으로 표피가 탈락(화상 피부 증후군)한다. 화상 피부 증후군은 신생아와 어린아이에게서 주로 발생하며 면역력이 저하된 성인에서도 발병할 수 있다. 심한 경우 전신적인 피부 손상으로 인해 생명을 위협할 수 있으며 피부과 응급질환 중 하나이다.

　라) 포도상구균으로 오염된 식품에는 내열성 독소가 존재하는데, 이 독소를 오염된 음식과 함께 섭취하면 식중독이 발생한다.

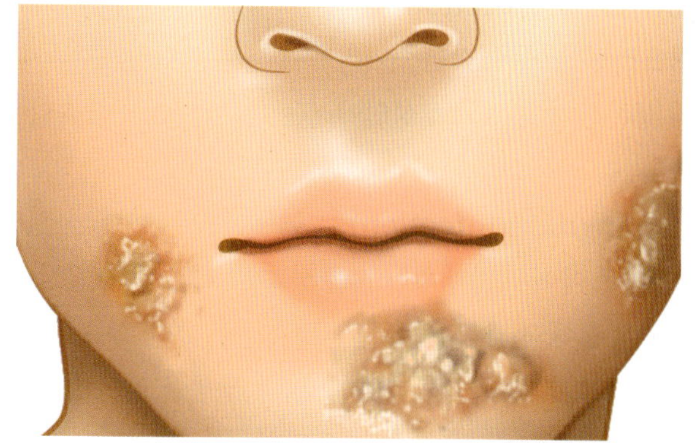

그림 3-5-1　농가진

마) 포도상구균에서 만들어진 독소는 쇼크를 일으킬 수도 있는데 과거 질 내에 오래 방치된 탐폰에 의해 발생한 쇼크로 사망한 여성 사례가 있었다. 이 사망의 원인은 포도상구균이 생성한 독소로 인한 독성 쇼크 증후군(TSS)으로 알려져 있다.

바) 포도상구균은 원래 페니실린에 감수성을 보이지만, 최근에는 페니실린 내성 균주가 출현하여 문제가 되고 있다. 메티실린 내성 황색포도상구균(MRSA)은 병원 내 감염에서 중요한 균주 중 하나로 메티실린을 포함한 여러 종류의 항생제에 내성을 보여 치료가 어려운 대표적인 슈퍼박테리아로 알려져 있다.

2) 연쇄상구군감염(Streptococcus infection)

가) 연쇄상구균은 통성 혐기성 그람양성균으로 쌍을 이루거나 사슬 모양으로 자라며 피부, 입인두 점막, 폐, 심장판막 등에 화농성 감염을 일으킨다.

나) 류마티스열, 사구체신염, 결절홍반과 같은 질환은 연쇄상구균 감염 후 인체의 과도하고 비정상적인 면역 반응으로 발생하는 특징적인 병변이다.

다) A군 연쇄상구균인 화농연쇄상구균은 인두염, 성홍열, 얕은 연조직염, 고름딱지, 류마티스열, 독성 쇼크 증후군(TSS), 사구체신염 등을 유발할 수 있다.

라) B군 연쇄상구균은 여성의 생식기 및 장에 주로 서식하는 균으로 신생아 감염의 주요 원인균이다. 신생아가 감염되면 폐렴이나 수막염을 유발할 수 있으며 심한 경우 패혈증으로 인해 수일 내에 사망할 수도 있다.

마) 폐렴연쇄상구균은 엽성 폐렴의 가장 흔한 원인균이다.

바) 장내구균은 그람양성 구균으로, 상처 감염, 요로 감염 및 심내막염의 흔한 원인균이다. 또한, 일반적인 항생제 치료에 잘 반응하지 않는 경우가 많아 병원 내 감염 관리 및 항생제 내성 문제를 초래할 수 있다.

3) 디프테리아(Diphtheria)

가) 디프테리아균은 그람양성 간균이며 주로 호흡기를 통해 전염된다.

나) 디프테리아균은 인두부 점막에 부착하여 증식하면서 외독소를 분비한다. 이 독소는 인두 점막을 파괴하여 삼출물을 형성하며 삼출물과 괴사한 조직 찌꺼기가 합쳐져 회색의 탄력 있는 조직인 위막을 형성한다.

나. 그람음성세균 감염

1) 임균 감염(Neisseria gonorrhoeae infection)

가) 임균에 의해 발생하는 대표적인 성 매개 감염증이다.

나) 임균은 인체 밖에서 오래 생존하지 못하므로 성인에서는 대부분 성적 접촉을 통해 전파된다.

2) 수막구균감염(Neisseria meningitidis infection)

가) 수막구균은 특히 2세 미만의 소아에서 발생하는 세균성 수막염의 주요 원인균이다.

나) 환자나 보균자의 타액 비말을 통해 전파되며 호흡기 감염을 유발하고 유행성이 크다.

다) 감염된 환자는 약 2~3일의 잠복기를 거친 후 심한 고열과 두통을 호소하며 심한 경우 의식 저하가 발생할 수 있다.

라) 사망률이 약 10%에 달하는 치명적인 질병이지만, 항생제 치료로 인해 사망률이 크게 감소하였다.

3) 백일해(Whooping cough)

가) 백일해균에 의해 발생하는 그람음성 간균성 호흡기 감염증이다.

나) 감염된 사람의 기침에서 퍼져 나오는 비말을 통해 공기 전파된다.

다) 전염력이 매우 높다.

라) 주로 5세 이하의 소아에서 발생하지만, 성인 감염 사례가 증가하고 있다.

마) 개 짖는 소리와 같은 특징적으로 그르렁거리는 기침을 유발하는 상부 호흡기 감염을 일으킨다.

바) 증상은 약 4~5주 동안 지속되며 세균이 하부 기도까지 번지면 기관기관지염을 동반하는 경우가 많다.

4) 인플루엔자

가) 헤모필루스 인플루엔자균은 그람음성 간균으로 소아에서 호흡기 감염의 주요 원인균이다.

나) 이 균은 중이, 부비동, 얼굴, 후두 및 기관지에 염증을 일으킬 수 있으며 2세 이하 소아에서 발생하는 세균성 수막염의 주요 원인균 중 하나이다.

5) 레기오넬라증

가) *Legionella pneumophila*에 의한 호흡기 감염은 병원 내 집단 세균 감염의 주요 원인균이다.

나) 이 균은 축축한 환경에서 잘 자라므로 여름철 냉방기를 통한 집단 감염이 문제가 된다.

다) 감염 초기에 발열과 근육통이 나타나며 이후 심한 기침과 함께 폐렴으로 발전할 수 있다.

다. 세균에 의한 장염

1) 대장균

가) 대장균은 정상인의 장에 분포하는 장내 세균총의 일부로 해로운 세균의 증식을 억제하는 방어 기전 역할을 한다.

나) 패혈증과 요로 감염의 주요 원인균이다.

다) 인체의 면역이 저하된 상태에서 기회감염을 일으킬 수 있다.

라) 장 출혈성 대장균(EHEC)에 의한 장염이 최근 선진국에서 심각한 문제를 야기하고 있다.

2) 살모넬라 감염(Salmonella infection)

가) 살모넬라는 그람음성 간균으로 살모넬라 장염과 장티푸스를 유발한다.

나) 이 균은 오염된 음식, 특히 육류나 가금류를 통해 전파된다.

다) 장티푸스는 살모넬라균에 의해 발생하며 감염된 환자로부터 오염된 음식물을 통해 전파된다.

라) 장티푸스의 경우 세균을 보유하면서도 증상을 나타내지 않는 만성 보균자가 전파의 주요 원인이다.

마) 장티푸스균에 감염되면 발열 등의 전신 증상과 함께 복통, 설사 및 장 출혈로 인한 혈변이 나타날 수 있으며 심한 경우 쇼크가 발생하기도 한다.

3) 세균성 이질

가) 세균성 이질의 원인균은 *shigella dysenteriae*이다.

나) 이 균에서 분비되는 시가 독소에 의해 대장에서의 수분 재흡수가 저해되어 특징적인 심한 물설사가 발생한다.

4) 콜레라

가) 콜레라의 원인균은 *vibrio cholerae*이다.

나) 콜레라는 대표적인 수인성 전염병으로 이 균에서 생성된 장독소에 의해 심한 설사와 탈수가 주요 증상으로 나타난다.

5) 캄필로박터증

가) 캄필로박터증은 *campylobacter jejuni*에 의해 발생하는 감염증이다.

나) 이 균은 오염된 음식, 특히 생우유나 덜 조리된 가금류를 통해 감염된다.

다) 다른 세균성 장염과 유사하게 설사와 복통 등의 증상을 보인다.

라. 항산균(Mycobacteria) 감염

1) 결핵

가) 결핵의 원인균은 대표적인 항산균인 Mycobacterium tuberculosis로 산성 경에서도 염색을 유지하는 그람양성 간균이다.

나) 결핵은 세계적으로 감소 추세에 있지만, HIV 감염 등으로 면역력이 저하된 환자들에게 여전히 심각한 위협이 되고 있으며 국내에서는 여전히 감염에 의한 주요 사망 원인 중 하나이다.

다) 전파 경로: 결핵 환자의 기침이나 비말을 통해 공기 중으로 전파된다. 최근 밀집된 공간에서 장시간 생활하는 중고등학생 사이에서 감염 문제가 발생하고 있다.

라) 결핵균은 세포 개성 숙주 반응을 유도하여 전형적인 육아종을 형성하며 육아종이 커질 경우 병변 내부에 건락 괴사가 동반될 수 있다.

마) 투베르쿨린 피부 반응 검사: 결핵에 걸려 세포 매개성 면역계가 활성화된 환자에게 결핵균의 단백질 유도체를 피내 주사하면 면역 반응으로 주사 부위에 단단한 경결이 형성된다. 이를 투베르쿨린 반응 양성이라고 하며 결핵균에 노출된 경험이 있거나 현재 노출된 환자로 해석할 수 있다.

바) 결핵균에 처음 노출된 후 즉시 질병이 발생하는 경우를 원발 결핵이라 하며 이전에 감염된 환자에서 결핵균이 잠복해 있다가 숙주의 면역력이 약해지면서 다시 활성화되어 발생하는 경우를 속발 결핵이라 한다.

사) 원발 결핵의 병소는 주로 한쪽 폐의 상엽 하부나 하엽 상부, 폐문부에서 발생하지만, 속발 결핵의 경우 한쪽 또는 양쪽 폐 첨부에 공동화된 병변이 나타난다.

아) 좁쌀결핵: 결핵균이 림프관을 따라 정맥계로 들어간 후 다시 폐로 유입되어 폐 전체로 퍼지는 경우 발생하는 특수한 형태의 결핵으로 폐 전체에 좁쌀 같은 육아종성 병변이 형성된다.

자) 임상 증상: 피로, 권태감, 미열, 야간 발한, 체중 감소 등의 전신 증상과 함께 흉통, 기침, 각혈 등의 호흡기계 증상이 나타날 수 있다.

2) 한센병

가) 한센병의 원인균은 mycobacterium leprae 이다.

나) 피부의 상처를 통해 감염되며 혈액을 타고 전파되지만, 체온이 낮은 조직, 즉 피부나 팔다리에서만 증식한다. 이 균은 주로 팔다리의 신경 조직과 피부를 침범하여 파괴한다.

다) 결핵균과 마찬가지로 숙주의 세포 매개성 면역 반응을 유발하며 숙주의 면역 반응에 따라 결핵형 한센병과 나종형 한센병의 두 가지 형태로 나타난다.

라) 결핵형 한센병: 숙주의 T세포 매개성 면역 반응이 강할 때 발생한다. 피부에 국소적인 붉은색 병변이 나타나며 해당 부위 신경에서 육아종성 변화와 퇴행성 변화가 특징적으로 관찰된다. 나종형 한센병과 달리 비대칭적인 모양을 보이며 질병이 서서히 진행하는 경향이 있다.

마) 나종형 한센병: 숙주의 세포 매개성 면역 반응이 없거나 현저히 저하되면 발생한다. 주로 얼굴이나 사지의 피부와 말초 신경을 침범하며 병변은 반점, 구진 또는 결절성 병변을 형성한다. 진행된 결절성 병변이 융합되면 독특한 '사자 얼굴'을 나타낸다.

마. 매독

1) 원인 및 발병 기전

가) 매독은 나선형의 편모를 가진 그람음성균으로 스피로헤타 계열에 속하는 대표적인 균주인 treponema pallidum에 의해 발생한다.

나) 대부분 성적 접촉을 통해 전파되지만, 태반을 통해 태아에게 감염될 때 선천성 매독이 발생할 수 있다.

다) 매독의 진단은 VDRL 검사와 매독 항체 검사로 이루어진다. VDRL 검사는 매독의 진단 및 치료 판정에 사용되며 감염 후 4~6주가 지나야 양성 반응을 보인다. 감염이 치료되면 음성으로 전환되지만, 위양성이 많아 결과 해석에 주의가 필요하다.

2) 임상적 분류

매독은 임상적 발현 양상에 따라 3단계로 구분된다.

가) 1차 매독

① 감염원과 접촉한 후 약 3주 후에 발생한다.

② 성기 주위에 무통성이며 가장자리가 단단한 굳은궤양이 나타난다(그림 3-5-2).

③ 치료 여부와 관계없이 3~6주 후에 자연적으로 치유된다.

나) 2차 매독

① 굳은 궤양이 사라지고 난 후 2주에서 3개월 사이에 발생한다.

② 치료되지 않은 환자의 약 75%에서 발병한다.

③ 병리학적 소견은 혈관 주위의 대식세포 및 림프구 침윤과 폐쇄성 동맥 내막염이 특징적이다.

④ 전신성 피부 발진이 나타나며 특히 구강, 손바닥 및 발바닥에 장미진이 발생하는 것이 특징적이다.

⑤ 구강과 질의 발진에는 세균이 많아 감염성이 매우 높다.

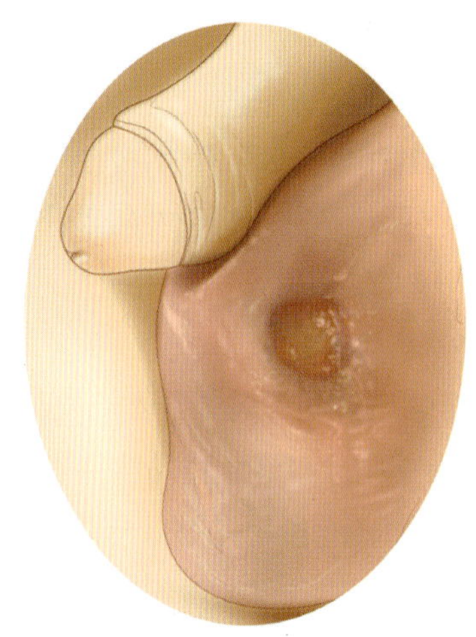

1차 매독 환자의 굳은궤양

다) 3차 매독

① 치료를 적절히 받은 환자에게서는 드물지만, 치료받지 않은 환자의 약 1/3에서 발생한다.

② 대개 수년간의 잠복기를 거쳐 나타난다.

③ 주로 심혈관계와 중추신경계를 침범하며 고무종이라는 특수한 결절성 병변이 형성된다.

바. 클라미디아 감염(Chlamydia infection)

1) 클라미디아는 다른 세균보다 크기가 매우 작은 그람음성 세균이며 세포 내에서만 기생하는 절대 세포내 기생체이다.

2) 대표적인 *chlamydia trachomatis*는 비뇨생식기 감염, 성병 림프 육아종(LGV), 및 소아의 안과 감염을 유발한다.

3) Chlamydia trachomatis 에 의한 생식기 감염은 가장 흔한 세균성 성 매개 감염(STI)이다.

4) 임균 감염과 유사한 증상을 일으키며 남성과 여성 모두에서 증상이 없는 경우가 많아 감염 사실을 모른 채 전파시키는 경우가 많다.

사. 리케차 감염(Rickettsial infection)

1) 리케차는 일반적인 세균보다 크기가 매우 작은 그람음성 간균이다.

2) 발진티푸스, 록키산홍반열, 쓰쓰가무시병을 일으키는 균들이 여기에 속한다.

1) 발진티푸스

가) 이의 배설물을 통해 전파된다.

나) 110~14일의 잠복기를 거친 후 발열, 근육통, 발진이 나타나며 심한 경우 피부의 괴사와 괴저 및 신장과 뇌 출혈로 인한 의식 저하, 혼수 등의 합병증 발생할 수 있다.

다) 발진은 증상 출현 5~6일경부터 몸통에서 시작되어 팔다리와 머리로 퍼진다.

2) 쓰쓰가무시병(Scrub typhus)

　가) 털진드기의 유충을 매개로 전파되며 촌이나 야산 지역에서 주로 가을철(9~11월)에 유행한다.

　나) 발열, 근육통, 두통과 함께 특징적인 가피 및 발진 소견이 나타난다.

6. 바이러스 감염

가. 바이러스 감염의 개관

1) 바이러스의 특징

　가) 20~300mm 크기의 미생물로, 숙주의 세포 내에서만 증식하며 스스로 생명현상을 유지하지 못한다.

　나) 단백질 캡시드와 핵산(DNA 또는 RNA)으로 이루어진 단순한 구조이며 일부 바이러스는 막을 가진다.

　다) 핵산은 DNA 또는 RNA 중 하나로 구성되며 이에 따라 DNA 바이러스와 RNA 바이러스로 구분된다.

　라) RNA 바이러스는 유전적 변이가 빈번하게 일어나 다양한 변종이 출현하며 이에 따라 예방백신의 효과가 감소할 수 있다.

2) 바이러스 감염의 특징

　가) 바이러스는 숙주세포를 직접 괴사시키지 않고 기능적인 변화를 유발할 수도 있다. 예를 들어 로타바이러스는 장 세포를 직접 사멸시키는 것이 아니라 장 상피세포의 흡수 기능을 방해하여 삼투성 설사를 유발한다. 그러나 일부 바이러스(예: 인플루엔자, 에볼라 등)는 숙주세포를 직접 괴사시키거나 세포사를 유도하여 조직 손상을 초래할 수도 있다.

　나) 바이러스는 잠복기를 거쳐 오랜 기간 후에 질병을 유발할 수 있다. 숙주 세포 내에서 장기간 잠복하며 즉각적인 증상을 유발하지 않는 바이러스도 있다. 예를 들어 수두-대상포진 바이러스는 신경절에 잠복하며 숙주의 면역력이 저하되면 대상포진으로 재활성화된다. 사람면역결핍바이러스도 수년간 잠복기를 거쳐 후천면역결핍 증후군(AIDS)을 유발하는 지연 감염의 대표적 예이다.

　다) 일부 바이러스는 숙주 세포를 직접 파괴하지 않고 변형을 유발할 수 있다. 홍역바이러스는 감염된 세포들이 융합하여 다핵 거대세포를 형성하는 특징이 있고 거대세포바이러스(CMV) 감염 시에는 핵 내 봉입체가 형성되는 세포 병변이 관찰된다. 하지만, 일부 바이러스는 숙주 세포를 파괴하며 증식하는 용해성 감염을 일으킨다.

　라) 일부 바이러스는 숙주 세포의 유전적 변이를 유도하여 암을 유발할 수 있다. 종양 유발 바이러스는 숙주 세포의 유전자 변형을 초래하여 암을 유발할 수 있고 대표적인 예로는 엡스타인-바 바이러스(EBV)에 의한 버킷림프종, 사람유두종바이러스(HPV)에 의한 자궁경부암, B형 간염 바이러스(HBV) 및 C형 간염 바이러스(HCV)에 의한 간세포암이 있다.

나. 인플루엔자

1) 인플루엔자 바이러스는 A형, B형, C형, D형으로 분류된다.

- A형: 가장 변이가 심하고 대유행을 일으킬 가능성이 높은 유형
- B형: 사람에게서만 발생하며 주로 계절성 유행을 일으킴
- C형: 경미한 감염을 유발하며 일반적으로 대유행을 일으키지 않음
- D형: 인간 감염 사례는 드물며 주로 가축(소 등)에서 발견됨

2) 급성 상기도 감염을 일으키며 심한 경우 폐렴이나 합병증(중이염, 심근염, 뇌염 등)으로 진행될 수 있다.

3) 발열, 오한, 근육통, 두통, 인후통, 기침 등 전신 증상이 심하며, 특히 어린이와 노약자에서 중증으로 진행될 가능성이 높다.

4) 예방백신 접종으로 40~70% 정도 예방 효과를 기대할 수 있으며 예방 효과는 유행 바이러스와 백신 균주의 일치도에 따라 달라질 수 있다.

다. 홍역

1) 상기도 증상, 발열 그리고 특징적인 발진을 보이며 전염성이 매우 강한 호흡기 바이러스 감염병으로 홍역 바이러스(MV)는 Paramyxoviridae 계열의 Morbillivirus에 속하고 비말 및 공기 전파로 전염되며 감염력이 매우 높아 미접종자의 90% 이상이 감염될 수 있다.

2) 초기(전구기)에는 고열, 기침, 콧물, 결막염이 나타나며 이후 입안 점막에 특징적인 코플릭 반점(Koplik's spots)이 출현한다. 코플릭 반점은 볼 점막(구강 점막) 안쪽에 생기는 작은 흰색 반점으로 홍역의 진단적 특징이다.

3) 코플릭 반점 발생 후 1~2일 뒤 전신에 반구진발진이 나타난다. 발진은 귀 뒤에서 시작하여 얼굴, 몸통, 팔다리로 확산하며 4~6일 지속되고 발진이 사라질 때 피부가 벗겨지는 표피탈락이 동반될 수 있다.

4) 이차 세균 감염으로 인해 중이염, 기관지염, 폐렴 등이 발생할 수 있으며 심한 경우 뇌염, 아급성경화범뇌염(SSPE)으로 진행할 수 있다. 아급성 경화성 범뇌염은 홍역 바이러스 감염 후 수년이 지나 신경계에서 재활성화되어 중증 신경계 퇴행성 질환을 유발하는 드문 합병증이다.

5) 세계적으로 예방할 수 있는 감염병 중 주요 사망 원인 중 하나이며 백신(MMR) 접종이 가장 효과적인 예방법이다.

라. 볼거리

1) 침샘, 특히 귀밑샘을 주로 침범하여 볼거리라고 부르며 볼거리 바이러스는 Paramyxoviridae 계열의 Rubulavirus 속에 속한다.

2) 발열과 함께 한쪽 또는 양쪽 귀밑샘이 부어오르며 심한 통증을 동반하고 식사 중이나 신맛이 나는 음식을 먹을 때 통증이 심해질 수 있으며 부종은 보통 7~10일 지속한다.

3) 합병증으로는 무균성 뇌수막염, 부고환염, 난소염, 췌장염 등이 발생할 수 있다. 부고환염은 사춘기 이후 남성에서 발생할 수 있지만, 한쪽만 침범하는 경우가 대부분이어서 불임을 일으키는 경우는 드물다. 여성의 경우 난소염이 발생할 수 있으나 생식능력에 미치는 영향은 크지 않다. 췌장염은 드물지만, 볼거리의 합병증으로 보고될 수 있다.

4) 볼거리는 예방접종(MMR 백신)으로 예방할 수 있고 2회 접종 시 88~90% 정도의 예방할 수 있으며 2회 접종 시 88~90% 정도의 예방 효과를 기대할 수 있다. 세계보건기구(WHO) 및 CDC는 MMR 백신 2회 접종을 권장하며 1차 접종은 생후 12~15개월, 2차 접종은 만 4~6세에 시행한다.

마. 폴리오

1) 대부분의 폴리오 바이러스 감염은 무증상이지만, 일부 감수성이 높은 집단에서는 신경계를 침범할 수 있다.
2) 척수의 회색질을 침범하여 운동신경이 파괴되면 탈신경에 의한 근위축과 이완성 마비가 발생한다.
3) 폴리오 바이러스는 변이가 거의 없는 바이러스지만, 백신 접종의 확산으로 세계 대부분 지역에서 퇴치되었다. 하지만 아프가니스탄과 파키스탄을 중심으로 일부 지역에서 야생형 바이러스가 여전히 발생하고 있으며 백신 유래 폴리오 바이러스(VDPV) 감염도 보고되고 있다.

바. 로타바이러스 감염

1) 전 세계적으로 영유아에서 중증 설사를 유발하는 가장 흔한 원인 중 하나이다.
2) 로타바이러스는 소장의 장 상피세포를 파괴하여 흡수 기능을 저하함으로써 삼투성 설사와 분비성 설사를 유발하며 다량의 물 같은 설사를 초래할 수 있다.

사. 바이러스성 출혈열

1) 황열병
가) 플라비 바이러스에 속하는 황열 바이러스가 원인이다.
나) 감염된 숲모기에 의해 전파되며 원숭이가 숙주 역할을 하면서 인간에게 전파될 수 있다.
다) 혈소판 감소와 혈관 파괴로 인한 출혈 및 간 괴사로 인해 중증의 황달과 다발성 장기부전을 동반할 수 있다.

2) 에볼라 바이러스
가) 박쥐(특히 과일박쥐)가 주요 자연 숙주이며 유인원 및 다른 동물을 통해 인간으로 전파될 수 있다.
나) 감염자의 체액과 직접 접촉할 경우 전파되며 오염된 표면이나 의료 기구를 통해 2차 감염이 발생할 수도 있다.
다) 치명률은 감염된 바이러스 유형과 치료 환경에 따라 25~90%까지 다양하지만, 평균적으로 50% 이상의 높은 치명률을 보인다.

아. 헤르페스 감염

1) 단순헤르페스바이러스(HSV)
가) 피부와 점막을 침범하여 통증을 동반한 군집성 수포성 병변을 형성한다.
나) HSV-1은 주로 입안 및 얼굴(특히 입술)에 감염을 일으켜 단순한 입술 물집을 형성하지만, 면역저하자의 경우 심각한 감염을 유발할 수 있으며 드물게 뇌염(HSV 뇌염)을 일으킬 수 있다.
다) HSV-2는 주로 성기의 점막을 침범하여 수포성 병변을 형성하며 감염된 산모가 분만 시 신생아에게 전파할 경우 신생아 헤르페스를 유발할 수 있다.

2) 수두 - 대상포진바이러스(VZV)

가) 수두와 대상포진은 동일한 바이러스(VZV)에 의해 발생한다.

나) 최초 감염 시 전신성 수포성 질환인 수두(varicella)를 유발하며 이후 바이러스가 척수신경절 또는 삼차신경절에 잠복한 후 면역이 저하되거나 스트레스 등의 요인으로 인해 재활성화되면서 대상포진이 발생한다.

자. 사람면역결핍바이러스

6장 면역계통 후천면역결핍증 참조

7. 곰팡이 감염

가. 칸디다증(Candidiasis)

1) 칸디다속 곰팡이는 피부, 구강, 위장관, 질 등의 점막에서 정상적으로 공생하는 균이며 면역이 저하될 경우 감염을 일으킬 수 있다.

2) 국소적 피부질환은 정상인 중에서도 발생할 수 있으나 면역저하자의 경우 패혈증 등 전신적인 감염을 유발할 수 있다.

3) 아구창: 노인, 영유아, 면역저하자에게서 흔하게 발생하며 입안 내에 곰팡이와 사멸된 세포로 이루어진 회백색의 거짓막을 형성한다.

4) 칸디다성 질염(VVC): 여성에서 가장 흔한 질염 중 하나로 치즈 같은 흰색의 덩어리진 분비물과 심한 가려움증을 유발할 수 있다.

5) 피부칸디다증: 손발톱 칸디다증, 모낭염, 간찰부위 감염 등을 포함한다.

6) 면역저하자에게서는 칸디다 혈증, 간 및 신장 농양, 심내막염, 뇌농양 및 뇌수막염, 눈속염과 같은 중증 감염을 유발할 수 있다.

나. 아스페르길루스증(Aspergillosis)

1) 아스페르길루스 속 곰팡이에 의해 발생하며 주로 폐를 침범하여 면역저하자에게서 기회감염을 일으킨다.

2) 침습성 폐아스페르길루증(IPA)은 면역저하자에게서 발생하며 혈관 침범으로 인해 폐출혈 및 괴사를 유발할 수 있다.

3) 비면역저하자의 경우 기존 폐질환이 있는 환자에서 폐아스페르길루스종이 형성될 수 있으며 알레르기성 기관지폐 아스페르길루스증(ABPA)을 유발할 수도 있다.

다. 크립토코쿠스증(Cryptococcosis)

1) 크립토코쿠스 속, 특히 Cryptococcus neoformans와 Cryptococcus gattii에 의해 발생하며 조류(특히 비둘기) 배

설물에 오염된 흙이나 먼지를 흡입하여 감염될 수 있다.

2) 전신 감염을 유발할 수 있으며 특히 중추신경계를 잘 침범하여 크립토코쿠스성 수막염을 유발할 수 있다.

3) 면역저하자(특히 HIV/AIDS 환자)에서 치명적인 뇌수막염을 일으킬 위험이 크며 장기 이식 환자나 면역억제 치료를 받는 환자 중에서도 발생할 수 있다.

8. 기생충 감염

가. 말라리아

1) 말라리아(malaria)는 세포내기생 원충인 열원충에 의해 발생하며 대표적으로 P. falciparum, P. vivax, P. ovale, P. malariae, P. knowlesi 다섯 가지 주요 병원균이 존재한다.

2) 주로 암컷 말라리아모기에 의해 전파되며 감염된 모기가 사람을 물 때 원충의 포자소체가 혈액 속으로 침입한다.

3) 포자소체는 간세포로 이동하여 증식한 후 적혈구로 들어가 적혈구 내에서 무성생식을 통해 증식하며 적혈구를 파괴하면서 임상 증상이 나타난다.

4) 보통 감염 후 7~30일(평균 10~15일)의 잠복기를 거친 후 심한 오한과 발열이 나타난다.

5) 하나의 적혈구를 파괴한 원충은 다시 다른 적혈구에 침입하여 주기적인 오한과 발열(발작)을 유발하며 감염된 열원충의 종류에 따라 증상이 다르게 나타날 수 있다.

나. 톡소플라스마

1) 톡소플라스마 원충에 의해 발생하며 감염된 고양이의 대변에 포함된 난포체로 오염된 토양, 물, 채소, 육류(특히 덜 익힌 돼지고기, 양고기, 사슴고기 등)를 통해 전파될 수 있다.

2) 정상인의 경우 대부분 무증상이지만, 일부에서 가벼운 감기와 유사한 증상을 보일 수 있으며 면역력이 저하된 사람(예: HIV/AIDS 환자, 장기 이식 환자)에서는 중증 기회감염이 발생할 수 있다.

3) 선진국을 포함하여 전 세계적으로 흔한 감염병이며 특히 감염된 고기를 날것으로 섭취하는 식습관이 있는 지역에서 더 높은 감염률을 보인다.

4) 임신부가 감염될 경우 태반을 통해 태아에게 전파될 수 있으며 선천성 톡소플라스마증을 유발할 수 있다.

다. 아메바증

1) 아메바증은 Entamoeba histolytica 감염으로 발생하며 주로 위생이 열악한 환경에서 오염된 음식이나 물을 통해 전파된다.

2) 대부분의 감염은 무증상이거나 경미한 위장관 증상을 유발하지만, 일부에서는 침습성 감염이 발생하여 간농양과 같은 심각한 합병증을 유발할 수 있다.

3) 위생이 열악한 저개발국에서 흔히 발생하지만, 최근에는 여행, 이민, 면역저하자의 증가로 인해 서구 사회에서

도 사례가 보고되고 있으며 사망자가 발생하기도 한다.

라. 간흡충증

1) 간흡충증은 우리나라를 포함한 동아시아에서 흔한 기생충 감염으로 민물고기를 생식하는 사람에서 주로 발생한다.
2) 원인은 *Clonorchis sinensis*(간흡충)이며 감염된 민물고기를 날것으로 섭취할 때 인체에 감염될 수 있다.
3) 주로 간과 담도의 염증을 유발하며 만성 감염 시 담도 섬유화 및 담관암의 위험을 증가시킬 수 있다.

마. 장내선충증

1) 회충(Ascariasis)

가) 인간에서 가장 흔한 장내 기생충 중 하나로, 주로 오염된 토양을 통해 전파되며 인간의 배설물을 퇴비로 사용하는 농업 방식에서 감염 위험이 높아진다.

나) 주로 저개발국에서 발생하지만, 최근 유기농 농업의 확산으로 인해 선진국에서도 감염 사례가 증가하고 있다.

2) 조충증(Taeniasis & Cysticercosis)

가) 돼지조충은 덜 익은 돼지고기의 섭취를 통해 감염될 수 있으며 성체 조충은 주로 장내에서 기생하지만, 유충이 체내로 침입할 경우 전신에 영향을 미칠 수 있다.

나) 유충이 혈류를 통해 이동하여 근육, 뇌(신경계), 눈, 심장 등의 조직을 침범할 수 있으며 특히 뇌에 감염될 경우 신경낭미충증을 유발하여 간질(발작)의 주요 원인이 될 수 있다.

6 면역 계통

1. 면역

면역: 환경에서 미생물 감염, 생체 내 부적합 세포(손상되거나 변이된 세포) 등을 제거하고 항상성을 유지하며 개체를 보호하는 방어 기전이다.

가. 면역 기능

1) 양날의 칼: 면역계는 유익한 방어 기능을 수행하지만, 과도한 면역 반응이 알레르기, 과민반응, 자가면역질환 등의 문제를 유발할 수 있다.
2) 방어 기능: 외부 미생물에 대한 방어 기전을 제공하여 감염을 예방한다.
3) 항상성 유지 기능: 면역계는 손상된 세포나 노화된 세포를 제거하여 체내 항상성을 유지하는 역할을 한다.
4) 감독 기능: 면역세포가 변이된 자신의 세포(암세포 등)를 인식하고 제거하여 신체를 보호하는 역할을 수행한다.

나. 면역 계통

면역 계통은 체내에서 병원체 및 비정상 세포를 감지하고 방어하는 역할을 수행하는 조직과 기관의 네트워크이다.

1) 1차 면역기관: 골수는 면역세포(백혈구)의 근원이 되는 조혈 줄기세포가 존재하는 곳으로 B세포가 성숙하는 장소이다. 가슴샘은 T세포가 성숙하는 기관으로 어린 시기에 활성화되어 있으며 나이가 들면서 점차 위축된다.
2) 2차 면역기관: 림프샘은 림프액 내 항원을 탐지하고 면역반응을 활성화하는 곳으로 T세포와 B세포가 항원을

만나 활성화된다. 비장은 혈액 내 항원을 탐지하고 감염된 세포 및 손상된 적혈구를 제거하는 역할을 한다. 편도는 호흡기 및 소화기에서 유입되는 항원에 대한 일차 방어 역할을 한다. 충수는 장내 면역 기능을 수행하며 장내 미생물 중의 균형 유지에 이바지할 가능성이 있다. 소장의 Peyer's patches는 장 점막 면역의 중요한 구성 요소로 병원체와 외부 항원을 감지하여 면역 반응을 조절하고 B세포와 T세포가 항원을 만나 반응하는 장소이다.

다. 인체의 방어 기전

1) 선천 면역

선천면역은 태어날 때부터 갖추고 있는 면역 체계로 병원체에 대해 신속하고 비특이적인 방어를 수행한다.

가) 선천적인 방어벽: 병원체가 체내로 침입하는 것을 막는 1차 방어벽 역할을 수행한다.

나) 질병을 막는 1차 방어 역할: 병원체가 체내로 침입하기 전에 물리적·화학적 방어를 통해 감염을 예방하는 역할을 하고 상피 세포에서 생성되는 항균 단백질 등이 병원체의 성장을 억제한다.

다) 피부, 점막, 털 등에 의한 감염인자를 차단한다.

라) 체내로 들어온 병원체를 즉시 파괴하는 면역 반응이다.

　　선천 면역세포(호중구, 대식세포 등)가 병원체를 신속하게 인식하고 제거하고 호중구는 감염 부위로 가장 먼저 이동하여 병원체를 탐식하고 제거하며 대식세포는 병원체를 제거하고 면역 반응을 활성화하는 신호를 전달한다.

마) 관련 인자들:
- 보체계: 병원체의 표면을 공격하고 면역세포의 탐식을 돕는 단백질 군
- 단핵구: 혈액 내에서 순환하며, 감염이 발생하면 대식세포로 분화
- 호중구: 가장 빠르게 반응하는 면역세포로, 병원체를 탐식하여 제거
- 사이토카인: 면역세포 간의 신호 전달 역할을 수행하는 단백질(예: 인터루킨, 인터페론)

2) 후천면역

후천면역은 선천면역이 제거하지 못한 항원을 특이하게 인식하고 제거하는 면역 반응으로 항원-항체 반응 및 면역 기억을 특징으로 한다.

가) 특이적 면역반응: 선천면역으로 항원을 제거하지 못할 경우 체내에 침입한 항원에 대해 특이적인 면역 반응이 활성화된다. 항원과 결합하는 항체 또는 T세포가 특정 병원체를 인식하여 방어 작용을 수행한다. 면역 반응의 핵심 기전: 항원-항체 반응을 한다.

나) 항원: 면역 반응을 유도하는 물질로 체내에서 이물질로 간주해 면역계를 활성화한다. 항원은 단백질, 다당류, 지질, 핵산 등의 생체 분자로 구성될 수 있으며 주로 병원체에서 유래한다. 체내 자가 단백질이 면역 반응을 일으키면 자가면역질환의 원인이 될 수도 있다.

다) 체액면역: B세포가 항체를 생성하여 항원을 제거하는 면역 반응이다. 혈장 및 체액 내에서 항원과 항체가 결합하여 병원체를 중화, 옵소닌화, 보체계 활성화 등의 방식으로 제거한다. B세포가 항원을 인식한 후 형질세포로 분화하여 항체를 분비한다.

라) 세포면역: T세포에 의해 매개되며 직접 항원을 인식하고 제거하는 면역 반응을 하고 항체가 작용하지 못하는 세포 내 기생 병원체(바이러스, 일부 세균과 기생충)를 제거하는 역할을 한다.

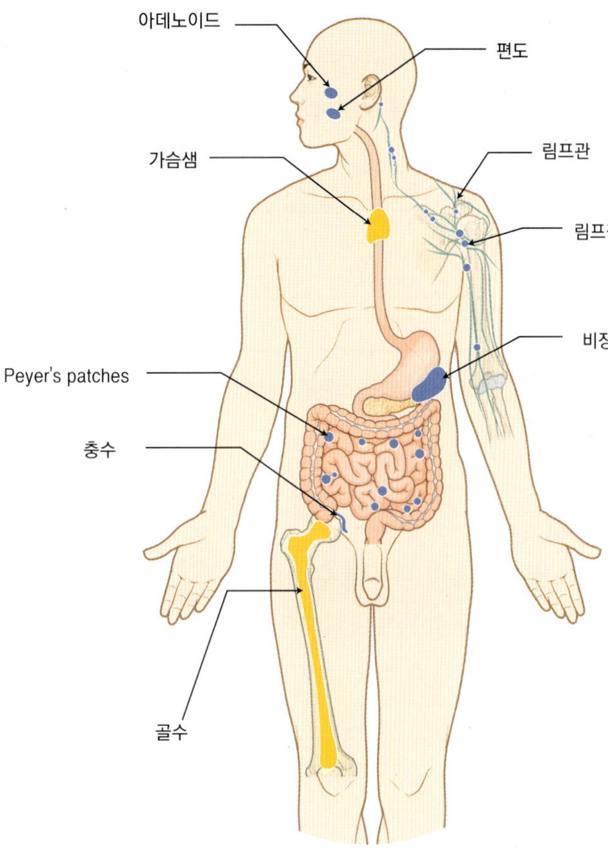

그림 3-6-1 인체의 면역계통

마) 면역기억: 후천면역은 동일한 항원에 재차 노출될 때 훨씬 빠르고 강력한 면역 반응을 보인다. 초기 감염 시 생성된 기억세포가 장기간 체내에 남아 이후 같은 병원체에 감염되면 즉각적인 면역 반응을 일으키고 이 원리를 이용한 것이 백신으로, 인위적으로 면역 기억을 형성하여 질병을 예방한다.

바) 관련 면역세포: T 림프구(세포면역의 중심 역할 수행), B 림프구(항체를 생성하여 체액면역을 담당), 형질세포(B세포가 분화하여 항체를 대량으로 생성하는 세포)

라. 주요 면역 담당 세포의 종류와 기능

1) B세포

B세포는 항체를 생산하는 림프구로 체액면역(humoral immunity)의 핵심적인 역할을 담당한다.

가) 비세포의 기원과 명칭: 골수에서 조혈 줄기세포로부터 분화되어 생성되고 골수 유래라는 의미에서 B세포라고 불린다. 성숙한 B세포는 혈액과 말초 림프조직으로 이동하여 항원을 감지할 준비를 한다.

나) B세포의 활성화 및 기능: 말초 림프조직에서 항원을 인식하여 활성화되고 T 도움 세포의 도움을 받아 더욱 강력한 면역 반응을 유도하며 활성화된 B세포는 형질세포로 분화하여 항체를 대량 생산한다. 일부 B세포는 기억세포로 전환되어 장기간 면역 기억을 유지한다.

다) B세포의 비율 및 면역계 내 역할: B세포는 말초 혈액 내 림프구의 약 10~20%를 차지한다. 주요 항체 유형

으로는 IgG(가장 풍부한 항체, 장기 면역 및 2차 면역 반응에서 주요 역할), IgA(점막 면역에서 중요한 역할, 모유를 통해 신생아 보호), IgM(1차 면역 반응에서 주로 생성되는 항체, B세포의 수용체로 작용), IgE(알레르기 및 기생충 방어에 관여), IgD(B세포의 성숙 과정에서 역할 수행)이 있다.

2) T세포

가) 조혈 줄기세포의 일부는 골수를 떠나 흉선으로 이동하여 분화되며 이 과정에서 T세포가 형성된다.

나) CD4+T세포: T도움 세포(Th세포)로 분화하여 사이토카인을 분비함으로써 면역 반응을 촉진한다. 기능에 따라 Th1과 Th2로 세분된다.

다) CD8+T세포: 세포독성 T세포(Tc세포)로 분화하며 세포 표면에 대응 항원을 가진 세포를 직접 공격한다. 세포 면역을 담당한다.

3) 자연 살해 세포(Natural killer; NK Cells)

가) NK세포는 림프구에서 유래하며 주로 골수와 비장에 분포한다.

나) 종양 세포 및 바이러스에 감염된 세포를 공격하여 파괴한다.

다) 항체 의존성이 없으며 세포독성 작용을 통해 작용하므로 항원 특이성이 없다.

라) 인터페론에 의해 활성화가 증진된다.

4) 대식세포

가) 골수 유래로 말초혈액에서는 단핵구로 존재하며 조직으로 이동하면 대식세포로 분화되고 특정 조직에서 명칭이 달라지며 간에서는 쿠퍼세포, 뇌에서는 미세아교세포라고 부른다.

나) 탐식작용을 통해 자연면역을 담당하며 면역 반응에서 항원을 림프구(보조 T세포에 제시하는 역할을 한다.

5) 과립구

가) 호중구는 주요 탐식세포로 강력한 탐식작용을 수행하며 호산구는 제한적인 탐식 능력을 갖추지만, 주로 기생충 감염에 대한 면역반응을 담당한다.

나) 호중구는 박테리아, 곰팡이 등 소형 미생물을 탐식하여 제거하는 역할을 하며 호산구는 기생충(예: 기생충 유충)이나 알레르기 반응에 관여하는 면역세포로, 주로 탈과립 작용을 통해 독성 단백질을 방출하여 큰 병원체를 공격한다.

다) 호염구와 조직 내 비만세포는 히스타민, 프로스타글란딘, 류코트리엔 등의 염증 매개 물질을 포함하며 IgE 항체와 결합한 항원 자극 시 탈과립을 일으켜 I형 과민반응(알레르기 반응)을 유발한다.

마. 항체와 그 기능

1) 항체는 항원과 특이하게 결합하는 당단백(glycoprotein)으로 B세포에서 분화된 형질세포에서 생산된다.

2) 항체는 2개의 중쇄와 2개의 경쇄가 이황화 결합으로 연결되어 하나의 Y자형 항체 분자를 형성하며 면역글로불린이라고도 불린다.

3) 면역글로불린은 IgG, IgM, IgA, IgE, IgD의 5가지 주요 유형으로 분류된다.

가) IgG

① IgG는 혈청 내 가장 풍부한 면역글로불린으로 총 항체의 약 75~80%를 차지한다.

② 주요 감염 방어 항체로 박테리아와 바이러스에 대한 면역반응에서 중심적인 역할을 한다.

③ 태반을 통과할 수 있는 유일한 항체로 신생아는 출생 시 모체에서 받은 IgG를 통해 일시적인 면역력을 얻어 신생아기 감염 방어에 중요한 역할을 한다.

나) IgM

① IgM은 가장 분자량이 큰 항체로, 오량체 형태로 존재하며 세균이나 바이러스의 중화, 응집 그리고 보체 활성화에 중요한 역할을 한다.

② 일반적으로 초기 면역반응에서 가장 먼저 생성되는 항체이며 이후 체액 면역반응이 진행되면서 IgG로 전환되어 IgG가 우세하게 된다.

다) IgA

① IgA는 침, 눈물, 장관과 호흡기 점막의 분비액에 다량 포함된 분비형 항체(IgA, sIgA)이다. ② 점막 표면에서 병원균의 부착을 차단하여 감염 방어에 중요한 역할을 한다..

라) IgE

① IgE는 혈액 내 농도가 매우 낮지만, 비만세포 및 호염구 표면의 Fcε 수용체(FcεR)와 결합하여 알레르기 반응 및 기생충 방어에 중요한 역할을 하는 항체이다.

표 3-6-1. 항체의 종류와 특징

	IgG	IgA	IgM	IgE	IgD
존재하는 부위	혈장, 체액 가장 농도가 높다	주로 외분비물, 혈장	혈장 B lymphoeyte	항원이 침입한 점막 부위	B lymphoeyte
subtypes	IgG1~G4	IgA1~A2			
태반통과	가능	못함	못함	못함	못함
보체결합	가능	못함	가능	못함	못함
기능	응집반응 바이러스중화 포식작용강화	점막표면보호	최초로 만들어지는 항체 응집반응 세포용해 포식작용강화	호염기, 비만세포의 활성화과민반응 매개	B lymphocytc 강화와 억제조절

바. 보체와 그 기능

1) 보체는 혈청에 존재하는 30여 종의 불안정한 효소 단백질로 선천 면역과 적응 면역 반응에서 중요한 역할을 한다.

2) 보체는 다양한 활성화 경로를 통해 항원-항체 반응을 증폭시키며 항체뿐만 아니라 병원균의 표면 분자와도 직접 결합하여 면역반응을 조절한다.

3) 보체 활성화 경로에는 항체에 의존하는 고전 경로, 항체에 의존하지 않는 보체의 자발적 활성화 경로인 대체경로 그리고 렉틴에 의해 활성화되는 렉틴경로가 존재한다.

4) 활성화된 보체 성분은 대식세포를 염증 부위로 동원하고 옵소닌 작용을 통해 식세포의 탐식작용을 촉진한다. 또한, 보체의 최종 복합체인 막공격복합체(MAC)가 형성되어 세포막을 파괴함으로써 용균 및 용혈을 유발한다.

사. 면역반응

1) 세포면역반응

가) CD4$^+$ T 도움 세포(Th1 세포)의 역할: 대식세포가 병원체의 항원을 처리하여 항원 펩타이드와 MHC class II 분자와 결합한 후 이를 CD4$^+$ T 도움 세포(Th1 세포)에 제시하면 Th1 세포가 활성화된다. 활성화된 Th1 세포는 인터페론 감마(IFN-γ)와 같은 사이토카인을 분비하여 대식세포와 세포독성 T세포(CD8$^+$ T세포)의 활성을 촉진하고 강력한 면역반응을 유도한다.

나) CD8$^+$ 세포독성 T세포의 역할: 바이러스 감염 세포나 비정상적인 세포(예: 암세포)는 자신의 MHC class I 분자에 바이러스 항원 펩타이드를 결합하여 세포 표면에 제시한다. CD8$^+$ 세포독성 T세포(Tc세포)는 이를 인식하고 증식·활성화된다. 활성화된 CD8$^+$ T세포는 감염된 세포를 직접 제거하는데, 퍼포린과 그랜자임을 분비하여 감염 세포의 세포막에 구멍을 내고 세포를 사멸시킨다. Fas 리간드(FasL)를 이용하여 감염 세포의 Fas 수용체와 결합하여 세포자멸사를 유도한다. CD8$^+$ T세포의 활성화는 Th1 세포에서 분비되는 사이토카인(특히 IL-2, IFN-γ)의 자극을 받아 더 증폭된다.

2) 체액 면역반응

가) B세포는 표면에 발현된 B세포 수용체를 이용하여 항원을 직접 인식하고 결합하여 부분적으로 활성화된다. 이 과정에서 일부 B세포는 단기적인 항체를 생산하지만, 완전한 활성화를 위해 추가적인 보조 신호가 필요하다.

나) 항원을 탐식한 대식세포나 수지상세포가 MHC class II 분자와 결합한 항원을 제시하면 CD4$^+$ T 도움 세포(Th2 세포)가 이를 인식하고 활성화된다. 활성화된 Th2 세포는 사이토카인(예: IL-4, IL-5, IL-6, IL-10 등)을 분비하여 B세포의 증식과 항체 생산을 촉진한다. 이러한 과정에서 B세포는 형질세포로 분화하여 다량의 항체를 분비하며 일부 B세포는 메모리 B세포로 남아 장기적인 면역을 제공한다.

2. 과민반응(Hypersensitivity reaction)

- 면역반응의 기본적인 역할은 체내에 들어온 병원균이나 이물질을 제거하는 것이지만, 때때로 과도하거나 부적절한 면역반응으로 인해 조직 손상이 발생할 수 있다. 이러한 면역반응으로 인한 조직 손상과 그로 인해 발생하는 질환을 과민반응이라고 한다.
- 과민반응은 환경적 요인과 유전적 요인이 복합적으로 작용하여 발생하며 면역학적 기전에 따라 크게 4가지(일부 문헌에서는 5가지) 유형으로 분류된다.

가. I형

1) 즉시형 과민반응으로 항원에 대한 IgE 매개 면역반응으로 인해 발생하며 심한 경우 아나필락시스로 진행될 수 있다.

2) 특정 항원에 대해 이미 감작된 개체에서만 발생한다.

3) 항원에 처음 노출되면 B세포가 IgE 항체를 생성하고 이 IgE 항체가 비만세포나 호염구 표면의 FcεRI 수용체에 결합하여 감작된다. 이후 같은 항원에 재노출되면 항원이 IgE와 결합하면서 비만세포와 호염구가 활성화되어 탈과립이 일어나고 히스타민, 세로토닌, 류코트리엔, 프로스타글란딘 등의 염증 매개 물질이 방출된다. 이로 인해 혈관 확장, 부종, 기관지 수축 등의 증상이 유발된다.

4) I형 과민반응의 종류

　가) 전신반응: 아나필락시스 반응

　　① 원인: 페니실린 쇼크, 벌 독, 음식(예: 땅콩, 갑각류 등), 조영제 등

　　② 증상: 두드러기, 가려움증, 피부 발적, 혈관부종, 후두부종, 구토, 설사, 복통, 저혈압, 기관지 수축으로 인한 호흡곤란이 발생하고 심한 경우 쇼크로 진행될 수 있으며 응급 처치로 에피네프린 투여가 필요하다.

　나) 국소반응(아토피성 알레르기):

　　① 기관지천식: 기관지 수축, 점액 과다 분비, 호흡곤란 유발

　　② 알레르기 비염: 꽃가루, 먼지 진드기 등에 의해 발생하는 재채기, 콧물, 코막힘 증상

　　③ 알레르기 결막염: 가려움, 충혈, 눈물 분비 증가

　　④ 알레르기 장염(음식 알레르기): 특정 음식(예: 유제품, 해산물)에 의해 설사, 구토, 복통 유발

　　⑤ 두드러기: 피부의 부종과 가려움을 동반하는 국소적인 반응

나. II형(세포독성 과민반응, 일부 V형 포함)

1) 세포나 조직 표면에 존재하는 항원에 대해 IgG 또는 IgM 항체가 결합하여 면역반응을 유발하며 보체 활성화 또는 항체 의존적 세포독성(ADCC)에 의해 세포와 조직이 손상될 수 있다.

2) 대표적인 질환으로는 자가면역 용혈빈혈(AIHA), 혈소판감소 자반병(ITP), 무과립증, 중증 근무력증, 그레이브스병 등이 있다.

3) II형 과민반응의 주요 기전

　가) 보체 의존성 세포독성: IgG 또는 IgM 항체가 세포 표면 항원과 결합하면 보체를 활성화해 세포를 파괴한다. 보체 활성화로 인해 막공격복합체가 형성되어 세포막을 손상하고 용해한다. 예를 들면, 태아적모구증, 자가면역 용혈빈혈, 수혈반응, 특정 약물에 의한 면역반응이 있다.

　나) 항체 의존성 세포독성: IgG 항체가 항원과 결합한 후 Fc 수용체를 가진 면역세포(대식세포, 호중구, 자연살해세포)가 이를 인식하여 세포를 파괴한다. 이 과정에서 NK 세포가 중요한 역할을 하며 항체가 결합한 세포를 직접 사멸시킨다. 예를 들면, 기생충 감염 시 면역세포(호산구 등)에 의한 기생충 제거, 종양세포에 대한 면역반응이 있다.

　다) 항체 매개 세포 기능 장애(일부 V형 과민반응으로 분류됨): 항체가 세포 표면의 수용체(예: 호르몬 수용체)에 결합하여 기능을 억제하거나 비정상적으로 활성화해 면역반응을 유발한다. 이 기전은 II형 과민반응에 포함되기도 하지만, 세포를 직접 파괴하지 않고 기능을 조절하기 때문에 일부 문헌에서는 V형 과민반응으로 따로 분류하기도 한다. 예를 들면, 중증 근무력증, 그레이브스병이 있다.

다. III형(면역복합체형 과민반응)

1) 손상되는 조직과는 직접적인 관계가 없는 가용성 항원이 혈액 내에서 IgG 또는 IgM 항체와 결합하여 면역복합체를 형성한다. 이 면역복합체가 혈액을 따라 순환하다가 모세혈관이나 소혈관 벽에 침착되면 보체가 활성화되고 염증반응을 유발하여 조직 손상을 초래한다. III형 과민반응은 주로 혈관염, 신장염, 관절염과 같은 질환과 연관된다.
2) 대표적인 III형 과민반응 관련 질환은 루푸스신염, 급성사구체신염, 결절성 동맥주위염, 만성류마티관절염, 혈청병 등이 있다.

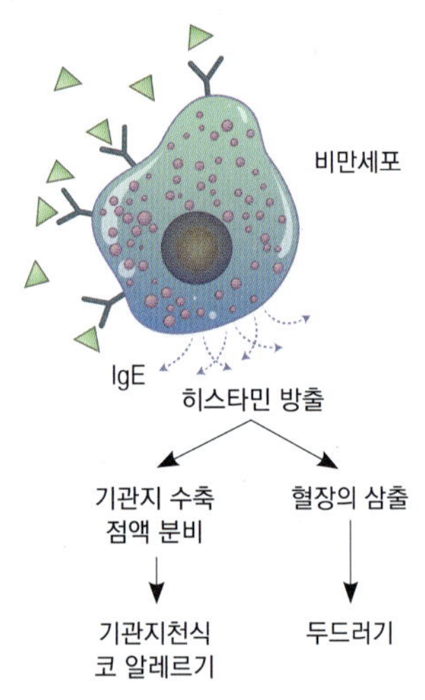

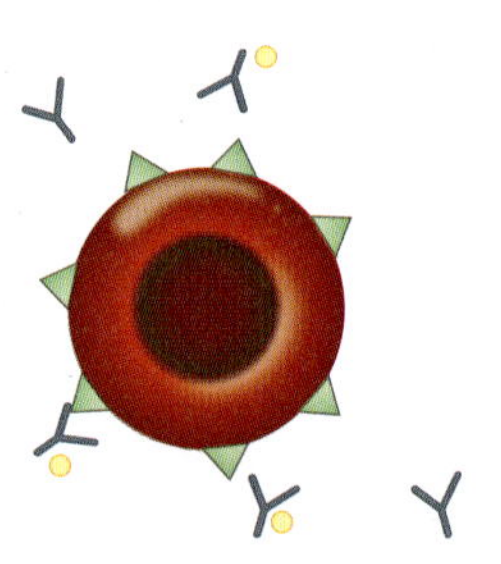

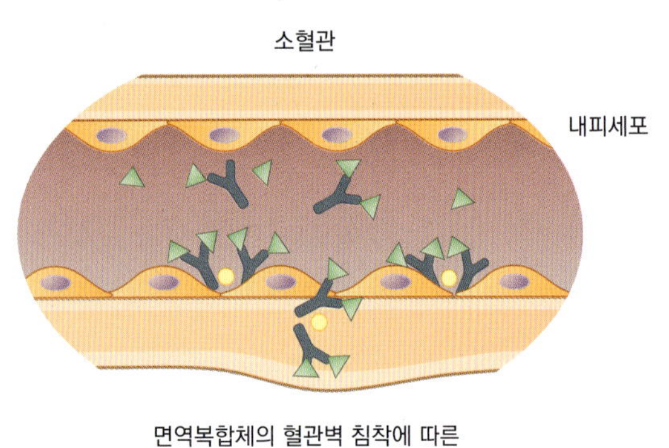

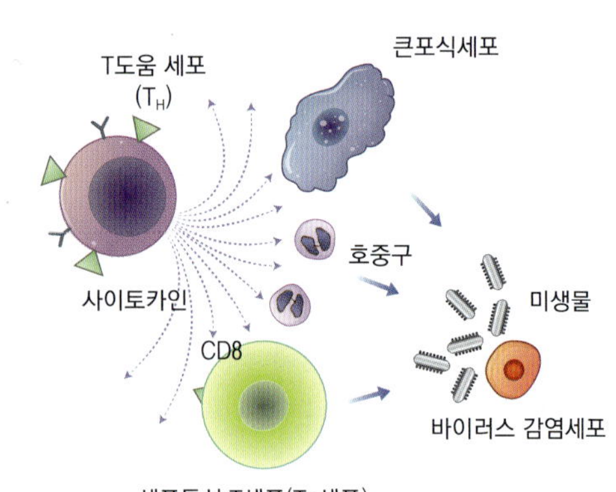

그림 3-6-2 과민성반응종류별 반응 모식도

라. IV형(세포매개성 과민반응)

1) I~III형 과민반응과 달리 항체나 보체를 매개로 하지 않으며 주로 T세포에 의해 매개되는 면역반응이다.

2) T세포와 대식세포에 의해 조직이 손상되며 반응이 즉시 나타나지 않고 수 시간에서 수일 후에 발생하여 지연형 과민반응(DTH)이라고도 한다.

3) IV형 과민반응의 주요 기전

　가) 지연형 과민반응(DTH): CD4$^+$ T 도움세포(Th1, Th17)가 항원을 인식한 후 사이토카인(특히 IFN-γ, TNF-α)을 분비하여 대식세포를 활성화하고 염증반응을 유도한다. 활성화된 대식세포가 조직을 손상시키며 이 과정에서 육아종 형성이 나타날 수 있다. 대표적인 예로는 투베르쿨린 반응, 접촉성 피부염, 크론병이 있다.

　나) T세포 매개 세포독성: CD8$^+$ 세포독성 T세포가 MHC class I에 제시된 항원을 인식하고 직접 감염된 세포나 비정상 세포를 사멸시킨다. 퍼포린과 그랜자임을 방출하여 세포자멸사를 유도하거나 Fas-FasL 경로를 통해 세포를 사멸시킨다. 대표적인 예로는 장기이식 거부반응, 바이러스 감염 세포 제거, 제1형 당뇨병이 있다.

3. 자가면역 질환

1) 면역허용: 면역계의 기본 원리는 '비자기'를 '자기'로부터 구별하여 반응하는 것이다. 정상적인 면역계에서는 면역허용이 유지되어 자가항원에 대한 면역반응이 거의 일어나지 않는다.

2) 자가면역질환의 발생 기전: 면역허용이 어떠한 원인(유전적 요인, 감염, 환경적 요인 등)에 의해 파괴되면, 신체가 자가항원에 대해 면역반응을 일으켜 자가면역질환이 발생한다. 자가면역질환은 과민반응(II~V형)의 기전이 관여할 수 있다.

　가) II형 과민반응 기전(항체 매개 세포독성): 자가면역 용혈빈혈(AIHA)은 적혈구 표면의 자가항원에 대한 자가항체가 적혈구를 공격하여 용혈을 유발한다.

　나) III형 과민반응 기전(면역복합체 매개): 전신홍반루푸스(SLE)에서의 루푸스신염은 자가항체(항DNA 항체)와 DNA가 면역복합체를 형성하여 신장의 사구체에 침착되어 염증 반응을 유발하고 사구체신염 발생시킨다.

　다) IV형 과민반응 기전(세포 매개성): 다발성 경화증, 하시모토 갑상샘염, 다른 결합조직 질환

　라) V형 과민반응 기전(항체 매개 수용체 조절: 그레이브스병은 자가항체가 갑상샘자극호르몬 수용체에 결합하여 지속적인 갑상샘 호르몬 분비를 촉진해 갑상샘항진증을 유발한다. 중증 근무력증은 자가항체가 신경근 접합부의 아세틸콜린 수용체(AChR)를 차단하여 신경전달을 방해 근력 저하 유발한다.

3) 자가면역질환의 종류

　가) 장기 특이적 자가면역질환: 특정 장기에서만 자가면역반응이 발생하며 주로 해당 장기의 기능 이상을 초래하고 예를 들면, 빈혈 발생, 갑상샘저하증 발생, 인슐린 분비 저하가 나타난다.

　나) 전신성 자가면역질환: 특정 장기에 국한되지 않고 여러 조직과 장기에 영향을 미치는 자가면역반응이 나타나고 예를 들면, 전신홍반루푸스, 류마티스관절염, 전신경화증, 쇼그렌 증후군이 있다.

표 3-6-2. 자가면역 질환의 분류

장기 특이적 자가면역질환	전신성 자가면역질환
하시모토병, 그레이브스병, 중증 근무력증	전신홍반성 낭창
악성빈혈, 애디슨병	류마티스관절염
굿파스튜어증후군(Goodpasture syndrome)	전신 경피증
자가면역 용혈빈혈	다발성 근염/피부근염
특발성 혈소판감소증	쇼그렌 증후군
궤양성 대장염	
천포창, 유천포창	
원발성 담즙성 간경변	

가. 전신 홍반루푸스

1) 전신 홍반루푸스(SLE)는 주로 가임기 여성(20~40대)에서 발생하는 만성 전신성 자가면역질환이다. 여성 대 남성의 발생 비율은 약 8:1로 여성에서 현저히 많으며 남성에서는 드물게 나타난다. SLE는 다양한 장기를 침범하며 면역복합체가 혈관과 조직에 침착하여 염증 반응을 유발한다. 질병의 경과는 불규칙적이며 급성으로 진행하는 경우는 드물고 보통 호전과 악화를 반복하는 만성적인 경과를 보인다.

2) SLE의 주요 증상 및 임상 특징: 초기 증상으로는 발열, 만성 피로, 근육통, 관절통, 우울증, 체중 감소가 나타나지만, 비특이적인 전신 증상으로 인해 초기에 진단이 어려울 수 있다.

　가) 피부, 점막 증상: 나비 모양 발진(얼굴에 특징적인 홍반성 발진 발생), 광과민성(햇빛 노출 시 피부 발진이 심해짐), 구강 및 비강 궤양

　나) 관절 및 근골격계 증상: 관절염(류마티스관절염과 유사하나 뼈 파괴는 적음), 근육통과 근염(근력 저하 및 염증 발생)

　다) 신장 증상: 루푸스 신염, 혈뇨와 신부전

　라) 혈액 및 면역학적 이상: 범혈구감소증(백혈구, 적혈구, 혈소판 감소)

　마) 심혈관 및 폐 증상: 심막염 및 심근염, 가슴막염 및 폐 침범

　바) 신경학적 증상: 루푸스 신경정신병증(경련, 정신병, 두통, 인지 기능 장애)

나. 류마티스관절염(Rheumatoid arthritis, RA)

1) 만성 다발성 관절염이 특징적인 자가면역질환으로 주로 손과 발의 작은 관절을 침범하며 관절 연골과 뼈를 파괴하여 신체 기능 장애를 유발한다.

2) 관절 외에도 피부, 폐, 심혈관계, 신경계 등 다양한 장기를 침범할 수 있다.

3) 혈청 검사에서 류마티스 인자와 항CCP 항체가 확인될 수 있다.

다. 전신성 경피증(Systemic scleroderma, SSC)

1) 면역계 이상으로 인해 피부에 콜라겐이 과도하게 침착되어 피부가 단단해진다.
2) 피부뿐만 아니라 폐, 심장, 소화관 등에도 콜라겐이 축적되며(장기 섬유화) 이로 인해 내장 기능 장애가 동반될 수 있다.
3) 레이노 현상(추운 환경에서 손가락이 창백색에서 보라색으로 변하는 현상) 등의 말초 순환 장애를 초래할 수 있다.

라. 쇼그렌 증후군(Sicca syndrome, Sjogren syndrome)

1) 타액선과 눈물샘 등에 림프구가 침입하여 만성 염증을 유발함으로써 분비 장애를 일으키는 자가면역성 전신 질환이다. 이로 인해 입이 마르고 눈이 건조해지는 증상이 나타난다.
2) 여성에서 남성보다 약 9배 더 흔하게 발생하며 특히 30~50세 사이의 중년 여성에서 자주 생긴다.
3) 증상: 가장 먼저 나타나는 증상은 심한 구강 건조 및 안구 건조이고 추가 증상으로는 침샘 부종, 비강 및 인후 건조, 피부 건조, 질 건조, 피로감, 관절염이다. 기타 증상: 근력 약화, 혼돈, 기억 장애, 척수염, 팔다리 마비, 경련, 감각 장애, 부종 등이다.
4) 경과 및 합병증: 만성적으로 서서히 진행되거나 오랜 기간 현재 상태를 유지하는 양상을 보이고 드물게 심근염이나 폐 섬유화 등의 합병증이 발생할 수 있으며 질병이 오래 지속되면 림프종이 발생할 가능성이 있다.

4. 면역결핍(Immunodeficiency)

- 선천적 또는 후천적 원인으로 인해 면역계가 정상적으로 작동하지 못하는 상태를 의미한다.
- 일반적으로 병원성이 약한 미생물에도 쉽게 감염되며 기회감염이 빈번하게 발생할 수 있다.

가. 원발성 면역결핍증

1) 면역계를 담당하는 요소의 유전적 결손으로 인해 발생한다.
2) 유소아기에 반복적인 감염이 나타나는 형태로 발병한다.
3) 주요 유형: 보체 결손, 식세포의 이물질 처리 능력 결손, T세포 결손 및 기능이상(DiGeorge 증후군), B세포 결손 및 기능이상, T세포 및 B세포 결손에 의한 복합 면역 결핍(Wisko-Aldrich증후군).

나. 후천면역결핍증후군(Acquired immunodeficiency syndrome, AIDS)

1) 사람 면역결핍 바이러스(HIV) 감염으로 인해 발생한다.
2) HIV는 주로 CD4+T도움세포와 대식세포에 감염되어 면역 결핍을 초래한다.
3) 말초혈액 내 CD4$^+$ T 세포 수가 점진적으로 감소하며 AIDS 발병까지는 수년에서 10년 정도의 시간이 걸릴 수

있다.

4) 주요 증상

가) 급성질환: 독감과 유사한 증상이 감염 후 3~6주째 발생하며 2~3주 후 저절로 회복된다.

나) 지속적인 전신 림프절 종대: 급성 질환 후 또는 별다른 전구 증상 없이 발생할 수 있다.

다) AIDS 연관성 복합 증상: 지속적인 발열, 체중 감소, 설사 등이 나타난다.

라) AIDS의 전형적 증상: 발열, 체중감소, 전신림프절 종대, 폐포자충 폐렴, 약 25%에서 카포시육종 및 악성 림프종이 발생할 수 있다.

다. 만성 질환이나 약물 치료에 따른 면역결핍

1) 당뇨병, 신부전, 교원병 등의 만성 질환에서 림프구 및 식세포의 기능이 저하될 수 있다.

2) 악성 종양에서도 면역계의 기능이 경미하게 저하될 수 있다.

3) 스테로이드 또는 면역억제제 투여로 인해 림프구 및 식세포계의 기능이 저하될 수 있다.

5. 이식 면역(Transplantation immunology)

1) 동종항원: 우리 몸의 세포 표면에 존재하는 ABO 혈액형 항원이나 HLA 항원과 같이 개체 간 차이가 있는 항원을 의미한다. 각 항원의 유형은 유전적으로 결정된다.

2) 이식 장기의 생착 조건: 제공자와 수용자의 HLA 항원형이 완전히 일치하거나 제공자의 HLA가 수용자의 HLA에 완전히 포함될 경우 이식 장기는 생착할 수 있다.

3) 숙주 대 이식편 반응(HVG): 제공자로부터 이식받은 장기에 존재하는 동종 항원을 수용자의 면역계가 비자기(non-self)로 인식할 경우 발생하는 면역 반응이다.

4) 이식편 대 숙주 반응(GVH): 주로 골수 이식에서 발생하며 이식된 골수 세포(혈액 줄기세포)에 포함된 면역 세포가 수용자의 장기 세포에 발현된 HLA 등의 이식 항원을 비자기로 인식하여 손상하는 현상이다.

7 종양

1. 종양

가. 종양(Tumor, neoplasm)의 정의

세포가 유전자 변이를 일으켜 **자율적으로 조절되지 않는** 비정상적인 증식을 하여 형성된 조직 덩어리를 말한다.

나. Rupent Willis (1952)의 정의

1) 비정상적인 조직 덩어리
2) 정상 조직보다 성장이 빠르고, 조절되지 않음
3) 성장 자극 없이도 자율적으로 성장 지속

다. 모든 종양은 2가지 basic components로 구성됨

1) 실질 - 종양을 구성하는 주된 세포로, 종양의 기능적 특징을 결정하는 조직이다.
2) 버팀질 - 종양을 지지하고 구조적 틀을 형성하는 조직으로 실질에 혈액 공급 및 영양분 전달을 담당한다. 결합 조직, 혈관, 면역세포(림프구, 대식세포) 등으로 구성되어 있고 비상피성 종양에서는 실질과 간질의 구분이 명확하지 않을 수 있다.

2. 종양의 명칭

1) 접미사 "-oma"는 일반적으로 양성 종양을 뜻한다.
    - 지방(Fat): lipoma
    - 섬유조직(Fibrous tissue): fibroma
    - 혈관(Vessels): angioma
    - 뼈(Bone): osteoma
    - 근육(Muscle): myoma[(세부적으로 평활근종(leiomyoma), 횡문근종(rhabdomyoma)]
2) 종양을 구성하는 조직이나 형태적 특징을 나타내는 말 뒤에 '-oma'를 붙여 명명한다(단, 일부 악성종양에도' -oma'가 포함되는 경우가 있으므로 주의해야 한다(예, Lymphoma, Melanoma 등은 악성종양임).
3) 상피세포에서 기원한 종양은 형태학적 특징이나 세포의 기원에 따라 명명한다.
4) 악성종양의 명명법
    - 상피세포 유래 악성종양: 접미사 암종(-carcinoma)을 붙인다. 예) Adenocarcinoma(선암), Squamous cell carcinoma(편평세포암)
    - 비상피세포 유래 악성종양: 접미사 육종(-sarcoma)을 붙인다. 예) Fibrosarcoma(섬유육종), Liposarcoma(지방육종)
    - 일반적으로 암이라고 하면 악성 종양 전체를 포괄적으로 의미하지만, 특정 부위(예: 위암, 자궁경부암)를 지칭할 때는 주로 암종을 의미하는 경우가 많다.

3. 종양의 분류

가. 발생 근원 조직 또는 종양을 구성하는 세포에 따른 분류

1) 상피종양: 종양의 실질이 샘상피, 편평상피, 이행상피 등에서 유래한 종양이며 일반적으로 실질과 버팀질의 구분이 뚜렷하다.
    가) 선암: 샘 조직에서 발생하는 악성종양이고 대표적인 발생 부위는 소화기 점막조직(위, 대장 등), 전립샘, 고환, 난소, 갑상샘, 이자 등이다.
    나) 편평세포암: 편평상피에서 발생하는 악성종양이며 피부, 식도, 자궁경부, 질 등에서 발생한다.
    다) 이행세포암종: 이행상피에서 발생하는 악성종양이며 방광, 요관, 신우 등에서 발생한다.
2) 비상피종양: 중간엽(뼈, 연골, 근육, 신경, 결합조직, 혈관, 지방 등)에서 기원한 종양이며 일반적으로 악성이며 방사선 감수성이 낮고 실질과 버팀질의 구분이 뚜렷하지 않다. 림프절 전이보다는 혈행성 전이가 흔하다.
    가) 섬유육종: 결합조직에서 발생하는 악성종양
    나) 근육육종: 근육에서 발생하는 악성종양
    다) 지방육종: 지방조직에서 발생하는 악성종양
    라) 연골육종: 연골에서 발생하는 악성종양
3) 혼합종양: 하나의 배엽에서 유래한 두 종류 이상의 세포 또는 조직으로 구성된 종양으로 상피세포와 비상피세

포가 혼합되어 존재할 수 있고 대표적 예로 다형선종, 침샘의 혼합종양이 있다.

나. 생물학적 분류:

1) 양성 종양 – 성장 속도가 느림, 주위 조직과 경계가 뚜렷하며 피막을 형성하는 경우가 많음, 침윤이나 전이가 없음, 조직학적으로 정상 조직과 유사하며 분화가 잘 이루어진다.
2) 악성 종양 – 성장 속도가 빠르고 경계가 불규칙하며 주위 조직을 침윤하고 혈관이나 림프를 통해 원격 전이가 가능하고 세포의 구조와 핵이 비정형을 보이며 분화가 불완전하거나 미분화된다.

표 3-7-1. 악성 종양과 양성 종양의 비교

	양성종양	악성종양
성장속도	늦다	빠르다
국소에서의 성장양상	팽창성, 압박성	침윤성, 파괴성
국소 재발	드물다	흔하다
원격 전이	없다	있다
숙주에 대한 영향	경미	심각
세포의 이형성	약하다	강하다
피막형성	있다	없다
경계	분명	불명료
혈관 림프관으로 침입	없다	흔하다

4. 종양의 형태

가. 육안적 형태(Gross morphology)

종양은 일반적으로 세포 집단의 덩어리로 형성되지만, 백혈병과 같이 고형 종괴를 형성하지 않고 주로 골수 내에서 증식하는 종양도 존재한다.
1) 외생장성 발육: 피부나 소화관(예: 위, 대장)에 발생한 종양이 외부나 내강 방향으로 돌출하여 성장하는 형태로 예를 들면, 용종성 종양이다.
2) 낭성형: 종양이 얇은 막으로 둘러싸여 내부에 액체를 포함하는 형태이며 예로는 장액낭 샘종, 점액낭샘종이 있다.
3) 균상형: 종양이 버섯 모양으로 돌출하는 형태이며 주로 결장에서 관찰된다.
4) 염증형: 종양의 표면이 붉게 부어오르며 염증 반응을 동반하는 형태이며 주로 유방에서 발생한다.
5) 수질형: 종양이 부드러운 조직으로 구성되어 있으며 절단면이 살코기와 유사한 모습을 보이는 종양으로 갑상샘암, 유방암이 있다.
6) 궤양형: 종양의 중심부가 괴사하여 궤양 형태를 보이고 형성되고 예를 들면, 위, 결장, 피부의 악성 종양이 여기

에 해당한다.

7) 사마귀형: 종양의 표면이 거칠고 융기된 형태이고 주로 잇몸, 뺨 등에서 관찰된다.

나. 조직학적 형태

1) 양성 종양은 조직학적으로 정상 조직과 유사하지만, 악성 종양은 원래 조직과 비교했을 때 조직학적 차이가 크며 일반적으로 분화도가 낮다.

2) 같은 종류의 악성 종양에서도 분화도에 따라 고분화 세포(정상 세포와 유사한 형태를 유지), 중등도 분화 세포(정상 세포와 일부 차이가 있음), 저분화 세포(정상 세포와 형태적으로 매우 다르고 비정형성이 심함)로 구분한다.

3) 이형성(세포 이형성 변화):

　　가) 정의: 세포가 원래 조직의 정상 세포와 형태 및 기능에서 차이를 보이며 구조적·기능적 이상이 나타나는 상태이다.

　　나) 조직학적 특징은 핵 비대 및 과염색성, 핵과 세포질 비율 증가, 핵소체의 뚜렷한 확대 및 비후된 핵막, 세포 크기 및 모양의 다양성, 핵분열성 증가, 세포 배열 및 조직 구축 이상이다.

　　다) 양성 종양은 일반적으로 정상 조직과 유사한 구조를 유지하며 이형성이 거의 관찰되지 않고 악성 종양은 대부분 뚜렷한 이형성이 관찰되며 비정형성 정도가 심할수록 악성이 강하다.

5. 악성 종양의 전이

1) 전이는 악성 종양의 대표적인 특징 중 하나로 종양세포가 원발 병소에서 분리되어 혈류, 림프관, 체강 등을 통해 다른 부위로 이동한 후 새로운 병소를 형성하는 현상이다. 전이 경로 및 전이 빈도는 종양의 종류와 생물학적 특성에 따라 차이를 보이며 일부 종양은 특정 장기에 선택적으로 전이하는 경향을 보인다.

2) 주요 악성 종양의 전이 경향: 유방암(척추, 뼈, 폐), 전립샘암, 폐암(뇌, 간, 부신), 대장암, 위암(복막), 췌장암(간, 폐)

가. 혈행성 전이

1) 혈행성 전이란 종양이 침윤성 성장 과정에서 혈관, 특히 정맥 내로 침범한 후 혈류를 따라 다른 장기로 이동하여 새로운 전이 병소를 형성하는 과정이다.

2) 대표적인 혈행성 전이 경로를 보면 위암, 대장암은 종양 세포사 문맥을 통해 간으로 전이되는 것이 흔하다.

3) 다리 및 골반 장기 암 중 자궁암, 난소암, 신장암, 팔다리 육종은 아래대정맥을 통해 우심장으로 이동하여 폐로 전이된다.

4) 폐 전이 후 전신 전이는 폐로 전이된 종양세포는 폐 정맥을 침범하고 이에 따라 종양세포가 좌심방→ 좌심실→ 전신 순환으로 진입한다. 그 결과 뇌, 뼈 등으로 추가적인 원격 전이가 발생할 수 있다.

나. 림프성 전이

1) 림프성 전이는 악성 종양의 흔한 전이 경로로, 특히 상피세포 유래 악성 종양에서 많이 발생하고 림프성 전이 패턴은 림프액의 흐름과 림프절 구조에 따라 결정된다.
2) 림프절 전이 과정은 종양세포가 원발 병소 또는 주변부 림프관으로 침입하여 침범한 종양세포는 림프액을 따라 인접한 국소 림프절로 이동하고 림프절 내에서 종양 세포가 증식하여 전이 병소를 형성하여 이후 림프계를 통해 더 큰 림프절 또는 원격 장기로 확산할 수 있다.
3) 감시림프절은 종양세포가 최초로 도달하는 림프절을 의미하고 예를 들면, 유방암(액와 림프절), 흑색종(병변 인접 림프절)있다. 감시 림프절 생검은 종양의 림프성 전이 여부를 확인하고 치료 계획을 결정하는 데 필수적인 검사이다.
4) 비르효 림프절은 왼쪽 빗장위오목에 있는 림프절로 위암, 대장암, 췌장암 등에서 원격 전이의 지표로 활용된다. 비르쇼우 림프절이 비대해지면 이는 고전적으로 Trousseau's sign of malignancy로 간주하며 복강 내 또는 가슴 안 악성종양의 원격 전이 가능성을 시사한다.

다. 체강 내(파종성) 전이

1) 종양이 장기의 심부로 침윤하여 장막(가슴막, 복막 등)에 도달하면, 종양세포가 체강(가슴안, 배안 등) 내로 탈락, 확산하고, 이 과정에서 종양세포는 마치 씨앗을 뿌리듯이 체강 내 여러 부위에 부착하여 새로운 전이 병소를 형성한다. 이 과정에서 악성 가슴막삼출 또는 악성 복수(복막전이)와 같은 이차적인 합병증이 발생할 수 있다.
2) 복강 내 파종성 전이는 중력의 영향을 받아 직장자궁오목 또는 직장방광오목 등에 전이 병소가 잘 형성된다. 이러한 부위흔 해부학적으로 복강 내에서 가장 아래쪽에 위치하므로 종양세포의 집적이 흔하다.

6. 종양이 숙주에 미치는 영향

가. 국소적 영향

종양이 성장하면서 인접한 정상 조직을 압박하거나 침윤하여 다양한 기능적 이상을 초래할 수 있다. 종양의 해부학적 위치 및 크기에 따라 그 영향이 달라지며 예를 들면, 식도암(삼킴장애), 대장암(장폐쇄), 췌장암(담관 폐쇄로 인해 폐쇄성 황달)이 있다.

나. 전신적 영향

소화기계 종양을 비롯한 일부 종양에서는 식욕부진이나 음식물 통과 장애로 인해 음식 섭취가 어려워지고 이에 따라 점차 쇠약해진다.

1) 악액질은 단순한 음식 섭취 부족에 의한 체중 감소가 아니라 종양에 의해 전신 대사에 변화가 초래하여 심각한 체중 감소와 근육 소실을 특징으로 한다. 종양은 숙주로부터 지속적으로 영양분을 빼앗아 대사율이 증가하면

서도 정상적인 영양 공급이 이루어지지 않아 결과적으로 근육 소실, 여러 장기의 우축, 기능저하, 심한 전신 쇠약, 면역 기능 저하와 같은 변화가 나타난다.

2) 종양수반증후군은 종양 자체 또는 종양에서 생성하는 호르몬, 단백질, 면역 물질 등에 의해 발생하는 다양한 전신 증상과 합병증을 의미한다.

　가) 성장호르몬 과다 생산 뇌하수체샘종: 뇌하수체샘종에서 성장호르몬(GH)이 과다 분비되면 소아에게서는 거인증, 성인에게서는 말단비대증이 발생한다.

　나) 부신피질샘종: 부신에서 알도스테론, 코르티솔 등의 스테로이드 호르몬이 과다 생성되면 고혈압 및 쿠싱증후군(Cushing's syndrome)이 발생한다.

　다) 폐암, 유방암, 신장암은 부갑상샘호르몬 관련 단백(PTH-rP)을 분비하여 그 결과 고칼슘혈증을 유발하고 심한 고칼륨혈증 시 근력 저하, 다뇨, 탈수, 신부전 등의 증상이 동반될 수 있다.

7. 종양의 원인과 발생 기전

가. 종양의 원인

1) 환경적 요인

　가) 화학적 발암물질

　　① 알킬화합물: 항암제 및 면역억제제로 사용되지만, 동시에 발암성을 가질 수 있는 물질로 chlorambucil, melpharan, busulfan, cyclophosphamide이 있다.

　　② 다환방향족탄화수소: 생선이나 고기의 탄 부분, 담배 연기 등에 포함되어 있고 예를 들면 benzanthracene, benzopyrene, dibenzanthracene, 3-methylcholanthrene, 7,12-dimethylbenzanthracene이 있다.

　　③ 방향족 아민 및 아조염료: 염료, 식품 첨가물, 공업용 물질 등에 포함되어 있고 예를 들면, 2-acetylaminouorene, dimethylaminoazobenzene, azo dye이 있다.

　　④ 자연에 존재하는 발암물질: 곰팡이 독소, 식물성 발암물질 등 다양한 천연 발암물질이 존재하고예를 들면, aflatoxin B. griseofulvin, cycasin, safrole, betel nuts이 있다.

　나) 방사선 발암 인자

　　① 이온화 방사선: X선, 감마선, 방사성 동위원소 등으로 DNA 손상 및 유전자 돌연변이를 유발하여 종양 발생 위험을 증가시킨다. 대표적인 종양으로는 백혈병, 갑상샘압, 유방암, 폐함 등이 있다.

　　② 자외선: 주로 태양광선 노출로 인한 발암 요인이며 특히 UVB와 UVC가 주요한 발암성과 관련이 있고 대표적인 종양으로는 기저세포함, 편평세포암, 흑색종이 있다.

　다) 종양 바이러스

　　① RNA 바이러스: 성인 T세포 백혈병/림프종으로 유발되고 원인 바이러스로는 사람 T세포 백혈병 바이러스 1형이다.

　　② DNA 바이러스: Human papilloma virus(자궁경부암, 항문암, 입인두암(oropharyngeal cancer)과 관련이 있고 Epstein-Barr virus(버킷 림프종, 코인두암, 호지킨 림프종과 관련), B형 간염 바이러스(만성 간염을 유발하며 간세포암과 관련)

2) 내인적 요인

가) 종양 발생에는 다양한 내인적 요인이 관여하고 대표적으로 유전적 소인, 영양 상태, 나이, 면역 기능, 호르몬 상태 등이 포함된다.

① 유전적 요인과 특정 질환의 암 발생 연관성: 대장샘종증(대장암 발생 위험 증가), 색소성 건피증(피부암 발생 위험 증가)

② 대부분의 종양은 중장년층(50대 이상)에서 발생하며 노화에 따른 유전자 돌연변이 축적 및 면역 기능 저하로 인한 종양 감시 기능 약화가 원인으로 작용한다.

③ 후천성면역결핍증후군(AIDS) 환자나 면역억제 치료를 받는 환자에서(치료(장기 이식, 자가면역질환 치료 등) 악성 종양 발생 빈도가 증가한다.

나. 종양 발생 기전

1) 다단계 발암설: 종양 발생은 단일 원인에 의한 급격한 변화가 아닌 서로 다른 단계를 거치는 복합적 과정으로 이해된다. 일반적으로 기시(initiation), 촉진(promotion), 진전(progression)의 3단계를 포함한다.

가) 기시 단계: 발암물질이나 방사선, 바이러스 감염 등의 자극으로 인해 DNA 손상 및 유전자 변이가 발생한다. 이 단계에서 돌연변이 세포가 형성되지만, 세포가 곧바로 암세포로 전환되는 것은 아니고 변이 세포는 이후의 자극으로 증식할 잠재력을 갖게 된다.

나) 촉진 단계: 변이가 축적된 세포가 성장 인자, 호르몬, 만성 염증 등의 자극을 받아 증식하고 세포 증식은 활발해지지만, 종양 자체는 아직 악성화되지 않은 상태이며 지속적인 자극과 추가적인 돌연변이가 축적되면서 악성화 위험이 증가한다.

다) 진전 단계: 세포가 추가적인 유전자 변이를 획득하면서 암세포로 변형되고 암세포는 빠른 증식, 침윤 능력, 전이 능력을 획득하여 악성 종양으로 발전한다.

- 대장암 발생 기전: 대장암은 점상상피세포에서 시작하여 다단계 유전자 변이를 거쳐 진행된다. 정상 점막에서 과증식이 발생하고 형성이상을 동반한 선종 단계로 발전하여 유전자 변이의 축적에 따라 샘암종으로 진행되어 침윤 및 전이를 획득한 악성 종양으로 발전한다.

다. 종양 유전자와 종양억제 유전자

1) 종양 유전자는 정상적으로 세포의 성장과 분열을 조절하는 원종양유전자가 돌연변이 또는 유전자 재배열, 과발현 등을 통해 비정상적으로 활성화되어 암 발생을 촉진하는 유전자이며 과활성화된 종양 유전자는 세포의 성장과 분열을 통제하지 못하게 하고 이에 따라 종양 형성이 촉진된다.

2) 종양억제 유전자는 정상적으로 세포의 증식을 억제하고 DNA 손상 시 복구 또는 세포자멸사를 유도하는 기증을 가지고, 이 유전자가 돌연변이 또는 기능 소실될 경우 세포의 비정상적인 증식을 억제하지 못해 종양 발생 위험이 증가한다. 대표적인 종양억제 유전자는 p53(세포 주기 조절 및 DNA 손상 시 복구 유도), DCC(대장암과 관련), NF1(신경섬유종증과 관련), p16(흑색종 및 다양한 암과 관련), WT1(소아 신장암과 관련), VHL(혈관육종 및 신장암과 관련), Rb(망막모세포종 및 다양한 암과 관련), BRCA-1(유방암 및 난소암과 관련), APC(대장암과 관련)가 있다.

가) 원종양유전자: 정상적으로 존재하며 세포 성장, 분화, 생존을 조절하는 역할을 하지만, 돌연변이, 유전자 증폭, 재배열 등의 변화로 종양 유전자로 변형될 경우 암을 유발한다. 예를 들면, RAS(세포 내 신호 전달 조절), MYC(세포 상장, 분화 조절), HER2(성장인자 수용체, 유방암에서 중요), ABL(비정상 융합단백질 형성, 반성 골수성 백혈병과 관련) 등이 있다.

나) 바이러스 유래 종양 유전자: 일부 종양 바이러스는 숙주 세포 내에 유전 정보를 삽입하거나 유전자 발현을 조절하여 종양을 유발한다. 예를 들면, HPV(자궁경부암 유발), EBV(림프종 유발), HTLV(백혈병 유발)이 있다.

8. 종양의 종류

가. 암종(Carcinoma)의 종류

암종은 상피세포 기원의 악성종양을 의미하며 인체에서 가장 흔한 악성종양이고 조직학적 기원과 형태에 따라 다양한 아형으로 구분된다.

1) 편평세포암종: 편평상피 조직에서 유래한 악성 종양이고 피부, 구강, 인후, 폐, 식도, 자궁경부 등에서 발생하고 특징은 각질 형성 여부에 따라 각화형과 비각화형으로 구분하고 일부는 방추세포 변형을 보이기도 한다.

2) 이행상피세포암종: 이행상피(요로상피)에서 발생하는 악성 종양이며 주로 방광, 요관, 신우, 요도에서 발생하고 특징은 다층 구조의 이행상피에서 기원하며 흡연과 환경 독소(예: 방향족 아민류)와 밀접한 관련이 있다.

3) 샘암종: 점막의 샘상피 또는 샘관에서 발생하는 악성 종양이고 대표적 발생 부위로는 위, 대장, 췌장, 폐, 유방, 전립선 등이며 특징은 점액을 생성하는 경우가 흔하다.

4) 미분화암종: 세포 분화가 뚜렷하지 않아 기원 조직을 특정하기 어려운 악성 종양으로 대표적 유형으로는 폐에서 주로 발생하며 신경내분비 특성을 보이며 빠르게 성장하는 소세포암과 비정형적 대형 세포로 구성된 고악성도 암인 거대세포암이 있다

5) 선편평상피세포암종: 샘암종과 편평세포암종의 조직학적 특징을 동시에 가진 악성 종양이고 주로 폐, 자궁경부, 췌장에서 발생한다.

6) 신장세포암종: 신장의 원발성 악성 종양으로 신세뇨관(특히 근위세뇨관)에서 발생하고 대표적인 유형형은 투명세포암, 유두세포암, 크롬포베세포암이 있다.

7) 간세포암종: 간의 대표적인 원발성 암으로 주로 B형 간염 바이러스, C형 간염 바이러스, 간경변과 연관되고 특징으로는 다혈관성 종양이며 종종 알파태아단백 수치가 상승한다.

나. 육종의 종류

육종은 결합조직(중간엽 조직)에서 유래하는 악성 종양으로 근육, 지방, 뼈, 연골, 혈관, 신경 조직 등에서 발생할 수 있다.

1) 섬유육종: 섬유아세포에서 기원하는 악성 종양이며 주로 팔다리나 연부조직에 발생하고 상대적으로 드문 악성 종양이다.

2) 지방육종: 지방조직에서 기원하는 악성 종양이며 주로 팔다리나 심부 연부조직에서 발생하고 다양한 조직학적 아형 존재한다.

3) 골육종은 뼈의 악성 종양 중 가장 흔하며, 특히 청소년기 및 젊은 성인에서 발생 빈도가 높고 주로 넓적다리뼈, 정강뼈, 위팔뼈의 성장판 부근에서 발생한다. 연골육종은 연골세포에서 유래한 악성 종양으로 노년층에서 발생 빈도가 높으며 주로 골반, 갈비뼈, 어깨뼈 부위에서 발생한다.

4) 횡문근육종은 뼈대근육에서 유래하는 악성 종양으로 소아에서 가장 흔한 연부조직 육종이다. 민무늬육종은 평활근에서 발생하는 악성 종양이고 주로 자궁, 위장관, 후복막에서 발생한다.

5) 혈관육종은 혈관 내피세포에서 유래하는 악성 종양이며 주로 두피, 간, 유방, 심장에서 발생하며 매우 침습적이며 예후가 불량하다.

6) 호지킨 림프종은 Reed-Sternberg 세포가 특징적인 악성 림프종이고 주로 젊은 성인에서 발생하며 비교적 예후가 양호하다. 비호지킨 림프종은 T세포 또는 B세포 기원의 림프조직에서 발생하는 악성 종양이고 다양한 아형이 존재하며 예후는 아형에 따라 다양하다.

7) 신경모세포종은 교감신경절 또는 부신 수질에서 발생하고 소아에서 가장 흔한 신경계 악성 종양 중 하나이다. 교모세포종은 뇌 교세포에서 발생하고 중추신경계에서 가장 흔한 악성 신경교종으로 악성도가 매우 높고 예후가 불량하다.

다. 기타 종양

1) 기형종은 배아세포에서 유래한 종양으로, 주로 생식샘(난소, 고환)에서 흔히 발생하고 외배엽, 중배엽, 내배엽 등 두 가지 이상 배엽에서 유래한 다양한 조직이 혼합되어 존재한다. 복잡한 조직 조성으로 머리카락, 치아, 뼈, 연골, 신경 조직 등과 같은 조직을 포함할 수 있고 양성(성숙 기형종)과 악성(미성숙 기형종) 형태가 존재한다.

2) 분리종은 조직학적으로 정상적인 조직이지만, 해부학적으로 비정상적인 위치에 존재하는 비종양성 병변으로 정상 구조와 기능을 가진 조직이지만, 발생학적으로 부적절한 위치에서 발견된다.

3) 과오종은 해당 장기에 정상적으로 존재하는 성숙한 세포들이 비정상적인 분포 또는 과도한 수로 성장하는 양성 종양이다. 해당 장기의 기본적인 구조를 유지하고 성장 속도는 느리며 악성으로 변하지 않는다. 예를 들면, 폐 과오종은 폐에 발생하는 가장 흔한 양성 종양 중 하나이다.

9. 종양의 등급과 병기 결정

가. 종양의 등급(Grade)

1) 종양 등급은 종양의 분화 정도와 세포 분열 활성을 기준으로 악성도를 평가하는 분류 체계이다. 등급은 성장 속도, 침윤 및 전이 가능성, 예후와 밀접한 관련이 있다. 일반적으로 3등급(G1-G3) 또는 4등급(G1-G4)으로 분류하며 종양의 종류에 따라 등급 분류 기준이 다를 수 있다.

2) 종양 등급 분류(일반적인 기준)
- G1 (Well-dierentiated, 저등급 종양): 세포 분화가 양호하고 정상 조직과 유사하며 성장 속도가 느리고 예후

가 좋다.

- G2 (Moderately dierentiated, 중등급 종양): 정상 세포와 유사하나 분화도가 낮고 증식 속도가 증가하고 중간 정도의 예후를 보인다.
- G3 (Poorly dierentiated, 고등급 종양): 분화도가 낮으며 정상 조직과의 유사성이 거의 없고 세포 분열이 활발하고 빠르게 성장하며 침윤 및 전이 가능성이 높으며 예후가 불량하다.
- G4 (Undierentiated, 미분화암, 고악성도 종양): 세포 분화가 거의 없으며 원시적인 형태의 악성 세포들로 구성되고 매우 공격적인 특성을 가지며 예후가 매우 불량하다.

3) 등급 분류는 종양의 종류에 따라 다르다.

나. 병기 결정(Staging)

1) 병기 결정은 종양의 진행 정도를 평가하는 체계로 종양의 크기, 림프절 전이 여부, 원격 전이 유무를 기준으로 종합적으로 판단한다. 병기 평가는 종양의 예후 예측, 치료 계획 수립, 임상 연구 비교 기준 등에서 매우 중요한 역할을 하고 가장 널리 사용되는 방법은 TNM 시스템이다.

2) 주요 분류 기준
   ① **T (Tumor, 원발 종양 크기 및 침윤 정도)**
   ② **N (Node, 국소 림프절 전이 여부)**
   ③ **M (Metastasis, 원격 전이 여부)**

3) TNM 조합을 바탕으로 병기(Stage 0-4)로 분류:
   ① **0기(Stage 0):** 상피내암, 림프절 전이, 원격 전이 없음
   ② **1기(Stage I):** 작은 크기의 국소 종양, 림프절 전이 및 원격 전이 없음
   ③ **2기(Stage II):** 종양 크기 증가 또는 국소 침윤 심화, 일부 림프절 전이 가능
   ④ **3기(Stage III):** 림프절 전이가 더 광범위하게 진행
   ⑤ **4기(Stage IV):** 원격 전이 존재, 예후가 가장 불량

8
선천성 질환

1. 유전과 선천성 질환

가. 선천성 질환의 원인

1) 부모로부터의 유전
  가) 멘델의 유전 법칙에 따라 단일 유전자 이상이나 염색체 이상으로 선천성 질환이 발생할 수 있다.
  나) 유전적 이상이 항상 표현형으로 나타나는 것은 아니며 표현형과 보균자 상태일 수도 있다.
  다) 상염색체나 성염색체의 이상은 염색체 수의 증가나 감소뿐만 아니라 구조적 결함(결실, 중복, 역위 등)도
      포함될 수 있다.

2) 발생 과정의 이상
  가) 태아의 발생 과정 중에 약물, 환경 호르몬, 감염, 방사선, 화학물질 등의 외부 요인이 영향을 미쳐 유전자 돌
      연변이 또는 세포 분열 과정의 이상을 초래할 수 있다.
  나) 태아의 분화 과정이 활발하게 이루어지는 임신 초기(특히 배아기, 3~8주)에 손상이 발생할수록 기형의 정
      도가 심할 가능성이 높다.
  다) 임신 초기(특히 수정 후 후 2~4주)에 발생한 심각한 기형은 생명 유지가 어려워 지연 유산으로 될 가능성이
      높으며, 이러한 유산은 인지하지 못한 상태에서 발생하는 경우가 많다.

3) 복합 다인자성 질환
  가) 동맥경화증, 고혈압, 당뇨병, 심혈관계 질환, 일부 암 등은 유전적 요인과 생활 습관(식이, 운동, 스트레스
      등) 및 환경적 요인이 복합적으로 작용하여 발생하는 것으로 알려져 있다.
  나) 개별적인 유전적 요인만으로는 질병을 직접적으로 유발하지 않지만, 여러 유전적 요인과 환경적 요인이 상

호작용을 하면 질병이 발현될 가능성이 높아진다.

나. 염색체의 구조 및 이상

1) 정상 염색체
가) 우리 몸의 유전자는 염색체에 존재하며 부모로부터 자녀에게 유전된다.

나) 각 부모로부터 각각 23개의 염색체를 물려받아 총 46개의 염색체(23쌍)를 구성하며 이는 정상적인 인간의 핵형을 형성한다.

다) 총 46개의 염색체 중 44개(22쌍)는 상염색체로 신체의 일반적인 유전형질을 결정하며 나머지 두 개(1쌍)는 성염색체로 성별을 결정한다.

라) 양쪽 부모로부터 모두 X 염색체를 물려받으면 여성(46, XX), 아버지로부터 Y 염색체를 물려받으면 남성(46, XY)이 된다.

마) 정상적인 핵형은 남성은 46, XY, 여성은 46, XX로 표기한다.

바) 세포 분열 과정 중 염색체의 복제 오류로 인해 일부 유전자가 결실되거나 중복되는 등의 구조적 이상이 발생할 수 있다.

사) 염색체의 수가 정상보다 많거나 적은 상태로 인해 삼염색체증(다운증후군), 단염색체증(터너증후군) 등의 선천성 질환을 유발할 수 있다.

2) 염색체의 구조적 이상
가) 염색체의 결실: 염색체 일부가 결실되는 현상으로 결실된 부위에 해당하는 유전자가 결핍된다. 예를 들면 묘성증후군(5번 염색체 단완 결실)이 있다.

나) 염색체의 전위(Translocation): 두 개의 서로 다른 염색체 간에 일부 염색체 조각이 교환되는 현상으로 전위의 형태에 따라 균형 전위(유전자 정보가 유지됨), 비균형 전위(일부 유전자가 과잉되거나 손실되어 질병을 유발할 수 있음)가 있다. 예: 만성 골수성 백혈병(CML, 필라델피아 염색체 t(9;22))

다) 염색체의 역전: 동일 염색체 내에서 특정 부분이 절단된 후 방향이 뒤집혀 다시 붙는 현상으로 염색체 내 유전자 배열이 변경되지만, 전체 유전자 총량에는 변화가 없다.

다. 멘델의 유전법칙

1) 상염색체 우성 유전(그림 3-8-1)
가) 상염색체에 존재하는 유전자 중 하나의 대립유전자가 변이(돌연변이)된 이형접합 상태만으로도 질병이 발현된다.

나) 부모 중 한 명이 정상 유전자만 가진 경우도 있지만, 변이 유전자를 가진 부모가 있는 경우 자녀에게 질병이 유전될 확률이 높다.

다) 변이 유전자를 가진 이형접합자(Aa)와 정상 유전자만을 가진 사람(aa)이 결혼할 경우 자녀에게 질병이 유전될 확률은 50%이다.

라) 세대 간 연속적으로 발현되며 남녀 모두 동일한 확률로 영향을 받는다.

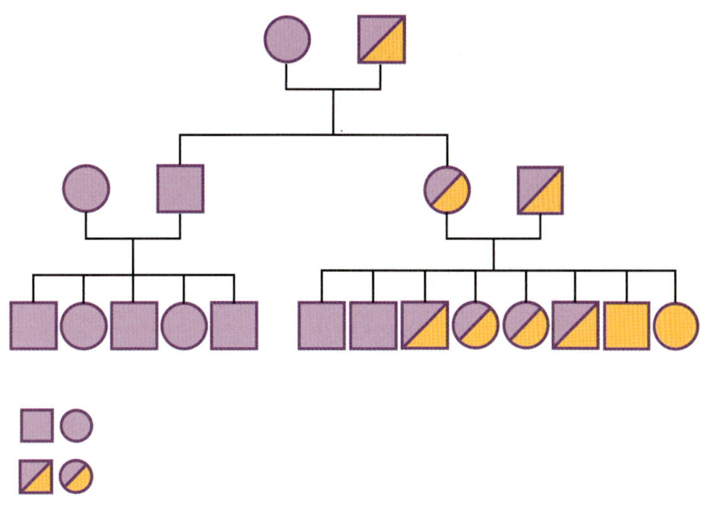

마) 대표적인 상염색체 우성 유전 질환의 예로는 연골무형성증, 헌팅턴병, 마르판 증후군이 있다.

2) 상염색체 열성 유전(그림 3-8-2)

가) 상염색체의 두 개 대립유전자 모두가 변이된 동형접합 상태에서만 질병이 발현된다.

나) 부모 모두 적어도 하나 이상의 돌연변이 유전자를 보유해야 자녀에게 질병이 나타날 가능성이 있다.

다) 부모가 질병 없이 돌연변이 유전자를 하나만 보유하면 이를 보균자라고 한다. 보균자는 임상적 증상이 없지만, 자녀에게 질병을 유전할 수 있다.

라) 대표적인 상염색체 열성 유전 질환으로는 낭포성 섬유종, 겸형 적혈구 빈혈, 페닐케톤뇨증, 타이삭스병 등이 있다. 보균자(Aa) 사이의 자녀에게서 나타날 유전적 조합과 발현 확률은 AA(정상 동형접합자)면 정상일 확률 25%, Aa(이형접합자, 보균자)인 경우 정상 50%, aa(돌연변이 동형접합자)면 25%이다.

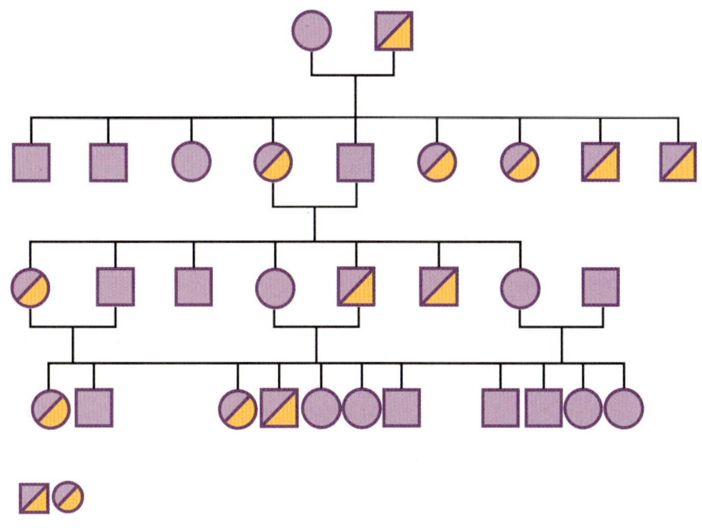

3) 성염색체 우성 유전

가) X 염색체에 존재하는 유전자 변이로 질병이 발생하며 남성과 여성 모두 영향을 받을 수 있다.

나) 아버지가 돌연변이 X 염색체를 보유하면 모든 딸(100%)이 돌연변이 X 염색체를 물려받아 질병을 가지지만, 아들은 아버지로부터 Y 염색체를 물려받기 때문에 영향을 받지 않는다.

다) 어머니가 돌연변이 X 염색체를 보유하면 아들과 딸 모두 50% 확률로 돌연변이 X 염색체를 물려받을 수 있어 50% 확률로 질병을 가질 수 있다.

라) 여성 환자는 일반적으로 정상 X 염색체도 함께 보유하기 때문에 남성보다 증상이 경미하거나 다양하게 나타나는 경우가 많다.

마) 대표적인 성염색체 우성 유전 질환으로는 비타민 D 저항성 구루병, 레트증후군이 있다.

4) 성염색체 열성 유전

가) X 염색체에 존재하는 유전자 변이로 발생하며 주로 남성에서 발현된다.

나) 남성(XY)은 X 염색체가 하나뿐이므로 해당 X 염색체에 변이 유전자가 존재할 경우 질병이 바로 발현된다.

다) 여성(XX)은 두 개의 X 염색체를 보유하므로, 하나가 정상일 경우 보균자가 되어 질병이 발현되지 않거나 경미한 증상을 나타낼 수 있다.

라) 보균자인 어머니가 돌연변이 X 염색체를 보유하면 아들이 질병을 가질 확률은 50%, 딸은 50% 확률로 보균자가 될 수 있다.

마) 여성에서도 두 개의 X 염색체가 모두 돌연변이를 가질 때(동형접합) 질병이 발현될 수 있으나 매우 드물다.

바) 대표적인 성염색체 열성 유전 질환으로 혈우병, 뒤시엔 근이영양증, 적록 색맹 등이 있다.

2. 다운증후군

1) 가장 대표적인 염색체 이상 질환이며 산모의 고령 임신 증가에 따라 발생률이 높아지는 경향이 있다.

2) 정상적으로 46개의 염색체를 가져야 하지만, 다운증후군 환자는 21번 염색체가 하나 더 존재하는 삼염색체로 총 47개의 염색체를 보유한다.

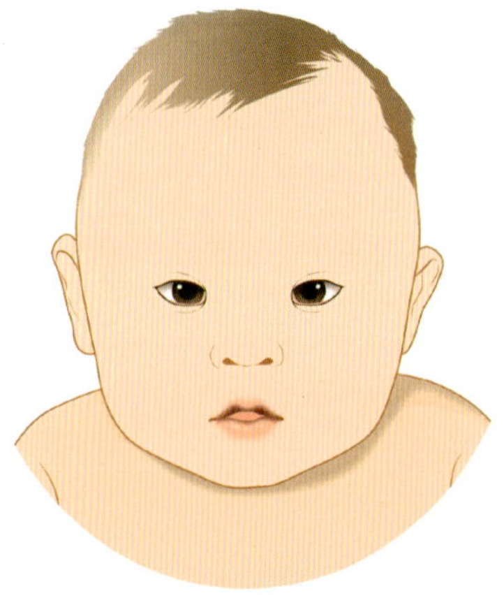

그림 3-8-3   다운증후군의 전형적인 얼굴 모양

3) 대부분 태아 초기의 세포 분열 과정 중 비분리 현상으로 발생하며 부모로부터 직접 유전되는 경우는 약 4% 미만으로 매우 드물다.

4) 특징적인 얼굴 모양(편평한 얼굴, 위로 올라간 눈꼬리), 선천성 심장 기형, 지적 장애 및 발달 지연을 동반할 수 있다(그림 3-8-3).

5) 고령 임신(특히 35세 이상)에서 발생 위험이 증가하며 산전 검사(융모막 검사, 양수 검사, 비침습적 산전검사(NIPT) 등)로 진단할 수 있다.

3. 성염색체 이상에 의한 선천성 질환

1) 클라인펠터증후군(Klinefelter Syndrome, 47, XXY)

가) 정상 남성 핵형은 46, XY이지만, 클라인펠터증후군은 X 염색체가 하나 더 많은 47, XXY가 가장 흔한 유형이다.

나) 일반적으로 정상 지능 또는 경미한 지능 저하를 보이지만, 일부에서는 학습 장애나 언어 발달 지연, 사회적 적응 문제가 나타날 수 있다.

다) 고환 위축으로 인해 고환 크기가 작고 남성 호르몬 부족으로 인해 불임, 생식샘저하증과 같은 증상이 흔하다.

라) 키가 크고 팔다리가 긴 경향이 있으며 일부에서는 여성형 유방이 나타날 수 있다.

마) 호르몬 치료(테스토스테론 보충)를 통해 일부 증상을 완화할 수 있다.

2) 터너증후군

가) 터너증후군은 여성에서 X 염색체의 부분적 또는 전체적 결실로 인해 발생하는 성염색체 이상 질환이며 가장 흔한 형태는 45, X 핵형으로 , X 염색체가 하나만 존재한다. 일부에서는 모자이크 형태(45, X/46, XX, 45, X/46, XY로 나타날 수도 있다.

나) 외모는 여성이지만, 난소 발달이 미숙하여 무월경, 불임, 여성호르몬 부족 등의 이차 성징 발달 장애가 흔하다.

다) 키가 작은 특징적 외형을 가지며 목덜미가 넓고 주름이 잡힌 목, 넓은 가슴과 멀리 떨어진 유두, 짧은 네 번째 손가락 등의 신체적 특징이 나타날 수 있다.

라) 대부분 지능은 정상이나 시공간 인지 능력 및 수학적 문제 해결 능력 저하, 사회적 대인관계 기술의 경미한 결함을 보일 가능성이 있다.

마) 에스트로젠 보충 요법을 통해 여성 이차 성징 발달을 유도하고 성장호르몬 치료를 통해 키 성장 개선이 가능하다.

4. 효소 결핍과 관련된 선천성 질환

1) 페닐케톤뇨증: 페닐알라닌을 티로신으로 전환하는 페닐알라닌하이드록실화효소(PAH)의 결핍으로 발생하는 대사질환이다. 이로 인해 체내에 페닐알라닌이 과다 축적되며 치료하지 않을 경우 중증의 지적장애를 유발할 수 있다. 신생아 선천성 대사 이상 선별검사를 통해 조기 진단이 가능하며 저페닐알라닌 식이요법(특수 분유,

단백질 제한 식이)을 통해 증상 예방이 가능하다.

2) 갈락토스혈증: 갈락토스를 포도당으로 전환하는 갈락토스-1-인산 유도체 전이효소(GALT)의 결핍으로 발생하는 유전성 대사질환이다. 갈락토스 대사 장애로 갈락토스-1-인산 등 독성 물질이 축적된다. 주요 증상으로는 신생아 황달, 구토, 간 기능 장애, 신경학적 손상, 백내장 등이 있으며 신생아 선천성 대사 이상 선별검사로 조기 진단이 가능하다. 치료는 철저한 갈락토스 제한 식이요법을 통해 가능하다.

3) 단풍당뇨증(MSUD): 가지사슬 아미노산(루신, 아이소루신, 발린)을 분해하는 효소인 가지사슬알파-카토산탈수소효소복합체(BCKDH)의 결핍으로 발생하는 선천성 대사질환이다. 대사산물이 체내에 축적되며 소변에서 특징적인 단풍시럽 냄새가 나는 것이 주요 소견이다. 조기에 치료하지 않으면 신경학적 손상, 발달 지연, 혼수 등을 유발할 수 있고 신생아 선천성대사이상 선별검사를 통해 조기 진단이 가능하며 가지사슬 아미노산 제한 식이요법(저단백 식이 및 특수 분유)을 통해 증상 예방과 치료가 가능하다.

5. 마르팡 증후군

1) 우리 몸의 구조 단백질을 형성하는 FBN1 유전자의 돌연변이에 의해 발생하는 대표적인 결합조직 질환이다.
2) 결합조직을 형성하는 단백질인 피브릴린-1의 이상으로 인해 전신적인 증상이 나타난다.
3) 주로 뼈대계통, 심혈관계, 눈의 이상이 특징적으로 나타난다.
4) 뼈대계통 특징: 팔다리가 비정상적으로 길고 가늘며 손가락이 길고 가느다란 거미손가락증이 나타날 수 있다.
5) 안과적 특징: 수정체 탈구가 흔하게 발생하며 수정체가 위쪽 또는 바깥쪽으로 탈구된다.
6) 심혈관계 특징: 대동맥 근부 확장으로 인해 대동맥 박리(aortic dissection)의 위험이 증가하며 승모판탈출증 등의 심장판막 이상호 흔하게 동반된다.
7) 유전적 특성: 상염색체 우성 유전 질환이며 가족력이 없는 경우에도 새로운 돌연변이로 발생할 수 있다.
8) 조기 진단과 심혈관계 관리(베타 차단제 투여, 정기적인 심초음파 검사)를 통해 합병증을 예방할 수 있다.

6. 가족성 고콜레스테롤혈증

1) 저밀도지단백수용체(LDL 수용체, LDLR) 또는 관련 유전자(APOB, PCSK9 등)의 돌연변이로 인해 콜레스테롤 대사 장애가 발생하는 상염색체 우성 유전 질환이다.
2) 저밀도지단백(LDL)이 정상적으로 제거되지 않아 혈중 콜레스테롤 농도가 정상인보다 2~3배 이상 증가하며 이에 따라 죽상동맥경화증 및 심혈관질환의 위험이 현저히 높아진다.
3) 임상 양상으로 고콜레스테롤혈증, 조기 동맥경화증(특히 관상동맥 질환), 조기 심근경색증(특히 30~40대에 발병), 황색종 소견이 나타난다.
4) 동형 접합형은 더욱 중증으로, 소아기부터 중증의 고콜레스테롤혈증과 함께 조기 심혈관질환이 발생할 수 있다.
5) 스타틴 계열 약물, PCSK9 억제제, LDL 아페레시스(혈장분리반출술) 등의 약물이 치료에 사용된다.
6) 강력한 유전적 요인을 지니는 질환으로 가족력이 있는 경우 가족 선별검사가 권장된다.

9

노화

1. 노화란 무엇인가?

가. 노화의 정의

1) 노화란 생명체가 출생하여 성장과 성숙을 거친 이후 시간이 흐름에 따라 점진적이며 비가역적으로 신체 기능이 저하되는 과정을 의미한다. 이에 따라 궁극적으로 생명 유지 능력의 감소와 사망에 이르게 되는 자연적이고 생물학적인 과정이다.
2) 의학적으로는 노화를 외부 스트레스에 대한 항상성 유지능력이 점차 저하되는 과정으로 정의하고, 생리적 기능의 전반적인 감소와 함께 질병에 대한 감수성이 증가한다.

나. 노화의 분류

1) 정상 노화: 질병이나 환경적 요인의 영향 없이 시간이 지남에 따라 생리적으로 인체의 기능이 점진적으로 저하되는 자연스러운 과정이다. 예를 들면, 근육량 감소, 피부 탄력 저하, 경미한 기억력 저하, 청력 및 시력 감소 등이 있다.
2) 병적 노화
   가) 정상적인 생리적 노화가 아닌 질병이나 환경적 요인의 영향을 받아 신체 기능이 정상보다 빠르게 저하되는 과정이다.
   나) 실제 임상에서는 정상 노화와 병적 노화를 명확히 구분하기 어려우며 종종 두 가지가 혼재되어 나타날 수 있다.
   다) 예를 들면, 알츠하이머병과 같은 신경퇴행성 질환, 심혈관질환, 당뇨병, 골다공증, 노인성 황반변성 등이 있다.

2. 노화 이론과 노화에 영향을 주는 인자

가. 소모설

1) 노화를 설명하는 가장 오래된 이론 중 하나로 신체 조직과 세포가 시간이 지남에 따라 지속적으로 손상되고 소모됨으로써 노화가 진행된다고 설명하는 가설이다.
2) 인체의 세포와 조직이 외부의 물리적, 화학적, 생리적 자극에 반복적으로 노출되면서 점진적으로 기능이 저하되고 궁극적으로 세포 사멸에 이르게 된다는 개념이다.
3) 산화 스트레스, 미토콘드리아 손상, DNA 변이 등의 요인이 세포 손상과 소모를 가속하는 것으로 알려져 있다.
4) 소모설은 비유적으로 기계 부품이 시간이 지남에 따라 마모되어 결국 기능을 상실하는 것과 유사한 원리로 설명된다.

나. 유전자설

1) 유전자설은 노화가 유전자의 조절로 결정되며 특정 유전자의 발현 또는 돌연변이가 노화 과정에 영향을 미친다는 가설이다.
2) 하나의 단일 유전자로 노화를 완전히 설명하기는 어렵지만, 전적 정보의 손상 및 축적이 노화의 주요 원인 중 하나로 작용할 수 있다는 연구 결과가 뒷받침되고 있다.
3) 동물 실험을 통해 손상된 DNA의 복구 능력 감소가 수명 단축과 밀접하게 관련됨이 입증되었다.
4) 텔로미어 단축, DNA 손상 복구 능력 감소, 노화 관련 유전자(SIRT1, FOXO3 등)의 조절이 노화와 밀접한 관련이 있다.
5) 노화를 예방하거나 지연하기 위해서는 DNA 손상 최소화와 유전자 안정성 유지가 매우 중요하다.

다. 끝분절설

1) 끝분절염색체 말단에 위치하는 반복적인 뉴클레오타이드 서열로 염색체를 보호하고 유전정보의 손실을 방지하는 역할을 한다.
2) 끝분절효소가 활성화되어야만 끝분절의 길이를 유지하거나 재생할 수 있다.
3) 일반적인 체세포 분열 시 끝분절효소가 비활성화되어 있어 끝분절이 충분히 복제되지 못하고 점점 짧아진다.
4) 끝분절이 일정 길이 이하로 짧아지면 세포분열이 멈추고 세포 노화 또는 세포 사멸이 일어난다.
5) 끝분절의 길이는 세포의 분열 한계를 결정하는 중요한 요소이며 이를 흔히 세포의 시계라고 한다.
6) 생식세포, 줄기세포, 종양세포에서는 끝분절효소가 활성화되어 있어 끝분절의 길이를 유지하거나 연장할 수 있다. 특히, 암세포는 끝분절효소 활성화로 인해 무한 증식이 가능하다.
7) 끝분절 및 끝분절효소 끝분절의 길이를 유지하거나 연장할 수 있다. 특히, 암세포는 끝분절효소 활성화로 인해 무한 증식이 가능하다. 중요한 주제로 활발히 진행되고 있다.

라. 내분비계

1) 노화 과정에서 호르몬 분비 능력의 감소 또는 각 장기의 호르몬 수용체 감수성 감소로 인해 신체 기능이 점진적으로 변화하는 현상이 노화와 관련이 있다는 이론이다.

2) 에스트로젠, 프로게스테론과 같은 성호르몬 외에도 갑상샘호르몬, 멜라토닌, 성장호르몬(GH), 인슐린과 같은 호르몬들이 노화 과정에 중요한 역할을 하는 것으로 알려진다.

3) 호르몬 감소는 대사 속도 저하, 근육량 감소, 면역 기능 저하, 수면 패턴 변화, 골밀도 감소 등의 노화 현상과 연관된다.

4) 성호르몬의 감소(폐경, 남성 갱년기)는 골다공증, 심혈관계 질환, 인지 기능 저하와 관련될 수 있으며 멜라토닌 감소는 생체리듬 변화와 수면 장애를 유발할 수 있다.

5) 호르몬 대체 요법(HRT)과 같은 내분비 치료가 일부 노화 관련 증상의 완화에 도움이 될 수 있으나 장기적인 효과와 부작용에 관한 연구가 지속적으로 이루어지고 있다.

마. 산화 스트레스

1) 세포호흡을 통해 에너지를 생성하는 과정에서 미토콘드리아에서 생성되는 활성산소종 또는 과산화 물음이온이 세포를 공격하여 단백질, 지질, DNA를 손상한다. 이러한 축적된 손상이 노화를 촉진한다는 이론이다.

2) 활성산소종을 제거하는 주요 항산화 효소와 항산화 물질은 노화 방지 및 세포 보호에 이바지할 수 있다.

3) 산화 스트레스의 축적은 세포 기능 저하를 유발하고 만성 염증, 신경퇴행성 질환(알츠하이머병, 파킨슨병), 심혈관계 질환, 암 등의 발병과도 관련이 있다.

4) 항산화 식품 섭취(과일, 채소), 규칙적인 운동, 스트레스 관리 등이 산화 스트레스를 감소시키고 노화 방지에 도움이 될 수 있다.

바. 미토콘드리아설

1) 미토콘드리아는 세포 내 에너지 생산을 담당하는 소기관으로, 미토콘드리아 DNA(mtDNA)를 가지고 있다. mtDNA는 핵 DNA와 달리 히스톤 단백질과 같은 보호 기전이 부족하여 산화 스트레스에 더욱 취약하다. 이러한 mtDNA의 손상과 돌연변이가 노화를 촉진한다는 가설이다.

2) 동물 실험에서 미토콘드리아 DNA의 손상 또는 돌연변이 축적이 세포호흡 및 에너지 생성을 저해하며 이로 인해 노화가 가속화된다는 사실이 입증되었다.

3) 미토콘드리아 기능 저하는 세포 내 ATP 생산 감소, 활성산소종(ROS) 증가, 단백질 및 세포 소기관 손상을 유발하며, 이러한 변화는 노화뿐만 아니라 신경퇴행성 질환(알츠하이머병, 파킨슨병), 심혈관계 질환, 대사 질환 등의 발생과도 관련이 있다.

4) 미토콘드리아 기능을 유지하고 손상을 최소화하기 위해 항산화제(비타민 C, 비타민 E, 코엔자임 Q10), 규칙적인 유산소 운동, 칼로리 제한과 같은 방법들이 연구되고 있다.

3. 노화에 의한 인체의 기능 변화

가. 피부

　피부 탄력이 감소하고 콜라겐 및 탄력 섬유 손실로 인해 주름이 형성되고 피부의 수분 보유 능력 감소로 피부가 쉽게 건조해지고 피부 재생 속도가 느려진다. 멜라닌세포의 불균형으로 인해 노화 반점 또는 기미가 발생할 수 있고 혈관이 약해져 피부가 얇아지고 상처 치유 지연이 나타난다.

나. 중추신경계

1) 신경세포의 수가 감소하고 대뇌피질이 위축되어 뇌의 무게와 부피 감소가 발생한다.
2) 말초신경 기능이 둔화해 반사 속도가 느려지고 시각, 청각, 통각 등 감각기능이 저하된다.
3) 대뇌 흑질의 도파민 신경세포의 수가 감소하여 파킨슨병 발병 위험이 증가한다.
4) 대뇌 피질과 해마의 위축으로 알츠하이머병과 같은 원발성 치매의 발생 가능성이 높아진다.
5) 신경전달물질의 불균형, 특히 아세틸콜린, 도파민, 세로토닌 등의 변화로 기억력 저하, 우울감, 인지 기능 저하 등의 증상이 나타날 수 있다.
6) 뇌 혈류 감소로 인해 인지능력 감소와 집중력 저하가 나타날 수 있으며 뇌졸중 등의 혈관성 질환의 위험도 증가한다.

다. 심혈관계

1) 동맥벽의 탄력이 감소하고 섬유화가 진행되면서 혈관이 딱딱해져 동맥경화가 발생하며 이로 인해 혈압 상승이 유발된다.
2) 동맥 내벽에 콜레스테롤, 지방, 칼슘 등이 축적되어 점차 혈관이 좁아지고 굳어지는 동맥경화증이 발생하여 혈류 감소와 심혈관 질환(심근경색, 뇌졸중 등) 위험이 증가한다.
3) 목동맥팽대와 대동맥궁에 있는 압력수용체의 기능이 저하되어 체위 변화 시 혈압 조절 능력이 감소하고 이에 따라 기립성 저혈압이 발생할 수 있다.
4) 심근이 점차 두꺼워지는 심근 비대가 나타나며 이로 인해 심장 이완 기능이 감소하고 이완기 혈압이 상승할 수 있다.
5) 심박수 조절 기능이 저하되고 부정맥 발생 위험이 증가하며 특히 심방세동의 빈도가 높아질 수 있다.

라. 호흡기계

1) 폐 조직의 탄성이 감소하고 흉곽의 유연성이 저하되면서 폐활량이 감소하지만, 잔기량은 증가하여 효율적인 가스 교환이 어려워진다.
2) 폐포벽이 점차 손상되고 폐포 사이의 탄력 섬유가 감소하여 폐기종 발생 위험이 증가하며 산소 교환 능력이 저하한다.

3) 점막의 섬모의 기능이 저하되고 기관지 분비물 배출이 어려워져 감염 위험이 증가하며 이로 인해 폐렴과 같은 호흡기 감염질환이 자주 발생할 수 있다.

4) 호흡근, 특히 가로막, 갈비사이근의 기능이 약화되어 기침 반사가 감소하고 이로 인해 분비물 제거 능력 감소와 함께 호흡기 감염 위험이 증가한다.

5) 산소 공급 감소로 인해 만성적인 저산소증과 호흡곤란이 나타날 수 있다.

마. 소화기계

1) 침샘의 기능이 저하되어 타액 분비가 감소하고 이로 인해 구강 건조가 발생할 수 있다. 그 결과 씹기와 삼킴 기능이 어려워질 수 있다.

2) 위장관 점막에서 소화효소 및 위산 분비가 감소하며 이로 인해 영양소(특히 비타민 B12, 칼슘, 철분)의 흡수 능력이 저하된다.

3) 위장관의 연동운동이 감소하여 위 배출 속도가 느려지고 소화 기능이 저하되며 장운동이 둔화되어 변비 발생 위험이 증가한다.

4) 위와 장의 점막층이 얇아지고 위축되어 보호 기능이 감소하고 그 결과 위염, 위궤양 및 장 점막 손상의 위험이 증가할 수 있다.

5) 간 기능이 저하되면서 해독 능력이 감소할 수 있으며 담즙 분비 저하로 인해 지방 소화가 원활하지 않을 수 있다.

바. 비뇨생식기계

1) 신장의 사구체여과율(GFR)이 감소하여 노폐물 배설 기능이 저하되고 체내 수분 및 전해질 균형 조절 능력이 약화한다.

2) 방광벽의 탄력이 감소하고 방광 용적이 줄어들어 빈뇨 및 야간뇨가 증가할 수 있고 또한, 배뇨근이 약해지면서 방광기능장애가 나타날 수 있다.

3) 남성에서는 노화로 인해 테스토스테론 분비가 감소하면서 정자 생성이 줄어들고 전립샘비대증이 흔히 발생하며 그 결과 배뇨 장애(소변 줄기 약화, 잔뇨감, 야간뇨 등)가 나타날 수 있다.

4) 여성에서는 난소 기능이 저하로 에스트로겐 분비가 감소하며 이로 인해 난소, 자궁 및 질 점막의 위축, 질 건조증, 성교통, 요실금의 위험이 증가한다.

사. 내분비계

1) 노화에 따라 호르몬 생성 및 분비가 감소하고 동시에 조직과 세포의 호르몬 감수성도 저하되어 내분비 기능 변화가 발생한다.

2) 인슐린 저항성이 증가하고 췌장의 인슐린 분비 능력이 점차 감소하면서 제2형 당뇨병 발생 위험이 나이에 따라 증가한다.

3) 성호르몬의 분비가 감소함에 따라 남성에서는 갱년기 증상(피로, 근육량 감소, 골밀도 감소)이 나타날 수 있고

여성에서는 폐경과 관련된 골다공증, 심혈관질환 위험이 증가한다.

4) 갑상샘저하증이 발생할 가능성이 있으며 특히 갑상샘호르몬 분비 감소로 인해 기초대사율(BMR)이 저하되어 피로, 체중 증가, 변비 등의 증상이 나타날 수 있다.

5) 기능이 저하되면서 스트레스 반응이 둔화하고 코르티솔 분비 조절 기능이 변화할 수 있다.

아. 근골격계

1) 뼈를 형성하는 조골세포와 뼈를 분해하는 파골세포의 기능 불균형으로 인해 골밀도가 감소하고 이에 따라 골다공증 발생 위험이 증가한다.

2) 근육량 감소가 진행되면서 근력 감소, 균형감각 저하 및 반사속도 감소가 나타나 결과적으로 낙상의 위험이 증가한다.

3) 뼈와 연골의 탄력성이 감소하고 관절연골이 점차 마모되어 골관절염 발생 위험이 높아진다.

4) 척추의 높이가 감소하면서 키가 줄어들고 척주후만증이 발생할 수 있다.

5) 근육 내 단백질 합성률이 저하되어 근육 회복 속도가 느려지고 근육 손실이 가속화될 수 있다.

10 순환기 계통

심장과 혈관은 신체의 세포와 조직에 산소와 영양소를 공급하고 대사 과정에서 생성된 이산화탄소와 노폐물을 운반하여 배출하는 역할을 수행한다. 이러한 순환 기능이 원활히 유지되지 않으면 조직의 산소 공급 부족이 발생하고 체내 항상성이 깨지면서 급성 또는 만성 순환 장애가 발생할 수 있다. 순환기계의 기능이 심각하게 손상되면 뇌졸중, 심근경색, 쇼크와 같은 응급 상황이 발생하여 단시간 내에 생명 위협에 이를 수 있다. 또한, 고혈압, 동맥경화, 심부전과 같은 만성 순환장애는 장기적인 건강 문제를 유발할 수 있다.

심장질환(Heart Disease)

1. 허혈심장병

- 허혈심장병은 심근에 대한 산소 공급이 감소하거나 심근의 산소 요구량이 증가할 때 발생하는 심장질환이다. 대부분 관상동맥의 병변으로 인해 심장 근육이 필요로 하는 혈액을 충분히 공급받지 못하면서 발생한다.
- 종류
  - 협심증: 관상동맥의 협착으로 인해 심장 근육에 일시적인 허혈이 발생하여 가슴 통증이 유발되는 질환
  - 심근경색: 관상동맥의 안전 폐쇄로 인해 심장 근육 일부가 괴사(영구적인 손상)하는 응급 질환
  - 만성 허혈심장병: 장기간에 걸쳐 관상동맥의 협착으로 심장 근육이 만성적인 저산소 상태에 놓이는 질환이다.
  - 급성 심장사: 심장의 전기적 신호 이상으로 심장이 갑자기 멈추는 치명적인 상태이다.

- 허혈심장병의 가장 중요한 원인은 동맥경화에 의한 관상동맥 협착 또는 폐쇄이다.
- 급성관상동맥증후군은 관상동맥이 갑자기 막히거나 심하게 좁아지는 응급상태로 허혈심장병의 가장 심각한 형태에 해당한다. 예를 들면, 불안정 협심증, 급성 심근경색, 급성 심장사가 있다.

표 3-10-1. 허혈심장병의 원인

> **1. 죽상동맥경화증:**
>   a. 진행성 내강 협착
>   b. 혈전 형성
>   c. 죽종의 파멸
>   d. 죽종에서의 출혈
> **2. 관상동맥의 기능적 연축**
> **3. 관상동맥 입구부의 협착:**
>   a. 매독성 대동맥염
>   b. 대동맥 경화
>   c. 해리성 대동맥류
> **4. 기타(염증, 색전증, 혈전증, 종양, 선천성 이상)**

가. 협심증(Angina pectoris)

1) 협심증은 관상동맥의 죽상동맥경화 또는 일시적인 혈관연축으로 인해 심근이 일시적인 허혈 상태에 빠지면서 가슴 통증이 발생하는 질환이다. 즉각적인 사망 위험은 낮으나, 특히 불안정형 협심의 경우 급성관상동맥증후군(ACS)으로 진행될 위험이 높다. 통증의 지속 시간은 일반적으로 1~15분 정도이며 20분 이상 지속될 경우 심근경색을 의심해야 한다.
2) 3가지 주요 유형
   가) 안정형 협심증 가장 흔한 형태이며 주로 죽상경화증으로 인해 관상동맥 협착으로 발생하며 운동, 스트레스 등으로 심근의 산소 요구량이 증가할 때 증상이 유발되고 휴식을 하거나 니트로글리세린 투여 시 증상이 완화된다.
   나) 변이형 협심증: 운동이나 스트레스와 무관하게 발생하며 주로 야간이나 새벽 시간에 나타나고 관상동맥의 국소적 혈관연축이 원인이며 심전도에서 ST 분절 상승이 특징적이고 니트로글리세린과 칼슘 채널 차단제에 잘 반응한다.
   다) 불안정형 협심증(UA): 안정 시에도 발생할 수 있고 기존 협심증보다 증상이 악화하거나 빈번하게 나타나고 급성 심근경색(AMI)으로 진행될 위험이 높고 급성 관상동맥 증후군(ACS)의 일부로 간주한다. Q-wave angina라는 표현은 더 이상 사용되지 않으며 Crescendo Angina로 설명할 수 있고 응급 치료가 필요하며 항응고제, 항혈소판제(예: 아스피린, 클로피도그렐) 및 니트로글리세린 등의 약물 치료가 필수적이다.

나. 심근경색

1) 심근경색은 혈전 또는 죽상동맥경화증으로 인해 관상동맥이 폐색되어 심장 근육으로의 혈류 공급이 차단되고 그 결과 심근 조직이 괴사하는 상태이다. 심근경색은 급성관상동맥증후군(ACS)의 주요 형태 중 하나로 신속한

치료가 필수적이다.

2) 급성 및 만성 형태: 급성 심근경색은 죽상동맥경화반이 파열되어 혈전이 형성되고 이로 인해 관상동맥이 급성 폐쇄된다. 심전도 소견에 따라 ST 분절 상승 심근경색(STEMI)과 비-ST 분절 상승 심근경색(NSTEMI)으로 구분된다. 만성 허혈 심장질환은 장기간 진행된 관상동맥 협착으로 인해 심근이 만성적인 허혈 상태에 놓이게 되고 만성 안정형 협심증, 심부전으로 진행될 수 있다.

3) 관상동맥 폐쇄 원인

　　가) 대부분의(약 90~95%) 죽상동맥경화에 기인

　　　　- 죽상경화반이 파열되면서 혈전이 형성되어 급성 폐쇄를 유발

　　나) 기타 원인(약 5~10%)

　　　　- 관상동맥 경련(예: 변이형 협심증, 코카인 사용과 관련)

　　　　- 자가면역질환 및 감염(예: 매독성 대동맥염, 결핵)

　　　　- 관상동맥 이형성(선천성 기형)

　　　　- 관상동맥 박리

　　　　- 대동맥류 및 염증성 질환

　　다) 위험인자

　　　　- 비수정 가능한 위험인자: 유전, 고령, 남성

　　　　- 수정 가능한 위험인자: 생활 습관, 대사성 질환, 식이 요인, 운동 부족

4) 관상동맥 폐쇄 빈도: 왼쪽 관상동맥 앞심실사이가지(LAD) 약 40~50%, 오른쪽 관상동맥(RCA) 약 30~40%, 왼쪽 관상동맥 휘돌이가지(LCX) 약 15~20%

5) 경과: 급성 심근경색 발생 12~24시간 후 괴사 부위가 창백해지고 주변 조직에 충혈이 나타난다. 현미경적으로 는 괴사한 심근세포, 부종, 호중구 침윤이 관찰된다. 3~7일 후 괴사 부위가 더욱 명확해지며 대식세포가 침윤하 여 괴사 조직을 제거하기 시작한다. 1~2주 후 괴사 부위에 붉은 육아조직이 형성되고 섬유아세포 및 신생혈관 이 증가한다. 1개월 이후 괴사 부위에 섬유화가 진행되고 흉터 조직이 형성된다. 해당 부위는 심근조직이 아닌 섬유성 결합조직으로 대체되므로 해당 부위의 수축 기능은 상실된다.

6) 합병증: 심인성 쇼크, 심부전, 전도 장애, 색전증, 심실중격 결손(VSD), 심장류, 심장눌림증, 심실 자유벽 파열 이 있다.

다. 만성 허혈심장병(Chronic ischemic heart disease)

1) 만성 허혈심장병은 과거의 심근경색에 의한 심부전 또는 서서히 진행하는 허혈 심근 손상으로 발생하는 심장 질환이다.

2) 육안 소견으로 심장 크기 변화(증가 또는 감소), 심근 위축, 갈색 변색이 관찰될 수 있으며 중등도에서 중증의 관상동맥 죽상경화증이 동반된다.

라. 급성 심장사(Sudden cardiac death, SCD)

1) 급성 심장사는 주로 죽상경화증이 있는 환자에게서 발생하며 심장 돌연사의 주요 원인 중 하나이다.

2) 급성 증상 발현 후 1시간 이내에 사망하는 것이 특징이다. 대부분 증상이 시작된 후 즉각적인 의식 소실 및 순환 정지가 동반된다.

3) 급성 주요 사망 기전은 심실세동(VF)이며 종종 심실빈맥(VT)에서 이행되는 경우가 흔하다.

4) 관상동맥 죽상경화증 외의 원인: 선천성 관상동맥 이상, 대동맥판 협착, 심근염, 폐동맥 고혈압, 고혈압성 심질환, 비후성 심근병증, 장기 QT 증후군, 브루가다 증후군 등 유전성 부정맥 질환이다.

2. 심부전

심부전은 다양한 원인에 의해 심장이 전신이 필요로 하는 혈액량과 적절한 압력을 유지하는 능력이 저하된 상태로 보상 기전이 한계를 초과할 경우 임상적으로 심부전이 나타난다.

가. 급성 심부전과 만성심부전

- 급성 심부전: 급성으로 심장의 기능이 저하되어 혈액 순환이 갑자기 불충분해지는 상태이며 심근경색, 급성 판막 질환, 고혈압성 응급, 부정맥 등이 주요 원인이고 폐부종, 심인성 쇼크 등의 심각한 합병증을 동반할 수 있다.
- 만성 심부전: 장기간에 걸쳐 심장의 펌프 기능이 점진적으로 감소하는 상태이고 주된 원인은 고혈압, 관상동맥 질환, 판막 질환, 심근병증 등이 있으며 좌심실부전과 우심실부전으로 나뉘며 각각 폐울혈 및 말초 부종을 특징으로 한다. 심부전 진행에 따라 신경호르몬 활성화가 나타나며 대표적으로 레닌-안지오텐신-알도스테론 시스템이 활성화되어 체액 저류, 심장비대, 심장 기능저하로 진행한다.

표 3-10-2. 급성 심부전과 만성심부전

	급성 심부전	만성심부전
발병	갑작스럽다. 수시간~수일	수 주~수개월
원인	급성관상동맥폐색, 폐색전증, 악성고혈압, 급성중독성심근염	만성고혈압, 심근섬유화, 만성판막질환, 만성폐질환, 만성적 심한빈혈
병리기전	갑작스러운 발병으로 대상기전이 발생되지 못하여 뇌, 신장의 급성허혈성 변화가 발생	대상기전으로 인해 심장확장, 심장비대, 빈맥이 발생하여 혈액방출기능이 강화되지만 장기화되면 대상부전으로 인해 만성부종과 정맥울혈이 발생

나. 좌심실부전과 우심실부전

1) 좌심부전

가) 정의

좌심실을 포함한 좌심계의 수축 또는 이완 기능 저하로 인해 전신으로의 혈액 공급이 감소하고 폐정맥을 통한 혈액의 역류와 폐울혈을 유발하는 상태

나) 주요 원인

- 허혈성 심질환(심근경색 포함)
- 고혈압성 심질환
- 판막질환(대동맥판막 협착증 등)
- 심근병증

다) 임상 증상

① 폐울혈증상
- 호흡곤란(운동시, 안정시)
- 앉아숨쉬기
- 돌발 야간 호흡곤란(PND)
- 청색증
- 분홍빛 거품이 섞인 객담

② 심박출량 감소 증상
- 피로감, 운동능력 저하
- 말초 저관류로 인한 차가운 사지
- 심한 경우 저혈압, 쇼크

2) 우심부전
가) 정의
우심실의 펌프 기능 저하로 인해 전신 정맥 순환의 울혈을 유발하는 상태로 좌심부전에 의한 속발성으로 흔히 발생.

나) 주요원인

① 급성 우심부전
- 급성 심근경색(우심실 포함)
- 급성 폐색전증
- 급성 폐고혈압(예: 심한 폐렴, ARDS)

② 만성 우심부전
- 만성 폐질환(폐섬유증, 폐기종 등) → 폐심장증
- 좌심부전의 만성 진행
- 판막질환(삼첨판역류 등)

③ 울혈심부전(CHF)
- 좌심부전과 우심부전이 함께 존재하는 상태로, 전신 울혈 및 폐울혈이 모두 동반됨

다) 임상증상

① 전신 울혈 증상
- 다리 부종(심장성 부종)
- 복수
- 간비대 및 간압통
- 목정맥 확장(JVD)
- 비장비대
- 소화불량, 식욕 저하

② 신장 기능 저하
- 야간뇨, 진행 시 신부전 동반 가능

3. 선천심장병(Congenital heart disease)

- 선천심장병은 태아의 심장, 대동맥, 폐동맥 등의 구조가 임신 첫 8주 이내에 형성되는 과정에서 이상이 발생하여 나타나는 선천성 심장기형으로 출생 후 혈류 이상이 발생하며 심한 경우 심부전으로 진행할 수 있다.
  - 가) 좌우 단락성 심장기형은 좌심실이나 대동맥의 고압 혈류가 우심방 또는 폐동맥으로, 비정상적으로 흐르게 되고 결과적으로 폐혈류 증가가 발생하고 진행 시 폐고혈압이 유발되며 심한 경우 우좌 단락(right-to-left shunt)으로 전환될 수 있다.
  - 나) 우좌 단락성 심장기형은 우심실 또는 폐동맥에서 좌심방이나 대동맥으로 비정상적인 혈류 이동이 발생하고 이에 따라 저산소증 및 청색증이 나타난다.
- 빈도: 심실중격결손(VSD) > 심방중격결손(ASD) > 열린동맥관(PDA) > 팔로 4징후(TOF)

가. 심실중격결손

1) 심실중격결손(VSD)은 좌심실과 우심실 사이의 심실중격에 결손이 존재하여 두 심실이 비정상적으로 연결되는 선천성 심장기형이다.
2) 선천성 심장기형 중 가장 흔한 형태로 알려져 있다.
3) 초기에는 좌심실의 고압 혈류가 결손을 통해 우심실로 이동하는 좌우 단락이 발생한다. 이에 따라 폐혈류 증가가 나타나며 지속적인 폐 혈류 증가로 폐동맥 고혈압, 우심실 비대가 유발된다.
4) 질환 진행 시 지속적인 폐동맥 고혈압으로 인해 Eisenmenger 증후군으로 발전할 수 있고 폐동맥벽 비후 및 내강 협착으로 폐혈관 저항 증가가 발생한다. 결과적으로 우심실 압력이 좌심실 압력보다 높아지고 단락 방향이

우좌 단락으로 전환되고 이에 따라 저산소증 및 청색증이 나타난다.

나. 심방사이막결손(Atrial septal defect, ASD)

1) 태아 시기에는 난원공을 통해 우심방과 좌심방이 연결되어 있으며 출생 후 난원공 폐쇄가 정상적으로 이루어진다. 그러나 난원공이 완전히 폐쇄되지 않거나 심방중격 형성 과정에서 이상이 발생하면 심방중격결손(ASD)이 발생하고 일반적인 열린타원구멍(PFO)과 심방중격결손은 구별된다(PFO는 기능적 결손, ASD는 구조적 결손).
2) 초기에는 좌우 단락이 발생하고 좌심방의 고압 혈류가 우심방으로 이동하여 폐혈류 증가가 지속되며 그 결과 우심방 및 우심실이 확장된다
3) 심한 경우 폐동맥 고혈압으로 Eisenmenger 증후군으로 진행할 수 있다. 폐고혈압이 심해지면 우심실 압력이 좌심방 압력보다 높아지면서 우좌 단락으로 전환되고 이에 따라 저산소혈증 및 청색증이 발생한다.

다. 열린 동맥관

1) 태아 순환에서 동맥관은 폐동맥과 대동맥을 연결하는 구조물로 태아의 혈액이 폐를 거치지 않고 바로 대동맥으로 흐를 수 있도록 한다. 출생 후 첫 호흡과 함께 폐순환이 활성화되면서 기능적 폐쇄는 보통 생후 24~48시간 이내, 구조적 폐쇄는 생후 2~3주 이내에 이루어진다. 이후에도 동맥관이 폐쇄되지 않으면 열린 동맥관(PDA)으로 진단된다.
2) 좌우 단락 발생: 대동맥(고압)에서 폐동맥(저압)으로 혈액이 유입되어 지속적인 폐 혈류 증가로 인해 폐동맥 고혈압과 좌심부전으로 진행할 수 있다.
3) 청진상 특징적인 연속성 잡음이 청진 되며 흔히 기계음 또는 머시머시 잡음으로 불리며 좌측 빗장밑 부위에서 가장 뚜렷하게 들린다.

라. 팔로 4징후(Tetralogy of Fallot, TOF)

1) 팔로 4징후(TOF)는 선천성 심장기형 중 약 10%를 차지하는 대표적인 청색증형 심장기형으로 다운증후군(trisomy 21) 및 DiGeorge 증후군과 관련이 있다.
2) 4가지 주요 기형: 폐동맥 협착+심실중격결손+대동맥 우측 전위(대동맥이 심실중격 결손부에 걸쳐 위치하여 우심실과 좌심실에서 모두 혈액을 받음)+우심실 비대
3) 주된 병리 기전은 우좌 단락이다. 폐동맥 협착으로 인해 우심실에서 폐순환으로의 혈류량이 감소하고 우심실의 혈액이 심실중격결손(VSD)을 통해 대동맥으로 직접 유입되면서 우좌 단락이 형성된다. 결과적으로 폐로 가는 혈류가 감소하고 동맥혈의 산소포화도가 저하되어 청색증이 발생한다. 출생 직후부터 청색증이 관찰될 수 있고 특히 울거나 힘을 줄 때 청색증이 악화하는 발작적 증상이 특징적이다.

4. 심내막염(Endocarditis)과 심장판막병(Valvular diseases)

1) 심내막염은 심장 내막, 특히 심장판막을 침범하는 감염성 또는 비감염성 염증으로 심내막염은 심장판막질환의 중요한 원인 중 하나로 심한 경우 판막 기능부전 및 심부전으로 진행할 수 있다.
2) 판막 질환의 발병 빈도: 승모판 질환(85%) > 대동맥판 질환 > 삼천판 질환 > 폐동맥판 질환 순으로 발생한다.
3) 승모판 질환이 가장 흔하게 관찰되며 그다음으로 대동맥판 질환의 빈도가 높다. 특히, 류마티스열, 심내막염, 퇴행성 변화 등이 판막 질환의 주요 원인이다.

가. 류마티스 심내막염(Rheumatic endocarditis)

1) 류마티스 심내막염은 류마티스열에 의해 발생하는 심내막의 염증성 질환으로 심장판막 손상을 유발할 수 있다.
2) 류마티스열
    가) 원인은 A군 β-용혈성 연쇄상구균(GAS) 감염(특히 인두염) 후 발생하는 지연성 면역 매개 질환으로 심장, 관절, 피부, 중추신경계를 침범하는 급성 재발성 염증 질환이 있다.
    나) 주로 소아와 청소년(5~15세)에게서 발생한다.
    다) 연쇄상구균의 M 단백과 심장 조직 항원 사이의 교차 면역반응으로 인해 자가면역반응이 발생한다. 이에 따라 면역계가 심장 조직, 특히 판막을 잘못된 표적으로 인식해 손상을 유발한다.
    라) 주요 증상: 심장염, 다발성 이동성 관절염, 무도증, 피하결절, 모서리홍반
3) 류마티스 심내막염은 주로 승모판에 가장 흔하게 발생하며 그다음으로 대동맥판에서 잘 나타나고 삼첨판과 폐동맥판도 침범될 수 있으나 빈도는 낮다.
4) 초기에는 판막에 염증이 발생하고 이후 혈소판과 섬유소가 침착되어 작은 혈전성 융기물이 형성된다. 이는 판막의 폐쇄부전과 협착을 악화시키는 주요 원인이다.
5) 판막 및 힘줄끈의 비후, 경화, 유착이 진행되어 판막 변형이 영구적으로 남으며 이에 따라 심각한 판막 질환으로 진행될 수 있다.

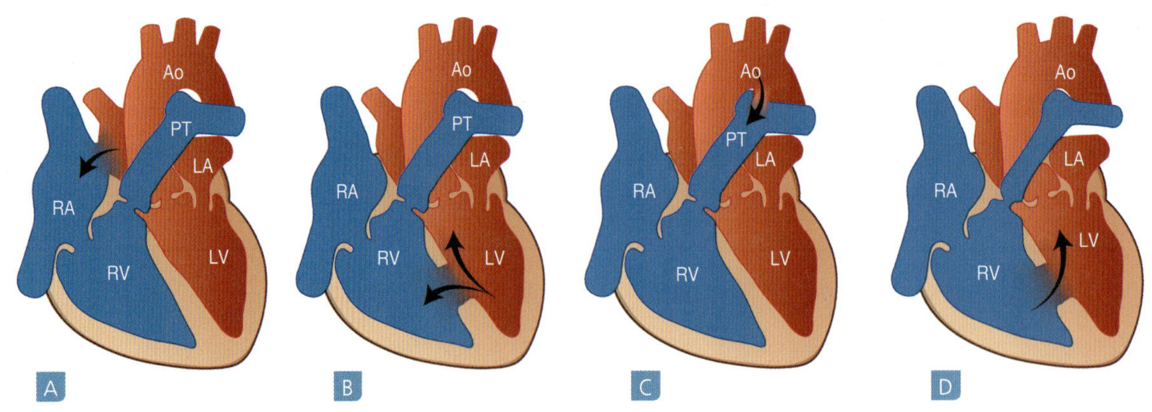

그림 3-10-1 심장의 선천성 기형 **(A)** ASD, **(B)** VSD, **(C)** PDA, **(D)** Fallot tetralogy. *Ao*: aorta, *PT*: pulmonary trunk, *RA*: right atrim. *LA*: left atrium, *RV*: right ventricle, *LV*: left ventricle.

나. 세균성 심내막염(Bacterial endocarditis)

1) 세균성 심내막염은 균혈증이나 패혈증 상태에서 세균이 심장의 내막, 특히 심장판막에 침착하여 감염을 일으켜 발생하는 염증성 병변이다.
2) 주요 원인균: 황색포도알균, 녹색연쇄상구균, 장구균
3) 감염 경로: 발치, 치과 처치, 편도 절제, 피부 상처, 중심정맥관, 주사용 약물 남용 등을 통해 균이 혈류로 침입할 수 있다.
4) 판막 손상: 주로 승모판이나 대동맥판에 감염성 혈전이 형성되며 이에 따라 판막의 기능부전이 발생할 수 있으며 심한 경우 심부전으로 진행할 수 있다.

다. 판막심장병(Valvular heart disease)

- 판막심장병은 심장 내 판막의 구조적 또는 기능적 이상으로 인해 심장 내 혈류의 흐름에 장애가 발생하는 질환을 말한다
- 판막 협착은 판막 비후, 섬유화, 유착 등이 발생하여 판막의 개구부가 좁아지고 결과적으로 혈류 흐름이 방해받는 상태이다.
- 판막 폐쇄부전은 판막이 비후되거나 경화되어 정상적으로 완전히 닫히지 않아 혈액이 역류하는 상태이다.

1) 승모판 협착(Mitral stenosis)

가) 좌심방에서 좌심실로의 혈류 흐름이 제한되며 이에 따라 좌심방 내 압력 증가가 발생한다.
나) 좌심방의 비대 및 확장이 발생하며 심한 경우 심방세동(AF)의 위험이 증가한다.
다) 좌심방 압력 증가로 폐정맥압 상승이 발생하고 이에 따라 폐울혈 및 폐부종이 유발되고 주로 운동 시 호흡곤란이 나타난다.
라) 질환 진행 시 우심실 비대 및 우심부전이 초래될 수 있고 심한 경우 폐동맥 고혈압과도 연관된다.
마) 호흡 기능 저하로 인해 심부전의 진행 속도가 빠르며 적절한 치료가 이루어지지 않으면 예후 불량으로 이어질 수 있다.

2) 승모판 폐쇄부전(Mitral regurgitation)

가) 좌심실에서 좌심방으로 혈액이 역류하여 좌심방 내 압력 증가가 발생한다.
나) 역류로 인해 좌심실의 혈액량이 증가하며 좌심실 확장 및 좌심실 비대가 발생한다.
다) 역류한 혈액으로 인해 좌심방 확장이 발생하고 좌심방 압력 상승으로 폐울혈이 나타난다.
라) 폐울혈이 지속되면 폐동맥압이 상승하고 우심실 비대 및 우심부전으로 진행할 수 있다.
마) 만성적인 판막의 구조 변화가 심할 경우 폐쇄부전과 협착이 동시에 나타나는 혼합 판막질환으로 발전할 수 있다.

3) 대동맥판 협착(Aortic stenosis)

가) 과거에는 주로 류마티스 심장질환이 주요 원인이었으나 최근에는 고령화 및 만성 신부전 특히 투석 환자의

증가로 인해 판막 첨판의 석회화에 의한 협착 발생 빈도가 증가하고 있다.

나) 좌심실은 대동맥으로 충분한 혈액을 보내기 위해 지속적으로 높은 압력을 생성해야 하며 이에 따라 좌심실 비대가 발생한다. 특히, 동심성 비대가 특징적이다.

다) 협착이 심해지면 심박출량 감소로 인해 실신, 협심증, 심부전이 나타날 수 있다.

4) 대동맥판 폐쇄부전(Aortic regurgitation)

가) 원인은 류마티스 심장질환, 감염성 심내막염, 대동맥 박리, 고혈압성 대동맥 확장 이외에도 선천성 대동맥판 이상(예: 이첨판) 등이 원인이 될 수 있다.

나) 대동맥에서 좌심실로 혈액이 역류하여 좌심실 용적 과부하가 발생하고 이에 따라 좌심실 확장 및 이완기성 벽 비대가 진행된다.

다) 초기에는 좌심실의 보상 기전으로 심박출량을 유지하지만, 질환이 진행되면 좌심실 수축기 기능 저하가 발생하고 결국 심부전으로 진행할 수 있다.

5. 심근병증(cardiomyopathy)

1) 심근병증은 원인 불명 또는 유전적 요인에 의해 심장근육 자체에 발생하는 일차성 심근 질환을 의미한다.

2) 고혈압, 선천성 판막 질환, 관상동맥질환, 심장막 질환 등에 의해 이차적으로 발생하는 이차성 심근 질환은 제외된다.

가) 확장성 심근병증: 좌심실 및 우심실이 확장되고 심근의 수축 기능이 저하되면 심실벽은 상대적으로 얇아지고 조직학적으로 섬유화 및 지방 침윤이 관찰될 수 있다. 원인으로는 유전적 요인, 바이러스 감염, 알코올, 독성물질, 대사질환 등이 있다.

나) 비대성 심근병증: 심실벽(특히 좌심실 중격)이 비정상적으로 비후되고 일부 환자에서는 좌심실 유출로 폐쇄가 동반될 수 있으며 심한 경우 실신 및 돌연사의 위험이 증가한다. 주요 증상으로 두근거림, 운동 시 호흡곤란, 협심증 유사 흉통, 실신 등이 나타날 수 있다.

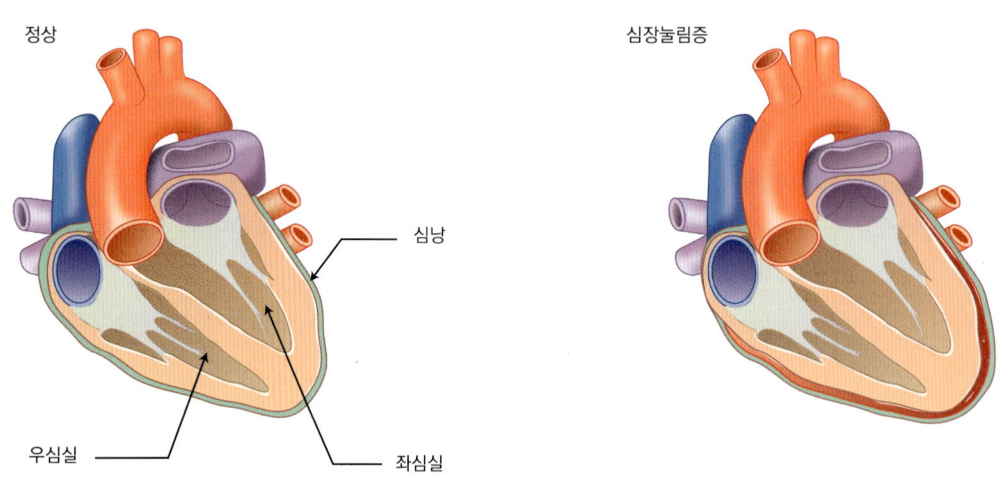

그림 3-10-2　심장눌림증

다) 제한성 심근병증: 심근의 탄력성 감소로 인해 심실 이완 기능 장애가 발생하며 확장기 동안 혈류 유입이 제한된다. 심장의 크기는 정상 혹은 약간 증가할 수 있으며 일부에서는 심실벽 비후가 관찰된다. 원인은 아밀로이드증, 사르코이드증, 방사선 치료 후유증, 유전적 질환(예: 가족성 제한성 심근병증) 등이다.

6. 심장막병(Pericardial disease)

가. 심장눌림증(Cardiac tamponade)

1) 심낭 내 액체가 급격히 증가하면 심낭의 순응도가 한계를 넘어서게 되고 결과적으로 심장, 특히 우심방 및 우심실의 확장과 충만이 제한되고 이에 따라 심박출량 감소가 발생하며 심한 경우 심장성 쇼크로 진행할 수 있다.
2) 심장의 압박으로 인해 중심정맥압(CVP) 상승, 심박출량 감소 그리고 심한 경우 심장성 쇼크로 진행될 수 있으며 조기에 인지하지 않고 치료가 지연되면 치명적일 수 있다.
3) 임상증상: 빈맥, 저혈압, 기이맥, 목정맥 확장, 노작성 호흡곤란 정맥압의 상승, 노작성 호흡곤란, 앉아숨쉬기, 간울혈, 다리부종 등

나. 심장막염(Pericarditis)

1) 급성 심장막염은 다양한 원인에 의해 발생하며 염증의 형태에 따라 염증성, 감염성(바이러스, 세균, 진균 등), 외상, 종양, 류마티스 질환, 신부전(요독증) 등에 의해 발생할 수 있고 원인에 따라 장액성 심장막염, 섬유소성 심장막염, 화농성 심장막염, 출혈성 심장막염이 있다.
2) 만성 심장막염은 결핵, 방사선 치료, 반복적인 염증 등에 의해 발생하며 심장막이 부분적으로 소실되거나 주변 조직과 유착된다. 심막의 섬유화 및 석회화가 진행되어 심장의 확장이 제한되고 이에 따라 심부전과 유사한 증상이 나타날 수 있다.

혈관질환

1. 동맥경화증(Arteriosclerosis)

　　동맥경화증은 동맥벽이 점진적으로 두꺼워지고 단단해지면서 탄력성이 소실되는 질환으로 혈류 감소, 혈압 상승, 장기 허혈 등의 문제를 유발할 수 있고 병리학적 형태에 따라 죽상동맥경화증, 멘케베르그형 중간막경화증, 세동맥경화증으로 구분된다.

가. 죽상동맥경화(Atherosclerosis)

1) 특징: 동맥 내막에 죽상판 또는 섬유지방판이 형성되고 죽상판은 지방(특히 LDL-콜레스테롤), 염증세포, 섬유조직, 칼슘 등이 포함된 병변으로 혈관 내강을 좁히고 중막을 약화해 합병증을 유발할 수 있다.
2) 합병증: 석회화, 궤양 및 파열(미세색전), 혈관폐색, 출혈, 죽상판파열, 탄력 섬유 소실로 동맥류 발생 위험이 증가한다.
3) 죽상동맥경화는 허혈 심장질환(IHD)과 뇌졸중의 주요 원인이며 주로 영향을 받는 혈관과 관련 질환으로는 관상동맥(심근경색, 협심증), 목동맥(뇌경색증, 뇌졸중), 다리동맥(말초동맥질환)이 나타날 수 있다.
4) 위험인자: 지질이상증, 고혈압, 당뇨병, 흡연, 비만, 좌식 생활 습관, 스트레스 등

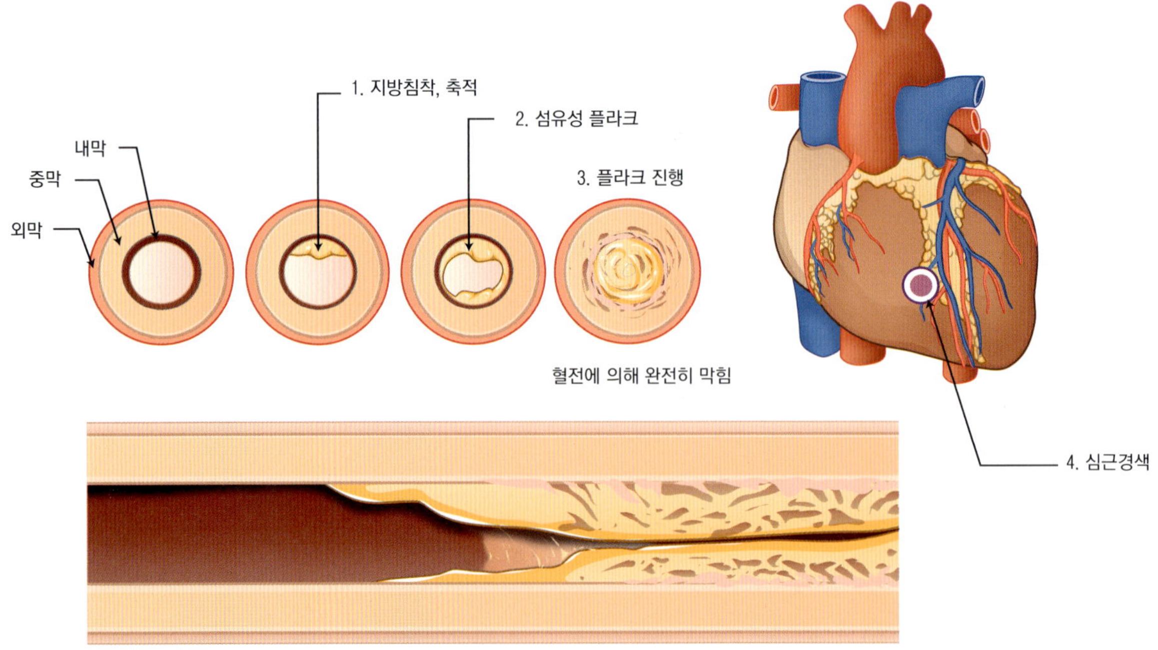

그림 3-10-3　죽상동맥경화의 진행

나. 멘케베르그(Mnckeberg)형 중간막경화증

1) 멘케베르그형 중간막경화증은 주로 고령자 또는 당뇨병 환자의 중형 근육형 동맥에서 흔히 관찰되는 혈관질환으로 동맥의 중간막국한된 병변이 특징이다.
2) 대표적으로 목동맥, 노동맥, 넓적다리동맥 등에서 흔히 발생하고 중간막의 민무늬근육 세포와 탄성조직에 광범위한 변성이 발생하며 탄성 조직이 소실되고 섬유성 조직으로 대체된다. 일반적으로 혈관 속막과 바깥막은 침범되지 않고 혈관 내강 협착은 거의 발생하지 않는다.
3) 혈관 중간막 내 석회화가 특징적이며 석회화는 고리 모양으로 혈관 벽을 따라 나타나고 이에 따라 혈관의 탄력성이 소실되고 혈관은 딱딱해지지만, 내강이 좁아지지는 않는다.

다. 세동맥 경화증(Arteriolosclerosis)

1) 세동맥경화증은 지름 1mm 이하의 작은 세동맥에 발생하는 경화성 병변으로, 주로 고혈압과 당뇨병과 밀접한 관련이 있고 신장, 뇌, 망막 등 미세혈관이 풍부한 장기에 흔히 침범한다.
    가) 유리질 세동맥 경화증: 작은 세동맥의 속막과 중간막에 유리질이 침착하여 혈관벽이 균일하게 두꺼워지고 내강이 좁아지고 고혈압과 당뇨병과 관련이 깊으며 신장 기능 저하의 주요 원인 중 하나이다.
    나) 증식성 세동맥 경화증: 주로 중증 고혈압에서 관찰되고 혈관 내막이 비후되며 양파 껍질 모양의 동심원 구조가 형성된다. 내피세포 및 평활근 세포의 증식이 동반되며 결과적으로 혈관 내강이 심하게 좁아지고 혈류가 저하된다.

2. 동맥류

1) 동맥류는 동맥벽의 약화로 인해 국소적으로 비정상적인 확장이 발생하는 병변이며 주로 혈관벽의 퇴행성 변화, 외상, 염증 또는 유전적 소인이 원인이 된다.
2) 원인: 죽상경화증(동맥경화증)이 가장 흔한 원인이고 그 외에도 고혈압, 외상, 염증(감염성 동맥류 포함), 선천적 결합조직 이상(마르판 증후군, 엘러스 단로스 증후군) 등이 있으며, 특히 대동맥류의 경우 죽상경화증, 고혈압, 유전 질환이 주요 원인이다.
    가) 딸기동맥류(Berry aneurysm): 주로 대뇌 윌리스고리 부위에 발생하고 지름은 1.5cm 이하의 작은 주머니 모양이며 선천적 혈관벽 약화 부위에서 호발하고 파열 시 거미막하출혈을 유발할 수 있다.
    나) 소낭형 동맥류: 지름 5~20cm까지 성장 가능하고 비교적 큰 구형 또는 주머니 모양의 동맥류로, 죽상경화증과 관련이 있으며 혈류역학적 변화로 점진적 성장 가능하다.
    다) 방추형 동맥류: 동맥 전체의 지름이 균일하게 확장되는 형태로, 죽상경화증이 원인이고 대동맥 및 주요 동맥에서 흔히 발생한다.
    라) 감염성 동맥류(Mycotic aneurysm): 과거 진균 동맥류로 불렸으나 세균도 주요 원인으로 포함되므로 감염성 동맥류라고 한다. 주요 원인은 세균성 색전, 혈행성 감염, 국소적 감염 전파이다. 대표적인 원인균은 포도상알균, 연쇄상구균, 살모넬라균 등이다.

3) 박리동맥류는 대동맥박리라고 하며 대동맥 내막이 파열되며 혈액이 혈관벽 층 사이로 침투하고 내막과 중막 사이에 혈액이 고이면서 혈관벽 박리되며 주로 대동맥에서 발생한다. 특징적 증상은 갑작스럽고 매우 심한 흉통, 흔히 찌르는 듯한 통증으로 표현, 통증이 목, 등, 복부로 방사될 수 있다.

3. 정맥류

- 정맥류란 정맥 내압 상승 또는 정맥벽 약화로 인해 정맥이 비정상적으로 확장되고 구불구불해지는 질환이다. 대부분 다리의 표재정맥에서 호발하며 만성 정체(울혈)와 관련이 깊다. 위험 요인으로는 장시간 서 있거나 앉아 있는 생활 습관, 고령(특히 50세 이상에서 유병률 증가), 여성에서 더 흔함, 비만, 유전적 소인, 직업적 요인(서서 일하는 직업 등)이 있다.
- 다리정맥류: 다리의 정맥이 비정상적으로 확장되며 주요 원인은 정맥 판막 기능부전으로 혈액 역류, 정맥혈 정체로 인한 압력 증가이다. 주요 증상은 다리 피로감, 부종, 통증, 피부 색소침착, 정맥성 궤양이 발생한다.
- 식도정맥류: 간경변 등으로 문맥고혈압이 발생하면서 식도 하부의 정맥이 확장되어 정맥벽이 얇아지고 압력이 높아져 파열 위험 증가하고 파열 시 심각한 상부 위장관 출혈을 초래하며 토혈 및 흑색변을 볼 수 있고 치명적 합병증으로 응급 내시경적 치료 필요하다.

4. 혈관염

- 혈관염은 혈관벽에 염증이 발생하는 질환으로 염증의 범위와 정도에 따라 동맥염, 정맥염 또는 포괄적으로 맥관염이라 부르기도 한다. 병변은 대형 혈관, 중형 혈관, 소형 혈관 등 혈관의 크기에 따라 다양하게 나타날 수 있고 염증으로 인해 혈관벽이 손상되고 혈관 내강이 좁아지거나 폐쇄되어 혈류 감소, 조직 허혈, 괴사 등이 발생할 수 있다.
- 원인:
  - 감염: 바이러스(예: B형 간염, C형 간염) 또는 일부 세균 감염이 혈관염을 유발할 수 있다.
  - 자가면역질환: 면역체계 이상으로 혈관을 공격하여 염증을 유발한다.
  - 약물 및 화학물질: 특정 약물(예: 일부 항생제, 항경련제), 독성 화학물질 노출, 방사선에 의한 혈관 손상이 될 수 있다.
  - 유전적 요인: 일부 혈관염은 특정 HLA 유전자형과 관련이 있고 가족력 및 유전적 소인이 위험도를 높일 수 있다.

가. 대동맥염(Aortitis)

1) 매독성 대동맥염: 제3기 매독의 합병증으로 발생하고 주로 가슴대동맥, 특히 대동맥활 부위에서 호발하며 매독균 감염으로 혈관 내막과 중막에 염증 및 섬유화가 진행되어 혈관벽 약화로 대동맥류 형성 및 대동맥 판막부전을 유발할 수 있다.

2) 드문 만성 염증성 혈관염

　가) 대동맥 및 주요 분지 혈관(온목동맥, 빗장밑동맥, 폐동맥 등)에 침범하는 자가면역질환으로 추정되며 정확한 원인은 불명하고 여성에서 남성보다 약 8~9배 흔하게 발생하고 특히 아시아계 젊은 여성(15~30세)에서 호발한다.

　나) 대동맥 및 그 주요 분지 혈관벽에 염증이 발생하여 혈관벽 비후 및 내강 협착이 진행되어 협착이 심해지면 혈류 저하로 맥박 소실이 발생하고 흔히 무맥병이라 한다.

　다) 임상 경과 및 증상

　　- 염증 단계: 혈관벽 염증으로 발열, 전신 피로감, 체중 감소, 식욕부진, 관절통과 같은 비특이적 전신 증상이 발생하여 진단이 어렵고 종종 단순 감염성 질환으로 오인될 수 있다.

　　- 무맥 단계(허혈 단계): 혈관 협착 및 폐색이 진행되면서 뇌허혈, 팔다리 허혈, 심혈관 증상(고혈압, 흉통, 심부전)과 같은 허혈성 증상이 발생하고 일부 환자에게서는 좌우 팔의 혈압 차이(10mmHg 이상)가 관찰될 수 있고 청진상 혈관 잡음이 들린다.

나. 가와사키 병(Kawasaki disease)

1) 가와사키병은 주로 소아(특히 5세 이하)에서 발생하는 원인 불명의 급성 열성 혈관염으로 중간 크기의 혈관에 염증을 일으키며 특히 관상동맥을 침범해 심각한 합병증을 유발할 수 있다. 정확한 원인은 밝혀지지 않았으나 감염(바이러스 또는 세균), 면역 반응, 유전적 요인 등이 관련된 것으로 추정된다.

2) 주요 증상 및 진간 기준 : 진단은 다음과 같이 5일 이상 지속되는 발열과 주요 5가지 임상 증상 중 4개 이상을 기준으로 한다.

　- 발열: 38.5~40℃의 고열이 5일 이상 지속되고, 치료하지 않을 경우 평균 1~2주, 경우에 따라 2주 이상 지속 가능

　- 양측성 결막 충혈: 삼출물이 없는 비화농성 결막염

　- 피부 발진 : 몸통, 팔다리에 나타나는 다양한 형태의 발진, 주로 홍반성 발진 또는 판상 발진

　- 목 부위 림프절병증: 1.5cm 이상 크기의 단측성 목 림프절 비대

　- 구강 및 인두 점막 변화: 입술의 홍조 및 균열, 딸기혀, 인두의 발적

　- 팔다리 말단 변화: 급성기는 손과 발의 부종, 홍반이 나타나고 회복기는 손발톱 주위의 피부 박리

3) 가장 중요한 합병증은 관상동맥 이상이며 적절한 치료가 이루어지지 않으면 관상동맥류 발생 위험이 25%까지 증가하며 심한 경우 심근경색, 심부전, 관상동맥 파열, 부정맥과 같은 심각한 심혈관계 이상이 발생할 수 있다.

4) 재발률 및 사망률: 재발률은 약 1~3%로 낮지만, 특히 IVIG 치료에 반응하지 않는 경우 재발 위험이 증가할 수 있고 사망률은 약 0.01%로 매우 낮으나 사망 원인은 대부분 관상동맥 합병증, 관상동맥 파열, 부정맥, 심부전 등이 있다.

표 3-10-3. 혈관염의 분류

대혈관 혈관염	• 거대세포동맥염 • 타카야스 동맥염
중혈관 혈관염	• 결절다발동맥염 • 가와사키병
소혈관 혈관염	• 베게너 육아종증 • 척-스트라우스 증후군 • 현미경적 다발혈관염

5. 레이노병(Raynaud's disease)

- 레이노 현상은 주로 손가락, 발가락, 코, 귀 끝 등 말단 부위의 소혈관이 일시적이고 반복적으로 수축(혈관연축)하여 혈류가 감소하는 질환으로 추운 환경, 찬물 접촉, 정신적 스트레스에 의해 유발된다. 원인에 따라 1차성 레이노벼, 이차성 레이노현상으로 분류한다.
- 주요 증상: 혈관 수축으로 인한 특징적인 3단계 색 변화가 나타난다. 1단계(창백-허혈 단계) 는 혈류 차단으로 손가락, 발가락이 창백해지고, 2단계(청색증-저산소증 단계)는 혈액 내 산소 부족으로 피부가 푸르게 변하고, 3단계(충혈-재관류 단계)는 혈류가 회복되며 피부가 붉어지고 따끔거림 또는 통증이 발생한다. 그 외 증상으로는 손과 발의 무감각, 저림, 통증, 심한 경우 궤양 또는 조직 과사가 발생할 수 있다.
- 비교적 흔한 질환으로 20~40세 여성에서 가장 많이 발생하고 가족력이 있는 경우 위험성이 증가하며 이차성 레이노 현상은 자가면역질환(전신경화증, 전신홍반루푸스, 류마티스관절염) 등과 관련이 높다.

11 호흡기 계통

1. 상기도 질환

상기도: 코안, 부비동, 인두, 후두

가. 비염(Rhinitis)

1) 코점막의 염증: 코점막에 염증이 발생하는 질환으로 분비물 증가, 점막 부종, 코막힘 등이 특징적이다. 심한 경우 굴염으로 진행될 수 있다.
   가) 급성 바이러스성 비염: 흔히 말하는 감기로 대부분 리노바이러스, 코로나바이러스, 아데노바이러스 등 바이러스가 원인이며 다량의 콧물, 코막힘, 비음, 재채기, 인두 통증, 두통, 미열 동반의 주요 증상이 나타난다.
   나) 알레르기 비염: 알레르기 항원에 대한 면역 과민반응으로 발생하는 만성 염증성 질환으로 주요 원인은 꽃가루, 동물의 털, 집먼지진드기, 곰팡이 등이다.

나. 부비동염(Paranasal sinusities)

1) 부비동: 부비동은 코 주위의 머리뼈 내에 있는 공기로 채워진 공간으로 전두동, 위턱굴, 벌집굴, 나비굴이 있다.
2) 부비동염의 정의: 부비동 점막에 염증이 발생하여 점막 부종과 농성 분비물이 고이는 상태를 말한다. 흔히 '축농증'으로 불리며 급성과 만성으로 구분된다.
3) 발생 기전: 감염이나 알레르기성 비염 등으로 인해 코안 점막이 부어오르면 부비동 입구(배출로)가 막히고 이로 인해 부비동 내 점액 배출이 어려워지고 정체된 분비물 내에서 세균 또는 드물게 곰팡이균 감염이 발생하여 부비동염으로 진행한다.

다. 급성인두염(Acute pharyngitis)

1) 정의: 급성 인두염은 인두의 급성 염증성 감염으로, 일반적으로 편도염 및 인두편도염을 포함하는 질환이다.
2) 호발 나이 및 원인: 주로 소아(4~7세)에서 흔하게 발생하고 바이러스 감염이 가장 흔하며 세균성 원인 중 가장 흔한 원인균은 A군 베타 용혈사슬알균이다.
3) 증상: 바이러스성 급성 인두염은 발열, 식욕 부진, 권태감과 함께 인두통, 쉰 목소리, 기침, 비염(콧물, 코막힘) 등의 증상이 흔히 나타나고 세균성 급성 인두염(A군 베타 용혈사슬알균 감염)은 두통, 복통, 구토 등의 증상이 갑자기 나타나며 고열(40℃까지 상승 가능)을 동반하는 경우가 많고 목이 심하게 아프고 연하통(삼킬 때 통증)이 뚜렷하며 편도에 고름이 형성되거나 목의 림프샘이 붓는 경우가 있다.
4) 합병증: 바이러스 감염 관련 합병증은 중이염, 부비동염(축농증), 세균 감염 관련(연쇄상구균 감염 후유증)은 편도 주위 농양, 목 부위 림프샘염, 사구체신염, 류마티스열이 발생할 수 있다.

라. 크루프(Croup)

1) 호발 나이: 주로 영유아 및 소아(6개월~3세)에서 흔하며 6세 이하에서 주로 발생한다.
2) 전형적 증상: 개 짖는 듯한 기침, 흡기 시 쌕쌕거림, 목쉰 소리(성대 및 후두 주변 조직의 부종으로 인해 발생), 일부 경우 호흡곤란이 동반될 수 있고 심한 경우 청색증이나 의식 저하 동반될 수 있다.
3) 원인
   가) 감염성 가장 흔한 원인은 파라인플루엔자 바이러스이며 그 외 원인은 인플루엔자 바이러스, 아데노바이러스, 호흡기세포융합바이러스이고 드물게 세균 감염으로 발생할 수 있다.
   나) 비감염성 크루프: 원인은 알레르기 반응, 위식도 역류질환, 심리적 스트레스이다.
4) 진단: 주로 임상 증상 및 신체검진으로 진단하며 필요시 경부 X선 검사를 시행하고 전형적 소견으로는 종탑 징후(Steeple sign), 증상이 심하거나 감별 진단이 필요한 경우 추가 검사를 고려한다.
5) 치료 및 경과: 대부분 경증의 바이러스성 크루프는 집에서 안전하게 치료 가능하고 일반적으로 보통 3~7일 이내 자연 회복된다.

2. 폐의 순환부전

가. 폐부종(Pulmonary edema)

폐부종은 폐포 내에 체액이 비정상적으로 축적되고 가스 교환이 저해되어 호흡곤란을 유발하는 상태이다. 심인성 폐부종은 좌심실부전으로 발생하고 좌심실 수축력이 저하되면 폐정맥압이 상승하며 폐모세혈관 내 압력이 증가하여 혈장 성분이 폐포 내로 누출된다. 흔한 원인으로는 심근경색, 고혈압성 심장질환, 판막질환이다. 비심인성 폐부종은 좌심실 기능 이상과 무관하게 발생하고 주요 원인은 신부전, 급성 호흡곤란 증후군(ARDS), 패혈증, 약물 반응, 독성 흡입물(예: 연기 흡입) 등이 원인이 될 수 있다.

나. 폐색전증(Pulmonary embolism)

폐색전증은 혈전 또는 기타 색전 물질이 폐동맥을 부분적으로 또는 완전히 폐쇄하여 폐혈류 감소 및 산소 공급 장애를 유발하는 질환이다. 가장 흔한 원인은 심부정맥 혈전증(DVT)이며 형성된 혈전이 기타 지방 색전(골절 시), 공기색전, 가스색전, 종양세포, 세균 등이다. 색전은 주로 폐 중엽 및 하엽의 폐동맥 분기부에서 호발되고 폐동맥이 폐쇄되면 해당 부위의 폐 혈류가 급격히 감소하여 결과적으로 환기-관류 불균형, 저산소혈증, 심한 경우 폐경색이 발생한다.

다. 폐경색(Pulmonary infarction)

폐경색은 폐색전증 등으로 인해 폐동맥이 폐쇄되어 폐 조직 일부가 괴사하는 현상을 말한다. 대부분은 출혈성 경색의 형태를 띠며 주로 폐의 하엽과 중엽에서 호발한다. 폐는 폐동맥과 기관지동맥을 통한 이중 혈류 공급을 받기 때문에 폐색전증이 발생하더라도 반드시 폐경색으로 진행되는 것은 아니다. 그러나 폐순환이 원활하지 않거나 심부전이나 만성 폐질환 등 기저 질환이 있는 경우 폐경색의 위험이 증가한다. 주요 원인으로는 폐색전증, 심부전, 혈액응고장애 등이 있으며 주요 증상으로는 급성 흉통, 호흡곤란, 객혈이 나타날 수 있다.

3. 호흡부전을 일으키는 질환

가. 무기폐 및 폐허탈

1) 무기폐란 폐포 내에 공기가 없어 정상적인 폐포 확장이 이루어지지 못하고 폐포가 찌그러지거나 폐가 부분적으로 붕괴된 상태를 의미한다. 폐허탈은 이러한 무기폐가 심해져 폐 전체 또는 일부가 완전히 허탈된 상태를 말한다.
2) 종류 및 발생기전:
   가) 폐색성(흡수성) 무기폐: 기관지 내강이 폐색되면서 폐포 내부의 공기가 점차 흡수되어 폐포가 수축하는 형태이고 주요 원인은 이물질 흡입, 폐암, 기관지염에서 발생하는 점액전 등이 있다. 장기간 지속되면 원인이 제거되더라도 폐포가 정상적으로 재확장되지 않을 수 있다.
   나) 압박성 무기폐: 외부에서 폐가 압박되어 정상적인 팽창이 어려운 상태로 주요 원인은 가슴막삼출, 혈흉, 기흉 등이 있고 이에 따라 폐 용적이 감소하며 심한 경우 폐허탈로 진행할 수 있다.

나. 만성 폐쇄폐질환(Chronic obstructive pulmonary disease, COPD)

1) 만성적으로 기도가 좁아져 기류 제한 또는 폐색을 특징으로 하는 진행성 폐질환이다. 이러한 기도의 폐색은 흡기보다 호기시에 더 두드러지게 나타나며 환자는 특히 숨을 내쉴 때 어려움을 느끼고 질환은 서서히 진행되며 주로 고령에서 증상이 발생한다.

2) 종류:

　가) 폐기종(Pulmonary emphysema)

　　① 말단 세기관지 이후의 폐포가 비정상적으로 지속 확장되며 폐포벽이 파괴되고 폐가 과팽창되는 질환으로 폐포벽 파괴로 인해 폐의 탄력성이 저하되어 공기가 폐에 갇혀 과도한 팽창이 지속한다.

　　② 원인: 고령, 흡연(가장 중요한 원인), 대기오염, 직업적 인자, 만성 기관지염, α1-안티트립신 결핍 등

　　③ 증상 및 징후: 가슴우리 확장, 호흡곤란, 호흡음 감소, 입술을 오므리고 호기, 다혈구증, 심한 경우 우심부전 동반 가능하다.

　　④ 종류: 소엽중심형, 범소엽형, 불규칙형

　　⑤ 폐기종과 기종: 폐포의 과도한 확장 및 파괴로 인해 국소적으로 1~10cm 크기의 공기집이 형성될 수 있고 특히 폐의 상엽에 호발하며 기종이 파열되면 기흉의 원인이 될 수 있다.

　나) 만성기관지염(Chronic bronchitis)

　　① 기침과 가래(만성적 점액 분비)가 주요 증상이며 1년에 3개월 이상 지속되고 이러한 증상이 2년 이상 반복되는 경우를 만성 기관지염으로 진단한다. 이는 만성 폐쇄성 폐질환(COPD)의 주요 유형 중 하나로 기관지 내 염증과 과도한 점맥 분비로 인해 기류 제한이 발생한다.

　　② 원인: 흡연(가장 중요한 원인), 대기오염, 먼지 및 화학물질 노출, 연료 연소에 의한 연기, 바이러스 감염 및 반복적인 세균 감염 등

　　③ 기관지 점막의 만성 염증으로 인해 점액샘의 과다형성이 유발되고 이로 인해 점액 분비가 증가하여 기도가 좁아지거나 폐쇄된다. 질병이 진행됨에 따라 세기관지의 평활근 섬유화가 나타나며 특히 날숨 시 흉강 내 압력이 증가하면서 기도 폐쇄가 더 악화한다.

　　④ 임상 증상으로는 만성 기침 및 다량의 점액성 가래, 호흡곤란, 전신 권태감 및 흉부 불편감, 흉부 X-ray 소견(폐야의 소립상 음영 증가), 블루 블로터 유형

　　　- 블루 블로터 유형: 만성 저산소혈증으로 인해 청색증 발생하여 고탄산혈증 및 만성 저산소혈증으로 인해 폐동맥 고혈압으로 진행될 수 있고 심한 경우 우심부전이 동반될 수 있다.

　다) 기관지천식

　　① 다양한 외적 및 내적 요인에 의해 세기관지가 일시적으로 경련을 일으키고 내강이 좁아져 발생하는 만성 염증성 폐질환이다.

　　② 주요 증상: 기침, 쌕쌕거림, 호흡곤란(특히 날숨 시), 가슴 압박감 또는 답답함

　　③ 원인: 알레르기, 감염, 기상 변화, 운동, 정신적·심리적 요인(스트레스 등)

　　④ 알레르기성 천식:

　　　- 주로 소아기에 발병하는 경우가 많고 유발 요인으로는 음식물(우유, 달걀흰자), 꽃가루, 반려동물, 집먼지진드기 등이 있다.

　　　- 증상: 호흡곤란 및 쌕쌕거림, 증상이 심한 경우 앉아서 숨쉬기가 필요하고 천식 발작은 환절기나 한밤중부터 새벽에 발생하는 경우가 많다.

　　　- 반복적인 염증 및 기도 손상으로 기흉, 기관지염, 폐기종 등이 동반될 수 있다.

　라) 기관지확장증(Brochiectasis)

　　① 기관지 및 세기관지가 만성 괴사성 감염에 따라 병적으로 확장된 상태로 기관지의 영구적이고 비가역적인 팽창이 특징이다. 지속적인 염증과 감염으로 인해 폐 실질이 손상되고 기관지가 비정상적으로 확

장된다.
② 만성적인 감염과 염증이 기관지벽을 손상해 구조적 변형을 초래하며 기관지벽의 섬모운동이 손상되어 점액 배출이 어려워지고 그 결과 분비물 정체로 세균 감염이 반복되어 장기적인 염증으로 인해 폐 조직이 섬유화되어 정상적인 폐 기능이 감소한다.
③ 증상: 반복되는 심한 기침, 악취를 동반한 다량의 화농성 객담, 발열 및 전신 염증 반응, 호흡곤란, 쌕쌕거림, 앉은 자세로 숨쉬기, 객혈
④ 원인은 반복적인 세균 감염(황색도상구균, 연쇄상구균, 헤모필루스 인플루엔자, 녹농균), 유전성 질환, 면역결핍 상태, 기도 폐쇄 등이다

4. 폐렴

- 폐렴은 폐포 또는 폐 간질에 염증이 발생하는 질환으로, 일반적으로 폐포 내에 염증성 삼출액이 차는 경우를 폐렴이라고 한다. 특히 폐포를 둘러싼 폐 간질에 염증이 발생하는 경우를 사이질성 폐렴이라고 한다.
- 폐렴의 분류:
  - 염증 범위에 따라 엽성 폐렴과 기관지 폐렴으로 분류
  - 발생 부위에 따라 폐포 폐렴, 사이질 폐렴으로 분류
  - 원인에 따라 세균성 폐렴, 바이러스성 폐렴, 진균성 폐렴, 흡인성 폐렴으로 분류

표 3-11-1. 폐렴의 분류

폐내에서 병변의 전파방식에 따른 분류	1. 대엽성폐렴 2. 소엽성 폐렴
병변 발생부위에 따른 분류	1. 폐포성 폐렴 2. 사이질성 폐렴
병인에 따른 분류	1. 세균감연에 의한 폐렴 2. 바이러스 감염에 의한 폐렴 3. 리케차 감염에 의한 폐렴 4. 원충 감염에 의한 폐렴 5. 진균 감염에 의한 폐렴 6. 기타

가. 기관지폐렴(Bronchopneumonia)

1) 세기관지를 중심으로 감염이 폐포 내로 확산해 폐의 소엽 단위로 염증이 발생하는 형태의 폐렴으로 소엽성 폐렴이라고도 하며 폐의 여러 부위에 염증이 산재하는 특징을 보인다.
2) 주로 상기도 감염이 하부 기도로 확산하면서 발생한다. 주요 원인균은 황색포도구균, 연쇄상구균, 녹농균, 기회감염 등이다.
3) 증상과 징후: 바이러스 감염의 경우 두통, 발열, 전신 권태감, 기침, 가래, 코막힘이 나타나고 세균 감염의 경우

고열, 심한 기침, 호흡곤란, 청진상 수포음이 들린다.

4) 경과 및 합병증: 대부분은 적절한 치료를 받으면 폐포 내 삼출물이 흡수되면서 회복되지만, 일부에서는 폐농양, 기질화 폐렴 등의 합병증이 발생할 수 있다.

나. 엽(성)폐렴(Lobar pneumonia)

1) 한 개 또는 두 개 이상의 폐엽에 걸쳐 균질한 염증성 삼출물이 광범위하게 발생하는 형태의 폐렴으로 폐포 내에 염증성 삼출액이 가득 차며 상대적으로 폐포 간질은 보존되는 특징이 있다.

2) 원인과 주요 병원체: 가장 흔한 원인은 포도상구균, 녹농균, 프로테우스 등이 있다.

3) 증상: 급성 폐렴 형태로 빠르게 진행되는 것이 특징적이고 초기 증상으로 고열(39~40℃), 오한, 두통, 전신 쇠약, 구토, 심한 경우 경련이 발생하고 호흡기 증상으로는 기침 가래, 흉통이 나타날 수 있다. 발병 후 약 7~9일 동안 증상이 지속되다가 급격한 해열과 함께 회복되는 양상을 보이는 경우가 많다.

다. 간질성 폐렴(Interstitial pneumonitis)

1) 폐의 염증성 병변이 주로 폐포벽과 폐 간질에 발생하는 폐렴으로 폐포 내 삼출물보다는 폐포벽의 염증과 부종이 주요 특징이며 이로 인해 폐포벽이 두꺼워지고 가스 교환 기능이 저하한다.

2) 원인 및 유발 요인: 바이러스 감염(인플루엔자 바이러스, 파라인플루엔자 바이러스, 아데노바이러스, 코로나바이러스, 호흡기 세포융합 바이러스 등), 흡입성 감염(유기 먼지, 방사선 조사), 자가면역 및 면역학적 원인(류마티스성 폐질환, 전신경화증, 과민성 폐렴) 등이 있다.

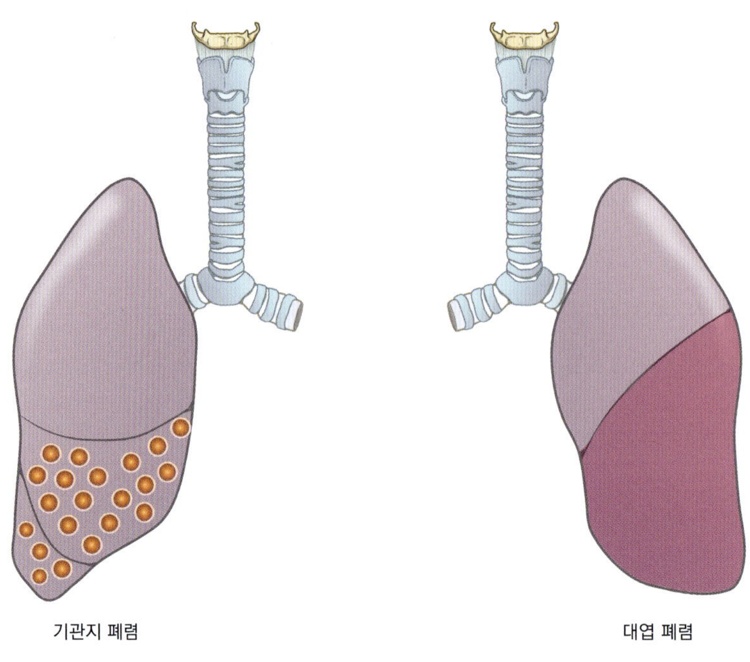

그림 3-11-1　폐렴의 형태학적 차이

3) 병태생리: 폐포벽에 염증세포가 침윤되고 폐포벽 부종과 섬유화가 진행되면서 두꺼워져 폐포 내 가스 교환이 저하되어 저산소혈증이 발생할 수 있다. 질환이 만성화되면 광범위한 폐섬유화로 진행될 수 있다.

표 3-11-2. 간질성 폐렴의 분류

원인불명	특발성 간질성 폐렴
원인이 판명된 것	1. 감염: 바이러스, 마이코플라즈마 2. 무기먼지흡입: 석면, 이산화규소(silica), 활석(talc) 3. 과민증성 폐장염: 농부폐증 4. 약제: 부술판(busulfan), 블레오마이신, 메토트렉세이트 5. 방사선 6. 화학물질: 농약, 유독가스
전신성 질환의 폐병변 으로서 발생	교원병 및 유사질환 (SLE, 류마티스관절염, 진행성 경화증, 피부근염 등)

라. 과민폐렴증(Hypersensitivity pneumonitis)

1) 특정 항원에 감작된 사람이 같은 항원을 다시 흡입했을 때 발생하는 면역 매개성 미만성 간질성 폐렴이다. 주로 유기 먼지, 곰팡이, 동물 단백질 등의 흡입으로 발생하며 면역반응(주로 제3형, 제4형 과민반응)을 통한 염증으로 폐포와 폐간질에 염증이 유발된다.
2) 주요 원인 및 대표적 항원은 농부폐(곰팡이에 오염된 건초), 비둘기 사육사 폐 조류 배설물 및 깃털 단백질), 가습기 폐렴(오염된 가습기), 치즈 제조업 폐(곰팡이 오염 치즈), 버섯 재배자 폐(버섯 포자의 흡입) 등이다.
3) 병태생리: 반복적인 항원 흡입으로 인해 면역반응이 유발되며 제3형 과민반응(면역복합체 형성)과 제4형 과민반응(지연형 T세포 반응)이 동시에 관여한다. 그 결과 폐포벽 및 폐 간질에 염증세포가 침윤되고 폐포벽이 두꺼워지고, 강기적으로 반복 노출될 경우 간질성 섬유화가 진행될 수 있으며 비가역적인 폐 손상으로 이어질 수 있다.

5. 폐농양(Pulmonary abscess)

- 폐 조직의 국소적인 괴사와 고름이 차 있는 경계가 명확한 공동이 형성된 상태이고 주로 혐기성 세균 감염과 관련이 깊으며 대표적인 원인균으로는 Fusobacterium, Bcteroides, Peptostreptococcus 등이 있다. 또한, 기도 폐쇄, 흡인, 면역 저하 상태에서 발생 가능성이 높아진다.
- 기관지 폐렴의 합병증으로 발생할 수도 있으나 입안 인두 내 세균이 흡인되어 발생하는 경우가 흔하고 치주 질환이 있는 경우 위험성이 증가한다. 또한, 악성 종양(폐암 등)으로 인해 기관지가 폐쇄될 경우 폐농양이 해당 부위의 말초에 발생할 수 있다.
- 증상은 발열, 체중 감소, 곤봉손가락, 악취가 나는 화농성 객담과 만성 기침, 백혈구 증가, 야간 발한 등이 나타난다.

6. 폐결핵(Pulmonary tuberculosis)

폐결핵은 주로 결핵균 감염으로 발생하는 호흡기 감염성 질환으로 결핵균은 공기 중으로 전파되는 비말핵(1~5 ㎛ 크기의 미세한 입자)을 통해 감염된다. 전파 경로는 주로 감염된 사람이 기침, 재채기, 대화할 때 배출하는 미세한 비말핵을 흡입함으로써 감염되고 객담을 통한 직접적인 접촉 감염의 가능성은 매우 낮다.

가. 1차 결핵(원발성 결핵)

1) 흡입된 결핵균에 의해 발생하는 초기 병변은 주로 폐 하엽 상부 또는 상엽 하부의 말초 폐 조직, 특히 가슴막 근처에서 단일 병변 형태로 나타나는 경우가 많다.
2) 가슴막 직하부 폐 조직에서 지름 1~1.5cm 크기의 염증 반응이 발생하며 이후 면역반응이 활성화되면서 육아종이 형성되고 육아종 내부에서는 건락괴사가 진행된다. 육아종 주위에는 상피모양세포와 랑게르한스 거대세포가 침윤하여 결핵 특유의 결절을 형성한다.
3) 경과: 대부분(약 95%)은 무증상이거나 가벼운 감기 증상 정도로 지나간다. 면역반응이 형성되면 병변이 더 이상 커지지 않고 초기 병소는 석화회되어 쌀알 크기의 석회화 병변으로 남는다.

나. 2차 결핵

1) 기존 감염된 결핵균이 재활성화되거나 새로운 결핵균에 재감염되면서 발생하는 형태의 결핵이다.
    가) 초기 감염 병소가 완전히 치유되지 않은 상태에서 면역력이 저하될 경우 잠복해 있던 결핵균이 다시 활성화되어 질병이 재발하거나 전파된다.
    나) 초기 감염 병소에서 기관지를 통해 결핵균이 전파되는 경우이다.
    다) 초기 감염 병원소에서 림프계를 따라 세로칸 림프절을 통해 전파되거나 혈행성 전파를 통해 전신으로 확산하는 경우이다.
2) 폐의 상엽, 특히 폐 첨부에 병변이 발생하는 경우가 많다. 이는 해당 부위가 상대적으로 산소 분압이 높아 결핵균 증식에 유리하기 때문이다.
3) 괴사 부위의 조직이 액화되면서 기관지를 통해 배출되고 이 과정에서 공동이 형성된다.
4) 임상 증상으로 만성기침, 객혈, 체중 감소, 미열, 야간 발한 등이 나타난다.
5) 합병증: 공동 형성, 폐 섬유화, 가슴막 섬유성 비후, 기관지확장증, 결핵균 전신 확산이 발생할 수 있다.

다. 좁쌀결핵(Miliary tuberculosis)

1) 결핵균이 혈생성 전파를 통해 전신에 퍼지면서 여러 장기에 1~2mm 크기인 다수의 결핵 결절을 형성하는 상태이다.
2) 폐에서는 양쪽 폐에 작은 결절들이 균일하게 퍼지는 것이 특징이며 가슴 X-ray 또는 CT에서 좁쌀 모양의 미세 결절들이 관찰된다. 좁쌀결핵은 결핵성 수막염을 동반하는 경우가 많아 주의가 필요하다.
3) 병변은 폐뿐만 아니라 간, 비장, 신장 등 다양한 장기에 발생할 수 있고 특히 결핵성 수막염이 자주 동반되어 중

추신경계 합병증의 위험이 높다.

라. 결핵성 폐공동(Tuberculous pulmonary cavity)

1) 호발 부위는 폐 상엽과 하엽의 상부 후방이며 산소 공급이 풍부한 폐 첨부에서 더 잘 발생한다.
2) 공동 내부는 괴사한 조직과 결핵균으로 가득 차 있어 결핵균 증식에 매우 유리한 환경을 제공하고 공동 내로 항결핵제의 침투가 어렵기 때문에 치료가 쉽지 않다.
3) 공동이 기관지로 파열될 경우 기관지 내로 결핵균이 퍼지면서 폐 내에 병변이 광범위하게 확산할 수 있고 결핵균이 혈관을 침범하면 혈행성 전파가 발생하여 결핵수막염, 결핵관절염(tuberculous arthritis), 신장결핵(renal tuberculosis) 등의 원인이 될 수 있다.

7. 진폐증(Pneumoconiosis)

- 진폐증은 직업성 폐질환의 일종으로 해로운 분진을 장기간 흡입하여 폐 조직 내 분진이 축적되고 이에 따른 염증 반응으로 폐 섬유화 및 반흔 조직이 형성되는 질환이다.
- 종류
    - 규폐증: 이산화규소(SiO_2) 미세 입자를 흡입해 발생하고 광산업, 주물공장, 샌드블라스팅, 도자기 공장, 채석장, 터널 공사 종사자에게 흔하게 발생한다.
    - 석탄가루증: 석탄 분진을 장기간 흡입해 발생하고 탄광 노동자에게 흔하며 심할 경우 석탄 노출 폐로 발전할 수 있다.
    - 석면증: 석면 섬유를 흡입해 발생하고 건설업, 조선소, 단열재 제조업 종사자에게 위험성이 높으며 폐암과 악성 중피종의 원인이 될 수 있다.
    - 면폐증: 면화, 아마, 황마 등의 섬유 분진을 흡입해 발생하고 주로 방직공장 근로자에게서 발생한다.
    - 사탕수수진폐증: 사탕수수 가공 시 발생하는 분진 흡입으로 발생할 수 있다.
    - 농부폐: 곰팡이가 핀 건초, 곡물의 유기 분진 흡입으로 발생하는 과민성 폐렴의 일종이다.
- 증상: 진행성 호흡곤란, 만성 기침 및 가래, 가슴 통증 혹은 답답함, 객혈이 나타나고 중증에서는 폐 기능 저하로 인해 저산소증 및 폐심장증이 발생할 수 있다.

8. 가슴막 질환(Pleural disease)

가. 물가슴증(Hydrothorax)

여러 원인으로 인해 가슴안에 과도한 수분이 고이는 상태이고 흔한 원인으로는 울혈심부전, 간경변, 신증후군 등으로 인한 저알부민혈증이 있다. 이로 인해 혈관 내 삼투압이 감소하고 가슴안으로 수분이 빠져나와 가슴막삼출액이 발생한다.

나. 가슴막염(Pleuritis)

가슴막에 염증이 발생한 상태로 감염, 자가면역질환, 외상, 폐색전증 등 다양한 원인에 의해 발생할 수 있고 가슴막삼출액을 동반할 수 있다. 초기에는 감기와 비슷한 증상이 나타날 수 있으며 주요 증상으로는 미열, 마른기침, 식욕부진, 두통, 호흡곤란 그리고 깊은숨을 들이마실 때 악화하는 흉통이 있다.

다. 고름가슴증(Pyothorax)

1) 가슴막에 화농성 염증이 발생하거나 폐렴, 폐농양, 수술 후 합병증, 외상 등의 원인으로 가슴안에 고름이 고인 상태를 말한다. 이는 중증의 가로막 감염을 의미하며 적절한 치료가 이루어지지 않으면 심각한 합병증으로 진행될 수 있다.
2) 주요 원인균: 원인균은 황색포도상구균, 폐렴구균, 클렙시엘라 폐렴균, 녹농균, 대장균, 혐기성 세균 등이다.

라. 기흉(Pneumothorax)

1) 정상적인 가슴안 압력은 대기압보다 낮은 음압(-5 ~ -8cmH$_2$O)을 유지한다. 그러나 가슴안과 외부가 연결되는 경우 공기가 가슴안으로 유입되어 폐가 압박을 받으면서 폐허탈이 발생한다. 특히, 가슴안에 공기가 계속 축적되어 세로칸을 밀어내는 경우 생명을 위협하는 긴장기흉이 발생할 수 있다.
2) 원인: 갈비뼈 골절을 동반한 가슴 외상, 자발적 폐포 파열(폐기종, 폐결핵, 폐농양, 마르판 증후군 등), 기계적 환기(양압환기) 등이다.
   가) 자발기흉
      ① 일차성자발기흉은 특별한 기저 폐질환 없이 일반적으로 건강해 보이는 젊은 남성에서 갑자기 발생하고 흡연이 주요 위험 요인이며 대부분 자연적으로 치유되지만, 재발성이면 수술이 필요할 수 있다.
      ② 이차성 자발기흉은 기존의 기저 폐질환이 있는 환자에게서 발생하며 주요 원인으로는 폐기종, 결핵, 만성 폐쇄폐질환(COPD), 섬유성 폐질환 등 이고 일차성 자발기흉보다 치료가 어렵고 합병증 발생 위험이 높다.
      ③ 기타 특징은 주로 키가 크고 마른 체형의 젊은 남성에서 흔하고 흡연이 주요 위험 요인이며 일부는 가족력이 있는 경우도 보고된다.
   나) 긴장기흉
      ① 숨을 들이쉴 때 공기가 가슴안으로 유입되지만, 일방향 밸브 메커니즘 때문에 숨을 내쉴 때 공기가 배출되지 못해 가슴안 압력이 점점 증가하는 상태이다.
      ② 긴장기흉은 자연기흉, 외상성 기흉, 기계적 환기(양압환기) 환자에게서도 발생할 수 있다.
      ③ 증상: 기흉이 발생한 쪽 폐의 완전 허탈, 반대쪽 폐와 세로칸 압박, 심한 호흡곤란, 청색증, 저혈압, 목정맥 확장(JVD), 심박수 증가, 심한 경우 심정지가 발생할 수 있다. 즉각적인 응급처치가 필요하며 바늘 감압을 시행하거나 가슴관 삽입을 통해 공기를 배출하고 가슴안 압력을 정상화해야 한다.

9. 폐암(Lung cancer)

가. 비소세포암(Non-small cell carcinoma)

1) 편평세포암종

가) 흡연과 밀접한 관련이 있는 폐암으로, 주로 폐문 부근에 있는 주기관지를 포함한 폐 중심부에 발생하는 경우가 많다.

나) 흡연과의 관련성이 뚜렷하며 전체 폐암의 약 20~30%를 차지한다.

다) 비교적 국한성 성장의 경향을 보이나 진행될 경우 림프절, 골격계 등으로 전이될 수 있다.

2) 선암종

가) 일반적인 선암과 조직학적으로 유사하며 비교적 분화가 잘 된 샘형성과 점액을 분비하는 것이 특징인 종양으로 주로 폐의 말초 부에서 발생하며 가로막 인접 부위에 흔하게 나타난다.

나) 선암종은 전체 폐암의 약 40~50%를 차지하는 가장 흔한 폐암 유형으로 비흡연자 중에서도 발생할 수 있으며 특히 여성과 동양인에게서 많이 발생하는 경향을 보인다. 또한, EGFR 유전자 돌연변이와 밀접한 관련성이 있는 것으로 알려져 있어 표적 치료의 중요한 기준이 된다.

3) 대세포암종

가) 대형 세포로 구성되며 편평상피암이나 선암과 같은 특정 분화 형태를 보이지 않는 미분화 종양이다.

나) 전체 폐암의 약 5~10%를 차지하며 고도로 미분화된 암세포와 다핵성 거대세포를 포함할 수 있고 성장 속도가 매우 빠르며 예후는 불량한 편이다.

나. 소세포암(Small cell carcinoma)

1) 작은 핵과 소량의 세포질을 가진 미분화된 작은 종양세포에서 발생하며 세포 증식 속도가 매우 빠르다.

2) 기관지 점막의 신경내분비 세포에서 기원하며 조직학적으로 신경내분비 마커에 양성 반응을 보이는 것이 특징이다.

3) 매우 악성도가 높고 조기 전이가 흔하며 신생물딸림증후군(항이뇨호르몬 부적절 분비 증후군, 쿠싱증후군, Lambert-Eaton 증후군 등)이 동반될 수 있다.

4) 전체 폐암의 약 10~15%를 차지하며 흡연과 강한 관련이 있고 대부분 폐 중심부에서 발생하며 림프절 및 원격 전이가 매우 빠른 것이 특징이다.

다. 중피종(Mesothelioma)

1) 중피 세포에서 발생하는 희귀 종양으로 주로 가슴막, 복막, 심장막을 침범한다.

2) 중피: 체강(가슴안, 복강, 심장막안)의 내부를 덮는 단층 편평상피로 이루어진 막으로 내부 장기와 체강 벽 사이의 마찰을 줄여주는 역할을 한다.

3) 발생 부위에 따라 가슴막중피종(가장 흔하며 전체 중피종의 약 80~90% 차지), 복막중피종(전체 중피종의 약 10~15%), 심장막중피종(매우 드물며 전체 중피종의 1% 미만) 등으로 분류한다.

4) 중피종의 유형은 국소적으로 발생하고 전이가 드문 양성중피종과 국소성과 미만성을 모두 보이며 그중 가장 흔하고 악성도가 높은 미만성 악성 중피종이다.

5) 악성 종피종의 주요 특징: 석면 노출이 주요 원인이고 잠복기가 20~50년으로 매우 길고 40대 이후에 발생하는 경우가 많고 남성에서 여성보다 약 3배 더 흔하다(남녀 비 3:1). 미만성 악성 중피종은 대량의 가슴막삼출액이 동반되며 심한 호흡곤란과 흉통을 유발하고 예후가 매우 불량하며 수술, 항암화학요법, 방사선 치료가 시행되지만, 치료 효과는 제한적이다.

12
소화기 계통

1. 입안 및 침샘질환

가. 입안염(Stomatitis)

1) 입안 점막에 발생하는 염증성 질환으로 입안염, 입술염, 혀염 등이 포함된다.
2) 증상: 점막의 발적, 부기(부종), 물집, 통증, 미란(표면 손상), 궤양 등이 나타날 수 있다.
3) 원인: 바이러스 감염, 진균 감염, 세균 감염, 영양결핍, 면역 저하, 기계적, 화학적 자극 등이다.

　가) 아프타입안염

　　① 입안 점막에 국한되어 발생하는 궤양성 병변으로 단순한 입안염이 아니라 반복적으로 재발하는 특징을 보인다.

　　② 명확한 원인은 밝혀지지 않았으나 면역 이상, 스트레스, 내분비 장애, 비타민 및 미네랄 결핍(B12, 철분, 엽산), 음식 알레르기 등이 관련될 가능성이 높다.

　　③ 작은 원형 또는 타원형 궤양이 나타나고 궤양의 경계는 뚜렷하며 중앙은 황백색으로 변하고 주변부는 홍반성 경계를 보인다.

　나) 원발성 단순포진 입안염

　　① 단순포진 바이러스 1형(HSV-1)에 의해 발생하는 입안 감염으로, 주로 유아와 소아에서 처음 감염될 때 심한 증상을 나타낸다.

　　② 초기에는 고열, 전신 쇠약감이 동반될 수 있으며 이후 작은 다발성 수포가 입안 점막(혀, 잇몸, 입술 등)에 발생한다.

　　③ 수포가 파열되면서 주위에 염증이 발생하고 병변은 얕고 둥글며 경계가 뚜렷한 궤양으로 변하며 통증이 심하며 음식 섭취가 어려울 수 있으며 특히 소아에서 탈수를 유발할 수 있다.

④ 감염 후 바이러스는 신경절(삼차신경절)에 잠복하며 면역 저하나 스트레스 등의 요인으로 인해 재활성화되어 재발할 수 있다.

나. 백색판(Leukoplakia)

1) 입안 점막에 발생하는 희고 두꺼운 반점으로 긁어도 제거되지 않으며 대부분 자각 증상이 없는 경우가 많다. 주로 40세 이상의 남성에서 호발하며 구강암(특히 편평세포암)의 전암 병변(precancerous lesion)으로 간주한다.
　가) 원인:
- 만성 자극: 흡연, 음주, 뜨거운 음식, 치아의 만성적 마찰 등
- 바이러스 감염: 인유두종 바이러스(HPV) 감염과 관련 가능성
- 면역 이상 및 영양 결핍: 비타민 A, 철분 결핍 등
- 유전적 요인보다는 환경적 요인이 주요 원인으로 알려져 있다.

　나) 치료:
- 위험 인자 제거: 흡연과 음주 중단, 구강 내 자극 요소(예: 거친 보철물) 제거한다.
- 생검(biopsy) 필요: 일부 병변은 암으로 진행할 가능성이 있으므로 조직 검사를 시행하여 악성 변화 여부를 평가한다.
- 레이저 치료 또는 외과적 절제: 전암성 병변이 의심되거나 조직 검사에서 형성이상이 확인될 경우 시행한다.
- 스테로이드 요법: 염증성 원인이 동반되면 국소 스테로이드 치료 가능하다.

2. 침샘 질환

1) 개요: 여러 원인에 의해 침샘에 염증이 발생하는 질환으로 부기, 발적, 통증, 발열, 오한, 전신 권태감 등의 증상이 나타날 수 있다.
2) 원인:
- 감염성 원인: 바이러스 감염(볼거리 바이러스), 세균 감염(황색포도상알균 - 가장 흔한 원인균), 전신감 염(장티푸스, 폐렴, 홍역) 등이다.
- 비감염성 원인: 침샘 폐쇄(침샘 결석), 자가면역 질환(쇼크렌 증후군), 수술 후 합병증 등이다.

가. 쇼그렌 증후군(Sjogren syndrome)

1) 자가면역질환의 일종으로 눈물샘과 침샘을 포함한 외분비샘을 면역세포가 공격하여 분비 기능을 저하해 눈과 입이 건조해지는 것이 특징이며 때에 따라 전신적인 면역 이상을 동반할 수 있다.
2) 주로 40세 이상의 여성에서 호발하며 다른 자가면역질환(류마티스 관절염, 전신홍반루푸스, 레이노 현상 등)과 동반되는 경우가 많다.
3) 증상: 안구 건조(각막 및 결막의 건조), 입안 건조(침 분비 감소로 인해 입 마름, 삼킴 곤란, 충치 증가, 미각 저

하), 침샘 위축(귀밑샘, 턱밑샘의 부기), 전신 증상(관절통, 피로, 피부 건조, 림프절 비대, 신경계 및 폐질환 동반 가능)

나. 볼거리(Mumps)

1) 파라믹소바이러스과에 속하는 볼거리 바이러스에 의해 발생하는 바이러스성 감염으로 침샘(특히 귀밑샘)에 급성 염증을 일으킨다.
2) 주로 5~15세 어린이에서 호발하며 감염 경로는 호흡기 비말 전파 및 감염자의 타액과의 직접 접촉이 감염 경로이다.
3) 잠복기는 2~4주이며 이후 일측성 또는 양측성 귀밑샘 부기와 압통이 특징적이며 열, 두통, 근육통, 피로감과 같은 증상이 나타난다.
4) 합병증은 드물게 발생하지만, 고환염, 난소염, 수막염, 췌장염 등이 발생할 수 있다.
5) 예방: MMR (measles, mumps, rubella) 백신 접종이 효과적인 예방법이다.

3. 식도의 질환

가. 식도염(Esophagitis)

1) 급성 식도염은 뜨겁거나 거친 음식(뜨거운 차, 뜨거운 국물, 단단한 음식 등)에 의해 식도 점막이 자극을 받아 발생할 수 있고 면역 저하 환자(HIV/AIDS, 항암 치료 환자 등)에서 칸디다, 헤르페스바이러스(HSV), 거대세포바이러스(CMV) 감염으로 발생할 수 있다.
2) 부식성 식도염: 산(염산, 빙초산) 또는 알칼리(양잿물, 배수관 세정제)와 같은 부식성 화학물질을 섭취하여 식도 점막에 심한 손상이 발생하는 경우이고 점막 괴사, 협착, 천공 등이 합병증으로 발생할 수 있어 매우 위험하다.
3) 역류성 식도염: 식도 하부 괄약근(LES)이 약해져 위산이 식도로 역류하면서 발생하는 염증이고 만성적으로 지속되면 식도 점막이 손상되어 미란, 궤양이 발생하고 심할 경우 바렛 식도로 진행할 수 있다. 이는 위식도역류질환(GERD)의 증상으로 속쓰림, 흉통, 삼킴 곤란, 신물 역류가 나타날 수 있다.

나. 식도암(Esophageal cancer)

1) 식도암은 위암, 폐암, 간암 등에 이어 발생 빈도가 높은 악성 종양 중 하나로, 일반적으로 50~70대 연령층에서 호발한다. 특히, 식도의 생리적 협착 부에서 많이 발생하며 주로 중부 및 하부 식도에서 흔하게 나타난다. 최근 서구에서는 하부 식도에서 발생하는 선암의 비율이 증가하는 추세를 보인다.
2) 조직학적 유형: 편평세포암(SCC)은 전체 식도암의 약 90%를 차지하고 주로 중부 식도에서 발생하며 선암은 전체 식도암의 약 5~10%를 차지하고 주로 하부 식도에서 발생하고 바렛 식도와 밀접한 관련이 있다.
3) 증상: 초기에는 삼킴 곤란, 음식물이 걸리는 느낌, 가슴 따끔거림, 가슴 통증이 있고 진행성 증상으로는 삼킴곤

란이 점점 심해져 고형 음식뿐만 아니라 액체도 삼키기 어려워지고 체중 감소, 목쉼(성대 마비), 식사 중 기침이 나타난다.

　가) 원인: 흡연과 과도한 음주(가장 강력한 위험 요인), 만성 자극(뜨거운 음식, 반복적인 식도 손상), 만성 식도염과 바렛 식도, 비만이다.

　나) 합병증: 식도 천공, 식도-기관루(tracheoesophageal stula), 출혈 등이 나타날 수 있다.

다. 식도정맥류(Esophageal varix)

식도정맥류는 주로 간경화증으로 인해 문맥압이 상승하면서 식도 하부 점막하 정맥이 확장되는 질환이다. 간경화증으로 인해 간문맥을 통한 혈류가 원활하지 않으면 혈액이 우회하여 식도 정맥으로 흐르게 되고 이로 인해 식도 하부 정맥이 비정상적으로 확장된다. 확장된 정맥은 혈관벽이 얇고 압력이 높아 출혈 위험이 매우 크며 혈관이 파열되면 심한 토혈과 함께 치명적인 출혈이 발생할 수 있다.

라. 바렛 식도(Barrett's esophagus)

바렛 식도는 만성적인 위산 역류로 인해 식도 하부의 편평상피세포가 원주상피로 대체되는 병적 변화이다. 이러한 상피 변화는 상피화생의 일종으로 만성 자극에 대한 조직의 적응 반응으로 발생한다. 바렛 식도 자체는 특별한 증상을 유발하지 않는 경우가 많지만, 위식도역류질환 환자에게서 흔히 동반되며 속쓰림, 신물 역류, 삼킴곤란 등의 증상이 있을 수 있다. 바렛 식도를 가진 환자의 약 5~10%에서 식도 선암으로 진행할 위험이 있다.

4. 위의 질환

가. 위염(Gastritis)

1) 급성 위염

　가) 미란성 출혈성 위염은 흔한 형태 중 하나로, 위점막에 미란(점막의 표면적 결손)과 출혈이 동반된다. 비미란성 위염은 주로 헬리코박터 파일로리 감염과 관련된 형태로 내시경상 육안적 미란은 없으나 조직학적으로 염증 소견이 확인된다.

　나) 위점막에 출혈반, 출혈점, 점막 부종 및 미란 등이 관찰될 수 있다.

　다) 원인: 위나선균 감염, 비스테로이드성 항염증제(NSAIDs) 사용, 스테로이드 사용, 과도한 음주, 심한 스트레스(화상, 외상, 중환자실 입원 등) 등이다.

2) 만성위염

　가) 3개월 이상 지속되는 위점막의 만성 염증성 변화로 위점막의 구조적 손상과 위샘의 위축이 특징이다. 원인은 위나선균 감염이 흔한 원인으로 위의 하부(antrum)부터 시작해 진행되고 자가면역 반응은 위바닥과 체부를 주로 침범하며 위벽세포에 대한 자가항체가 생성되어 위산과 내인자의 분비가 저하된다.

① 표층성 위염: 비교적 가벼운 형태의 위염으로 위점막에 불규칙한 발적과 국소적 염증 관찰되고 위샘의 위축은 동반되지 않는다.
② 위축성 위염: 가장 흔한 만성 위염의 형태로 특히 위나선균 감염 또는 자가면역성 원인과 관련이 깊고 위점막이 얇아지고 위벽의 혈관이 더 뚜렷하게 보인다. 장상피화생으로 진행될 수 있고 위암의 전암 병변으로 간주하며 임상적으로는 소화불량, 복부 팽만감 등의 비특이적 증상이 나타날 수 있다.
③ 비후성 위염: 비교적 드문 형태로 위점막이 비후되고 점액 분비가 증가하며 대표적인 예로는 거대주름위염이고 단백 손실성 위장병을 동반할 수 있으며 저알부민혈증을 유발할 수 있다.

3) 위나선균 위염

가) 위나선균은 는 위 점막 상피에 감염되어 만성 위염을 유발하는 가장 중요한 세균이다.
나) 위나선형 그람음성 간균으로 위 점막 내에서 우레아분해효소를 생성해 위산 환경에서도 생존할 수 있다.

나. 위궤양(Gastric ulcer)

1) 위 점막의 방어기전이 약화하거나 공격인자가 우세해져 점막이 손상되고 이 손상이 점막하층 또는 근육층까지 깊게 진행된 상태를 의미한다. 주된 원인으로는 위나선균 감염, 비스테로이드성 소염진통제 사용, 위 종양 및 기타 위점막 손상이 있다. 이러한 원인에 의해 위점막의 보호층이 약화하고 위산과 펩신 등의 공격인자가 상대적으로 우세해지면서 궤양이 발생한다. 주요 증상은 상복부 통증, 불쾌감, 식사 후 통증 악화 경향, 오심, 구토, 체중 감소 등이 나타날 수 있다.
2) 호발 부위는 위의 작은굽이 부위에서 흔히 발생하고 특히 모파임 부위에서 자주 발견된다.
3) 소화성 궤양은 위궤양과 십이지장궤양을 포함하는 궤양으로 위궤양은 식후 30~60분 후에 통증이 발생하며 음식 섭취 후 통증이 악화할 수 있고 십이지장궤양은 공복 시 또는 야간에 통증이 발생하는 경향이 있으며 음식 섭취 후 통증이 완화되는 경우가 많다.
4) 원인:
가) 위나선균 감염: 위궤양 및 십이지장궤양의 가장 중요한 원인 중 하나로 위점막 보호 기전을 약화시키고 만성 염증을 유발해 궤양 발생을 촉진한다.
나) 위액분비 이상: 위산과 펩신의 과다 분비는 점막 손상을 유발할 수 있고 십이지장 궤양에서는 위산 과다 분비가 더 중요한 병인으로 작용한다.
다) 신체적·정신적 스트레스: 중환자실 입원, 외상, 대수술, 중증 화상 등 심한 신체적 스트레스는 급성 스트레스성 궤양을 유발할 수 있으며 정신적 스트레스도 위 점막의 혈류를 감소시키고 보호 기전을 약화해 궤양 발생에 이바지할 수 있다.
라) 비스테로이드 소염제(NSAID) 사용: NSAIDs는 위프로스타글란딘 합성 억제를 통해 위점막 보호층을 약화시켜 궤양을 유발하고 특히 위나선균 감염과 병합될 경우 궤양 위험이 현저히 증가한다.
마) 당질부신피질호르몬 장기 사용: 단독 사용 시 궤양 발생 위험이 크지 않지만, NSAIDs와 병용 또는 장기간 고용량 복용 시 궤양 위험이 증가하고 스테로이드성 궤양의 발생 가능성도 고려해야 한다.
바) 쇼크, 다발성 외상, 패혈증, 중증 화상(컬링궤양) 등은 위장관 혈류 감소를 유발해 급성 궤양을 초래할 수 있고 뇌손상(쿠싱궤양)은 뇌압 상승으로 미주신경 자극을 통해 위산 분비가 증가해 발생한다.

5) 합병증: 천공(위궤양이 깊어져 위벽 전층을 침범하여 복강 내로 내용물이 유출되는 응급 상황), 관통(궤양이 진행하여 주변 장기(췌장, 간, 대장 등)로 침범하는 경우), 출혈(궤양이 점막하 혈관을 침범해 위장관 출혈이 발생), 궤양 부위에 흉터가 형성되어 날문협착증을 일으킬 수 있다.

다. 용종(Polyp)과 샘종(Adenoma)

1) 용종: 점막 표면에서 위 내강 방향으로 돌출된 국한성 병변을 의미하며 육안적 형태에 따라 유경성 용종(줄기를 가진 돌출 형태), 무경성 용종(낮은 융기만 보이는 형태)으로 구분된다.

가) 증식성 용종: 위 점막 상피세포의 증식으로 발생하는 비신생물성(비종양성) 병변이며 위 용종 중 가장 흔한 형태로 주로 만성 위염 특히 위나선균 감염과 연관되는 경우가 많다. 형성이상은 동반되지 않으며 단독 병변의 경우 악성화 가능성은 매우 낮고 다발성이면 위 점막의 만성 자극 또는 장상피화생의 존재를 시사할 수 있다.

나) 샘종성 용종(샘종): 위 점막 샘 구조에서 발생하는 양성 종양성 병변으로 형성이상을 동반하는 경우가 많고 위 샘종의 약 5~10%에서 악성 변화(위암)로 진행할 가능성이 있으며 특히 고등급 형성이상이 존재할 경우 위암으로 진행할 위험이 높다. 주로 장상피화생을 동반하며 위나선균 감염과도 관련될 수 있다.

라. 위암(Gastric cancer)

- 주로 중년 이후 연령층에서 많이 발생하며 남녀 비는 약 2:1로 남성에서 더 흔하고 위암은 세계적으로 중요한 악성 종양이며 특히 동아시아 지역(대한민국, 일본, 중국)에서 발생률이 매우 높다.
- 발생 부위 및 조직학적 특징: 위 상피 조직에서 발생하며 조직학적으로 대부분 샘암종에 해당하고 호발 부위는 위 전정부와 작은굽이가 가장 흔하지만, 들문(위식도접합부), 큰굽이, 위저부 등에서도 발생할 수 있다.
- 전이 경로:
  - 림프성 전이: 주변 림프절부터 시작해 췌장, 십이지장 주위, 간문부 림프절까지 확산될 수 있고 가슴관을 통해 좌측 빗장위오목 림프절로 전이되는 것을 비르효 전이라 한다.
  - 혈행성 전이: 간, 폐, 뼈, 뇌 등의 장기로 전이될 수 있고 이중 간 전이가 가장 흔하며 진행성 위암에서 중요한 전이 경로이다.
  - 복막 파종성 전이: 위암이 장막을 침범하여 복강 내로 암세포가 퍼지는 현상으로 여성에서 난소로 전이될 경우를 크루켄버그 종양이라 하며 복수가 동반될 수 있다.
  - 직접 침윤: 암이 위벽을 침범하여 인접 장기로 직접 퍼질 수 있고 주로 침범하는 장기는 췌장, 간, 대장, 가로막 등이다.

1) 조기 위암

가) 조기 위암은 암세포의 침윤이 점막 또는 점막하층에 국한된 위암을 의미한다. 림프절 전이가 없거나 제한적인 경우가 많으며 예후가 매우 양호하고 조기 위암 중 IIc형(함몰형)이 가장 흔한 형태이며 암세포가 점막에 국한되면 5년 생존율은 99% 이상, 점막하층까지 침윤된 경우에도 5년 생존율은 약 90~95%로 매우 높

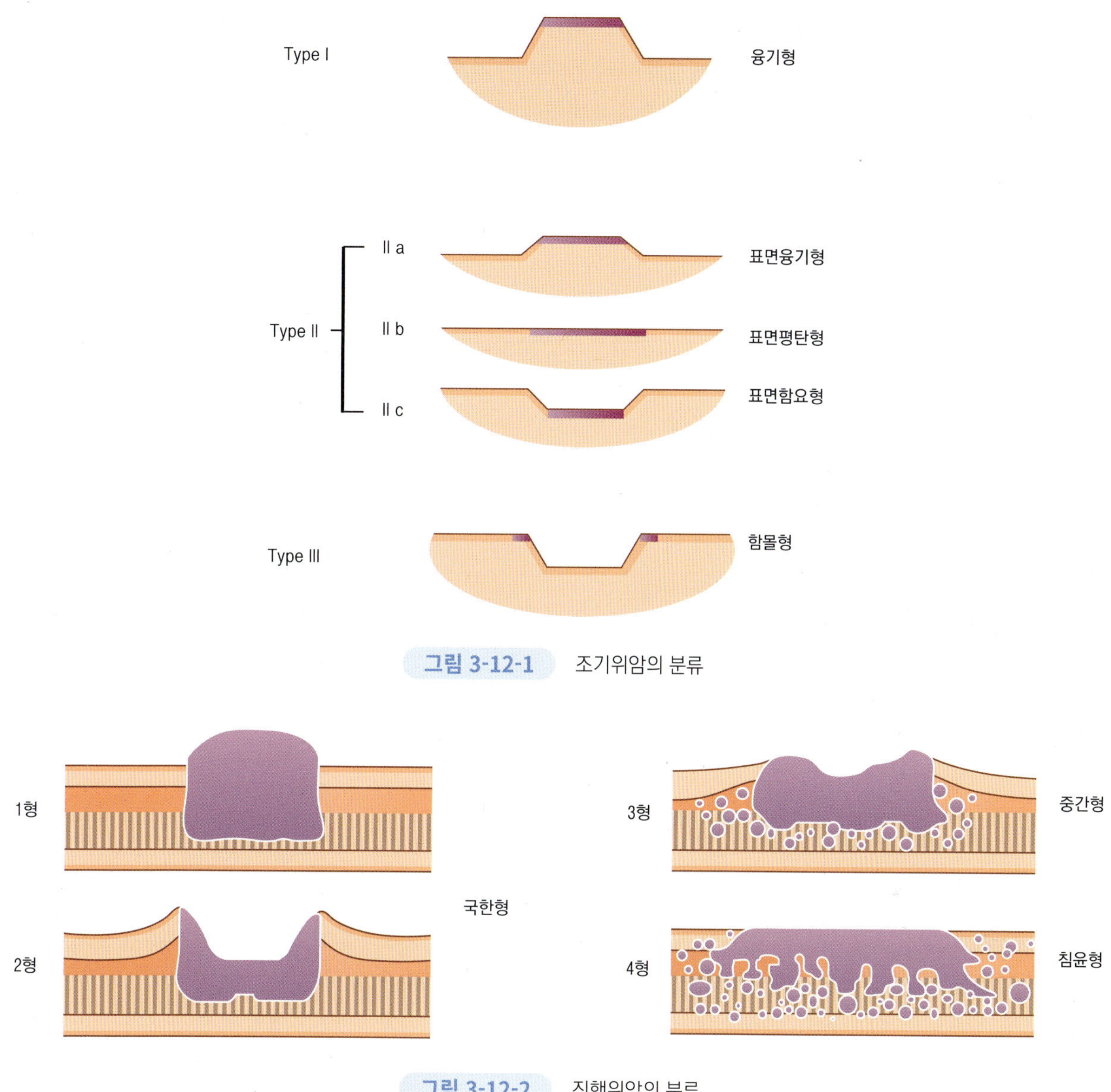

그림 3-12-1   조기위암의 분류

그림 3-12-2   진행위암의 분류

은 편이다.

나) 조기 위암의 육안적 분류(그림 3-12-1)

- 융기형(I형, IIa형)

- 평탄형(IIb형)

- 함몰형(IIc형, III형)

2) 진행 위암

가) 암세포가 위의 고유근층을 넘어 깊이 침윤한 경우 진행성 위암으로 분류한다. 점막하층을 넘어 근육층, 장막층까지 침범할 수 있고 림프절 전이 및 원격 전이가 흔하며 대부분 조기 위암에 비해 발견 시기가 늦고 치료가 어려운 경우가 많다.

나) 병기가 진행될수록 예후가 불량하며 특히 4기 위암의 경우 5년 생존율은 약 5~20%에 불과하고 위벽을 뚫고 복막으로 암세포가 전이되면 복막암증이 발생하며 이 경우 5년 생존율은 10% 이하로 매우 낮다. 현재 항암화학요법, 면역항암제, 표적치료제 등을 활용한 치료가 진행 중이나 근치적 치료가 어려운 경우가 많다.

다) 진행 위암의 육안적 분류: 보르만 분류는 진행성 위암은 육안적 형태에 따라 다음과 같이 구분되고, 이는 위장관 조영술 및 위내시경을 통해 진단할 수 있다.

① 보르만 1형(종양형): 내강 쪽으로 돌출하는 융기성 종양으로 경계가 비교적 명확하고 조기 발견 가능성이 상대적으로 높다.

② 보르만 2형(궤양형): 궤양 형성형은 중앙부에 궤양을 형성하며 주위와의 경계가 명확한 가장 전형적인 진행 위암 형태 중 하나이다.

③ 보르만 3형(침윤성 궤양형): 궤양을 형성하나 주변 조직으로 광범위한 침윤이 동반하여 경계가 불분명하고 위 점막뿐만 아니라 근육층까지 깊이 침범할 가능성이 높고 예후가 불량한 형태이다.

④ 보르만 4형(미만 침윤형): 위벽을 따라 광범위하게 침윤하는 형태로 위벽이 단단해지고 유연성을 잃는 증식위병염 소견을 보이며 주로 미만형 위암과 관련이 깊다. 진단이 어려워 진행된 상태에서 발견되는 경우가 많고 예후가 가장 불량한 형태이다.

5. 장의 질환

가. 충수염(Appendicitis)

1) 발생 원인 및 기전: 모든 연령대에서 발생할 수 있으나 주로 청소년 및 젊은 성인에서 흔고 충수가 대변결석, 림프조직 증식, 종양 이물질 등으로 인해 폐쇄되어 충수 내 압력 증가, 정맥 울혈, 혈류 저하 및 조직 허혈이 발생하며 이차적으로 세균 감염이 더해져 염증이 심화하고 괴사로 진행될 수 있다.

2) 증상 및 징후: 초기에는 배꼽 주위나 명치 부위에 둔한 통증이 시작되고 수 시간 내에 통증이 점차 우하복부(맥버니점)에서 압통이 가장 뚜렷해진다. 오심, 구토, 식욕 부진, 미열, 백혈구 증가 등의 증상이 동반될 수 있고 고령자, 유아, 임산부에게서는 전형적인 증상이 나뚜렷하지 않아 진단이 어려울 수 있다.

3 진찰 소견

가) 근육 긴장: 초기에는 : 의식적으로 우하복부 근육에 힘을 주는 현상으로 염증 진행 시 반사적 복벽강직으로 발전한다.

나) 반동압통: 우하복부를 눌렀다가 떼었을 때 통증이 심해지는 소견으로 복막 자극의 대표적인 징후이다.

다) 허리근 징후: 충수가 우측 허리근과 접촉해 자극될 때 나타난다. 검사 방법으로는 환자가 누운 상태에서 오른쪽 다리를 곧게 편 채 검사자가 다리를 들어 올리면 통증이 발생하거나 환자를 왼쪽으로 눕히고 오른쪽 다리를 뒤로 신전시키면 통증이 발생한다.

라) 폐쇄근 징후: 골반 내 있는 충수가 우측 속폐쇄근을 자극할 때 나타나고 검사는 환자가 누운 상태에서 무릎과 고관절을 90도 굽힌 후 다리를 안쪽으로 회전시키면 우하복부 통증을 유발한다.

마) 합병증으로 염증이 심해지면 충수벽의 괴사가 진행되어 천공이 발생할 수 있고 천공 시 복막염, 패혈증 등으로 악화하고 진단 및 치료가 지연될 경우 사망률 증가할 수 있다.

나. 장폐색증(Ileus)

정의: 장폐색증은 장관의 내용물이 정상적으로 이동하지 못하는 상태를 의미하며 심한 경우 응급 개복수술이 필요할 수 있고 급성 장폐색증을 방치하면 장천공, 복막염, 패혈증으로 진행하여 단기간 내에 사망에 이를 수 있다. 장폐쇄는 원인에 따라 기계적 장폐쇄와 기능적 장폐쇄로 구분된다.

1) 기계적 장폐쇄

가) 장내 폐쇄: 이물질, 담석, 대변결석 등으로 장 내강이 막혀 폐쇄가 발생하고 특히 고령자에서 변비가 심한 경우, 대변결석에 의한 폐쇄 위험이 증가한다.

나) 복막유착: 복부 수술 후 가장 흔한 장폐쇄 원인이고 장이 비정상적으로 굴곡되거나 꼬이면서 폐쇄를 유발하고 개복수술 후 수개월~수년이 지나서도 발생할 수 있다.

다) 장중첩증: 장의 한 부분이 인접한 하부 장 속으로 말려 들어가 폐쇄가 발생하는 질환으로 영유아(특히 6~36개월)에서 흔하며 회맹장 부위에서 가장 많이 발생한다. 주요 증상은 주기적인 복통(간헐적 복통), 젤리 같은 점액혈변이 나타날 수 있고 초음파에서 표적 징후 또는 도넛 징후가 관찰될 수 있다.

라) 장꼬임: 장이 축을 중심으로 180도 이상 비틀리면서 폐쇄가 발생하고 구불결장꼬임과 소장(소장 염전)부위에서 흔히 발생하며 심한 경우 혈류 차단으로 장 괴사로 진행할 수 있다.

마) 조임탈장: 탈장된 장이 혈액 공급을 받지 못하고 괴사가 발생할 수 있고 응급 수술이 필요하며 지연 시 장천공 및 복막염으로 진행할 수 있다.

2) 능적 장폐쇄

가) 장관의 기계적 폐색 없이 장의 연동운동 장애로 인해 장 내용물의 정상적인 이동이 차단되는 상태를 말한다.

- 마비성 장폐쇄는 장의 연동운동이 저하되거나 완전히 마비되어 내용물 이동이 중단된 상태로 기계적 폐색 소견은 없다. 원인은 개복수술 후, 급성 복막염. 급성 췌장염, 전해질 불균형, 중추신경계 손상, 약물 등이 있다.

나) 경련성 장폐쇄는 장 근육의 비정상적으로 강한 경련으로 인해 일시적 폐쇄가 발생하고 비교적 드물게 나타나며 주요 원인은 중금속 중독(납 중독), 특정 신경계 질환 등이 있다.

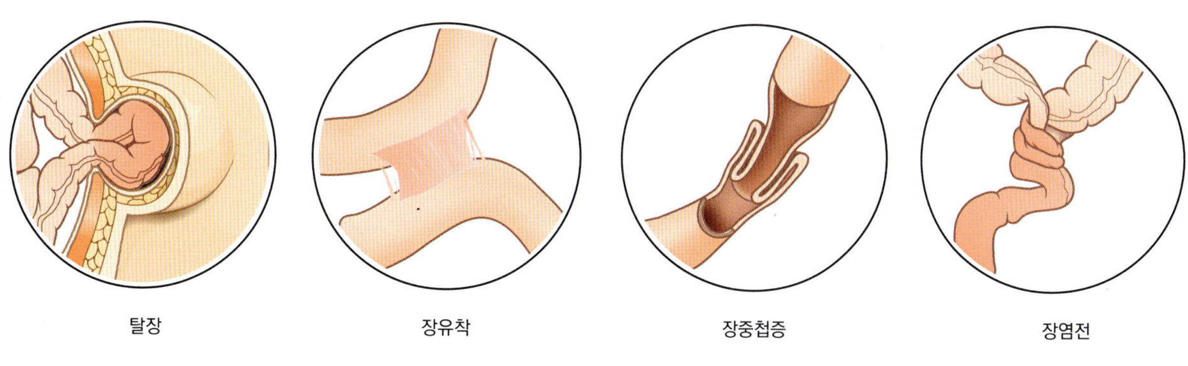

그림 3-12-3 장폐색의 종류

다. 탈장(Hernia)

1) 탈장은 복강 내 장기나 조직이 비정상적으로 복강 외부로 돌출된 상태를 의미하며 주로 복막 또는 근육층이 약한 부위를 통해 장기 또는 지방 조직이 돌출된다. 선천성 원인으로는 태아 발생 과정 중 복벽 또는 가로막 결손이 있고 후천성 원인은 복압 상승(비만, 임신, 만성 기침, 변비 등), 노화로 인한 근육 약화, 외상 또는 수술 후 발생할 수 있다.

2) 고샅탈장은 전체 탈장의 약 70~80%를 차지하는 가장 흔한 탈장으로 고샅굴을 통해 장 또는 지방 조직이 돌출되고 남성에서 호발한다. 직접 고샅탈장은 복벽의 약한 부위를 통해 돌출되는 후천성 탈장이고 간접 고샅탈장은 태아 발생 과정 중 복막 주름이 완전히 닫히지 않아 발생하는 선천성 요인으로 발생한다.

3) 배꼽탈장은 배꼽 부위 복벽의 선천성 결손 또는 복압 상승으로 발생하며 소아에서는 대부분 자연적으로 호전되고 성인에서는 수술적 치료가 필요할 수 있으며 위험인자는 비만, 임신, 복수 등이다.

4) 가로막탈장은 선천성 가로막 탈장과 식도 열공 탈장으로 분류한다. 선천성 가로막 탈장은 출생 시부터 가로막 결손으로 복강 내 장기가 가슴안으로 올라오는 질환이며 주로 보크달렉 탈장이 많으며 호흡곤란, 폐 발육부전 등의 증상을 유발한다. 식도 열공 탈장은 식도 열공을 통해 위의 일부가 가슴안으로 돌출되고 위식도 역류질환(GERD)과 밀접한 관련이 있고 주로 후천적으로 발생하며 고령자에게서 흔하게 발생한다.

5) 조임탈장과 합병증: 감금탈장은 탈장된 장 또는 조직이 갇혀서 복강 내로 돌아가지 않는 상태이며 혈류는 유지되지만, 장폐색을 유발할 수 있고 조임탈장은 감금탈장 상태에서 혈류 공급이 차단되어 조직 괴사가 발생할 수 있으며 장 괴사, 복막염, 패혈증 등 심각한 합병증으로 진행되고 즉각적인 응급 수술이 필요하다.

라. 염증 장 질환

염증 장 질환은 크론병과 궤양결장염을 포함하는 만성 염증성 위장관 질환군이다. 정확한 원인은 아직 완전히 규명되지 않았으나, 유전적 요인, 면역 반응 이상, 환경적 요인 등이 복합적으로 작용하는 것으로 추정된다.

1) 크론병(Crohn's disease)
가) 크론병은 원인 불명의 만성 염증성 장 질환으로 소화관의 어느 부위든 침범할 수 있지만, 주로 회장 말단부와 대장에 호발한다. 전층 침범이 특징으로 점막을 넘어 장벽 전체에 염증이 발생하고 염증이 악화와 완화를 반복하는 경과를 보인다.

나) 소화관 전체(입안부터 항문까지) 침범이 가능하며 병변이 연속적이지 않고 건너뛰는 형태로 나타나고 장벽 전체를 침범하여 협착, 천공, 누공 등 합병증 유발할 수 있으며 조직학적으로 비건락성 육아종이 관찰될 수 있다.

다) 급성 악화기 증상: 복통(특히 우하복부), 설사(묽은 설사 또는 혈변), 입안 궤양, 체중감소, 피로, 발열, 항문 통증(치열, 항문농양, 항문 누공), 식욕 감퇴, 관절통 등이 나타난다.

라) 장벽 섬유화로 인한 협착 및 장폐쇄로 궤양이 깊어지면서 장천공, 복강 내 농양, 장-장 누공, 장-피부 누공을 형성하여 영양 결핍, 빈혈 등 전신 합병증이 동반될 수 있다.

2) 궤양결장염(Ulcerative colitis)
가) 궤양성 대장염은 주로 직장에서 시작하여 점차 구심성(입구 방향)으로 대장을 따라 연속적으로 퍼져가는

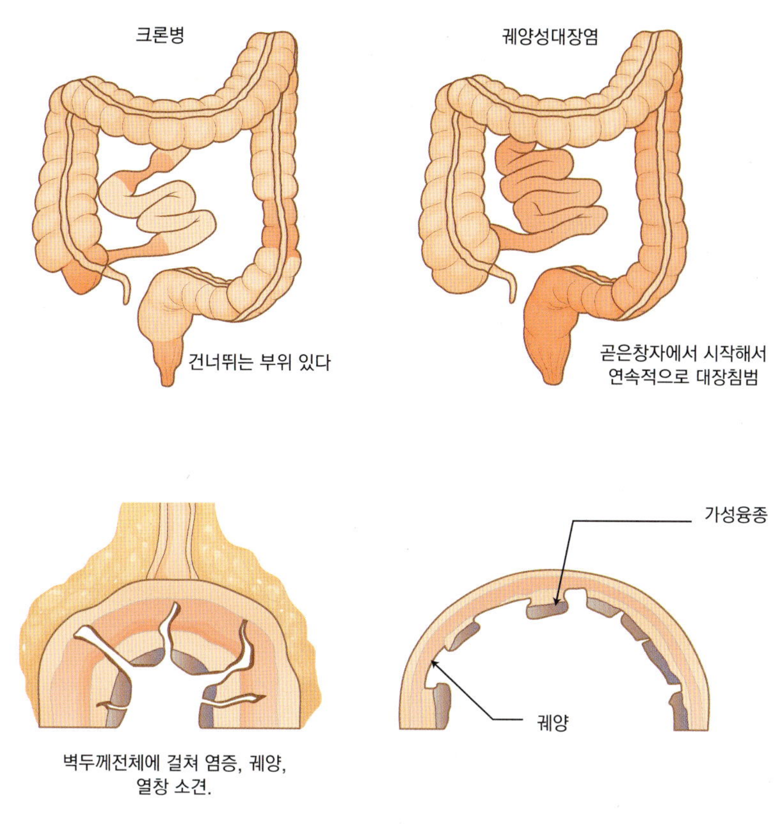

그림 3-12-4 염증장질환의 병리학적 특징 비교

만성 염증성 질환이다. 염증은 대장 점막과 점막하층에 국한되며 크론병과 달리 장벽의 깊은 층을 침범하지 않는다. 악화와 호전을 반복하며 장기간 지속되면 대장암 위험이 증가할 수 있다.

나) 급성 악화기 증상: 고열, 심한 설사(하루 10회 이상), 점액성 혈변(혈성 설사), 복통(특히 하복부 통증), 식욕부진, 체중 감소 등이 나타난다.

다) 염증은 점막과 점막하층까지만 침범하고 만성 염증으로 점막이 얇아지고 출혈이 쉽게 발생하며 심한 경우 장천공, 독성 거대결장증이 합병증으로 발생할 수 있다. 병변이 연속적으로 분포하는 것이 특징이고 치료 후에도 완전한 회복이 어려운 경우가 많고 재발을 반복할 가능성이 높다.

마. 대장 종양(Colorectal tumors)

1) 샘종

가) 샘종은 대장에서 가장 흔하게 발생하는 양성 용종의 한 형태로 대장암의 전암 병변으로 간주한다. 주로 구불결장과 직장에서 많이 발생하지만, 소장에서는 매우 드물다. 크기는 수 mm에서 수 cm까지 다양하며 단일 또는 다발성으로 발생할 수 있다. 일부 샘종은 시간이 지나면서 대장암(선암)으로 발전할 가능성이 있으며 특히 고도 형성이상이 동반되면 악성화 위험이 크다. 샘종은 관상샘종(가장 흔하며 대개 작은 크기로 존재), 융모샘종, 관융모샘종이 있다.

나) 대장 샘종증: 대장에 다수의 샘종성 용종이 발생하는 질환이다. 대표적 질환은 가족성 대장 용종증(FAP)이

있으며 상염색체 우성 유전질환, FAP 환자는 수백~수천 개의 샘종성 용종이 발생하며 적절한 치료 없이 방치할 경우 약 90% 이상이 대장암으로 진행되고 조기 진단과 예방적 대장 절제술이 필수이다.

2) 대장암

가) 과거에는 서양에서 주로 발생했으나 최근 식생활의 서구화(고지방·저섬유식, 가공육 섭취 증가) 및 고령화에 따라 동양에서도 발생률이 증가하고 있다. 특히 우리나라에서는 대장암이 가장 흔한 암 중 하나로 보고되고 있으며 50세 이상 연령군에서 발생률이 급격히 증가한다. 대장암의 주요 위험인자는 가족력, 염증 장질환, 저섬유·고지방 식단, 비만, 흡연, 과도한 음주이다.

나) 대장암은 직장, 구불결장(구불창자), 상행결장 순으로 호발하며 대장암의 약 2/3는 직장에서 구불결장에 걸친 부위에서 발생한다. 우측 대장암(상행결장 및 맹장)과 좌측 대장암(S상 결장 및 직장)은 임상양상이 다를 수 있다. 우측 대장암(상행결장, 맹장)은 빈혈, 만성 출혈, 체중 감소, 복부 종괴가 나타나고 좌측 대장암(S상결장, 직장)은 배변 습관 변화, 변비, 혈변, 장 폐색이 나타난다.

다) 조기 대장암은 대부분 증상이 없거나 비특이적이어서 조기 발견이 어렵다. 이로 인해 상당수의 환자가 진행된 상태에서 진단되는 경우가 많다.

라) 대장암의 주요 증상으로는 배변 습관 변화(변비, 설사와 변비가 반복되는 교대성 변비/설사), 혈변 또는 잠혈, 복부 불편감 및 통증, 체중 감소, 식욕 부진, 대장암이 진행되면 장폐쇄로 인한 배변 곤란이 발생할 수 있다.

6. 간, 담도, 이자의 질환

가. 황달

- 황달은 혈청 내 속의 빌리루빈 농도가 병적으로 상승하여 피부, 점막, 공막이 황색으로 변하는 상태를 의미하며 안구 공막은 비교적 가벼운 황달에서도 변색이 쉽게 나타난다.

- 빌리루빈의 생성 및 대사 과정: 적혈구가 파괴되면 헤모글로빈이 방출되고, 이는 비장 및 전신의 그물내피계통에서 대사된다. 헤모글로빈 분해 과정에서 빌리루빈이 생성되며 이 빌리루빈은 혈장 내 알부민과 결합하여 비결합 빌리루빈 형태로, 간으로 운반된다. 간세포에서 비결합 빌리루빈은 UDP-glucuronyltransferase에 의해 결합 빌리루빈으로 전환된다. 결합 빌리루빈은 담즙을 통해 담관을 따라 십이지장으로 배출된다. 빌리루빈은 대장에서 장내 세균에 의해 우로빌리노겐으로 변환된다. 우로빌리노겐 일부는 재흡수되어 간으로 되돌아가거나 대변으로 배설되어 대변의 황갈색을 형성한다. 일부는 신장을 통해 소변으로 배설되며 이 과정이 소변이 노란색을 띠는 이유이다.

1) 용혈황달(Hemolytic jaundice)

적혈구가 비정상적으로 과도하게 파괴되면 다량의 비결합 빌리루빈이 생성된다. 이로 인해 간의 대사 능력을 초과하면 혈중 비결합 빌리루빈 농도가 상승하고 황달이 발생한다. 대표적인 원인 질환은 신생아 용혈 질환, 용혈빈혈이다.

2) 간세포 황달(Hepatocellular jaundice)

간세포 손상으로 인해 간이 빌리루빈을 정상적으로 대사하지 못하면 황달이 발생한다. 간세포의 기능 저하로 혈중 비결합 빌리루빈이 증가하며 손상된 간세포 또는 모세담관의 파열로 인해 결합 빌리루빈이 혈류로 역류하여 혈중 결합 빌리루빈 농도도 함께 상승한다. 주요 원인 질환은 바이러스성 간염, 독성 간 손상, 간경변증 등이다.

3) 폐쇄황달(Obstructive jaundice)

폐쇄 황달은 담관의 일부 또는 전체가 폐쇄되면 담즙 배출이 차단되면서 발생하는 황달이다. 담즙의 배출이 원활하지 않으면 결합빌리루빈이 혈류로 역류하여 혈청 내 결합빌리루빈 농도가 상승한다.

가) 선천성 담관폐쇄증: 신생아에게서 발생하는 선천성 질환으로 담관이 형성되지 않았거나 폐쇄된 상태이다. 출생 후 수주 이내에 황달이 나타나며 회색 대변(담즙 배출 감소로 인한 변색)이 특징적이며 조기에 카사이 수술을 시행해야 하며 치료하지 않으면 간경변으로 진행할 수 있다.

나) 담석에 의한 담관 폐쇄: 담석이 담관을 막아 담즙 배출을 방해하면서 폐쇄 황달이 발생하고 급성 담관염을 동반하는 경우가 흔하며 전형적인 증상으로 발열, 황달, 우상복부 통증이 나타날 수 있다.

다) 담관암: 담관의 상피세포에서 발생하는 악성 종양으로 담관을 점진적으로 폐쇄하여 황달을 유발하고 대표적인 증상은 서서히 진행하는 황달, 체중 감소, 피부 가려움증, 회색 대변이다.

나. 간염(Hepatitis)

1) 바이러스 간염(Viral hepatitis)

가) 간염은 주로 바이러스 감염, 알코올, 약물, 자가면역 반응 등에 의해 발생한다. 현재까지 간염을 유발하는 바이러스는 7종류가 알려져 있으며 A형, B형, C형 외에도 D형, E형, G형, 수혈 관련 바이러스(TTV) 등이 있다. 특히 B형 간염과 C형 간염은 만성 간염, 간경변증, 간세포암종의 주요 원인으로 알려져 있다.

나) A형 간염

① A형 간염 바이러스(HAV)에 의해 발생하는 급성 전염성 간염으로, 주로 오염된 음식물이나 물을 통해 경구 감염된다. 대변-구강 경로(fecal-oral route)로 전파되며 위생 상태가 위생 상태가 불량한 지역에서 집단 발병이 흔하다.

② 잠복기는 2~3주로, 만성 보균자는 존재하지 않으며 일반적으로 감염 후 항체가 형성되어 면역을 획득하며 재감염은 발생하지 않는다.

③ 소아에서는 무증상 감염이 흔하지만, 성인의 경우 증상이 비교적 심하게 나타날 수 있다. A형 간염은 만성 간염으로 진행하지 않으며 대부분 자연 회복되고 드물게 급성 간부전으로 진행할 수 있어 주의가 필요하다. A형 간염 예방을 위해 백신 접종이 권장된다.

다) B형 간염

① B형 간염은 혈액, 체액을 통해 전파되는 바이러스 간염으로, 주요 감염 경로는 수직 감염(모자 감염), 수혈, 비위생적인 주사기 공유, 성 접촉 등이다. B형 간염 바이러스는 혈액뿐만 아니라 정액, 타액 등의 체액을 통해서도 전파될 수 있으며 감염력이 높고 신생아의 경우 출생 직후 B형 간염 백신 및 면역글로불린을 접종하는 것이 권장된다.

② B형 간염 바이러스 감염 시 혈청 검사에서 HBs 항원과 HBc 항원이 검출될 수 있으며, HBc 항원은 혈

청보다는 간세포 조직 내에서 주로 확인된다.

③ 잠복기는 약 6~8주이며 급성 감염자의 약 90%는 자연 회복되며 약 10%는 만성 간염으로 진행할 수 있다. 특히 신생아나 유아기에 감염될 경우 만성화될 위험이 매우 높으며 이 경우 간경변증과 간세포암종의 발생 위험이 증가한다.

라) C형 간염

① C형 간염 바이러스에 의해 발생하는 바이러스 간염으로, 주로 혈액을 통한 전파가 이루어진다. 주요 감염 경로는 오염된 주사기 및 의료 기구 과거의 혈액제제 또는 수혈(현재는 선별검사로 대부분 예방됨), 비위생적인 문신, 피어싱, 침술 등 의료 종사자의 주사침 관련 사고(오염된 바늘에 찔림) 성 접촉 및 수직 감염(모자 감염)도 가능하나 B형 간염에 비해 감염력이 낮다.

② C형 간염은 전체 급성 바이러스 간염의 약 25%를 차지한다. 급성 감염 후 대부분은 증상이 경미하거나 무증상으로 지나가 자각하지 못하는 경우가 많다. 전격간염으로 급격히 악화하는 경우는 드고 C형 간염의 특징은 감염자의 약 60~85%가 만성 간염으로 진행되고 만성 간염 환자의 약 20~30%가 간경변증으로 발전하며 간경변 환자의 약 1~3%는 매년 간세포암종으로 진행할 수 있다.

마) D형 간염

① D형 간염 바이러스에 의해 발생하는 바이러스 간염으로 B형 간염 바이러스가 있어야만 증식이 가능한 불완전 바이러스이다. HDV는 단독으로 감염되지 않으며 반드시 HBV 동시 감염 또는 HBV 보유자의 추가 감염의 형태로 발생한다. 주된 감염 경로는 HBV와 동일하며 혈액을 통한 전파, 체액을 통한 전파, 성 접촉, 기타 침습적 의료 행위이다.

② HBV와 HDV의 동시 감염이면 일반적으로 급성 간염으로 나타나며 일부에서 전격간염(급성 간부전)의 위험이 증가하지만, 동시 감염은 만성 간염으로 진행하는 경우는 드물다. 반면, 기존 B형 간염 보유자(HBV 보유자)가 HDV에 추가 감염되는 경우 만성 간염으로 진행할 가능성이 높으며 이로 인해 간경변증, 간세포암종과 같은 합병증의 위험이 증가한다.

2) 급성 간염(Acute hepatitis)

가) 급성 간염은 급격하게 발병하고 비교적 짧은 기간 내에 경과를 보이는 비교적 경증의 간염을 의미한다. 일반적으로 바이러스 감염(A형, B형, C형 간염), 약물, 독성 물질(알코올 포함) 등에 의해 발생한다. 대부분 적절한 치료 후 수개월 내에 정상적으로 회복되지만, 일부에서는 전격간염으로 진행할 수 있다.

나) 바이러스 간염은 A형, B형, C형, D형, E형 간염 바이러스가 원인이 될 수 있고 약물은 아세트아미노펜(타이레놀) 과다 복용, 특정 항생제, 항경련제, 항결핵제 등이고 독성 물질로는 알코올, 산업 화학물질, 독버섯의 독소 등이 있다.

다) 전신 증상은 발열, 전신 쇠약감 및 피로감, 근육통, 식욕 부진, 오심, 구토가 나타나고 소화기 및 간 관련 증상으로는 복통(우상복부), 황달, 회색 변, 짙은 색 소변을 보이며 혈액 검사에서 AST, ALT 상승, 빌리루빈 증가한다.

3) 전격간염(Fulminant hepatitis)

가) 전격간염은 급격한 간세포 파괴로 인해 급성 간부전으로 빠르게 진행하는 치명적인 질환이다. 증상이 시작된 후 1~2주 이내에 간 기능이 급격히 악화할 수 있으며 적절한 치료가 이루어지지 않으면 사망률이 매우

높고 원인에 따라 간이식을 고려해야 할 수 있다.

나) 초기 증상 및 징후는 피로, 식욕 부진, 오심, 구토, 발열, 복통이 나타나고 간 기능 저하로 인한 증상으로 황달, 저알부민혈증으로 인한 복수 및 부종, 응고 장애가 나타난다. 중추신경계 이상(간성 뇌병증)으로 의식 저하, 혼수 상태, 간성 떨림, 혈중 암모니아 상승으로 신경계 증상 발생한다.

다) 전격간염의 주요 원인은 B형 간염(가장 흔한 원인), A형과 C형 간염(드물게 발생), D형 간염(HDV)이 B형 간염과 동반 감염되면 전격간염이 발생할 위험이 증가한다. 약물 독성으로는 아세트아미노펜(과량 복용), 기타 독성 화학물질 등이 있고 중증 알코올성 간염, 자가면역성 간염, 윌슨병 등에서도 발생할 수 있다.

4) 만성 간염(Chronic hepatitis)

가) 만성 간염은 6개월 이상 지속되는 간의 염증 상태를 의미하며 임상 증상이 나타나거나 혈청학적 검사에서 이상 소견이 지속적으로 관찰된다. 만성 간염은 시간이 지나면서 점진적으로 간 손상이 진행될 수 있으며 간경변 및 간암으로 발전할 가능성이 있다.

나) 원인으로는 바이러스성 간염(B형, C형), 약물에 의한 간염(항결핵제, 아세트아미노펜, 항부정맥제, 항고혈압제 등)이 있다.

다) 많은 경우 뚜렷한 증상이 없거나 비특이적인 증상만 나타나고 감염 시기를 정확히 인지하기 어려운 경우가 많다. 주요 증상으로는 식욕 부진, 전신 피로감, 거미혈관종, 손바닥 홍반, 간비대, 비장비대 발생 가능하다. 간 손상이 지속되면서 간세포 괴사와 재생이 반복되고 시간이 지나면서 결국 간경변증으로 진행할 수 있고 안정을 취하면 증상이 완화될 수 있으나, 과로하거나 피로가 누적되면 재발할 우려가 있다.

표 3-12-2. 바이러스 간염의 비교

간염	감염경로	감염원	간염경과	전격감염	만성화	간경변/간암으로 이행
A형	경구	음식물	급성간염	가끔 있음	없음	없음
B형	혈액, 수직감염 수평감염	수혈 모자감염 성행위감염	급성간염	가끔 있음	있음	있음
C형	혈액 수직감염 수평감염	수혈 모자감염 성행위감염	급성간염 만선간염	가끔 있음	많음	많음

다. 알코올성 간질환

1) 알코올성 간질환은 만성적 음주로 인해 발생하는 간 손상의 총칭으로, 대표적으로 알코올 지방간, 알코올성 간염, 알코올성 간경화증이 포함된다. 알코올은 간세포에 직접적인 독성 작용을 일으켜 시간이 지나면서 간 손상이 점진적으로 진행된다. 음주량과 기간에 따라 간 손상의 정도가 달라질 수 있으며 금주할 경우 일부 회복이 가능하지만, 지속적인 음주는 간경화증 및 간암의 위험을 높인다.

2) 알코올성 간경화증의 발생 위험은 섭취한 알코올의 양과 기간에 비례한다. 일반적으로 하루 평균 40~160g의 알코올 섭취(맥주 약 1.5~1.6L, 소주 약 1~4병)와 같은 음주 습관은 간 손상의 가능성을 높인다. 하루 평균 소주 약 2병(약 0.9L) 이상을 10년간 지속적으로 음주하는 경우 알코올 간경화증으로 진행할 위험이 매우 높다고 알려져

있다. 음주량이 많을수록 그리고 1~5년 이상의 장기간 음주를 지속할수록 간경화증 발생 가능성이 높아진다.

3) 알코올성 간질환의 초기 단계에서는 과도한 음주로 간세포 내 지방이 축적되면서 알코올성 지방간이 발생하고 대부분 증상이 거의 없거나 경미하며 금주하면 수주 내에 회복될 수 있다. 중기 단계에서는 알코올성 간염이 발생하면 간세포 염증과 괴사가 진행되며 황달, 피로, 식욕 부진, 복통, 체중 감소, 혈청 트랜스아미나제(AST, ALT) 상승 등이 발생할 수 있고 심한 경우 간부전이나 전격간염으로 진행할 가능성이 있다. 말기 단계에서 지속적인 음주는 간세포 손상을 지속적으로 유발하며 섬유화로 간의 구조와 기능 악화로 알코올성 간경화증으로 진행할 수 있고 간 기능 저하, 복수, 식도 정맥류 출혈, 간뇌병증 등의 합병증이 동반될 수 있다.

라. 간경화증(Liver cirrhosis)

간경화증은 만성 간질환의 말기 단계로, 지속적인 간 손상으로 인해 간세포가 파괴되고 섬유화가 진행되면서 간 정상 구조가 비정상적으로 변화하는 질환이다. 만성 바이러스 간염(B형, C형), 알코올성 간질환, 자가면역성 간염, 대사성 질환(윌슨병, 비알코올성 지방 간질환) 등이 주요 원인이다. 간세포가 파괴되면서 섬유조직으로 대체되며 남은 간세포는 재생결절을 형성하지만, 이 결절이 비정상적으로 형성되어 간의 표면이 울퉁불퉁해지고 간의 크기가 위축되며 간 기능 저하가 점차 진행된다. 간경변증은 진행성 질환으로 근본적인 회복은 어렵고 시간이 지남에 따라 간 기능 악화와 다양한 합병증이 발생할 수 있다.

1) 간뇌병증(Hepatic encephalopathy)

간성 뇌병증은 간의 해독 기능 저하로 인해 단백질 대사 과정에서 생성되는 암모니아(NH_3) 등 독성 물질이 체내에 축적되어 뇌 기능에 영향을 미치는 상태를 의미한다. 주요 특징으로는 의식 저하, 주의력 및 인지 기능 저하, 성격 변화, 수면 주기 장애, 간성 떨림, 심할 경우 혼수 상태(간성 혼수)로 진행되고 치료하지 않으면 치명적일 수 있다.

2) 문맥압 항진증(Portal hypertension)

가) 문맥압 항진증은 경화증 등으로 인해 경화증 등으로 인해 문맥의 압력이 비정상적으로 상승하는 상태를 의미한다. 정상적으로는 위, 장, 췌장, 비장 등에서 유입된 혈액이 문맥을 통해 간으로 들어가 해독되거나 대사를 거친 후 전신 순환으로 전달된다. 그러나 경화증 등으로 인해 간 내 혈류 저항이 증가하면 혈액이 간을 정상적으로 통과하지 못하고 문맥 내 혈액이 정체되어 압력이 상승한다. 결과적으로 문맥혈은 측부 순환을 통해 우회 경로를 형성하여 심장으로 돌아가게 된다.

나) 문맥압 항진증으로 인해 식도·위 정맥류, 비장 비대 및 혈구 감소, 복수, 복벽 정맥 확장(배꼽 주변의 정맥이 확장되어 복벽 표면에서 거미줄처럼 보이는 혈관 패턴을 형성하는 상태로 메두사의 머리(caputmedusae)라고 불린다)과 같은 합병증이 발생할 수 있다.

마. 간암종(Liver carcinoma)

1) 간암은 발생 부위에 따라 간세포암종(HCC), 담관암종(CCA), 혼합형 간세포-담관암(cHCC-CCA)으로 구분된다.

2) 경화증이 동반되면 간세포암종의 발생 위험이 매우 높아지고 간암의 주요 원인으로는 B형, C형 간염 바이러스,

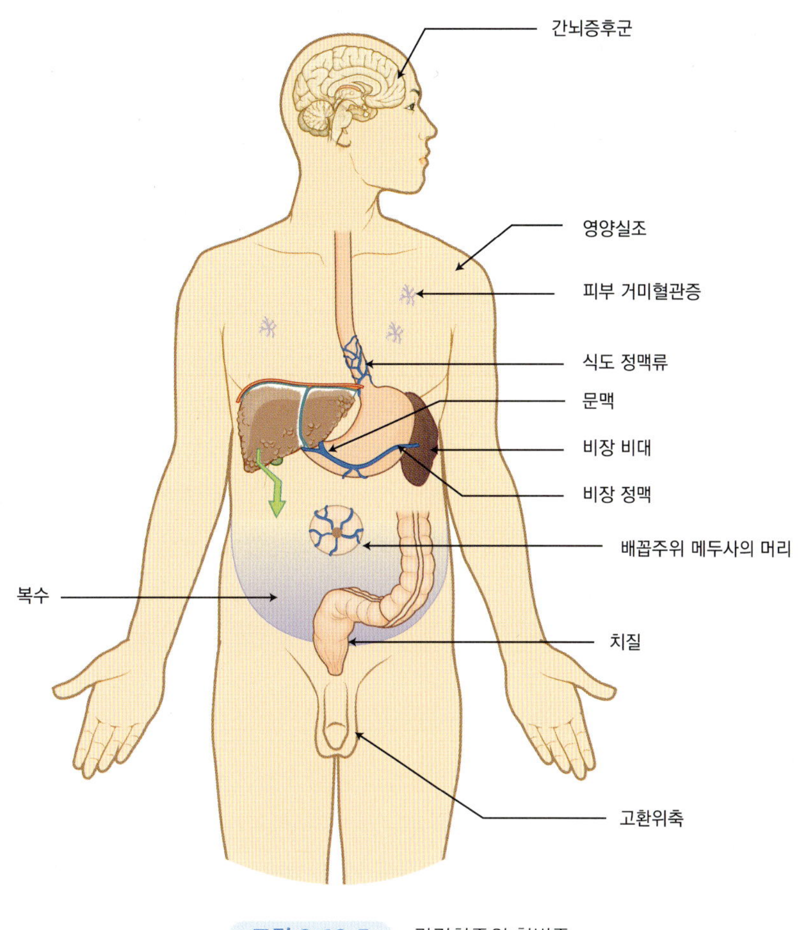

그림 3-12-5 간경화증의 합병증

알코올성 간경변, 비알코올성 지방 간질환(NAFLD), 대사증후군 등이 있다.

가) 간세포암: 간세포에서 기원하는 악성 종양으로 진단 및 추적 관찰을 위해 알파태아단백 상승, PIVKA-II(비타민 K 의존성 단백질 유도체) 상승과 같은 종양표지자를 활용할 수 있다.

나) 담관암은 간 내 담관에서 발생하는 악성 종양으로 발생 빈도는 간세포암종보다 낮지만, 최근 증가하는 추세를 보이고 진단을 위해 CA 19-9 상승, CEA 상승과 같은 종양표지자를 활용할 수 있다.

바. 담낭염과 담석증

1) 담낭염(Cholecystitis)

가)담낭염은 담낭에 염증이 발생한 상태를 의미한다.

나)대부분 담석증이 담석증에 의해 담낭관이 폐쇄되면서 발생하며 이로 인해 담즙 정체, 화학적 자극, 세균 감염이 동반될 수 있다.

① 급성 담낭염의 원인은 담석이 담낭관을 막아 담즙의 흐름이 차단되고 이로 인해 담즙 정체와 염증 반응이 발생하고 주요 증상은 오심, 구토, 우상복부 심한 통증, 심한 경우 황달 동반 가능, 우상복부 압통 및 반동압

통, 머피 징후 양성(심호흡 중 우상복부 압통으로 인해 숨을 멈추는 현상)이 나타날 수 있다.

② 만성 담낭염 원인은 반복되는 급성 담낭염으로 인해 담낭 벽이 점진적으로 두꺼워지고 섬유화가 진행되고 대부분 담석이 동반된다. 주요 특징으로는 평소에는 증상이 없는 경우가 많지만, 기름진 음식 섭취 후 우상복부 통증이 발생할 수 있고 만성적으로 담낭 기능이 저하된다.

2) 담석증(Cholelithiasis)

가) 담석증은 담즙 성분의 변화로 인해 콜레스테롤, 빌리루빈, 칼슘 등이 침전되어 담석이 형성되는 질환으로 담석은 담낭뿐만 아니라 간 내 담관, 총담관 등 어디에도 발생할 수 있다.

나) 담석 형성의 주요 원인은 콜레스테롤 과다, 담즙 정체, 담낭 내 감염 및 염증, 용혈성 질환이다.

다) 증상: 담석의 크기, 위치, 담관 폐쇄 여부에 따라 증상이 다양하고 대표적인 증상은 우상복부 통증(담석 산통), 오심, 구토, 식욕부진, 기름진 음식 섭취 후 소화장애, 총담관에 담석이 위치할 때 폐쇄성 황달이 발생할 수 있고 합병증은 담관 내 담석이 췌장관을 압박하거나 폐쇄할 때 급성 췌장염이 발생할 수 있다.

사. 췌장 질환

1) 급성 췌장염(Acute pancreatitis)

가) 췌관은 십이지장으로 열리기 직전에 총담관과 합류하며 췌장액은 담즙과 함께 파터팽대를 통해 배출된다. 담석이나 파터팽대의 염증으로 인해 췌장액 배출이 차단되면 췌장액이 역류하거나 정체되어 조직의 자가소화가 일어나면서 급성 염증반응이 발생한다. 심한 경우 췌장 및 주변 장기(후복막, 장간막 등)에 괴사가 발생하고 출혈과 다발성 장기부전이 동반될 수 있다.

나) 원인: 알코올, 담석증 두 가지가 전체 급성 췌장염의 약 60~70%를 차지한다.

다) 증상과 징후: 갑작스럽고 심한 상복부 통증(명치부위 통증, 통증이 등으로 방사 가능), 오심, 구토, 식욕 부진, 무력감, 발열 및 백혈구 증가(감염 동반 시), 심한 경우 저혈압 및 쇼크가 동반될 수 있다. 출혈성 췌장염의 특징적인 징후로 그레이터너징후(후복막 출혈로 인한 측복벽 변색), 쿨렌징후(배꼽 주변 변색)를 보일 수 있다.

2) 만성 췌장염(Chronic pancreatitis)

가) 만성 췌장염은 6개월 이상 반복적 또는 지속적인 췌장 염증으로 인해 췌장 조직의 점진적인 섬유화 및 기능 저하가 특징적인 질환으로 급성 췌장염과 달리 가역성이 없으며 시간이 지남에 따라 췌장의 외분비 및 내분비 기능이 점차 손상된다.

나) 반복적인 염증으로 인해 췌장의 외분비 세포가 점차 위축되고 섬유화가 진행되면서 췌장 조직이 딱딱해지고 기능 저하가 발생할 수 있다. 외분비 기능 저하로 소화효소 분비가 감소하고 소화불량, 지방변, 영양 결핍이 발생한다. 내분비 기능 저하로 췌장의 베타세포가 손상되어 당뇨병 발생 가능성이 증가한다.

다) 원인: 만성적 알코올 섭취(가장 흔한 원인), 담석, 자가면역질환, 유전성 췌장염, 낭성 섬유증이 주요 원인이다.

라) 증상: 지속적이거나 반복적인 상복부 통증, 오심, 구토, 식욕부진, 체중 감소, 변비, 복부 팽만감, 지방변, 당뇨병이 나타날 수 있다.

3) 췌장암(Pancreatic cancer)

가) 췌장암 대부분은 외분비계 췌관의 상피세포에서 발생하는 췌관 선암으로 전체 췌장암의 90% 이상을 차지하고 나머지는 췌장 신경내분비종양 또는 기타 드문 형태의 종양이다.

나) 췌장의 머리에 가장 흔하게 발생(약 60~70%)하고 췌장 몸통과 꼬리 부분에서 발생한 경우는 초기 증상이 거의 없어 임상증상이 나타나는 시기가 늦어 조기 발견이 어렵다.

다) 췌장암은 소화기계 암 중에서도 예후가 불량한 암 중 하나이다. 진단 후 1년 내 사망률이 매우 높으며 진단 당시 절제가 불가능한 진행성암(국소 진행 암 및 전이암)인 경우가 많아 수술 가능 환자는 전체 환자의 약 5~20%에 불과하고 5년 생존율은 전체적으로 약 10% 이하로 매우 낮다.

라) 위험인자: 흡연, 만성 췌장염, 과도한 음주, 고지방, 고칼로리 식습관, 비만, 당뇨병, 유전적 요인 및 가족력(BRCA1, BRCA2, CDKN2A 변이 등)이 위험인자이다.

마) 증상: 기에는 무증상이거나 비특이적 소화기 증상(상복부 불쾌감, 소화장애, 식욕부진, 오심, 체중 감소, 설사, 변비)이 흔하고 질환이 진행되면서 심한 복통, 폐쇄성 황달, 체중 감소 및 전신 쇠약감, 새로 발생한 당뇨병 또는 기존의 당뇨병 등이 악화한다.

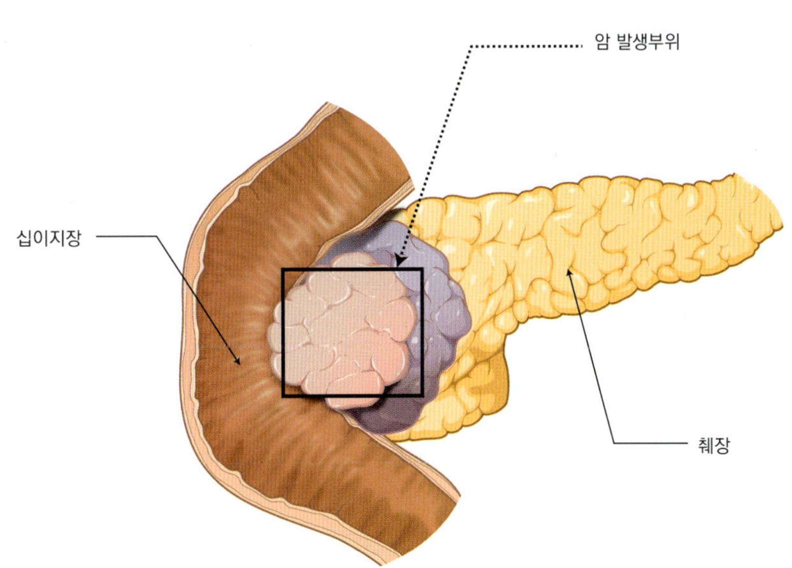

그림 3-12-6 췌장 머리 부위 암이 십이지장으로 침윤한 모습

13
비뇨 계통

1. 비뇨계 질환

가. 급성신부전(Acute renal failure)

1) 급성 신부전은 신장 기능이 갑자기 저하된 상태로, 임상적으로는 소변량 감소와 혈중 질소 대사물(BUN)의 급격한 상승이 특징적이다. 다양한 원인에 의해 발생할 수 있으며 원인을 제거하거나 적절한 치료를 받으면 신장 기능이 회복될 수 있다.

2) 증상: 핍뇨(하루 소변량 < 400mL) 혹은 무뇨, 부종, 고혈압, 요독증, 대사산증, 전해질 불균형 등의 증상 및 소견이 나타날 수 있다.

3) 급성 세뇨관 괴사:

    가) 급성 세뇨관 괴사는 신장의 세뇨관 상피세포 손상으로 인해 발생하는 대표적인 급성 신장 손상의 형태이다.

    나) 허혈성 급성 세뇨관 괴사의 주요 원인은 중증 화상, 외상, 패혈증, 저혈량 쇼크 등으로 신장 혈류 공급 감소이고 독성 급성 세뇨관 괴사의 원인은 신독성 물질에 의한 직접적인 세뇨관 세포 손상(중금속, 사염화탄소, 아미노글리코사이드계 항생제, 조영제 등)이다.

    다) 적절한 치료를 통해 급성기를 견디면, 일반적으로 약 3~4주 후 세뇨관 세포가 재생되면서 신장 기능이 회복될 수 있다.

나. 만성 신부전(Chronic renal failure)과 요독증

1) 만성 신장질환은 3개월 이상 지속되는 신장 구조 또는 기능의 비가역적 손상으로 신장 기능이 점진적으로 저하되며 정상적인 회복이 불가능한 상태를 의미한다. 기능적인 신원 단위의 손실이 누적되면서 사구체여과율이

감소한다.

2) 만성 신장질환의 3대 주요 원인은 당뇨병성 신증, 고혈압성 신증, 만성 사구체신염이다.

3) 증상 및 합병증: 전신 증상(부종, 피로, 빈혈 부종), 대사 이상(대사산증, 요독증, 전해질 불균형), 심혈관계 이상(고혈압, 심부전, 폐부종), 골대사 장애, 신경계 이상(경련, 혼수, 말초신경병증), 소화기 증상(오심 및 구토, 위장염)이 발생할 수 있다.

4) 요독증은 만성 신부전이 말기신부전(ESRD) 단계로 진행되면서 발생하는 전신적 중독 상태이다. 이는 단순한 배설 기능 장애뿐만 아니라 대사, 호르몬 조절, 전신 장기 기능 이상이 복합적으로 축적된 결과이다. 진단 기준은 혈청 요소질소(BUN) 상승, 혈청 크레아티닌(Cr) 상승, 사구체여과율 평가(GFR < 15mL/min/1.73m^{2}이면 말기신부전으로 정의), 전신적인 임상 증상이 동반된다.

표 3-13-1. 요독증 증상

전신증상	피로, 권태감, 빈혈증상
중추신경	두통, 집중력저하, 무력감, 졸림, 불면, 정신장애
신경, 근육	연축, 경련, 말초신경장애, 복시, 시력저하
소화기	오심 · 구토, 복통, 설사, 변비, 식욕부진, 입냄새
순환기	고혈압, 망막증, 심부전, 심장막염
호흡기	폐부종, 요독증성폐렴, Kussmaul 호흡, 호흡곤란
조혈기	빈혈, 용혈, 출혈증상
피부	색소침착, 가려움증, 출혈반점
뼈	뼈통증, 골연화증, 발육지연, 이소성석회화 등

다. 사구체 질환

- 신증후군: 심한 단백뇨(3.5g/day), 저알부민혈증(혈청 알부민 3.0g/dL), 전신부종, 고지혈증(혈청 총콜레스테롤 250mg/dL)을 특징으로 하는 임상 증후군으로 특정한 단일 질환을 의미하는 것이 아니라 여러 원인에 의해 발생하는 병태이다.
- 원인 질환을 예로 들면, 소아에서 흔한 원인(미세변화병), 성인에서 흔한 원인(막성 신증)이 있다.

1) 사구체신염: 사구체를 중심으로 발생하는 염증성 또는 면역 매개성 질환군으로, 급성과 만성으로 구분되며 주로 면역반응, 감염 후 반응, 자가면역 질환 등이 원인이다.

가) 급성 사구체신염

① 주로 소아와 청소년에게서 흔히 발생하며 혈뇨, 핍뇨, 부종, 고혈압 등의 증상을 보이며 단백뇨는 동반될 수 있으나 신증후군에서 보이는 심한 단백뇨(≥ 3.5g/day)는 일반적으로 나타나지 않는다.

② 대부분 ß-용혈성 연쇄구균 감염으로 발생하고 발병 1~2주 전 상기도 감염, 피부 감염과 같은 감염 병력이 동반된다. 감염 이후 생성된 면역복합체가 사구체에 침착되고 이를 통해 염증 반응이 유발되는 면역 매개성 자가면역 반응이 주요 기전이다.

나) 미세변화 신증후군

① 성인에서 가장 흔한 원발성 신증후군의 원인으로, 사구체의 모세혈관벽에 면역복합체가 침착되면서 기저막이 두꺼워진다. 전자현미경 검사에서는 특징적으로 스파이크 형성이 관찰되고 이러한 형태학적 특징 때문에 막신장병증이라고도 한다.

다) IgA 신병증

① 가장 흔한 일차성 사구체신염의 원인으로 면역글로불린 A(IgA)가 사구체에 침착하여 염증 반응을 유발하고 질병이 만성적으로 진행하면 만성 사구체신염으로 발전할 수 있다.

② 현미경적 혈뇨가 가장 흔한 증상이며 일부 환자에게서는 육안적 혈뇨도 나타난다.

③ 조직학적으로 사구체사이질 증식성 사구체신염 소견을 보이며 면역형광검사에서 사구체 사이질에 IgA 침착이 특징적으로 관찰된다.

라) 특발초승달사구체신염

① 가장 예후가 불량한 사구체신염 중 하나로 발병 후 수주에서 수개월 내에 급격한 신부전이 발생하고 임상적으로 급속 진행성 사구체신염(RPGN)이라고 하고 치료하지 않으면 말기신부전(ESRD)으로 진행할 수 있다.

② 사구체 주위 보우만주머니(Bowman's capsule) 내에 초승달(crescent) 형성이 특징적이며 초승달 형성은 중증 염증 반응 및 섬유화로 인해 발생하며 조직 손상이 심해 예후가 나쁘며 면역형광검사 및 전자현미경 검사를 통해 원인에 따라 세부 유형이 구분된다.

라. 요로감염증

- 가장 흔한 원인균은 대장균이다.
- 요로감염의 고위험군은 여성(요도가 짧고 항문과의 거리가 가까워 세균이 쉽게 침입할 수 있음), 임신 중, 당뇨병 환자, 척수 손상 환자 및 신경인성 방광 환자, 도뇨관 삽입 환자이다.

1) 신우신염(Pyelonephritis)

가) 세균에 의해 신우 및 신장에 감염으로 대부분 하부 요로(특히 방광)를 통해 상행성으로 신장에 침범하고 드물게 혈행성 경로를 통한 감염도 발생할 수 있다.

나) 소아, 성인 여성, 노인에서 흔히 발생하며 특히 성인 여성에서 발병 빈도가 더 높으며 임신 중 호르몬 변화와 요로의 해부학적 변화로 인해 발병 위험이 증가한다.

다) 주요 증상은 발열과 통증이며 갈비척추각 부위에서 심한 통증이 나타날 수 있다. 또한 오한, 오심, 구토가 동반될 수 있으며 소변이 혼탁해지고 혈뇨, 빈뇨, 배뇨통이 나타날 수 있다.

라) 원인균: 가장 흔한 원인균은 대장균이며 그 외 프로테우스, 클렙시엘라, 엔테로박터, 장구균 등이 원인이 될 수 있다.

① 급성 신우신염: 갑작스러운 발열, 오한, 요통, 빈뇨, 고름뇨가 특징적이고 심한 경우 패혈증으로 진행할 수 있으며 혈액검사에서 다수의 중성구 증가가 관찰된다.

② 만성 신우신염: 신장에 만성적인 염증이 지속되어 신장 실질이 위축되고 흉터(섬유화)가 형성된다. 주로 장기간에 걸친 요로 폐쇄, 요로 감염의 반복 선천적 신장 기형 등과 관련이 있다. 심할 경우 만성 신

　　부전으로 진행할 수 있으며 말기 신부전으로 이어질 수도 있다.

마. 요로폐쇄

1) 수신증(Hydronephrosis)
　가) 요로 일부가 막히거나 좁아지는 경우(요로 폐쇄) 막힌 부위 상부의 요로 내압이 증가하여 신우와 신배가 확장된다. 이 상태가 장기간 지속되면 신장 실질이 압박을 받아 위축되고 심할 경우 신장 기능이 저하될 수 있다.
　나) 종종 요로 감염(신우신염 등)이 동반될 수 있으며 이를 방치할 경우 신장 기능 손상이 진행될 수 있다.

2) 요로결석증(Urolithiasis)
　가) 소변 내에 포함된 무기질 및 유기물 성분이 과포화 상태가 되면서 결정화되고 결국 결석이 형성되는 질환이다. 결석은 신장에서 생성되며 요관, 방광, 요도 등 요로계 어느 부위에서도 발견될 수 있다.
　나) 비교적 흔한 질환이며 남성이 여성보다 더 많이 발생하고 주로 30~50세 사이에 발병률이 높다. 재발이 흔하며 식습관과 수분 섭취량, 유전적 요인 등이 발병에 영향을 미친다.
　다) 증상: 빈뇨, 잔뇨감, 혈뇨, 오심, 구토, 격렬한 옆구리 통증(신산통, renal colic) 등이 나타날 수 있다. 작은 결석은 자연 배출될 수 있으나 큰 결석은 요로 폐쇄를 유발하여 출혈(혈뇨) 및 극심한 통증을 동반할 수 있고 심할 경우 수신증이나 신우신염의 원인이 될 수 있다.
　라) 대부분의 결석은 칼슘(특히 칼슘 옥살레이트 또는 칼슘 인산염)으로 구성되어 있으며 단순 복부X선 촬영에서 관찰될 수 있다. 그러나 요산 결석이나 시스틴 결석은 X-선에 잘 보이지 않으므로 초음파검사 또는 비조영 CT 등 추가 영상검사가 필요할 수 있다. 특히 요관결석은 가장 심한 통증을 유발하는 부위이며 요관-방광 이행부에서 통증이 심하게 나타나는 경우가 많다.

바. 신세포 암종과 윌름종양

　　신세포 암종은 성인에서 발생하는 가장 흔한 신장 악성 종양이며 윌름종양은 소아에서 가장 흔한 신장 악성 종양으로, 주로 3~4세 이하에서 발생한다.

1) 신세포 암종(Renal cell carcinoma)
　가) 과거에는 그라비츠 종양으로 불렸으며 신장의 세뇨관 상피세포에서 기원하는 악성 종양이다.
　나) 주로 50세 이후 남성에서 호발하며 흡연, 비만, 고혈압, 만성 신부전 및 투석 치료 이력이 주요 위험 요인이고 신장 종양의 약 70~80%를 차지한다.
　다) 종양의 크기는 수 cm에서 성인 주먹 크기 이상까지 다양하며 암세포에 지방 성분을 포함되어 있어 절단면이 황색을 띠는 것이 특징이다.
　라) 임상 증상: 초기에는 대부분 무증상이고 진행 시 혈뇨, 옆구리 통증, 촉진할 수 있는 복부 종괴가 나타날 수 있으며 드물게 부종양 증후군(고칼슘혈증, 고혈압, 다혈구증 등을 동반할 수 있다.
　마) 혈행성 전이를 잘 일으키며 주요 전이 부위는 폐, 뼈, 간, 뇌, 림프절 등이고 폐 전이가 흔하며 다발성 폐결절로 발견될 수 있다.

2) 윌름종양(Wilm's tumor)

가) 태생기의 미숙한 신장 조직에서 발생하는 악성 종양으로, 주로 6세 이하의 소아에서 발생하며 평균 발병 연령은 3~4세이다. 일부 환자는 WT1, WT2 유전자 돌연변이와 연관이 있다.

나) 소아에서 가장 흔한 신장 악성 종양으로, 종양 크기가 매우 크게 자라 복부의 상당 부분을 차지하는 경우도 드물지 않다.

다) 과거에는 예후가 나쁜 종양으로 인식되었으나 현재는 수술과 항암화학요법, 방사선 치료를 병행하면서 생존율이 크게 향상되었다. 조기 발견 시 예후가 매우 양호하며 5년 생존율이 90% 이상에 이른다.

라) 주로 폐, 간, 림프절로 전이되며 드물게 뇌와 뼈로도 전이 될 수 있고 폐 전이가 가장 흔하다.

사. 방광염 및 방광암

1) 방광염(Cystitis)

가) 방광의 감염성 또는 비감염성 염증으로 요도가 짧은 여성에서 특히 흔하게 발생한다.

나) 대부분 대장균에 의한 상행성 감염이 원인이지만, 클렙시엘라, 프로테우스, 장구균 등도 원인이 될 수 있다. 진균(예: 칸디다)이나 원충(예: 질트리코모나스)에 의한 감염도 가능하며 면역 저하 환자에게서 잘 발생할 수 있다. 요로결석, 장기간의 도뇨관 삽입, 당뇨병, 폐경 등도 방광염 발생 위험을 증가시키는 요인이다.

다) 주요 증상은 배뇨 관련 증상(빈뇨, 배뇨통, 잔뇨감), 소변 이상(혼탁뇨, 악취를 동반한 소변, 혈뇨), 일반적으로 발열은 동반되지 않으며 발열이 있다면 신우신염 가능성을 고려해야 한다.

2) 방광암

가) 방광을 포함한 요로에서 발생하는 암 대부분은 요로상피세포암종이다.

나) 남성이 여성보다 발생률이 높으며 주로 50~70대에서 호발한다.

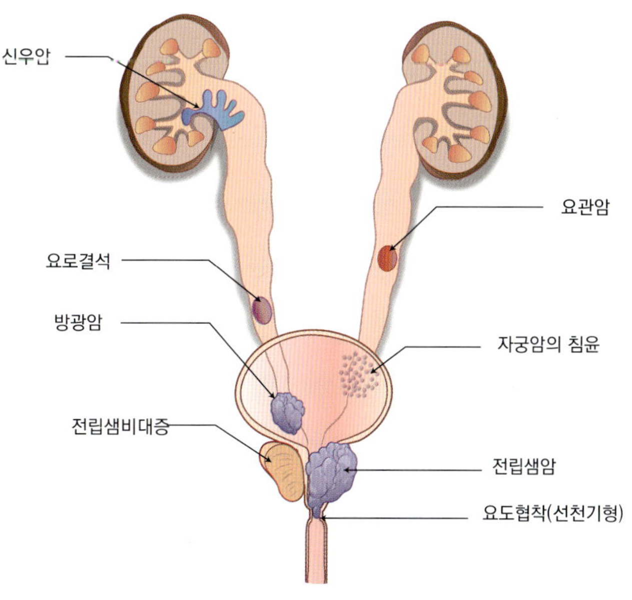

그림 3-13-1 요로 폐쇄의 원인

다) 여러 가지 직업적 화학물질이 암 발생과 관련이 있으며 대표적인 위험 요인으로는 아닐린 색소, 벤지딘, 페닐아민과 같은 방향족 아민류, 고농도 발암물질에 노출되는 직업군이 포함된다. 흡연도 주요 위험 요인 중 하나이다.

라) 증상: 무통성 혈뇨(가장 흔한 증상), 배뇨곤란, 빈뇨, 배뇨통이 나타날 수 있다. 종양이 진행될 경우 요로 폐색으로 인한 수신증 및 신우신염 발생 가능하다.

마) 방광암의 조직학적 분류와 악성도는 다양하고 일부는 비교적 저등급으로, 상대적으로 양성에 가까운 경과를 보이기도 한다. 그러나 고등급 및 근육층 침윤성 방광암(MIBC)의 경우 방광 벽 깊숙이 침윤하거나 원격 전이를 일으킬 수 있어 예후가 나쁘다. 따라서 정확한 진단을 위해 방광경 검사, 조직 생검, 병리학적 검사가 필수적이다.

14 생식 계통

1. 남성 생식기 질환

가. 포경(Phimosis)

1) 포피(음경 귀두를 덮는 피부)의 개구부가 좁아 귀두가 노출되지 않는 상태이다.
2) 선천적 요인(비정상적 발육) 또는 반복적인 귀두포피염 등 만성 염증으로 인해 발생할 수 있다.
3) 포피 내 분비물이 축적되어 악취가 날 수 있으며 귀두포피염의 발생 위험이 증가한다.
4) 발기 시 포피가 귀두를 압박하면 정맥 순환 장애로 인해 부종 및 통증이 유발될 수 있으며 심한 경우 포피가 귀두 뒤로 완전히 젖혀지지 않은 상태에서 원상태로 돌아가지 않는 감금포경이 발생할 수 있다.

나. 고환염(Orchitis) 및 부고환염(Epididymitis)

1) 주로 요도 감염과 관련이 있으며 부고환염의 주요 원인균으로는 임균, 대장균, 녹농균, 클라미디아 등이 있다. 고환염은 바이러스 감염과도 관련이 있으며 특히 볼거리 환자의 약 20~30%에서 발생할 수 있다. 볼거리 바이러스에 의한 고환염은 사춘기 이후 남성에서 더 흔하게 발생하며 드물게 불임을 유발할 수 있다.
2) 주요 증상: 부종, 발적, 통증, 압통, 울혈 및 화농성 염증, 심한 경우 정액 생성에 영향을 미쳐 남성 불임을 유발할 수 있다. 부고환염은 대부분 한쪽 고환에서 발생하며 고환염 없이 단독으로 발생하는 경우도 있다.

다. 양성 전립샘비대(Benign prostatic hypertrophy, BPH)

1) 전립샘의 샘 조직과 이를 둘러싸는 섬유근성 기질이 결절성으로 증식하면서 전립샘이 점진적으로 비대해지는

질환이다.

2) 대부분의 남성에서 나이가 들면서 전립샘 크기가 증가하며 40대 남성의 약 20%, 60대 남성의 약 70%에서 발생한다. 전립샘 비대가 진행하면 요도를 압박하여 배뇨장애(빈뇨, 야간뇨, 배뇨 지연, 잔뇨감, 요로폐쇄)를 유발할 수 있고 합병증으로 방광벽 비후, 방광염, 수신증, 신부전과 같은 문제가 발생할 수 있다. 그러나 임상적으로 의미 있는 증상이 나타나는 경우는 전체 환자의 약 5~10% 정도로 알려져 있다.

3) 전립샘은 직장 앞쪽에 위치하므로 직장 손가락검사(DRE)를 통해 촉진할 수 있다.

라. 전립샘암(Prostate cancer)

1) 대부분의 전립샘암은 샘암종이며 주로 전립샘의 주변에서 발생한다.

2) 최근 발생률이 증가하는 추세이며 주로 50대 이상 남성에서 많이 발생한다.

3) 진단: 직장 손가락검사, 초음파 검사, 혈중 PSA(전립샘 특이적 항원) 측정을 통해 의심할 수 있고 전립샘 조직을 바늘생검(core needle biopsy)으로 채취하여 확진한다.

4) 전립샘암은 대부분 안드로겐 의존적 성장 특성을 가지므로 내분비 요법(ADT)이 치료에 효과적이다.

5) 뼈 전이 빈도가 가장 높은 악성 종양 중 하나이며 다발성 뼈 전이나 병적 골절을 통해 진단되는 경우가 많다. 전립샘암의 뼈 전이는 주로 골모세포(osteoblastic) 전이를 일으켜 매우 단단한 병소를 형성하는 특징이 있다.

6) 임상적으로 무증상 상태로 존재하는 경우가 많으며 전립샘비대증(BPH) 수술 중 우연히 발견되는 우발암(incidental cancer)이나 사망 후 병리 해부에서 처음 발견되는 잠재암(latent cancer)의 비율이 높다.

2. 여성 생식기 질환

가. 질염(Vaginitis)

1) 질과 외음부에서 발생하는 다양한 세균, 바이러스, 곰팡이(진균) 감염이 질염을 유발할 수 있다.

2) 주요 원인균과 병원체: 세균성 질염(가드넬라균), 진균성 질염(칸디다 감염), 원충성 질염(트리코모나스), 바이러스성 질염(음부 헤르페스) 등이 있다.

나. 골반염증질환(Pelvic inflammatory disease, PID)

1) 질과 자궁경부를 통해 세균이 상행성으로 감염되어 자궁, 난관, 난소 및 복강 내 장기에 염증을 일으키는 감염성 질환이다.

2) 주요 원인: 성 매개 감염균(임균, 클라미디아), 기타 세균(혐기성 세균, 마이코플라스마 제니탈리움, 유레아플라스마 우레알리티쿰), 비성매개 감염[산후 감염, 자궁내막염, 자궁경부 확대 및 소파술, 자궁 내 장치(IUD) 삽입 후 감염] 등이 있다.

3) 증상: 골반통 및 아랫배 통증(복통을 동반할 수 있음), 악취 나는 질 분비물 및 질 분비물 증가, 고열 및 전신 증상(오한, 피로감 등), 성교통(dyspareunia), 배뇨 시 통증(dysuria), 월경 이상 등이 발생할 수 있다.

4) 합병증: 복막염 및 간 주위염, 골반 장기 유착으로 인한 장폐쇄, 난관 폐쇄로 인한 불임 및 자궁외임신 위험 증가, 패혈증이 발생할 수 있다.

다. 자궁경부암(Cervical cancer)

1) 자궁의 입구인 자궁경부 부위, 특히 편평상피와 원주상피가 만나는 이행부(목관이행부)에서 발생하는 악성 종양으로, 조직학적으로 편평상피암이 가장 흔하다.
2) 주로 40~50대의 중년 여성에서 많이 발생하며 자궁암의 60~80%를 차지한다.
3) 자궁경부암의 주요 원인은 사람유두종바이러스(HPV) 감염이다. HPV는 주로 성적 접촉을 통해 전파되며 고위험군 HPV의 지속 감염이 자궁경부암의 주요 발병 요인이다. 고위험군 HPV 유형으로 16, 18, 31, 33, 45, 52, 58형 등이 있으며 특히 HPV 16형과 18형이 전체 자궁경부암의 약 70%를 차지한다.
4) 자궁경부 상피에 이형성(형성이상)이 발생하면서 시작되며 점차 상피내암종으로 진행될 수 있다. 이후 침윤이 발생하면 미세 침윤성 자궁경부암으로 발전할 수 있으며 침윤 정도에 따라 예후가 달라진다. 미세침윤암의 경우 5년 생존율이 90% 이상으로 비교적 좋은 편이나 암이 골반벽이나 림프절, 다른 장기에 전이하면 5년 생존율이 50% 이하로 감소한다.
5) 임상적 진단: 초기 진단은 세포진 검사(파파니콜라우 검사) 또는 액상세포검사로 시행한다. 비정상 세포가 발견되면 자궁경부 조직검사(생검)로 확진하며 추가로 HPV 검사를 통해 고위험군 HPV 감염 여부를 평가할 수 있다.
6) 초기에는 대부분 자각 증상이 거의 없으므로 조기 발견이 어려운 경우가 많다. 그러나 정기적인 자궁경부암 검진(세포진 검사와 HPV 검사)을 통해 조기 발견이 가능하며 조기에 치료하면 예후가 좋다.
7) 초기 병변(CIS 또는 초기 침윤암)의 경우 원추 절제술 또는 자궁경부 절제술(LEEP)을 시행할 수 있고 진행된 경우에는 원칙적으로 방사선 치료와 수술을 병행하며 상황에 따라 항암화학요법을 추가할 수 있다.

라. 자궁몸통암종(Corpus carcinoma)

1) 자궁몸통암종(자궁체암)은 주로 50대 이상의 폐경 후 여성에게서 발생하는 자궁내막 기원의 악성 종양으로 가장 흔한 증상은 비정상 자궁출혈이다. 조기 발견이 비교적 용이하며 특히 폐경 후 출혈을 경험한 여성에서 진단되는 경우가 많다.
2) 조직학적으로는 대부분 샘암종이며 그중에서도 자궁내막모양샘암종이 가장 흔하다. 이외에도 장액암종, 투명세포암종, 미분화암종 등이 있으며 이들은 상대적으로 예후가 나쁜 유형들이다.

마. 자궁내막증식증(Endometrial hyperplasia)

1) 자궁내막증식증은 자궁내막이 비정상적으로 과다하게 증식하는 상태로, 주로 에스트로겐의 과다 자극으로 발생한다.
2) 비정상 자궁출혈의 원인 중 하나이며 특히 폐경기 이후 여성에서 흔히 발생한다.
3) 주된 원인은 지속적인 에스트로겐 자극과 프로게스테론 결핍이며 다낭성 난소 증후군(PCOS), 에스트로겐 분

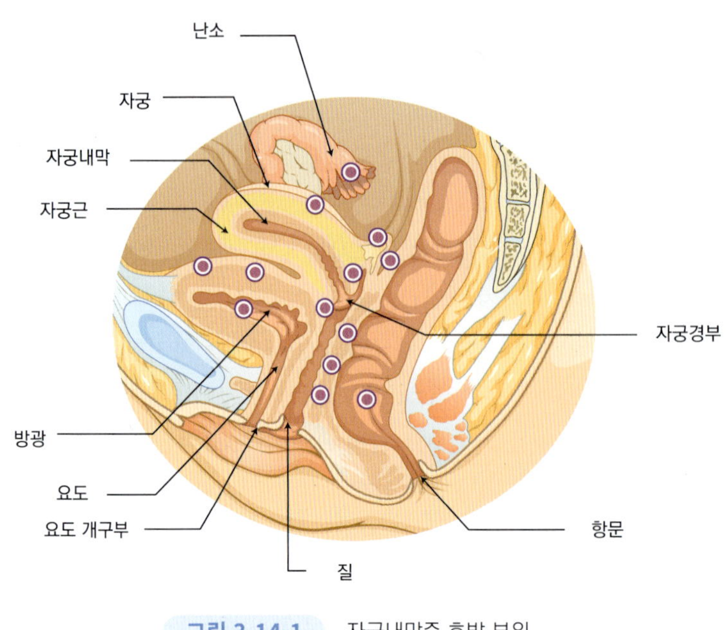

그림 3-14-1　자궁내막증 호발 부위

비 종양(예: 난소 과립막세포종), 비만, 외인성 에스트로젠 투여(호르몬 치료)와 같은 상황에서 흔히 발생한다.

4) 일반적인 자궁내막증식증은 자궁내막암으로 진행될 가능성이 낮지만, 비정형 자궁내막증식증은 자궁내막암(특히 자궁내막 샘암종)으로 발전할 위험이 있다.

바. 자궁내막증(Endometriosis)

1) 자궁내막증은 자궁내막 조직이 정상적으로 존재해야 하는 자궁안 이외의 부위에서 자라는 상태로 만성 염증성 질환의 특성을 가진다.

2) 호발 부위:

　　가) 주로 골반안 장기 및 조직에 발생: 난소, 자궁 외부 표면, 골반 내 복막, 자궁엉치인대, 나팔관, 방광, 직장과 자궁 사이 공간에서 발생한다.

　　나) 비골반 부위(드물게 발생): 장(소장, 대장, 충수), 방광, 폐, 가로막, 피부(제왕절개 흉터 부위), 드물게 팔, 허벅지 등에서 발생한다.

3) 주요 증상: 주기적인 골반통 및 생리통(통증은 월경 전후 및 월경 중에 악화함), 과다월경 및 주기적인 질 출혈(점 출혈), 성교통, 배변통 및 배뇨통, 만성 골반통 및 허리 통증, 불임(자궁내막증 환자의 약 30~50%)에서 불임이 동반된다.

사. 자궁근종(Uterine leiomyoma)

1) 자궁근종은 병리학적으로 자궁 평활근에서 기원하는 경계가 명확한 둥근 모양의 양성 종양이다. 이는 여성 생식기에서 가장 흔한 양성 종양으로, 주로 자궁 몸통에서 발생하지만, 드물게 자궁경부에서도 발생할 수 있다.

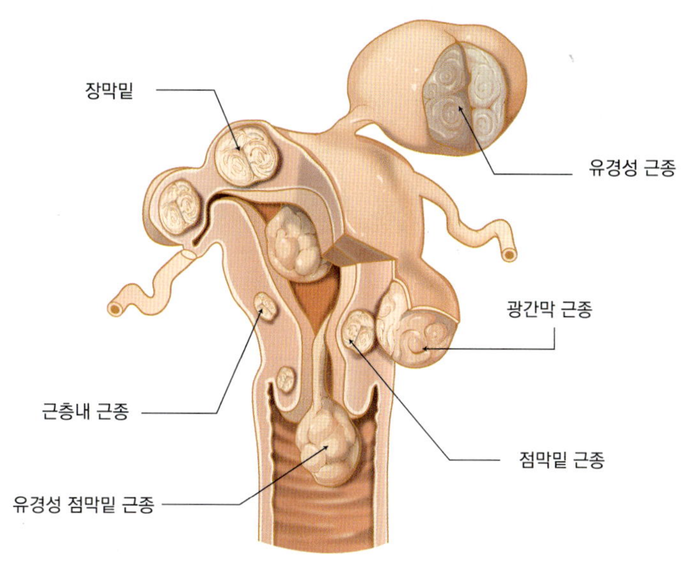

그림 3-14-2 자궁근종 호발 부위

2) 전체 가임기 여성의 약 20~50%에서 발견되며 주로 30~40대 여성에게서 흔하고 초음파 검사를 통해 무증상 근종이 우연히 발견되는 경우도 많다.

3) 임상 증상은 대부분 증상이 없는 경우가 많지만, 과다월경(월경과다), 빈혈, 골반통, 복부의 덩어리 촉지, 배변 장애, 빈뇨 등 주변 장기 압박에 의한 증상이 나타날 수 있다. 배변 장애, 빈뇨 등의 압박 증상이 동반될 수 있다.

4) 자궁근종은 에스트로젠과 프로게스테론의 영향을 받아 성장할 수 있으며 임신 중에는 크기가 커질 수 있고 폐경 이후에는 크기가 감소하는 경향이 있다. 그러나 일부 근종은 폐경 후에도 크기가 줄어들지 않을 수 있다. 악성 변성(자궁육종)으로의 진행 확률은 매우 낮지만, 감별이 필요하다.

5) 자궁근종의 유형

   가) 장막하 근종: 자궁 바깥쪽으로 자라나는 근종으로 월경에 미치는 영향은 적으나 크기가 커지면 주변 장기를 압박하여 빈뇨, 배변 장애, 골반 압박감 등의 증상을 유발할 수 있다.

   나) 근층내 근종: 가장 흔한 형태로, 자궁근층 내에서 성장하고 근종의 크기와 위치에 따라 월경과다, 생리통을 유발할 수 있으며, 큰 근종의 경우 하복부 불쾌감을 유발할 수 있다.

   다) 점막하 근종: 자궁 내막 방향으로 자라는 근종으로 자궁 내강으로 돌출되며 월경과다와 심한 생리통을 유발할 수 있으며 작은 근종이라도 출혈을 증가시키는 경우가 많아 비교적 증상이 뚜렷한 편이다.

아. 융모막암종(Choriocarcinoma)

1) 융모막암종은 주로 포상기태, 유산, 자궁외임신, 정상 분만 등의 임신 관련 병력 이후 발생하는 고도의 악성 종양이다.

   가) 광범위한 출혈과 괴사가 특징적이고 초기부터 혈행성 전이를 잘 일으키며 주로 폐, 간, 뇌 등으로 빠르게 전이될 수 있다.

   나) 혈액과 소변에서 사람 융모성 성선자극호르몬(hCG) 농도가 비정상적으로 증가하므로 진단, 치료 반응 평

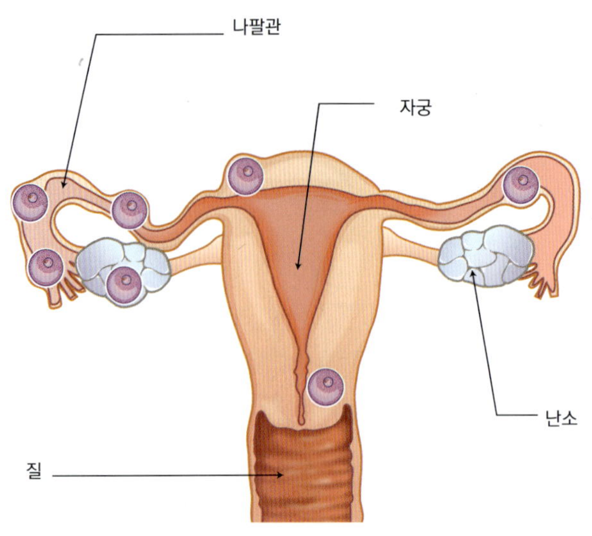

그림 3-14-3 자궁외 임신 호발 부위

가 및 추적 관찰 시 hCG 수치가 주요 지표로 활용된다.

자. 자궁외임신(Ectopic pregnancy)

1) 자궁외임신은 수정란이 정상적인 자궁내막이 아닌 자궁강 외부에 착상하는 비정상적인 임신을 의미한다.
2) 착상 위치는 대부분 난관(약 90~95%)에서 발생하는 난관임신이며 드물게 난소, 복막, 자궁경관 또는 자궁의 제왕절개 흉터 부위에도 착상할 수 있다.
3) 산부인과에서 가장 흔한 응급 질환 중 하나이며 주로 난관염, 골반염, 이전 자궁외임신 병력, 난관수술, 불임 치료와 같은 위험 요인과 관련이 있다.
4) 초기 증상으로는 하복부 통증과 비정상적 질 출혈(평소 생리와 다른 양상)이 나타날 수 있다. 착상된 수정란이 성장하면서 난관 파열이 발생하면 심한 복통, 급성 혈복강, 실신 및 저혈압성 쇼크로 진행될 수 있다.

차. 난소종양(Ovarian tumor)

1) 난소는 조직학적으로 다양한 세포 유형을 포함하고 있어 여러 종류의 종양이 발생할 수 있다. 병리학적으로 난소종양은 표층 상피성 종양(70%), 성끈버팀질 종양(10%), 생식세포종양(20%), 기타 종양으로 분류된다.
2) 난소에서 발생하는 종양 대부분은 양성 종양이다.
   가) 표층 상피성 종양: 점액성 낭포성 종양은 점액 성분을 포함한 낭종으로 종양 내용물이 복강 내로 유출되면 복막거짓점액종을 유발할 수 있다. 장액성 낭포성 종양은 장액 성분을 포함한 낭종으로 난소암의 주요 원인이 되는 종양 유형 중 하나이다.
   나) 성끈버팀질 종양: 과립막세포종은 에스트로젠을 분비할 수 있어 자궁내막증식증, 월경 이상, 사춘기 조기 발현 등의 증상을 유발할 수 있다. 난포막세포종: 에스트로젠을 생성하며 주로 폐경 이후 여성에서 발생한다. 섬유종은 양성 종양으로 복수와 가슴막삼출액이 동반될 경우 Meigs 증후군으로 불린다.

다) 생식세포 종양: 성숙 낭포성 기형종은 젊은 여성에서 가장 흔한 난소종양으로 피부, 모발, 지방 등 다양한 조직을 포함할 수 있다. 미성숙 기형종은 드문 악성 생식세포 종양으로 빠르게 성장하는 특성을 가진다.

라) 악성 생식세포 종양: 미분화 배세포 종은 젊은 여성에서 흔히 발생하며 방사선 치료에 민감하다. 난황낭종양: 혈중 알파태아단백 수치가 상승하는 특징을 가진다. 배아성 암종은 드물지만 매우 공격적인 성질을 가진다.

마) 크루켄베르그 종양: 주로 위암에서 유래한 반지 모양 세포암이 난소로 전이된 형태이다. 양측 난소를 침범하는 경우가 많으며 난소는 단단하고 점액성 성분을 포함하는 충실성 종괴를 형성한다.

3. 유방

가. 유방염(Mastitis)

1) 유방염은 주로 출산 후 수유를 시작한 첫 2~4주 사이에 발생하며 수유 여성의 약 2~10%에서 발생할 수 있다.

2) 주된 원인은 유두의 건조, 균열, 유두염 등으로 인한 작은 상처를 통해 균이 유선을 따라 침입하면서 발생하며 황색포도알균, 사슬알균, 대장균 등이 흔한 원인균이다.

3) 초기 증상으로는 오한과 발열(38.5°C 이상)이 나타날 수 있으며 유방이 붉게 변하고 부종과 통증이 동반된다. 촉진 시 압통이 있는 덩어리가 만져질 수 있으며 염증이 심해지면 유방 농양으로 진행할 수도 있다.

나. 섬유샘종(Fibroadenoma)

1) 섬유샘종은 20~30대 여성의 유방에서 가장 흔히 발생하는 양성 종양으로 보통 크기가 3cm 이하이고 경계가 명확하고 잘 움직이며 탄성이 있는 단단한 구형의 종괴로 촉진된다.

2) 병리학적으로 섬유조직과 샘 조직의 증식으로 형성되는 양성 종양이며 피막으로 둘러싸여 있다.

3) 악성화 가능성은 매우 낮지만, 일부 거대 섬유샘종이나 엽상종양과의 감별이 필요할 수 있다.

다. 유방병증(Mastopathy)

1) 유방병증은 비염증성, 비종양성 증식 질환으로, 주로 30-50대 여성, 특히 가임기와 폐경 전 여성에서 흔히 나타난다. 경계가 불분명한 덩어리가 촉진되며 월경 전 유방통이 동반되는 경우가 많다. 호르몬 의존성을 보이며 주된 원인은 에스트로젠과 프로게스테론의 불균형으로 인한 유방 조직의 과민반응과 증식 때문이다.

2) 병리학적으로 섬유화, 낭포 형성, 아포크린 화생, 샘 증식, 유두 종증과 같은 다양한 조직 변화가 혼재하는 것이 특징이다. 대부분 양성 경과를 보이며 직접적인 악성화 가능성은 낮지만, 일부 증식성 병변, 특히 비정형 증식이 있는 경우 유방암의 위험도가 증가할 수 있다.

라. 유방암(Breast cancer)

1) 유방암은 최근 증가하는 악성 종양 중 하나로, 주로 40대 이상 여성에서 많이 발생한다. 특히 유방의 바깥쪽 상

부 사분면에서 가장 흔하게 발생하며 겨드랑이 림프절, 폐, 뇌, 간, 뼈 등으로 원격 전이가 잘 일어날 수 있다.

2) 위험 요인: 유방암 가족력, 조기 초경(13세 이전), 지연된 폐경(51세 이후) 5년 이상 에스트로젠 대치요법, 출산 경험이 없으면 또는 30세 이후 첫 임신, 폐경 후 비만, 과체중, 과도한 알코올 섭취, 방사선 노출, 고지방 식이 등 이다.

3) 임상증상: 유방이나 겨드랑이에서 단단한 종괴가 만져지고(통증이 없는 경우가 많음), 유두 분비물, 유두 함몰, 유방 피부의 발적, 부종, 염증성 변화, 진행되면 피부가 오렌지 껍질처럼 변형되는 오렌지 껍질 징후가 나타날 수 있다.

4) 진단: 유방촬영술, 초음파, 유방 MRI, 조직 생검을 통한 확진, 종양 표지자로 CA 15-3, CEA 등이 있으나 조기 진단보다는 주로 치료 반응 및 경과 관찰에 활용된다.

5) 대부분 샘암종이며 암세포의 기원에 따라 관암종과 소엽암으로 구분된다. 침윤성과 비침윤성으로 구분되며 대부분 침윤성이며 전이 가능성이 높다.

6) 치료는 수술(유방 절제술, 유방 보존술), 호르몬 요법, 항암화학요법, 방사선 치료, HER2 양성 유방암의 경우 항-HER2 표적 치료를 시행한다.

7) 감시림프절 생검: 유방암은 주로 림프 경로를 따라 겨드랑이 림프절로 전이되므로 최초로 전이되는 감시림프 절을 확인한다. 감시 림프절에 전이가 없는 경우 광범위한 림프절 절제를 피할 수 있어 수술 후 팔의 운동장애, 림프부종 등의 합병증을 줄이는 데 도움이 된다.

마. 유방 파제트병(Paget's disease of the breast)

유방 파제트병은 유선 내에 종괴를 형성하지 않고 유두 및 부위에 미란과 피부 변화가 발생하는 것이 특징인 질환이다. 암세포가 표피 내로 침범하여 증식하며 유두 습진과 비슷한 병변을 보이므로 임상적으로 습진성 피부염 및 염증성 피부 질환과의 감별이 필요하다.

15

내분비 계통

1. 뇌하수체 질환

뇌하수체는 내분비샘의 상위 중추로 뇌하수체에서 분비되는 다양한 호르몬은 갑상샘, 부신, 생식샘 등 다른 내분비샘의 기능을 조절한다.

가. 뇌하수체항진증

1) 주로 뇌하수체샘종에 의해 발생하며 과다 분비된 호르몬의 종류에 따라 다양한 증상을 유발한다.
2) 뇌하수체샘종: 대부분 단일 종류의 호르몬을 분비하는 세포로 구성되며 가장 흔한 유형은 프로락틴, 성장호르몬을 분비하는 종양이다. 종양이 커지면 안장 상부로 확장되면서 시각신경을 압박하여 양측두반맹을 초래할 수 있다.
    가) 성장호르몬(GH) 분비 과다: 성장기 소아에서 GH 과다 → 거인증, 성인에서 GH 과다 → 말단비대증은 손, 발, 얼굴 등의 말단 부위가 비대해지고 관절통, 대사 이상을 동반할 수 있다.
    나) 부신피질자극호르몬(ACTH) 과다 분비: 뇌하수체샘종에서 ACTH를 지속적으로 과다 분비하는 경우를 쿠싱병이라 한다. ACTH 과다로 인해 부신피질 증식, 코르티솔 분비가 증가하면 쿠싱증후군을 유발하고 주요 증상으로는 중심성 비만, 월상안, 고혈압, 근위근 약화, 골다공증, 당뇨 등이 나타날 수 있다.
    다) 프로락틴 과다 분비: 프로락틴 분비 샘종은 가장 흔한 뇌하수체샘종으로 여성에서 더 흔하다.

나. 뇌하수체저하증

1) 뇌하수체 기능저하증은 일반적으로 뇌하수체 실질세포의 75% 이상 손실이 발생해야 임상적으로 다양한 호르

몬 결핍 증상이 나타난다.

2) 뇌하수체 전엽의 기능이 저하되면 갑상샘저하증, 생식샘저하증, 뇌하수체 왜소증과 같은 질환이 나타날 수 있다.

3) 뇌하수체후엽 증후군

　가) 요붕증: 뇌하수체 후엽에서 분비되는 항이뇨호르몬의 결핍으로 인해 발생한다. 주요 특징으로는 하루 5L 이상의 다뇨, 심한 갈증이 특징적이며 혈중 삼투질 농도 증가, 소변 농도 저하가 관찰된다.

4) 시몬드 병: 순환장애, 종양, 염증 등으로 인해 뇌하수체 전엽의 광범위한 괴사가 발생하여 뇌하수체 기능이 전반적으로 저하되는 질환이다. 심한 체중 감소, 피로, 무월경, 성욕 감퇴, 심한 경우 악액질 동반 등의 증상이 나타날 수 있다.

5) 쉬한증후군: 출산 후 과다 출혈로 인해 뇌하수체로 가는 혈류가 감소하여 발생하는 허혈성 괴사로 뇌하수체 전엽 기능 저하를 유발한다.

2. 갑상샘(Thyroid gland) 질환

가. 갑상샘항진증

1) 그레이브스병(Grave's disease)

　가) 미만성 독성 갑상샘종, 바세도우병 등으로도 불린다.

　나) 대표적인 자가면역성 갑상샘 질환으로 다인자적 요인(면역학적, 유전적, 환경적 요인)이 복합적으로 작용하여 발생한다.

　다) 갑상샘자극호르몬(TSH) 수용체에 대한 자가항체가 생성되고 이 자가항체가 TSH 수용체를 지속적으로 자극하여 갑상샘호르몬 분비가 증가하며 결과적으로 미만성 갑상샘 비대와 과다한 갑상샘호르몬 생산이 발생한다.

　라) 환자 및 가족 구성원에서 제1형 당뇨병, 전신 홍반루푸스, 류마티스 관절염 등과 같은 다른 자가면역질환의 빈도가 높다.

　마) 성별 발생 비율: 남성 : 여성 = 1 : 7~10으로 여성에서 훨씬 흔하다.

　바) 그레이브스병의 3대 소견

　　① 갑상샘 종대: 대칭적인 미만성 갑상샘 비대(35~40 g 정도), 혈류량 증가로 인해 갑상샘 잡음이 들릴 수 있다.

　　② 안구 돌출: 안구 뒤 지방조직 증가 및 외안근 비대로 인해 발생하고 심한 경우 시신경 압박으로 시력 저하 또는 손실이 가능하다.

　　③ 국소 점액성 부종: 주로 정강뼈에 발생하는 비대칭적이고 딱딱한 부종으로 자가면역 반응의 하나로 발생한다.

　사) 임상소견: 대사 항진 증상(체중 감소, 열 감수성 증가, 과다 발한), 심혈관계 증상(빈맥, 두근거림, 심방세동), 신경계 증상(신경과민, 정서 불안정, 미세한 손 떨림), 피부 및 기타 증상(따뜻하고 촉촉한 피부, 안구 돌출, 대칭성 갑상샘 종대)등의 소견이 나타날 수 있다.

아) 호르몬 검사(T3, T4 증가, TSH 감소, TSH 수용체 항체 양성), 기능 검사(방사성 요오드 섭취율 증가, 도플러 초음파에서 갑상샘 혈류 증가 소견) 등으로 진단할 수 있다.

2) 갑상샘 위기(Thyrotoxic crisis, thyroid storm)

가) 갑상샘 위기는 치료되지 않은 심한 갑상샘항진증(그레이브스병 등)이 급성으로 악화해 심한 대사 항진 상태와 전신 기능 장애를 초래하는 내분비계 응급 상황이다. 적절한 치료가 지연될 때 다발성 장기부전 및 사망에 이를 수 있어 즉각적인 치료가 필요하다.

나) 유발 요인

① 그레이브스병 환자가 전처치 없이 갑상샘 절제술을 받을 경우 수술 후 14~16시간 이내 갑상샘 위기가 발생할 수 있다.

② 그레이브스병 환자가 치료받지 않은 상태에서 다른 외과적 수술(출산, 제왕절개 등)을 받을 경우

③ 세균 또는 바이러스 감염(폐렴, 패혈증 등)

④ 급성 신체적 스트레스: 심근경색, 폐색전증, 당뇨병케토산증, 외상 등

⑤ 방사성 요오드 치료 후 급성 악화

⑥ 항갑상샘제 또는 무기옥소 치료의 갑작스러운 중단

⑦ 무기옥소 사용 또는 특정 약물(할로페리돌, 아미오다론 등) 사용

다) 임상 증상: 갑상샘 위기에서는 기존 갑상샘항진증 증상이 선행되며 이후 증상이 급격히 악화한다. 고열은 필수적인 증상으로 때에 따라 체온이 41℃ 이상까지 상승할 수 있다.

① 심장 관계 증상: 빈맥, 부정맥, 출혈 심부전, 저혈압 및 쇼크

② 중추신경계 증상: 흥분, 불안, 진전, 조증, 섬망, 정신병, 혼미, 혼수

③ 소화기계 및 간 증상: 복부 복통, 설사, 구토, 황달, 간비대, 심한 경우 급성 간부전으로 전행 가능

나. 갑상샘저하증

특발성, 수술, 방사선 치료, 자가면역 질환(예: 하시모토 갑상샘염)에 의해 갑상샘 기능이 저하될 수 있나.

1) 점액수종(Myxedema)

가) 점액수종은 성인의 갑상샘저하증을 의미하며 주로 중년 및 고령 여성에서 흔하게 발생한다.

나) 피부 아래 점액 다당류가 축적되어 부종이 발생하며 이러한 부종을 점액수종이라 한다.

다) 임상 증상: 무력감, 기억력 저하 및 집중력 감소, 우울감, 빈혈, 변비, 불규칙한 월경, 체온 감소, 식욕 감퇴, 호흡 및 심박수 감소, 부종, 체중 증가, 피부 건조 및 거칠어짐, 모발이 건조하고 잘 부서짐 등의 증상이 발생한다.

라) 점액수종 혼수(Myxedema coma)

① 갑상샘호르몬의 심각한 부족으로 인해 대사 기능이 극도로 저하된 상태에서 추위 노출, 감염, 약물, 외상 등 대사를 더 저하할 요인이 추가될 경우 발생하는 생명을 위협하는 내분비계 응급 상황이다.

② 적절한 치료가 지연되면 사망률이 매우 높다.

③ 진단을 위해 기저 갑상샘 기능저하증의 병력 또는 증상을 반드시 확인해야 한다.

④ 주요 증상: 중추신경계 억제 증상(전신 권태감, 기면, 의식 저하, 어둔한 말투), 대사 저하 증상(피부 건조, 탈모, 혀 비대, 변비, 추위를 심하게 탐, 부종) 등의 증상이 나타날 수 있다.

⑤ 유발 요인: 저체온(추위 노출, 가장 중요한 유발요인), 감염(특히 폐렴, 요로감염), 약물(특히 진정제, 마취제, 항우울제), 대사성 이상(저혈당, 저나트륨혈증, 빈혈), 심혈관계 이상(심부전, 쇼크) 등이 유발 요인으로 작용한다.

⑥ 특징적 소견: 중증 저체온증(때로 체온 24℃까지 감소), 희석성 저나트륨혈증, 호흡억제 및 고이산화탄소혈증, 저혈압, 서맥, 심한 반사 저하 또는 소실(건반사 소실), 위장관 기능 저하(장폐쇄, 원인 미상의 위장관 출혈 가능성 있음)의 소견을 보인다.

2) 크레틴병(Cretinism)

선천성 갑상샘저하증으로 출생 시부터 갑상샘호르몬의 생성이 부족하거나 결핍된 상태로 조기에 진단 및 치료하지 않으면 신체 및 뇌 발달에 심각한 영향을 미칠 수 있다.

3) 하시모토 병(Hashimoto disease, 만성 림프구성 갑상샘염)

가) 대표적인 장기 특이적 자가면역 질환으로 자가항체(TPO-Ab, Tg-Ab)가 갑상샘을 공격해 만성적인 염증을 유발한다.

나) 중년 여성에서 흔히 발생하며 초기에는 갑상샘이 미만성으로 커지지만, 시간이 지날수록 위축된다. 갑상샘 조직 내 림프구 침윤이 특징적이며 병리학적으로 만성 림프구성 갑상샘염으로 진단한다.

다) 일시적으로 갑상샘항진증(일명 하시모토 독성 갑상샘염)이 나타날 수 있으나 대부분 시간이 지나면서 갑상샘저하증으로 진행된다.

라) 갑상샘저하증의 가장 흔한 원인이며, 특히 TPO 항체(항갑상샘 퍼옥시다제 항체)가 높은 농도로 검출되는 것이 특징적이다.

마) 유전적 요인이 관련되며 다른 제1형 당뇨병, 백반증, 전신 홍반루푸스 등 다른 자가면역질환과 동반될 수 있다.

다. 갑상샘 악성종양

갑상샘암은 다른 부위의 암에 비해 성장 속도가 느리고 예후가 비교적 좋은 편이며 장기 생존율이 높은 경우가 많다.

그러나 일부 유형은 침습적이며 전이가 잘 발생할 수 있다.

1) 소포암종: 갑상샘의 소포상피세포에서 기원하는 암으로, 전체 갑상샘암의 약 10~15%를 차지하고 40세 이상 여성에서 흔히 발생하며 요오드 결핍 지역에서 발생률이 더 높다. 혈행성 전이가 특징적이며 특히 폐, 뼈, 간 등에 전이가 잘 발생한다.

2) 유두암종(Papillary carcinoma)

가) 갑상샘암 중 가장 흔한 형태로 전체 갑상샘암의 약 80~85%를 차지하고 여성에서 많이 발생하며 주로 20~50세 연령대에서 흔히 진단된다. 림프절 전이가 흔하지만, 예후가 매우 좋은 편이며 10년 생존율이 90% 이상이다.

나) 성장이 비교적 느리며 주변 조직을 침범하거나 다발성 결절을 형성할 수 있고 특히 어린 시절의 방사선 노출(방사선 치료 등)이 중요한 위험 요인으로 알려져 있다.

3) 수질암종: 갑상샘의 주변 여포세포에서 유래하는 종양으로 칼시토닌을 과다 분비하고 전체 갑상샘암의 약 3~5%를 차지하며 유전성(25%)과 산발성(75%)으로 발생할 수 있다. 종양 내에 아밀로이드 침착이 특징적으로 나타나며 이는 조직검사에서 콩고레드 염색으로 확인할 수 있다.

3. 부갑상샘 질환

가. 부갑상샘항진증(Hyperparathyroidism)

1) 부갑상샘 과다증식, 샘종, 드물게 암종으로 인해 부갑상샘호르몬(PTH)이 과도하게 분비되는 질환이다. 샘종이 원인인 경우가 전체의 약 80~85%를 차지하며, 이 경우 4개의 부갑상샘 중 1개가 비대해진다. 과다증식이 원인이면(10~15%) 4개의 부갑상샘이 모두 비대해진다. 임상 증상은 병적 골절, 요로결석, 오심, 구토, 변비, 근력 저하, 피로, 고칼슘혈증 등이 있다.

2) 속발성 부갑상샘항진증: 만성 신부전 환자에게서 가장 흔히 발생하며 신장에서 비타민 D 활성화($1,25{\sim}(OH)_2D$)가 저하되어 칼슘 흡수가 감소하고 고인산혈증이 발생하며 이로 인해 부갑상샘호르몬(PTH)이 보상적으로 증가한다.

나. 부갑상샘저하증(Hypoparathyroidism)

1) 속발성(이차성) 부갑상샘저하증: 갑상샘 절제술 중 부갑상샘이 함께 제거되거나 혈류 공급이 차단되어 기능이 저하되는 경우가 가장 흔한 원인이다. 또한 갑상샘암 수술, 부갑상샘 절제술, 두경부 방사선 치료 등 목 부위 수술 이후에도 발생할 수 있다.

2) 저칼슘혈증으로 인한 신경-근육계 증상: 대표적으로 강직성 경련, 쇼보스텍 징후(얼굴 신경을 자극하면 얼굴 근육이 경련을 일으킴), 트루소 징후(혈압 커프를 팽창시켰을 때 손이 경련을 일으키는 현상), 후두강직(심한 경우 호흡곤란을 유발할 수 있음) 등이 나타날 수 있다.

4. 부신

부신은 바깥쪽 피질과 안쪽 수질의 두 부분으로 구성되고 피질은 사구체층, 다발층, 그물층의 세 층으로 구분되며 각각의 층에서 특정 호르몬을 분비한다.

1) 사구체층: 광물코르티코이드를 분비하며 주로 알도스테론을 생성해 신장에서 나트륨과 수분의 재흡수를 조절한다.

2) 다발층: 당질코르티코이드를 분비하며 주로 코르티솔을 생성해 스트레스 반응, 혈당 조절, 면역 억제 등에 관여한다.

3) 그물층: 성스테로이드를 분비하며 주로 안드로겐을 생성하고 일부 에스트로겐도 합성한다.

　부신 수질은 발생학적으로 신경능선 유래 조직으로 교감신경과 같은 외배엽 기원 조직이고 수질 내 크롬친화 세포에서 카테콜아민(주로 에피네프린과 노르에피네프린)을 분배해 교감신경계의 활성화를 돕고 스트레스 반응을 조절한다.

가. 쿠싱증후군(Cushing's syndrome)

1) 부신피질항진증으로 인해 코르티솔이 과도하게 분비되어 발생하는 질환으로, 주로 성인 여성에서 많이 나타나지만, 모든 연령대와 성별에서 발생할 수 있다.
2) 주요 증상: 둥근달 모양 얼굴, 물소혹(목 뒤쪽에 지방 축적), 중심성 비만(복부 지방 증가 및 팔다리 근육 위축), 고혈압, 당뇨병, 다모증, 골다공증, 근력저하 등이 대표적이다.
3) 원인
　　가) 뇌하수체 유래: 뇌하수체샘종에 의해 부신피질자극호르몬(ACTH)이 과도하게 분비된다. 이로 인해 양측 부신피질이 증식하며 코르티솔 생산이 증가하고 전체 쿠싱증후군의 약 70~80%를 차지한다.
　　나) 부신피질 종양: 부신피질샘종 또는 부신피질 암이 자율적으로 코르티솔을 과잉 생산된다. 이 경우 뇌하수체의 ACTH 생성은 음성 되먹임으로 억제되고 병변이 없는 쪽의 부신피질은 위축된다.
　　다) 이소성 ACTH 생산: 폐암, 특히 소세포암에서 이소성으로 ACTH가 분비되어 부신피질의 증식을 유발하며 뇌하수체에서 ACTH가 과도하게 분비되는 것과 동일한 결과를 초래한다.

나. 원발성 알도스테론증(Primary aldosteronism)

1) 주요 원인은 부신피질샘종(콘증후군) 또는 부신피질 과형성으로, 이로 인해 알도스테론이 과도하게 분비된다. 전체 원발성 알도스테론증의 약 30~50%가 부신피질샘종, 50~70%가 양측 부신 과형성으로 발생한다.
2) 주요 증상은 고혈압, 고나트륨혈증, 저칼륨혈증, 구갈 및 다음, 근육 약화 및 강직, 주기적인 팔다리 마비 등이 있다.

다. 애디슨병(Addison's disease)

1) 정의 및 병태생리: 부신피질의 일부 또는 전체가 파괴되거나 기능 부전이 발생해 부신부전이 나타나는 질환이다. 광물코르티코이드(알도스테론)와 당질코르티코이드(코르티솔)가 모두 부족하여 대사 이상이 발생하며 만성적으로 진행되고 심하면 부신 위기를 초래할 수 있다.
2) 원인: 자가면역성 애디슨병이 전체 애디슨병의 약 70~90%를 차지하며 면역체계가 부신피질을 공격하여 호르몬 생성 기능이 저하되고 전체 부신피질의 90% 이상이 파괴되어야 임상 증상이 나타난다.
3) 부신피질호르몬이 부족으로 인해 피부 및 구강 점막 색소침착 증가, 전신 허약 및 피로, 체중 감소, 식욕 부진, 저혈압, 저혈당, 오심, 구토 등이 나타난다.

라. 크롬친화세포종(Pheochromocytoma)

1) 부신수질의 일차성 신경내분비 종양으로 카테콜아민(에피네프린, 노르에피네프린, 도파민 등)을 과다 분비되는 질환이다.
2) 기존에 알려졌던 '10% 종양'이라는 개념은 수정되었으며 현재 30~40%가 유전적 요인과 관련된 것으로 밝혀졌다. 약 10~15%는 부신 외 조직(주로 부신 밖 교감신경절)에 발생해 부신외 신경절 종으로 분류하고 약 10%는 양측성, 약 10%는 악성으로 분류된다.
3) 증상은 발작성 또는 지속성 고혈압(고혈압이 없는 경우도 있음), 두통, 발한, 두근거림, 불안, 고혈당, 체중 감소, 오심·구토, 시야 이상, 창백함, 현기증, 이명, 팔다리 떨림 등이 나타난다.

마. 신경모세포종(Neuroblastoma)

부신수질 및 교감신경절에서 발생하는 대표적인 신경계 악성종양으로, 주로 5세 이하의 소아에서 발생한다. 대부분의 경우 2세 이하에서 진단되며 약 90%가 5세 이전에 발견되고 림프절, 간, 뼈, 골수 및 중추신경계(CNS) 등으로 전이될 수 있다. 신경모세포종에서는 MYCN 유전자 증폭 여부가 예후에 중요한 영향을 미친다.

바. 다발 내분비샘 신생물(Multiple endocrine neoplasia, MEN)

1) 여러 내분비샘에 종양(양성 또는 악성)이나 증식이 동시에 발생하는 유전성 질환으로 다양한 임상 양상을 보인다. 상염색체 우성 유전을 보이며 특정 유전자 변이(MEN1 또는 RET 변이)에 의해 발생한다.
2) MEN은 MEN-1형과 MEN-2형으로 나뉘며 MEN-2형은 다시 MEN-2A와 MEN-2B로 구분된다.
   가) MEN-1(Wermer 증후군): "3P"로 요약됨
   - 부갑상샘항진증: 가장 흔한 첫 증상으로 다발성 부갑상샘 샘종 또는 과형성이 나타난다.
   - 뇌하수체 종양: 프로락틴종이 흔하며 성장호르몬(GH) 또는 부신피질자극호르몬(ACTH) 분비 종양이 동반될 수 있다.
   - 췌장 내분비 종양: 가스트린종, 인슐린종 등이 포함된다.
   나) MEN-2A(Sipple 증후군): RET 유전자 돌연변이에 의해 발생, "2P + M"으로 요약됨
   - 부갑상샘항진증
   - 크롬친화세포종: 부신속질에서 발생
   - 갑상샘 수질암(MTC): 칼시토닌 분비 증가
   다) MEN-2B: 보다 공격적인 형태로 MEN-2A와 달리 부갑상샘항진증이 없음, "MMP"로 요약됨
   - 점막 신경종: 입술, 혀, 위장관 등에 다수 발생
   - 마르판양 체형: 키가 크고 마른 체형, 긴 손가락 및 관절 이완
   - 크롬친화세포종 & 갑상샘 수질암(MTC): MEN-2A형과 동일

5. 췌장 질환

가. 당뇨병(Diabetes mellitus)

1) 인슐린의 분비 부족 또는 작용 저하로 인해 간, 근육, 지방조직에서 포도당 이용이 저하되고 혈당이 만성적으로 상승하는 대사 질환이다.

2) 증상: 대표적인 3대 증상은 다뇨, 다음, 다식이며 이외에도 체중 감소(특히 1형 당뇨병에서 흔함), 피로감, 시야 흐림, 상처 치유 지연 등이 나타난다.

3) 합병증: 미세혈관 합병증(신부전, 당뇨병 망막증, 당뇨병 신경병증, 당뇨병성 혼수), 대혈관 합병증(죽상동맥경화증), 급성 합병증(당뇨병케토산증, 고삼투압성 고혈당 상태)

4) 당뇨병 분류류: 1형 당뇨병(Type 1 DM, 인슐린 의존형)은 자가면역 반응으로 췌장의 베타세포가 파괴되어 인슐린 분비가 부족해 발생하고 주로 어린 나이에 발병하며 평생 인슐린 치료가 필요하다. 2형 당뇨병(Type 2 DM, 인슐린 저항성 및 상대적 인슐린 분비 저하)은 비만, 생활 습관, 유전적 요인이 주요 위험 인자이며 인슐

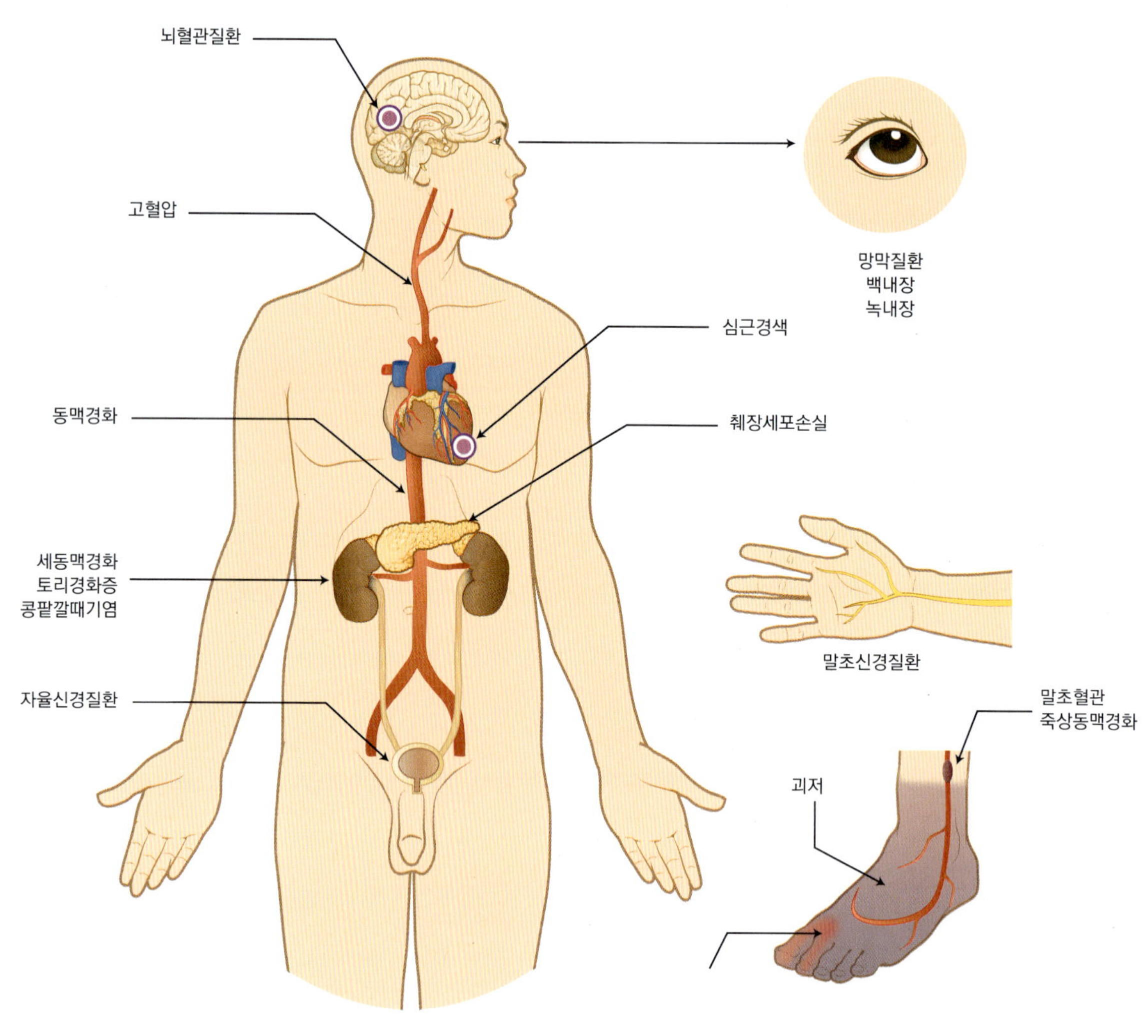

그림 3-15-1　만성 당뇨병 합병증

린 저항성과 췌장의 인슐린 분비 기능 저하가 동시에 나타난다. 임신성 당뇨병(GDM)은 임신 중에 발생하는 당뇨병으로 분만 후 정상으로 돌아올 수 있으나 향후 2형 당뇨병 발생 위험 증가한다. 기타 원인에 의한 당뇨병은 만성췌장염, 내분비 질환(갈색세포종, 말단거대증, 쿠싱증후군), 유전성 질환(MODY 등), 약물(글루코코르티코이드, 항정신병제 등) 등으로 발생할 수 있다.

가) 1형 당뇨병: 자가면역 질환으로 췌장의 랑게르한스섬 β세포가 면역계 공격을 받아 파괴되어 절대적인 인슐린 결핍이 발생하며 주로 소아·청소년기에 발병하지만, 성인에서도 발생할 수 있다. 치료를 위해 반드시 인슐린 투여가 필요하고 당뇨병케토산증(DKA)이 주요 합병증으로 발생할 수 있으며 급성기에서는 생명을 위협할 수 있다.

나) 2형 당뇨병: 성인형 당뇨병의 대부분을 차지하며 비만·과체중, 유전적 요인, 생활 습관(운동 부족, 고열량 식사)과 밀접한 관련이 있고 조직에서의 인슐린 감수성이 저하(인슐린 저항성)되고 초기에는 인슐린 분비가 증가하지만 장기적으로는 상대적 인슐린 결핍이 발생한다. 당뇨병케토산증(DKA)은 드물게 발생하지만, 비케톤성 고삼투압성 상태(HHS)가 더 흔한 급성 합병증이다.

나. 고혈당 위기(Hyperglycemic crisis) = 당뇨병혼수(Diabetic coma)

- 당뇨병 환자에서 심한 스트레스, 중증 질환, 감염 등의 요인으로 인해 인슐린 저항성이 증가하고 이로 인해 글루카곤, 카테콜아민, 코르티솔 등 대사 관련 호르몬이 과다 분비되어 혈당이 급격히 상승하면서 발생한다.
- 유발인자: 유발인자: 감염(폐렴, 요로감염), 심혈관 질환(심근경색, 뇌졸중), 약물(스테로이드, 이뇨제, 항정신병 약물), 췌장염, 알코올, 외상, 수술 후 상태 등이다.

1) 당뇨병케토산증(diabetic ketoacidosis, DKA)

가) 원인: 인슐린 부족으로 인해 포도당이 세포 내로 이동하지 못하면 지방이 비정상적으로 분해되면서 케톤체(β-하이드록시부티르산, 아세토아세트산 등)가 축적되어 발생한다. 주로 1형 당뇨병에서 흔히 발생하지만, 인슐린 결핍이 심한 2형 당뇨병에서도 발생할 수 있다.

나) 진단 기준: 고혈당(혈중 포도당 > 250mg/dL), 대사산증(pH < 7.30, 중증이면 pH < 7.00, $HCO_3\square$ < 18mEq/L), 케톤증(혈중 또는 소변 케톤 양성, 혈중 β-하이드록시부티르산 상승)

다) 임상 증상: 갈증, 다뇨, 구토, 오심, 전신 쇠약감, 복통, 시야 흐림, 의식 변화, 심한 경우 혼수 상태로 진행될 수 있다.

라) 진찰 소견: Kussmaul 호흡(깊고 빠른 호흡, 대사산증 보상 작용), 중증 탈수 소견(피부 건조, 점막 건조, 저혈압, 빈맥), 체온은 정상 혹은 저하 소견을 보인다.

2) 고삼투성 고혈당 혼수(Hyperosmolar hyperglycemic state, HHS)

가) 특징: 심한 탈수, 고혈당 및 고삼투압이 특징이며 케톤혈증이나 산증은 경미하거나 없고 인슐린이 부분적으로 분비되므로 지방 분해가 크게 활성화되지 않아 케톤체 축적이 적거나 없다. 주로 2형 당뇨병 환자, 특히 고령 환자에게서 흔하게 발생하고 의식 변화(혼미, 착란, 혼수 등)가 자주 나타난다.

나) DKA(당뇨성 케톤산증)는 주로 1형 당뇨병의 젊은 환자에게서 발생하며 진행 속도가 빠르지만, HHS는 2

형 당뇨병, 특히 고령 환자에게서 주로 발생하며 수일에 걸쳐 서서히 진행된다. HHS는 DKA보다 탈수 정도가 더 심하고 신경학적 이상(의식 혼미, 국소 신경학적 이상, 경련)이 더 뚜렷하게 나타난다.

다) HHS의 사망률은 10~20%로 DKA보다 더 높지만, 과거 자료에서는 30~50%로 보고됐으나 최근에는 다소 낮아지는 추세다.

라) 진단 기준: 혈당 > 600mg/dL, 혈장 삼투압 > 320mOsm/kg, pH > 7.30, 혈중 중탄산염(HCO_3^-) > 18mEq/L, 소변 또는 혈액에서 케톤이 미미하거나 없다.

다. 저혈당

1) 저혈당은 인슐린을 사용하는 당뇨병 환자에서 가장 흔한 급성 합병증 중 하나이며, 특히 인슐린이나 혈당 강하제를 사용하는 1형 및 2형 당뇨병 환자에게서 발생할 수 있다. 심한 저혈당은 경련, 혼수, 뇌 손상을 유발할 수 있으며 심하면 사망에 이를 수 있다.

2) 저혈당 기준: 개인에 따라 저혈당 증상이 나타나는 혈당 수치는 다를 수 있으나 일반적으로 혈당이 70mg/dL 이하일 때 저혈당으로 정의한다. 54mg/dL 이하는 심한 저혈당으로 분류하며 증상이 심한 경우 즉시 치료하지 않으면 경련, 의식 소실, 뇌 손상, 사망으로 진행될 수 있다.

3) 진단: 혈당 측정을 통해 확인하며 휘플 3징후(저혈당 증상의 존재, 실제 혈당 감소의 확인, 포도당 투여 후 증상의 호전)를 기준으로 저혈당을 판단할 수 있다.

4) 원인
   ① 식사량 부족 또는 식사 지연
   ② 인슐린 주사량 과다
   ③ 경구용 혈당 강하제 과다 복용
   ④ 운동량 증가 및 공복 운동
   ⑤ 음주(특히 공복 상태에서의 음주)
   ⑥ 위장관 문제(구토, 설사 등)

5) 증상: 뇌의 포도당 부족으로 인한 의식 저하, 혼수, 발작, 집중력 저하, 비정상적인 행동, 언어 장애와 교감신경 항진 증상, 교감신경계의 항진으로 인한 빈맥, 가슴 두근거림, 발한, 불안, 떨림, 배고픔 등이 동반된다.

16 혈액 및 림프 계통

1. 빈혈

- 말초혈액 내 헤모글로빈(Hb) 농도가 정상보다 감소한 상태이며 WHO기준에 따른 빈혈 정의는 다음과 같다. 성인 남성: Hb < 13.0g/dL, 성인 여성(비임신): Hb < 12.0g/dL, 임신 여성: Hb < 11.0g/dL, 소아(6개월 ~5세): Hb < 11.0 g/dL, 소아(5~11세): Hb < 11.5 g/dL
- 빈혈 유무 및 유형을 확인하기 위해 혈액검사 실시: 헤모글로빈(Hb) 수치, 적혈구(RBC) 수치, 헤마토크리트(Hct) 수치, 평균 적혈구 용적(MCV) 측정을 통해 빈혈의 유형을 감별한다.
- 빈혈의 유형
  - 철 결핍 빈혈
  - 거대적아구 빈혈
  - 용혈빈혈
  - 재생 불량 빈혈
  - 만성질환 빈혈
- 빈혈의 주요 증상: 창백한 피부 및 점막, 피로, 무기력, 어지러움, 운동 시 숨참, 빈맥(심계항진), 혈압 저하, 흉통(심한 경우), 숨 가쁨(호흡곤란), 손발 저림, 기억력 감퇴, 균형 장애, 식욕 부진, 소화불량, 설사(특히 B12 결핍 시) 등이 나타날 수 있다.

가. 철 결핍 빈혈

1) 가장 흔한 빈혈 유형으로 체내 저장된 철이 정상적인 적혈구 생성에 필요한 양보다 부족할 때 발생하고 여성, 특히 가임기 여성에서 빈도가 높다.

2) 철이 부족하면 헤모글로빈(Hb) 합성이 저하되어 적혈구의 크기가 작아지고 색이 옅어진다.

3) 소적혈구저색소빈혈의 대표적인 원인이다.

4) 원인

   가) 철 섭취 부족: 영양 부족(육류, 생선, 녹황색 채소 섭취 부족), 극단적인 채식주의 식단

   나) 철 흡수 장애: 위절제술, 소장 질환 (만성 설사, 크론병, 셀리악병 등)

   다) 철 요구량 증가: 임신, 성장기 청소년

   라) 철 손실 증가: 월경과다(가장 흔한 원인 중 하나), 만성 출혈(위궤양, 대장 용종, 위암, 대장암, 치질 등)

5) 관련 증상: 만성 피로, 두통, 어지러움, 창백, 소화불량, 두근거림, 발작성 호흡곤란, 숟가락손발톱, 입술염, 연하 곤란 등이 나타날 수 있다.

나. 거대적아구성 빈혈(Megaloblastic anemia)

1) 말초혈액의 적혈구뿐만 아니라 골수의 적혈구도 비정상적으로 커지는 빈혈이다. 비정상적으로 커진 적혈구는 기능이 저하되고 쉽게 파괴되며 이로 인해 용혈빈혈과 유사한 특징을 보일 수 있다.

2) 원인: 혈구 생성에 필수적인 비타민 B12 또는 엽산 결핍으로 발생하고 비타민 B12와 엽산은 DNA 합성에 필수적이며 결핍 시 핵의 성장이 정상적으로 이루어지지 않는다.

3) 비타민 B12 또는 엽산이 부족하면 세포핵의 DNA 합성이 지연되고 핵 성숙이 정상적으로 이루어지지 않지만, 세포질 성장은 정상적으로 진행된다. 그 결과 세포질에 비해 핵이 미성숙한 적혈구인 거대적아구가 생성된다.

다. 재생 불량 빈혈

1) 골수의 조혈 기능이 저하되어 모든 혈액세포(적혈구, 백혈구, 혈소판)가 감소하는 범혈구감소증을 특징으로 하는 질환으로 10~30대 젊은 연령층에서 발생 빈도가 높다.

2) 조혈 줄기세포의 기능 저하 또는 파괴로 인해 골수가 지방 조직으로 대체된다.

3) 원인

   가) 특발성(원인 불명): 전체 재생불량성 빈혈의 70~80%를 차지하며, 면역 매개 기전에 의해 발생할 가능성이 있다.

   나) 방사선 노출(방사선병 포함): 고선량 방사선 치료 또는 원자력 사고 후 조혈 기능 손상

   다) 항생제(클로람페니콜, 설폰아미드계), 진통제(NSAIDs, 페나세틴), 항암제(화학요법제, 알킬화제), 면역억제제(티오퓨린계 약물, 사이클로포스파미드)

   라) 환경 독소 및 화학물질: 벤젠, 살충제, 유기용제, 질소 머스터드(화학무기제)

   마) 감염성 원인: B형 간염(HBV), C형 간염(HCV), 파보바이러스 B19, HIV, Epstein Barr 바이러스(EBV)

   바) 자가면역질환

4) 주요 증상

   가) 적혈구 감소에 의한 빈혈 증상: 전신 피로감, 쇠약감, 창백, 호흡곤란, 운동 시 숨참, 두통, 어지럼, 집중력 저하, 두근거림

   나) 백혈구 감소에 의한 감염 위험 증가: 중성구 감소로 인해 감염 위험 증가, 상기도 감염, 심한 경우 폐렴, 패혈

증, 봉와직염, 구강 궤양, 치주염

다) 혈소판 감소에 의한 출혈 위험 증가: 점상 출혈 및 자반, 잦은 코피, 잇몸 출혈, 멍이 쉽게 듦, 심한 경우 위장관 출혈, 월경 과다

라. 용혈빈혈

1) 다양한 원인으로 인해 적혈구가 정상적인 수명(약 120일)보다 일찍 파괴되어 발생하는 빈혈로 용혈이 지속되면 골수가 적혈구 생산을 증가시키지만, 보상 능력을 초과하면 빈혈이 발생한다.

2) 선천용혈빈혈

    가) 세포막 유전적 이상: 유전성 구형적혈구증은 적혈구 세포막 단백질(스펙트린, 앙키린 등)의 이상으로 구형 적혈구가 형성되고 이로 인해 비장에서 조기 파괴된다. 유전성 타원적혈구증은 포막 구조 단백질 이상으로 적혈구가 타원형으로 변형되어 용혈이 증가한다.

    나) 적혈구 내 효소 결핍: 포도당-6-인산 탈수소효소 결핍, 피루브산 키네이스 결핍

    다) 혈색소 이상 질환: 낫모양 적혈구 빈혈, 지중해 빈혈

3) 후천성 용혈 빈혈

    가) 적혈구의 물리적 손상: 체외순환기 사용 시, 인공심장판막 이식 환자, 미세혈관병성 용혈빈혈, 광범위 중증 화상

    나) 자가 면역 반응: 전신 홍반루푸스(SLE), 간염 등 감염에 동반된 자가면역 반응

    다) 비장항진증: 비장이 커지면서 적혈구를 과도하게 제거하여 용혈을 유발하고 만성 간질환, 혈액질환, 감염성 질환 등에서 나타날 수 있다.

    라) 임신성 용혈 빈혈

4) 증상 징후

    가) 비장 비대: 비장은 적혈구 분해 및 제거를 담당하는 기관으로 용혈이 심한 경우 비장항진증이 동반되어 적혈구뿐만 아니라 백혈구, 혈소판도 감소한다.

    나) 황달: 과도한 적혈구 파괴로 인해 비결합(간접) 빌리루빈이 혈액 내 증가하여 발생하며 소변 색이 짙은 갈색 또는 황갈색으로 변할 수 있다.

    다) 골수증식: 골수에서 적혈구 생산을 증가시켜 용혈을 보상하려는 반응으로 골수 검사에서 적혈구 전구세포의 증가를 확인할 수 있다.

2. 백혈병(Leukemia)

- 백혈구 조혈세포의 악성 종양으로, 비정상적인 백혈구 전구세포가 골수와 혈액 내에서 과증식하는 혈액암이다. 이로 인해 정상적인 조혈 기능이 억제되어 적혈구, 정상 백혈구, 혈소판 수치가 감소하며 다양한 증상을 유발하고 급성(급성 림프구성 백혈병, 급성 골수성 백혈병)과 만성(만성 림프구성 백혈병, 만성 골수성 백혈병)으로 나뉜다.

- 건강한 골수가 미성숙하고 비정상적인 백혈구(백혈병 세포)로 가득 차면서 정상적인 백혈구, 적혈구, 혈소

　　판이 생성될 공간이 부족해진다. 결국, 이 미성숙 세포가 혈류 속으로 방출되어 온몸을 돌며 간, 비장, 신장 등 여러 장기에 침윤될 수 있다.

- 체내 백혈병세포 수는 증가하지만, 정상적인 적혈구, 백혈구, 혈소판의 숫자는 감소하여 빈혈, 감염 위험 증가, 출혈 등의 증상이 나타난다.
- 백혈병은 외과적 치료로는 효과가 없으며 주된 치료법으로는 항암화학요법, 표적치료, 면역치료, 방사선치료, 조혈모세포이식(골수이식) 등이 시행된다.

가. 급성 골수성 백혈병(Acute myeloid leukaemia, AML)

1) 주로 골수계 백혈구 중 과립구 계열을 포함한 다양한 골수계 세포를 침범하는 악성 혈액질환이다.
2) 골수에서 악성화된 골수모세포 또는 전골수구가 과도하게 증식하여 혈액 내로 유출되고 이로 인해 혈액 속에 미성숙한 골수모세포와 전골수구가 증가하며 정상적인 성숙 과립구가 부족해진다.
3) 골수 내 비정상적인 골수계 세포의 축적으로 인해 정상적인 성숙 골수계 세포가 감소하면서 빈혈(적혈구 감소), 출혈(혈소판 감소), 감염 위험 증가(정상 백혈구 감소) 등의 증상이 나타난다.
4) 주로 중장년층에서 발생하지만, 소아나 청소년 중에서도 발병할 수 있다.
5) WHO 분류에 따라 세분화되며 예전 FAB 분류에서는 M0~M7 아형으로 구분하였다.

나. 만성 골수 백혈병(Chronic myeloid leukaemia, CML)

1) 비정상적인 골수계 과립구 계열 세포가 증식하는 질환으로 초기 만성기에는 혈액 또는 골수 내 골수모세포의 비율이 10% 미만으로 유지된다.
2) 필라델피아 염색체와 연관이 있으며 주로 성인에서 발생한다.
3) 질병 진행은 3단계로 구분된다.
　가) 만성기: 서서히 진행되는 비정상적인 골수세포 증식 단계로 무증상이거나 건강검진 중 우연히 발견되는 경우가 많고 일부 환자는 만성 피로, 체중 감소, 비장비대, 간비대 등의 증상을 경험할 수 있다. 이 시기에는 치료가 비교적 쉬우며 완치는 어렵지만 효과적으로 질병 억제가 가능하다.
　나) 가속기: 질병이 점진적으로 진행되며 불량한 예후의 세포학적 변화 및 약제 반응 감소가 나타난다.
　다) 급성기(폭발기): 질병이 급성 백혈병(AML 또는 ALL)으로 전환되는 단계로 혈액 내 골수모세포의 비율이 20% 이상으로 증가하고 이 단계에서는 급성 백혈병과 유사한 임상 양상을 보이며 치료가 매우 어렵고 예후가 나쁘다.
4) BCR-ABL1 티로신 키나아제 억제제(TKI)인 이매티닙이 대부분 환자에게 효과적이며 이후 닐로티닙, 다사티닙과 같은 차세대 TKI도 사용할 수 있다.

다. 급성 림프구 백혈병(Acute lymphocytic leukaemia, ALL)

1) 소아에서 가장 흔한 백혈병으로 성인에서도 발생할 수 있다.
2) 골수에서 비정상적으로 증식한 림프모구가 혈액 내에 다량으로 출현한다.

3) 골수에서 정상적인 조혈 기능이 억제되어 백혈구 생성이 저하되고 이로 인해 심각한 감염 위험이 증가한다. 또한 비정상적인 림프모세포가 과도하게 증식하면서 적혈구와 혈소판의 생성 공간을 차지하게 되어 빈혈과 출혈 등의 증상이 나타난다.
4) 치료받지 않으면 급속히 진행되어 수주에서 수개월 내에 사망할 수 있다.

라. 만성 림프구 백혈병(Chronic lymphocytic leukaemia, CLL)

1) 서서히 진행되는 만성 백혈병으로 성인에서 흔한 백혈병 중 하나이다.
2) 주로 60세 이상의 고령층에서 발생하며 남성에서 더 흔하게 나타난다.
3) 작고 성숙한 B세포 계열의 림프구가 비정상적으로 증식하여 골수와 말초 혈액 내에서 증가한다.
4) 질병이 서서히 진행되기 때문에 급성 백혈병과 달리 정상 림프구 및 기타 혈구가 급속도로 대체되지 않으며 상당히 진행될 때까지 무증상인 경우가 많다. 일부 환자는 치료 없이도 오랜 기간 정상적인 생활을 유지할 수 있다.
5) 증상: 전반적인 피로감, 권태감, 발열, 식욕 감퇴, 체중 감소, 림프절 비대(특히 목, 겨드랑이, 서혜부), 비장 비대 등이 나타날 수 있다.
6) 질병이 비활성(무증상)일 경우 즉각적인 치료가 필요하지 않으며 수년 동안 경과 관찰만으로 정상적인 생활을 유지할 수 있다.
7) 질병이 진행되거나 증상이 나타나는 때는 단일 또는 복합 항암화학요법 또는 표적 치료제가 사용되며 일부 경우 방사선 치료가 시행될 수 있다.

마. 성인 T세포 백혈병(Adult T-cell leukemia, ATL)

1) 사람 T세포 림프친화성 바이러스 1형(HTLV-1)에 주로 CD4$^+$ T 도움 세포가 감염되어 발병하는 질환이다.
2) 혈액 내에서 특징적인 소엽모양의 핵을 가진 비정형 T세포가 증식하며 종종 림프절, 피부, 간, 비장 등으로 침윤할 수 있다. 성인 T세포 백혈병(ATL)은 예후가 매우 나쁘며 치료에 대한 반응이 제한적인 것이 특징이다.

3. 다발성 골수종(Multiple myeloma)

- 형질세포의 악성 종양으로 B림프구가 성숙하여 형질세포로 분화하는 과정에서 비정상적으로 증식하여 골수 내에 축적되는 질환이다.
- 50~70세 사이에서 호발하며 남성이 여성보다 발생률이 높다.
- 특징적인 변화:
  - 뼈의 변화: 골수 내 종양세포가 증식하면서 파골세포를 활성화해 뼈가 파괴·흡수되며 X선 검사에서 다발성 천공성 병변이 관찰된다.
  - 혈장 M 단백질: 골수종세포가 비정상적인 단일클론 면역글로불린(주로 IgG 또는 IgA)을 과다 생성해 혈액 내에서 M 단백이 증가한다.

- 단백뇨와 신장 질환: 비정상 면역글로불린의 경쇄(벤스-존스 단백질)가 소변으로 배출되며 신장의 세뇨관에 침착하여 신부전(다발성 골수종성 신증)을 유발할 수 있다.
- 아밀로이드증: 면역글로불린의 경쇄가 변형되어 AL형 아밀로이드 단백질로 전환되고 이는 심장, 신장, 간, 혀 등 여러 장기에 침착되어 기능 장애를 초래할 수 있다.

- 증상: 뼈의 통증과 병적 골절, 혈액 내 칼슘 농도 상승, 빈혈 및 피로, 신부전, 면역 기능 저하, 저감마글로불린혈증, 조혈 장애 등이 나타날 수 있다.
- 면역조절제 및 프로테아좀 억제제, 단일클론항체 치료 및 조혈모세포 이식, 방사선 치료 및 지지적 치료가 병행된다.

4. 비장비대(Splenomegaly)

- 비장이 비정상적으로 커지는 상태를 의미한다.
- 원인
  - 혈액질환: 혈액세포의 악성 종양(특히 만성 골수 백혈병, 만성 림프구성 백혈병, 골수 증식성 질환, 림프종 등), 용혈빈혈(예: 유전구형적혈구증, 겸상적혈구병, 발작성 야간 혈색소뇨증 등)에서 비장 내 혈구 파괴가 증가해 비장비대가 발생할 수 있다.
  - 순환장애: 간경변으로 인한 문맥압 항진으로 비장이 울혈 되어 비장비대가 발생하며 울혈심부전에서도 비장이 커질 수 있다.
  - 감염성 질환: 균혈증, 패혈증 등에서 혈액 내 세균이나 독소가 비장의 그물내피계통에 포착되어 염증과 백혈구 침윤을 유발하여 비장비대가 발생할 수 있다.

5. 림프절염(Lymphadenitis)

림프절염은 반응성, 급성, 특수성 세 가지 유형으로 구분된다.
- 반응성 림프절염: 주위에 암이나 염증이 있는 경우 국소 림프절에서 림프구 및 면역세포가 증식하여 반응성 비대를 형성하고 세균, 바이러스 감염이나 만성 염증 질환(류마티스 관절염, 전신홍반루푸스 등)에서도 발생할 수 있다.
- 급성 화농성 림프절염: 포도알균 세균이 림프절로 침투해 급성 감염을 일으켜 림프절이 부어오르고 발적과 통증이 동반되며 심한 경우 농양이 형성될 수 있다.
- 특수성 림프절염: 특정 원인균에 의해 발생하며 특징적인 육아종성 염증을 유발하고 고양이할큄병, 매독, 성병림프육아종, 야토병, 결핵 등이 주요 원인이다. 특히 결핵림프절염은 결핵균에 의해 발생하며 통증 없는 림프절 비대, 농양 형성, 치즈괴사를 특징으로 하는 육아종성 염증을 유발하고 주로 경부 림프절을 침범하며 면역 저하 상태에서 발생 위험이 증가한다.

6. 악성 림프종(Malignant lymphoma)

- 림프구 또는 면역과 관련된 세포에서 발생하는 악성 종양으로 대부분 림프절에서 시작되지만, 인두, 위장관, 피부 등 림프구가 집중된 부위에서도 발생할 수 있다.
- 분류:
  - B세포 림프종: 특징적인 리드-스턴버그 세포(다핵성 대형 B세포)의 존재가 관찰되며 주로 젊은 연령층에서 주로 발생하며 예후가 비교적 양호한 편이다.
  - 비호지킨림프종: B세포 림프종과 T세포 림프종으로 나뉘고 가장 흔한 형태로 미만성 거대 B세포 림프종(DLBCL), 소포성 림프종, 버킷 림프종 등 다양한 아형을 포함한다.
  - T세포 림프종: 상대적으로 드물게 발생하며 대표적으로 성인 T세포 백혈병/림프종(ATL), 말초 T세포 림프종(PTCL)과 같은 아형이 있다.
  - 비호지킨 림프종은 호지킨림프종보다 다양한 아형과 예후를 보이며 치료 역시 아형에 따라 크게 다르다.

가. B세포 림프종

B세포 림프종(B cell lymphoma)은 다양한 유형이 있으며 각 유형에 따라 예후도 다르다.

B세포 림프종은 다양한 아형이 있으며 아형에 따라 예후가 크게 달라질 수 있다.

1) 소포림프종: 여포성 림프종은 종양세포가 림프 여포와 유사한 구조를 형성하며 증식하는 림프종으로 비교적 천천히 진행하는 인돌런트 림프종에 속한다. 그러나 고등급으로 진행될 경우 미만성 거대 B세포 림프종으로 변할 수 있으며 이 경우 예후에 부정적인 영향을 미칠 수 있다.

2) MALT 림프종: 점막 관련 림프조직(MALT)에서 발생하는 림프종으로 위뿐만 아니라 폐, 침샘, 갑상샘, 눈의 결막 등 다양한 부위에서 발생할 수 있다. 위에서 발생하는 경우 위나선균 감염과 밀접한 관련이 있으며 감염 치료(제균 치료) 만으로 림프종이 호전될 수 있다. 일반적으로 예후는 좋은 편이지만, 전신적으로 퍼질 경우, 특히 t(11;18) 염색체 전좌가 있는 경우 치료 반응이 감소할 수 있다.

3) 미만성거대B세포림프종: B세포 림프종 중 가장 흔한 유형으로 고등급 림프종에 속한다. 특정 유전자 변이(예: MYC, BCL2, BCL6 변이)가 동반되면 이중 발현 또는 삼중 발현 림프종으로 분류되며 이 경우 예후가 더 나쁘다. 그러나 면역화학요법(예: R-CHOP) 등의 치료에 좋은 반응을 보이는 경우 완치 가능성도 있다.

나. T세포 림프종

T세포 림프종은 비교적 드물지만, 공격적인 경향을 보이는 경우가 많으며 대표적인 아형은 다음과 같다.

1) 말초 T세포 림프종: 형성이상 T세포가 증식하는 림프종으로 PTCL은 여러 하위 유형을 포함하는 광범위한 그룹이다. 일반적으로 공격적인 임상 경과를 보이며 치료 반응이 좋지 않아 예후가 나쁜 편이다.

2) 혈관 면역 모세포성 T세포 림프종: 작은 혈관 증식을 동반하는 림프종으로 면역계 이상과 밀접한 관련이 있다. 전신적인 림프절 비대, 발열, 발진, 면역 이상 증상이 동반될 수 있다. Epstein-Barr 바이러스(EBV) 감염과 관련된 경우가 많다. 치료 반응은 다양하지만, 대체로 예후가 좋지 않다.

3) 미분화대세포형림프종: 대형 T세포가 증식하는 림프종으로 ALK 단백 발현 여부에 따라 분류된다. ALK 양성은

예후가 상대적으로 좋은 편이고 ALK 음성은 예후가 나쁜 편이다.

다. 호지킨림프종(Hodgkin lymphoma, HL)

1) 리드-슈테른베르크 세포가 특징적인 악성림프종으로 거대 다핵성 세포가 관찰되고 대부분 B세포 유래이며 T 세포 유래는 매우 드물다.
2) 연령 분포는 양봉형을 보이며 주로 15~34세와 55세 이후에 발생하고 남성에서 더 흔하다.
3) 주요 증상: 무통성 목 부위 림프절 비대, 비장비대, B 증상은 미열(38℃ 이상, 원인 불명), 야간 발한, 체중 감소 (6개월 동안 체중의 10% 이상 감소)가 나타난다.
4) 호지킨림프종은 일반적으로 국소 림프절에 한정되어 있으며 치료 반응이 좋은 편으로 예후가 양호한 편이다.

17
신경 계통

1. 뇌 손상

- 급성기: 뇌부종이나 혈종으로 의해 두개내압(ICP)이 상승하는 것이 가장 큰 문제이며 심할 경우 뇌탈출로 진행할 수 있다.
- 만성기: 외상 후 증후군, 외상 후 간질, 인지 기능 저하, 만성 두통 등 다양한 후유증이 발생할 수 있음. 특히, 고령자의 경우 만성경막하혈종 발생 위험이 높아 주의가 필요하다.

가. 두개내압 상승과 뇌탈출

1) 두개내압 상승: 뇌는 머리뼈와 경막에 둘러싸인 폐쇄된 공간에 위치하기 때문에 종양, 혈종, 뇌부종 등이 발생하면 두개내압이 상승할 수 있고 증상으로는 두통, 구토, 시신경유두부종, 의식 저하, 서맥 및 고혈압 등이 나타난다.
2) 뇌탈출 - 뇌가 심한 압박을 받으면 상대적으로 압력이 낮은 쪽으로 뇌 조직이 이동하면서 뇌탈출이 발생할 수 있다. 대표적인 뇌탈출 유형은 대뇌낫 아래로 뇌가 반대쪽으로 이동하는 경우(거미막밑출혈 및 대뇌피질 허혈 가능)와 천막 부위 아래로 뇌 조직이 감입되는 경우(뇌간 압박으로 생명 위협)가 있다.
3) 주된 뇌탈출 유형: 천막경유탈출, 갈고리 탈장, 소뇌편도 탈출
   - 천막경유탈출: 중뇌(midbrain)와 뇌줄기가 압박되며 의식 저하 및 동공 확대(동안신경 마비)가 발생할 수 있다.
   - 갈고리 탈장: 측두엽의 갈고리가 아래쪽으로 밀리며 동안신경을 압박한다. 이로 인해 동공이 확대되고 빛 반사 소실이 나타난다.)
   - 소뇌편도 탈출: 소뇌의 편도가 큰구멍 아래로 탈출하며 숨뇌를 압박한다. 이로 인해 호흡 마비 및 순환 기능

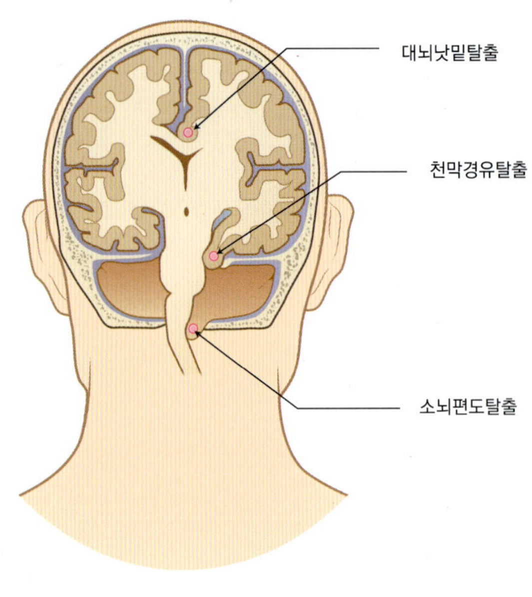

그림 3-17-1   뇌탈출

저하 등으로 심각한 생명 위협이 초래될 수 있다.

4) 뇌압 상승 환자에서 허리천자(LP) 시 주의 사항

　가) 두개내압이 상승한 환자에서 허리천자를 시행하면 뇌척수액이 빠져나가면서 압력 차이로 인해 급성 뇌탈출이 발생할 수 있다. 따라서 뇌압 상승이 의심되는 경우 반드시 뇌 CT 또는 MRI를 통해 두개내 병변 및 뇌압 상태를 먼저 확인한 후에 허리천자를 시행해야 한다.

나. 뇌타박상(Cerebral contusion)

1) 뇌 조직이 외상에 의해 손상되면서 점 출혈 또는 괴사가 발생하며 손상 부위 주변에 뇌부종이 동반될 수 있다.

2) 발생기전: 외력에 의해 뇌실질이 직접 압박을 받아 손상이 발생하고 머리뼈와 뇌의 상대적 운동 차이에 의해 손상이 유발될 수 있다. 타박 손상보다 맞충격 손상이 더 심한 경우도 있다.

3) 호발 부위: 주로 전두엽 및 측두엽에 흔히 발생하고 특히 전두엽의 아랫면과 측두엽의 첨단 부위에서 잘 발생한다.

다. 두개내혈종(Intracranial hematoma)

경막외혈종, 경막밑혈종, 뇌내혈종 그리고 이들의 조합으로 발생하는 동반 혈종으로 구분된다.

1) 경막외혈종(Epidural hematoma, EDH):

　가) 원인: 주로 머리뼈 골절로 인해 발생하며 특히 측두골 골절 시 중간수막동맥이 손상되면서 머리뼈와 경막 사이에 혈종이 형성된다. 정맥 손상보다는 동맥 손상이 흔하므로 빠르게 진행하여 응급 치료가 필요하다.

　나) 특징 및 합병증: 혈종이 점차 커지면서 두개내압 상승 및 신경학적 증상 악화 유발하고 초기에는 의식이 좋

아 보이다가(명료기간) 이후 갑자기 의식이 저하되는 것이 특징적이다. 혈종이 크면 천막경유탈출을 유발하여 뇌줄기가 압박되며 이로 인해 심각한 신경학적 손상 및 사망 위험이 증가한다.

2) 경막밑혈종(Subdural hematoma, SDH):

가) 경막과 지주막 사이에 발생하는 혈종으로, 주로 정맥출혈이 진행되며 뇌를 압박한다.

나) 원인: 대뇌 표면의 정맥과 정맥동을 연결하는 연결정맥이 파열되어 발생하고 심한 뇌타박상으로 의해 뇌표면의 소동맥이나 정맥이 파열될 수도 있다.

다) 특징: 골절이 동반되지 않는 경우도 흔하며(특히 만성 경막밑혈종) 혈종은 맞충격 손상으로 형성되는 경우가 많고 특히 회전성 손상이 가해졌을 때 더 두드러진다.

라) 만성 경막밑혈종(CSDH): 외상 후 3주 이상 경과하여 발병하거나 뚜렷한 외상 없이 발생하는 때도 있다. 고령자, 만성 알코올 중독자, 항응고제 사용 환자에게서 흔히 발생하며 혈종이 서서히 커지면서 경미한 두통이나 인지 기능 저하 같은 비특이적 증상으로 나타날 수 있다.

마) 증상: 급성 경막밑혈종(두통, 구토, 의식 저하, 반신불완전마비, 복시), 만성 경막밑혈종(서서히 진행하는 두통, 기억력 저하, 성격 변화, 보행장애 및 반신 마비 가능)

3) 뇌내혈종(Intracerebral hematoma)

다른 두개내혈종(경막외혈종, 경막밑혈종)에 비해 발생 빈도가 낮지만, 발생 시 임상적으로 중대한 결과를 초래할 수 있다.

호발 부위는 전두엽, 측두엽을 비롯해 기저핵, 시상, 소뇌, 뇌줄기 등에서도 발생할 수 있다.

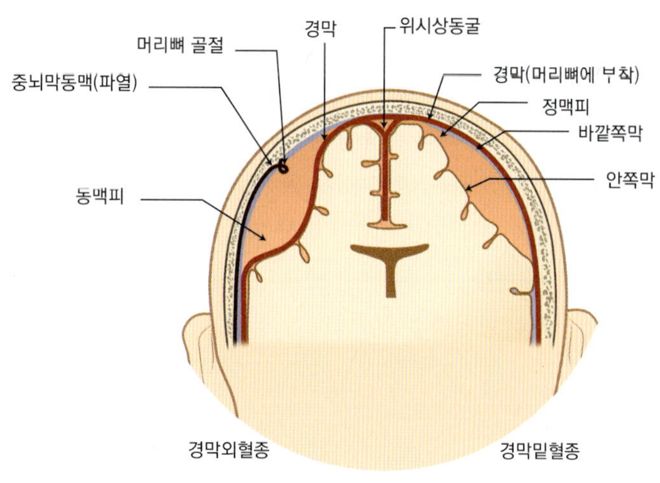

그림 3-17-2 외상성 두개내 출혈

2. 뇌혈관 장애

뇌혈관 장애(cerebrovascular disease, CVD)는 우리나라에서 주요 사망 원인 중 하나로 심장질환과 함께 2, 3위를 차지하는 중요한 질환이다. 주요 뇌혈관 장애는 뇌출혈, 거미막밑출혈, 뇌경색이다.

가. 뇌경색(Cerebral infarction)

1) 뇌혈관의 혈류가 차단되어 해당 부위의 신경세포가 괴사하는 상태를 말한다.
2) 괴사한 뇌 조직은 초기에는 부드러운 상태를 보이나 시간이 지나면서 액화괴사가 진행되고 대식세포에 의해 괴사 조직이 제거된다.
3) 원인에 따라 뇌 혈전과 뇌색전으로 구분된다.
   가) 뇌 혈전(Cerebral thrombosis)
      ① 뇌동맥의 죽상경화로 인해 국소에서 혈전이 형성되고 이로 인해 혈관이 협착되거나 폐쇄된다.
      ② 고령자, 당뇨병 환자, 고혈압 환자에서 흔히 발생한다.
      ③ 열공뇌졸중: 대뇌기저핵, 시상, 속섬유막 등을 관류하는 관통동맥이 폐쇄되어 발생하며 지름 15mm 이하의 작은 경색이 형성되는 것이 특징이다.
   나) 뇌색전(Cerebral embolism)
      ① 심장 또는 동맥에서 유래한 색전이 뇌혈관을 막아 발생하는 뇌경색으로 주요 원인은 심장질환(심장판막증, 심근경색 후 발생한 벽혈전), 그 외에(동맥염, 파종성 혈관내응고증후군, 경구피임약 복용 등도 원인이 될 수 있다.)
      ② 부정맥(특히 심방세동)과 연관이 깊으며 이로 인해 색전 발생 위험이 증가하고 뇌부종을 동반하는 광범위한 출혈성 뇌경색이 발생할 수 있다.
      ③ 전구증상 없이 갑작스럽게 증상이 나타나는 것이 특징이며 대표적인 증상으로는 반신불완전마비, 의식장애, 경련 등이 동반될 수 있다.
   다) 일과성 뇌 허혈 발작(Transient ischemic attack, TIA)
      ① 일시적인 뇌 혈류 장애로 인해 신경학적 증상이 나타나지만, 혈관이 다시 개통되어 24시간 이내에 완전히 회복되는 상태이다.
      ② 대부분 10~20분 이내에 증상이 사라지며 1시간 이상 지속되는 경우는 드물고 반복적으로 발생하는 경우 뇌졸중으로 진행될 위험이 높다.
      ③ 전형적인 증상으로는 일시적인 반신불완전마비 또는 감각 이상, 언어 장애, 일과성흑암시 등이 있다.

나. 뇌출혈(Cerebral hemorrhage)

1) 원인: 가장 흔한 원인은 고혈압 출혈이며 그 외에 뇌동정맥 기형, 선천성 동맥류 파열, 뇌종양 및 백혈병 등의 출혈 경향이 있는 질환 그리고 외상성 뇌손상 등이 원인이 될 수 있다.
2) 고혈압이 지속되면 뇌실질 내 소동맥의 벽이 손상되며 유리질증과 미세동맥류가 형성되고 이로 인해 혈관이 파열되면서 뇌출혈이 발생한다.

3) 가장 흔한 부위는 대뇌기저핵 및 시상이며 그 외에 발생 부위는 소뇌, 뇌줄기이다.
4) 뇌출혈의 유발 원인: 갑작스러운 흥분, 극심한 긴장, 고된 일, 과로, 혈압의 급격한 상승 등이 뇌출혈을 유발하는 주요 요인이다.

다. 거미막밑 출혈(Subarachnoid hemorrhage)

1) 원인: 가장 흔한 원인은 뇌동맥류의 파열로 전체 SAH의 50~70%를 차지한다. 그 외 원인으로는 뇌동정맥 기형(5~10%), 고혈압성 미세동맥류 파열, 외상, 혈액응고장애 등이 있다.
   가) 뇌동정맥 기형(AVM): 모세혈관을 거치지 않고 동맥과 정맥이 직접 연결된 비정상적인 혈관 덩어리로 출혈 위험이 높으며 거미막밑출혈(SAH)뿐만 아니라 경련의 원인이 될 수도 있다.
2) 호발 부위: 윌리스 고리 전반부의 혈관 분지부에서 흔히 발생하고 대표적인 부위로는 전교통동맥 동맥류나 속목동맥 (후교통동맥) 동맥류, 중대뇌동맥 동맥류 등이 있다.
3) 선천적으로 동맥벽의 구조적 결함(내탄성판 또는 중간막 결손)으로 인해 고혈압 등의 요인에 따라 점차 확대되어 소낭동맥류(saccular aneurysm)가 형성된다.
4) 증상: 갑작스럽고 극심한 두통, 목 경직(수막 자극 증상), 의식장애, 구토, 광 공포증, 경련 등이 나타날 수 있다.
5) 합병증 및 예후: 거미막밑 공간에 퍼진 혈액이 뇌동맥을 자극하여 뇌혈관 연축을 유발하며 이로 인해 뇌 허혈이 발생할 수 있고 예후가 불량하다. 뇌척수액에 혈액이 혼입되면서 뇌척수액 흡수가 지연되어 수두증 발생으로 두개내압 상승이 발생한다. 출혈이 재발할 우려가 크며 적절한 치료가 이루어지지 않을 경우 사망률이 매우 높다.

3. 변성 질환(Degenerative diseases)

- 뚜렷한 원인 없이 특정 신경세포가 서서히 퇴행하고 소실되는 아급성 또는 만성의 진행성 신경계 질환이다.
- 대부분 치료법이 없어 신경계 난치성 질환으로 분류되며 평균 수명의 연장으로 인해 환자 수가 지속적으로 증가하는 추세이다.
- 대표적인 변성 질환: 알츠하이머병(가장 흔한 치매 원인으로 기억력 저하 및 인지 기능 저하를 특징으로 함), 뇌혈관성 치매(다발성 경색이나 만성 허혈성 뇌 손상으로 인해 발생하는 치매), 파킨슨병(도파민 신경세포의 퇴행으로 인해 운동 장애), 루게릭병, 다계통 위축증 등의 질환이 있다.

가. 치매(Dementia)

1) 정상적인 지적 능력을 유지하던 사람이 다양한 원인으로 인해 뇌 기능이 손상되면서 기억력, 언어 능력, 판단력, 수행 능력, 인지 기능 등이 지속적이고 전반적으로 저하되어 일상생활에 상당한 지장을 초래하는 상태이다.
2) 치매는 원인에 따라 알츠하이머병, 혈관성 치매, 전두측두엽 치매, 루이소체 치매와 같이 분류된다.
3) 혈관성 치매: 뇌졸중(뇌경색 또는 뇌출혈)이나 만성적인 뇌혈관 질환으로 인해 발생하고 다발성 뇌경색 및 대뇌 백질의 미세혈관 병변과 관련이 있으며 대표적인 질환으로 빈스반거병이 있다.

4) 전측두엽 치매: 과거에는 피크병으로 불리던 질환을 포함하는 개념으로 전두엽과 측두엽의 퇴행으로 인해 성격 변화, 감정 조절 장애, 언어 능력 저하와 같은 특징을 보인다.

5) 알츠하이머병: 가장 흔한 치매 원인으로 베타아밀로이드 단백질 축적과 신경세포 손상이 주된 병리 기전이다.

   가) 병리 소견

      ① 뇌 신경세포의 퇴행 및 사멸로 인해 뇌 위축이 진행되며 뇌실 확장과 신경섬유 병변 등이 특징적으로 관찰된다.

      ② 베타아밀로이드 단백질이 비정상적으로 축적되어 노인반을 형성하고 이로 인해 신경세포 간의 신호 전달이 방해된다.

      ③ 신경세포 내부에서는 타우 단백질이 비정상적으로 인산화되어 신경원섬유매듭이 형성되며 이는 신경세포 기능 저하를 초래한다.

   나) 전측두엽 치매(Frontotemporal dementia, FTD)

      ① 전두엽과 측두엽의 위축이 특징이며 특히 전두엽 하부 및 측두엽 전방부의 변성이 두드러진다.

      ② 초기에는 기억력 저하보다 성격 변화, 감정 조절 장애, 언어 장애가 먼저 나타나는 것이 특징이다.

      ③ 과거에는 피크병으로 불렸으나 현재는 전측두엽 치매의 한 유형으로 분류된다.

나. 파킨슨병(Parkinson's disease)

1) 중뇌의 흑질에 존재하는 도파민 신경세포가 퇴행 및 사멸하면서 도파민 생성이 현저하게 감소하여 추체외로계 증상이 나타나는 신경퇴행성 질환이다. 일반적으로 50세 이후에 발병하며 환자의 약 30~50%에서 치매가 동반될 수 있다. 특히, 파킨슨병 치매 또는 루이소체 치매가 흔하다.

2) 임상 특징: 파킨슨병의 대표적인 3대 증상은 경축, 안정 떨림, 운동완만이고 그 외에도 무표정, 느린 움직임, 발을 질질 끄는 걸음, 자세 반사 장애, 삼킴 곤란과 같은 증상이 동반될 수 있다.

3) 루이소체: 알파-시누클레인 단백질이 신경세포 내에서 비정상적으로 응집하여 형성되는 봉입체이고 루이소체는 파킨슨병과 루이소체 치매의 주요 병리학적 특징이다.

4) 치료: 도파민 전구물질인 L-도파(L-DOPA)를 투여하면 뇌에서 도파민으로 전환되어 증상이 완화된다. 또한 카비도파를 함께 병용 투여하면 말초에서의 도파민 대사를 억제하여 뇌 내 도파민 농도를 증가시키고 치료 효과를 높이며 부작용을 줄일 수 있다.

다. 근위축측삭경화증(Amyotrophic lateral sclerosis, ALS)

1) 척수 전각 세포와 뇌줄기의 운동신경세포가 선택적으로 퇴행 및 사멸하면서 상위 운동신경과 하위 운동신경이 모두 손상되는 신경퇴행성 질환이다.

2) 골격근의 신경성 위축이 점차 진행되며 결국 호흡근 마비로 인해 호흡 부전으로 사망에 이르게 된다.

3) 안구 운동은 비교적 보존되지만, 일부 변이형 ALS에서는 안구운동 장애가 나타날 수 있다.

4) 전두엽 운동 영역의 신경세포 손상으로 인해 추체로가 탈락하며 이에 따라 깊은힘줄반사의 항진이 나타난다.

5) 감각 기능 및 방광·장 기능은 비교적 보존되지만, 일부 환자에게서는 질병 말기에 방광 기능 장애가 발생할 수 있다.

라. 말이집탈락병(Demyelinating disease)

특징: 수초가 파괴되지만, 축삭 손상은 비교적 적고 신경세포가 유지되는 탈수초성 질환이다.

1) 다발경화증(Multiple sclerosis)

가) 자가면역질환으로 중추신경계(CNS)의 수초가 면역세포(림프구, 단핵구 등)에 의해 공격받아 말이집탈락이 발생하며 악화와 완화를 반복하는 경과를 보이지만, 말초신경계는 주로 유지된다.

나) 주로 20~40세에서 발병하며 여성의 발병률이 남성보다 약 2~3배 높고 10세 이전이나 60세 이후에는 발생이 드물지만, 예외적인 경우도 존재한다.

다) 뇌, 척수, 시신경 등에서 경계가 뚜렷한 다발성 말이집 탈락 병변이 나타난다.

라) 임상증상:

- 초기: 감각 이상, 경미한 근력 저하, 조화운동 실조, 안진 등
- 진행 시: 시신경염, 근력 약화, 피로, 배뇨장애, 인지 기능 저하 등
- 말기: 하반신마비, 심한 인지장애, 보행 불가능, 심부정맥 혈전증(DVT) 등의 합병증이 발생할 수 있으며 폐렴 또는 요로감염 등의 감염 합병증으로 사망하는 때도 많다.

마) 레르미트 징후: 목을 앞으로 숙일 때 전기가 통하는 듯한 느낌이 척추를 따라 전달되는 현상으로 수초 탈락이 일어난 신경섬유가 자극되면서 발생한다.

2) 길랭바레증후군(Guillain Barre syndrome)=급성감염성다발신경염(AIDP), 특발성다발신경근염

가) 주로 바이러스 감염 후에 발생하는 급성 말초신경병증으로 운동신경과 감각신경을 모두 침범하는 질환으로 모든 나이에서 발생할 수 있으나 소아보다는 성인에서 더 흔하다.

나) 원인: 상기도 감염, 위장관 감염 후 1~3주 이내에 발병하는 자가면역성 신경 질환이며 예방접종 후에도 드물게 발생할 수 있으나 예방접종과의 명확한 연관성은 아직 확립되지 않았다.

다) 임상증상:

① 대칭적인 근력 약화: 다리에서 시작하여 상체로 진행하는 상행성 마비 패턴을 보이고 발병 후 1~4주 이내에 증상이 가장 심해지고 이후 회복되기 시작한다.

② 뇌신경 마비는 양측성 얼굴 마비가 가장 흔하며 일부 환자에게서는 구음 장애나 삼킴 곤란이 동반될 수 있다.

③ 중증 합병증: 호흡근 마비가 발생할 수 있으며 이 경우 인공호흡기 치료가 필요하다.

④ 자율신경계 이상: 부정맥, 혈압 변동(고혈압 또는 기립성 저혈압), 발한 이상 등 다양한 증상이 나타날 수 있다.

4. 감염병(Infectious disease)

가. 뇌염(encephalitis)

1) 뇌 실질의 염증으로 주요 원인은 바이러스 감염이다.
2) 원인: 바이러스, 세균, 리켓치아, 곰팡이, 기생충 등 다양한 병원체가 원인이 될 수 있으며 이 중 바이러스 뇌염이 가장 흔하고 임상적으로 중요하다.
3) 바이러스 뇌염
    가) 주요 원인 바이러스: 일본뇌염 바이러스, 단순포진바이러스, 엔테로바이러스, 인플루엔자바이러스, 볼거리 바이러스, 홍역 바이러스 등이 주요 원인이다.
    나) 일본뇌염: 대표적인 급성 바이러스 뇌염으로 일본뇌염 바이러스를 보유한 모기(특히 Culex 속 모기)에 물려 감염되고 뇌, 소뇌, 뇌간, 척수의 회백질을 중심으로 염증이 발생하며 심한 경우 수막염을 동반할 수 있다. 예방을 위해 일본뇌염 백신 접종이 권장된다.
    다) 단순포진 뇌염: 단순포진바이러스에 의해 발생하는 뇌염으로 소아와 성인 모두에서 발생할 수 있다. 특히 성인에서는 HSV-1이 주요 원인이며 양측 측두엽과 전두엽의 기저부에 출혈성, 괴사성 염증을 유발하며 조기에 치료하지 않으면 예후가 매우 나쁘다.

나. 수막염(Meningitis)

1) 뇌를 둘러싸고 있는 수막(특히 연막 및 거미막)에 발생하는 염증이다.
2) 뇌척수액 검사(CSF 분석)에서의 특징적인 변화: 뇌척수압 상승, 백혈구 수 증가(호중구 또는 림프구 우세), 단백질 농도 증가, 포도당 농도 감소(세균성 수막염의 경우)
3) 원인 병원체: 세균, 바이러스, 진균, 결핵균 등
    가) 진균성 수막염: 주로 Cryptococcus neoformans 또는 Cryptococcus gattii 에 의해 발생하며 진행 속도가 느리고 아급성 경과를 보인다. 면역억제 상태(예: HIV/AIDS, 장기 스테로이드 사용, 면역억제제 복용, 항암 치료 중인 환자)에서 흔히 발생하고 수막 자극 증상이 서서히 나타나며 두통, 발열, 정신 상태 변화 등의 증상을 동반할 수 있다. 진단은 뇌척수액에서 잉크 검사, 항원 검사, 배양 검사 등을 시행하고 치료는 항진균제(암포테리신 B 및 플루코나졸)를 장기간 투여한다.
    나) 결핵성 수막염: 뇌줄기 및 뇌바닥 부에서 발생하는 만성 수막염으로 결핵균이 혈행성 전파를 통해 뇌수막을 침범하여 발생한다. 주요 증상은 서서히 진행하는 두통, 피로, 구토, 발열, 변화 등 이며 뇌척수액 검사에서는 림프구 증가, 단백질 증가, 포도당 감소, 아데노신 탈아민화효소(ADA) 상승이 나타난다.
    다) 무균성 수막염: 세균 배양 검사에서 원인균이 검출되지 않는 수막염을 의미하며 주로 바이러스에 의해 발생하고 가장 흔한 원인은 엔테로바이러스로 특히 여름철에 유행한다. 증상은 발열, 두통, 목 부위 강직, 근육통 등이 나타나며 일반적으로 예후는 양호하며 1~2주 이내에 자연 회복된다.

다. 뇌고름집(Brain abscess)

1) 뇌 실질 내에 화농성(고름) 염증이 국소적으로 형성되는 상태로, 주로 화농성 세균 감염으로 발생한다.
2) 원인 및 감염 경로:
   - 인접 감염으로부터 직접 확산: 중이염, 꼭지돌기염, 부비동염, 치과 감염 등이 주요 원인이며 이 경우 주로 대뇌반구의 측두엽 또는 소뇌에 고름집이 형성된다.
   - 혈행성 전파: 패혈증, 감염성 심내막염, 선천성 심장질환(특히 우좌 단락이 있는 청색증형 심질환)에서 혈류를 통해 뇌로 감염이 전파되고 이 경우 고름집이 다발성 뇌고름집으로 나타날 가능성이 높다.

5. 뇌종양(Brain tumor)

- 원발성 뇌종양(약 90%): 뇌 자체에서 발생하는 종양으로 다른 장기로 전이하는 경우는 드물다. 주요 유형은 신경상피 종양(신경교종)을 포함하며 수막종(대부분 양성 종양이며 수막에서 기원), 뇌하수체샘종, 슈반세포종 등이다.
- 전이성종양(약 10%): 전신 악성종양(폐암, 유방암, 흑색종, 신장암 등)이 뇌로 전이된 경우를 의미하며 실제 임상에서는 전이성 뇌종양이 원발성 뇌종양보다 더 흔할 수도 있고 다발성 병변이 흔하며, 주로 대뇌 피질-백질 경계 부위에 발생한다.
- 뇌종양의 임상 증상: 두개내압 상승에 따른 증상(두통, 구토, 시신경유두부종), 국소 신경학적 증상(종양 위치에 따라 운동 마비, 감각 이상, 언어 장애, 시야 결손 등), 발작은 약 30~50%에서 나타나며 특히 저등급 신경교종 및 전두엽 종양에서 흔하다.

가. 신경상피종양(Neuroepithelial tumor)

　　신경세포 자체보다는 주로 아교세포에서 발생하며 이를 신경아교종이라 하고 선체 뇌종양의 약 50%를 차지하며 다양한 형태의 아교세포종이 포함된다.

1) 별아교세포종(Astrocytoma)
　가) 발생 부위: 성인에서는 주로 대뇌 반구에 발생하고 소아에서는 주로 소뇌에 발생한다.
　나) 소아 별아교세포종: 소뇌에서 발생하는 별아교세포종은 일반적으로 소아모세포성별아교세포종으로 분류되고 낭성 구조를 가지며 종양 결절이 낭포벽에 국한되는 경우가 많고 대부분 양성 종양이며 수술적 절제 시 완치가 가능하다.
　다) 성인의 별아교세포종: 서서히 성장하는 경우가 많지만, 침윤성 증식을 보이기 때문에 외과적 절제만으로 완전한 치료가 어렵고 특히, 교모세포종으로 진행하는 경우 예후가 매우 나쁘고 수술 후에도 방사선 치료 및 항암 화학요법 병행이 필요하다.

2) 아교모세포종(Glioblastoma)

가) 아교세포에서 발생하는 고등급 악성 종양으로 신경아교종의 약 50%를 차지하고 가장 흔한 원발성 악성 뇌종양이며 예후가 매우 나쁘다.

나) 병리학적 특징: 미성숙한 아교세포로 이루어져 있으며 빠르게 침윤하고 성장하는 특징을 가지며 종양 내부에 괴사와 출혈이 흔히 동반되고 위성 현상이 나타나며 정상 조직과의 경계가 불분명하여 완전 절제가 어렵다.

3) 속질모세포종(Medulloblastoma)

가) 주로 소아에서 발생하는 배아종양으로 뇌종양 중 가장 흔한 소아 악성 종양으로 소뇌벌레에서 주로 발생하며 남아에서 더 흔하다.

나) 소형의 미숙한 신경세포로 이루어져 있으며 빠르게 성장하는 악성 종양으로 뇌척수액 공간을 따라 쉽게 전이되는 특징을 보인다.

다) 임상 증상: 두개내압 상승에 따른 증상(두통, 구토, 시신경유두부종), 소뇌 기능 이상(소뇌실조, 균형 장애, 운동 실조 등) 나타나고 질병의 진행이 빠르며 조기 치료가 필요하다.

라) 방사선 감수성이 높으므로 표준 치료로 방사선 치료가 필수적이며 가능한 한 최대한의 수술적 절제 후 전체 뇌와 척수에 방사선 조사를 시행한다.

나. 비신경아교종군

1) 수막종(Meningioma)

가) 전체 뇌종양의 약 15~20%를 차지하며 신경아교종을 제외하면 가장 흔한 원발성 뇌종양으로 대부분 양성 종양이며 성장 속도가 느린 경우가 많다.

나) 성인에서 주로 발생하며 여성에서 더 흔하고 경막 및 거미막 세포에서 기원하여 뇌를 압박하는 형태로 성장한다.

다) 종양이 반구형으로 성장하며 뇌 실질로 침범하지 않고 압박하는 양상을 보이며 일부 경우 석회화 및 섬유성 구조를 보일 수 있다.

라) 수술로 완전히 절제할 경우 완치 가능성이 높으나 일부 고등급 수막종은 재발 우려가 높고 침습성이 증가할 수 있다.

2) 신경초종(Schwannoma)

가) 말초신경의 슈반세포에서 기원하는 양성 종양으로 성장 속도가 느리며 신경을 압박하면서 증상을 유발한다.

나) 머리뼈 내에서는 속귀신경(청신경, 제8 뇌신경)에서 가장 많이 발생하고 부위를 소뇌다리뇌각이라고 하며 종양을 소뇌다리뇌각 종양이라고도 한다.

다) 성인에서 주로 발생하며 여성에서 약간 더 흔하고 한쪽(일측성) 난청, 이명. 어지럼을 유발하며 종양이 진행하면 삼차신경(제5 뇌신경) 및 얼굴신경(제7 뇌신경)을 압박하여 감각 저하 및 얼굴 마비가 발생할 수 있다.

3) 뇌하수체샘종(Pituitary adenoma)

가) 뇌하수체 전엽에서 발생하는 양성 종양이며 전체 원발성 두개내 종양 중 약 10~15%를 차지하고 호르몬 분비 여부에 따라 기능성과 비기능성으로 구분한다.

나) 종양의 크기와 위치에 따른 증상: 시신경교차를 압박하면 양쪽 시야의 바깥쪽 절반이 보이지 않는 양측두반맹이 발생하고 매우 큰 경우 두통 및 시력 저하를 유발할 수 있다.

호르몬 분비 여부에 따른 내분비 증상: 기능성 샘종(호르몬 과다 분비)은 내분비 질환을 유발하고 비기능성 샘종(호르몬 비분비)은 크기가 커질 때까지 증상이 없는 경우가 많다.

다) 주요 유형 및 관련 질환

① 성장호르몬 생산샘종: 소아에서는 거인증, 성인에서는 말단비대증을 유발한다.

② 부신피질자극호르몬(ACTH) 생산 샘종: ACTH 과다 분비로 인해 부신에서 코르티솔이 과다 생성되고 쿠싱병을 유발하며 이는 쿠싱증후군의 한 형태이며 중심 비만, 보랏빛 선조, 근력 약화, 고혈압 등의 증상을 나타낸다.

③ 프로락틴 생산샘종: 여성(젖 분비과다, 무월경, 불임), 남성(성욕 감퇴, 발기부전, 여성형 유방)

18 근골격계

1. 골질환

가. 골절(Fracture)

1) 외부의 힘으로 뼈조직의 연속성이 끊어진 상태를 말한다.
2) 원인
   가) 외상으로 인해 골절이 발생한다.
   나) 피로골절: 반복적인 미세한 외부 충격으로 발생하는 골절이다.
   다) 병적골절: 골다공증, 골수염, 종양 등 질환으로 인해 뼈가 약해져 쉽게 골절이 발생한다.
3) 골절의 분류
   가) 완전골절: 뼈가 완전히 부러진 상태로 가로골절, 나선골절, 감입 골절, 분쇄 골절 등이 포함된다.
   나) 불완전골절: 뼈 일부만 손상된 상태로 대표적으로 성장기 소아에서 흔한 생나무 골절이 있다.
   다) 성장판 골절: 소아와 청소년에서 성장판이 손상된 상태를 말한다.
4) 골절 치유 과정: 골절 부위에 혈종이 형성되고 육아조직이 생성되고 이후 골모세포가 작용하여 일차 가골을 형성한다. 일차 가골이 석회화하여 이차 가골이 성숙하고 불필요한 부분이 흡수되어 원래 뼈의 형태로 복구된다.

나. 무균성 골괴사(Aseptic osteonecrosis)

뼈에 영양을 공급하는 동맥이 색전 또는 기계적 압박으로 인해 혈류 공급이 차단되면서 뼈조직이 허혈 괴사를 일으키는 질환을 말하고 원인은 아직 명확히 밝혀지지 않았다.

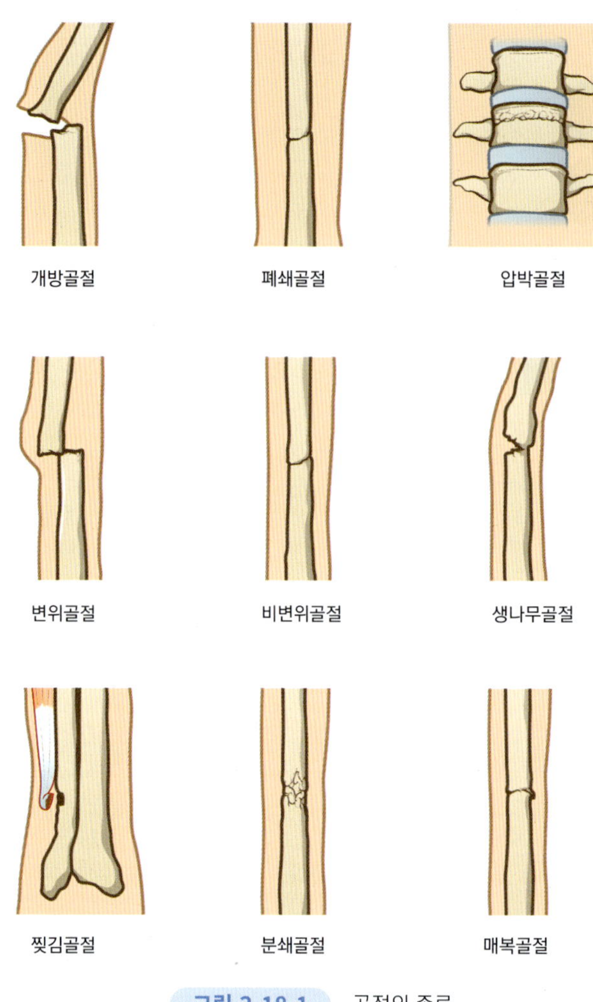

그림 3-18-1   골절의 종류

1) 뼈돌기병증(Apophyseopathy)

가) 성장 과정에서 뼈끝핵 또는 뼈돌기의 혈류 장애로 인해 괴사가 발생한다.

나) 증상: 국소적인 통증, 압통, 부종이 나타난다.

다) 치료 및 예후: 안정이 필요하며 과도한 부하 및 압박을 피해야 하고 뼈괴사로 인해 변형이 발생할 수 있으나
시간이 지나면서 자연적으로 회복되는 경우가 많다.

2) 넓적다리머리 무혈성 괴사(Avascular necrosis of femoral head)

가) 넓적다리머리로 가는 혈액 공급이 차단되어 뼈조직이 괴사하는 질환으로 원인과 발생 기전은 명확히 밝혀
지지 않았지만, 다양한 위험 요인이 관련된다.

나) 주로 30~50대에서 발생하고 남성이 여성보다 더 높은 빈도로 발병한다.

다) 원인 및 위험 요인: 직접적인 혈관 손상, 방사선 조사로 인한 간접적인 혈관 손상, 혈관 폐색, 스테로이드제
장기 사용(대표적인 위험 인자), 알코올 남용, 고지혈증, 자가면역 질환 등이 위험 요인으로 알려져 있다.

라) 혈액 공급이 차단되면서 뼈조직 괴사하고 시간이 지나면서 뼈가 함몰되며 이후 연골까지 손상되어 퇴행성
골관절염으로 진행하며 심한 경우 인공관절 치환술이 필요할 수 있다.

다. 염증

1) 화농성 골수염(Pyogenic osteomyelitis)

가) 원인균: 주로 황색포도알균, 사슬알균, 그람음성 간균(예: 대장균, 녹농균) 등이 원인균으로 작용한다.

나) 감염 경로: 직접 감염(방 골절, 외상, 수술 후 감염), 혈행성 감염(원격 부위에서 혈류를 통해 전파), 인접 조직 감염(주변 화농성 감염으로부터 확산)으로 발생한다.

다) 화농성 골수염은 만성으로 진행되기 쉬우며 염증으로 인해 혈류가 차단되면서 뼈괴사가 광범위하게 발생한다. 괴사한 뼈가 형성되며 이로 인해 치료가 어려운 만성 감염으로 발생할 수 있고 일상생활이 제한될 정도의 난치성 감염으로 진행한다.

라) 임상 증상: 전신 증상으로는 발열, 오한, 백혈구 증가가 나타나고 국소 증상으로는 발적, 종창, 압통, 심한 통증이 동반된다. 심한 경우 피부 위로 누공이 형성되어 고름이 배출될 수 있다.

2) 결핵성 골수염(Tuberculous osteomyelitis)

가) 결핵균에 의한 만성 감염으로, 주로 폐결핵 등의 일차 병소에서 혈행성을 통해 전파되어 발생하는 이차성 결핵성 골수염을 말한다.

나) 대표적인 질환: 척추 카리에스 또는 포트병이 대표적인 형태로 나타난다.

다) 호발 부위: 긴뼈와 척추, 특히 허리뼈와 등뼈에서 잘 발생한다.

라) 감염이 진행되면서 뼈와 연골이 파괴되고 치즈괴사를 동반한 육아종이 형성되고 괴사한 조직이 융해되면서 고름집이 형성된다. 농양이 진행되면 피부를 뚫고 누공이 형성되어 고름이 배출된다.

라. 대사이상

1) 골다공증(Osteoporosis)

가) 골다공증은 뼈의 조직 구조는 정상이나 뼈의 무기질과 유기질이 동일한 비율로 감소하여 전체적인 골밀도가 저하된 상태를 말한다.

나) 골다공증이 진행되면 피질골은 얇아지고 해면뼈는 골량 감소와 밀도 저하로 인해 뼈가 약해진다.

다) 원발성 골다공증: 폐경 후 골다공증과 노인성 골다공증이 대표적이다.

라) 속발성 골다공증: 내분비 질환(쿠싱증후군, 갑상샘항진증), 약물(스테로이드), 영양 장애(비타민 D 과잉 또는 결핍, 괴혈병), 선천성 질환(마르판증후군, 골형성부전증), 기타 원인(류마티스 관절염, 신부전, 만성 간 질환) 등이 원인으로 작용한다.

마) 위험 요인: 나이 증가, 호르몬 변화, 생활 습관, 영양 상태, 기타 질환 등이 위험 요인으로 작용한다.

2) 골연화증(Osteomalacia)

가) 골연화증은 구루병의 성인형으로 정상적인 뼈기질은 존재하지만, 석회화가 제대로 이루어지지 않아 유골 조직이 증가하는 질환으로 뼈가 부드러워지고 쉽게 변형되며, 골절 위험이 증가한다.

나) 원인: 내분비 장애, 비타민 D 결핍, 칼슘 및 인 대사 장애 등이 원인으로 작용한다.

다) 증상: 골격 변형(다리의 이상만곡), 골절 위험 증가(병적 골절), 근육 약화 및 통증이 나타난다.

3) 부갑샘항진증(Hyperparathyroidism)

가) 부갑상샘에서 과도한 부갑상샘호르몬(PTH)이 분비되어 칼슘 대사에 이상을 일으키는 질환으로 혈중 칼슘 농도는 증가하고 혈중 인(P) 농도는 감소한다.

나) 골 탈회: 뼈에서 칼슘이 빠져나가면서 골다공증과 병적 골절이 발생한다.

다) 신장 결석: 소변으로 과도한 칼슘이 배설되면서 결석이 형성된다.

마. 뼈연골종양(Osteochondral tumors)

1) 골연골종(Osteochondroma)

가) 골연골종은 원발성 뼈종양 중 가장 흔한 양성 종양이며 뼈에서 발생하며 표면이 연골로 덮인 뼈 증식 형태로 나타난다.

나) 발생 유형은 단발성과 다발성으로 구분하며 주로 10대 청소년에게서 발생한다.

다) 호발 부위: 긴뼈의 골간단이다.

라) 피하조직으로 돌출된 종괴로 나타나며 무증상인 경우가 많지만, 신경을 압박하면 통증이 발생할 수 있다.

마) 뼈 성장 종료된 이후에도 종양의 크기가 급격히 증가하는 경우 악성 연골육종으로 변할 가능성이 있으므로 주의해야 한다.

2) 내연골종(Enchondroma)

가) 내연골종은 골연골종에 이어 흔히 발생하는 양성 뼈종양이다.

나) 호발 부위는 손가락뼈, 손허리뼈, 발가락뼈이며 드물게 긴뼈에서도 발생할 수 있다.

다) 주로 10~30대에서 발생하며 대부분 별다른 증상이 없으나 병적 골절 이후 발견되는 경우가 많다.

라) 피질골(cortical bone)이 얇아지고, 골수공간(medullary cavity)에 유리질연골(hyaline cartilage)이 종양 덩어리로 차 있다. 영상 검사에서 칼슘 침착(calcification)이 관찰될 수 있다.

마) 내연골종이 다발성으로 한쪽 팔다리에 발생해 긴뼈의 성장장애를 유발하는 경우를 올리에르병이라 하며 혈관종이 동반되면 마푸치증후군으로 불린다.

3) 골육종(Osteosarcoma)

가) 골육종은 가장 흔한 원발성 악성 뼈종양으로, 주로 성장기 청소년과 젊은 성인에서 발생한다.

나) 호발 나이는 10대에서 20대 초반이며 남성에서 더 흔히 발생한다.

다) 넙적다리뼈 원위부, 정강뼈 근위부, 위팔뼈 근위부에서 많이 발생한다.

라) 종양세포가 유골조직을 형성하며 증식하여 정상적인 골조직을 파괴하고 종양이 진행되면 병적 골절이 발생할 수 있다.

마) 종양 부위에 지속적인 통증, 부기, 열감 등의 염증 반응이 나타나며 초기에는 화농성 골수염과의 감별이 필요하다.

바) 혈행성 전이를 통해 폐로 전이하는 경우가 많으며(약 20~30%) 예후가 좋지 않으나 최근에는 수술과 다제 항암화학요법으로 5년 생존율이 60~80%까지 향상된다.

4) 연골육종(Chondrosarcoma)

가) 연골육종은 연골세포에서 기원하는 악성 골종양으로 골육종 다음으로 두 번째로 흔한 악성 뼈종양이다.

나) 호발 나이는 30~60대로, 특히 40세 이상에서 가장 흔히 발생하며 고령층에서도 발생할 수 있다.

다) 골반, 넓적다리뼈 근위부, 갈비뼈, 위팔뼈 근위부에서 많이 발생한다.

라) 대부분 초기에는 증상이 없으며, 종양이 진행하면서 국소 부위에 부기와 지속적인 통증이 나타난다. 종양 조직은 단단한 특징을 보이며 저등급 병변에서는 촉진 시 비교적 덜 단단하게 느껴질 수 있다.

마) 연골육종은 저등급(분화형)과 고등급(미분화형)으로 분류되며 저등급이 더 흔하며 비교적 천천히 성장하고 전이 빈도가 낮지만, 고등급의 경우 빠르게 진행하며 폐 전이 위험이 높다.

5) 전이성종양(Metastatic bone tumor)

가) 전이성 종양은 주로 상피세포에서 기원한 악성 종양이 혈행성 또는 림프성 전파를 통해 전이되며 골수 내에서 종양이 증식하여 뼈 전이가 발생한다.

나) 뼈 전이를 잘 일으키는 원발암은 전립샘암, 유방암, 폐암, 갑상샘암, 신장암, 위암, 간암 등이 있다.

다) 전이성 종양은 신체의 거의 모든 뼈에서 발생할 수 있으나 특히 혈류가 풍부한 척추에서 가장 흔하게 발생하며 골반, 넓적다리뼈, 갈비뼈, 위팔뼈 등에서도 많이 관찰된다.

2. 관절 질환

가. 관절탈구(Joint dislocation)

1) 관절을 이루는 뼈의 관절면이 정상적인 접촉을 상실한 상태를 말하며 완전탈구와 불완전탈구로 구분한다.

2) 외상성 탈구: 외부 충격으로 인해 관절의 한쪽 끝이 관절주머니를 파열하고 이탈하는 경우를 말하고 가장 흔한 형태로 어깨관절에서 가장 자주 발생한다.

3) 선천성 탈구: 출생 시 또는 성장 과정에서 관절이 정상적인 위치를 벗어난 상태이며 대표적으로 선천성 엉덩관절 탈구가 있다.

4) 습관성(반복성) 탈구: 관절이 반복적으로 탈구되는 상태를 말하며 이전 탈구로 인해 인대 및 관절 구조가 약화되면서 발생한다.

5) 자발성 탈구: 환자가 의도적으로 특정 근육을 이용하여 관절을 탈구시킬 수 있는 경우를 말한다.

나. 관절강직(Ankylosis)과 구축(Contracture)

1) 관절강직: 관절의 생리적 운동 범위가 지속적으로 제한된 상태를 말한다.

- 원인: 외상, 관절 자체 질환(관절염 등), 장기간의 비활동으로 인해 관절이 유착되면서 관절뼈들의 움직임에 장애가 발생한다.

- 대표적인 원인 질환: 관절 내 골절, 화농성 관절염, 류마티스 관절염, 강직성 척추염 등이 있다.

2) 구축: 관절의 생리적 운동 범위가 제한되는 상태이지만, 원인이 관절 자체가 아닌 주변 연부조직에 있다.

- 원인에 따른 분류: 피부 원인(화상 흉터로 인해 구축 발생), 결합조직 원인(듀피트렌 구축), 근육 원인(기운목), 신경원인:(뇌성마비 및 신경손상으로 인한 구축)

다. 변성, 화생

1) 관절변형증(Arthrosis deformans)

가) 관절변형증은 관절의 만성 퇴행성 변화와 증식성 변화로 인해 관절의 형태가 변하는 질환이다.

나) 관절연골이 퇴행성 변화를 일으키면서 탄력성을 잃고 점차 얇아지며 표면에 균열이 생기고 연골밑골경화 등이 나타난다. 연골 아래 노출된 골면이 단단해지고 뼈의 과형성으로 인해 뼈 돌기가 형성된다. 관절이 변형되면서 통증과 관절운동 제한이 발생하고 염증 반응이 동반될 수 있고 특히 활막염과 연골연화증이 병발할 수 있다.

① 일차성(특발성·원발성): 명확한 원인은 없으나 노화, 유전적 요인, 체중 부하, 기계적 스트레스 등의 복합적 원인으로 발생하고 50세 이후에서 흔하게 나타나며 최근 연구에 따르면 폐경 후 여성에서 호르몬 변화가 위험 요인이 될 수 있다.

② 이차성: 원인이 뚜렷하며 관절 외상, 선천적 관절 형성이상, 류마티스 관절염, 비만, 반복적 과사용, O자형 다리 등이 원인으로 작용한다. 젊은 층에서도 외상성 손상(스포츠 부상)이나 비만, 대사질환(당뇨병) 등의 영향으로 발생 가능성이 증가한다.

다) 증상

① 류마티스 관절염과 감별이 필요하나 변형성 관절증은 특징적인 증상을 보인다.

② 초기에는 관절 운동 시 통증이 나타나며 휴식하면 완화되고 특히 아침에 잠에서 깬 직후 관절이 뻣뻣해지는 아침 강직이 있으나 이는 보통 30분 이내로 완화되지만, 류마티스 관절염의 아침 강직은 1시간 이상 지속되는 경우가 많다.

③ 장시간 같은 자세를 유지하면 관절이 뻣뻣해지거나 통증이 발생한다. 또한 비가 오는 날에 증상이 심해지는 경향이 있다.

④ 무릎관절, 엉덩관절, 척추(특히 목뼈와 허리뼈), 손가락 관절에 주로 발생하고 심한 경우 관절의 불안정성(불완전 탈구), 보행 장애, 손가락 변형(헤버덴 결절, 부샤르 결절) 등이 나타날 수 있다.

⑤ 전신 증상(발열, 피로, 체중 감소 등)은 거의 나타나지 않는다.

- 변형성 엉덩관절증(Coxarthrosis)
  - 변형성 엉덩관절증은 이차성 발생이 흔하고 주요 원인으로는 선천성 또는 발달성 엉덩관절 형성이상(DDH), 넓적다리뼈머리 무혈성 괴사(AVN), 엉덩관절 외상, 염증성 관절염(류마티스 관절염) 등이 있다.
  - 넓적다리뼈머리와 절구 연골의 퇴행성 변화로 인해 연골이 점차 소실된다.
  - 증상은 엉덩관절의 점진적인 통증, 관절 구축 및 운동 제한, 보행 장애가 대표적이다.
- 변형성 무릎관절증(Gonarthrosis)
  - 변형성 무릎관절증은 주로 일차성 골관절염으로 발생하며 중년 이후 특히 폐경 후 여성에서 흔하게 발생한다.
  - 주요 위험 요인으로는 비만, 무릎의 반복적인 사용(과사용), 근력 저하(특히 넓적다리네갈래근 약

화), 외상, 유전적 요인 등이 있다.
- 무릎관절의 안쪽 연골이 주로 손상되면서 O자형 다리(안쪽휜무릎)가 초래된다.

2) 윤활막 골연골종증(Synovial osteochondromatosis)

가) 윤활막 골연골종증은 관절의 활막 세포가 화생을 일으켜 연골 조직을 형성하는 질환으로 형성된 연골 조직은 석회화되거나 골화되어 뼈로 변할 수 있다.

나) 이 질환에서는 활막이 비후되고 관절 공간 내에 여러 개(수십 개 이상)의 유리체(관절 내 연골 또는 골편)가 존재한다.

다) 유리체가 관절면에 끼이거나 감돈되면 관절 운동 제한 및 심한 통증을 유발한다.

라. 염증

1) 화농성 관절염(Pyogenic arthritis)

가) 황색포도알균이 가장 흔한 원인균이며 사슬알균, 그람음성균도 원인이 될 수 있다.

나) 엉덩관절과 무릎관절에 호발하며 어깨, 팔꿈치, 손목, 발목 관절에도 발생할 수 있다.

다) 감염으로 인해 관절액의 조성이 변화한다. 농성 관절액이 형성되고 백혈구 수가 증가하며 단백질 농도가 높아지고 포도당 농도는 감소한다. 윤활막의 염증성 증식과 육아조직이 형성되며, 이로 인해 연골이 파괴되고 심한 경우 관절강직과 관절 운동 제한을 초래한다.

라) 혈행성 전파(예: 패혈증, 골수염에서 파급), 외상(관절 주사, 관통상, 수술, 개방성 골절) 등에 의해 감염될 수 있다.

2) 류마티스관절염(Rheumatoid arthritis)

가) 류마티스관절염은 자가면역질환의 일종으로 면역계가 관절을 포함한 신체 조직을 공격하여 만성 염증을 유발한다.

나) 만성 전신성 염증성 질환으로, 대칭적으로 다발성 관절을 침범하며 주로 손가락 관절, 손목, 무릎, 발목 관절 등에 발생한다.

다) 주요 증상은 관절 통증, 아침 강직(1시간 이상 지속), 열감, 부종, 홍반 등이 나타나며 시간이 지나면서 연골과 뼈가 손상되어 인해 관절 변형(백조목 변형, 단춧구멍 변형, 척측 편위 등)이 발생할 수 있다.

라) 30~50대 여성에서 호발하며 호전과 악화를 반복하는 재발성 경과를 보인다.

마) 관절 외 증상이 나타날 수 있다.
- 심장(심장막염, 혈관염), 폐(섬유화, 결절), 눈(공막염, 건성안증후군), 피부(류마티스 결절), 신경계(말초신경염) 등 다양한 장기를 침범할 수 있다.

바) 관절 윤활막의 만성 염증으로 인해 활막세포가 증식하고 림프구 침윤과 혈관 신생이 발생한다. 증식한 활막조직이 연골과 뼈를 파괴하며 이로 인해 관절 기능이 저하된다. 또한 피하조직에 류마티스성 결절이 형성될 수 있으며 류마티스 폐질환, 혈관염 등 관절 외 병변이 동반될 수 있다.

3) 퇴행관절염(Degenerative arthritis)

가) 퇴행관절염은 나이가 들어감에 따라 연골이 점진적으로 퇴행하는 질환으로 염증보다는 기계적 마모와 구조적 변화가 주된 특징으로 단순한 노화뿐만 아니라 반복적인 관절 사용, 외상, 비만, 유전적 요인 등이 발병에 영향을 미친다.

나) 호발 부위: 체중 부하가 많은 엉덩관절, 무릎관절, 발목관절, 척추(목뼈, 허리뼈), 손가락 끝마디 관절(DIP, 헤버덴 결절), 손가락 중간마디 관절(PIP, 부샤르 결절). 엄지손가락 기저부(제1 중수지관절, CMC) 등에 흔히 발생한다.

다) 주요 증상으로는 통증, 관절 운동 제한, 관절 강직이 있으며 일반적으로 전신 증상(발열, 피로 등)은 나타나지 않으며 아침 강직은 나타날 수 있으나 30분 이내로 짧게 지속되고 움직이면 호전된다. 이는 류마티스관절염과의 감별점이 된다. 질병이 진행되면 관절 간격이 좁아지고 골증식 형성, 연골밑골경화, 낭이 발생할 수 있다.

라) 퇴행관절염은 서서히 진행되며 호전과 악화가 반복되고 추운 날씨나 궂은 날씨에 통증이 심해질 수 있다.

4) 강직척추염(Ankylosing spondylitis)

가) 강직척추염은 만성 진행성 염증성 척추관절병증으로 엉치엉덩관절, 추간관절, 척추 인대, 엉덩관절, 어깨 관절 등에 발생한다. 염증이 만성적으로 지속되면서 척추의 골화 및 강직을 유발한다.

나) 특징적인 증상은 40세 이전에 서서히 시작되는 만성 허리 통증으로 특히 아침에 기상 후(아침 강직)나 오랜 시간 같은 자세를 유지하면 통증이 심해지고 움직이면 호전되는 특징을 보인다. 기타 증상으로는 엉덩관절 및 어깨 관절의 통증 및 부기, 발뒤꿈치 통증, 갈비뼈 통증 및 흉곽 확장 제한, 눈의 염증 등이 동반할 수 있다.

다) 질병이 심해질 경우 허리뼈와 척추 인대의 골화로 인해 대나무 척추 소견이 나타날 수 있고, 척추, 엉치엉덩관절, 엉덩관절의 강직이 진행되며 심한 경우 자세 변화가 어려워진다. HLA-B27 항원의 양성률이 높으며 이는 질환의 유전적 소인을 의미하지만, 모든 HLA-B27 양성자가 강직척추염을 앓는 것은 아니다.

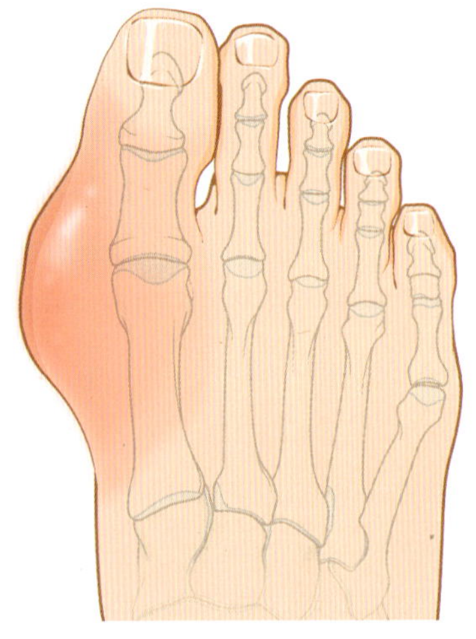

그림 3-18-2 통풍 환자 오른발 엄지발가락의 발허리발가락관절염증

마. 대사장애

1) 통풍(Gout)

가) 통풍은 혈중 요산 수치가 과도하게 상승하여 요산 결정이 관절과 연부조직에 침착되면서 발생하는 대사성 질환으로 요산 결정이 백혈구에 의해 탐식 되면서 염증 반응이 유발되어 급성 통풍 발작 발작이 발생한다. 주된 위험 요인으로는 고퓨린 식단, 음주(특히 맥주와 증류주), 신부전, 이뇨제 사용 등이 있다.

나) 호발 부위: 가장 흔한 침범 부위는 엄지발가락의 발허리발가락관절(MTP 관절)로 이를 통풍성 무지관절염이라 하며 이외에도 무릎, 발목, 손목, 발, 손가락, 팔꿈치 등에도 발생할 수 있다.

다) 30대 이후 남성에서 호발하며 여성의 경우 폐경 이후 에스트로겐 감소로 인해 통풍 발생 위험이 증가한다.

라) 증상: 급성 통풍 발작의 경우 관절이 갑작스럽게 심하게 붓고 붉어지며 극심한 통증과 열감을 동반하고 가벼운 접촉(담요가 닿는 정도) 만으로도 심한 통증을 유발한다. 보통 3~10일 이내에 호전되지만, 재발하는 경향이 있으며 재발 시 다발성 관절을 침범할 수 있다. 만성 통풍은 반복적인 발작 후 요산 결정이 관절, 힘줄, 연골, 피부밑조직(귓바퀴, 팔꿈치 등)에 축적되면서 통풍결절이 형성된다.

2) 거짓통풍(Pseudogout)

가) 거짓통풍은 칼슘피로인산이수화물(CPPD) 결정이 관절에 침착하면서 발생하는 결정성 관절염으로 통풍과 유사하게 급성 윤활막염을 유발하지만, 원인 물질이 요산이 아닌 CPPD 결정이다. 방사선 검사(X-ray)에서 관절 연골 내 연골석회증이 관찰될 수 있다.

나) 급성기의 경우 침범된 관절에 급성 통증, 부종, 열감, 홍반이 나타나고 전신 쇄약감과 발열 같은 전신 증상이 동반될 수 있다. 만성으로 진행되면 반복적인 염증으로 인해 점차 관절이 점차 퇴행하고 결국 보행 장애가 발생할 수 있다.

다) 정확한 원인은 불명이지만, 노화(고령에서 흔함), 퇴행성 관절염(OA), 외과적 수술 후, 가족성/유전적 요인, 부갑상샘항진증, 갑상샘저하증, 철분 대사 이상 및 저마그네슘혈증 등이 원인으로 알려져 있다.

라) 무릎 관절에서 가장 흔하게 발생하며, 손목, 발목, 어깨 등에서도 발생할 수 있고 급성 발작은 수일에서 수주까지 지속될 수 있으며 재발이 반복되면 퇴행성 변화와 기능 장애를 초래할 수 있다.

3. 척추·척수 질환

가. 추간판 탈출(Herniated intervertebral disk)

1) 추간판 탈출증은 추간판의 속질핵이 섬유륜의 파열을 통해 돌출되면서 신경근이나 척수를 압박하는 상태를 의미한다. 퇴행성 변화, 반복적인 스트레스, 외상 등에 의해 발생할 수 있고 돌출된 디스크가 후방 또는 후외측으로 튀어나오면서 신경 압박을 유발한다.

2) 호발 부위: 허리뼈(L4-L5, L5-S1): 체중 부하가 크고 움직임이 많은 부위로 가장 흔하게 발생한다. 목뼈(C5-C6, C6-C7): 목의 가동성이 큰 부위에서 흔히 발생한다.

3) 주요 원인으로는 섬유륜의 균열, 단열, 속질핵의 변성 및 탈출, 기질의 섬유화 등이 있다. 탈출한 속질핵이 신경

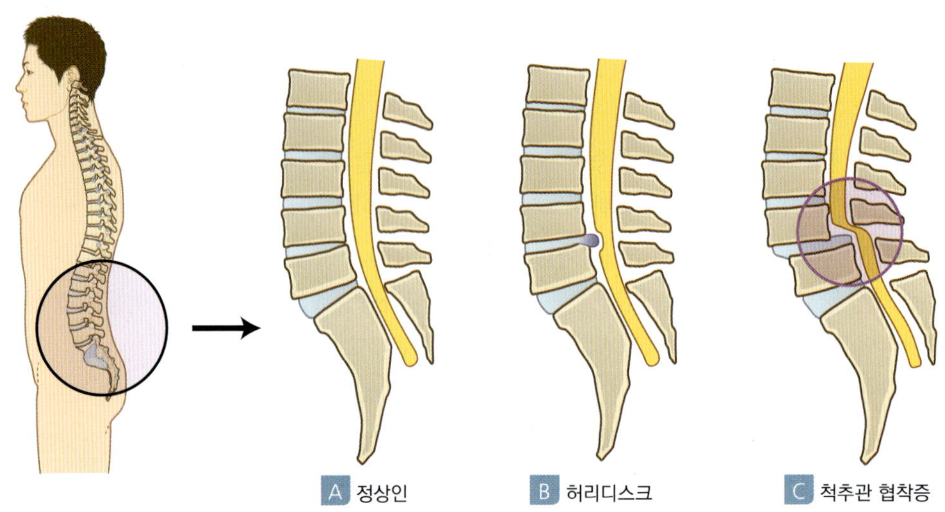

그림 3-18-3　척추디스크와 척추관 협착증의 비교

근이나 척수를 압박하면서 염증 반응을 유발하고 이로 인해 통증과 신경학적 이상이 초래된다.

4) 허리 부분 추간판 탈출증에서는 허리 통증과 함께 좌골신경통 형태의 방사통이 나타나며 한쪽 다리로 통증이 퍼지고 압박된 신경근 지배 영역에서 감각 이상(저린 느낌, 감각 둔마)과 근력 저하, 심한 경우 배변·배뇨 장애가 나타날 수 있다.

5) 목 부분 추간판 탈출증에서는 목과 어깨 통증, 팔로 퍼지는 방사통이 발생하고 감각 이상, 근력 약화, 심한 경우 손의 미세한 운동 기능이 저하된다.

나. 척추관협착증(Spinal canal stenosis)

1) 척추관협착증은 다양한 원인으로 인해 척주관이 좁아지면서 신경을 압박하고 혈류 공급이 감소하여 허리 통증과 함께 다리의 신경 증상을 유발하는 퇴행성 척추 질환이다. 선천적 원인(선천적으로 좁은 척주관)과 후천적 원인(퇴행성 변화, 외상, 수술 후 변화 등)이 있다.

2) 병리: 퇴행성 변화로 인한 뼈의 과형성(골극 형성, 재형성), 인대 비후(황색인대 비후), 디스크의 돌출 및 변성 등이 원인이 될 수 있다. 척주관 협착증은 중심성 협착뿐만 아니라 측방 및 추간공 협착도 흔히 동반되고 신경 압박과 염증 반응으로 인해 통증이 발생한다.

3) 주로 50대 이후 발생하며 60~70대에서 흔하며 허리뼈 L4~L5 부위에서 가장 빈번하게 발생하고 허리뼈 L3~L4) 및 허리뼈 L5와 엉치뼈 S1 부위에서도 자주 발생한다.

4) 주요 증상:
- 허리 부위에서 말총 신경이 압박을 받아 다리 통증 및 저림, 근력 약화가 발생한다.
- 신경인성 간헐적 파행이 나타나며 이는 걸을 때 다리가 아프고 저리며 일정 거리를 걸으면 증상이 심해지고 앉거나 허리를 앞으로 구부리면 증상이 호전된다.
- 자세 변화에 따른 증상이 완화된다. 허리를 앞으로 구부리면 척주관이 일시적으로 넓어져 증상이 완화된다 (예를 들어, 쇼핑 카트를 밀면서 걸을 때 증상이 완화되는 경우가 흔하다).
- 심할 경우 배뇨 및 배변 장애가 발생할 수 있다.

4. 근육 질환

가. 근위축(Amyotrophy)

1) 근위축은 근육 다발의 크기가 감소하고 근력 저하를 동반하는 증상의 총칭으로 다양한 신경·근육 질환에서 나타날 수 있다.
2) 원인
   - 신경원성 근위축: 2차 운동뉴런의 손상으로 인해 발생하며 대표적인 원인으로 근위축성 측삭경화증(ALS), 척수성 근위축증(SMA), 말초신경병증 등이 있다.
   - 근육성 근위축: 근육 자체의 이상으로 발생하며 근디스트로피 염증성근질환(다발근염, 피부근염), 대사성 근육 질환 등이 포함된다.
3) 병리적 특징: 신경원성 근위축은 신경이 지배하는 근육섬유가 위축되면서 특정 신경 분포를 따라 그룹위축이 관찰되고 신경 재생 과정에서 근섬유 재배치가 나타날 수 있다. 근육성 근위축에서는 근육섬유의 크기 및 모양이 다양하게 변화하며 광범위한 위축이 특징적이고 근육조직 내 염증세포 침윤, 섬유화, 지방 변성이 동반될 수 있다.

나. 중증근무력증(Myasthenia gravis)

1) 중증근무력증은 자가면역질환으로 면역계가 신경 근육 접합부에 있는 아세틸콜린 수용체(AChR) 또는 관련 단백질(MuSK, LRP4 등)을 공격하여 신경 신호 전달이 감소하면서 근육의 수축 기능이 저하된다.
2) 초기 증상은 전형적으로 눈꺼풀과 안구 운동 장애가 가장 먼저 나타나고 이후 미소 짓기, 씹기, 삼키기, 말하기 등이 어려워진다. 질병이 진행되면서 팔다리 근육 및 호흡근까지 침범할 수 있으며 심한 경우 근무력증 위기로 인해 호흡 부전이 발생할 수 있다.
3) 주요 증상
   가) 근육 약화 및 빠른 피로: 아침이나 휴식 후에는 호전되는 것처럼 보이지만, 반복적인 활동 후 또는 하루가 나면서 점점 악화한다.
   나) 눈 증상: 한쪽 또는 양쪽 눈꺼풀이 처지고 복시와 흐린 시야가 나타난다.
   다) 입인두 근육이 침범되면 표정이 변화하고 웃을 때 찡그린 얼굴로 보이며 씹기와 삼키기가 어려워지고 특히 고기나 껌을 씹을 때 턱 근육이 쉽게 피로해진다.
   라) 질병이 심해지면 팔과 다리 근육의 약화가 나타나고 호흡근 약화로 인해 호흡곤란이 발생할 수 있다.

다. 힘줄윤활막염(Tenosynovitis)

1) 힘줄윤활막염은 힘줄과 이를 둘러싸고 있는 윤활집에 염증이 발생하는 질환으로, 주로 반복적인 움직임, 과사용, 외상, 퇴행성 변화 등에 의해 발생한다.
2) 반복적인 마찰과 미세 손상이 축적되면서 염증 반응이 유발되고 윤활집이 두꺼워지며 힘줄이 부드럽게 움직이지 하는 상태가 된다.

3) 대표적인 질환은 드퀘르벵 힘줄윤활막염(엄지손가락 힘줄염), 테니스 엘보, 골퍼 엘보, 회전근개 건염, 투수·수영 선수의 건초염, 점액낭염 및 힘줄염, 아킬레스힘줄염 등이 있다.

4) 주요 증상: 운동이나 특정 동작 시 통증이 나타나며 주로 움직일 때 통증이 악화하고 압통, 국소 부기, 발적이 동반된다. 손목이나 손가락에 발생할 경우 방아쇠손가락처럼 걸리는 증상이 나타날 수 있다.

라. 피부근염(Dermatomyositis)

1) 피부근염은 자가면역 기전에 의해 근육과 피부에 염증 및 퇴행성 변화가 나타나는 만성 염증성 근육 질환이며 전신성 결합 직 질환의 일종이다.

2) 면역매개 염증반응이 피부 및 근육에서 발생하여 특징적인 피부병변(홍반, 부종)과 근육 약화가 동반된다.

3) 피부 증상 없이 근육염만 나타나는 경우는 다발근육염이라고 하며 두 질환은 유사한 병리 기전을 유하지만 피부 증상의 유무에 따라 구분한다.

4) 모든 나이에서 발병할 수 있고 소아형과 성인형으로 나뉘며 성인은 40~60세 여성에서 더 흔하게 발생한다.

5) 피부 소견
   가) 가장 흔한 첫 증상은 얼굴과 눈꺼풀, 특히 위눈꺼풀의 홍반과 부종으로 연보라색 발진이 나타난다.
   나) 고트론징후는 팔꿈치, 무릎, 손가락 관절, 손등, 손가락 마디, 넓적다리큰돌기, 내측 복사 등뼈가 돌출된 부위에 적자색 홍반 또는 비늘성 병변이 나타나는 것이다.

6) 근육 변화: 근육 부기, 근육통, 근위부 근력 약화, 대칭적인 근위부 근육 특징적이고 특히 몸통, 골반, 허벅지, 어깨, 상완, 목 근육이 흔히 침범된다. 심한 경우 삼킴곤란과 호흡근 약화로 인한 호흡곤란이 발생할 수 있다.

19 감각기관과 피부

1. 눈 질환

가. 다래끼(Hordeolum)

1) 다래끼는 황색포도알균 등의 세균 감염으로 인해 눈꺼풀의 기름샘, 땀샘 또는 마이봄샘에 발생하는 급성 화농성 염증이다.

    가) 외맥립종은 Zeis선(기름샘) 또는 Moll샘(땀샘)의 감염으로 발생한다.

    나) 내맥립종은 마이봄샘의 감염으로 발생하며 눈꺼풀 안쪽에서 곪는다.

2) 초기에는 발적, 부종, 소양감, 이물감이 나타나다 진행되면서 압통이 있는 국소적인 덩어리가 형성되고 점점 부어오르면서 화농성 병변으로 발전한다. 일반적으로 4~5일 후 피부를 통해 배농 되지만, 내맥립종의 경우 자연적인 배농이 어려운 경우도 있다.

나. 콩다래끼(Chalazion)

1) 콩다래끼는 마이봄샘의 만성 육아종성 염증으로 피부기름의 배출이 막혀 발생하는 무균성 염증 반응이 특징이다.

2) 세균 감염이 원인이 아니며 무균성 염증으로 발생하고 피부기름 분비 장애와 밀접한 관련이 있다.

3) 증상은 눈꺼풀 안쪽에 덩어리가 만져지며 통증은 없거나 경미한 정도로 나타난다.

4) 작은 경우 1~2주 이내에 자연적으로 소실되기도 하며 온찜질과 소염제(국소 또는 경구) 사용 시 호전될 수 있고 큰 경우 또는 지속적인 경우는 자발적으로 없어지지 않으면 국소 스테로이드 주사(트리암시놀론) 또는 절개 배농이 필요하다.

다. 결막염(Conjunctivitis)

1) 결막염은 결막에 발생하는 염증으로 감염성 및 비감염성 원인에 의해 발생할 수 있다.

2) 감염성은 세균성 결막염, 바이러스성 결막염이 있고 바이러스성 결막염의 경우 아데노바이러스가 가장 흔한 원인으로 유행각결막염을 유발한다. 비감염성 원인으로는 알레르기성 결막염과 자극성 결막염이 있다.

3) 주요 증상: 충혈, 안구 통증, 눈물, 위막, 결막밑출혈, 상피성 각막염 등이 나타난다.

4) 분비물의 특징

　- 세균성 결막염(고름성 분비물), 바이러스성 결막염(물 같은 분비물과 심한 충혈이 동반), 알레르기성 결막염 (심한 가려움과 점액성 분비물)

5) 원인에 따른 치료

　- 세균성 결막염: 국소 항생제 안약(플루오로퀴놀론, 아지스로마이신 등)을 사용한다.

　- 바이러스 결막염: 대증치료(인공눈물, 냉찜질), 심한 경우 국소 스테로이드를 사용한다.

　- 알레르기 결막염: 항히스타민제, 비만세포 안정제, 국소 스테로이드 점안제를 사용한다.

　- 자극성 결막염: 원인 물질을 제거하고 인공눈물을 사용한다.

라. 트라코마(Trachoma)

1) 트라코마는 클라미디아 트라코마티스 혈청형 A, B, Ba, C에 의해 발생하는 만성 감염성 결막염으로, 세계적으로 실명의 주요 원인 중 하나이다.

2) 결막의 만성 염증으로 인해 결막이 두꺼워지고 거칠어지며 흉터가 형성되고 변형되며 염증이 각막까지 확장되면 각막 혼탁 및 시력 상실이 발생할 수 있다. 만성 감염이 지속되면 속눈썹이 안구를 자극하는 삼출, 각막 궤양, 실명이 나타날 수 있다.

3) 신생아 결막염: 출생 시 산도를 통해 감염될 경우 신생아 결막염이 발생할 수 있고 이를 예방하기 위해 출생 직후 항생제 점안(에리스로마이신 또는 테트라사이클린 연고)을 시행한다.

4) 트라코마는 감염자의 눈 분비물과의 접촉을 통해 전염되며 위생이 열악하고 인구 밀집 지역에서 흔히 발생하며 특히 어린이에서 가장 흔히 감염된다. 반복 감염될 경우 심각한 합병증이 발생할 수 있다.

마. 각막염(Keratitis)

1) 각막염은 각막에 염증이 발생하는 질환으로 심할 경우 각막궤양 및 영구적인 시력 손실로 이어질 수 있다.

2) 손상된 각막을 통해 세균, 바이러스, 진균, 원충(아메바) 등이 침입하여 감염이 발생하며 보통 1~2일 이내에 급성으로 발병한다.

3) 대부분 한쪽 눈에서 발생하지만, 약 4~6%에서는 양안에 발생할 수 있다.

4) 주요 증상은 눈 자극, 이물감, 눈부심, 눈물 과다, 충혈, 심한 통증, 화농성 분비물이 나타나고 각막 병변의 위치에 따라 시력 장애가 동반될 수 있으며, 특히 중심부가 침범될 경우 시력 저하가 심하다.

5) 원인에 따른 분류

　가) 감염성 각막염: 세균성 각막염, 바이러스성 각막염, 진균성 각막염, 아메바 각막염이 포함된다.

나) 비감염성 각막염: 표층 각막염, 심층 각막염(플릭텐성 각막염)이 포함된다.

바. 백내장(Cataract)

1) 백내장은 수정체가 혼탁해지는 질환으로 수정체 내 단백질이 변성 및 응집되면서 빛의 통과를 방해하여 시력 저하를 유발한다. 초기에는 시야가 흐려지고 빛 번짐, 대비감 감소 등의 증상이 나타나며 질환이 진행되면 시력 저하, 색감 변화, 야간 시력 저하 등이 악화한다.
2) 대부분 노화와 관련되어 발생하며 나이 관련 백내장이 가장 흔하고 40~50대부터 시작될 수 있지만, 보통 60대 이후에 시력 저하가 본격적으로 나타난다.
3) 원인은 노화(가장 흔한 원인), 전신 질환(당뇨병), 외상(외상성 백내장), 약물(장기간 스테로이드 사용), 방사선 노출(방사선 치료, 자외선 과다 노출)로 인해 발생할 수 있다.
4) 선천적 백내장은 유전적 요인 또는 태아기 감염(선천성 TORCH 감염)으로 발생한다.

사. 녹내장(Glaucoma)

1) 녹내장은 안압이 상승하거나 정상 안압에서도 시신경이 손상되어 시력이 점진적으로 상실되는 질환이다. 시신경 손상으로 시야 결손이 발생하고 치료하지 않으면 실명할 수 있다.
2) 녹내장은 크게 개방각 녹내장(만성), 폐쇄각 녹내장(급성), 정상안압 녹내장으로 구분된다. 개방각 녹내장은 서서히 진행되는 형태이고 폐쇄각 녹내장은 갑작스러운 안압 상승으로 응급 상황을 유발하며 정상안압 녹내장은 안압이 정상 범위 내에 있어도 시신경 손상이 발생한다.
3) 원발성 개방각 녹내장
   가) 특징: 40세 이상에서 흔하며 양측성 발생하며 한쪽 눈에서 먼저 진행되지만 결국 양안이 모두 침범될 수 있고 질환은 서서히 진행되며 초기에는 자각 증상이 거의 없다. 유전적 요인이 강하게 작용하므로 가족력이 있는 경우 위험이 높다.
   나) 증상 초기에는 대부분 무증상으로 환자가 인지하기 어렵고 중기에는 시야결손이 시작되지만, 중심 시력은 유지되고 말기에는 터널 시야로 좁아지며 치료 없이 방치하면 실명할 수 있다.
   다) 치료: 완치는 없으며 진행을 늦추는 것이 치료의 목표이다.
4) 폐쇄각 녹내장
   가) 방수가 빠져나가는 통로인 전방각이 갑자기 막히거나 좁아지면서 안압이 급격히 상승하는 응급성 녹내장이다. 방수의 유출 경로가 차단되면 안압이 빠르게 상승하고 시신경이 손상된다.
   나) 증상: 앞이 흐릿하게 보이고(시야 흐림), 복시, 심한 안구 통증 및 충혈, 심한 두통, 오심, 구토가 나타난다. 편두통으로 오인될 수 있으며 야간 빛 번짐, 각막 혼탁이 나타나며 방치하면 수년 내 실명할 수 있다. 급성 발병 시 수일 내 시력 소실 위험이 크다.
   다) 치료: 즉각적인 안압 하강 치료가 필요하며 점안제와 정맥 주사를 사용한다.

아. 당뇨병 망막증

1) 당뇨병 망막증은 당뇨병성 신경병증, 당뇨병성 신증과 함께 당뇨병의 3대 미세혈관 합병증 중 하나로 시력 저하 및 심한 경우 실명으로 진행될 수 있다.
2) 발생기전: 고혈당 상태가 지속되면서 망막 모세혈관이 손상된다. 이로 인해 혈관 투과성이 증가하고 폐쇄가 발생하며 망막 모세혈관의 기저막이 비후되고 혈관 주위 세포가 손실된다. 이러한 과정으로 미세혈관류가 발생하며 시간이 지나면서 광범위한 모세혈관 폐쇄가 진행되고 이에 대한 반응으로 망막에 신생혈관이 형성된다. 신생혈관은 매우 약해 쉽게 파열되고 출혈이 발생할 수 있다.
3) 신생혈관 출혈로 인해 시력 변화가 나타나며 출혈과 함께 섬유화 조직이 형성되면 주위 망막에 견인력이 발생하여 견인성 망막박리가 유발될 수 있다.
4) 혈관 이외의 망막 변화
   가) 망막내출혈: 약해진 모세혈관이 터지면서 발생하며 대부분 원형이며 크기는 다양하고 심한 경우 층화 출혈 형태로 나타날 수도 있다.
   나) 망막삼출물: 경성 삼출물은 혈관에서 장액이 새어 나오면서 물과 일부 단백질이 재흡수되고 지질 성분이 주로 남아 황백색의 반점 형태로 나타난다. 이는 혈관 손상의 중요한 지표가 될 수 있다.
   다) 망막 부종, 황반 부종: 모세혈관의 기능적 또는 구조적 변화로 인해 혈관 투과성이 증가하면서 혈장 성분이 혈관 밖으로 유출되고 이로 인해 망막이 부어오르게 된다. 특히 황반 부종은 중심 시력 저하의 주요 원인 중 하나이며 심한 경우 시력 상실로 이어질 수 있다.

자. 시신경유두부종(Papilloedema)

1) 시신경유두부종은 두개내압(ICP) 상승으로 인해 시신경유두에 울혈과 부종이 발생하는 현상으로 원발성 시신경 질환이 아닌 두개내압 상승으로 인해 발생하며 뇌종양, 출혈, 수막염, 특발성 두개내 고혈압 등과 관련이 있다.
2) 주요 증상은 두통, 메스꺼움, 구토(특히 아침에 심함), 일시적인 시야가 30초 미만 동안 회색 또는 검은색으로 변화한 뒤 회복된다. 이러한 시야 장애는 기침, 재채기, 자세 변화 시 악화된다. 양안에서 대칭적으로 발생, 심한 경우 지속적인 시력 저하 및 중심 시력 손상이 나타날 수 있다.

2. 귀 질환

가. 외이도염(Otitis externa)

1) 외이도염은 외이도의 바깥쪽 1/3 연골부 피부 부속기관(모공, 기름샘, 땀샘 등)에서 발생하는 염으로 심한 경우 외이도의 전체 길이에 걸쳐 염증이 진행될 수 있다.
2) 원인은 세균(황색포도알균, 호기성녹농균, 고름사슬알균), 곰팡이(진균성 외이도염), 바이러스(단순포진, 대상포진바이러스), 기타(알레르기, 외상) 등도 원인이 될 수 있다.

나. 중이염(Otitis media)

1) 중이염은 가장 흔한 염증성 질환 중 하나로 특히 소아에서 상기도 감염 후 병발하는 경우가 많다. 생후 6개월에서 3세 사이에 급성 중이염의 형태로 가장 많이 발생한다. 이는 소아의 면역 체계가 미성숙하고 유스타키오관이 짧고 수평에 가까운 구조적 특성 때문에 감염 위험이 높기 때문이다.

    가) 급성 중이염

        ① 급성 중이염은 중이 내에 국한된 급성 염증으로 가장 흔한 감염 경로는 상기도 감염 후 유스타키오관을 통해 중이로 감염이 확산하는 것이다.

        ② 감염의 진행 과정은 발병 초기(염증기, 12~24시간), 화농기(2일~2주), 합병증기(3주 전후, 일부 환자에서 진행됨), 소멸기(3주 이후, 회복 단계)로 구분된다.

        ③ 증상은 국소적 통증(귀통증, 이통), 청각 장애(귀 먹먹함, 난청), 중이 내 삼출물(귀에서 분비물 발생), 발열, 식욕부진, 보챔(특히 영유아에서 관찰) 등이 나타난다.

        ④ 주요 원인균: 폐렴구균, 인플루엔자균, 모락셀라 카타랄리스, A군 사슬알균이다.

    나) 삼출성 중이염

        ① 삼출성 중이염은 급성 중이염 후 회복 과정에서 중이에 삼출액이 차 있는 상태로 지속적인 유스타키오관 기능 장애로 인해 발생한다.

        ② 발열이나 심한 통증이 거의 없으며 주요 증상은 귀에 물이 찬 느낌과 경미한 청력 저하이다.

        ③ 알레르기 비염, 아데노이드 비대증, 만성 부비동염(축농증) 등과 병발할 가능성이 있으며 반복적인 상기도 감염이 주요 위험 요인이다.

        ④ 삼출성 중이염은 학령기 전후 소아에서 청력장애의 주요 원인 중 하나이며 지속될 경우 언어 발달 지연을 초래할 수 있어 적절한 치료가 필요하다.

    다) 만성중이염

        ① 만성 중이염은 급성 중이염을 적절히 치료하지 않아 만성화된 상태를 의미한다. 일반적으로 중이염이 발생한 후 3개월 이상에 걸쳐 염증성 병변이 지속되는 경우를 말한다.

        ② 고막 천공과 장액성이나 점액성 및 농성 분비물이 배출되고 육아종, 진주종, 콜레스테롤 육아종 및 고실 경화증 등의 비가역적 병변이 동반될 수 있다.

다. 메니에르병(Meniere's disease)

1) 메니에르병은 19세기 프랑스 의학자 프로스퍼 메니에르의 이름을 따서 명명된 질환으로 청력 소실, 귀울림, 귀막힘 느낌 및 반복적인 어지럼이 특징적인 내이 질환이다.

2) 내이 속림프관 내에 존재하는 속림프액이 비정상적으로 많아지는 속림프수종으로 인해 발생하고 속림프액의 과다 분비 또는 흡수 장애로 속림프관이 부어오르며, 이로 인해 내이 기능에 문제가 생긴다.

3) 정확한 원인은 밝혀지지 않았으나 내이의 속림프액 조절 이상, 자가면역 질환, 알레르기, 매독, 중이염, 갑상샘 질환, 종양 등 다양한 원인이 관여하는 것으로 알려져 있다. 스트레스, 나트륨 섭취 증가, 호르몬 변화 등은 증상 악화를 유발할 수 있다.

    가) 일상생활이 어려울 정도로 심한 회전성 어지럼이 나타나고 방이 돌거나 뒤틀리고 흔들리는 느낌을 호소하

며 증상은 수분에서 수 시간(보통 20분~12시간)까지 지속될 수 있고 반복적으로 발생한다.

나) 어지럼이 심할 때 오심과 구토가 동반된다.

다) 초기에는 저주파(저음) 난청이 특징적이며 청력 손실이 심해졌다가 회복되는 양상을 보이나 질환이 진행되면 점차 진행성 난청으로 악화할 수 있다.

라) 이충만감(귀가 꽉 찬 느낌)과 귀울림(귀에서 윙윙거리는 소리 지속)도 흔히 동반된다.

3. 피부 질환

가. 피부 질환에 사용하는 용어

1) 구진(Papule): 1cm 미만의 단단하고 융기된 피부 병변이다. 예) 사마귀, 모낭각화증

2) 반점(Macule): 1cm 미만의 경계가 뚜렷한 평평한 색소 변화 병변이다. 예) 주근깨, 흑색점, 백반증

3) 반(Patch): 1cm 이상의 넓고 평평한 색소 변화 병변이다. 예) 카페오레 반점, 백반증, 포도주색 반점

4) 판(Plaque): 1cm 이상의 윗부분이 평평하게 융기된 단단하고 거친 병변이다. 예) 건선, 편평태선

5) 물집(Bulla): 1cm 이상의 큰 물집이다. 예) 2도 이상 화상, 수포성 표피박리증, 두드러기

6) 소포(Vesicle): 1cm 이하의 작은 물집이다. 예) 수두, 단순포진, 접촉성 피부염

7) 고름물집(Pustule): 잔물집과 유사하지만, 내부에 화농성 액체(고름)가 차 있는 상태이다. 예) 여드름, 고름딱지증, 모낭염

8) 두드러기(Urticaria), 팽진: 일시적으로 피부가 부어오르는 융기된 병변으로 경계가 불규칙적이다. 예) 알레르기성 두드러기, 벌레 물린 반응

9) 딱지(Crust): 혈청, 고름, 혈액 등이 건조되어 형성된 표면 덮개이다. 예) 고름딱지증, 수두, 단순포진 후 회복 과정

10) 미란(Erosion): 표피 일부분이 소실된 상태로 깊지 않은 표면 병변이다. 예) 물집이 터진 후 남는 표면 병변

11) 긁은 상처(Excoriation): 기계적 마찰(긁힘, 할퀴기)로 표피가 손상된 상태이다. 예) 아토피 피부염, 피부염

12) 비늘(Scale): 각질 세포가 비정상적으로 축적되어 쉽게 탈락하는 상태이다. 예) 건선, 지루각화증

13) 궤양(Ulcer): 진피층까지 깊이 소실된 병변으로 오목한 형태를 띤다. 예) 당뇨병성 족부궤양, 압박궤양

나. 감염성 피부질환

1) 사마귀(Verruca)

가) 사마귀는 사람유두종바이러스 감염으로 발생하며 주로 피부 접촉 또는 오염된 물체를 통해 전파된다.

나) 손바닥, 손등, 손가락, 발바닥, 얼굴 등 다양한 부위에 호발한다.

다) 개인의 면역 상태에 따라 수개월에서 수년 내에 자연 소실될 수 있으나 일부는 지속되거나 재발할 수 있다.

라) 임상 양상 및 발생 부위에 따라 보통사마귀, 족저사마귀, 편평사마귀, 생식기 사마귀(뾰족콘딜로마) 등으로 분류된다.

마) 특히 생식기 사마귀(뾰족콘딜로마)는 HPV 6, 11형과 관련되며 성 접촉으로 전파되고 고위험군 HPV(16, 18형 등)는 자궁경부암과 관련이 있다.

2) 고름딱지증(Impetigo)

가) 황색포도알균 및 A군 β용혈성 사슬알균에 의해 발생하는 급성 세균 감염성 피부질환으로 최근에는 메티실린 내성 황색포도알균(MRSA)에 의한 발생이 증가하는 추세이다.

나) 임상적으로 비수포성 고름딱지증과 수포성 고름딱지증으로 구분한다.

- 비수포성형: 홍반과 가려움증이 나타나며 작은 수포 또는 고름물집이 형성된 뒤 터지면서 황금색 꿀처럼 생긴 딱지가 형성된다.
- 수포 성형: 주로 황색포도알균이 생성하는 독소에 의해 큰 물집(수포)이 형성되고 물집이 터지면서 붉은 미란과 딱지가 생긴다.

다) 병변에서 발생하는 삼출물(고름, 수포액) 또는 타인과의 피부 접촉을 통해 전염되며 전염성이 매우 높다.

3) 연조직염(Cellulitis)

가) 연조직염은 세균 감염에 의해 발생하는 피부와 피하조직의 급성 확산성 염증이며 주로 A군 β용혈 사슬알균과 황색포도알균이 원인균이다.

나) 피부의 외상(베임, 찰과상, 수술 부위, 화상, 동물이나 곤충에 물린 상처) 또는 습진, 무좀(족부백선) 등의 피부 손상 부위를 통해 세균이 침입하여 피하조직에 염증을 유발한다.

다) 주요 증상: 감염 부위의 발적, 열감, 부기, 압통(통증)이 나타나며 경계가 명확하지 않은 병변이 특징이고 전신 증상은 발열, 오한, 권태감, 두통, 림프절 종대가 동반될 수 있으며 중증으로 진행되면 고름집, 피부 괴사, 림프관염이 발생할 수 있다.

라) 초기에는 경구 항생제(페니실린계, 세팔로스포린계) 사용하고 중증이거나 MRSA 의심 시 반코마이신, 클린다마이신, 트리메토프림-설파메톡사졸 등을 사용한다.

4) 단순포진(Herpes simplex)

가) 단순포진은 단순포진바이러스(HSV)에 의해 발생하는 피부와 점막의 감염성 질환이다.

① HSV-1형: 주로 입술, 입안, 얼굴에 감염을 일으키며 구순포진이 가장 흔하다.

② HSV-2형: 주로 생식기 부위 감염과 관련이 있다.

그러나 최근에는 성적 접촉 등으로 인해 HSV-1형이 생식기 부위에서도 HSV-2형이 구강 부위에서도 감염을 일으킬 수 있다.

나) 초기 감염 후 2~12일 내 입, 코, 생식기 가장자리에 작열감, 따끔거림, 가려움 등의 전구증상이 나타나고 이후 홍반성 구진이 발생하고 수일 내에 투명하거나 혼탁한 수포(작은 물집)로 발전한다. 물집이 터지면서 미란, 궤양, 가피(딱지)가 형성되며 대개 7~10일 이내에 자연 치유되고 미열, 림프절 종대, 피로감 등의 전신 증상이 동반될 수 있다.

다) 재발이 흔함: 단순포진바이러스는 감각신경절(삼차신경절 등)에 잠복한다. 이후 스트레스, 피로, 감기, 햇빛 노출, 생리 등으로 면역력이 저하될 때 재활성화되어 재발이 흔하게 발생한다.

5) 대상포진(Herpes zoster)

가) 대상포진은 수두대상포진바이러스(VZV)의 재활성화로 인해 발생하는 질환으로 피부 발진과 심한 신경통이 특징이며 감각신경 경로를 따라 띠 모양으로 물집성 발진이 나타난다.

나) 원인: 소아기에 수두에 걸린 후 바이러스가 뇌신경절 및 척수신경절에 잠복해 있다가 면역력 저하, 스트레스, 고령 등의 원인으로 재활성화되어 발생한다.

다) 임상 특징: 일반적으로 한쪽(편측성)으로 발생하며 가슴신경(T3~L2)과 삼차신경의 지배 영역에 잘 나타난다. 초기 증상으로 피로, 권태, 발열, 두통, 감각 이상, 통증(타는 듯한, 찌르는 통증)이 먼저 나타나고 2~3일 후 해당 신경 분포를 따라 홍반성 구진이 발생하고 이후 물집(수포)이 형성되고. 물집이 터지며 미란이 나타나고 딱지가 형성된다. 피부는 과민감, 감각 둔화, 통증 등 다양한 감각 이상 증상을 동반하고 대부분 2~4주 내에 호전되지만, 일부에서는 3~5주 이상 증상이 지속될 수 있다.

라) 대상포진 후 신경통(PHN): 대상포진 후에도 수개월에서 수년간 신경통이 지속될 수 있고 특히 고령, 면역 저하자, 병변 부위가 삼차신경이면 발생 위험이 높다.

마) 위험군: 저하된 사람에서 대상포진 발생 위험이 높다. 대표적인 고위험군은 암 환자, 항암제 또는 면역억제제 사용 중인 환자, HIV/AIDS 환자, 고령자 등이다.

바) 치료: 항바이러스제를 발진 발생 후 72시간 이내에 투여하면 증상 완화 및 신경통 위험을 감소시킬 수 있다.

다. 습진성 피부질환

- 습진(Eczema)
  - 습진은 피부의 표피에 발생하는 염증성 질환을 통칭하는 포괄적 용어이다.
  - 초기에는 가려움증, 홍반(발적), 작은 융기 또는 수포가 특징적으로 나타난다.
  - 반복적 자극이나 장기간 지속될 경우 만성 습진으로 진행되며 태화선, 비늘벗음, 피부 건조, 피부 균열, 색소 침착 등이 나타난다.
  - 발생 원인과 임상 양상 따라 접촉 피부염(알레르기성 또는 자극성 물질 접촉), 아토피 피부염(유전적 소인과 면역 이상 관련, 어린이에서 흔함), 지루피부염(기름샘이 많은 부위에서, 진균과 관련)과 같이 분류한다.
  - 주요 유발 요인: 알레르기성 항원, 자극성 물질(화학물질, 세제, 금속 등), 환경적 요인, 스트레스 등이 있다.

1) 접촉피부염(Contact dermatitis)

가) 접촉피부염은 피부가 외부 자극 물질이나 특정 항원에 노출되어 발생하는 염증성 피부질환이다.

나) 자극성 접촉피부염: 비알레르기 형태로 물리적/화학적 자극 물질(세제, 산, 알칼리, 용제 등)에 의해 직접적으로 피부 장벽이 손상되어 염증이 발생하고 노출 직후 또는 반복 노출 후 증상이 나타난다. 증상으로는 홍반, 피부 건조, 가려움, 따가움, 균열 등이 나타난다.

다) 알레르기성 접촉피부염: 제4형 지연형 과민반응(T세포 매개 면역반응)에 의해 발생하고 특정 항원(니켈, 라텍스, 화장품 성분, 식물 등)에 민감화된 후 재노출 시 면역반응이 유발된다. 노출 후 수 시간에서 수일 이내에 증상이 나타난다. 증상으로는 홍반, 부종, 수포, 심한 가려움, 진물 등이 나타난다.

라) 공통 증상: 노출 부위에 발적, 가려움, 수포, 각질, 피부 건조, 통증 등이 나타날 수 있다.

2) 아토피피부염(Atopic dermatitis)

가) 아토피피부염은 만성적이고 재발성인 염증성 피부질환으로 유전적 알레르기 소인(아토피 체질)을 가진 사람에서 주로 발생한다. 면역계의 과민반응과 피부 장벽 기능 이상이 주요 원인이고 혈액 내 총 IgE 증가 및 Th2 면역반응 활성화와 연관되며 즉각형(제1형) 알레르기 반응이 관여한다.

나) 재발과 호전을 반복하며 아토피 소인을 가진 가족력이 있는 경우가 많고 종종 알레르기 비염, 천식 등 다른 아토피 질환과 동반된다.

다) 나이별 주 침범 부위

- 영유아기(2개월~2세): 얼굴, 두피, 목, 귀 주변, 몸통, 팔다리 바깥쪽에 호발하고 홍반, 삼출성 병변, 부스럼이 흔하다.
- 소아기(2세~청소년): 팔꿈치 안쪽, 무릎 뒤, 목, 손목, 발목 등 굽히는 부위에 주로 발생한다.
- 청소년기~성인기: 얼굴, 손, 목, 팔꿈치 안쪽, 무릎 뒤, 손목 등 부위에 나타나며 피부 건조, 태선화, 균열이 흔하다.

라) 증상: 심한 가려움이 가장 특징적이고 홍반, 삼출물, 수포, 부스럼이 동반되고 만성화 시 피부 비후(태선화), 비늘벗음, 피부 건조가 나타나고 피부에 황색포도알균 감염과 같은 2차 세균 감염이 흔히 동반된다.

라. 구진, 비늘 질환

1) 건선(Psoriasis)

가) 건선은 만성적이고 재발성인 염증성 피부질환으로 은백색 비늘과 경계가 뚜렷한 홍반성 판이 특징적이고 가려움은 있을 수도 있고 없는 경우도 있다.

나) 상피세포(각질형성세포, 케라티노사이트)의 과다 증식과 분화 이상으로 인해 발생한다. 피부의 정상 세포 주기(약 28일)가 3~5일로 단축되며 이로 인해 과도한 각질 생성과 염증이 유발된다. 질환은 호전과 악화를 반복하는 경과를 보인다.

다) 주로 두피, 귀 주변, 팔꿈치, 무릎, 엉덩이, 손, 발, 음부, 항문 주위 등 압력이 가해지는 부위에 잘 발생한다.

라) 특징적 소견: 경계가 뚜렷한 선홍색 판상 병변이 나타나며 병변 위에는 은백색 비늘이 덮여 있고 피부를 긁었을 때 비늘이 떨어지는 오츠피츠 징후가 관찰될 수 있다.

마) 면역계 이상 특히 Th1, Th17 세포의 활성화와 염증성 사이토카인(TNF-α, IL-17, IL-23) 분비가 주요 병태생리에 관여한다.

2) 두드러기(Urticaria)

가) 두드러기는 가려움을 동반하는 일시적이고 국한된 팽진과 홍반성 발진이 특징인 피부 질환으로 병변은 분홍색 또는 붉은색을 띠며 중앙 부위는 정상 피부색에 가까울 수 있고 대부분 수 시간 내에 자연 소실되며 흔히 재발하는 경향이 있다.

나) 비만세포에서 히스타민, 브래디키닌, 프로스타글란딘, 류코트리엔 등 염증 매개 물질이 방출되어 모세혈관 확장되고 혈관 투과성 증가하면서 진피 내 체액 삼출이 발생하여 팽진이 형성된다.

다) 유발인자:

- 물리적 요인: 압력(허리띠, 어깨끈), 열, 한랭, 햇빛, 진동, 운동, 피부 긁힘(피부묘기증)

- 화학적 요인: 화장품, 비누, 약물, 식품 첨가물
- 면역학적 요인: 음식(갑각류, 견과류 등), 약물(항생제, NSAIDs), 곤충독, 라텍스
- 내인성 요인: 스트레스, 감염, 전신 질환(자기면역, 갑상샘질환 등)
- 특발성: 원인 불명인 경우도 많다.

라) 치료: 1차 치료제로 항히스타민제(H1 수용체 길항제)를 사용하고 증상이 심한 경우 단기간 스테로이드를 사용할 수 있다.

마. 색소성 장애

1) 기미(Melasma)

가) 기미는 호르몬 변화와 밀접하게 관련된 후천성 색소침착성 질환으로 임신, 경구 피임약 복용, 호르몬 치료 등으로 인한 에스트로겐, 프로게스테론 변화가 주요 원인이다. 또한 자외선(UV) 노출, 유전적 소인, 특정 약물, 스트레스 등이 악화 요인으로 작용한다.

나) 주로 양측성, 대칭성으로 이마, 뺨, 코, 인중, 턱 등 얼굴의 노출 부위에 갈색이나 회갈색 반점으로 나타난다.

다) 색소침착은 영구적일 수도 있으나, 치료나 자외선 차단을 통해 호전될 수 있다.

라) 치료 및 관리: 자외선 차단제(UVA, UVB 차단) 사용이 가장 중요하다.

2) 악성흑색종(Malignant melanoma)

가) 악성흑색종은 멜라닌세포의 악성 변형으로 발생하는 피부암 중 가장 악성도가 높은 질환이다.

나) 주로 피부에서 발생하지만, 눈(망막), 귀, 위장관, 구강, 생식기의 점막 등 멜라닌세포가 존재하는 부위에서도 발생할 수 있다.

다) 피부암 중 전이가 가장 빠르고 악성도가 높으며 림프절, 간, 폐, 뇌 등으로 전이될 수 있다. 조기에 발견하면 완치 가능성이 높지만, 진행될 경우 예후가 매우 불량하다.

라) 흑색종의 특징적 소견: ABCDE 진단 기준을 활용하여 평가한다.
- A (Asymmetry): 비대칭성
- B (Border irregularity): 경계 불규칙
- C (Color variation): 색조의 다양성(흑색, 갈색, 붉은색, 흰색, 파란색 등)
- D (Diameter): 지름 6mm 이상
- E (Evolving): 크기, 색, 모양의 변화, 출혈, 궤양화 등

마) 위험 신호: 기존 모반(점)에서 출혈, 가려움, 헐음(궤양), 크기 변화가 나타날 경우 악성 흑색종 의심하고 가족력, 과거 심한 자외선 노출(특히 일광화상), 피부색이 밝은 사람에게서 발생 위험이 더 높다.

ESSENTIAL BASIC MEDICINE
FOR EMERGENCY MEDICAL TECHNICIAN

4

약리학

Pharmacology

1 총론

1. 약리학과 응급구조사

약물의 물리화학적 성질, 생화학적 및 생리적 효과, 생체 내 작용기전, 흡수, 대사, 배설 등에 대한 지식을 연구하는 학문을 약리학이라 한다. 응급구조사가 다루는 약물은 법적으로 포도당, 쇼크 시 사용되는 일부 수액, 니트로글리세린 등으로 매우 제한된다. 그러나 응급구조사는 의료 지도 의사의 직접 또는 간접 지시에 따라 약물을 투여할 뿐만 아니라 기관 내부 규정이나 프로토콜에 의해 약물을 투여하는 경우가 많다. 따라서 응급구조사는 약물의 투여 방법, 처치 원칙, 작용기전 등에 대해 폭넓고 정확한 지식을 반드시 갖추어야 한다.

2. 약동학

약동학(pharmacokinetics)은 약물 효과의 지속 시간과 강도를 결정하는 기본 과정을 연구하는 학문이다. 약물이 체내에 흡수되어 세포 내로 분포되고, 작용 부위에 도달한 뒤 대사 및 배설되는 과정을 다룬다. 약효가 나타나는 기전은 작용 부위에서의 약물 분자의 크기와 형태, 흡수 부위에서 용해도, 산성도, 이온화 정도, 수용성 및 지용성 등에 따라 달라진다. 이러한 특성들은 약물의 흡수 속도, 분포 정도, 작용 지속 시간 그리고 배설 경로에 직접적인 영향을 미친다. 따라서 약동학적 특성을 정확히 이해하는 것은 적절한 약물 투여와 효과적인 환자 관리를 위해 필수적이다.

가. 세포막의 영향

약물이 작용하는 세포막은 단백질과 지질로 구성된 모자이크 구조로 친수성 및 소수성 통로의 역할을 수행한다. 대부분의 약물은 세포막에 용해되어 농도 경사에 따라 세포막을 통과한다. 이 과정에서 농도 경사의 크기, 약물의 지용성, 분자량 등의 요인이 영향을 미친다. 특히 지용성이 클수록 세포막 내 약물 농도가 높아지며 이에 따라 약물의 확산 속도가 증가한다. 결과적으로 지용성이 높은 약물일수록 세포막을 빠르게 통과하여 작용 부위에 도달하는 경향이 강하다.

나. 산성도의 영향

대부분의 약물은 약산성 또는 약알칼리성 특성을 가지며 용액 내에서 이온형과 비이온형 상태로 존재한다. 이온형 약물과 비이온형 약물의 분포 비율은 용액의 pH에 따라 달라진다. 일반적으로 강산성 환경인 위액에서는 이온형과 비이온형의 비율이 약 0.001:1이며 약알칼리성 환경인 혈장에서는 약 1,000:1 정도가 된다. 비이온형 약물은 지용성이 높아 세포막을 쉽게 통과할 수 있으므로 흡수율이 높다. 따라서 산성 약물은 산성 환경에서 염기성 약물은 염기성 환경에서 비이온화 상태로 존재하는 비율이 높아져 흡수가 쉬워진다.

다. 흡수 속도에 영향을 주는 요인

약물의 흡수 속도에는 약리학적 특성이나 약물의 조직에 대한 용해도 외에도 여러 가지 요인이 영향을 미친다. 그중 주요 요인으로는 약물의 농도, 용해도, pH, 흡수 부위의 혈액 순환 정도, 약물의 흡수 면적 등이 있다. 약물 농도가 높을수록 농도 경사에 의해 흡수 속도가 빨라지며 용해도가 높을수록 약물이 체내에서 쉽게 용해되어 흡수가 쉬워진다. 또한, pH는 약물의 이온화 상태에 영향을 미쳐 흡수율을 결정하며 흡수 부위의 혈류가 활발할수록 약물 이동이 촉진된다. 흡수 면적이 넓을수록 약물이 통과할 수 있는 표면적이 커져 흡수 속도가 증가한다.

라. 투여 방법

약물의 투여 방법에 따라 흡수 정도와 효과가 달라지며 각 방법에는 고유한 장단점이 존재한다. 가장 흔히 사용되는 방법은 경구 투여이고 비경구 투여는 여러 장점을 가지며 특히 응급환자 처치 시 효과적인 방법으로 활용된다.

1) 경구(Oral) 투여: 약물 투여 방법 중 가장 편리하고 안전하며 경제적인 방법이다. 위장관에서의 흡수는 흡수 면적, 흡수 부위의 혈류량, 약물의 물리적 상태 그리고 흡수 부위에서의 농도에 영향을 받는다. 대부분의 약물은 소화관에서 흡수되어 소화관 점막을 통해 문맥으로 이동하며 소화효소, 간 효소, 장내 세균 등에 의해 변화된다. 간에서 약물이 대사되는 과정은 초회 통과 효과라 한다.

2) 혀 밑(Sublingual) 투여: 입안 점막을 통해 약물을 투여하는 방법으로 입안 내 투여라고도 한다. 흡수 면적은 좁지만, 협심증의 급성 발작 시 응급구조사가 주로 사용하는 방법이다. 대표적으로 nitroglycerin이 사용되며 비이온성이고 지용성이 높아 혀 밑에 소량을 놓아 빠른 효과를 얻는다. 혀 밑 투여는 간과 장을 통과하지 않기 때문에 초회 통과 효과를 받지 않으며 투여 후 즉시 심장에 작용한다.

3) 직장(Rectal) 투여: 소아, 구토 환자, 의식이 없는 환자에게 사용되는 방법이다. 응급구조사가 사용하는 대표적인 예로는 소아 해열제 좌약이 있다. 직장 점막을 통해 흡수된 약물은 일부가 간과 장을 통과하지만, 일부는 문맥을 거치지 않고 직접 대정맥을 통해 전신 순환으로 들어간다. 부작용이 적어 비스테로이드성 소염진통제나

해열제를 좌약 형태로 자주 사용한다.

4) 비경구 투여: 혈관, 피하, 근육, 수막 내, 복막 내 등에 약물을 투여하는 방법이다. 피하 조직이나 근육 내 투여 시에는 확산으로 흡수된다. 동맥 내 직접 투여를 제외한 모든 비경구 투여 약물은 전신 순환에 들어가기 전에 폐에서 일정 부분 제거된다. 비경구 투여는 흡수가 빠르고 초회 통과 효과가 없으며 응급 상황에서 신속한 효과 를 기대할 수 있다.

가) 정맥(IV) 투여: 약물을 수용액 상태로 정맥 내에 직접 투여하는 방법으로 다음과 같은 장단점이 있다.

[장점]

① 정맥 내로 직접 투여하므로 혈중 약물 농도를 정확히 조절할 수 있다.

② 약효가 매우 신속하게 나타난다.

[단점]

① 혈장과 조직 내에서 약물 농도가 급격히 상승하여 유해 반응이 발생할 위험이 있다.

② 주입된 약물은 회수할 수 없다.

③ 반복적 투여 시 정맥 혈관이 손상될 수 있다.

④ 혈구 용혈이나 수축성 약물 투여 시 주의가 필요하다.

[주의 사항]

서서히 주입하며 환자의 상태와 반응을 관찰한다.

나) 동맥 내 주사: 특정 조직이나 기관에 약물을 국한하여 투여할 때 사용되는 방법이다. 주로 항암제나 진단 목 적의 약물 투여에 이용되며 응급구조사는 일반적으로 시행하지 않는다.

다) 피부밑 주입: 피부 아래 피하 조직에 약물을 주입하는 방법으로 약물의 흡수가 비교적 일정하고 서서히 일 어난다. 페니실린 등의 항원항체 검사나 응급구조사가 인슐린을 투여할 때 주로 사용한다. 자극성이 강한 약물이나 주사량이 많은 경우에는 조직 손상의 위험이 있어 부적절하다.

라) 근육(IM) 내 주사: 피부밑 주사보다 통증이 적으며 수용액 상태의 약물을 투여할 경우 흡수가 빠르다. 일반 적으로 큰볼기근, 어깨세모근, 가쪽넓은근에 많이 주입하며 피하 지방층의 두께와 근육량에 따라 흡수 속 도가 달라진다. 비교적 대용량의 약물을 안전하게 투여할 수 있는 방법이다.

마) 수막 내 투여: 척수마취나 중추신경계 감염 및 염증 시 약물을 투여하는 방법이다. 이 방법은 중추신경계에 직접 약물을 전달할 수 있다는 장점이 있으나 시술 난이도가 높고 합병증 위험이 존재하므로 응급구조사는 거의 시행하지 않는다.

바) 복막 내 주사: 복막 내로 약물을 주입하는 방법으로 약물은 간문맥을 통해 전신으로 흡수된다. 주로 동물 실 험에서 염색체 분리 등을 목적으로 사용되며 예를 들어, 박쥐의 복막 내에 콜히친을 주입하는 경우가 있다. 인체에서는 거의 사용되지 않는 방법이다.

5) 국소 도포: 점막, 피부, 눈 등의 국소 부위에 약물을 직접 적용하는 방법이다. 예시로 코점막에 항이뇨호르몬을 도포하거나 상처 부위에 외용약을 바르는 경우 점안약 투여 등이 있다. 국소적으로 약효를 발휘하며 전신 부작 용이 적다는 장점이 있다.

6) 약물 투여량 계산: 정확한 약물 용량 투여는 효과적인 응급처치의 필수 요소이다. 응급의학에서 사용되는 약물 은 여러 제약회사에서 생산하며 농도, 용적, 포장 형태가 다양하다. 따라서 각 제제의 특성에 익숙해지고 정확 한 용량을 신속하게 계산할 수 있어야 한다. 약물은 앰플, 바이알, 환제, 정제 등 다양한 형태로 제공되므로 이 를 정확히 조제하는 능력이 요구된다. 일반적으로 약물 용량 계산 시 비율과 비례식법 또는 교차 곱셈법을 사용

하면 빠르고 정확하게 계산할 수 있다.

예) 환자에게 젖산 링거액 1L를 2시간에 걸쳐 정맥주사 하려고 한다. 정맥 투여 세트는 10drop/mL이다. 분당 몇 drop을 주입해야 하는가?

1L는 1,000mL이며 10drop/mL이므로 총 10,000drop가 된다.

주입 시간은 2시간 = 120분이므로

10,000drop ÷ 120분 = 83.3drop/분

따라서 분당 약 83 drop을 주입해야 한다.

예) 응급구조사가 환자 체중 kg당 5mg을 투여하고자 한다. 환자의 체중은 80kg이며 약물은 10mL의 용매에 500g을 함유한 앰플로 공급된다. 몇 mL의 약물을 투여해야 하는가?

환자에게 투여해야 할 총용량:

80kg × 5mg = 400mg

앰플 농도:

500mg/10mL → 1mL당 50mg 함유

따라서 필요한 약물의 양:

400mg ÷ 50mg/mL = 8mL

결론적으로 8mL의 약물을 투여해야 한다.

마. 약물 분포

약물이 조직으로 분포되는 양상은 침투 부위 세포의 생리적 특성, 약물의 물리화학적 성질 그리고 조직 내 확산 속도에 따라 달라진다. 주요 특징은 다음과 같다.

1) 세포막을 잘 통과하지 못하는 약물은 조직으로의 분포 속도가 느리다.

2) 지용성 약물은 세포막을 쉽게 통과하므로 조직으로의 분포가 빠르고 원활하다.

3) 태반은 약물에 대해 완전한 장벽 역할을 하지 않으나 지용성이 낮은 약물은 태반을 잘 통과하지 못한다.

4) 심장, 간, 뇌, 신장 등 혈류량이 풍부한 장기에서는 약물의 분포와 흡수 속도가 빠르다.

5) 약물이 혈장 단백질(특히 알부민)이나 기타 단백질과 결합하는 정도가 높을수록 약물은 자유 상태로 존재하는 비율이 낮아지며 작용 부위로의 침투력이 감소하고 대사 및 배설 속도도 느려져 반감기가 연장된다.

6) 약물의 조직 내 용해도 역시 분포에 중요한 영향을 미치며 조직에 대한 친화도가 높을수록 해당 조직에 더 많이 축적된다.

바. 약물 저장

약물 저장은 신체 각 부분에서 약물이 축적되는 현상을 의미하며 약물의 특성에 따라 저장 부위가 달라진다. 지용성 약물은 주로 중성지방에 저장된다. 대표적으로 싸이오펜탈은 지용성이 높아 투여 후 약 3시간 이내에 70% 이상이 지방조직에 축적된다. 또한, 납이나 라듐(radium)과 같은 독성 물질, 테트라사이클린 계열 항생제는 뼈조직이나 근육조직과 높은 친화성을 보여 해당 부위에 저장된다. 항말라리아 약물인 퀴나크라인은 간세포 내에 고농도로 축적되는 특성을 가진다. 이러한 약물 저장 특성은 약물의 효과 지속 시간, 독성 발현, 대사 및 배설 과정에 중

요한 영향을 미친다.

사. 약물대사

　약물 대사는 주로 간의 효소에 의해 이루어지며 혈장, 신장, 폐 등에서도 일부 대사가 진행된다. 대사 과정은 약물의 배설을 쉽게 하거나 약물을 비활성화시키는 역할을 한다. 일부 약물의 경우 대사물이 원 약물과 동일하거나 유사한 약리 효과를 나타내며 때에 따라 전혀 다른 독성을 유발하기도 한다. 약물의 대사물이 약리작용을 지속할 때 대사물 역시 추가로 대사를 거쳐 변형되거나 배설된다. 약물이 생체 내에서 변화하는 과정은 phase I 반응과 phase II 반응으로 구분된다.

- Phase I 반응: 산화, 환원, 가수분해 과정을 통해 약물을 화학적으로 변형시키며 때로는 약물을 독성 물질로 변화시키기도 한다.
- Phase II 반응(결합 반응): 약물이나 그 대사물이 아세트산, 아미노산 등의 내인성 물질과 결합하여 수용성을 높이고 배설을 쉽게 하는 과정이다.

　산화 반응과 결합 반응은 주로 간의 미세소체에 존재하는 효소에 의해 수행된다. 반면, 환원과 가수분해 반응은 간의 미세소체 효소와 비미세소체 효소 모두에 의해 일어난다. 이러한 대사 과정은 약물의 효과, 지속 시간, 배설 경로, 독성 여부를 결정하는 중요한 요소이다.

아. 약물의 배출(Excretion of drugs)

　약물은 대사 과정을 거친 후 대사물질로 배출되거나 대사되지 않은 상태로 그대로 배출된다. 대부분의 배출 기관은 지용성이 높은 약물보다는 극성을 가진 수용성 화합물을 더 잘 배출한다. 주요 배출 경로는 다음과 같다.

1) 소변으로 배출: 수용성 약물은 주로 신장의 사구체 여과, 신세관 분비, 재흡수 과정을 통해 배출된다. 이 과정은 약물의 이온화 상태, 농도 경사, 소변의 pH 등에 영향을 받는다. 특히 소변의 pH를 조절하여 약물의 이온화 상태를 변화시키면 배출 속도를 조절할 수 있으며 이를 통해 약물의 반감기를 연장하거나 해독 목적으로 활용할 수 있다.
2) 담즙과 대변으로 배출: 불용성 약물이나 대사물은 간에서 대사된 후 담즙을 통해 장으로 배출된다. 이후 소화되지 않은 물질과 함께 대변으로 배출된다. 일부 약물은 장간 순환을 통해 다시 흡수될 수 있으나 대부분은 대변으로 최종 배출된다.
3) 기타 배출 경로: 땀, 침, 눈물, 젖 등의 분비물을 통해서도 약물이 배출된다. 이러한 배출은 약물의 이온화 상태, 확산 속도 그리고 pH에 영향을 받으며 비교적 소량이지만 특정 상황에서는 임상적으로 중요할 수 있다.

3. 약력학

　약력학은 약물이 신체에 미치는 생화학적 및 생리학적 효과 그리고 그 작용기전을 연구하는 학문이다. 이를 통해 약물의 효과적인 사용 방법을 규명하며 새로운 약물 개발의 기초 자료를 제공한다. 약물과 수용체 간의 상호작용, 농도-반응 관계, 약물의 효능과 안전성 등을 체계적으로 분석하여 임상에서 최적의 약물 치료를 가능하게 한다.

가. 약물 수용체

약물 수용체는 약물이 표적 조직에 도달한 후 생화학적 또는 생리학적 반응을 유도하기 위해 결합하는 세포 표면의 단백질 등으로 구성된다. 대부분의 약물은 이러한 수용체와 결합하여 효과를 나타낸다. 약물이 수용체에 결합하여 특정 반응을 일으키는 경우 이러한 약물을 작용제라고 한다. 작용제는 수용체와 결합함으로써 생리적 활성화를 유도하며 약리 효과를 발현하지만, 어떤 약물은 수용체에 결합하되 자체적인 약리 효과는 나타내지 않고 대신 작용제가 수용체에 결합하는 것을 방해한다. 이러한 약물을 길항제라고 한다. 길항제는 수용체와 경쟁적으로 결합하여 작용제의 효과를 차단하거나 감소시킨다. 예를 들어, 에피네프린은 심장, 폐, 말초혈관 등 표적 조직의 α 및 β 아드레날린 수용체에 결합하여 심박수 증가, 기관지 확장 등의 효과를 나타내는 대표적 작용제이다. 이에 반해, 프로프라놀롤과 같은 β 차단제는 β 수용체에 결합하여 에피네프린의 결합을 방해하고 심박수 감소 등의 효과를 유도한다. 이미 β 차단제가 β 수용체에 결합해 있으면 에피네프린은 해당 수용체에 결합할 수 없어 본래의 작용을 발휘하지 못하게 된다. 이러한 기전을 통해 길항제는 약물 작용을 조절하거나 억제하는 데 활용된다.

나. 치료지수

치료지수는 약물의 안전성과 관련된 중요한 개념으로 약물이 효과를 나타내는 농도와 독성을 유발하는 농도 사이의 범위를 의미한다. 원하는 약리 반응을 얻는 데 필요한 약물의 최소 농도를 치료 역치 또는 최소 유효량이라고 한다. 이 문턱값 이하의 농도에서는 임상적으로 의미 있는 반응이 나타나지 않지만, 농도가 지나치게 높아지면 유해하거나 치명적인 부작용이 발생할 수 있다.

약물 치료의 기본 목표는 최소 유효 농도에서 최대 효과를 얻으면서도 독성을 피하는 것이다. 약물마다 유효량과 중독량의 차이는 다르며 이 차이를 안전 영역 또는 치료지수라고 한다. 치료지수는 실험실 검사나 임상 경험을 통해 결정된다. 예를 들어, 강심배당체인 디곡신은 유효 농도와 중독농도 사이의 차이가 매우 좁아 낮은 치료지수를 가진다. 따라서 투여 시 혈중 농도를 정밀하게 모니터링해야 하지만, 마약성 길항제인 날록손은 유효 농도와 중독농도의 차이가 넓어 높은 치료지수를 가지며 비교적 안전하게 사용될 수 있다. 치료지수가 낮은 약물은 독성 위험이 높기 때문에 주의 깊은 투여와 모니터링이 필요하며 치료지수가 높은 약물은 비교적 안전성이 높다고 평가된다.

4. 약물의 작용

약물이 생체에 흡입되거나 투여될 때 나타날 수 있는 작용은 다음과 같이 구분된다.
- 생체 기능 측면: 흥분 작용과 억제 작용
- 작용 부위 측면: 전신작용과 국소작용
- 친화성 측면: 선택작용과 비선택작용
- 효과 측면: 주작용과 부작용 등이 있다.

가. 흥분작용과 억제작용

흥분 작용과 억제 작용은 약물이 생체 기능에 미치는 주요 약리작용의 두 가지 형태이다. 생체 기능을 높이거나 촉진하는 작용을 흥분 작용이라 하며 생체 기능을 저하해 억제하는 작용을 억제 작용이라 한다. 동일한 약물이라도 투여 용량에 따라 흥분 작용 또는 억제 작용이 나타날 수 있다. 예를 들어, 메스암페타민은 화학적으로 에페드린과 유사한 구조를 가지며 적은 용량에서도 말초 장기에는 큰 영향을 미치지 않으면서 강력한 중추신경 자극 효과를 나타낸다. 이로 인해 중추신경계 흥분제로 사용된다. 반면, 바비탈과 같은 수면제는 중추신경계의 기능을 억제하여 신경 활동을 저하함으로써 진정 및 수면 효과를 나타내며 대표적인 억제제에 해당한다. 이처럼 약물의 용량과 특성에 따라 흥분 또는 억제 작용이 달라질 수 있으며 임상에서는 이러한 약리작용을 정확히 이해하여 적절한 용량과 용법으로 활용하는 것이 중요하다.

나. 전신작용과 국소작용

전신작용은 약물이 국소 또는 경구로 투여된 후 체내에서 흡수되어 순환계를 통해 전신에 분포하며 작용하는 경우를 말한다. 이러한 작용은 흡수작용이라고도 하며 전신 여러 조직과 기관에 약리 효과를 미치지만, 국소작용은 약물이 특정 부위에 국한되어 작용하는 경우를 의미한다. 약물이 투여된 부위에서만 효과를 나타내고 전신으로 흡수되지 않거나 전신 효과가 미미하다. 예를 들어, 국소마취제인 리도카인은 일반적으로 국소 부위에 주입되어 마취 효과를 나타내는 국소작용을 가진다. 그러나 리도카인을 정맥 내에 투여할 경우 전신 순환을 통해 작용하여 항부정맥약으로서 우수한 전신작용을 나타낸다. 이처럼 동일한 약물도 투여 경로와 용법에 따라 국소작용 또는 전신작용으로 활용될 수 있다.

다. 선택작용과 비선택적 작용

선택작용은 약물이 전신에 흡수된 후에도 특정 세포, 조직 또는 장기에 대한 친화성이 높아 해당 부위에 중점적으로 작용하는 경우를 말한다. 이는 약물이 특정 수용체나 대사 경로와 강하게 결합하기 때문에 나타난다. 예를 들어, 요오드 제제는 갑상샘에 선택적으로 흡수되어 갑상샘 기능에 직접 작용한다. 디지털리스는 심장 근육에 대한 선택적 작용을 나타내어 심장 기능 개선에 사용된다. 또한, 항암제는 세포분열이 활발한 암세포에 선택적으로 작용하는 경향이 있어 정상 세포보다 암세포에 더 큰 영향을 미치지만, 비선택적 작용(또는 일반작용)은 약물이 특정 기관에 국한되지 않고 전신의 여러 조직과 장기에 광범위하게 작용하는 경우를 의미한다. 이러한 약물은 특정 수용체나 조직에 대한 특이성이 낮아 다양한 부위에 영향을 미치며 종종 원치 않는 부작용을 유발할 가능성이 있다. 임상에서는 선택작용이 강한 약물을 선호하는 경우가 많으며 이는 특정 질환 부위에 효과적으로 작용하면서도 전신 부작용을 최소화할 수 있기 때문이다.

라. 주작용과 부작용

주작용은 치료 목적에 부합하는 약리 효과로 약물 투여의 주된 목표가 되는 작용이다. 반면, 부작용은 치료 목적과 관계없이 발생하는 원치 않는 효과를 의미한다. 세계보건기구(WHO)에 따르면 부작용은 예방, 진단, 치료 등의 목적을 위해 사람에게 상용량의 약물을 사용했을 때 나타나는 유해하고 의도하지 않은 반응으로 정의된다. 즉, 치료에는 불필요하지만 약물 특성상 피할 수 없는 작용을 부작용이라 한다. 주작용과 부작용은 사용 목적과 상황에 따라 서로 바뀔 수 있다. 예를 들어, 진정제가 불안 완화를 위해 사용될 때 졸림은 주작용이지만, 수면 유도 목적이라면 동일한 효과가 주작용으로 간주한다. 부작용은 다음과 같은 형태로 나타난다.

- 과량 또는 장기 투여에 의한 부작용: 약물이 체내에 과도하게 축적되어 독성 반응이나 장기 손상을 유발하는 경우
- 불내성에 의한 부작용: 개인의 체질적 특성으로 인해 소량의 약물에도 과민 반응이나 이상 반응이 발생하는 경우
- 알레르기 반응에 의한 부작용: 면역계가 특정 약물 성분에 과민하게 반응하여 발진, 호흡곤란 등의 증상을 유발하는 경우
- 특이 체질에 따른 부작용: 유전적 요인이나 대사적 특성으로 인해 일부 개인에게만 나타나는 예외적 반응

마. 상승작용

상승작용은 두 가지 이상의 약물을 병용 투여했을 때 각각의 약물이 단독으로 나타내는 효과의 단순 합보다 더 강력한 효과가 나타나는 현상을 말한다. 이는 약물 간 상호작용에 의해 약리 효과가 증폭되는 경우로 상가와 구별된다.

- 상가작용: 두 약물의 작용이 단순히 각 약물 효과의 합으로 나타나는 경우
- 상승작용: 두 약물을 함께 투여했을 때 두 약물의 효과 합보다 더 큰 효과가 나타나는 경우

상승작용은 치료 효과를 극대화하거나 약물 용량을 줄이면서도 원하는 효과를 얻으려고 일부러 활용되기도 하지만, 때로는 예상치 못한 독성 증가로 부작용이 나타날 위험도 있으므로 주의가 필요하다. 예를 들어, 특정 항생제 조합이나 진통제 병용 시 상승작용이 활용된다.

바. 길항작용

길항작용(antagonism)은 두 가지 이상의 약물을 병용했을 때, 그중 한 약물이 다른 약물의 효과를 감소시키거나 상쇄시키는 현상을 의미한다. 길항작용은 작용 기전과 방식에 따라 다음과 같이 구분된다.

1) 약물학적 길항작용: 두 약물이 동일한 수용체에 결합하여 서로의 작용을 방해하는 경우이다. 예를 들어, 히스타민제와 항히스타민제가 대표적이며, 항히스타민제가 히스타민 수용체에 결합해 히스타민의 작용을 차단한다.
2) 생리학적 길항작용: 병용된 약물들이 서로 다른 수용체나 기전을 통해 생리적으로 상반된 효과를 나타내는 경우이다. 예를 들어, 중추신경 흥분제와 중추신경 억제제를 함께 투여할 경우 각각의 약리 효과가 상반되어 서로를 상쇄하는 경향이 있다.
3) 화학적 길항작용: 약물 간 화학적 반응을 통해 불활성 화합물이 형성되어 약리 효과가 감소하는 경우이다. 예시로, 디메르카프롤과 중금속인 수은(Hg), 비소(As)가 결합해 중금속의 독성을 제거하는 방식이 있다.

또한, 간섭작용은 한 약물이 다른 약물의 대사나 배설을 촉진하거나 억제하여 약효에 영향을 미치는 현상이다. 예를 들어, 알코올과 약물은 상호작용 능력이 크며 알코올이 약물의 대사를 변화시켜 효과를 증강하거나 감소시킬 수 있다.

5. 독물학

독물학은 약물 및 기타 화학물질이 생물체에 미치는 유해 작용을 연구하는 학문이다. 독물학은 연구 목적과 적용 분야에 따라 기술 독물학, 기전 독물학, 규제 독물학, 법 독물학, 임상 독물학으로 구분된다.

가. 용량-반응 관계

용량-반응 관계는 약물이나 화학물질이 생체에 미치는 영향을 용량에 따라 어떻게 달라지는지를 설명하는 중요한 개념이다. 이 관계는 개인과 집단에서 다르게 나타난다.

- 개인에서의 계량적인 용량-반응 관계: 개인이 특정 약물이나 화학물질에 노출되었을 때 약물의 용량이 증가함에 따라 생리적 반응이 어떻게 변화하는지를 계량적으로 측정할 수 있다. 이는 특정 개인의 반응을 바탕으로 한 정확한 데이터를 제공한다.
- 집단에서의 계수적인 용량-반응 관계: 집단에서는 특정 약물의 용량이 증가함에 따라 집단의 사람들이 화학물질에 의해 받는 영향의 비율이 증가하는 경향이 나타난다. 이 관계는 주로 중간치사용량(LD50)을 결정하는 데 사용된다. LD50은 특정 약물이나 화학물질의 용량 중에서 50%의 집단이 치명적인 반응을 보이는 용량을 의미한다.

또한, 약물의 반복 투여 시 일정 농도(LC50)에 도달하는 데 걸리는 시간은 약물의 반감기와 관계가 있다. 반감기는 약물이 체내에서 절반으로 감소하는 데 걸리는 시간으로 용량과는 관계없이 일정한 값을 가진다. 이는 약물의 농도가 얼마나 빨리 감소하는지에 영향을 미치며 반복적인 약물 투여 시 농도를 조절하는 데 중요한 정보가 된다.

나. 독성반응

독성반응은 약물이나 화학물질이 체내에 들어왔을 때 발생하는 유해한 효과로 그 빈도와 심각성은 체내에서 해당 독성 화합물의 농도에 비례할 수 있다. 즉, 약물이 체내에서 높은 농도로 축적될수록 독성 반응이 더 자주 발생하거나 더 심각한 영향을 미칠 가능성이 커진다. 약리학적 독성 효과는 주로 조직 내 화학물질의 농도에 의해 결정되며 이 농도가 낮아지면 독성 효과도 감소하거나 소실된다. 이는 약물이 체내에서 대사되어 배설되거나 약물의 농도가 분포된 조직에서 배출되는 과정과 밀접한 관련이 있다. 따라서 독성 반응을 줄이기 위해서는 약물의 농도를 효과적으로 조절하거나 배출 과정을 촉진하는 것이 중요하다.

1) 빛 독성과 빛 알레르기 반응

빛 독성과 빛 알레르기는 약물이 빛과 반응하여 발생하는 피부 반응에서 중요한 차이를 가진다. 빛 독성은 약물이 피부에 흡수되거나 전신 순환을 통해 피부에 도달한 후 빛(주로 자외선)과 반응하여 해로운 광화학적 반응을 일으키는 현상이다. 이 반응은 면역학적 요인과는 무관하며 약물 자체가 빛과 반응해 피부 세포에 손상을 일으킨다. 주로 약물을 복용한 후 피부가 햇빛에 노출되면 발생할 수 있다. 빛 알레르기는 약물이 빛에 의해 피부에서 면역학적 반응을 일으키는 것으로 자외선이 약물에 의해 유도된 변화를 항원으로 인식하고 면역 체계가 과민반응을 보이는 것이다. 이는 빛 독성과는 달리 면역학적 기전이 관련된다.

[빛 독성 화학물질의 예]

- 테트라싸이클린(Tetracycline): 항생제인 이 약물은 자외선에 의해 피부에 독성 반응을 일으킬 수 있다.
- 설포나마이드(Sulfonamide): 항균제로 사용되는 이 약물도 자외선에 의해 피부 반응을 유발할 수 있다.
- 크로프로마진(Chlopromazine): 항정신성 약물로 자외선에 노출되었을 때 빛 독성 반응이 나타날 수 있다.

2) 국소독성과 전신독성

국소독성은 부식성이나 자극성 물질이 특정 부위에 접촉했을 때 나타나는 독성 반응이다. 이 경우 독성 물질이 최초로 접촉한 부위에서 세포에 손상을 일으킨다. 전신독성은 독성 물질이 체내로 흡수되어 대사 과정을 거친 후 전신적으로 영향을 미치는 독성 반응을 말한다.

국소독성은 주로 피부, 위장관, 호흡기관 등에서 발생하며 독성 물질이 이들 부위에서 직접적으로 자극을 주거나 부식 작용을 일으키지만, 전신독성은 독성 물질이 전신으로 퍼지면서 영향을 미치고 가장 흔히 나타나는 장기는 중추신경계이다. 그 외에도 순환기, 조혈기관, 간, 신장, 폐, 피부 순으로 전신독성 장애가 발생할 수 있다.

3) 가역적 또는 비가역적 독성 효과

가역적 독성 효과와 비가역적 독성 효과는 약물이 인체에 미치는 영향을 분류하는 중요한 개념이다. 가역적 독성효과는 약물이 체내에 미치는 영향이 일시적이고 일정 시간이 지나면 회복되는 경우를 말한다. 예를 들어, 간 조직은 높은 재생력을 가진 장기이므로 손상이 발생하더라도 대체로 가역적인 회복이 가능하지만, 비가역적 독성 효과는 약물이 체내에 미치는 영향이 영구적이며 회복되지 않는 경우를 의미한다. 중추신경계의 손상은 신경세포가 분열하거나 재생되지 않기 때문에 비가역적으로 나타나며 이는 치료나 회복할 수 없는 영구적인 손상으로 이어질 수 있다.

4) 지연성 독성

지연성 독성은 약물을 투여한 후 상당 시간이 지난 뒤에 독성 반응이 나타나는 현상이다. 즉, 약물의 효과가 즉시 나타나지 않고 시간이 지나서야 독성 반응이 발생한다. 예를 들어, 크로람페니콜(chloramphenicol)은 투약을 중단한 후 수 주일이 지난 뒤에 재생 불량성 빈혈과 같은 지연성 독성 반응이 나타날 수 있다. 이는 약물이 체내에서 축적되어 일정 기간 후에 독성 효과가 발현되기 때문이다.

다. 알레르기 반응

알레르기 반응은 거의 모든 약물에서 발생할 수 있으며 알레르기 반응이 나타나는 속도에 따라 즉시과민반응과 지연과민반응으로 구분된다.

- 즉시과민반응(immediate hypersensitivity reaction)은 약물을 투여한 후 빠르게 반응이 나타나는 알레르기 반응으로 대표적인 증상으로는 두드러기, 혈관부종, 약물 열, 천식 등이 있다. 이 반응은 보통 몇 분에서 몇 시간 이내에 발생한다.
- 지연과민반응(delayed hypersensitivity reaction)은 약물을 투여한 후 수 시간에서 수일 후에 반응이 나타나는 알레르기 반응이다. 대표적인 예로는 접촉피부염과 혈청병 등이 있다.

테트라카인에 알레르기 반응이 있는 사람은 프로카인에도 알레르기 반응을 일으킬 가능성이 있다. 이는 두 약물이 화학적으로 유사하여 교차 반응이 발생할 수 있기 때문이다. 이는 두 약물이 화학적으로 유사하여 교차 반응이 발생할 수 있기 때문이다. 알레르기 반응은 면역기전에 따라 Type I, Type II, Type III, Type IV로 구분되며 각 유형에 따라 주 매개 항체, 반응, 표적기관 등이 다르다.

표 4-1-1. 알레르기 반응의 4종류

Type	주 매개항체	반응	표적기관
I 급성중증과민반응(Anaphylactic)	IgE	혈관 확장, 부종, 염증	위장관, 피부, 호흡기, 심혈관계
II 세포용해반응	IgG, IgM	용혈빈혈, 혈소판 감소 자반, 자가면역반응	순환계 세포
III 항원아르튀스(Arthus)반응	IgG	혈청병, 스티븐스-존슨(Stevens-Johnson) 증후군	혈관 내피
IV 지연과민반응	T-임파구, 거대 식세포	염증, 담쟁이덩굴에 의한 접촉피부염	피부

라. 독물 흡수방지

1) 구토

농약류 등 매우 위험한 독성 물질이나 화학물질을 섭취했을 때 흔히 사용되는 구토 유발제로는 토근시럽이 있다. 그러나 다음과 같은 경우에는 구토를 유발하지 않는 것이 원칙이다.

가) 강산이나 강알칼리 등의 부식성 물질을 섭취했을 때: 위 천공이나 식도 괴사의 가능성이 있다.

나) 의식 혼미와 혼수상태: 위 내용물이 호흡기로 흡인될 우려가 있다.

다) 중추신경계 흥분제를 섭취했을 때: 구토에 의한 자극으로 경련을 일으킬 수 있다.

라) 석유류 제품을 섭취했을 때: 역류한 탄화수소류가 호흡기로 들어가 화학적 폐렴을 유발할 수 있다.

마) 심근경색 환자, 임신 중인 자, 일산화탄소 중독자

2) 위 세척

흡수되지 않는 독물을 제기하기 위해 위에 관을 삽입하여 물이나 생리식염수로 위를 세척하는 방법이다. 가능한 경우 독물 섭취 후 6시간 이내에 신속히 시행해야 한다. 의식 상태가 나쁘거나 혼수상태, 구역반사가 없는 환자에게 많이 시행되며 구토물 흡인을 예방하기 위해 기관내관을 삽입한 후 위 세척을 시행한다.

3) 화학적 흡착

유기, 무기 물질이나 아스피린, 암페타민, 페노바비탈, 경구 투여 약물 등을 과다 섭취했을 때 강력한 흡착제로 활성숯을 이용한다. 활성숯은 입자 표면에 비가역적으로 약물이나 화학물질을 흡착시킨 후 잘 흔들어 먹인다.

4) 설사 촉진

휘발성 탄화수소 등을 섭취했을 때 독성물질을 빠르게 통과시켜 위장관에서 흡수를 최소화하는 방법으로 설사를 촉진한다. 10% 황산마그네슘이나 10% 황산나트륨을 많이 사용한다. 장폐색이나 복부 외상을 동반한 중독 환

자에게는 실시하지 않으며 신부전 환자에게는 황산마그네슘을 심부전 환자에게는 황산나트륨을 사용해서는 안된다.

5) 독물 세척

피부에 강산이나 강알칼리 등의 독성 물질이 접촉되었을 때는 5분 이상 물로 완전히 씻어야 한다. 생석회(CaO)의 경우 물과 반응하여 열을 발생시키므로 이를 씻어내지 말고, 털어 주는 것이 좋다. 탄산나트륨(Na_2CO_3)은 더욱 강한 알칼리성으로 변하므로 이를 털어내는 것이 바람직하다.

6. 약물의 기원

- 식물 기원의 약물: 아트로핀, 코데인, 헤로인, 모르핀 등
- 동물 기원의 약물: 인슐린, 옥시토신 등
- 광물 기원의 약물: 탄산수소나트륨($NaHCO_3$), 황산마그네슘($MgSO_4$)
- 합성 약물: 리도카인, 브레틸륨토실산염, 다이아제팜 등

7. 약물의 용기

- 바이알
  유리 용기의 윗면은 금속으로 봉인된 고무 막으로 덮여 있다.
  - 약을 쉽게 뽑기 위해 공기를 주입하는 도 좋다.
  - 분말이면 증류수를 첨가하여 흔들어 사용한다.
  - 주사제 제조를 위해 분말 제제 약품의 보관에 많이 이용된다.
- 앰풀
  - 보통 1회 용량의 용액을 담은 무균의 작은 플라스틱이나 유리 용기로 되어 있다.
  - 무색이나 담갈색 등으로 기포가 없는 유리로 되어 있다.
  - 내용 약물은 물리적, 화학적으로 작용이 일어나지 않으며 그 성상이나 품질이 거의 변하지 않는다.

8. 약물의 제형

- 고체 약물: 정제, 환제, 캡슐제, 좌약 등
- 액체 약물: 주사제, 시럽, 현탁액, 주정제, 에릭실제, 주정제, 팅크제 등

9. 응급 약리학에서 상용되는 약자

약어	의미	약자	의미
a.c.	식전(Ante cibum)	IV	정맥내(Intravenous)
admin.	투약(Administer)	OD	과다투여(Overdose)
amp	앰풀(Ampule)	p.c.	식후(Post cibum)
b.i.d	하루 두 번(Bis in die)	po	경구(Per os)
caps.	캡슐(Capsule)	pr	직장내투여(Rectal application)
D/C	중단(Discontinue)	p.r.n.	필요한 경우(Pro re nata)
hs	자기전(Hora somni)	qd	매일(Quisque diey)
IC	심장내(Intracardiac)	qh	매시간(Quisque hor)
IM	근육내(Intramuscular)	qid	하루 네 번(Quarte in die)
IO	골내(Intraosseous)	tid	하루 세 번(Ter in die)

2 자율신경계

자율신경계는 말초신경의 일부로 불수의적 또는 내장 기관의 기능을 조절한다. 이는 심혈관, 호흡, 소화, 배뇨 및 생식 기능을 조절하며 스트레스에 대한 신체의 대항에 중요한 역할을 한다. 응급처치에 사용되는 많은 약물은 자율신경계에 직접 또는 간접적으로 작용한다. 자율신경계는 두 가지 기능적 분류로 나눌 수 있으며 이들은 교감신경계와 부교감신경계이다. 교감신경계는 신체가 외부 스트레스 상황에 대응하도록 기능하며 신경계의 투쟁적인 면으로 불린다. 반면, 부교감신경계는 음식물의 소화와 같은 휴식 상태의 기능을 조절하며 신경계의 소화, 휴식, 생식 기능을 담당하는 면으로 여겨진다.

1. 교감신경계

가. 교감신경절

1) 땀샘 분비 자극
2) 피부 혈관 수축
3) 뼈대골격으로 혈류 증가
4) 심장 박동률과 심근 수축력 증가
5) 기관지 이완
6) 에너지 생산 자극

나. 병립신경절

1) 내장 기관으로 혈류 감소
2) 소화작용의 이완 자율신경계
3) 방광 평활근 이완
4) 간에서 저장 포도당 분비

다. 교감신경 수용체의 작용

교감신경 수용체의 작용은 주로 α와 β 수용체로 나누어지며 각 수용체는 특정한 생리적 반응을 유도한다.

1) $\alpha 1$ 수용체
   - 작용: 혈관 수축, 동공 확장, 배뇨 방해, 위장관 운동 억제, 자궁 수축
   - 위치: 주로 혈관, 동공, 비뇨기계 및 일부 내장 기관에 분포
2) $\alpha 2$ 수용체
   - 작용: 신경전달물질 방출 억제, 교감신경 활동 억제
   - 위치: 주로 교감신경 말단, 뇌, 혈관 등
3) $\beta 1$ 수용체
   - 작용: 심박수 증가, 심근 수축력 증가, 방출된 renin 증가(신장의 혈압 조절)
   - 위치: 주로 심장, 신장에 분포
4) $\beta 2$ 수용체
   - 작용: 기관지 확장, 혈관 확장, 근육 이완, 간에서의 글리코겐 분해 촉진
   - 위치: 주로 기관지, 혈관, 근육, 간 등
5) $\beta 3$ 수용체
   - 작용: 지방세포에서의 지방 분해 촉진
   - 위치: 주로 지방조직에 분포

교감신경의 자극으로 이 수용체들이 활성화되면 다양한 생리적 반응이 일어나며 이는 스트레스 상황에서 신체의 대응 기능을 돕는다.

2. 부교감신경계

- 동공 수축
- 소화샘 분비 촉진
- 소화관의 평활근 기능 증진
- 기관지 수축
- 심장박동수와 심근 수축력 감소

수용체	형	작용
아드레날린 수용체	α₁	말초혈관 수축
		심근 수축력 증가
		심장박동수 감소
	α₂	말초혈관 수축
	β₁	심장박동수 증가
		심근수축력 증가
		자동성증가
	β₂	말초혈관 이완
		기관지 이완
		위장 평활근 이완
		자궁 평활근 이완
도파민 수용체	신장혈관 이완	
	관상동맥 및 뇌동맥 이완	

3

심혈관계 응급처치에 사용되는 약물

1. 기체

가. 산소

　무색, 무미, 무취의 기체로 호흡기를 통해 신체로 들어가 혈색소와 결합하여 세포 내로 운반된다. 이는 포도당이 에너지로 분해되는 데 필요하며 산소 투여 후 신속하게 반응이 나타난다. 고농도의 산소 투여는 폐포 내 산소 농도를 증가시키고, 이는 혈색소의 산소 농도를 증가시킨다. 저산소증 시 투여하며 모든 형태의 외상, 약물 응급 상태, 심장 허혈, 호흡곤란 시에도 사용된다. 산소통은 D(400L), E(660L), M(3,000L) 등이 있으며 산소 투여 장치에 따라 다음과 같은 유속으로 투여된다.

1) 용법 및 용량: 환자의 증상에 따라 달라지며 병원 전 처치에서는 가능한 한 고농도를 투여한다. 일반적인 용량은 심정지나 기타 응급 상황 시 100% 산소를 투여하고 만성폐쇄폐질환 시에는 35% 농도가 적당하다.

표 4-3-1. 산소 공급 장치

산소 투여 장비	유속(L/min)	전달량(%)
코삽입관	1~6	24~44
단순 얼굴마스크	8~10	40~60
벤츄리 마스크	4~12	24~50
부분 비재호흡 마스크	6~10	35~60
비재호흡 마스크	6~10	60~95
기대 마스크	10~15	40~90
수동식 호흡기구	10~15	100

[질환에 따른 O₂ 처치]

- 심정지 및 중환자는 100% 산소를 투여한다.
- 만성폐쇄폐질환자는 보통 35%를 투여하고 필요시 농도를 증가시킨다.
- 분당 6L 이상 투여 시 상기도 점막의 건조를 막기 위해 가습기를 사용한다.
- 소아는 24~100% 범위에서 산소를 투여한다.

2) 주의: 주의: 부작용은 거의 없으나 습기가 없는 산소를 고속으로 장시간(분당 6L 이상) 투여할 경우 점막이 건조해져 코 출혈을 일으킬 수 있다. 40% 이상의 농도를 영아에게 장시간 투여할 경우 후부 수정체 섬유증식증으로 시력상실이 발생할 수 있으므로 주의해야 한다. 성인도 60% 이상의 농도를 흡입할 경우 폐 자극, 울혈, 무기폐 등이 발생할 수 있으며 중추신경계의 이상을 유발할 수 있으므로 주의하여 투여해야 한다. 또한, 제초제를 섭취한 환자에게 산소를 투여할 경우 독성을 증가시킬 수 있다.

2. 교감신경 작용제

가. 교감신경 항진제(Epinephrine HCl)

비외상성 심정지 환자에서 심폐소생술과 함께 먼저 투여하는 심정지 소생에서 매우 중요한 약물로 α와 β 아드레날린성 수용체에 작용한다. 효과는 대개 90초 이내에 나타나며 짧은 지속시간을 갖는다. 이 약물은 심근 수축력을 증가시키며 관상동맥의 혈류와 수축기 및 이완기 혈압을 증가시킨다. 수축한 기관지를 이완시키고 중추신경계를 자극하며 고용량은 혈관 수축을 일으키지만, 소량(0.1μg/kg) 투여 시 혈관을 이완시켜 혈압을 떨어뜨릴 수 있다. 기관지 확장의 작용 기전은 β2-아드레날린성 수용체와 결합하여 나타나며 기관지천식 및 기관지 확장증에 기인한 기관지 경련의 완화, 강심, 심혈관 허탈, 심실세동이나 무수축과 같은 생명을 위협하는 부정맥에 사용된다. 또한, 혈관수축제, 부분마취 효력의 지속을 위해 이용된다.

1) 용법 및 용량: 정맥 주사와 기관내 투여, 골내 투여는 1:10,000 농도로 투여하며, 병원 전 피부밑 주사는 1:1,000 농도로 투여한다. 기관내관 등으로 투여하거나 흡입 시 1회 4~5번 흡입하고 2~5분 간격으로 효과가 없으면 1회 더 반복한다. 4~6시간 간격으로 반복 투여한다. 소아는 0.01mg/kg으로 최대 0.3mg까지, 성인은 0.3~ 0.5mg을 투여한다. 병원 전 응급처치 시 투여 경로는 피부밑 주사가 가장 적합하다.

2) 주의: 심혈관계 질환이 있거나 고혈압 환자에게는 금기이며 아나필락시스 반응이 생겨 저혈압이나 쇼크가 나타나는 환자는 1:10,000 농도로 희석하여 정맥에 주사한다. 약물은 빛으로부터 차단하여 보관해야 하며 1:1,000 농도를 투여한 환자는 혈압, 맥박, 심전도의 변화를 잘 감시해야 한다. 부작용으로는 두근거림, 불안, 떨림, 두통, 현기증, 오심, 구토 등이 있을 수 있다.

나. 교감신경 효능제[Norepinephrine (levophed)]

α와 β 아드레날린성 수용체에 모두 작용하나 α 수용체에 대한 작용이 훨씬 강하여 강한 말초혈관 수축제로 작용한다. 이 혈관 수축은 심장성 쇼크와 저혈압에서 혈압을 상승시키는 작용을 한다. 또한 신장과 장간막의 혈관을 수축시키므로 도파민에 듣지 않는 증후에도 사용된다.

1) 용법 및 용량: 초기 용량은 0.5μg/min이며 충분한 혈압을 유지하기 위해 더 많은 용량을 투여할 수 있다. 희석액은 500mL 포도당에 8mg을 희석하여 제조한다. 경구 투여는 효과가 없으므로 주사로 투여해야 하며 피부밑 주사는 거의 흡수되지 않는다.

2) 주의: 효과가 강력하므로 위험한 고혈압을 예방하기 위해 5~10분마다 혈압을 측정해야 한다. 저혈량성 저혈압 환자에게는 투여하지 않는다. 혈관 외로 유출되면 국소 조직이 괴사할 수 있으므로 가능한 한 대정맥으로 투여해야 한다. 부작용으로는 불안, 떨림, 두통, 현기증, 구토 등이 있으며 말초혈관 수축에 대한 반작용으로 서맥을 일으킬 수 있다.

다. 항 천식제 – Isoproterenol

체내에는 거의 존재하지 않는 강력한 합성 카테콜아민으로, 주로 β 아드레날린성 수용체에 작용한다. α 수용체에 대해서는 거의 작용하지 않으므로 주로 심장과 폐에 작용한다. 심장 응급질환 시 아트로핀에 불응하는 서맥에서 심박수를 증가시키는 데 사용되며 심한 천식 발작 상태에서도 사용된다. 심장에 대해서는 심박수 증가와 심근 수축력 증대를 일으키므로 심박출량은 증가하지만, 말초혈관이 현저히 확장되어 혈압은 떨어진다.

1) 용법 및 용량: 1mg을 500mL의 D5W에 희석하여 IV로 투여한다. 원하는 심박수를 얻을 때 또는 이차 심실수축과 같은 심실 흥분이 일어날 때까지 투여한다. 표준 주입 속도는 2~1 μg/분이다. 기관지 천식에는 0.5% 용액 0.5mL를 흡입시킨다.

2) 주의: 심장성 쇼크 시 혈압을 상승시키기 위해 사용하지 않으며 서맥으로 인한 쇼크 시 사용해야 한다. 투여 시 조기심실수축, 심실빈맥, 심실세동, 신경쇠약, 두통, 떨림 등의 부작용을 일으킬 수 있으므로 환자의 심실 자극을 모니터링해야 한다.

라. 도파민[Dopamine (intropin)] 카테콜아민

도파민은 효소에 대한 기질이며 경구로 투여하면 효과가 없다. 저농도 도파민은 신장, 장간막, 관상 혈관의 D1-도파민 수용체에 작용하며, 소량을 정맥 내 투여하면 사구체 여과율, 신장 혈류 및 Na+ 배출이 증가한다. 고용량의 도파민은 β1 수용체에 작용하여 심근에 대해 심장 수축력 증대 효과를 나타낸다. 수축기압과 맥압을 증가시키지만, 이완기 혈압에는 거의 효과가 없거나 경미하게 상승한다. 주로 심근경색, 외상, 패혈증, 수술 후 및 신부전으로 인한 쇼크, 울혈심부전으로 인한 쇼크, 소변 감소, 무뇨증, 기타 순환 장애에 이용된다.

1) 용법 및 용량: 용량은 2~5mcg/kg/분이며 중증이면 5~10mcg/kg/분 또는 20~50mcg/kg/분으로 정맥 내로 투여한다.

2) 주의: 과량 투여로 인한 부작용은 일반적으로 과도한 교감신경 모방 활성에 기인하며, 오심, 구토, 빈맥, 협심증, 부정맥, 고혈압이 나타날 수 있다. 임신부나 수유부, 동맥 색전증 환자, 말초혈관 질환 환자에게는 주의가 필요하며, 과민 반응자나 심실세동, 크롬친화포종 환자에게는 금기이다. 특히 삼환계 항우울제를 사용하고 있는 환자에게서는 용량을 주의 깊게 조절해야 한다.

마. 도부타민[Dobutamine (Dobutrex)] 카테콜아민

도부타민은 심장의 β1 수용체에 작용하여 심근의 수축력을 증가시키고 관상 혈류와 심박수를 증가시킨다. 조직적인 심장 질환이나 심장 수술로 인해 수축력이 저하된 심부전증 환자의 단기 치료 요법을 위한 심박출량 증가를 목적으로 이용된다.

1) 용법 및 용량: 심박출량 증가를 위해 필요한 주입 속도는 2.5~10mcg/kg/분이며 만족할 수 있는 효과를 얻기 위해서는 40mcg/kg/분으로 주입한다.

2) 주의: 불안, 두통, 심장의 작열감, 구토, 빈맥, 조기심실수축 등의 부작용이 있을 수 있다. 따라서 임신부, 수유부, 소아, 고혈압 환자에게 투여 시 주의해야 하며 과민성 환자나 대동맥 하부 협착 환자에게는 금기이다.

바. 메타라미놀(Metaraminol) – 교감신경 작용, 저혈압 치료제

거의 저혈압 치료에만 사용하는 약물로, 전체적인 효과는 노르에피네프린과 비슷하다. 이 약물은 중추신경계 흥분 효과는 없으며 경구투여로 흡수된다. 이 약물은 교감신경계 말단으로부터 노르에피네프린의 분비를 촉진한다.

1) 용법 및 용량: 경구 투여는 정맥 내 투여나 근육 내 투여보다 56배 많은 양을 투여해야 한다. 200mg의 약물을 500mL의 D5W에 첨가해 0.4mg/mL의 희석액을 제조한다. 주입 속도는 혈압에 따라 조절하며 IV로 투여가 불가능할 때는 근육 내로 투여한다. IM의 최초 성인 투여 용량은 5~10mg이다.

2) 주의: 혈액 보충이 이루어지지 않은 상태에서 저혈량증에 사용해서는 안 된다. 빠른 주입은 고혈압을 유발할 수 있으며 불안, 떨림, 현기증, 오심, 구토 등의 부작용이 나타날 수 있다. 또한, 말초혈관 수축으로 인한 반사적으로 서맥을 유발할 수 있다.

사. 암리논 – 강심배당체, 포스포디에스터분해효소 억제제

암리논은 작용 발현이 빠르고 심박수 변동 효과를 나타내는 약물로 포스포디에스터분해효소 억제제이다. 아드레날린성 수용체에는 작용하지 않으며 심근 수축력과 단축 속도를 증가시키고 혈관 및 기관의 민무늬근을 이완시킨다. 정맥 내 투여 시 작용이 즉각적으로 심박출량을 증가시키며 경구 투여 시 최고 효과는 1~3시간 이내에 나타난다. 디기탈리스를 투여 중인 심부전 환자에게 투여하면 심장계수 및 심박출량을 신속히 증가시키며 좌심실 확장기말압력, 쐐기압 및 전신혈관저항을 감소시키고, 심박수와 전신 동맥압에는 적은 변화를 일으킨다. 미국에서는 디기탈리스, 이뇨제 또는 혈관확장제에 반응이 없는 울혈심부전의 단기간 치료용으로 사용되고 있다.

1) 용법 및 용량: 초기 용량은 0.75mg/kg을 2~3분 동안에 걸쳐 투여하고 이후 분당5~10μg/kg을 계속 투여한다. 1일 최대 권장량은10mg/kg이며 정상인에서 배출 반감기는 3~4시간이나 심부전 환자에게서는 약 6시간으로 길어진다.

2) 주의: 심근경색 후 발생하는 울혈심부전의 경우에는 사용할 수 없으며 위장장애, 간독성, 발열, 부정맥, 저혈압, 오심, 구토 등을 일으킬 수 있다. 약 20%의 환자에서 가역성 혈소판감소증이 나타날 수 있으므로 주의해야 한다. 또한, 다른 심박수 변동 효과를 나타내는 약물처럼 혈압, 맥박, 심전도를 지속적으로 모니터링해야 한다. 이 약물을 투여하는 정맥 내로 퓨로세마이드를 투여하면 응집 반응이 일어나 정맥 내 침전이 생길 수 있으므로 주의가 필요하다.

아. 바소프레신(Vasopressin) – 항이뇨제

신세관 상피에서 수분 재흡수를 촉진하여 강력한 항이뇨작용을 나타내며 혈관 수축 작용을 한다. 항이뇨호르몬은 시상하부에서 생성되어 뇌하수체 후엽에 저장된다. 위장관 민무늬근과 모든 부분의 혈관, 특히 모세혈관, 소동맥, 소정맥을 수축하는 작용이 있다. 수술 후 복부 팽창의 치료와 예방, 복부 X선 촬영 시 가스를 제거하기 위해 사용된다.

1) 용법 및 용량: 하수체성 요붕증에는 1일 2~3회 2~10unit를 주사하고 다뇨의 감별 시에는 1회 5~10unit를 피부 밑 또는 근육 내 주사한다. 식도 출혈로 인한 긴급 처치 시에는 20unit를 5% 포도당 100~200mL에 용해하여 10분 이상 정맥 내로 투여한다. 0.1%를 1시간 동안 주입하면 최고의 항이뇨 효과를 나타내므로 항이뇨호르몬이라고도 한다. 항이뇨호르몬은 수분 이동에 필요한 세공을 넓혀 이동이 잘되게 하는 것으로 생각된다. 소량의 항이뇨호르몬은 Na^+ 또는 Cl^- 배출에 영향을 미치지 않지만, 대량은 이러한 전해질 배출을 촉진한다.

2) 주의: 떨림, 발한, 어지럼, 창백, 복부 구축, 오심, 구토, 두드러기 등의 부작용이 있을 수 있다. 관상동맥질환이 있거나 뇌전증, 편두통, 천식, 심부전 환자에게 투여는 주의해야 하며 질소 저류가 있는 만성 신장염 환자는 적절한 혈중 질소 농도를 얻을 때까지 사용하지 않아야 한다.

3. 교감신경 차단제

가. 프로프라놀롤(Propranolol) – 항고혈압제, 항협심증제, 말초교감신경억제제

심장에 대해 두 가지 기전으로 작용한다. 첫 번째는 아드레날린 신경섬유에서 분비된 카테콜아민의 작용을 차단하는 것이며 두 번째는 심근에 대한 직접 작용으로 확장기 탈분극 속도를 감소시켜 전도 속도와 불응기를 감소시키며 심근의 수축 촉진작용을 감소시킨다. 부정적인 변력성 효과(심근섬유의 길이나 전부하와 관계없이 심근의 수축하는 힘), 변시성 효과(심장의 박동 속도를 변화시켜 심박출량을 증가시키는 효과), 변전도 효과(SA node에서 발생하는 심장 자극이 AV node와 히스속을 지나 푸르킨예 섬유까지 가는 전도 속도를 변화시키는 효과)를 가진 비선택적 β 아드레날린 차단제로 기외수축, 돌발빈맥 예방, 빈맥성 심실세동, 크롬친화세포종, 동빈맥, 협심증, 고혈압, 부분마취 작용, 심근 수축력 억제 작용 등에 효과적으로 이용된다. 이는 내인성 교감신경의 유사 작용이 없으며 세포막 안정 효과가 크고 지방 용해도가 큰 β 수용체 봉쇄제이다. 편두통 예방에 좋으며 심장에 대한 아드레날린성 흥분 작용을 봉쇄하여 부정맥 치료 효과를 나타낸다. 심박수의 증가를 억제하고 디기탈리스에 의해 심장박동조율기 능력이 항진되었을 때 그 억제 작용이 더욱 현저하다. 또한 항갑상샘 약물이나 방사성 요오드에 대한 반응을 기다리는 동안 확실하고 신속하게 증상을 완화하는 데 효과가 있으며 치명적 합병증인 갑상샘발작에 대해 대단히 유효하다.

1) 용법 및 용량: 경구투여 시 6시간마다 20~40mg을 투여하나 환자의 반응에 따라 조절한다. 고혈압 환자에서 초기 투여량은 1일 80mg이며 협심증 환자는 10~20mg을 1일 34회 투여한다. 장기간 치료를 위해서는 1일 40~80mg씩 경구로 투여한다.

2) 주의: 위장장애, 두통, 서맥, 심부전 등을 동반할 수 있으므로, 특히 심근경색이 있는 경우 주의해야 한다. 또한 기관지천식을 악화시킬 수 있으므로 주의하여 투여해야 한다. 프로프라놀롤을 복용 중인 환자는 에피네프린

투여 시 과도한 혈압상승과 서맥이 발생할 수 있다.

나. 메토프롤롤(Metoprolol) – 선택적 β1차단제

β1과 β2 아드레날린수용체를 모두 차단하는 β 길항제이지만, 프로프라놀롤과 달리 β1 수용체에 대해 선택성이 있다. 심박수, 수축기 혈압, 심박출량 감소 등을 일으키고 심근경색 후 수반되는 빈맥을 억제한다. 이러한 효과 때문에 심장에 보호적인 것으로 인식되며 급성 심근경색 후 환자에게 잠재적인 합병증을 감소시키기 위해 사용된다. 프로프라놀롤보다 기관지 수축을 훨씬 덜 일으키며 기도 저항 효과가 극히 작아 천식 환자에게도 사용된다.

1) 용법 및 용량: 급성 심근경색 후 투여할 때는 5mg을 볼루스로 정맥 내 투여하고 활력징후가 안전하게 유지되면 2분 후 5mg을 볼루스로 두 번째 투여한다. 1차 및 2차 볼루스 투여에 내성이 있으면 5mg을 볼루스로 3차 투여하고 총투여량은 15mg을 넘지 않도록 한다.

2) 주의: 분당 45회 이하의 심박수, 100mmHg 이하의 수축기 혈압 또는 울혈심부전이 있는 환자에게는 금기이다. 병원 전 처치에서 천식이나 기관지수축의 병력이 있는 환자에게 투여해서는 안 된다. 투여 중에는 혈압, 맥박, 심전도 등을 계속 모니터링해야 한다. 서맥, 저혈압, 졸음, 울혈심부전, 호흡곤란, 천명 등의 부작용이 발생할 수 있다.

다. 라베탈롤(Labetalol) – 항 고혈압제, 비선택적 β 차단제

비교적 새로운 비선택성 β 수용체 길항제로, β1 수용체에 대한 선택적 차단작용, β1, β2 수용체 차단 작용, β2 수용체에 대한 부분 효과 활성, 신경 말단에서 노르에피네프린 흡수억제 작용 등을 한다. 만성 고혈압 환자에게 경구로 투여하며 응급상황 시 정맥 내로 투여한다.

1) 용법 및 용량: 고혈압 시 20mg을 2분에 걸쳐 서서히 정주하고 주사 전과 후 5분 및 10분에 바로누운자세에서 혈압을 측정하여 기록한다. 원하는 혈압이 얻어질 때 또는 총 300mg의 약물을 투여할 때까지 40mg의 약물을 10분마다 추가로 투여한다. 또는 두 앰풀(200mg)을 250mL의 D5W에 희석하여 0.8mg/mL의 희석액을 제조하고 이 용액을 2mg/분의 속도로 투여한다.

2) 주의: 서맥, 저혈압, 울혈심부전증, 호흡곤란 등의 부작용이 있을 수 있으므로 주의해야 하며, β 차단제를 투여할 경우 혈압, 맥박, 심전도와 호흡 상태를 계속 모니터링해야 한다. 자세성 저혈압이 일어날 수 있으므로 약물 투여 시 환자를 바로누운자세로 눕힌다.

라. 에스몰올(Esmolol) – β1 수용체 차단제

심방조동과 심방세동을 포함하여 심실위빈맥이 있는 환자에게 심박수를 느리게 하는 등, 부정맥 치료에 사용되는데 주로 정맥 내로 투여하며 서맥, 심부전증, 저혈압 등의 부작용 때문에 약효를 빠르게 제거해야 할 필요가 있는 중증 환자에게 사용한다.

1) 용법 및 용량: 저혈압이 발생하면 투여량을 감소한다. 정맥 내로 최초 1분 동안 500μg/kg/분의 용량을 투여하고 1분 후 4분 동안 50μg/kg/분의 유지량으로 감소한다.

2) 주의: 동서맥, 1도 이상의 심장 차단이나 심장성쇼크, 울혈심부전이 있는 환자에게 사용해서는 안 된다. 투여받은

환자의 상당수가 저혈압을 경험할 수 있는데 이는 투여량 의존적이며 저혈압이 발생하면 투여량을 감소해야 한다.

4. 항부정맥제

가. 리도카인(Lidocaine) - 국소마취제

감각신경으로부터 전달되는 신경 자극을 억제하여 마취를 유도한다. 프로케인보다 작용이 신속하고 강력하며 작용 지속시간이 길어 에스터형 국소마취제에 민감한 사람에게 최적의 약물(amide 유형)이다. 경막의 마취, 전도마취, 침윤마취, 표면마취 등에 이용되며 항부정맥으로 푸르키네섬유의 자동능을 억제하므로 심실부정맥에 응급으로 사용된다. 위장관계에서 비교적 빠르게 흡수되나 흡수 후 간에서 파괴되어 약 1/3만이 혈액으로 순환한다. 심장마비가 발생한 후 적절한 치료로 심장박동이 정상화되면 리도카인을 정맥 내로 점적 투여한다. 혈중 리도카인의 농도가 높은 사람은 심근의 기능부전을 초래할 수 있으며 반감기는 약 100분 정도로 과량 투여 시 중추신경 작용으로 인해 졸음, 어지럼, 이상감각, 혼수 및 발작을 유발할 수 있다.

1) 용법 및 용량: 근육 내 주사 시 거의 완전히 흡수되며 경막외 마취나 전도마취의 경우 1회 최고 투여량 500mg을 투여하고 표면마취의 경우 적당량을 바른다. 기관내관을 통해 투여할 수도 있다.
2) 주의: 발진과 자극이 있을 수 있으므로 주사 부위에 염증이 있으면 투약하지 않아야 한다.

나. 프로케인아마이드(Procainamide) - 항부정맥제

프로케인(procaine)과는 달리 ester 결합(CO·O)이 amide 결합(CO·NH)으로 바뀐 구조로 되어 있으며 심장에 대한 작용은 퀴니딘(quinidine)과 매우 비슷하다. 불응기 연장, 흥분성 저하, 흥분전도 속도 저하가 나타난다. 심실 이소성을 억제하는 데 효과적이며 리도카인이 심실부정맥을 억제하지 못할 때 효과적이다. 또한 심장 내 다양한 심박조율 위치의 자동성을 감소시키며 리도카인보다 심실 내 전도를 훨씬 느리게 한다. 심근경색 발생 직후 발생하는 심실부정맥에 대해서도 효과적으로 작용하며 소화관에서 흡수가 양호해 주로 복용하지만, 주사로도 투여할 수 있다.

1) 용법 및 용량: 경구 투여 시 최초 투여량 1g을 투여하고 필요에 따라 0.5~1g을 4~6시간 간격으로 투여한다. 근육 내 주사는 0.5~1g을 경구 투여가 가능할 때까지 6시간마다 반복 투여한다. 정맥 내 주사 시 100mg을 5분 동안 직접 정맥 내로 투여하고 50mg/분을 초과해서는 안 된다.
2) 주의: 심한 저혈압에 주의해야 하며 발작성 심실빈맥이 나타날 수 있다.

다. 토릴설폰산브레틸륨(Bretylium Tosylate) - 항부정맥제

심장 전도 근육섬유(푸르키네 섬유) 및 심실근 세포의 활동 전압 기간과 유효 불응기를 연장하며 교감신경 말단에서 노르에피네프린의 방출을 억제하거나 빠르게 비경구 투여 시 신경 말단에서 노르에피네프린을 방출시켜 교감신경 자극 효과가 나타날 수 있다. 또한 교감신경 자극과 암페타민 및 간접 작용 교감신경 투여로 조직 내 카테콜아민의 농도를 조금밖에 감소시키지 못하나 반복 투여 시 조직에서 카테콜아민이 고갈된다. 근육 내 주사 시

대부분이 대사되지 않은 상태로 소변으로 배출되며 배출 반감기는 약 9시간이다.

1) 용법 및 용량: 5mg/kg의 용량을 부정맥이 계속되면 10mg/kg의 추가 용량을 5분 간격으로 투여할 수 있다. 총 투여량은 30mg/kg을 넘지 않아야 한다.

2) 주의: 환자의 약 50%에서 자세성 저혈압이 발생할 수 있으므로 환자를 바로누운자세로 유지해야 한다. 위장관 흡수가 나쁘므로 정맥 내 근육 내로 주사해야 한다.

라. 아데노신(Adenosine) – 항부정맥제

체세포에 존재하는 천연 물질로 방실결절을 통한 방실전도를 느리게 하여 발작성 심실위빈맥을 효과적으로 치료할 수 있다. 반감기가 약 5초로 짧고 효과가 빠르므로 돌발 심실상빈맥을 동성 리듬으로 전환하는 데 효과적이다. 돌발 심실상빈맥 중 말기에 유효하며 작용 기전은 K+을 활성화해 세포 외로 방출시켜 과분극을 일으키고 굴심방결절의 탈분극을 감소시킨다.

1) 용법 및 용량: 처음 투여량은 6mg을 1~2초에 걸쳐 빠르게 정맥 내 볼루스로 투여하고 투여 후 즉시 식염수 관류를 시행해야 한다. 만일 처음 투여량이 1~2분 이내에 돌발 심실상빈맥의 전환을 가져오지 못하면 12mg을 빠르게 볼루스로 투여하며 필요시 2회 반복해서 투여할 수 있다. 그러나 12mg 이상의 총투여량을 투여해서는 안 된다.

2) 주의: 2도 및 3도 심장 차단, 심한 동성 증상을 보이는 환자나 이 약물에 과민성이 있는 환자에게는 금기이다. 얼굴 홍조, 두통, 짧은 호흡, 호흡곤란, 가슴 통증, 현기증을 유발할 수 있다.

마. 염산 베라파밀 – 칼슘 길항제

염산 베라파밀은 칼슘채널 차단제이며, 관상혈관 및 말초혈관을 이완시켜 심근의 산소 요구량을 감소시키고 혈압을 낮추며, 항부정맥제로 사용된다. 굴심방결절에 작용하여 심박수를 감소시키며 빈맥 발생을 억제한다. 심근과 혈관의 민무늬근육 세포의 전기적 및 기계적 특성에 직접적으로 영향을 미치고 생체 외 환경에서 굴심방결절의 자발성을 억제한다. 또한, 굴심방결절에서 칼슘 이온(Ca^{2+})의 세포 내 이동을 억제하여 심박동조율기 기능을 저하한다. 혈관 확장 작용은 주로 세동맥에서 나타난다. 푸르키네 섬유의 자발적 4기 탈분극 속도를 감소시키고 디기탈리스 중독에 의해 발생하는 지연 후 탈분극 및 유발 활동을 억제한다. 가장 중요한 효과는 방실결절 전도 억제와 유효 불응기 연장이다. 고혈압, 허혈심질환, 부정맥 등에 사용된다.

1) 용법 및 용량: 성인의 경우, 정맥주사는 1회 5mg을 1일 3회 서서히 정맥 내로 주사한다. 경구 정제는 성인 기준 1회 40~80mg을 1일 3회 경구로 투여한다. 정맥 내 총투여량은 30분 이내에 30mg을 초과하지 않도록 한다.

2) 주의 사항: 부종, 울혈심부전, 저혈압, 야간뇨, 다뇨, 우울, 불면증 등의 부작용이 발생할 수 있으므로 주의한다. 심장 차단 또는 수축기 혈압이 90mmHg 이하면 사용을 금지한다.

바. 딜티아젬 – 칼슘통로 차단제

딜티아젬은 벤조치아제핀 계열의 칼슘통로 차단제이다. 굴심방결절에 작용하여 심박수를 감소시키고 빈맥 발생을 억제한다. 심근과 혈관의 민무늬근육 세포의 전기적 및 기계적 특성에 직접적으로 영향을 미친다. 심방세동시 정맥 내 투여는 효과적이며 심장 탈분극 시 칼슘 이온(Ca^{2+})의 세포막 통과를 억제하여 세포 내 유입을 차단한다. 관상동맥을 확장하고 굴심방결절 및 방실결절의 전도 시간을 연장하며 말초동맥을 확장한다. 노작성 협심증, 심근경색에 따른 협심통증 개선, 본태성 고혈압, 심박수 조절, 수술 중 발생하는 이상 고혈압의 응급처치에 사용된다.

1) 용법 및 용량:
   - 협심통증: 1회 1정을 1일 3회 경구 투여한다.
   - 본태성 고혈압: 1회 1~2정을 1일 3회 경구 투여한다.
   - 심박수 조절: 1회 10mg을 3분에 걸쳐 서서히 정맥 내 주사한다.
   - 수술 중 응급처치: 1회 10mg을 1분에 걸쳐 정맥 내 주사하거나 5~15mcg/kg을 1분에 걸쳐 정맥 내 점적 투여한다.
2) 주의 사항: 두통, 피로, 현기증, 졸음, 우울, 구토, 설사, 변비, 다뇨, 안면홍조, 광과민성, 부종, 서맥, 빈맥, 협심증 등의 부작용이 나타날 수 있다. 임신부, 수유부, 신장 질환 환자에게는 주의해야 한다. 2도 또는 3도 심장 차단, 수축기 혈압 90mmHg 이하의 저혈압, 폐울혈 환자에게는 금기이다.

사. 아미오다론 – 항부정맥제

아미오다론은 푸르키네 섬유와 심실근 세포의 활동 전압 기간(APD)과 유효 불응기(ERP)를 현저히 연장하며 재분극을 지연시켜 재돌입 부정맥을 효과적으로 차단한다. 일부 β-아드레날린 차단 작용으로 심장 자발성을 감소시키는 효과도 나타난다. 혈관 평활근을 이완시키며 경구 투여 시 흡수 속도가 느리고 생체이용률이 낮다. 경구 투여 후 최고 혈장 농도에 도달하는 시간은 약 5~6시간이며 조직 결합이 광범위하고 간에서 대사도 느리게 이루어진다.

1) 용법 및 용량: 경구 투여 시 1정(200mg)을 1일 3정씩 8~10일간 투여한다. 증상에 따라 1일 4~5정으로 증량할 수 있다.
2) 주의 사항: 반감기가 길고 심각한 부작용이 발생할 수 있으므로 반드시 심전도 모니터링 하에 입원 환자의 재발성 심실세동 또는 지속성 심실빈맥 처치에만 사용한다. 환자의 10~15%에서 폐 독성이 나타나며 그중 약 10%는 사망에 이를 수 있으므로 각별한 주의가 필요하다. 또한 각막의 미세 침착, 광과민성 피부 반응, 청색 피부 등 부작용이 보고된다.

아. 페니토인 – 항경련제, 항부정맥제

페니토인은 자발적 심실 탈분극을 억제하는 항경련제로 전신발작이나 정신질환 환자가 전기경련요법을 받을 때 발생할 수 있는 발작을 처치하는 데 필수적이다. 중추신경계의 전반적인 기능을 저하하지 않으면서 항간질 효과를 나타낸다. 항경련제로 주로 사용되지만, 강심배당체에 의해 유발되는 부정맥 치료에도 우수한 효과를 보인다.

1) 용법 및 용량: 정맥 내 주사 시 100mg을 5분 간격으로 부정맥이 멈출 때까지 투여하며 총투여량은 1g을 초과하지 않는다. 또는 매분 50mg씩 투여할 수 있으나 총투여량은 700mg을 넘기지 않는다. 경구 투여 시 첫날 15mg/kg을 투여하고 유지 용량으로 4~6mg/kg을 1일 1~2회 복용한다. 기관내관을 통한 투여도 가능하다.
2) 주의 사항: 어지럼증, 구토, 심박출량 감소, 혈압 저하 등의 부작용이 나타날 수 있으므로 주의한다. 빈맥과 고도 심장 차단이 있는 환자에게는 금기이다. 또한, 발작으로 인해 만성적으로 페니토인을 복용 중인 환자에게는

혈중 농도를 확인하기 전에 추가 투여하지 않는다.

자. 황산마그네슘 – 항경련제, 전해질

황산마그네슘은 운동신경 말단에서 아세틸콜린의 방출을 저하해 중추신경계를 억제하고 자간증과 관련된 경련 치료에 사용된다. 임신성 경련의 초기 처치에 효과적이며 경련이 멈춘 이후에는 다른 항경련제로 치료를 이어가야 한다. 또한 담낭에서 담즙 배출을 촉진하여 배담제로도 활용된다.

1) 용법 및 용량: 배담제로 사용할 때 20~25% 용액 20~50mL를 경구로 투여하거나 직접 십이지장에 주입한다. 자간증 경련 치료 시 24g을 정맥 내 주사한다. 정맥 투여가 어려운 경우에는 근육 내 주사로 투여하며 이 경우 용량은 5~10mL로, 절반으로 나누어 각각 다른 부위에 근육 내 주사한다.
2) 주의 사항: 발한, 반사 기능 저하, 졸림, 마비, 심장 기능 저하, 저혈압 등의 부작용이 나타날 수 있다. 특히 임신부에게 투여 시 특히 주의해야 하며 과민성 환자, 심근경색 환자, 신장 질환 환자에게는 금기이다. 가장 위험한 응급 상황은 호흡 억제이며 호흡 억제가 발생할 경우 염화칼슘을 해독제로 투여하여야 한다.

5. 부교감신경 차단제

가. 아트로핀

아트로핀은 가지과 식물인 아트로파 벨라돈나의 뿌리, 종자, 잎 등에 함유된 알칼로이드로 부교감신경 말단과 중추신경계에 작용한다. 말초에서는 부교감신경 지배 기관의 무스카린 수용체에서 아세틸콜린(Ach)과 길항작용을 하여 무스카린성 중독, 특히 독버섯에 의한 중독을 효과적으로 차단한다. 특이성이 높아 골격근과 신경절에는 거의 작용하지 않는다. 휘발성 흡입마취제, 특히 에테르의 자극으로 인한 침 분비 및 상기도 분비물 증가를 억제하며 땀샘, 침샘, 눈물샘, 위액, 췌장액 등의 분비를 감소시켜 목마름을 유발할 수 있다. 또한, 동공조임근을 이완시켜 동공을 확대하고 안압을 상승시키며 기관지 근육을 이완시키는 작용이 있어 기관지천식 치료에도 사용된다. 과량 사용 시 중추신경계 자극으로 환각, 착란, 섬망을 유발할 수 있으며 심하면 혼수 및 호흡마비로 사망에 이를 수 있다. 0.5~1% 농도의 아트로핀 용액을 눈에 점안하면 동공이 확대되고 명암 조절이 마비된다. 심각한 서맥이나 유기인계 살충제 중독 시 해독제로도 사용된다. 비교적 안전한 약물이지만, 과량 사용 시 시각장애, 빈맥, 두통, 현기증, 불안, 발기부전, 변비, 정신병, 마비성 장폐색, 복부팽만, 두드러기, 조홍, 녹내장, 협심증, 배뇨곤란 등의 부작용이 발생할 수 있다.

1) 용법 및 용량: 성인 기준, 1회 0.5mg을 피하 주사, 근육 내 주사 또는 정맥 내 주사한다.
   - 경증: 0.5~1mg을 피하 주사
   - 중등도: 12mg을 피하, 근육 내, 정맥 내 주사하고 필요시 2~30분 간격으로 반복 투여한다.
   - 중증: 1회 2~4mg을 정맥 내 주사하고, 필요에 따라 반복 투여한다.

   [Atropine 효과]
   - 0.5mg: 발한 억제
   - 1.0mg: 경미한 동공확대
   - 2.0mg: 두근거림
   - 5.0mg: 언어장애

2) 주의사항: 녹내장 환자, 특히 홍채와 각막 사이에 협우각을 가진 환자에게는 주의한다. 소아에게 고열이 있는 경우에도 투여 시 주의해야 한다.

6. 강심배당체

가. 디곡신

디곡신은 심근의 수축력을 증가시키고 심박출량을 향상하는 강심제이다. 심장판막 질환, 고혈압, 허혈심장질환, 선천성 심장질환, 심방세동, 심방조동에 의한 빈맥, 돌발성 심실상성 빈맥 등의 부정맥 치료에 사용된다. 또한 갑상샘항진증 및 갑상샘저하증으로 발생할 수 있는 빈맥의 예방 및 치료에도 활용된다.

1) 용법 및 용량: 초기 투여량은 0.25~0.5mg을 2~4시간 간격으로 충분한 효과가 나타날 때까지 반복 투여한다.
2) 주의 사항: 디기탈리스에 과민반응이 있는 환자, 심실세동, 심실빈맥, 목동맥굴증후군 환자에게는 금기이다. 디곡신을 투여 중인 울혈심부전 환자에게 염화칼슘을 투여하면 혈중 칼슘 농도가 상승하여 디곡신 독성이 증가할 수 있으므로 병용을 금한다.

7. 항응고제

가. 헤파린

헤파린은 생체 내에서 히스타민과 결합하여 비만세포 내에 존재하며 생체 내외에서 혈액 응고를 억제하는 작용을 나타낸다. 응고 시간을 연장하지만 출혈 시간에는 영향을 주지 않는다. 프로트롬빈이 트롬빈으로 전환되는 것을 억제하여 혈액 응고 과정의 여러 단계에서 작용하며 혈중 지질 분해 작용도 있다. 헤파린은 장에서 파괴되므로 경구 투여 시 효과가 없고 주로 신속한 항응고 작용이 필요할 때나 혈전색전 질환의 응급처치에 사용된다.

1) 용법 및 용량: 정맥 내 투여 시 최초 투여량은 1,000unit이며 이후 1일 4~6회 5,000~10,000unit을 반복 투여한다.
2) 주의 사항: 출혈 촉진 외에는 뚜렷한 부작용이 거의 없지만, 출혈 발생 시 즉시 투약을 중단한다. 출혈 환자, 혈우병, 뇌출혈, 위궤양, 유산, 혈소판 감소 환자에게는 금기이다.

8. 섬유소용해제(Fibrinolytic agent)

가. 아스피린

아스피린은 급성 심근경색 등 혈전색전증 치료에 효과적이며 시럽, 과립, 정제, 좌약 등 다양한 제형으로 생산된다. 낮은 농도에서 효소에 의한 프로스타글란딘 합성을 억제하여 중추신경계 내 통증 전달을 방해하며 시상하부의 체온 조절 중추를 억제하여 해열 작용을 나타낸다. 또한 소염 효과와 혈소판 기능 억제 작용이 있어 심근경색 후 재발 방지, 뇌혈관 허혈 예방, 일과성허혈발작 발생 감소에 사용된다. 저용량에서도 효과적인 항혈소판제로 평가된다. 류마티스관절염, 류마티스열, 강직성 척추염, 수술 후 통증, 치통, 요통 등의 통증 치료에도 사용된다. 그러나 과량 투여 시 졸음, 현기증, 혼란, 오심, 구토, 환각, 이명, 두드러기, 쌕쌕거림 등의 부작용이 발생할 수 있다. 급성 과다 섭취 시 빠르게 구토가 나타나며 과다호흡, 귀울림, 기면 상태로 진행될 수 있다.

1) 용법 및 용량:
   - 성인: 1회 0.5~1.5g, 1일 총 1~4.5g 투여
   - 소아: 1회 0.1~0.3g, 1일 총 0.2~0.9g 투여
2) 주의 사항: 1세 미만 영아에게는 투여하지 않는다. 살리실산염 계열 약물에 과민반응이 있는 환자, 급성 위궤양 환자, 천식 환자에게 사용 시 주의한다. 성인에서 20g 이상, 소아에서 1.5g 이상 섭취 시 중독 위험이 높다.

9. 알칼리화 약물

가. 탄산수소소듐(Sodium bicarbonate) – 제산제

탄산수소소듐은 위산과 반응하여 NaCl, H_2O, CO_2를 생성하면서 위산을 중화시킨다. 위 내 pH를 신속히 상승시키고, 그에 따라 가스트린 분비를 촉진할 수 있으며 발생한 이산화탄소가 위점막을 자극하여 이차적으로 위산 분비를 증가시키는 경우도 있다. 8.4% 주사제 형태의 탄산수소소듐은 과다산증, 두드러기, 습진, 체액 산성화 방지, 비뇨기계 염증, 이뇨 촉진, 임신 중 구토 완화, 저나트륨혈증 등의 치료에 사용된다. 정제는 위산과다, 속쓰림, 대사성 산증, 설파제에 의한 산성뇨증 등에 투여한다.

1) 용법 및 용량: 용법 및 용량: 제산제로 사용할 때 0.5~1g씩 1일 3~4회 식후 경구 복용하거나 1회 1~5g을 피하주사 또는 정맥 내 주사로 투여한다.
2) 주의 사항: 이산화탄소 발생으로 위장이 팽창하여 위궤양 환자의 경우 위 천공 위험이 있으므로 사용하지 않는다. 또한, 신장병, 방광결석, 전해질 불균형 환자에게는 금기이다.

10. 심장통증 치료제(진통제)

가. 모르핀황산염 – 마약성 진통제

모르핀황산염은 주로 아편 또는 양귀비과 식물에서 추출되는 강력한 중추신경계 억제제로 인공 합성이 어려운 약물이다. 통각만을 선택적으로 차단하는 강력한 통증 조절 효과를 가지며 응급의학에서 혈역학적 특성상 유용하게 사용된다. 특히 심근경색으로 인한 가슴 통증 시 효과적이며 수술 후 통증, 말기 암 환자의 통증 조절에도 널리 사용된다. 또한, 가슴 통증이 없는 폐부종 환자에게 증상 완화를 위해 자주 투여되며 해소 중추 억제 작용으로 기침 억제 효과도 나타낸다. 과량 투여 시 심한 호흡 억제, 기립성 저혈압, 심박출량 감소, 혈압 저하가 발생할 수 있으며 심각한 중독 시 동공수축이 심해진다. 소화관 평활근 긴장 증가로 인해 장 연동운동이 억제되어 변비가 나타

날 수 있다. 언어장애나 운동장애는 유발하지 않는다. 모르핀의 급성 중독 시에는 길항제인 날로르핀(nalorphine) 또는 날록손(naloxone)을 사용한다.

1) 용법 및 용량: 성인은 정맥 내로 2~10mg 투여하며 필요시 2분 간격으로 2mg씩 추가 투여 가능하다. 통증 경감 또는 호흡 억제 징후가 나타날 때까지 반복 투여한다. 일반적으로 체중에 따라 5~15mg을 근육 내로 투여할 수 있다. 응급 상황 시에는 구토 예방을 위해 프로메타진 등의 항구토제를 정맥 내로 병용 투여한다. 소아의 경우 0.1~0.2mg/kg을 피하 주사하며 1회 15mg을 초과하여 투여하지 않는다.

2) 주의 사항: 천식 환자에게 투여 시 쌕쌕거림이 발생할 수 있으며 오심, 구토가 동반될 수 있다. 체액 소실, 심한 저혈압, 머리 손상, 복부 통증이 있는 환자 및 18세 이하 환자에게는 투여하지 않는다. 투약 시 반드시 마약 길항제인 날록손(naloxone)을 준비해 두고 필요시 즉시 투여할 수 있도록 대비한다.

나. 아산화질소 – 진통제, 마취가스

아산화질소는 무색의 기체로, 임상적으로 사용되는 유일한 무기성 기체이다. 흡입 시 웃음을 유발하여 웃음 가스로 불린다. 20%의 산소와 함께 투여할 경우 외과적 수술에 필요한 완전한 마취 효과를 내기에는 불충분하므로 티오펜탈과 병용하거나 80% 이상의 고농도로 투여할 경우 단독 마취제로 사용할 수 있다. 그러나 고농도 흡입 시 저산소증 위험이 있다. 산소와 70% 아산화질소 혼합 시 다른 강력한 흡입 마취제의 농도를 줄일 수 있다. 할로겐화 마취제를 아산화질소와 병용하면 적은 용량으로도 호흡 및 순환 억제를 최소화하며 마취 후 회복이 빠르다. Nitronox는 50% 아산화질소와 50% 산소로 구성되어 강한 통증 조절 효과를 나타내며 병원 전 현장에서 흔히 사용된다. 투여 중단 시 2~5분 이내에 통증 조절 효과가 소실된다.

1) 용법 및 용량: 산소 20%와 혼합하여 흡입시키며 환자가 통증이 감소하거나 스스로 마스크를 제거할 때까지 지속 투여할 수 있다.

2) 주의 사항: 아산화질소는 근육 이완 작용이 없고 단독 마취제로 사용할 경우 충분한 마취를 보장하지 못하며 고농도 사용 시 저산소증을 유발할 수 있다. 폭발성이 강하며 마취 회복기에 오심과 구토가 발생할 수 있다. 구두 지시를 이해하지 못하는 환자, 알코올 중독자, 기흉이 의심되는 가슴 손상 환자, 장협착증이 의심되는 심한 복통 환자에게는 사용을 금한다.

11. 이뇨제

급성 울혈심부전 시 가장 효과적인 치료 방법은 정맥압을 감소시키는 것이다. 이를 위해 주로 루프 이뇨제를 사용하여 체내 과잉 수분과 나트륨을 배설시키고 정맥 환류량과 폐울혈을 감소시킨다. 이뇨제 투여로 심장의 전부하가 감소하며 호흡곤란 등의 증상이 완화된다. 필요시 정맥 내로 빠르게 투여하여 신속한 효과를 기대할 수 있다. 다만, 과도한 이뇨로 인해 전해질 불균형이나 저혈압이 발생할 수 있으므로 주의가 필요하다.

가. 퓨로세마이드 – 이뇨제

퓨로세마이드는 강력하고 단시간 작용하는 루프 이뇨제로 헨레 고리의 비후상행각에 작용하여 염소와 나트륨의 재흡수를 억제하고 배설을 증가시킨다. 이에 따라 수분 배설이 촉진되어 신장, 심장, 간질환에 의한 부종, 임신 중독증, 임신성 부종, 급성 폐부종, 복수, 고혈압 환자 치료에 효과적으로 사용된다.

1) 용법 및 용량:

- 성인: 정제는 1일 1회 ½정에서 2정까지 연속 또는 격일 투여한다.
- 소아: 2mg/kg을 경구 투여한다.
- 주사제 투여 시 성인은 1일 1회 1~2 앰풀(1 앰풀 = 20mg) 정맥 내 또는 근육 내로 천천히 주사한다.
- 소아는 1mg/kg을 천천히 정맥 내 또는 근육 내 주사한다.

약물 효과는 정맥 내 투여 후 5분 이내에 나타난다.

2) 주의 사항: 임신부, 저혈량 쇼크 환자, 저칼륨혈증 환자에게 투여 시 주의해야 한다. 그러나 울혈심부전 환자에게는 특별한 문제가 없다. 과도한 이뇨로 인해 전해질 불균형, 탈수, 저혈압 등이 발생할 수 있으므로 주의 깊은 모니터링이 필요하다.

나. 부메타나이드 - 고효능 이뇨제

　부메타나이드는 고효능 이뇨제로 최대 이뇨 효과가 다른 이뇨제보다 강력하다. 주로 심장, 간, 신장 질환 등으로 인한 부종 치료에 사용된다. 주요 작용 부위는 헨레 고리의 비후상행각으로 이 부위에서 나트륨과 염소 등 전해질의 재흡수를 억제하여 강력한 이뇨 효과를 나타낸다. 이러한 특성으로 루프 이뇨제로 분류된다. 정맥 내로 주사할 경우 신장 혈류량을 증가시켜 근위세관에서 수분과 전해질의 재흡수를 감소시키고, 초기 이뇨 반응을 빠르게 유도할 수 있다.

1) 용법 및 용량: 경구 투여가 가능하고 임상 상황이 응급이 아닌 경우 경구로 투여한다. 난치성 부종 치료 시에는 다른 이뇨제, 특히 포타슘 보존성 이뇨제와 병용 투여가 가능하다. 급성 상황에서는 정맥 내 주사로 즉각적인 효과를 기대할 수 있다.

2) 주의 사항: 무뇨성 신부전 환자에게는 금기이다. 과도한 이뇨로 인해 전해질 불균형, 탈수, 저혈압 등의 부작용이 발생할 수 있으므로 주의 깊게 모니터링해야 한다.

12. 나트륨 배설 촉진제

가. Nesiritide

　혈관 민무늬근육을 이완시키고 이뇨 작용 및 신장의 나트륨 배출을 촉진하여 울혈심부전 치료에 효과적이다.

1) 용법 및 용량: 성인에게는 초기 용량으로 2μg/kg을 60초에 걸쳐 볼루스로 정맥 투여한 후 0.01μg/kg/분의 속도로 지속 정맥 주입을 시행한다.

2) 주의 사항: 수축기 혈압이 90mmHg 이하인 환자, 심장성 쇼크 환자, 판막성 심장질환으로 인해 이차적으로 울혈심부전이 발생한 환자에게는 투여하지 않는다.

13. 항협심증제

가. 나이트로글리세린(Nitroglycerin) – 혈관확장제

심한 육체 활동이나 감정 변화 등으로 유발된 협심증 통증 발생 시 혀 밑에 투여하거나 구강 내에 분무하여 즉시 통증을 완화하는 강력한 민무늬근육 이완제이다. 관상혈관의 혈류를 증가시키고 허혈성 심근의 관류를 개선하며 혈관 이완을 통해 전부하를 감소시킨다. 감소한 전부하는 심장 작업량을 줄이며 이러한 효과가 관상동맥 확장 작용과 함께 협심증 증상을 개선한다.

14. 항고혈압제

가. Nifedipine (Adalat) – 칼슘 채널 차단제

고혈압 치료 시 응급 약물로 널리 사용되는 칼슘 채널 차단제이다. 주로 동맥의 말초혈관을 둘러싼 민무늬근육을 이완시켜 말초혈관 이완, 말초혈관 저항 감소, 수축기 및 이완기 혈압 감소 효과를 나타낸다. 또한 협심증에서 관상동맥 경련을 완화하는 데 효과적이다. 임신성 고혈압에서 하이드랄라진을 사용할 수 없는 경우 대체 약물로 사용한다.
1) 용법 및 용량: 10mg 캡슐에 몇 개의 작은 구멍을 낸 후 혀 밑에 투여한다. 심한 고혈압의 경우 초기 투여량으로 20mg을 경구 또는 설하로 투여한다.
2) 주의 사항: 혈압의 현저한 감소를 초래하므로 저혈압 환자에게 투여하지 않는다. 또한 나이페드린에 과민성이 있는 환자에게는 금기한다.

나. 니트로페리시안화나트륨(Sodium nitroprusside) – 항 고혈압제, 혈관 이완제

고혈압 치료에 사용하며 말초 동맥과 말초 정맥을 모두 이완시켜 말초 혈압을 신속히 낮춘다. 이 효과는 약물의 투여 속도에 비례하여 나타난다. 특히 정맥 확장은 심장의 전부하를 감소시키고 심박출량 또한 감소시킨다.
1) 용법 및 용량: 노인에게는 투여량을 줄여야 하며 병원 전 단계에서는 임산부나 소아에게 사용하지 않는다. 50mg의 약물을 500mL D5W에 희석하여 100μg/mL 농도로 준비한 후 투여한다. 초기 투여량은 0.5μg/kg/분이며 일반적인 투여 범위는 0.5~8.0μg/kg/분이다. 반드시 비경구로 투여해야 한다.
2) 주의 사항: 강력한 약물이므로 투여 중 혈압, 맥박, 호흡 상태를 지속적으로 모니터링해야 한다. 약물은 빛에 노출되면 빠르게 불활성화되므로 불투명한 알루미늄 포일로 싸서 보관해야 한다.

다. 하이드랄라진(Hydralazine) – 혈관확장제

소동맥 민무늬근육을 직접 이완시키며 소동맥의 과분극을 유도하고 칼슘 이온의 세포 내 이동을 억제한다. 주로 이완기 혈압이 140mmHg 이상인 고혈압 치료에 사용되며 심혈관계에 국한된 작용을 나타낸다. 말초혈관 저항을 감소시켜 수축기 혈압보다 이완기 혈압을 더 효과적으로 낮추며 이에 대한 보상작용으로 심박수, 심박출량이 증가한다.

1) 용법 및 용량:
- 경구 투여 시
  - 소아: 1일 0.75mg/kg을 분할 투여하며 최대 7.5mg/kg까지 증량할 수 있다.
  - 성인: 초기 2~4일 동안 1일 4회 10mg씩 투여하고 이후 1주일간 1일 4회 25mg씩 이후에는 1일 4회 50mg씩 투여한다.
- 정맥 내 또는 근육 내 투여 시
  - 소아: 1일 1.7~3.5mg/kg을 46회에 나누어 투여한다.
  - 성인: 1일 20~40mg을 필요시 반복 투여한다.
2) 주의 사항: 혈관 확장에 따른 부작용으로 저혈압, 두통, 안면홍조 등이 발생할 수 있으며 보상작용에 의해 심박수 증가, 심박출량 증가, 나트륨과 수분 저류가 나타난다. 또한 면역 반응으로 인한 루푸스 증후군, 혈청병, 용혈성 빈혈, 혈관염, 사구체신염 등 자가면역성 질환이 유발될 수 있다. 노인 환자 및 심장질환 환자에게는 신중히 투여해야 한다.

15. 기타 심혈관계 약물

가. 염화칼슘(Calcium chloride) – 전해질 보충제

　신경, 근육, 골격, 효소 반응, 심장 수축, 혈액 응고 등 다양한 생리 기능을 유지하는 데 필수적인 양이온이다. 내분비샘 및 외분비샘의 분비 활동에도 영향을 미친다. 저칼슘혈증, 고마그네슘혈증, 부갑샘샘기능저하증, 신생아 테타니, 고칼륨혈증으로 인한 심장 독성의 예방 및 치료에 사용된다. 치료 중 혈중 칼슘 농도는 정상 범위(8.5~10.5mg/dL)로 유지해야 한다. 정맥 내 투여 시 약물이 정맥 외로 유출되면 조직 괴사가 발생할 수 있으며 근육 내 주사 시 심한 작열감을 유발하므로 피해야 한다.

1) 용법 및 용량: 혈중 칼슘 농도를 8.5~10.5mg/dL 범위로 유지한다. 필요시 정맥 내로 천천히 투여한다.
2) 주의 사항: 고칼슘혈증 관련 질환, 심실세동, 신장결석 환자에게는 금기한다. 또한 임신부, 수유부, 소아 신장병 환자, 호흡부전 환자에게는 신중히 투여해야 한다.

4

호흡기계 응급처치에 사용되는 약물

1. 호흡기계 응급처치에 사용되는 약물

가. 염산에피네프린(Epinephrine HCl) – 교감신경 항진제

비외상성 심정지 환자에게 심폐소생술과 함께 가장 먼저 투여하는 심정지 소생술에서 핵심적인 약물이다. α 및 β 아드레날린 수용체에 작용하여 심근 수축력을 증가시키고 관상동맥 혈류량 및 수축기·이완기 혈압을 상승시킨다. 기관지 평활근을 이완시키며 중추신경계를 자극한다. 효과는 투여 후 대개 90초 이내에 나타나며 지속 시간은 짧다. 고용량 투여 시 혈관수축을 유발하지만, 소량(0.1μg/kg) 투여 시 오히려 혈관이 이완되어 혈압이 저하될 수 있다. 기관지 확장 작용은 β2 아드레날린 수용체와 결합해 나타나며, 기관지 천식, 기관지확장증에 의한 기관지 경련 완화, 강심작용, 심혈관 허탈, 심실세동, 무수축과 같은 생명을 위협하는 부정맥 치료 및 혈관수축제나 국소마취제 효과 지속을 위해 사용된다.

1) 용법 및 용량:
- 정맥 내, 기관 내, 골내 투여 시 1:10,000 농도로 투여한다.
- 병원 전 단계에서 피하주사는 1:1,000 농도로 사용한다.
- 기관내관으로 투여할 경우 1회 4~5회 흡입시키며 효과가 없을 시 2~5분 간격으로 1회 반복 투여한다. 필요 시 4~6시간 간격으로 반복 투여한다.
- 소아: 0.01mg/kg, 최대 0.3mg까지 투여한다.
- 성인: 0.3~0.5 mg 투여한다.
- 병원 전 응급처치 시 피하주사가 권장된다.

2) 주의 사항: 심혈관계 질환이나 고혈압 환자에게는 금기한다. 아나필락시스 반응으로 저혈압이나 쇼크가 발생한 환자에게는 1:10,000 농도로 희석하여 정맥 내로 투여한다. 약물은 빛을 차단해 보관하며 1:1,000 농도로 투

여한 환자는 혈압, 맥박, 심전도를 지속적으로 모니터링해야 한다. 주요 부작용으로 두근거림, 불안, 떨림, 두통, 현기증, 오심, 구토 등이 있다.

나. 알부테롤(Albuterol) – 교감신경 작용제

β 아드레날린 수용체에 선택적으로 작용하는 교감신경 작용제로 최소한의 부작용을 가지며 신속한 기관지 이완 효과를 나타낸다. 약물의 작용 시간은 약 5시간이다. 기관지천식, 만성기관지염, 기관지 경련에 효과적이다. 그러나 두근거림, 고혈압, 현기증, 두통, 떨림, 부정맥, 흉통, 오심, 구토 등의 부작용이 발생할 수 있다.

1) 용법 및 용량: 정량식 흡입기 또는 네블라이저로 투여한다.
   - 정량식 흡입기: 1회 2회 분무한다.
   - 네블라이저: 성인에게 2.5mg을 투여한다.
2) 주의 사항: 심혈관계 질환이나 고혈압 환자에게는 주의하여 투여하고 투여 전과 후 반드시 폐음을 청진한다. 천식 치료 시 저산소증 교정을 위해 100% 고농도 산소를 함께 공급한다.

다. Racemic epinephrine – 교감신경 작용제

에피네프린과 화학적으로 유사하지만 구조가 다소 다르며 주로 소아 크루프 치료에 사용된다. α와 β 아드레날린 수용체 모두를 자극하나 β2 수용체에 대한 친화력이 높아 기관지 평활근을 효과적으로 이완시킨다. 또한 크루프에 동반되는 성문하 부종 감소에 효과적이다.

1) 용법 및 용량: 흡입으로만 투여한다. 2mL 생리식염수에 0.25~0.75mL의 라세믹 에피네프린을 희석하여 표준 에어로졸 분무기로 투여한다. 1회만 투여하며 반복 투여는 금지한다.
2) 주의 사항: 빈맥 및 부정맥을 유발할 수 있으므로 투여 중 활력징후를 지속적으로 모니터링해야 한다. 후두개염 치료에는 사용하지 않는다.

라. 터부탈린(Terbutaline) – 교감신경 작용제, 분만 억제제

β2 아드레날린 수용체에 대한 선택성이 높아 메타프로테레놀과 유사한 작용을 나타낸다. 기관지천식, 기관지확장증에 기인한 기관지 경련 완화, 만성기관지염, 폐기종과 관련된 가역적 기관지 경축 등에 사용된다. 또한 자궁의 β2 수용체를 자극하여 자궁 이완 작용을 일으키며 이를 통해 분만을 억제한다.

1) 용법 및 용량: 초기 투여 시 0.25mg을 피하주사하고 필요시 30분~1시간 후 반복 투여하고 분만 억제 목적으로 사용할 경우 500mL 락테이트 링거액 또는 생리식염수에 5mg의 터부탈린을 희석하여 30mL/h 속도로 점적 투여한다. 에어로졸 제제 사용 시 1분 간격으로 2회 흡입시키며 1회 분무량은 약 0.2mg이다.
2) 주의 사항: 과민성이 있는 환자에게는 주의해야 하며 교감신경계 자극 작용으로 인해 환자의 활력징후를 지속적으로 모니터링해야 한다. 주요 부작용으로 두근거림, 불안, 현기증, 신경과민, 떨림, 부정맥 등이 발생할 수 있다.

마. 아이소에타린(Isoetharine) – 교감신경 작용제

기관지 경련 질환, 기관지천식, 만성기관지염 환자에게 사용된다. 분무제 용액 또는 일정량 가압된 메틸설포닐염 흡입제 형태로 제공된다. 에피네프린과 화학구조가 유사하며 선택적으로 β2 수용체에 작용하여 심장 독성 위험을 감소시킨다.

1) 용법 및 용량: 정량식 흡입제 사용 시 2회 흡입시킨다. 간헐적 양압 호흡이나 산소 에어로졸을 사용할 경우 0.5mL를 생리식염수에 1:3 비율로 희석하여 투여한다.
2) 주의 사항: 두근거림, 불안, 두통, 현기증, 신경과민, 떨림, 부정맥 등의 부작용이 발생할 수 있으므로 노인, 심혈관계 질환자, 고혈압 환자에게는 주의하여 투여한다. 투여 전후 반드시 폐음을 청진해야 한다.

바. 메타프로테레놀(Metaproterenol) – 교감신경 작용제

기관지천식, 만성기관지염, 폐기종과 연관된 가역성 기관지 경축에 사용된다. β2 아드레날린 수용체에 선택적으로 작용하여 기관지 평활근을 이완시킨다.

1) 용법 및 용량: 0.65mg을 흡입기로 분무하고 필요시 1분 간격으로 2~3회까지 추가 분무한다.
2) 주의 사항: 두근거림, 불안, 두통, 현기증, 신경과민, 떨림, 부정맥 등의 부작용이 발생할 수 있으므로 노인, 심혈관계 질환자, 고혈압 환자에게는 주의하여 투여한다. 투여 전후에는 반드시 폐음을 청진하여 효과와 이상 반응 여부를 확인한다.

사. 아미노필린(Aminophylline)

잔틴계 약물로 교감신경 흥분제에 의한 효과가 불충분할 때 기관지확장제로 사용된다. 관상동맥 혈류를 증가시키고 중추신경계를 자극하며 신장에 직접 작용해 이뇨 작용을 나타낸다. 또한, 포스포디에스터분해효소를 차단하여 호흡기 민무늬근육을 이완시킨다. 주요 용도는 기관지천식이며 그 외에 울혈심부전, 폐부종, 관상동맥 질환, 체인-스토크스 호흡 등에도 사용된다. 뇌의 호흡중추를 자극하여 특히 무호흡 상태의 영아 처치에 유용하다.

1) 용법 및 용량: 성인은 급성 천식 발작 시 1회 250mg을 생리식염수나 포도당 용액에 희석하여 5~10분 동안 서서히 정맥 내로 투여하며 1일 12회 투여한다. 소아는 급성 천식 발작 시 5mg/kg의 용량으로 투여하며 투여 간격은 8시간 이상으로 유지한다.
2) 주의: 치료용량(500mg)을 빠르게 정맥 내 투여할 경우 심부정맥, 심실성 부정맥, 급사를 유발할 수 있으므로 절대 서서히 투여해야 한다. 심한 고혈압, 위궤양 환자에게는 주의하며 소아에게 투여 시 중추신경계 자극 증상을 관찰해야 한다. 주요 부작용으로 두드러기, 오심, 구토, 두통, 심부정맥, 상복부 통증, 설사, 의식장애, 흥분, 불면증 등이 나타날 수 있다. 특히 저혈압, 심장 부위 통증, 두근거림 등의 심한 중독 증상 예방을 위해 투여 후 최소 20~40분간 활력징후와 의식 상태를 모니터링해야 한다.

아. 이프라트로피움(Ipratropium) – 항콜린제

화학적으로 아트로핀과 유사하며 호흡기 응급 처치에 사용되는 부교감신경 차단제이다. 콜린 수용체를 차단하여 부교감신경 흥분을 억제하고 기관지 이완, 빈맥, 침 분비 억제 및 호흡기 분비물 감소 효과를 나타낸다. 기관지 상피의 섬모 기능에는 영향을 미치지 않으며 흡입 시 입과 기관지에 국한하여 작용한다. 권장량을 초과하여 투여해도 심박수, 혈압, 방광 기능, 안압, 동공 크기에는 변화가 없다. 기관지천식, 만성기관지염, 폐기종과 연관된 가역성 기관지 경축에 사용된다.

1) 용법 및 용량: 일반적으로 β 작용제와 병용 투여하며 500μg을 네블라이저를 이용해 분무 흡입한다.
2) 주의 사항: 두근거림, 불안, 현기증, 두통, 신경과민, 안면홍조, 오심, 구토 등의 부작용이 발생할 수 있으므로, 노인, 심혈관계 질환자, 고혈압 환자에게 주의하여 투여한다. 투여 전후 반드시 폐음을 청진해 효과 및 이상 반응을 확인한다. 급속한 반응이 요구되는 급성 기관지 경축 치료에는 적합하지 않다.

자. 메틸프레드니솔론(Methylprednisolone) - 합성 스테로이드제

부신피질에서 분비되는 천연 호르몬과 유사한 강력한 소염작용을 가진 합성 스테로이드제이다. 알레르기 반응, 천식, 급성 중증 과민반응 등에 사용되며 혈장 반감기는 3~4시간으로 단시간형 스테로이드에 해당한다. 일반적으로 고용량을 1회 투여하는 것은 큰 해가 없으므로 응급실이나 병원 전 단계에서 척수손상 환자에게도 사용된다.

1) 용법 및 용량: 급성 중증 과민반응 처치 시 125~250mg을 정맥 내로 투여하며 근육 내 투여도 가능하나 응급 상황에서는 정맥 투여가 권장된다. 척수손상 시에는 30mg/kg을 15분간 정맥 내로 주사하고 45분 후 5.4mg/kg/h로 지속 점적 투여한다.
2) 주의 사항: 장기간 투여 시 위장관 출혈, 상처 치유 지연, 부신피질호르몬 분비 억제 등이 발생할 수 있으므로 병원 전 단계에서는 1회 이상 투여하지 않는다. 또한 체액 저류, 울혈심부전, 고혈압, 복부 팽만, 현기증, 두통, 딸꾹질, 불쾌감 등의 부작용이 나타날 수 있다. 투여 후 환자의 상태를 주의 깊게 관찰해야 한다.

차. 히드로코르티손 아세테이트(Hydrocortisone acetate) - 부신피질 호르몬제, 소염제

반감기가 약 90분인 단시간 작용형 스테로이드제로 심한 급성 중증 과민반응 처치의 보조요법, 천식, 두드러기 등에 사용된다.

1) 용법 및 용량: 급성 중증 과민반응 처치 시 40~250mg을 정맥 내로 투여한다.
2) 주의 사항: 우울, 안면홍조, 두통, 식욕부진, 반상출혈, 시야 흐림, 안압 상승, 빈맥, 부종, 혈소판 감소증, 골다공증, 여드름 등의 부작용이 발생할 수 있다. 임신부, 당뇨병 환자, 녹내장, 골다공증, 울혈심부전, 중증 근무력증, 식도염 환자에게는 주의하여 투여한다. 정신병, 과민증, 특발성 혈소판감소증, 사구체신염, 2세 이하 소아, 활동성 결핵 환자에게는 투여를 금기한다. 투여 전 환자의 병력을 충분히 확인해야 한다.

2. 근신경차단제

근육 이완을 유도하는 약물로 기관내삽관을 쉽게 하며 호흡기계 근육을 포함한 모든 골격근에 작용한다. 투여 후 환자는 무호흡 상태가 되므로 반드시 기계적 환기가 필요하다. 근신경차단제는 작용 기전에 따라 탈분극형 차단제와 비탈분극형 차단제로 구분된다.

가. 탈분극형차단제

1) 염화석시닐콜린(Succinylcholine chloride) – 탈분극성 신경근 차단제

두 분자의 아세틸콜린(ACh)이 결합한 구조의 화합물로, 탈분극성 신경근 차단제이다. 혈장 콜린에스터분해효소에 의해 빠르게 가수분해되나 일부 환자는 유전적으로 콜린에스터분해효소 활성이 낮아 약물 작용이 길어지고 지속적인 무호흡 상태가 유발될 수 있다. 정맥 내 투여 시 약 1분 후 작용이 발현되며 근육 이완 효과는 2분간 지속되고 8~10분 이내에 자연 회복된다. 점적 투여 시 주입 속도를 조절하여 지속적인 근육 이완 상태를 유지할 수 있다. 근육 내 투여 시 약 2~3분 후 작용이 나타난다. 주로 마취 시 근육 이완, 기관내삽관, 골절이나 탈구 시 정복, 후두경련 시 근이완 목적으로 사용하며 약 5분간 마비 효과가 지속된다. 리도카인, 프로카인아미드, 황산마그네슘, β차단제 등과 병용 시 약물 효과가 증대된다.

  가) 용법 및 용량: 소아는 1~2mg/kg 정맥 내 투여하고 성인의 경우 10~60mg 정맥 내 투여한다. 지속적 근육 이완이 필요할 경우 초기 반응에 근거하여 반복 투여한다. 지속적인 점적 투여 시 2.5mg/분의 속도로 1~2mg/mL 농도로 투여한다.

  나) 주의 사항: 호흡억제, 무호흡, 서맥 등의 부작용이 발생할 수 있다. 심혈관계 질환, 신장 장애, 중증 화상, 고칼륨혈증 환자에게 투여 시 주의한다. 반드시 응급 처치 약물, 인공호흡기, 산소 공급 장비가 준비된 상태에서 투여해야 하며 투여 중 활력징후를 철저히 모니터링해야 한다.

나. 비탈분극형차단제

1) 판큐로늄브롬화물(Pancuronium bromide) – 신경근 차단제

콜린수용체 부위에 결합하여 신경 자극 전달을 억제하고 아세틸콜린에 대해 경쟁적 길항작용을 나타내는 비탈분극성 근신경 차단제이다. 주로 신경외과, 일반외과, 소아외과, 산부인과 수술 시 근육 이완을 유도하고 기관내삽관을 쉽게 하려고 사용된다. 효력은 튜보쿠라린보다 약 5배 강력하며 히스타민 유리 작용이나 신경절 차단 작용은 없다.

  가) 용법 및 용량: 성인의 경우 최초 0.08mg/kg을 정맥 내 투어하고 필요시 0.02~0.04mg/kg씩 추가 투여한다. 신생아는 비탈분극성 근신경 차단제에 민감하므로 0.02mg/kg의 시험 용량을 정맥 내로 투여한 후 반응을 확인하여 사용 여부를 결정한다.

  나) 주의 사항: 서맥, 빈맥, 호흡 억제, 청색증, 골격근 이완, 발진, 가려움증 등의 부작용이 나타날 수 있으므로 주의해야 한다. 신장 질환이나 간 질환 환자, 중증 근무력증 환자에게는 금기이다. 반드시 응급상황에 대비해 인공환기 장치, 산소 공급 장비, 기타 응급 약물이 준비된 상태에서 투여해야 하며 투여 중 환자의 활력 징후 및 호흡 상태를 지속적으로 모니터링해야 한다.

2) 베크로늄브롬화물(Vecuronium bromide) – 비탈분극형 근신경 차단제

브롬화판큐로늄 유도체로 기관내삽관을 쉽게 하려고 근육 이완을 유도하는 약물이다. 브롬화판큐로늄과 작용 기전은 유사하나 효력은 약 1/3 정도이며 작용 지속 시간도 짧다. 근신경 접합부 후막의 콜린수용체 부위에서 아세틸콜린과 경쟁적으로 결합하여 신경 자극 전달을 억제하고 근섬유 마비를 유발한다. 효과는 투여 후 2.5~3분 이내에 나타나며 기관내삽관에 적절하다.

　가) 용법 및 용량: 성인에게 0.08~0.1mg/kg을 정맥 내로 투여하며 근신경 차단 효과는 약 25~30분간 지속된다.

　나) 주의 사항: 호흡마비 등 심각한 부작용이 발생할 수 있으므로 중증 근무력증, 근무력증후군, 신경근 질환 환자, 임신부에게는 신중히 투여해야 한다. 과민성 환자에게는 투여를 금기한다. 투여 후 반드시 기계적 환기 장치와 응급 처치 장비를 준비하고 활력징후 및 호흡 상태를 지속적으로 모니터링해야 한다.

5

신경계 응급처치에 사용되는 약물

1. 신경계 응급처치에 사용되는 약물

무딘 손상 또는 관통상, 머리 손상 환자의 일차 처치는 지지요법이며 기도 관리가 최우선이다. 눈에 보이지 않는 출혈로 인한 순환혈액량 감소를 조기에 파악하기 위해 혈압을 지속적으로 모니터링해야 한다. 신경계 응급 처치에 효과적인 약물로는 덱사메타손과 만니톨이 있다. 덱사메타손은 뇌부종 감소에 효과적이며 만니톨은 삼투성 이뇨제 역할로 뇌내압을 감소시킨다. 척추 손상 환자 처치 또한 기본적으로 지지요법을 기반으로 하며 메틸프레드니솔론을 신속하게 투여하면 척수 기능 회복에 도움이 된다. 척수 손상으로 인한 신경성 쇼크가 발생할 수 있으며 이는 말초혈관 저항 조절 능력 상실로 혈압이 저하되는 특징을 가진다. 이 경우 노르에피네프린과 같은 혈관수축제를 사용하여 혈압을 유지해야 한다.

가. 덱사메타손(Dexamethasone) – 코티코스테로이드제

다형핵백혈구와 섬유아교세포의 이동을 억제하고 모세혈관 투과성 증가를 억제하며 리보소체 안정화를 통해 염증 완화 작용을 나타낸다. 강력한 소염작용으로 알레르기 반응 처치에 효과적이며 때때로 쇼크 처치의 보조제로도 사용된다. 정확한 기전은 불분명하지만, 뇌부종 환자에게 응급실이나 병원 전 단계에서 자주 사용된다. 주요 적응증은 뇌부종, 급성 중증 과민반응, 부신피질 기능부전, 류마티스 관절염, 급성 통풍성 관절염, 기관지천식, 만성 폐쇄성 폐질환 악화, 두드러기 등이다.

1) 용법 및 용량: 정제의 경우 성인 1일 0.5~0.8mg, 소아 0.154mg을 1~4회로 나누어 복용하고 정맥 내 주사 및 근육 내 주사 시 1회 2~8mg을 3~6시간마다 반복 투여한다. 점적 투여 시 1회 2~10mg을 1일 1~2회 투여한다. 관절 내 주사, 활액낭 내 주사 시 1회 0.8~2.5mg을 투여하며 투여 간격은 2주 이상으로 하고 결막하 주사 시 1회 0.4~2.5mg을 투여한다.

2) 주의 사항: 임신부, 당뇨병 환자, 녹내장, 골다공증, 발작 장애, 궤양성 장염, 울혈심부전, 근무력증, 신장질환, 위

궤양, 식도염 환자에게는 주의하여 투여한다. 정신병, 과민증, 특발성 혈소판감소증, 급성 사구체신염, 진균 감염, 2세 미만 소아, 활동성 결핵 환자에게는 금기이다. 투여 중 혈압, 혈당, 감염 여부 등을 철저히 모니터링해야 한다.

나. 마니톨(Mannitol) – 삼투압 이뇨제

사구체에서 자유롭게 여과되고 신세관에서 재흡수되지 않는 약리학적으로 불활성인 물질로, 대량 투여 시 혈장, 사구체 여과액, 신세관액의 삼투압을 증가시킨다. 이로 인해 신세관에서 수분 재흡수가 억제되고 소변 배출량과 함께 나트륨(Na), 염소(Cl) 이온의 배출이 증가한다. 세포 내 수분을 세포 외로 이동시켜 뇌 조직을 탈수시키며 두개내압을 효과적으로 감소시킨다. 뇌부종, 급성 신부전 예방 및 치료, 수술 전후 또는 외상 후 급성 신부전 예방, 약물 중독 시 배출 촉진, 안압 하강이 필요한 경우에 사용한다.
1) 용법 및 용량: 1회 1~3g/kg을 15%, 20%, 25% 용액으로 정맥 내 점적 투여하고 1일 최대 투여량은 200g이다. 투여 속도는 100mL를 3~10분에 걸쳐 투여하며 뇌부종 시에는 15~25% 용액을 신속하게 점적 투여한다.
2) 주의 사항: 현기증, 두통, 경련, 오심, 저혈압, 폐충혈, 탈수 등의 부작용이 발생할 수 있다. 소변정체, 심한 신장 기능장애 환자, 머리손상 환자, 12세 이하 소아, 임신부에게는 신중히 투여해야 한다. 급성 폐부종, 심한 폐울혈, 급성 두개내 혈종, 심한 울혈심부전, 심한 탈수 상태에서는 투여를 금기한다. 투여 중 전해질 농도, 혈압, 소변량 등을 지속적으로 모니터링해야 한다.

2. 비외상성 신경계 응급

병원 전 응급처치 단계에서 뇌전증 및 기타 질환에 의한 발작 처치에 사용되는 약물이 포함된다.

가. 다이아제팜(Diazepam) – 항불안제, 국소마취제

뇌전증 지속 상태(status epilepticus), 진정, 항경련, 수면, 항불안 목적으로 널리 사용된다. 마취 전 투약제, 마취 증강, 뼈대근육 경련 완화, 알코올 금단 증상 완화에도 효과적이다. 정맥 내 투여 시 신속히 뇌로 전달되며 수 분 내 졸음이 유발된다. 운동 발작, 심장율동전환 전 처치, 급성 불안, 근육 이완 등 다양한 응급 상황에 활용되며 현재 가장 널리 사용되는 항불안제 중 하나이다.
1) 용법 및 용량: 정제의 경우 성인 1회 2~10mg을 1일 2~4회 투여하고 소아는 1회 1~2.5mg씩 1일 3~4회 투여한다. 주사제의 경우 성인 1회 2~10mg을 근육 내 또는 정맥 내로 투여한다.
2) 주의 사항: 현기증, 졸음, 혼돈, 떨림, 피로, 우울, 불면증, 환각, 구토, 발진, 피부염, 이명, 빈맥 등의 부작용이 발생할 수 있다. 노인, 허약자, 간질환, 신장질환 환자에게는 주의하여 투여해야 하며 협우각 녹내장, 정신병, 임신부, 18세 미만 소아에게는 금기한다. 투여 후 활력징후 및 의식 상태를 지속적으로 관찰해야 한다.

나. 로라제팜(Lorazepam) – 항경련제, 진정제

상품명은 아티반이며 마취 전 투약제나 마취의 증강 및 유도, 항불안 치료, 진정, 수면 유도, 운동 발작, 전간중적 상태, 급성 불안 상태에 사용된다. 벤조다이아제핀계 약물로 다이아제팜보다 반감기가 짧아 빠른 작용과 짧은 지속 시간을 가진다. 저혈압, 졸음, 두통, 마취, 호흡 억제, 시야 흐림 등의 부작용이 발생할 수 있다. 중추신경 억제제나 알코올과 병용 시 상승작용이 나타날 수 있다.

1) 용법 및 용량: 경구 투여 시 1일 2~6mg을 14mg씩 2~3회로 나누어 복용하고 정맥 내 주사 시 0.5~2mg을 투여한다. 정맥 내 투여가 불가능한 경우 직장 내로도 투여할 수 있다.

2) 주의 사항: 정맥 내 투여 전 생리식염수 또는 D5W로 희석해야 한다. 과민성 환자, 신장질환, 심장질환 환자, 뇌의 기질적 장애가 있는 환자, 중증 근무력증 환자에게는 금기한다. 투여 후 혈압, 호흡, 의식 상태를 철저히 모니터링해야 한다.

다. 미다졸람(Midazolam) – 수면진정 및 항불안제

기억 상실 및 진정 효과를 유도하는 벤조다이아제핀계 약물이다. 다량 투여 시 뇌 혈류량과 산소 소비량을 현저히 감소시키며 진정, 항불안, 항경련 효과가 있다. 제세동이나 통증을 유발할 수 있는 처치 전 진정 목적으로 자주 사용되며 항경련제로도 활용된다. 날로르핀과 병용 투여 시 호흡곤란으로 인한 사망 위험이 있으므로 반드시 인공호흡기와 응급처치 장비가 준비된 환경에서 투여해야 한다.

용법 및 용량: 상황과 환자의 상태에 따라 정맥 내 또는 근육 내로 투여하며 일반적으로 소량으로 시작하여 환자의 반응에 따라 추가 투여한다.

주의 사항: 호흡억제, 저혈압, 졸음, 의식 저하 등의 부작용이 나타날 수 있으므로 투여 중 활력징후와 호흡 상태를 지속적으로 모니터링해야 한다. 특히 다른 중추신경 억제제와 병용 시 상가작용으로 인해 호흡억제 위험이 증가하므로 주의해야 한다. 반드시 기도 확보와 인공호흡기 준비가 필요하다.

라. 페노바르비탈(Phenobarbital) – 항간질제, 항경련제

페노바르비탈은 처음으로 개발된 항간질제로 선택적인 항경련 작용이 있으며 독성이 비교적 낮고 가격이 저렴하며 효과가 뛰어나 항간질제로 널리 사용된다. 뇌의 GABA 억제성 신경전달물질의 작용을 증가시켜 대발작과 국소 피질 발작에 유용하게 사용된다. 그러나 소발작이나 영아 연축(영아 경련)에는 효과가 없다. 또한 불면증과 불안 치료에 사용되며 운동 발작, 간질지속상태, 급성 불안 상태에서 투여한다.

1) 용법 및 용량: 소아의 초기 용량은 체중 1 kg당 3~6mg을 2회에 나누어 경구 투여한다. 간질지속상태에서는 100~250mg을 서서히 정맥 내 주입한다. 진정제로 사용할 경우 1일 2~3회 30~120mg을 경구 투여한다. 수면제로 사용할 경우 100~320mg을 취침 전에 투여한다. 항경련제로 사용할 경우 1일 2~3회 50~100mg을 경구 투여한다.

2) 주의 사항: 가장 흔한 부작용은 진정 효과이며 장기 투여 시 내성이 생긴다. 눈 떨림(안진), 운동실조가 나타날 수 있다. 소아에서는 흥분성, 과다 운동성이 나타날 수 있으며 노인에게서는 초조, 혼동 등의 증상이 발생할 수 있으므로 주의가 필요하다. 최근 지침에서는 페노바르비탈의 장기 사용이 인지 기능 저하와 의존성 위험을 높일 수 있으므로 필요 최소 기간 사용하도록 권고한다.

6

내분비계 응급처치에 사용되는 약물

1. 내분비계 응급처치에 사용되는 약물

내분비계는 췌장을 제외하고는 응급질환을 일으키는 경우가 거의 없다.

가. 인슐린 – 항고혈당제, 항당뇨제

인슐린은 췌장의 랑게르한스섬 β세포에서 분비되는 단백질 호르몬으로, 혈당을 낮추는 작용을 한다. 인슐린 요법이 필요한 당뇨병 환자에게 투여하며 특히 제1형 당뇨병 및 당뇨병성 케톤산증, 고혈당 상태에서 사용한다. 주 사용 인슐린은 속효성 정규 인슐린, 중간형 인슐린, 지속형 인슐린 등으로 분류된다. 투여 시 인슐린은 체내에서 세포막의 인슐린 수용체와 결합하여 세포 내로 포도당의 유입을 촉진하고 혈중 포도당 농도를 감소시킨다.

1) 용법 및 용량: 초기 용량은 1회 4~20단위(unit)를 매 식사 몇 분 전 피하 주사한다. 유지 용량은 1일 4~100단위이다. 당뇨병성 케톤산증이나 당뇨병성 혼수 상태에서는 정규 인슐린 5~10단위를 정맥 내로 주사한 후 0.1단위/kg/h의 속도로 지속 주입한다. 응급 상황에서는 정맥 내, 근육 내 또는 피하 주사로 투여한다.

2) 주의 사항: 고혈당 상태나 당뇨병성케톤산증이 명확할 때만, 투여해야 한다. 부작용으로는 두통, 졸림, 혼돈, 시야 흐림, 오심, 저혈당 등이 발생할 수 있다. 심한 감염증 환자, 중증 허약 환자, 뇌하수체 또는 부신 기능부전 환자에게는 투여를 금한다. 인슐린은 주로 응급실 내에서 투여해야 하며 병원 전 단계에서는 원칙적으로 투여하지 않는다. 중간형 인슐린은 사용 전 바이알을 흔들지 말고 거꾸로 세워 손바닥에서 부드럽게 여러 번 굴려 균일하게 한 후 사용한다. β차단제를 복용 중인 환자에서는 저혈당 증상이 가려질 수 있으므로 혈당을 반드시 측정하면서 사용해야 한다.

나. 50% Dextrose in water 포도당 용액

저혈당 상태가 지속되면 심각한 뇌 손상을 초래할 수 있으므로 포도당의 신속한 정맥 내 투여가 필수적이다. 의식 저하 등으로 경구 섭취가 불가능한 저혈당 응급상황에서 50% 포도당 용액을 정맥 주사로 투여하여 혈당을 빠르게 상승시킨다. 금기사항은 특별히 없으나 뇌압이 상승해 있는 환자에게는 뇌부종을 악화시킬 수 있으므로 주의하여 사용한다. 투여 후에는 지속적으로 혈당을 모니터링하며 저혈당의 재발을 방지하기 위해 이후 식사나 추가적인 포도당 공급을 고려해야 한다.

다. 티아민염산(Thiamine HCl) – 수용성 비타민

티아민염산은 비타민 B1으로 피루브산을 아세틸조효소 A로 전환하는 데 필수적이다. 탄수화물 대사에 관여하며 결핍 시 각기병, 비타민 B1 결핍성 말초신경병증, 근육통, 관절통, 신경통 등이 발생한다. 특히 뇌는 티아민 결핍에 민감하며 심한 경우 베르니케 뇌병증으로 진행할 수 있

다. 만성 알코올 섭취자는 티아민 흡수와 이용이 저해되어 결핍 위험이 높다. 무의식 환자에게 50% 포도당을 응급 투여할 경우 저혈당 상태와 함께 숨은 티아민 결핍으로 인한 대사성 문제를 예방하기 위해 전처치로 투여한다. 티아민은 효모, 맥아, 돼지고기, 간 등에 풍부하게 포함되어 있다.

1) 용법 및 용량: 성인의 1일 최소 필요량은 약 1mg으로 이 용량은 대부분 배출되지 않고 체내에서 사용된다. 일반적으로 1~10mg씩 1일 13회 경구 복용하며 응급상황에서는 100mg을 정맥 내 또는 근육 내로 투여한다.

2) 주의 사항: 불안정, 출혈, 허탈, 저혈압, 청색증 등의 부작용이 드물게 발생할 수 있으며 특히 임신부에게 투여 시 주의가 필요하다. 급속 정맥 주사 시 과민 반응이나 순환계 이상 반응이 나타날 수 있으므로 반드시 천천히 주입해야 한다. 또한 만성 알코올중독 환자에게서는 포도당 투여 전 반드시 투여해야 하며 투여 후 임상 증상을 지속적으로 관찰해야 한다.

7

산부인과 응급처치에 사용되는 약물

1. 산부인과 응급처치에 사용되는 약물

산부인과 응급 상황에서 병원 전 처치는 주로 지지요법을 시행한다. 그러나 필요에 따라 약물을 사용해야 하는 주요 상황은 임신성 고혈압, 질 출혈, 조산 세 가지로 구분된다.

가. 옥시토신(Oxytocin) – 자궁수축제

옥시토신은 자궁근에 강력하고 선택적인 수축 효과를 나타내며 자연분만 시작 시 정상보다 2배가량 혈장 내 농도가 증가한다. 자궁경부와 질에서 오는 감각 자극, 유방 자극 등은 뇌하수체 후엽에서 옥시토신 분비를 촉진한다. 옥시토신은 유선의 포상관을 둘러싼 근상피세포층을 수축시켜 수유를 촉진한다. 에스트로젠 농도가 낮을 때 자궁에 대한 반응성이 감소하나 유선의 근상피세포층은 높은 반응성을 보인다. 대량 투여 시 심혈관계에 일시적으로 혈관 민무늬근 이완 효과를 나타낼 수 있다. 수유 시 유방 울혈 완화와 유즙 분비 촉진에도 효과적이다. 또한 분만 후 자궁수축을 유도하여 산후 출혈을 조절하는 데 사용된다.

1) 용법 및 용량: 옥시토신은 비경구적으로 투여하며 투여 경로와 관계없이 효과를 나타낸다. 분만 후 지혈 목적으로 사용할 경우 태반이 배출된 후 3~20단위를 근육 내 주사한다. 또는 10~20단위를 500mL 또는 1,000mL의 5% 포도당액(D5W)이나 락테이트 링거액에 희석하여 자궁수축과 출혈 상태에 따라 정맥 내로 투여한다.

2) 주의 사항: 투여 전 반드시 신생아와 태반이 완전히 배출되었는지, 자궁 내에 추가 태아가 없는지 확인해야 한다. 과량 투여 시 자궁의 과도한 자극으로 자궁파열 위험이 있으므로 투여 속도와 용량에 주의하고, 활력징후와 자궁 긴장도를 지속적으로 관찰해야 한다. 부작용으로는 저혈압, 부정맥, 빈맥, 발작, 혼수, 오심, 구토 등이 발생할 수 있으며 분만 전 투여 시 태아에게 저산소증, 질식, 부정맥, 두개내출혈 등을 유발할 수 있으므로 각별한 주의가 필요하다.

나. 황산마그네슘 – 중추신경 억제제

황산마그네슘은 자간증과 관련된 경련 처치에서 중추신경 억제제로 작용한다. 임신성 고혈압이나 자간증에 동반된 경련의 초기 처치에 효과적이며 경련을 조절한 후에는 필요에 따라 다른 항경련제를 추가로 투여한다. 칼슘 통로 차단 효과로 신경근 접합부에서 아세틸콜린 방출을 억제하여 경련 발생을 억제한다. 용법은 보통 정맥 내 또는 근육 내로 투여하며 투여 중에는 반사작용, 호흡수, 소변 배설량을 지속적으로 모니터링해야 한다.

- 주의 사항: 가장 중요한 응급상황은 호흡억제이다. 고용량 또는 축적 시 호흡근 마비로 호흡정지가 발생할 수 있으므로 이를 예방하기 위해 철저히 관찰해야 한다. 호흡억제가 발생할 경우 해독제로 염화칼슘 또는 글루콘산칼슘을 준비하여 즉시 투여할 수 있도록 해야 한다. 또한 저혈압, 반사 저하, 심정지 등의 부작용 가능성도 고려해야 하며 혈중 마그네슘 농도를 정기적으로 측정해야 한다.

다. 터부탈린 – 교감신경 작용제, 분만 억제제

터부탈린은 β_2 아드레날린 수용체에 대한 선택성이 높은 교감신경 작용제로 기관지 천식, 기관지확장증에 의한 기관지 경련 완화, 만성 기관지염, 폐기종과 관련된 가역적 기관지경축에 사용된다. 또한 자궁의 β_2 수용체를 자극하여 자궁 민무늬근육을 이완시키고 이를 통해 분만 억제 효과를 나타낸다.

1) 용법 및 용량: 최초 투여 시 0.25mg을 피하 주사하며 필요시 30분에서 1시간 간격으로 반복 투여할 수 있다. 분만 억제를 목적으로 할 경우 터부탈린 5mg을 500mL의 락테이트 링거액 또는 생리식염수에 희석하여 30mL/h 속도로 정맥 점적 투여한다. 기관지확장 목적으로 에어로졸 제제를 사용할 경우 1분 간격으로 2회 흡입시키며 1회 분무량은 약 0.2mg이다.

2) 주의 사항: 과민성 환자에게는 투여를 주의해야 하며 교감신경 항진 효과로 인해 활력징후를 지속적으로 모니터링해야 한다. 부작용으로는 두근거림, 불안, 현기증, 신경과민, 떨림, 부정맥 등이 나타날 수 있다. 특히 심혈관계 질환이 있는 환자에게는 투여 전 신중한 평가가 필요하다. 고용량 투여 시 혈압 상승, 빈맥 등의 증상이 악화될 수 있으므로 용량과 투여 속도에 유의해야 한다.

<h1>8</h1>

독물 응급처치에 사용되는 약물

1. 독물 응급처치에 사용되는 약물

병원 전 단계에서 자주 접하는 일반적인 독성 증후군은 마약 중독에 의한 것으로 환자는 의식 수준 저하, 호흡 억제, 동공 수축 등의 증상을 보인다. 또 다른 대표적인 독성 증후군은 삼환계 항우울제와 같은 항콜린제 중독으로 중추 및 말초에서 항콜린 증상이 나타나며 일반적으로 말초 증상이 더 두드러진다. 말초 증상으로는 건조한 피부와 점막, 갈증, 식욕 감퇴, 시야 장애, 동공 확장, 빈맥, 피부 발적, 고열, 복부 팽만, 요저류 등이 있다. 중추 신경계 증상은 기면, 혼돈, 섬망, 환각, 운동 실조, 발작, 심한 경우 심폐 기능 저하로 이어진다. 콜린계 독성 증후군은 주로 유기인계 살충제 중독에서 발생하며 무스카린계, 니코틴계, 중추 신경계에 걸쳐 다양한 반응이 나타난다. 무스카린계 증상은 배변, 배뇨, 동공 수축, 기관지 분비물 증가, 눈물, 침 분비, 발작 등을 포함한다. 니코틴계 증상은 근육 약화, 마비, 빈맥, 쇠약, 고혈압, 근육 섬유 연축 등이 나타난다. 중추 신경계 증상은 약물 종류와 중독 정도에 따라 다양하게 나타난다. 교감 신경계에 영향을 주는 약물의 경우 α 작용제는 혈관 수축에 따른 고혈압과 반사적 서맥을 유발한다. β 작용제는 저혈압과 함께 단독성 빈맥을 보인다. 각 독성 증후군에 대한 정확한 평가와 적절한 약물 투여가 환자의 예후에 결정적 영향을 미친다.

병원 전 처치에서 접하는 독성 물질
1) 아세트아미노펜: 급성으로 성인 기준 7.5g 이상 또는 140mg/kg 이상 섭취하면 간 독성을 유발한다. 주요 증상은 식욕 부진, 오심, 구토, 불쾌감, 창백, 발한, 복부 통증, 간 효소 상승, 황달 등으로 나타난다.
2) 항콜린제: 삼환계 항우울제, 항히스타민제, 페노티아진계 약물, 파킨슨병 치료제 등이 포함된다. 이들 약물은 항콜린성 증후군을 유발하며 중추 및 말초에서 다양한 증상이 발생한다.
3) 신경 이완제: 부티로페논계(할로페리돌, 드로페리돌 등)와 페노티아진계(클로르프로마진 등) 약물이 포함된다.

[증상과 징후]

- 실조 반응: 기운목, 얼굴 찡그림, 활모양 강직, 안구 위증, 후두 경축이 발생한다.
- 좌불안석: 불안, 공포, 불면이 특징적으로 나타난다.
- 파킨슨증상: 떨림, 경직, 가면 양상의 무표정이 나타난다.
- 자발성 이상운동증: 입맛 다시기, 혀 내밀기, 얼굴 찡그리기, 씹는 행동 등이 반복된다.
- 신경이완 악성 증후군: 고열, 근육 경직, 의식 변화, 자율신경 불안정성이 나타난다.
- 급성 과량 증상: 중추 신경 억제(진정 상태에서 혼수로 진행), 호흡 억제, 저체온증 또는 고열, 동공 수축, 항콜린 증상, 반사성 빈맥을 동반한 저혈압, 심장 부정맥 등이 관찰된다.

이러한 독성 물질과 관련된 증상을 조기에 인지하고 적절히 대응하는 것이 병원 전 처치 단계에서 환자의 생존율과 예후를 결정짓는다.

가. 플루마제닐 – 벤조디아제핀계 길항제

플루마제닐은 벤조디아제핀계 약물의 진정 효과, 특히 호흡 억제를 역전시키기 위해 사용된다. 주로 디아제팜(발륨), 로라제팜(아티반), 트리아졸람(할시온), 테마제팜(달마인), 알프라졸람(자낙스) 등의 벤조디아제핀 중독에 적용된다.

- 주의 사항: 벤조디아제핀에 의존성이 있는 환자에게 투여 시 금단 증상이 발생할 수 있으며 플루마제닐의 효과가 소멸한 후 진정 상태가 재발할 우려가 있다. 경련의 위험성 또한 증가하므로 반드시 환자의 병력을 사전에 확인한 후 신중히 투여해야 한다.

나. 아질산아밀 – 관상혈관 확장제

아질산아밀은 자주 남용되는 흡입 마취제로 일반적으로 유리 앰플 형태로 보관되며 긴급 상황 시 유리를 깨고 0.2mL를 흡입한다. 냄새는 불쾌하며 피부 혈관 이완과 현저한 혈압 하강을 유발하는 경향이 있다. 폐를 통해 매우 빠르게 흡수되며 작용 시간은 약 5분으로 짧다. 이 약물은 혈중 철과 반응하여 저산소증을 일으키고, 시안화물 중독 치료 시 해독제로 사용된다. 또한 빠른 호흡, 심한 두통, 경련, 급성 발작 등의 치료에도 사용되며 선천성 심장질환 환자에게 투여 시 질환 종류에 따라 심장잡음이 증가하거나 감소할 수 있으므로 이를 통해 진단의 기초 자료로 활용될 수 있다.

1) 용법 및 용량: 0.2mL를 흡입한다.
2) 주의 사항: 투여 후 혈압 하강 여부를 반드시 모니터링하여야 하며 혈역학적 상태의 급격한 변화에 대비하여 적절한 대응 준비가 필요하다.

다. 싸이오황산염 – 해독제

싸이오황산염은 시안화물 중독 시 해독 작용을 보조하기 위해 사용된다. 주로 20% 농도의 수용액 50mL를 정맥 내 주사하여 체내에서 시안화물이 무독성의 티오시안산염으로 전환되도록 돕는다. 시안화물 중독 치료 시 하이드록시코발라민 또는 아질산아밀과 병용하여 사용하면 해독 효과가 증대된다.

1) 용법 및 용량: 20% 싸이오황산염 수용액 50mL를 정맥 내 천천히 주사한다.
2) 주의 사항: 투여 중 환자의 혈압, 호흡, 의식 상태를 지속적으로 모니터링하여야 하며 과량 투여 시 전해질 불균형 등이 발생할 수 있으므로 주의한다.

라. 날록손 – 마약 길항제

날록손은 마취 수용체에 길항적으로 작용하여 모르핀 등 아편류 중독의 해독제로 사용된다. 마약 중독이 의심되는 환자가 혼수 상태로 발견되었을 때 투여할 수 있으며 아편류에 의한 호흡 억제를 포함한 마약 작용의 전체적 또는 부분적 역전에 사용된다. 또한 급성 마약 과량 복용의 진단과 회복에도 유용하다. 화학적으로 아편류와 유사하지만, 순수한 길항제 특성만을 지닌다. 날록손은 뇌의 아편 수용체에 경쟁적으로 결합하여 마약 분자를 수용체로부터 치환시키고, 이를 통해 마약 과용과 관련된 호흡 억제를 효과적으로 회복시킨다.

1) 용법 및 용량: 마약 과용 시 1~2mg을 정맥 내 주사한다. 필요시 5분 간격으로 동일 용량을 반복 투여할 수 있다. 23회 투여해도 반응이 없으면 마약 이외의 질병이나 비 마약성 약물 중독 가능성을 고려해야 한다. 지속적 정맥 내 주입 시 2mg의 날록손을 500mL의 5% 포도당 용액(D5W)에 희석하여 4μg/mL 농도로 준비하고 100mL/h의 속도로 주입해 시간당 0.4mg을 투여한다. 정맥 내(IV) 투여가 어려운 경우 근육 내(IM) 또는 피하(SC) 주사로 대체할 수 있으며 기관 내 투여 시 정맥 내 투여량의 2~2.5배를 사용한다.
2) 주의 사항: 과민성 환자에게 투여해서는 안 된다. 모르핀 등 아편류에 의존성이 있는 환자에게 투여 시 급성 금단 증상이 유발될 수 있다. 마약 중독이 의심되는 경우 과량 투여를 피하고 호흡 억제가 회복될 정도의 최소 용량만 투여해야 한다. 투여 후 환자의 호흡, 의식, 혈압을 지속적으로 관찰한다.

마. 프랄라독심 – 콜린에스트라제 복구제

프랄리독심은 유기인계 살충제 중독의 해독제로 사용된다. 유기인계 화합물로 인해 인산화되어 비활성화된 콜린에스터레이즈 효소로부터 인산기를 화학적으로 제거하여 효소의 기능을 복구시킨다. 주로 심각한 유기인계 중독 환자에게 사용되며 항콜린성 증상과 근육 마비를 완화하는 효과가 있다.

1) 용법 및 용량: 프랄리독심 1~2g을 30분에 걸쳐 정맥 내 볼루스 주사 또는 점적 주입한다. 필요시 환자의 증상에 따라 추가 투여할 수 있다.
2) 주의 사항: 무기인계 제제 또는 카바메이트계 농약 중독에는 사용해서는 안 된다. 정맥 내 주사 시 빈맥, 성대문 연축, 근육 강직 등의 부작용이 발생할 수 있으므로 반드시 서서히 투여해야 한다. 투여 중 환자의 심박수, 호흡, 신경근 증상 등을 지속적으로 모니터링해야 하며 과량 투여 시 과도한 콜린에스터레이즈 활성화로 인한 부작용 가능성도 고려해야 한다.

9
통증 처치에 사용되는 약물

1. 통증 처치에 사용되는 약물

가. 모르핀 – 마약성 진통제

모르핀은 중추신경 억제제로 중등도에서 중증에 이르는 통증에 강력한 통증 조절 및 진정 효과를 나타낸다. 그러나 혈압 하강, 심박출량 감소, 호흡 기능 억제 등 여러 부작용을 동반하며 말초혈관 용적을 증가시키고 정맥혈 복귀를 감소시켜 일종의 화학적 정맥절개술 효과를 낸다. 또한 빈맥이 유발될 수 있다. 메페리딘 60~80mg은 모르핀 10mg과 동등한 효과를 가진다. 주로 심한 통증, 분만 시 진통, 마취 전 진정 목적으로 사용된다.

1) 용법 및 용량: 성인 기준으로 통증 조절 또는 수술 전 진정 목적으로 50~100mg을 근육 내(IM)로 투여하거나 25~50mg을 정맥 내(IV)로 투여한다. 환자의 상태에 따라 용량 조절이 필요하다.

2) 주의 사항: 모르핀은 호흡 억제를 유발할 수 있으므로 투여 시 반드시 날록손을 준비해 두어야 한다. 약물은 잠금장치가 된 안전한 장소에 보관한다. 오심, 구토, 복부 경축, 시야 흐림, 동공 수축, 환각, 두통, 호흡 억제 등의 부작용이 나타날 수 있으므로 투여 후 환자 상태를 자세히 모니터링한다. 혈액 부족, 심한 저혈압 환자에게는 금기이며 과민성 환자나 원인이 불분명한 두부 외상 또는 복부 통증이 있는 환자에게 투여해서는 안 된다. 또한 의존성 및 남용 위험이 있으므로 필요 최소량만 사용해야 한다.

나. 메페리딘 – 마약성 진통제

메페리딘은 중추신경 억제제로 중등도에서 중증 통증에 강력한 통증 조절 및 진정 효과를 나타낸다. 혈압 하강, 심박출량 감소, 호흡 기능 억제 등 모르핀과 동일한 부작용을 가지며, 차이점으로는 동공 수축 및 기관지 수축 작용이 없다는 점이 있다. 빈맥을 유발할 수 있으며 60~80mg의 메페리딘은 모르핀 10mg과 동등한 효과를 나타낸다. 주로 심한 통증, 분만 시 진통, 마취 전 진정 목적으로 사용된다.

1) 용법 및 용량: 성인 기준으로 통증 조절 또는 수술 전 진정 목적으로 50~100mg을 근육 내 투여하거나 25~50mg을 정맥 내 투여한다. 환자의 상태와 반응에 따라 용량을 조절한다.

2) 주의 사항: 호흡 억제를 유발할 수 있으므로 투여 시 반드시 날록손을 준비한다. 약물은 잠금장치가 된 안전한 장소에 보관해야 한다. 오심, 구토, 복부 경축, 시야 흐림, 환각, 두통, 호흡 억제 등의 부작용이 나타날 수 있으며 특히 고용량 또는 장기간 투여 시 경련 발생 위험이 있다. 환자의 의식 수준과 호흡, 혈압, 심박수 등을 지속적으로 모니터링하며 의존성 및 남용 가능성에 주의하여 최소 필요량만 투여한다. 신기능이 저하된 환자에게는 대사산물 축적으로 인한 독성 위험이 있으므로 사용을 피하거나 신중히 투여한다.

다. 펜타닐 시트르산염 – 합성진통제

펜타닐 시트르산염은 합성 마약성 진통제로 단시간 작용성과 빠른 발현, 짧은 지속시간이 특징이다. 주로 통증 조절 목적, 빠른 기관내삽관, 심한 통증 발생 시 투여하며 아산화질소(N_2O)를 이용한 가벼운 전신마취 시에도 사용된다. 특히 드로페리돌과 병용 투여할 경우 의식을 잃지 않고도 소수술이 가능하다. 펜타닐은 모르핀보다 약 50~100배 강력한 통증 조절 효과를 가지며 적은 용량으로도 강력한 통증 조절과 진정 효과를 기대할 수 있다.

1) 용법 및 용량: 용량은 환자의 상태와 목적에 따라 조절하되 일반적으로 성인 기준 50~100μg을 정맥 내 투여한다. 필요시 추가로 반복 투여할 수 있다.

2) 주의 사항: 호흡 억제, 저혈압, 서맥, 근육 강직 등의 부작용이 나타날 수 있으므로 투여 후 환자의 호흡, 혈압, 심박수를 지속적으로 모니터링해야 한다. 투여 시 반드시 날록손을 준비하여 호흡 억제 발생 시 즉시 대응할 수 있어야 한다. 약물 의존성 및 남용 위험성이 있으므로 최소 유효 용량만 투여하고 약물은 잠금장치가 된 안전한 장소에 보관한다. 고령자, 간·신기능 저하 환자, 호흡기 질환자에게는 감량하여 신중히 투여한다.

라. 아산화질소 – 진통제, 마취 가스

아산화질소는 강한 통증 조절 효과를 가진 중추신경계 억제제로, 일반적으로 50% 산소와 50% 아산화질소의 혼합물로 사용된다. 자가 투약이 가능하며 뼈대근육 손상으로 인한 파열 통증, 화상, 흉통, 과호흡을 포함한 심한 불안 상태 등에 효과적으로 사용된다.

1) 용법 및 용량: 50% 산소와 50% 아산화질소 혼합 가스를 흡입 투여한다. 환자가 스스로 흡입하도록 하여 자가 조절이 가능하게 한다.

2) 주의 사항: 의식 수준이 저하되어 구두 지시를 이해할 수 없는 환자, 알코올 또는 다른 약물에 중독된 환자에게 투여해서는 안 된다. 또한 고농도 산소 투여로 호흡 억제가 발생할 수 있는 만성폐쇄폐질환(COPD) 환자, 기흉이 의심되는 흉부 손상 환자, 장내 가스 팽창 위험이 있는 장폐색 또는 장협착이 의심되는 환자에게도 금기이다. 투여 시 환자의 호흡 상태와 의식 수준을 지속적으로 모니터링해야 하며 투여 종료 후에는 산소를 단독으로 일정 시간 흡입시켜 저산소증을 예방해야 한다.

마. 날부핀염산염 – 합성 진통제, 마약길항제

날부핀염산염은 모르핀과 mg 대 mg으로 비교 시 유사한 통증 조절 효과를 가진 비마약성 합성 진통제이다. 중추신경계의 아편 수용체에 결합하여 중추적 통증 조절 작용을 나타내며 μ-수용체에 길항 작용, κ-수용체에 부분 작용을 한다. 주로 중등도에서 중증 통증, 수술 전후 통증 조절, 분만 중 산과 진통에 사용된다. 투여 후 2~3분 이내에 효과가 나타나며 효과 지속 시간은 3~6시간이다. 신체적 의존성 및 남용 경향이 적어 병원 전 처치 시 안전하게 사용된다.

1) 용법 및 용량: 성인 기준 5mg을 정맥 내 또는 근육 내 투여하며 필요시 2mg씩 추가로 투여할 수 있다. 심한 오심 및 구토가 있는 경우 프로메타진 등의 항구토제와 병용 투여한다. 노인 환자에게는 용량을 감량하고 소량을 반복 투여하는 것이 바람직하다.

2) 주의 사항: 호흡 기능이 손상된 환자에게는 호흡 억제를 유발할 수 있으므로 신중히 투여해야 한다. 또한 마약에 의존성이 있는 환자에게 투여 시 금단 증상이 발생할 수 있으므로 주의가 필요하다. 원인을 알 수 없는 머리 외상 환자, 의식 저하 환자, 복부 통증의 원인이 불명확한 환자에게는 금기이다. 투여 후 환자의 호흡, 의식, 혈압 상태를 지속적으로 관찰해야 한다.

바. 부토르파놀타르타르산염 – 합성진통제

부토르파놀타르타르산염은 중추신경계의 아편 수용체에 결합하여 중추신경 억제와 강력한 통증 조절 작용을 나타내는 합성 진통제이다. μ-수용체에 부분 길항 작용, κ-수용체에 작용하여 통증 조절 효과를 나타낸다. 주로 중등도에서 중증의 통증 완화에 사용된다.

1) 용법 및 용량: 정맥 내 투여 시 표준 용량은 1mg을 3~4시간마다 투여한다. 근육 내 투여 시 표준 용량은 2mg이며 필요에 따라 용량을 조절할 수 있다.

2) 주의 사항: 현저한 호흡 억제를 유발할 수 있으므로 호흡 억제 발생 시 날록손을 투여하여 그 효과를 역전시킨다. 두개내압 상승 위험이 있으므로 머리 손상이 있는 환자에게는 금기이다. 또한 과량 투여 시 어지럼증, 졸림, 오심, 구토 등이 나타날 수 있으므로 투여 후 환자의 의식 상태와 호흡 기능을 자세히 관찰해야 한다. 의존성 및 남용 위험은 상대적으로 낮지만, 필요 최소 용량만 투여하고 안전한 보관이 필요하다.

사. 케토신 – 비스테로이드소염제

케토신은 비스테로이드소염제(NSAID)로 경증에서 중등도의 통증 완화에 사용된다. 마약성 진통제와 달리 말초에서 작용하여 통증 조절 효과를 나타내며 모르핀이나 메페리딘과 병용 사용 시에도 중추신경계 부작용 없이 사용할 수 있다.

1) 용법 및 용량: 전형적인 용량은 근육 내 투여 시 30~60mg, 정맥 내 투여 시 30mg이다. 필요시 6시간 간격으로 반복 투여할 수 있으며 총 일일 최대 투여량은 120mg을 초과하지 않는다.

2) 주의 사항: 위장관 점막 자극과 출혈 위험이 있으며 특히 고령자나 위장관 질환 병력이 있는 환자에게는 주의해야 한다. 또한 신장에서 주로 배설되므로 장기간 사용 시 신장 기능 손상을 유발할 수 있다. 신기능 저하 환자, 탈수 상태 환자, 출혈 경향이 있는 환자에게는 투여를 피하거나 신중히 사용한다. 투여 후에는 위장관 증상 및 신기능 상태를 모니터링해야 한다.

10 위장관계 응급처치에 사용되는 약물

1. 위장관계 응급처치에 사용되는 약물

병원 전 처치에서 위장관계 약물은 주로 항구토제로 사용되며 오심과 구토의 조절에 효과적이다. 이러한 약물은 특히 마약성 진통제와 병용하여 사용할 경우 통증 조절 효과를 증가시키고 마약 투여에 따른 오심, 구토 등의 부작용을 감소시키는 데 유용하다. 환자의 불편감을 완화하고 약물 치료의 전반적인 효과를 높이기 위해 병원 전 단계에서 자주 활용된다. 사용 시에는 환자의 의식 상태와 기도 보호 여부를 확인한 후 투여해야 한다.

가. 프로메타진 – 항히스타민제, 항구토제

프로메타진은 항히스타민제이자 항구토제로 진정 효과가 있으며 히스타민 수용체를 차단하여 혈관, 소화기계, 호흡기계에서 히스타민의 약리적 효과를 억제한다. 이를 통해 알레르기 반응을 감소시키며 벌레 물림, 경증 화상, 피부 가려움증, 오심, 구토, 멀미, X-ray에 의한 피부 자극 시 사용된다. 또한 항구토 효과가 있어 마약성 진통제와 병용하여 진통제의 부작용을 줄이고 효과를 증진하는 데 사용된다.

1) 용법 및 용량: 성인 기준 1회 25~50mg을 경구 또는 근육 내 투여한다. 항구토제로 사용할 경우 25mg씩 필요시 투여한다. 연고제로 사용할 경우 하루 3~4회 환부에 얇게 바른다.
2) 주의 사항: 감염성 또는 염증성 피부 질환, 습진, 삼출성 병변이 있는 부위에는 연고제를 사용하지 않는다. 혼수 상태에 있는 환자나 다량의 중추신경 억제제 또는 항우울제를 복용한 환자에게는 금기이다. 또한 투여 후 졸음, 어지럼증, 저혈압 등이 나타날 수 있으므로 환자의 상태를 모니터링해야 하며 운전이나 기계 조작이 필요한 환자에게는 주의를 주어야 한다.

나. 다이멘하이드리네이트 - 항구토제

다이멘하이드리네이트는 항구토제로 효과가 뛰어나며 오심 및 구토의 예방과 완화에 사용된다. 특히 멀미 예방, 약물(특히 마약)로 인한 오심 및 구토 감소에도 효과적이다. 중추신경계에 진정 작용을 일으키며 항히스타민 효과도 나타낸다.

1) 용법 및 용량: 오심과 구토 조절을 위해 성인 기준 12.5~50mg을 서서히 정맥 내(IV) 주사하거나 50~100mg을 근육 내(IM) 주사 또는 경구로 투여한다. 필요시 4시간마다 반복 투여할 수 있으며 하루 최대 투여량은 400mg을 초과하지 않는다.

2) 주의 사항: 발작 병력이 있거나 천식이 있는 환자에게는 주의해서 사용해야 한다. 투여 후 졸음, 어지럼증, 시야 흐림 등의 부작용이 나타날 수 있으므로 약물을 복용한 환자는 운전이나 위험한 기계 조작을 피해야 한다. 고령자, 저혈압 환자 또는 중추신경계 억제제와 병용 투여할 때도 각별한 주의가 필요하다.

다. 메토클로프라미드 - 항구토제

메토클로프라미드는 상부 위장관의 운동성을 촉진하여 위 배출을 촉진하고 위와 식도 사이의 하부식도괄약근 긴장도를 증가시켜 위 내용물의 식도 역류를 방지한다. 오심 및 구토 조절에 효과적이며 특히 위장관 운동 저하로 인한 구토에 유용하다.

1) 용법 및 용량: 성인 기준 10~20mg을 근육 내 주사한다. 심한 오심 및 구토 시에는 10mg을 생리식염수 50mL에 희석하여 15분에 걸쳐 정맥 내로 천천히 투여할 수 있다.

2) 주의 사항: 정신적 및 신체적 능력 저하, 졸음, 어지럼증, 우울증, 추체외로계 이상운동증(얼굴 경련, 근긴장이상증 등)을 유발할 수 있다. 장 출혈, 장협착, 장천공의 가능성이 있는 환자에게는 금기이다. 장기간 또는 고용량 투여 시 지연성 운동장애가 발생할 수 있으므로 사용 기간과 용량을 제한해야 한다. 투여 후 환자의 신경학적 상태를 주의 깊게 모니터링해야 한다.

라. 도르페리돌 - 신경이완제

도로페리돌은 부티로페논 유도체 계열의 신경이완제로 중추신경계에서 운동성과 불안을 감소시키며 외부 자극에 대한 무관심과 정온 상태를 유도한다. 신경마비를 일으키며 교감신경 차단, 항구토, 항세동성, 항경련 효과도 나타난다. 또한 다른 중추신경계 억제제의 효과를 증가시키는 작용이 있다.

1) 용법 및 용량: 성인 기준으로 마취 전 진정 목적으로 수술 30~60분 전에 0.5~2mL를 근육 내 투여한다. 전신마취 유도 시에는 1mL/10kg을 정맥 내 투여한다. 국소 마취 보조 시에는 1~2mL를 IM 또는 IV로 투여한다. 소아의 경우 수술 30~60분 전에 0.27mL/10kg을 IM 투여하며 전신마취 보조제로 0.5mL/10kg을 투여한다.

2) 주의 사항: 약 1% 환자에서 추체외로계 이상운동 증상이 발생할 수 있으며 대부분 일시적이지만 필요시 아트로핀 또는 벤조트로핀으로 조절할 수 있다. 파킨슨병 환자에게는 도로페리돌 사용을 금지한다. 또한 심장 부정맥, QT 간격 연장 위험이 있으므로 심장 질환이 있는 환자에게 투여 시 ECG 모니터링이 필요하다. 투여 후 환자의 호흡, 심박수, 의식 상태를 지속적으로 관찰해야 하며 다른 중추신경 억제제와 병용 시 과도한 진정 및 호흡 억제에 유의해야 한다.